Wege der Heilmittelfindung

Heinz-Hartmut Vogel

Wege der Heilmittelfindung

am Beispiel der WALA-Heilmittel-Kompositionen

salumed VERLAG

Kurztitel:	Heinz-Hartmut Vogel Wege der Heilmittelfindung am Beispiel der WALA-Heilmittel-Kompositionen
	Berlin: Salumed Verlag GmbH
	ISBN 978-3-9815535-1-2
	5. Auflage Band 1 und 2 (Reprint), 1. Auflage 1994
Umschlaggestaltung:	Roland Maus
Druck:	druckhaus köthen GmbH & Co. KG, Deutschland

Inhaltsverzeichnis

Hinweise zum Reprint

Bei der vorliegenden Ausgabe handelt es sich um einen unveränderten Nachdruck der im Jahr 2000 erschienen zweiten, überarbeiteten Auflage des Werkes „Wege der Heilmittelfindung“ von Dr. Heinz-Hartmut Vogel (1914–1995).

Seitdem geänderte Präparatenamen sowie die wenigen von der WALA durchgeführten Arzneimittel-Streichungen finden Sie im Anhang des Werkes (Band 2, S. A ff.) alphabethisch aufgeführt.

Hinweise zur Neuauflage

Der Fortgang des behördlichen Zulassungsverfahrens führte in den letzten Jahren zu Änderungen in der Deklaration einiger WALA-Präparate. Diese Änderungen bezogen sich im Wesentlichen auf die botanisch-wissenschaftliche Bezeichnung einiger pflanzlicher Bestandteile und waren rein nomenklatorischer Art. Die Präparate selbst blieben unverändert. Es änderten sich zudem einige Präparatenamen.

In der vorliegenden zweiten Auflage von Dr. H.-H. Vogels Standardwerk wurde dieser Änderung Rechnung getragen. Im alphabetischen Hauptteil des Buches sind die Kompositionspräparate jetzt unter ihrem neuen Namen zu finden. Die bisherige Bezeichnung steht in Kleindruck dahinter.

Das Register der Kompositionspräparate enthält sowohl die früheren als auch die neuen Namen, so dass der Leser unter beiden Bezeichnungen zum entsprechenden Fundort im Hauptteil des Werkes gelangen kann.

Auch im Register der Substanzen sind sowohl die bisherige als auch die neue Bezeichnung der Kompositionsbestandteile aufgeführt.

In der alphabetischen Liste ‚Zur Nomenklatur der Heilsubstanzen‘ im Anhang des Werkes (Band 2, S. 931ff.) findet der Leser eine Gegenüberstellung der alten und der neuen Bezeichnung.

Zum Geleit

Heinz-Hartmut Vogel ist seit über 50 Jahren ärztlich tätig und führt auch heute noch im Alter von 79 Jahren in ungebrochener Begeisterung für seinen Beruf Beratungen durch. Er hat in dem hier vorgelegten Werk nicht nur die Summe seiner ärztlichen Erfahrungen gezogen, sondern zugleich auch den Heilmittelschatz der WALA-Präparate beschrieben, für deren Bestand und Weiterentwicklung er seit 1964 tätig ist. Anlaß für diese Arbeit war die durch die Arzneimittelgesetzgebung notwendig gewordene Erstellung von Arzneimittelmonographien. Diese sind unter Beibehaltung der gebotenen Kürze nochmals überarbeitet worden, so daß der Leser hier 256 Arzneimittelkompositionen und rund 370 Einzelsubstanzen beschrieben findet, sowie eine Reihe selten gebrauchter besonderer pflanzlicher und mineralischer Einzelmittel.

Der Leser der hier vorgelegten Zusammenstellung der WALA-Präparate begegnet einer Arztpersönlichkeit, die angeregt durch die Liebe zu Goethe und Rudolf Steiner ihren Weg zur Heilmittelfindung gegangen ist und davon berichten möchte. Der Verfasser hat es unternommen, die für seinen Weg wesentlichen Anregungen aus dem Werk Goethes und Steiners in einführenden Kapiteln darzustellen. Auf diese Weise ist ein Werk entstanden, in dem die Verwandtschaft zwischen Mensch und Natur im Mittelpunkt steht: Der gesunde Mensch entspricht der im ökologischen Gleichgewicht befindlichen gesamten Natur. Bestimmten Einzelfunktionen menschlicher Organe oder Organsysteme hingegen entsprechen der Fülle einzelner Naturwesen beziehungsweise Heilmittelkompositionen von mineralischen, pflanzlichen und tierischen Substanzen.

Es ist auf diese Weise kein Lehrbuch entstanden, vielmehr nennt es der Verfasser bescheiden einen Beitrag zum Verständnis der Heilmittel der anthroposophischen Therapierichtung. Heinz-Hartmut Vogel, der 1994 sein achtzigstes Lebensjahr vollenden wird, sei im Zusammenhang mit diesem umfassenden Beitrag im Namen der Medizinischen Sektion am Goetheanum der herzlichste Dank ausgesprochen für seinen lebenslangen Einsatz für eine menschengemäße Medizin.

Medizinische Sektion der
Freien Hochschule für Geisteswissenschaft
am Goetheanum

Dornach, Weihnachten 1993 — Dr. med. Michaela Glöckler

Geleitwort

Heinz-Hartmut Vogel (1914–1995) war ein schöpferischer, weitblickender Pionier der Anthroposophischen Medizin. Im Dialog mit der naturwissenschaftlich begründeten Medizin, Psychologie und Psychosomatik einerseits, der Homöopathie andererseits versuchte er das Potenzial dieser 1920 von Rudolf Steiner (1861–1925) begründeten, jungen Therapierichtung fruchtbar werden zu lassen. Sein Ziel war es, Türen zu öffnen, neue Wege zu beschreiten, und darin war er für viele junge Ärzte Anziehungspunkt und Vorbild.

Neue Wege in der Medizin begannen für Heinz Hartmut Vogel in einem umfassenden Verständnis von Mensch und Natur. Darin blieb er zeitlebens Verehrer Goethes, Verehrer einer wissenschaftlichen Herangehensweise, die von den sich zeigenden Phänomenen ausging, die dem Erleben, der Wahrnehmung der Natur einerseits und des Menschen in seiner Ganzheit andererseits verpflichtet blieb. Für den Arzt bedeutet das, den kranken Menschen in all seinen Aspekten ernst zu nehmen, seine leibliche, seelische und geistige Seite gleichermaßen zu erfassen. Heute können wir sagen: sowohl die pathogenetisch wesentlichen Prozesse wie die Ressourcen des Patienten einzubeziehen in das eigene therapeutische Konzept. Anthroposophische Medizin war für Heinz-Hartmut Vogel der Versuch, dem Menschen in seiner Ganzheit gerecht zu werden, aber so, dass es dabei gelingt, eine gegliederte, therapeutisch fruchtbare und handhabbare Erkenntnis von der Vielfalt des menschlichen Organismus zu entwickeln. Die einleitenden Kapitel des vorliegenden Buches vermitteln dem Leser übersichtlich und konzentriert die Resultate der über 50-jährigen ärztlich-wissenschaftlichen Tätigkeit des Autors. Was Heinz-Hartmut Vogel etwa über die Polarität von Niere und Leber ausführt, beleuchtet auch heute in ungebrochener Aktualität den ausdifferenzierten, aber in seinen Zusammenhängen immer schwerer überschaubaren Stand medizinischen Wissens ebenso wie die für die Anthroposophische Medizin grundlegenden Erkenntnisse über die polare Funktion dieser Organe. Der Weitblick, die schöpferische Qualität vieler Darstellungen Vogels wird im zeitlichen Abstand noch deutlicher als zu seinen Lebzeiten, etwa in seiner Betonung der Bedeutung der Grundsubstanz, des Mesenchyms und der Milz im Zusammenhang mit dem menschlichen Immunsystem.

Gleichzeitig war Heinz-Hartmut Vogel auch schöpferisch in der Entwicklung neuer anthroposophischer Arzneimittel wie dem bei Abwehrschwäche, Autoimmunerkrankungen und als Begleittherapie onkologisch erkrankter Patienten so wertvollen Arzneimittel Lien comp.. Und er kannte all die großen, heute oft bereits vergessenen Arztpersönlichkeiten, denen wir die Arzneimittel der WALA verdanken, die durch die pharmazeutische Genialität Rudolf Hauschkas (1891–1969) und einem regelmäßig zusammenarbeitenden, sich austauschenden Ärztekreis entstanden sind. Das Besondere an dem vorliegenden Werk ist, dass der letzte Zeitzeuge dieser Generation sich am Ende seines – bis zum letzten Lebenstag aktiven – Lebens der Mühe unterzog, in einzigartiger Vollständigkeit die Ratio der Zusammensetzung und therapeutischen Zielsetzung der Kompositionsmittel der WALA schriftlich niederzulegen. Das wäre nicht möglich gewesen ohne die Assistenz von Frau Dr. med. Franziska Roemer, die heute als die profundeste Kennerin des WALA-Arzneimittelsortiments gelten kann. Jedem, der in Praxis, Klinik oder Apotheke mit diesem Sortiment arbeitet oder arbeiten will, sei dieses Buch ans Herz gelegt.

Der Leser muss das vorliegende Werk nicht von vorne nach hinten lesen, sondern kann sich durch die alphabetische Reihenfolge und differenzierte Register leicht an die Textstellen manövrieren, die ihn gerade interessieren bzw. für seine Patienten relevant sind. Immer wieder wird er dabei auf Goldkörner stoßen, die therapeutisch neue Türen öffnen, aber auch für das Krankheitsverständnis eine große Hilfe sind. Der Hintergrund vielfach bewährter Arzneimittel wird sichtbar, neue Möglichkeiten ihrer Anwendung erschließen sich. Jedes Arzneimittelportrait vermittelt einen Weg zur Heilmittelfindung, und wer immer wieder dieses Buch zur Hand nimmt, um sich in dieser Weise auf den Weg zu begeben, wird eine fruchtbare Bereicherung seines Wissens und Könnens erleben.

Medizinisches Seminar Bad Boll e.V.

München, im Februar 2013 — Georg Soldner, Kinderarzt

Vorwort

Die vorliegenden medizinischen Monographien der WALA-Heilmittelkompositionen sind aus zwei Anlässen entstanden: Zum einen wurde wiederholt von ärztlicher Seite der Wunsch geäußert, die „Ratio" kennenzulernen, die den Rezepturen der WALA-Heilmittel zugrundeliegt. Von Ärzten, die die Homöopathie Hahnemanns kannten, wurde darüber hinaus im Anschluß an Veranstaltungen des Medizinischen Seminars Bad Boll die Frage an die Referenten gestellt, welchen Beitrag die Anthroposophie Rudolf Steiners für ein Verständnis der Homöopathie leisten kann, vor allem, wie weit die durch die Geisteswissenschaft Rudolf Steiners erweiterte Medizin die Hahnemannsche Lehre in ihr System einbezieht. Hinzu kam ein zweiter Anlaß:

Die Nachzulassung der Heilmittel der anthroposophischen Therapierichtung erforderte eine wissenschaftliche Fundierung der Menschen- und Naturanschauung, die ein vertieftes Verständnis der Pathologie und Therapie ermöglichte. So entstand die Grundlage der hier vorgelegten Monographien. Der Verfasser ist sich bewußt, daß seine Arbeit einen Versuch neben anderen darstellt, beiden Anliegen gerecht zu werden. Die Fülle des vorliegenden Arzneimittelfundus brachte es mit sich, daß die Darstellung des Zusammenhanges von Pathologie und Therapie auf das Notwendigste beschränkt wurde. Es war also nicht die Absicht, etwa lehrbuchmäßig eine anthroposophisch orientierte Heilmittellehre zur Darstellung zu bringen, sondern das *Methodische* und *Prinzipielle* der Heilmittelfindung aus der durch die Anthroposophie Rudolf Steiners möglich gewordenen einheitlichen Menschen- und Naturanschauung heraus zu entwickeln. Dies möge der Leser berücksichtigen, wenn er auf Lücken und Unvollständigkeiten im einzelnen trifft.

Der Verfasser verdankt Frau Dr. med. Franziska Roemer zahlreiche Hinweise und Erläuterungen bei ergänzungsbedürftigen Textpassagen während der Durchsicht der Manuskripte. Dank gilt auch Frau Dr. phil. Annette Kleschatzky, Frau Vera Knür und Herrn Bernd Brückel für ihre wertvolle Hilfe bei der Fertigstellung des Gesamtmanuskriptes. Schließlich sei dem Verlag *Natur · Mensch · Medizin* gedankt, der die medizinischen Monographien in der vorliegenden sorgfältigen Ausstattung herausgebracht hat.

Bad Boll, im Dezember 1993

Dr. med. Heinz-Hartmut Vogel

Hinweise zum praktischen Gebrauch

Im Hauptteil des Buches findet der Leser die WALA-Heilmittel-Kompositionen in alphabetischer Reihenfolge. Hinweise zu Nebenwirkungen, Gegenanzeigen und Wechselwirkungen mit anderen Mitteln sind nur aufgenommen, wenn solche bekannt sind. Ist keine andere Dosierung genannt, so gilt folgende Standard-Dosierung:

1) Injektionslösungen: In akuten Fällen 1 mal täglich, bei Langzeitbehandlung 2–3 mal wöchentlich 1 ml subkutan injizieren.
2) Globuli velati: 1–3 mal täglich 5–10 Globuli unter der Zunge zergehen lassen.

Pflanzliche Urtinkturen (∅), die in wäßrigem Milieu unter Anwendung rhythmischer Prozesse hergestellt werden (WALA-Grundsubstanzen), tragen als Zusatz zur pharmazeutischen Bezeichnung das Kürzel „ferm“ für „fermentiert“ und die Nummer der zugrunde gelegten Vorschrift des Homöopathischen Arzneibuches, ebenso die daraus hergestellten Dezimalpotenzen.

Den Schluß des Buches bildet ein Registerteil, in welchem an erster Stelle die Handelsbezeichnungen der einzelnen Kompositionspräparate aufgeführt werden. Es folgt ein zweites Register zu den Heilmittelbestandteilen. Da dieselben Substanzen oft in verschiedenen Kompositionen enthalten sind, ist im Substanzregister die Seitenzahl der ausführlichsten Beschreibung im Fettdruck hervorgehoben. Das dritte Register gilt den Anwendungsgebieten.

I Grundlagen zum Verständnis der anthroposophischen Menschen- und Naturerkenntnis

„Erhabner Geist, Du gabst mir, gabst mir alles,
Warum ich bat. Du hast mir nicht umsonst
Dein Angesicht im Feuer zugewendet.
Gabst mir die herrliche Natur zum Königreich,
Kraft, sie zu fühlen, zu genießen. Nicht
Kalt staunenden Besuch erlaubst du nur,
Vergönnest mir, in ihre tiefe Brust
Wie in den Busen eines Freunds zu schauen.
Du führst die Reihe der Lebendigen
Vor mir vorbei und lehrst mich meine Brüder
Im stillen Busch, in Luft und Wasser kennen...
Dann führst Du mich zur sichern Höhle, zeigst
Mich dann mir selbst, und meiner eignen Brust
Geheime tiefe Wunder öffnen sich." [1])

Rudolf Steiner hat durch seine „Goetheanismus" [2]) genannte Charakterisierung der Naturanschauung Goethes und seiner Erkenntnismethode einen Weg gewiesen, den Typus der Naturerscheinungen *und* das Wesen des Menschen als ein einheitliches Geschehen zu verstehen.

Goethes Weltanschauung aus der Sicht Schillers

„Lange schon habe ich, obgleich aus ziemlicher Ferne, dem Gang Ihres Geistes zugesehen und den Weg, den Sie sich vorgezeichnet haben, mit immer erneuerter Bewunderung bemerkt. Sie suchen das *Notwendige der Natur,* aber Sie suchen es auf dem schwersten Wege, vor welchem jede schwächere Kraft sich wohl hüten wird. Sie nehmen die ganze Natur zusammen, um über das Einzelne Licht zu bekommen; in der Allheit ihrer Erscheinungsarten suchen Sie den Erklärungsgrund für das Individuum auf. Von der einfachen Organisation steigen Sie, Schritt für

---

[1]) *Goethe: Faust, 1. Teil: „Wald und Höhle"*

[2]) *R. Steiner (*1861, †1925): „Der Goetheanismus, ein Umwandlungsimpuls und Auferstehungsgedanke", 6 Vorträge, Dornach 3.–12.1.1919, besonders im 6. Vortrag*

Schritt, zu den mehr verwickelten hinauf, um endlich die verwickeltste von allen, den Menschen, genetisch aus den Materialien des ganzen Naturgebäudes zu erbauen. Dadurch, daß Sie ihn der Natur gleichsam nacherschaffen, suchen Sie in seine verborgene Technik einzudringen. Eine große und wahrhaft heldenmäßige Idee, die zur Genüge zeigt, wie sehr Ihr Geist das reiche Ganze seiner Vorstellungen in einer schönen Einheit zusammenhält. ... So ungefähr beurteile ich den Gang Ihres Geistes, und ob ich recht habe, werden Sie selbst am besten wissen. Was Sie aber schwerlich wissen können (weil das Genie sich immer selbst das größte Geheimnis ist), ist die schöne Übereinstimmung Ihres philosophischen Instinktes mit den reinsten Resultaten der spekulierenden Vernunft. Beim ersten Anblick zwar scheint es, als könnte es keine größere Opposita geben, als den spekulativen Geist, der von der Einheit und den intuitiven, der von der Mannigfaltigkeit ausgeht. Sucht aber der erste mit keuschem und treuem Sinn *die Erfahrung,* und sucht der letzte mit selbsttätiger freier Denkkraft das Gesetz, so kann es gar nicht fehlen, daß sich beide einander auf halbem Wege begegnen werden. Zwar hat der intuitive Geist nur mit Individuen und der spekulative nur mit Gattungen zu tun. Ist aber der intuitive genialisch, und sucht er in dem Empirischen den Charakter der Notwendigkeit auf, so wird er zwar immer Individuen, aber mit dem Charakter der Gattung erzeugen; und ist der spekulative Geist genialisch, und verliert er, indem er sich darüber erhebt, die Erfahrung nicht, so wird er zwar immer nur Gattungen, aber mit der Möglichkeit des Lebens und mit gegründeter Beziehung auf wirkliche Objekte erzeugen.“ [3])

Selbsterkenntnis und Welterkenntnis

„Der Mensch kennt die Welt nur, insofern er sich kennt, denn in seinem Inneren offenbart sich in ureigenster Gestalt, was in den Außendingen nur im Abglanz, im Beispiel, im Symbol als Anschauung vorhanden ist. Wovon der Mensch sonst nur als von einem Unergründlichen, Unerforschlichen, Göttlichen sprechen kann: Das tritt ihm in der Selbstanschauung in wahrer Gestalt vor Augen. Weil er in der Selbst-

---

[3]) *F. Schiller: „Briefwechsel Goethe – Schiller“: Jena, 23. 08. 1794, Artemis-Verlag, Zürich und Stuttgart 1949*

anschauung das Ideelle in unmittelbarer Gestalt sieht, gewinnt er die Kraft und Fähigkeit, dieses Ideelle auch in allen äußeren Erscheinungen, in der ganzen Natur aufzusuchen und anzuerkennen." [4])

Erkenntnistheoretisch handelt es sich um die Frage der unmittelbaren Wahrnehmung eines ideellen Geschehens. Dieses Ideelle, Wesenhafte bleibt der Sinneswahrnehmung so lange verborgen, als der Naturforscher nicht in sich die Idee, den Begriff zur Sinnesempfindung ergänzend hinzufügt. Da der Mensch den Ideengehalt der Welt durch sein Denken in sich aufnimmt, ist er im Erkennen mit der Idee eins. Insofern ist das Wahrnehmen von Ideen wirklicher als die Sinneswahrnehmung gegenüber der Außenwelt. Erst die Vereinigung von innerer Wahrnehmung (Idee, Begriff) und äußerer Sinneswahrnehmung ergibt nach R. Steiner die Wirklichkeit.

> „Die Art nun, wie der Begriff (die Idee) in der Sinneswelt sich auslebt, macht den Unterschied der Naturreiche. Gelangt das sinnenfällige, wirkliche Wesen nur zu einem solchen Dasein, daß es völlig außerhalb des Begriffes steht, nur von ihm als einem *Gesetz* in seinen Veränderungen beherrscht wird, so nennen wir dieses Wesen unorganisch. Alles, was mit einem solchen vorgeht, ist auf die Einflüsse eines anderen Wesens zurückzuführen, und wie die beiden auf einander wirken, das läßt sich durch ein außer ihnen stehendes Gesetz erklären. In dieser Sphäre haben wir es mit Phänomenen und Gesetzen zu tun, die, wenn sie ursprünglich sind, Urphänomene heißen können. In diesem Falle steht also das wahrzunehmende Begriffliche außerhalb einer wahrgenommenen Mannigfaltigkeit.
> Es kann aber eine sinnenfällige Einheit selbst schon über sich hinausweisen, sie kann, wenn wir sie erfassen wollen, uns nötigen zu weiteren Bestimmungen als zu den uns wahrnehmbaren fortzugehen. Dann erscheint das begrifflich Erfaßbare als sinnenfällige Einheit. Die beiden sind nicht identisch, aber der Begriff erscheint nicht außer der sinnlichen Mannigfaltigkeit als Gesetz, sondern in derselben als Prinzip. Es liegt ihr als das sie Durchsetzende, nicht mehr sinnlich Wahrnehmbare zugrunde, das wir *Typus* nennen. Damit hat es die organische Naturwissenschaft zu tun. Aber auch hier erscheint der Begriff noch nicht in

---

[4]) *Rudolf Steiner: „Goethes Weltanschauung", S. 75, Ausgabe 1918, S. 71 und Dr. Walter Johannes Stein: „Die moderne naturwissenschaftliche Vorstellungsart und die Weltanschauung Goethes, wie sie Rudolf Steiner vertritt"; Wölfing Verlag, Konstanz 1919*

seiner ihm eigenen Form als Begriff, sondern erst als Typus. Wo nun derselbe nicht mehr bloß als solcher, als durchsetzendes Prinzip, sondern in seiner Begriffsform selbst auftritt, da erscheint er als Bewußtsein, da kommt endlich das zur Erscheinung, was auf den unteren Stufen nur dem Wesen nach vorhanden ist. Der *Begriff* wird hier selbst zur Wahrnehmung. Wir haben es mit dem selbstbewußten Menschen zu tun." [5])

Aus dieser Darstellung geht hervor, daß die wirkliche Erkenntnis oder die Erkenntnis der Wirklichkeit eine Innenerfahrung oder Ideenerfahrung ist. Sofern der Mensch in seinem Bewußtsein, d.h. denkend, die Idee erlebt, ist er mit dieser Idee eins. Rudolf Steiner nennt dies „Intuition". Die Wirklichkeit besteht also für den Menschen einmal aus der Wahrnehmung über die Sinne, zum anderen aus der Ideenintuition durch das denkende Bewußtsein.

Goethe wendet sich gegen die über die geistig-sinnliche Organisation des Menschen hinausgehenden, apparativen Erkenntnismittel:

> „Der Mensch an sich selbst, insofern er sich seiner gesunden Sinne bedient, ist der größte und genaueste physikalische Apparat, den es geben kann, und das ist eben das größte Unheil der neuen Physik, daß man die Experimente gleichsam vom Menschen abgesondert hat und bloß in dem, was künstliche Instrumente zeigen, die Natur erkennen, ja, was sie leisten kann, dadurch beschränken und beweisen will." [6])

Er sagt,

> „daß die Geistesaugen mit den Augen des Leibes in stetem Bunde zu wirken haben, weil man sonst in Gefahr gerät, zu sehen und doch vorbeizusehen." [7])

Und weiter:

> „Kenne ich mein Verhältnis zu mir selbst und zur Außenwelt, so heiße ich's Wahrheit. Und so kann jeder seine eigene Wahrheit haben und es ist doch immer dieselbige." [8])

---

[5]) *Rudolf Steiner in „Goethes Werke", Band 35, S. 19/20*

[6]) *Goethes Werke, Band 36, II, Seite 351*

[7]) *Goethes Werke, Band 33, Seite 107*

[8]) *Goethes Werke, Band 36, II, Seite 349 (zitiert aus: „Deutsche Nationalliteratur – historisch-kritische Ausgabe" hrsg. von Josef Kürschner, Berlin und Stuttgart, 1887)*

Der erkenntnisphilosophische Hintergrund der Goetheschen Weltanschauung sei mit einer zentralen Bemerkung zur Erkenntnisfrage abgeschlossen:

> „Die Wahrnehmung ist der Teil der Wirklichkeit, der objektiv, der Begriff derjenige, der subjektiv (durch Intuition) gegeben wird. Unsere geistige Organisation reißt die Wirklichkeit in diese beiden Faktoren auseinander. Der eine Faktor erscheint dem Wahrnehmen, der andere der Intuition. Erst der Zusammenhang der beiden, die gesetzmäßig sich in das Universum eingliedernde Wahrnehmung, ist volle Wirklichkeit. Betrachten wir die bloße Wahrnehmung für sich, so haben wir keine Wirklichkeit, sondern ein zusammenhangloses Chaos; betrachten wir die *Gesetzmäßigkeit* der Wahrnehmungen für sich, dann haben wir es bloß mit abstrakten Begriffen zu tun. Nicht der abstrakte Begriff enthält die Wirklichkeit; wohl aber die *denkende Beobachtung,* die weder einseitig den Begriff noch die Wahrnehmung für sich betrachtet, sondern den Zusammenhang beider.“ [9]) (Hervorhebungen vom Verfasser)

Goethes Denkungsart im Hinblick auf das Verhältnis des Menschen zu den Naturreichen

Durch das naturwissenschaftliche und dichterische Werk Goethes zieht der Gedanke, daß der Mensch in seiner sinnlichen Erscheinung auch Natur ist, daß er zur äußeren Natur, zum Mineralischen, Pflanzlich-Lebendigen, Tierisch-Empfindenden ein „gesetzmäßiges“ Verhältnis hat, daß er jedoch insofern aus der gegebenen Natur herausragt, als er ihre Gesetze (Mineralreich), ihr Prinzip (Pflanzenreich) und ihren Typus (Tierreich) erkennt. Das Erkennen der Erscheinungen der Natur ist ihm deshalb möglich, weil er ein vereinheitlichendes, synthetisches Organ besitzt: das Denken, das die einzelnen Erscheinungen auf ein Gemeinsames, urphänomenal Wesenhaftes beziehen kann:

> „Die Natur erkennt und erfaßt sich im Menschen selbst.“

Das ist Goethesche Naturanschauung.

Der Mensch versucht im eigenen denkenden Bewußtsein die in zahllose Einzelerscheinungen auseinandergefallene Natur in ihren Urbildern, den „Müttern“ (Goethe) aufzusuchen, um sich mit ihnen ideell-gedanklich zu verbinden.

---

[9]) *Rudolf Steiner: „Philosophie der Freiheit“, S. 247 f., Ausgabe 1978, Kap. „Die letzten Fragen“*

So ist es für Goethe als Naturforscher charakteristisch, vom *Urgestein,* von der *Urpflanze* und vom *Typus* des Tierwesens zu sprechen. Sein eigenes „Urbild" findet er im Erkennen seiner selbst.

Auf diesem Hintergrund des Verhältnisses Mensch-Natur wird es verständlich, daß die Goethesche Weltanschauung ein Menschenbild ermöglicht, in dem Gesetze, Prinzipien und typische Gestaltungen der Naturreiche ebenfalls wirksam sind. An dieser Stelle ist es erforderlich, einen zentralen, bei Goethe schon sich abzeichnenden weiteren Wesensbegriff des Menschen – vor allem in seinem Verhältnis zur Natur – aufzusuchen: den Metamorphosegedanken und das Gesetz von Polarität und Steigerung.

Die Entdeckung des Metamorphoseprinzipes an der Pflanze – das Gesetz von Polarität und Steigerung

1788 in Sizilien gelang es Goethe, an Bryophyllum calycinum deren Besonderheit der Brutknospenbildung an „Mutterblättern" zu beobachten. An der „Goethepflanze" nahm er die Idee des Pflanzlichen wahr, die er „Urpflanze" nannte.

Er sah im Blattprinzip die morphologische Offenbarung des Pflanzlichen an sich, das im Zeitverlauf sich polarisiert in Knoten und Stengelbildung (Zusammenziehung) einerseits und Blattspreitenbildung (Ausdehnung) andererseits. Aus dem mittleren Blattbereich folgt die Pflanze in rhythmischem Wechsel im Zeitenlauf den zusammenziehenden und ausdehnenden Kräften. Dabei verwandelt sie das lineare Stengelelement, indem sie sich in der sich verzweigenden und differenzierenden Wurzel im Erdreich verankert. Das die Fläche ergreifende Blattelement dagegen metamorphosiert sie als Antwort auf die Umkreiskräfte in mehreren Stufen: Die spiralig aufsteigenden Stengelblätter verfeinern und gliedern sich und nehmen sich in der Erscheinung mehr und mehr zurück, bis nach ihrem gänzlichen Verschwinden aus einem Punkt der Kelchblattkranz erscheint, welcher dem Stengelwachstum ein Ende setzt. Das zeitliche Nacheinander in der Sproßentwicklung wird hier zur Gleichzeitigkeit. Ein zweites Mal erfolgt eine Steigerung in der Entfaltung der farbigen Kronblätter und im Verströmen von Blütenstaub und Duft. Aus den zunächst nur „keimhaft" vorhandenen Fruchtblättern entwickelt sich ein drittes Mal die Polarität von Ausdehnung und Zusammenziehung in der Frucht- und Samenbildung.

Das Grundelement aller morphologischen Bildungen ist also das gestielte Blatt mit dem dazugehörigen Knoten.

> „Es ist mir aufgegangen, daß in demjenigen Organ der Pflanze, welches wir als Blatt gewöhnlich anzusprechen pflegen, der wahre Proteus verborgen liege, der sich in allen Gestaltungen verstecken und offenbaren könne.“ [10])

So erlebte Goethe das Pflanzenprinzip sich in zeitlicher Folge zwischen kosmischem Umkreis (Ausdehnung) und irdisch verdichtenden Kräften (Zusammenziehung) entfaltend. Aufgrund dieser Betrachtung steht die Pflanze zwischen Planetenumkreis (Heliotropismus) und Erde (Geotropismus) als ein mittleres Prinzip, das die polaren Kräfte aus dem Blattbereich heraus ineinander verwandelt.

Der Metamorphosegedanke ist ohne das Gesetz von Polarität und Steigerung nicht verständlich. Die Formulierung beider fällt etwa in dieselbe Zeit um 1788/1790 und 1795. In seiner Erläuterung zu dem aphoristischen Aufsatz „Die Natur“ [11]) äußert sich Goethe dem Kanzler von Müller gegenüber:

> „Die Erfüllung aber, die ihm (dem Hymnus an die Natur) fehlt, ist die Anschauung der zwei großen Triebräder der Natur: der Begriff von Polarität und Steigerung, jene der Materie, insofern wir sie materiell, diese ihr dagegen, insofern wir sie geistig denken, angehörig; jene ist in immerwährendem Anziehen und Abstoßen, diese in immer strebendem Aufsteigen. Weil aber die Materie nie ohne Geist, der Geist nie ohne Materie existiert und wirksam sein kann, so vermag auch die Materie sich zu steigern, so wie sichs der Geist nicht nehmen läßt anzuziehen und abzustoßen; wie derjenige nur allein zu denken vermag, der genugsam getrennt hat, um zu verbinden, genugsam verbunden hat, um wieder trennen zu mögen.“

Schaut man mit dem Gesichtspunkt dieses universellen, von Goethe gefundenen Gesetzes auf die geschilderte Metamorphose des Pflanzenwesens, so wird deutlich, daß in den aufeinanderfolgenden Stufen zwischen den Extremen von Zusammenziehung und Ausdehnung immer neue und höhere Qualitäten auftreten wie Farbigkeit, Innenraumbildung und Nährhaftigkeit. Der Begriff der Überhöhung im Zusammenhang mit der Polarität ist also ein Schlüsselgedanke

---

[10]) *Brief Goethes an Herder vom 17. 5. 1787*

[11]) *R. Steiner im 7. Band der Schriften der Goethe-Gesellschaft zu Weimar, S. 394.*
(Rudolf Steiner war der erste Herausgeber der naturwissenschaftlichen Schriften Goethes in Kürschners Nationalliteratur.)

der Goetheschen Erkenntnismethode. In derselben Niederschrift des Kanzlers von Müller heißt es weiter:

> „Die Versatilität der Natur im Pflanzenreiche verfolgte ich unablässig und es glückte mir anno 1788 in Sizilien die Metamorphose der Pflanzen so im *Anschauen* wie im *Begriff* zu gewinnen. Die Metamorphose des Tierreiches lag nahe daran, und im Jahre 1790 offenbarte sich mir in Venedig der Ursprung des Schädels aus Wirbelknochen; ich verfolgte nun eifriger die Konstitution des Typus…" [12])

Bereits 1786 versuchte Goethe – ähnlich wie er der Urpflanze auf der Spur war – den Typus des Tieres zu entwickeln. Dabei ging er davon aus, daß auch dem Tierwesen eine gemeinsame morphologische Idee zugrunde liegt, die nach seiner universalistischen Naturanschauung ebenso die menschliche Gestalt miteinbezog. Er vermied jedoch, den Menschen als das „Urbild" des Tierwesens zu bezeichnen, obwohl er in ihm den Idealtypus aller tierischen Morphologie sah. Er sprach vom „Typus" des Tieres, den er in der Dreigliedrigkeit der Biene nach Kopf-, Rumpf- und Leibesorganisation sah. In der Abwandlung dieser Gliederung und damit in der Ausprägung einseitiger Typisierung sah er die Metamorphose der Tiere. Vor allem die einseitigen morphologischen Ausprägungen in der Tierwelt forderten eine nähere Bestimmung des Gesetzes von Polarität und Steigerung heraus. Auf dieses soll später noch eingegangen werden.

Das Ziel aller morphologischen Bemühungen Goethes war der Mensch selbst. So konnte er Sulpiz Boisserée gegenüber 1815 aussprechen:

> „Alles ist Metamorphose im Leben, bei den Pflanzen und bei den Tieren, bis zum Menschen, und bei diesem auch." [13])

---

[12]) *Goethe an den Kanzler von Müller, Weimar, 24. März 1828 in: Rudolf Steiner: Goethes naturwissenschaftliche Schriften, Band 2, Seite 63*

[13]) *Sulpiz Boisserée in: „Gespräche mit Goethe", 1. Teil, Artemis-Verlag, Stuttgart und Zürich 1949, S. 803*

II Die Idee der Dreigliederung des Menschen

In seinem Buch „Von Seelenrätseln“ formulierte Rudolf Steiner 1917 erstmalig die Idee der Dreigliederung des Menschen, indem er den ganzen Menschen, nicht nur sein Nervensystem, als beseelt darstellt. Das Seelenwesen gliedert sich in die Qualitäten von Denken, Fühlen und Wollen, welche ihre leibliche Grundlage jeweils in den Nervenprozessen, den rhythmischen Vorgängen bzw. in den Stoffwechselvorgängen finden. Es sind folglich drei Organisationsebenen am Menschenleib zu unterscheiden:

1. Das *Nerven-Sinnes-System* umfaßt die Folgeorgane des ektodermalen embryonalen Keimblattes: das Nervensystem, die Haut und die Sinnesorgane. Das Nerven-Sinnes-System ist vorwiegend im Kopf angeordnet, aber es durchzieht z.B. in Form der peripheren und vegetativen Nerven den ganzen menschlichen Leib. Der Gesichtspunkt der Gliederung ist hier also nicht ein topographischer, sondern vielmehr ein funktioneller. Im „oberen Menschen“ überwiegt die Ausdifferenzierung des Zellprinzipes bei gleichzeitiger Entvitalisierung, d.h. bei weitgehendem Zurücktreten des Eigenstoffwechsels. Die Lebensäußerungen dieses Systems sind verdichtend, differenzierend und individualisiert. In einem Sinnesorgan wie dem Auge tritt die eigene Organtätigkeit so weit dienend in den Hintergrund, daß ein höheres Organ mit durchsichtigen, lichtbrechenden Medien zur Wahrnehmung der Außenwelt entsteht. Aus den Nervenorganen ihrerseits, deren Leben bis an die Grenze des Zerfalls der Nervensubstanz und bis zum Aufhören der Zellteilungsfähigkeit abgelähmt ist, werden Lebenskräfte frei als Grundlage des Denkens und Bewußtseins.
2. Das polar gegenüberstehende *Stoffwechsel-Gliedmaßen-System* ist sowohl in seiner ernährenden Funktion als auch in seinen Bewegungen der Außenwelt hingegeben. Das Verhältnis zur Außenwelt ist hier ein hereinnehmendes, verinnerlichendes im Gegensatz zur seelischen Distanzierung gegenüber der Umwelt im Nervenbereich. Die Eigentätigkeit der Organe geht ganz in der Substanzbildung und im Stoffwechsel auf; Zellvermehrung, Wachstum und Regeneration sind intensiv, die Wahrnehmungsfähigkeit tritt in den Hintergrund. Hier sind die Lebensäußerungen allgemein und unindividuell, substanzauflösend, dynamisierend. Die Stoffwechseltätigkeit in der Muskulatur schafft die Kraft für die Gliedmaßenbewegung. In den Verdauungsorganen erfolgt die Auseinandersetzung mit der aufgenommenen Nahrung, bei welcher wir den Abbau der von fremdem Leben geprägten Substanz, die

Resorption, die Aufbautätigkeit im eigenen intermediären Stoffwechsel und die Ausscheidungsfunktionen unterscheiden. Der eigentliche Stoffwechsel spielt sich folglich bereits vor der Aufnahme des umgewandelten Ernährungsstromes in das individuell geprägte Blut ab. Der letzte Rest des Fremdheitscharakters aufgenommener Substanzen wird überwunden in den „unterhalb" des Blutes in der Bindegewebsflüssigkeit gelegenen Stoffwechselvorgängen, welche eng mit der immunologischen Funktion des lymphatischen Systems verbunden sind. – Die Fähigkeit, neues Leben zu schaffen, erfährt in den Fortpflanzungsorganen eine weitere Steigerung. Wir sprechen vom „unteren" Menschen. Die Stoffwechselorgane in ihrer den Raum ausfüllenden Substanzbildung sind entodermalen Ursprungs. Sie entfalten ihre Tätigkeit unter der Schwelle des Bewußtseins. Die im Wachbewußtsein des „oberen Menschen" vorhandene Idee ist „untergetaucht" und tritt im Trieb, im Wollen auf der Grundlage der Stoffwechselvorgänge wieder in Erscheinung.

3. In der Weiterführung von Goethes Prinzip der Polarität und Steigerung zum anthroposophischen Menschenbild ergibt sich das Verständnis des *mittleren, Rhythmischen Systems* in der Weise, daß dieses die polaren Kräfte des Sinnes-Nerven- und Stoffwechsel-Bereiches überhöhend, geordnet vereinigend und ineinander verwandelnd tätig ist. Von hier gehen daher die erneuernden, heilenden, integrierenden Wirkungen aus. Aus dem mittleren, zeitlebens undifferenziert bleibenden Matrixsystem, dem Mesoblasten (Mesenchym und mesenchymale Grundsubstanz) bildet sich das alle Organe verbindende mesenchymale System des Keimes aus. In diesem entsteht die Anlage des Blutgefäßsystems, welches die Tätigkeit der rhythmischen Organe Herz und Lunge zusammenschließt. Die Atmung ist durch den Ruheimpuls der Lunge zum „oberen" Nerven-Sinnes-Bereich hinorientiert, das Blut mit seinem Strömungsimpuls dem „unteren" Menschen, dem Substanzpol, zugeordnet. Die über die Atmung in das strömende Blut hereinwirkende Gestaltung findet ihren Ausdruck in dem Verhältnis der Atemfrequenz zur Pulsfrequenz, welches beim Gesunden 1:4 beträgt. Die Mitte der Mitte spielt sich kräftemäßig zwischen Atmungs- und Herz-Kreislauf-Geschehen ab. Die rhythmischen Prozesse geben die leibliche Grundlage für die seelische Qualität des Fühlens, welches sich immer zwischen zwei Polaritäten wie Freude – Leid, Sympathie – Antipathie bewegt. Das in seinem Bewußtseinsgrad dem Traum vergleichbare Gefühlsleben liegt zwischen dem denkenden, wachen Tagesbewußtsein und den aus dem „schlafenden" Unterbewußtsein auftauchenden Willensimpulsen.

Das Metamorphose-Prinzip, wie es Goethe an der Pflanze entdeckt hat, ist auch im Menschen wirksam, indem substanzbildende, aufbauende Kräfte vom Stoffwechselsystem her über das mittlere, Rhythmische System eine Umwandlung erfahren im Sinne der Freisetzung von Bewußtseinskräften im Sinnes-Nerven-Bereich. Umgekehrt wirken die im Sinnes-Nerven-System organisierenden Kräfte ebenfalls über das mittlere System in den Stoffwechsel-Gliedmaßen-Organismus formgebend herein. Im Stoffwechselbereich des Menschen sind in der Substanz*bildung* Kräfte bindend tätig, Licht- und Wärmeenergien sind substantiell wirksam, dagegen werden im Sinnes-Nerven-Bereich die im Stoffwechselsystem substantiierten Kräfte freigesetzt als Grundlage von Bewußtsein und Wahrnehmung.

Vom Gesichtspunkt der Dreigliederung her läßt sich eine grundlegende Verwandtschaftsbeziehung zwischen Mensch und Pflanzenorganismus entwickeln, welche für die therapeutische Auswahl eines bestimmten Pflanzenteiles wie Blatt, Blüte oder Wurzel von Bedeutung ist. In der Pflanze spielen sich die polaren Prozesse in der Weise ab, daß sich nach dem Blütenpol der Pflanze die Stoffe sublimieren und verfeinern: Pflanzenstärke wird abgebaut zu Zuckern und Pflanzensäuren, der Blütenstaub verfliegt, die Farbigkeit strahlt in die Umgebung, Wärme wird abgegeben. Die Pflanzenblüte entspricht vom Gesichtspunkt ihrer auflösenden, verströmenden Tendenz dem Stoffwechselsystem des menschlichen Organismus. Dagegen kommt es in der Wurzel zu Stoffeinlagerung und Substanzverdichtung bei gleichzeitiger Absonderung von fermentativ in die Erdumgebung hineinwirkenden Substanzen im Bereich der Wurzelspitzen. In der Pflanzenwurzel finden wir die dem menschlichen Nerven-Sinnes-System entsprechende verdichtende, zentrierende, zum Physischen hinstrebende Wirkung wieder. Das mittlere System der Pflanze, der den Übergang bildende, vermittelnde und harmonisierende Blattbereich, entspricht dann der Rhythmischen Organisation von Atmung und Blutzirkulation. Das Pflanzenblatt zeigt seine therapeutische Wirkung besonders auf das Atmungs- und Kreislaufgeschehen, Entsprechendes gilt grundsätzlich für die eben ausgeführte Beziehung von Blüte und Stoffwechselsystem bzw. Wurzel und Nervensystem.

Die Prinzipien Sal, Merkur, Sulfur

In seinen Vorträgen vor Ärzten, vor allem im 1. Medizinerkurs [14]) 1920, behandelt Rudolf Steiner wiederholt die dreigliedrige Organisation des

---

[14]) *Rudolf Steiner: „Geisteswissenschaft und Medizin", Dornach 1920, 20 Vorträge (1. Medizinerkurs)*

Menschen im Zusammenhang mit Substanzbetrachtungen. Er geht dabei von den bereits bei Paracelsus zu findenden Prinzipien Sal, Sulfur und Merkur aus. Dieses dreifache Prinzip wird zum Schlüsselgedanken für das Verständnis des Goetheschen Polaritätsgesetzes und des Metamorphoseprinzips. Alle Erscheinungen der anorganischen Natur und das Leben selbst bis herauf zur dreigliedrigen Seelen- und Leibesordnung des Menschen, ja sogar die Ordnung der über dem Menschen stehenden Hierarchien bis hin zum Trinitarischen Prinzip selbst offenbaren *das* Lebens- und Schaffensgesetz der Natur überhaupt. Das *Sulfur-Prinzip* entspricht dem bereits charakterisierten menschlichen Stoffwechsel-System bzw. der Pflanzenblüte. Allgemein und abstrakt geschildert, bewirkt die Sulfur-Qualität die dynamische Bildung und Umwandlung des Stoffes in seine verschiedenen Erscheinungsformen. Sie ist an die Welt hingegeben, zu ihr gehört die Eigenschaft der Ausdehnung. Das *Sal-Prinzip,* wie wir es im Nerven-Sinnes-Bereich und in der Pflanzenwurzel kennenlernten, beinhaltet das Zur-Ruhe-Kommen in einer geordneten Gestalt, Zusammenziehung und Verdichtung. Die Vermittlung und die ständige rhythmische Wiederherstellung der Einheit zwischen den Polen charakterisiert das *Merkur-Prinzip.*

Das erweiterte Verständnis, welches die paracelsische Medizin von den drei Urprozessen Sal, Sulfur und Merkur hat, geht auf die Substanzen Schwefel, Salz und Quecksilber selbst zurück, die nun kurz mit ihren Eigenschaften skizziert werden sollen: Bei der *Salzbildung,* z.B. durch Auskristallisation einer gesättigten Kochsalzlösung, wird in einem Sal-Prozeß Wärme frei. Bei der Lösung von Kochsalz dagegen wird Wärme der Umgebung entzogen. Der *Schwefel* zeigt als charakteristische Eigenschaft die Tendenz, immer in sulfurischer Art Wärme zu binden, wobei bei der Oxydation stufenweise Wärme freigegeben wird. Das Charakteristische der Sulfursubstanzen ist es, auch bei der Verbrennung Wärme zurückzuhalten oder sogar aus der Umgebung aufzunehmen, wie dies z.B. beim Kalkbrennen der Fall ist. Das *Quecksilber* offenbart in seinen physikalischen Eigenschaften erstens den flüssigen, beweglichen Zustand, zum anderen die Doppeltendenz, sowohl an der gewöhnlichen Luft zu verdunsten, zu verdampfen, als auch beim Ausgießen in zahlreiche einzelne Tropfen zu zerfallen: Tropfenbildung und Verdunstung sind die dem flüssigen Quecksilber innewohnenden Tendenzen zum Verdichten und zur Auflösung. Auch die extrem hohe Amalgamierfähigkeit des Quecksilbers gegenüber Metallen, die mit Quecksilber eine echte Lösung eingehen, zeigt die merkuriale Eigenschaft dieses ungewöhnlichen Metalls.

Eine weitere beispielhafte Darstellung eines von den Urbildern Sal, Sulfur und Merkur geprägten Substanzverständnisses gibt Rudolf Steiner anhand einer

Skizze im 10. Vortrag von „Geisteswissenschaft und Medizin". Kohlenstoff und Kiesel bzw. kohlensaure und kieselsaure Salze werden hier im Sinne ihrer kräftemäßigen und substantiellen Polarität als kennzeichnend für „den Lebensprozeß" im Menschen angegeben. Ähnlich wie der Kochsalzwürfel ist der Kiesel als kristalline Natursubstanz völlig dem Sal-Geschehen gefolgt, so daß die Bildekräfte, die zum Kiesel geführt haben (Licht und Wärme), sich als Kräfte oder Energien bei der Auskristallisierung befreit haben und eine regelmäßig geometrische, durchsichtige, kühle, nicht mehr brennbare Substanz hinterlassen. Unter der Wirkung des Kieselprozesses werden im menschlichen Organismus nach Rudolf Steiner die universalisierenden Kräfte tätig, organ- und substanzgebundene Energien befreien sich als Grundlage der Wahrnehmung und des Bewußtseins, welches den Menschen wieder an die dem Denken zugängliche, überpersönliche Ideenwelt anschließt. Auf der anderen Seite führt der Kohlenstoff-Prozeß in die Substanzbildung selbst hinein.

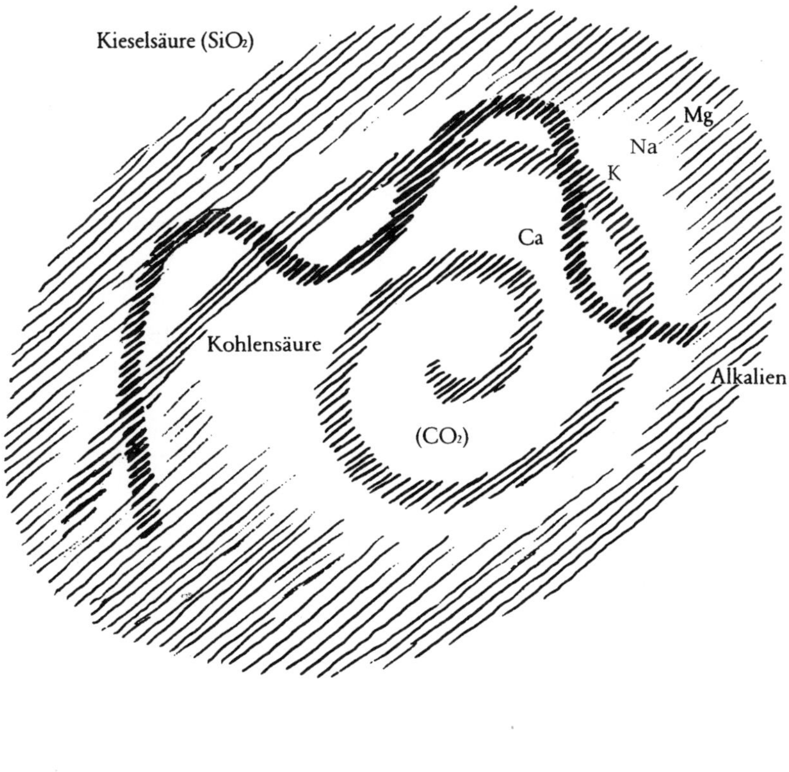

Zwischen den universalisierenden und individualisierenden Prozessen vermitteln die Alkalien, die im Rahmen der Einleitung im folgenden geschildert werden sollen. Sie sind Träger der rhythmischen Funktionen zwischen Universalisierung und Individualisierung. Diese Skizze ist nach Rudolf Steiner eine symbolische Kennzeichnung des Lebensprozesses selbst: Während das Kohlenstoffgeschehen den Lebensprozeß im Menschen in Richtung Verdichtung, Verstofflichung und damit in die Zentrierung und individuelle Leibesbildung führt, lenkt dagegen das Kieselgeschehen den Lebensprozeß in die Körperperipherie, führt zur Bewußt-Werdung und schließt den Menschen wieder an die universellen Weltengesetze an.

Nachdem davon gesprochen worden ist, daß der gesamten Natur vom Mineralreich über das Pflanzenreich zum Tierreich das Polaritätsgesetz zugrundeliegt und in allen Lebenserscheinungen das Organisationsprinzip der Dreigliedrigkeit wirkt, soll nun die Frage beleuchtet werden, wie die Naturreiche als werdende Natur auch im Menschen wirksam sind und sich in ihrem besonderen Verhältnis zum Urbild des Menschen, zu seiner Entelechie (Ich-Wesenheit) in Gesundheit und Krankheit verhalten.

III Die vierfache Gliederung von Mensch und Natur

Schaut der Mensch auf die ihn umgebende Natur, so unterscheidet er die anorganische Gesteinswelt, die lebendige Pflanzenwelt und die beseelte, empfindende Tierwelt. Die Erkenntnis und Differenzierung der äußeren Natur ist dem Menschen dadurch möglich, daß auch in ihm mineralisierende, bildende und seelische Kräfte wirksam sind, die im Sinne der oben geschilderten Umwandlung in seiner seelisch-geistigen Erlebnisfähigkeit frei werden. Er trägt „die Kräftewelt der Naturreiche" in sich und ist auf diese Weise eng mit ihnen verwandt. Der Mensch enthält die der Natur zugrundeliegenden Prinzipien und wesenhaften Kräfte jedoch in sich im Werdezustand, er faßt sie zusammen und überhöht sie nach dem oben genannten Goetheschen Prinzip der Polarität und Steigerung durch die nur ihm eigene Qualität der Ich-Wirksamkeit. In der äußeren Natur sind die bildenden Kräfte zur Erscheinung und zu einem Ende gekommen: Die gewordene Welt ist nach Goethe „in eine Sackgasse" geraten, sie kann in Schellings Sinn als „Natura naturata" bezeichnet werden. Im Menschenwesen sind dieselben Prinzipien ganz im Zustand der wirksamen Kräftewelt und der bildsamen Anlagen tätig. Es handelt sich um Kräfte, die im Zustand des Werdens, in „statu nascendi" sind, die ein ständig verwandelbares Potential für den sich in Entwicklung befindlichen Menschen darstellen. Schelling spricht von diesem Kräftepotential als von der schaffenden Natur, der „natura naturans".

Der Mensch ist also auf der einen Seite Teil der Natur. Auf der anderen Seite überwindet er sie ständig in ihrer Tendenz, in die einseitige Gestalthaftigkeit endgültig überzugehen, indem er sie in seine Ganzheit einbezieht und dadurch erst Mensch wird. In diesem Sinne bleibt der Mensch ständiger Teilhaber an den ursprünglichen Schöpfungsprozessen. Tritt ein Naturprozeß nun im menschlichen Organismus einseitig in Erscheinung, fügt er sich nicht mehr in sein individuell durchkraftetes Wesensgefüge ein und wird der äußeren Naturerscheinung ähnlich, so bildet sich Krankheit aus.

Aufgrund der einheitlichen goetheanistischen Menschen- und Naturanschauung folgt auch die menschliche Gesamtorganisation den in der Natur wirksamen Gesetzen des Mineralischen, den Prinzipien des Pflanzlichen und dem den Typus erschaffenden Wesen des Tieres. Die genannten Kräfte der Naturreiche bilden innerhalb des menschlichen Wesensgefüges eigene, von der Umgebung abgegrenzte Kräfteorganisationen aus, welche von Rudolf Steiner „Wesensglieder" genannt werden. Dabei ist der in die stoffliche Erscheinung tretende physische Leib direkt der Beobachtung über die Sinne zugänglich, die höheren Wesensglieder sind zunächst nur durch ihren Abdruck, ihre Auswirkungen auf die physische Körperlichkeit faßbar. Der physisch-stoffliche Leib folgt den Gesetzen des Mineralischen, der Lebens- oder „Ätherleib" den Prinzipien des Pflanzlichen, der Empfindungs- oder „Astralleib" dem Typus des Tierwesens. Über die äußeren Naturreiche hinaus führt die Ich-Wärme-Organisation des Menschen als organischer Träger des Ich-Wesens, des Menschen selbst. Er ist seiner physisch-geistigen Natur nach das vereinheitlichende Wesen, das die drei Kräfteorganisationen, die in den Naturreichen einseitig wirksam sind, in dem oberen und unteren Menschen von der Mitte aus in einem gegliederten und ineinanderwirkenden Gleichgewicht hält. Die menschliche Natur wird durch die Ich-Tätigkeit ständig auf ein mittleres, universell wirksames, die menschliche Persönlichkeit tragendes Ordnungsprinzip zurückgeführt.

Die in der Elementenlehre (Tetraktys) des Aristoteles genannten vier Elemente „Feuer, Luft, Wasser und Erde", welche in der hippokratischen Viersäfte-Lehre ihre Fortsetzung bis in die Humoralpathologie des letzten Jahrhunderts (Rokitansky) finden, haben jedes eine besondere, wesenhafte Verwandtschaft zu je einem der vier genannten menschlichen Wesensglieder: Die Ich-Organisation wirkt durch die Wärme („Feuer") bis herunter in den physischen Leib, die Empfindungsorganisation bedient sich des Licht-Luft-Elementes, die Lebensorganisation wird im Flüssig-Wässrigen wirksam, die physische Organisation dagegen beherrscht das mineralisch-stoffliche Element.

„Was kann der Mensch im Leben mehr gewinnen,
als daß sich Gott-Natur ihm offenbare?
Wie sie das Feste läßt zu Geist verrinnen,
wie sie das Geisterzeugte fest bewahre." [15])

J. W. von Goethe

[15]) *Goethe-Gedichte, Bd. I, „Gott und Welt": „Im ernsten Beinhaus...", Artemis-Verlag*

IV Die Wesensglieder des Menschen und ihre Ausprägung im physischen Leib[16])

1.1. Die Ich-Organisation des Menschen

Unter „Ich-Organisation" verstehen wir nach Rudolf Steiner diejenige Kräfteorganisation, welche sich das Ich-Wesen selbst geschaffen hat, um über das Wärme-Element bis in den physischen Leib herunter einzugreifen. Die so bezeichnete Ich-*Organisation* wird dabei im Physisch-Leiblichen von der Kieselsubstanz getragen. Der Kiesel bildet über den gesamten menschlichen physischen Leib ein feines und differenziertes Kraftgerüst aus, welches die ordnende und gestaltbildende Wirksamkeit der Ich-Organisation zu vermitteln vermag. Es sind die universalisierenden Kräfte, wie Rudolf Steiner anhand der abgebildeten Skizze[17]) ausführt, welche im Menschen sowohl organisch als auch seelisch-geistig mit der Wirksamkeit des Kiesel-Prozesses verbunden sind.

Nun wissen wir, daß Kieselsäure als Spurenelement überall in der Bindegewebsgrundsubstanz und in den Nachfolgeorganen des Mesenchyms bis hinein in das Blut nachgewiesen wird. Die mit den Kieselkräften verbundenen Funktionen sind vom Beginn der Embryonalentwicklung an von größter Bedeutung. Die physische Leibesanlage ist in der embryonalen Entwicklung auf das engste abhängig von der alle Organe durchdringenden und verbindenden mesenchymalen Grundsubstanz, durch deren Eigenschaften und Funktionen eine „gegenseitige Wahrnehmung" und Abstimmung der Organe untereinander möglich ist. Die vor allem aus Mukopolysacchariden bestehende Grundsubstanz bildet bereits die Zona pellucida des Eies, sie findet sich im Stadium des Trophoblasten wieder. Die Grundsubstanz durchzieht später alle vom Bindegewebe abgeleiteten Gewebe und Organe wie den Glaskörper, den Nucleus pulposus, den Knorpel, die Knochen, Sehnen und im Fibrinogen das Blut. Der gesamte Bindegewebsorganismus des Menschen, d.h. der interzellulär-interparenchymatöse Flüssigkeitsorganismus durchzieht sämtliche Organe und schließt diese an das Zentrum des Wärmeorganismus im Blut an. Die Fähigkeit, Gestalt anzunehmen und wieder aufzulösen, liegt auch dem Blute durch das die Gerinnung vermittelnde Fibrino-

---

[16]) *Ausführliche Schilderungen der Wesensglieder von Rudolf Steiner finden sich z.B. in*
- *Theosophie, Einführung in die übersinnliche Welterkenntnis und Menschenbestimmung, Kapitel „Das Wesen des Menschen"*
- *Die Geheimwissenschaft im Umriß*

[17]) *Geisteswissenschaft und Medizin, Dornach 1920, 10. Vortrag*

gen zugrunde. Das Ich ist seiner Natur nach ein Wesen der *Verhältnisse,* der Beziehungen und Ordnungen. Es hat ebenso die Kraft, sich zu offenbaren, wie sich wieder zurückzunehmen. Es tritt nur im Moment in Erscheinung, um die entstehenden Formen mit seinem Urbild in Beziehung zu bringen. Alsbald löst es die gewordenen Formen wieder auf, führt sie in die Rücknahme der Erscheinungen in ihren Urzustand zurück. Wenn wir diese Ich-Organisation in ihrer zentralen, das Trinitarische Prinzip repräsentierenden Bedeutung charakterisieren wollen, so ist es das Blut selbst, das von der Mitte des Organismus aus den „oberen" und „unteren" Menschen vereinheitlicht und dadurch ständig den Einfluß der differenzierenden, peripheren Einzelorgane auf das übergreifende Allgemeine zurückführt. Somit ist es das wärmetragende Blutsystem selber mit dem Zentralorgan des Herzens, die den eigentlichen Träger für die Ich-Organisation darstellen.

Hinsichtlich des pathologischen Verständnisses ist daher das Studium der Wärmeverhältnisse im Menschen von grundlegender Bedeutung. Ein Sich-Verselbständigen des Wärme-Organismus mit den polaren Extremen entweder des Fiebers oder der Auskühlung sind wesentliche Hinweise für ein Versagen der gesundenden, zwischen „oberem" und „unterem" Menschen harmonisierend wirksamen Ich-Organisation. Um die Ich-Natur des Menschen im Gefüge der übrigen Wesensglieder zu verstehen, muß man ihre Doppelnatur als geistig-physisches Wärmewesen einsehen. Die Wärme vermag durch ihre Eigenart die Brücke zu bilden zwischen dem geistig-seelischen Zustand, z.B. der warmen Anteilnahme, und dem physischen Zustand, welcher am Thermometer ablesbar ist. Die Wärme ist daher die geeignete Vermittlerin für die Impulse des geistigen Ich-Wesens bis in den physischen Leib.

1.2. Die Ich-Organisation und das Herz

Die durch die Anthroposophie Rudolf Steiners vertiefte Menschen- und Naturanschauung Goethes gibt uns die Möglichkeit, die Bildekraft der vier Wesensglieder des Menschen in den vier Hauptorganen Herz, Lunge, Leber, Niere wiederzuerkennen. In jedem dieser Organe wirken die Ich-Organisation, die astralische Organisation, der Lebensleib und der physische Leib in unterschiedlicher Intensität und in einem besonderen Verhältnis untereinander.

Wir sprachen von der Verwandlung der im sulfurischen Stoffwechsel wirksamen, aufbauenden, substanzbildenden Kräfte durch die Wärmeorganisation. Diese hat ihr organisches Zentrum im Herzen. Die vom „unteren" und „oberen"

Menschen zum Herzen fließenden Flüssigkeitsströme, d.h. die Bindegewebsflüssigkeit und Lymphe, werden im venösen Blut zusammengefaßt und im Herzen ineinander verwandelt und auf die Wärmestufe gehoben. Das Herz ist in der Embryonalzeit ein unipolar angelegtes, d. h. monistisches Organ. Das rechte und das linke Herz sind noch nicht unterschieden, die Herzscheidewände noch offen. Auch das nach der Geburt mit Einsetzen der Lungenatmung polarisierte Herz erwirbt sich wieder einen einheitlich-monistischen Charakter. Die ungewöhnliche Kapillarisation der Herzmuskulatur des linken und des rechten Herzens und der teilweise Abfluß des Kapillarblutes über die Foramina Thebesii unmittelbar in die Herzkammern sind Ausdruck der intensiven Vereinheitlichungstendenz der Herztätigkeit. Dazu gehört auch die extrem hohe Wärmebildung, vor allem des linken Herzens[18]) als Ausdruck der im Herzen freiwerdenden Wärme.

Anläßlich der Beschreibung der Dreigliederungsidee erwähnten wir bereits die zwischen Kiesel und Kohlenstoff vermittelnden vier Alkalien Kalzium, Kalium, Natrium und Magnesium, von denen nun jedes wieder eine prozessuale Verwandtschaft zu je einem der vier Hauptorgane besitzt. Das Magnesium wird von diesem Gesichtspunkt aus dem Herzen zugeordnet. Dies bedarf einer Erläuterung: Magnesium ist im menschlichen Organismus insofern ein wichtiger Substanzprozeß, als der Zucker in der Leber mit Hilfe der katalytischen Funktion des Magnesiums in der Glykolyse abgebaut und in Wärme verwandelt wird. Jede Muskeltätigkeit, und die Herzmuskeltätigkeit im besonderen, bedarf der Freigabe von verstoffwechselter Wärme. Wir wissen, daß Kalzium und Magnesium in der Herzmuskulatur besonders reichlich nachgewiesen werden (etwa 17 mg % Magnesium und Kalzium). Dabei bilden beide Prozesse einen Antagonismus aus: Kalzium wirkt physiologischerweise in ionisierter Form in der Systole, insbesondere im linken Herzen, und vermittelt dort die Kontraktibilität des Myoglobins; Magnesium dagegen wirkt, die Diastole verstärkend, vor allem über das rechte Herz. Magnesiumsalze sind in der Lage, als Antagonisten des Kalziums, z.B. bei Überdosierung mit Digitalis, die einseitige Kalziumwirkung zu kompensieren. Somit wirken die Erdalkalien Kalzium und Magnesium im Herzen polar: Kalzium die Systole verstärkend, Magnesium die Diastole verstärkend. Bei der Kalzium-Wirksamkeit greift die astralische Organisation über das linke Herz verstärkt in die Herztätigkeit ein; die Magnesium-Wirkung ermöglicht das Eingreifen der ätherischen Organisation über den Zucker-Prozeß und ist vor allem über das Leberorgan dem rechten Herzen zugeordnet.

---

[18]) *Landois-Rosemann: „Physiologie des Menschen“*

2.1. Der physische Leib

Unserem Verständnis setzt der Begriff „Physis“ (übersetzt: „das Gewachsene“) den größten Widerstand entgegen, da wir gewohnt sind, alles Stofflich-Mineralische dem physischen Leib zuzuordnen. Der ausschließlich mineralische Zustand, in dem die physikalisch-chemischen Gesetzmäßigkeiten herrschen, tritt jedoch im menschlichen Organismus nur auf dem Wege der Ausscheidungen bzw. mit dem Eintritt des Todes ein. Während des Lebens wird das mineralische Sein ständig von den höheren Wesensgliedern überwunden und in den menschlichen Zusammenhang eingeordnet.

Wir müssen die physische Organisation als einen Sinnes-Wärme-Organismus zu verstehen suchen, in den sich erst sekundär das Mineralisch-Stoffliche eingliedert, jedoch so, daß der resultierende Stoffleib sich in ständigem Entstehen und Vergehen befindet. Wir sprechen von einem „Fließgleichgewicht“ im Wärmezustand der Substanz. So ist die nur vorübergehende Einlagerung von Kalk in den Knochen zu verstehen, so daß man vom Auftreten der Kalksalze im Knochen als von einem lebendigen Durchgang sprechen muß. In dem Moment, in dem die Knochensalze aus dem menschlichen Gefüge heraus in den rein mineralischen Zustand fallen würden, müssen sie durch die Osteoklasten und den ständigen Umbau der Haversschen Systeme wieder erneuert werden, wenn nicht Krankheit eintreten soll. Was wir von der Knochenbildung sagten, ist auch im besonderen für die äußere Haut zutreffend und gilt grundsätzlich für alle beim Menschen nachweisbare Stofflichkeit: Sie ist ständig im Entstehen und Vergehen.

Pathologisch wird dieser Vorgang, wenn der gebildete Stoff, z.B. die Knochensalze, im Bereich des Überganges vom Knochen zum Knorpel ungeordnet in Form von Exostosen abgelagert werden. Die ständige Erneuerung der Leibessubstanz kommt zum Erliegen, physische Stofflichkeit sammelt sich an. Dasselbe gilt vom Eiweißstoffwechsel bezüglich der Eiweißhypertrophie beim multiplen Myelom. Entsprechend kommt es bei der Hyperlipidämie zu einer vermehrten Ansammlung von Fettsubstanzen im Blut und sekundär in den arteriosklerotischen Plaques der Gefäßwände, wobei diese Fette physiologischerweise dem Nervenaufbau dienen sollten. Es handelt sich also hier um Substanzen, die sich dem Fließgleichgewicht entziehen und sich im Organismus, vor allem im Blutsbereich, verselbständigen.

In therapeutischer Hinsicht gilt die Grundregel, daß mineralische Natursubstanzen in dynamisierter Form auf die mit der physischen Organisation eng verbundene Ich-Organisation wirken. Die Wirkungsweise der potenzierten

Natursubstanzen erstreckt sich stets auf die im menschlichen Organismus entgegengesetzte Organisationsebene. Im Falle eines mineralischen Heilmittels wird die Ich-Wärme-Organisation aufgerufen, welche allein in der Lage ist, Physisch-Mineralisches zu überwinden, indem es selbst auf die Wärmestufe gehoben wird. Rudolf Steiner schildert dies am Beispiel des Kiesels, der beim Gesunden durch die Kraft der Wärme-Organisation ständig aus dem Körper ausgeschieden werden muß[19]).

2.2. Die physische Organisation und die Lunge

Die Zuordnung des physischen Leibes zu dem Organ Lunge ist unserer Vorstellungskraft nur schwer zugänglich, da, wie oben ausgeführt wurde, der physische Leib selbst geistiger Natur ist. Die Besonderheiten der Lungenbildung jedoch können zum Verständnis der herausragenden Wirksamkeit der physischen Organisation beitragen: Die Lunge ist ein Organ, welches den physischen Raum in ihrer dreidimensionalen Ausgestaltung völlig ergreift. Auffällig ist ihre Passivität und die Abhängigkeit ihrer Bewegungen von den Atemexkursionen des Thorax. Sie ist über die Vasa propria nur spärlich mit eigenem Blut versorgt, was ihre geringe Eigenvitalität bedingt. Nach Ausbluten der Lunge (ca. 500 g durchströmendes Blut) wiegt die Lunge eines Erwachsenen noch ca. 100 g. Als dreidimensionales Raumorgan ist die Lunge mit einem Volumen von ca. 1200 ml Luft gefüllt, wobei die Vitalkapazität der Lunge beim Erwachsenen 3 und mehr Liter Luft umfaßt.

Gegenüber der Atmungsluft und dem durchströmenden Herzblut ist die Lunge ein Organ, welches sein Eigenleben weitgehend zurücknimmt. Sie unterliegt schon im gesunden Zustand der Entvitalisierung. Diese Hinneigung zum Physisch-Werden der Lunge kann sich leicht zum Krankheitsbild der Unelastizität und Starre, d.h. der Lungenfibrose und des Lungenemphysems entwickeln. [20]) Die immanente Tendenz der Lunge zur Auskühlung und Erstarrung ist durch die intensive Verbindung der Empfindungsorganisation mit der physischen Lunge beim Atmungsvorgang bedingt. Die bipolare Anlage der Lungen ist ein weiterer Ausdruck dafür, daß sich die Empfindungsorganisation im Bereich der Lungen-

---

[19]) *Rudolf Steiner: Geisteswissenschaftliche Gesichtspunkte zur Therapie, S. 12, und: „Silizium und Leben", M. G. Voronkov, G.I. Zelchan, E. Lukevitz, Akademie-Verlag, Berlin 1975*

[20]) *s. H.-H. Vogel: „Die Lunge" in „ Der Merkurstab", Heft 5, 1991, S. 352*

bildung intensiv mit dem physischen Leib verbindet. Diese Tendenz liegt überhaupt der Empfindungsorganisation zugrunde. Sie möchte ihrer Wesensnatur nach sich gestaltbildend und damit konstitutionsbegründend unmittelbar mit dem physischen Leib verbinden. Wir fassen die Lunge ihrem Charakter nach mehr als ein „Sinnesorgan" im Verhältnis zu den „Stoffwechselorganen" auf. Obwohl die Lunge aus dem entodermalen Vorderdarm dichotom sproßt und zunächst drüsigen Charakter besitzt, gerät sie in ihrer postnatalen Entwicklung verstärkt unter den Einfluß des „oberen Menschen" und damit der Sinnes-Nerven-Organisation. Dies macht ihren physischen Charakter aus. Die Lungenentzündung dagegen ist ein „Rückfall" der Lunge auf die Stufe der embryonalen Drüsenanlage. Die durchluftete Raumlunge wird übervitalisiert und nimmt bei der Hepatisation der Lunge in pathologischer Weise drüsigen Charakter an.

Der Hinweis Rudolf Steiners, daß in der Lunge der Kalkprozeß im besonderen zur Wirksamkeit kommt, weist in dieselbe Richtung. Die Lunge steht mit ihren Organkräften in besonderer Beziehung zur physischen Organisation. Unter ihrem Einfluß und durch eine Abkühlung des Blutes wird die Eingliederung der Kalksalze in den Knochen bewirkt. Von den vier genannten Alkalien ist es das Kalzium, welches dem Erdenorgan Lunge zugehörig ist.

3.1. Der Empfindungsorganismus oder der Astralleib

So, wie wir die Wärmeorganisation des Menschen dem Element „Feuer" zuordnen konnten, die physische Organisation dagegen dem mineralischen, fest werdenden Element „Erde", so lebt die Empfindungsorganisation im Licht-Luft-Element des Organismus. Allerdings müssen wir uns damit vertraut machen, daß das Luftelement, vor allem der eingeatmete Sauerstoff und Stickstoff, beseelt wird und über die Lunge und das arterialisierte Blut bis in die letzten Ausläufer des Organismus beseelend und durchatmend wirkt. Der Organismus ist also in seiner Ganzheit von einer differenziert ausgestalteten, aus dem Seelischen über das Luftelement eingreifenden Atmungsorganisation, dem sogenannten Astralleib, durchkraftet.

Wenn wir die Auswirkung des Seelischen aufsuchen, so treffen wir einerseits auf das Empfindungsleben selbst mit den polaren Ausschlägen der Sympathie- und Antipathiekräfte. Im Gegensatz zu der die Dreigliederung bewirkenden Ich-Organisation und dem einheitlichen, monistischen physischen Leib ist die Empfindungsorganisation stets dualistisch orientiert. Andererseits wirkt der

Astralleib neben seinen psychischen Äußerungen in das Leibliche herein und beherrscht dort die Einatmung und die Arterialisation des Blutes. Wir unterscheiden auf der einen Seite die verstärkte Einatmungs- und Sauerstofftätigkeit im arteriellen Gefäßbereich mit der Folge einer von Angst begleiteten Gefäßkontraktion, die sich in der Niere bis zur Anurie steigern kann. Auf der anderen Seite kann es zu einer zu schwachen Einatmungstätigkeit des Astralleibes kommen mit Erschlaffung der Gefäße, mit Hypotonie, kaltem Schweiß, seelischem Außer-sich-Sein und ebenfalls Angstzuständen. Sowohl das zu starke als auch das zu schwache Eingreifen der Empfindungsorganisation bedingt Angstzustände dadurch, daß sich das Seelenwesen isoliert und nicht in den Ich-Wärme-Organismus einordnet.

Der astralischen Organisation ist in besonderer Weise die Tätigkeit der Niere zugehörig, so daß die Art und Weise, wie der Empfindungsorganismus in den Stoffwechsel eingreift, an der Nierentätigkeit abzulesen ist. Rudolf Steiner weist darauf hin, daß die Regulation der Atmungstätigkeit und der Impuls zur Einatmung von der Niere ausgeht und von dort auf die Lunge übergreift. Ein ungenügendes Eingreifen des Astralleibes in die Nierenorganisation bewirkt dort eine Verminderung der Sauerstoff-Tätigkeit und der Ausscheidung, es kommt zur Atemnot, zu Erregung und Angstzuständen, welche durch die vermehrte Loslösung des Astralischen aus der leiblichen Bindung herbeigeführt werden. Auf der anderen Seite können wir die polare Krankheitssituation als ein zu starkes Übergreifen des Astralleibes auf den „unteren" Menschen verstehen. Das im physischen Leib sich abprägende Seelische führt hier zur Ablähmung des Lebensprozesses, ausgehend vom Bereich des Nervensystems. Man kann das Nervensystem geradezu als sinnenfälliges Organ des Empfindungsorganismus bezeichnen. Verstärkte Luft-Sauerstoff-Tätigkeit führt dann im Nervensystem zur übersteigerten Bewußtseinsbildung, zur Neurasthenie und Psychasthenie. Begleiterscheinungen, welche sich auf den übrigen Organismus erstrecken können, sind Ablähmung des quellenden Ätherischen, Austrocknung, Flüssigkeitsverlust bis hin zur Gefahr der Endgefäßgangrän. Es besteht die Gefahr der „Mumifizierung" des Lebensleibes, bei einer Übertätigkeit der Empfindungsorganisation.

Bezüglich der Anamnese ist es wichtig, durch gezielte Fragen das Verhältnis des Patienten zu den umgebenden Licht-Luft-Einflüssen zu klären. Wirken Sonneneinstrahlung, Luftdruckschwankungen verschlechternd? Besteht Bedürfnis nach frischer Luft, Sinnesüberempfindlichkeit bezüglich Geruch oder Gehör? Vor allem die Geruchsüberempfindlichkeit kann auf eine gestörte Nierenfunktion hinweisen, da der Geruchssinn geradezu als ein im „oberen" Menschen mit der Niere korrespondierender Sinn angesehen werden kann.

Des weiteren kann die Anamnese wichtige Hinweise bezüglich der Wirksamkeit der astralischen Organisation im Zeitenverlauf ergeben. Durch eine übersteigerte Tätigkeit des Empfindungsorganismus wird beispielsweise die Entwicklung in der Kindheits- und Jugendphase vorzeitig und beschleunigt zum Abschluß gebracht. Man kann geradezu von der Tendenz der Empfindungsorganisation sprechen, ihre ins Räumlich-Physische hereinwirkende Gestaltungskraft verfrüht gegenüber dem organischen Leben durchzusetzen. Akzeleration, vorzeitige, die Organreife beschleunigende und dadurch die geistige Reifung behindernde Ausgestaltungen des Organismus sind die Folge. Typisch ist die in unserer Zeit immer früher auftretende Pubertät. Die gesunde menschliche Entwicklung ist jedoch vor allem in organischer Hinsicht, aber auch in psychischem Sinne, durch Verzögerung ausgezeichnet. Die tierische Entwicklung dagegen ist durch Beschleunigung der Gestaltungsvorgänge der organischen Entwicklung charakterisiert.[21]) Beim Menschen handelt es sich folglich darum, daß eine einseitig aktive und vorschnelle Tätigkeit des Empfindungsorganismus psychosomatisch einer „Tierwerde-Tendenz" entspricht.

3.2. Die Empfindungsorganisation und die Niere

Während das Herz monistisch angelegt ist und in der Embryonalzeit durch die bestehende Verbindung zwischen den Kammern als unipolares Organ tätig ist und nach der Geburt die zwischen arteriellem und venösem Blut auftretende Polarität in sich überwindet und wie ein einheitliches, monistisches Organ in Erscheinung tritt, so wurde die Lunge als bipolar sprossendes und morphologisch doppeltes Organ geschildert. Die Bipolarität ist morphologischer Ausdruck der gestaltbildenden Tendenz der astralischen Organisation. Alle Doppelorgane, zum Beispiel die zwei Gehirnhälften, die Lungenflügel und die Nieren sind Signatur der gestaltgebenden Wirksamkeit des Empfindungsorganismus.

In den beiden Nieren selbst kommt die Bipolarität noch einmal in der dualistischen Organisation und Physiologie von Rinde und Mark zum Ausdruck.

---

[21]) *Hermann Poppelbaum: „Mensch und Tier – 5 Einblicke in ihren Wesensunterschied", Rudolf Gering-Verlag, Basel, 1930, und*
Friedrich Kipp: „Höherentwicklung und Menschwerdung", Hippokrates-Verlag (vergriffen) und „Die Entwicklung des Menschen vom Gesichtspunkt seiner langen Jugendzeit", Verlag Freies Geistesleben, Stuttgart

In der Nierenrinde staut sich das arterialisierte Blut extrem in den Glomerula und kommt hier in den Gefäßknäuelchen fast zur Ruhe. Es besteht also eine Stauung des arteriellen Blutes auf dem Wege vom Hilus der Niere über die Arteriae arcuatae bis zu den Glomerula. Das gesamte arterielle Blutsystem vom linken Herzen über den mächtigen Aortenbogen und die Nierenarterien bis hinein in die Nierenorgane selbst unterliegt damit einem Verdichtungs- und Stauungsprozeß. Die Arterialisation beginnt mit der Hereinnahme des Sauerstoffes in der Lunge und führt zu einer gesteigerten Verdichtung des Blutes und in der Niere in gewisser Weise zur „Verbrennung" und „Veraschung" der auszuscheidenden Substanzen. Bis in die Morphologie der Niere wirkt sich die gestaltgebende Funktion des Empfindungsorganismus aus: Die arteriellen Gefäße, jedoch auch die aus den Glomerula zurückführenden Gefäße haben einen extrem gestreckten Verlauf. Die Kapillaren sind in der Niere überlang und ebenfalls gestreckt. Sie vermeiden den für venöse Kapillaren typischen sinusoidalen, geschlängelten Bau. Die Länge der Kapillaren beträgt im Unterschied zu sämtlichen übrigen venösen Kapillaren bis zu 10 mm. Das aus der Niere zurückführende Blut ist hocharteriell. Es treffen folglich in der Niere arterialisiertes Blut in der Nierenrinde und die mächtige Flüssigkeitsbewegung der Ultrafiltratabsonderung und -rückresorption (ca. 180 l in 24 Stunden) unvermittelt aufeinander. Das mittlere System, welches durch das venöse Blut repräsentiert wird, tritt völlig in den Hintergrund. Dieser physiologische Dualismus ist die organische Grundlage für die auch mit der Nierenfunktion zusammenhängende psychische Labilität.

Auf die Wirksamkeit der Nieren-Nebennieren-Organisation im Zusammenhang mit dem Natrium-Geschehen ist an dieser Stelle besonders hinzuweisen. Der Natrium-Prozeß im interzellulären Flüssigkeitsgeschehen des gesamten Organismus hängt mit der Reizbarkeit der Gewebe, vor allem der Niere, der Muskulatur, des Herzens und des Nervensystems zusammen. Auch die seelische Erregbarkeit ist eine Funktion des in sämtlichen Flüssigkeiten und in den genannten Organen sich abspielenden Natrium-Geschehens. Es ist der Lichtträger oder der astralische Leib, welcher zwischen seiner Funktionsweise im „unteren Menschen" über das Natrium-Geschehen und den Nieren-Nebennieren-Prozeß das richtige Verhältnis zur Nerventätigkeit im „oberen Menschen" herstellen muß. Nur so ist zu verstehen, daß Gewebespannung, Reizbarkeit und Gewebetonus im weitesten Sinne eine Nieren-Nebennieren-Funktion darstellen. Anhand der Skizze Rudolf Steiners aus dem 10. Vortrag des 1. Medizinerkurses war von der vermittelnden, merkurialen Funktion der Alkalien die Rede. Hier ist in erster Linie das polare Verhältnis von Kalium und Natrium zu nennen, welches die Vermittlung herstellt zwischen der ätherischen Organisation im „unteren

Menschen" und den höheren Wesensgliedern Astralleib und Ich-Organisation im Bereich des Sinnes-Nerven-Systems.[22])

Wenn wir den psychosomatischen Zusammenhang von Empfindungsorganisation und Niere auf einen Nenner zu bringen versuchen, so beherrscht der Empfindungsorganismus über das Nierenorgan den gesamten Luft-Organismus. Dieser wird verinnerlicht und beseelt. Auch das Auftreten pathologischer Luft im Bereich der Hohlorgane, vor allem des Magen-Darm-Traktes, gehört zu den Symptomen gestörter Nierenfunktion: Luft-Aufstoßen, Blähsucht, Spontanmeteorismus, vielfach verbunden mit Koliken und brennenden Schmerzen im Bereich des Magen-Darms, sind Nierensymptome. Vom Gesichtspunkt der Wesensglieder aus betrachtet, zieht sich die astralische Organisation aus dem „unteren" Menschen zurück. An die Stelle ihres rhythmischen Eingreifens in das Verdauungsgeschehen tritt die oben geschilderte pathologische Luft. Die Harmonisierung der Eingliederung der Empfindungsorganisation und damit die „Entluftung" des gesamten Verdauungstraktes sind Aufgaben, welche von der gesunden Niere zu leisten sind.

4.1. Der Bildekräfte-Organismus oder der Ätherleib

Das vierte zu beschreibende Wesensglied ist der Lebens- oder Bildekräfteleib, dessen elementares Milieu der Flüssigkeitsorganismus ist. Er wirkt vom „unteren Menschen" aus auf das Strömen der Körperflüssigkeiten, seine Dynamik ist saugend, kräftebindend. Von daher ist zu verstehen, daß der Ätherorganismus zugleich der Träger des Substanzaufbaues, der Verinnerlichung imponderabler Kräfte und damit des Stoffwechsels und des sulfurischen Prinzipes im Sinne der Dreigliedrigkeit der menschlichen Organisation ist. Er ermöglicht Regeneration, Wachstum und Überwindung der todbringenden Kräfte. Organisch ist der Kräfte- und Flüssigkeitsleib im Organ Leber führend tätig, jedoch wirkt von hier aus das Flüssigkeitsgeschehen in sämtliche Organe, so daß man im pathologischen Sinne auch von verlagerten Leberprozessen außerhalb des speziellen Lebergeschehens sprechen kann. Zeiten gesteigerter Wirksamkeit der ätherischen Organisation sind Nacht und Schlaf. Alle Nerventätigkeit tritt völlig in den Hintergrund, die differenzierten Flüssigkeitssysteme, vor allem Lymphe und Bindegewebsflüssigkeit, sind die organischen Träger der Lebensorganisation bis hin zur Blutbildung im Bereich des Pfortadersystems und des Sinusoidalblutes der Leber.

---

[22]) *Vergleiche 4.4.: Die Differenzierung der ätherischen Organisation*

So ist es zu verstehen, daß alle verflüssigenden, auflösenden, sulfurischen, entzündlichen Prozesse, auch wenn sie mit Fieberentwicklung einhergehen, Funktionsergebnisse der ätherischen Organisation sind. Demgegenüber sind die der astralischen Organisation unterliegenden Prozesse, wenn sie sich bis ins Pathologische steigern, durch Überformung, Abbau und Verhärtungstendenzen ausgezeichnet. So stehen sich polar gegenüber der vom „oberen" Menschen vor allem ausgehende Empfindungsorganismus und der vom „unteren" Menschen aus wirkende Ätherorganismus. Man könnte auch sagen, der „obere", im Sinnes-Nerven-Bereich wirksame Empfindungsorganismus verebbt im „unteren" Menschen, im Aufbau des Ätherorganismus. Der von „unten" wirksame, im Substanzaufbau tätige Ätherorganismus verebbt im „oberen" Menschen im Bereich der Sinnesorganisation.

4.2. Der Ätherleib und die Leber

Vom Herzen wurde gesagt, daß es anatomisch als monistisches Organ in Erscheinung tritt, jedoch in sich die Polarität zwischen rechtem und linkem Herz, d.h. zwischen Stoffwechselorganisation und Sinnes-Nerven-Organisation, überwindet. Die Leber offenbart demgegenüber sowohl morphologisch als auch physiologisch ausschließlich den monistischen (einheitlichen) Bildeprozeß der ätherischen Organisation. Diese beherrscht die Flüssigkeitsprozesse im Organismus. Das Wasser ist auch im menschlichen Organismus das lebentragende Urelement, welches für alle Bildekräfte das empfängliche, „mütterliche" Prinzip darstellt. [23]) Die Flüssigkeitsorganisation besitzt eine Empfänglichkeit, Offenheit und Bildebereitschaft für die durch die Darmverdauung und die saugenden Darmzotten hindurchgegangenen Nahrungssubstanzen, welche über den Pfortaderstrom die Leber erreichen.

Die Dynamik der ätherischen Organisation wird deutlich, wenn man sie als polaren Prozeß zur Empfindungsorganisation versteht. In der Niere wird der zentrifugale, extrem beschleunigte arterielle Blutstrom, wie wir es bereits im einzelnen ausgeführt haben, gestaut. Das Phänomen der Stauung entspricht der Wirkungsweise des Seelisch-Astralen. Dagegen wirkt die ätherische Organisation in der Leber zentripetal und saugend von der Peripherie der Leber zum Zentrum der Leberläppchen hin, so daß die Leber wie ein „Blutschwamm" in Erscheinung tritt. Die Polarität zwischen Nieren und astralischer Funktion einerseits und ätherischer Organisation und Leber andererseits wirkt sich im arteriellen Blutbereich

[23]) *Theodor Schwenk: „Das sensible Chaos", Verlag Freies Geistesleben, Stuttgart*

verdichtend, im venösen System dagegen oberflächenbildend und ausdehnend aus. So wirkt das Polaritätsgesetz von Zusammenziehung und Ausdehnung in den Kräfteorganisationen von Niere und Leber. Die Physiologie bestätigt diesen polaren Doppelprozeß zwischen Leber und Niere durch die Tatsache, daß die Stoffwechselvorgänge in der Leber endotherm verlaufen, die Niere dagegen aus dem Blut Wärme freigibt, d.h. die Stoffwechselvorgänge in der Niere verlaufen exotherm.

Im Gegensatz zu der weiter oben beschriebenen Zugehörigkeit des Natriums zur Niere wird das Kalium der Leber zugeordnet, was auch in der Gegenläufigkeit von Kalium- und Natrium-Geschehen zum Ausdruck kommt. Das Kalium unterstützt die saugende Wirkung der Leber und wirkt intrazellulär, das Leberglykogen aufbauend. Natrium dagegen wirkt, wie geschildert wurde, den interzellulären, osmotischen Druck erzeugend (osmotischer Druck = Gasdruck) und damit zentrifugal im Sinne der Nebennieren-Nieren-Tätigkeit.

4.3. Das Verhältnis von Lebens- und Empfindungsorganisation

Ganz generell könnte man sagen, daß die gesundenden Kräfte im Bildekräfteleib wirksam sind, die krankmachenden jedoch von der astralischen Organisation ausgehen, vor allem dann, wenn die Empfindungsorganisation im ganzen Menschen oder in außerhalb der Nerven- und Sinnestätigkeit liegenden organischen Prozessen einseitig zur Wirksamkeit kommt. Krankheit bezieht sich infolgedessen stets auf das *Verhältnis* von Bildekräfteleib und Empfindungsleib. Die ständige Korrektur dieser beiden Organismen zueinander erfolgt aus der Mitte des Gesamtorganismus, aus dem Bereich von Herz- und Zirkulationstätigkeit auf der Grundlage der Ich-Organisation. Sie ist in der Lage, die gesunden Verhältnisse zwischen „oberem" und „unterem" Menschen stets von neuem wiederherzustellen.

Das Verständnis dieser Wechselwirkung zwischen Empfindungs- und Lebensorganisation ist auch für die therapeutische Anwendung von Substanzen wichtig, welche aus dem Tier- und Pflanzenreich entnommen sind. So wie mineralische Substanzen in der geschilderten Weise die Ich-Organisation zur Tätigkeit aufrufen, so gilt für potenzierte pflanzliche und tierische Natursubstanzen eine entsprechende gegenläufige Beziehung hinsichtlich der menschlichen Wesensgliederorganisation. Heilmittel aus dem Pflanzenreich wirken auf die ihnen entgegengesetzte seelische Organisation und müssen von dieser auf die Stufe des Luftelementes überführt und somit überwunden werden. Potenzierte tierische Substanzen finden ihren polaren Gegenprozeß in der ätherischen Organisation.

Der Ätherleib muß das Fremdelement des Tierischen „verdauen“. Mit der Überwindung der polar entgegengesetzten Naturelemente überwindet der menschliche Organismus „modellhaft“ die entsprechenden innermenschlichen Tendenzen zum einseitigen Naturwerden hin.

4.4. Die Differenzierung der ätherischen Organisation

Der Lebensleib hat durch seine Verwandtschaft zum wässrigen Element eine besondere Affinität zur elementarischen Welt der Naturreiche. Die 4 grundlegenden Kräftequalitäten, welche zur Ausformung der 4 Elemente Feuer, Luft, Wasser und Erde führen, prägen die als monistisch geschilderte Bildekräfteorganisation und lassen in ihr 4 verschiedene Qualitäten der Wirksamkeit unterscheiden.

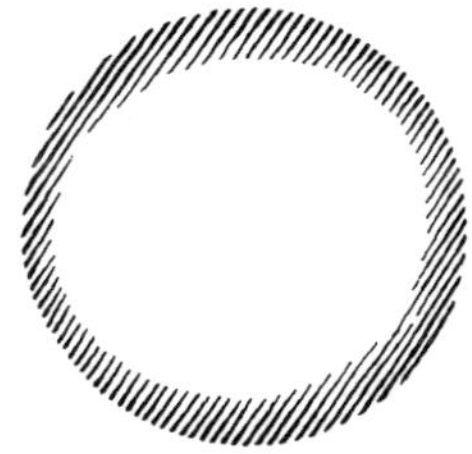

Herz
Ich-Organisation
Wärmeäther
Mg
Wärme

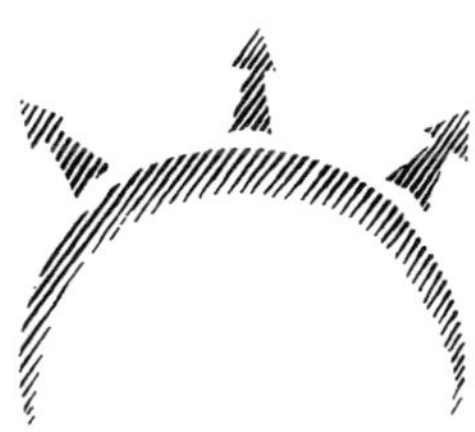

Niere
Astral. Org.
Lichtäther
Na
Licht - Luft

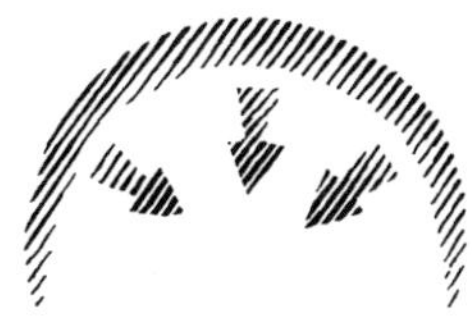

Leber
Äther. Org.
Chem. Äther
K
Wasser

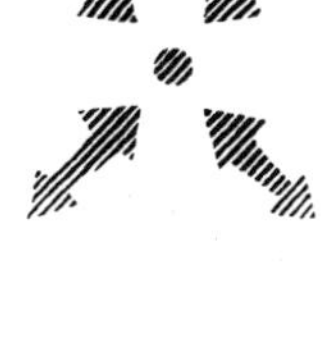

Lunge
Phys. Organ.
Lebensäther
Ca
Erde

Die erdhaften Kräfte setzen sich im „Lebensäther“, den wir auch als „Schwereäther“ bezeichnen, fort. Ihre Dynamik ist verdichtend, auf einen Punkt gerichtet, der physischen Organisation zugewandt. Wir sprechen von „Zentralkräften“. Die im flüssigen Element und im Flüssigkeitsorganismus aufgehenden Kräfte verhalten sich zentripetal, saugend. Rudolf Steiner sprach vom „chemischen Äther“ oder „Klangäther“, „Gestaltäther“. Die im Luftig-Lichthaften sich manifestierenden „lichtätherischen“ Kräfte sind demgegenüber ausstrahlend, zentrifugal, während der „Wärmeäther“ in die Peripherie führt und von dort aus einen die Kräfteorganisation umfassenden Umkreis bildet. Folgende Skizze soll die genannten Kräftequalitäten noch einmal graphisch verdeutlichen und zusammenfassend die Viergliederung in bezug auf die Wesensglieder, die zugehörigen Organe, die Ätherarten und die Alkalien aufzeigen.

Das Zusammenwirken der 4 Ätherarten mit den großen Organen kann in der folgenden Skizze symbolisiert werden:

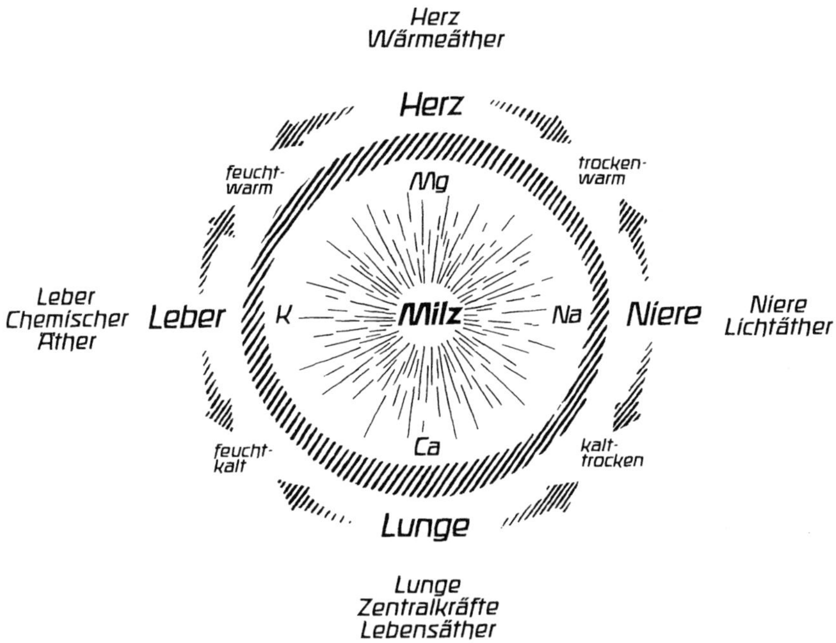

In das Zentrum der 4 Hauptorgane stellen wir die Milz, welche als Angehörige des Retikuloendothelialen Systems das pluripotente, den Embryonalzustand bewahrende mesenchymale Grundsystem repräsentiert und dadurch zeitlebens den Gegenpol zu der spezialisierten Tätigkeit der übrigen Organe bildet und unter diesen eine Vermittlerrolle spielt.

4.5. Die vier eiweißbildenden Organe

Auf dem Hintergrund der im vorangegangenen Abschnitt geschilderten vierfachen Kräfteorganisation kann die Brücke geschlagen werden zu der in der gesamten Natur und im Erdorganismus wirksamen Kräftewelt: der Geosphäre, der Hydrosphäre, der Atmosphäre, der Stratosphäre [24]) und der extrem verdünnten peripheren Wasserstoffhülle.

Die so gekennzeichneten meteorologischen Elemente der Erde durchziehen und gestalten die Lufthülle und prägen damit zugleich über die Atmung den Substanzaufbau von Mensch, Tier und Pflanze: Es sind die im Luftbereich in einem besonderen Mischungsverhältnis wirksamen Elemente, vor allem des Stickstoffes und des Sauerstoffes, ergänzt durch das schwere Gas Kohlensäure und das leichteste, Wasserstoff. Es handelt sich um dieselben Elemente, die beim Eiweißzerfall aus dem Lebensprozeß hervorgehen. In dem Luftgemisch nimmt der Stickstoff mit 78,1 Volumenprozent den größten Raum ein. Wegen seiner geringeren Schwere gegenüber dem Sauerstoff beträgt der Stickstoffgehalt in Gewichtsprozenten 75,4%; dazu treten geringe Mengen (0,9 Vol.-%) Argon und Spuren der übrigen Edelgase. Der Wasserstoff als das leichteste aller Gase (14,4 x leichter als Luft) bildet die atmosphärische Hülle und damit die Grenzzone zum planetarischen Umkreis der Erde. Die Trägheit des Stickstoffes, der sich bei normaler Temperatur kaum an chemischen Reaktionen beteiligt und die Tatsache, daß er in der Ammoniakform mit Wasser wie eine Lauge wirkt, offenbart den merkurialen Charakter des Stickstoffes[25]). Er nimmt an der Atmung Anteil, ohne seinen Volumenanteil in der Ausatmungsluft wesentlich gegenüber der Einatmungsluft zu ändern. Dagegen ist der Sauerstoff chemisch hochaktiv: Er hält die Stoffwechselprozesse in Gang, gestaltet und formt die lebentragende Eiweißsubstanz im Flüssigen mit. Er ist Träger der Einatmung, der Substanz-

---

[24]) *Die Meteorologie unterscheidet eine Troposphäre bis ca. 8 km Höhe mit bis zu –65 °C. Sie umfaßt etwa die von uns angeführte Geosphäre, Hydrosphäre und einen Teil der Atmosphäre. Sie nimmt an der ständigen Erosion der Geosphäre teil, und in ihrem Bereich enthält die Luft feinste Partikel der Geosphäre. Es folgt die Mesosphäre bis zu 50 km Höhe. Hier steigt die Temperatur bis auf +50 °C an. Dann folgt die sogenannte „Mesopause". Jenseits von 80 km Höhe wird die Thermosphäre oder Ionosphäre angegeben. Oberhalb dieses Bereiches spricht man von einer Exosphäre. Diese stellt die „Grenze" zum Weltraum dar. Die Ozonschicht bildet sich insbesondere über den Polarregionen in einer Höhe zwischen 35 km und 50 km. Eine scharfe Grenze zwischen den unterscheidbaren Gasen in der Atmosphäre ist durch die starke Durchmischung und Luftbewegung nicht möglich. Wichtig erscheint jedoch, daß zur Atmosphäre 0,00005 Vol.-% Wasserstoff gehören, welcher sich wegen seiner Leichte ständig in die Peripherie der Atmosphäre, d.h. an die Grenze der Stratosphäre, von der Erde entfernt.*

[25]) *Das Ammonium-Ion verhält sich wie ein einwertiges Metall-Ion. Ammoniak-Hydrat ist eine schwache Base. Mit Säuren bildet es die Ammonium-Salze. Mit Salzsäure z.B. entsteht das Ammonium-Chlorid ($NH_4Cl + H_2O$). Im übrigen bildet Stickstoff als Salpetersäure eine der stärksten Säuren (HNO_3).*

verdichtung und -durchlichtung. Er nimmt am Luftgemisch mit 20,9 Vol.-% teil; da er etwas schwerer als Stickstoff ist, beträgt der Sauerstoff-Anteil der Luft in Gewichtsprozent 23,0%. Das Verhältnis Stickstoff:Sauerstoff ist also etwa 4:1! Der Kohlenstoff ist im Luftbereich nur in Form der Kohlensäure als schwerstes Gas anwesend (0,03 Volumenprozent bei stark wechselnder Menge Wasserdampf in der Atmosphäre). Rudolf Hauschka spricht in seiner Substanzlehre[26]) von den Elementen der atmosphärischen Hülle so, daß ihre elementaren Prinzipien anschaulich werden: Den Wasserstoff nennt er „Wärme- oder Feuerstoff", den Stickstoff „Seelenstoff", den Sauerstoff „Lebensstoff", den Kohlenstoff „Erdenstoff". Damit soll zum Ausdruck gebracht werden, daß die in der Gesamtatmosphäre der Erde enthaltenen Elemente physischer Ausdruck der Lebenskräfte sind, die die lebendige Natur, Pflanze und Tier bis herauf zum Menschen und die mineralische Erde, gestalten. Wenn Rudolf Steiner von Herz, Lunge, Leber, Niere als den meteorologischen Organen[27]) spricht und sie in ihrer Zusammenwirkung als die Quellen der Eiweißbildung bezeichnet, so konkretisiert er die auch von uns verfolgte Menschen- und Naturbetrachtung. Sie sieht – um dies noch einmal zu betonen – die menschliche Organisation nicht außerhalb der Gesamtnatur, sondern als aktiven, in ständigem Werden befindlichen Mittelpunkt der Schöpfung. Die Eiweißbildung ist, auf diesem Hintergrund gesehen, Ergebnis ätherisch-organischer Lebensqualitäten, die in den vier großen menschlichen Organen ihr jeweiliges Zentrum haben. Physischer Träger der Substanzbildung ist, wie wiederholt dargestellt wurde, die Leber. Sie vereinheitlicht in ihrem Chemismus (Gestalt- oder Klangäther) die Kräfte der drei übrigen eiweißbildenden Organe Herz, Niere und Lunge zur physischen Substanz. Dabei spielen im Hintergrund die Milz und der Schwefelprozeß eine wesentliche Rolle. Der Schwefel ist der Proteus der Vereinheitlichung der Vier-Kräfte-Organisation, wie sie im Stickstoff, Sauerstoff, Wasserstoff, Kohlenstoff auf der physischen Ebene wirksam ist. Der Integrator dieser Kräfte ist der Schwefel als Wandler und Bildner der Eiweißursubstanz. Unter der Mitwirkung der Milz als dem universellen Urorgan und Repräsentanten der Matrix-Organisation entsteht ein noch *universelles Eiweiß*. Die nachstehende Skizze [27]) ordnet die im Eiweiß synthetisierten Elemente: Wasserstoff, Stickstoff, Sauerstoff und Kohlenstoff den vier Hauptorganen zu. Der Schwefel (S) bildet die Peripherie und faßt die differenzierten „eiweißbildenden Organe" zusammen. Das Bildeprinzip, das mit dem Kohlenstoff zusammenhängt, wird dem „Erdenorgan" Lunge zugeordnet, der „Wärme-

---

[26]) *R. Hauschka: „Substanzlehre", Vittorio Klostermann Verlag 1950, Frankfurt a. Main*

[27]) *Rudolf Steiner: „Geisteswissenschaft und Medizin", Dornach 1920, 12. Vortrag*

oder Feuerstoff" (Wasserstoff) dem Herzen, der das Element Licht vermittelnde „Lebensstoff" (Sauerstoff) der Niere, der „Seelenstoff" (Stickstoff) der Leber.

Diese Zuordnung bedarf einer Erläuterung: Die physisch-leiblichen Organe bilden mit ihrer besonderen ätherischen Organisation Zentren, die jedoch sphärenbildend in sämtlichen übrigen Organen und in allen Säften wirksam sind. Die Substanzprozesse von Wasserstoff, Stickstoff, Sauerstoff, Kohlenstoff sind über das vereinheitlichende Blut in allen übrigen Organen anwesend. Während Lunge und Herz im Bereich des Rhythmischen Systems eine extreme Polarität bilden: die Lunge als „Erdenorgan", die Zentralkräfte betonend, das Herz als Ich-Wärme-Organ, die Peripheriekräfte betonend, stehen sich Leber und Niere im Zusammenhang mit der Wirksamkeit des Seelen- und Lebensstoffes als polare Prozesse nahe. Sie befinden sich mit den organspezifischen, ätherischen Kräften in unmittelbarer Beziehung: Der Stickstoff-Prozeß mit dem Chemismus der Leber, der Sauerstoff-Prozeß mit den lichtätherischen Kräften der Niere. Zwischen Peripheriekräften und Zentralkräften, zwischen Herzgeschehen und Lungengeschehen bilden der Stickstoff- und Sauerstoff-Prozeß eine Mittlerfunktion, die darin zum Ausdruck kommt, daß beide Prozesse, vor allem der Stickstoff-Prozeß sowohl am Aufbau der Substanz als auch am Abbau besonders beteiligt sind.

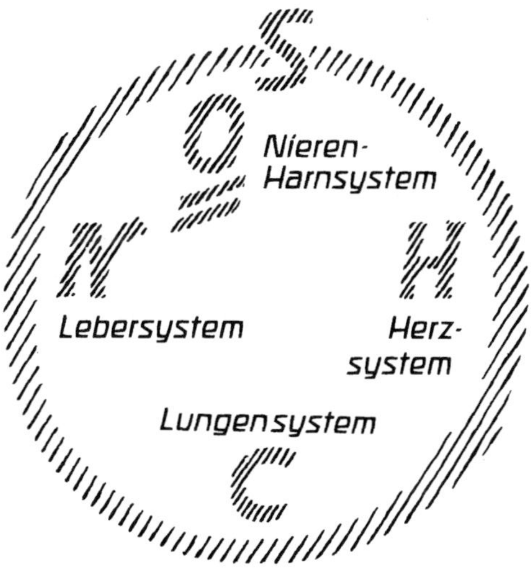

Zusammenfassend kann man sagen, daß bei der Eiweißbildung in allen Organen der universelle Leberprozeß im Chemismus der Lymphbildung wirksam ist. Dies ist der Ort der durch den Stickstoff vermittelten Beseelung des Eiweißes. Über das Blut nehmen die drei übrigen Organe überall, wo Lymphe sich bildet, an der Eiweißbildung teil. Es folgt daraus, daß durch die Eiweißbildung in der Leber die abfließende Leberlymphe denselben Eiweißgehalt hat wie das Blutserum. Andererseits wirkt der chemische Äther an der Rückresorption des Ultrafiltrates in der Niere mit. Es handelt sich immerhin um 50 g Eiweiß, die in 24 Stunden aus dem Blut vorübergehend abgesondert und in das Blut zurückgenommen werden. Die Niere hat somit Anteil an der Beseelung und durch die lichtätherische Wirksamkeit des Sauerstoffes an der Individualisierung des Eiweißes.

Das Eiweiß entsteht, so gesehen, aus der Peripherie des ganzen Organismus in sämtlichen interstitiellen Flüssigkeits-Lymph-Prozessen aller Organe, auch der Haut, mit unterschiedlicher Eiweißkonzentration[28]). Keine Gewebeflüssigkeit ist folglich ganz eiweißfrei, einschließlich dem Liquor cerebrospinalis und Liquor amnii.

---

[28]) *Rusnyak/Földi/Szabo: „Physiologie und Pathologie des Lymphkreislaufes", Gustav Fischer Verlag, Jena 1957*

V Die Wesensglieder und die 7 Lebensstufen

Rudolf Steiner spricht von 7 Lebensstufen. Ihre Einordnung in die dreigliedrige Gesamtnatur des Menschen ist für das Verständnis des Zusammenwirkens der 4 Wesensglieder mit den 4 Ätherkräften und damit für das Verständnis der späteren Ausführungen über die Heilmittelwirksamkeit von grundlegender Bedeutung. Vor allem ist die Ordnung der 7 Lebensstufen für die Oben-Unten-Orientierung der Drüsen der inneren Sekretion und ihre Beziehung zu den in der anthroposophischen Medizin bedeutsamen 7 Hauptmetallen (siehe unten) wesentlich. Fügt man die vierfache Ätherorganisation in die dreigliedrige Formgestalt des Menschen im Sinne der oben geschilderten Sal-Natur im Sinnes-Nerven-System und der Sulfur-Natur im Stoffwechsel-System ein, so gliedert sich auch der gesamte Ätherorganismus in eine dem Nerven-Sinnes-System zuzuordnende Modifikation und in eine dem Sulfur-Pol zugeordnete Modifikation. Es kommt zu einer Siebengliederung des Ätherorganismus:

Sinnesleben Nervenleben Atmungsleben	} Nerven-Sinnes-System
Zirkulationsleben	Rhythmisches System
Stoffwechselleben Bewegungsleben Reproduktionsleben	} Stoffwechsel-Gliedmaßen-System

Die siebengliedrige Gesamtorganisation ergibt sich dadurch, daß drei Lebensprozesse im „oberen“ Menschen freiwerden, die entsprechend im „unteren“ Menschen organaufbauend, substanzbildend wirksam sind. Die freigesetzten und verwandelten substanzbildenden Kräfte des „unteren“ Menschen wirken spiegelbildlich bewußtseinsbildend im „oberen“ Menschen. In der Mitte treffen funktionell die oberen und unteren Kräfte im rhythmischen Ausgleich, im Ineinandergreifen von Atmung, Herz und Bluttätigkeit zusammen. Hier ist das Hypomochlion, der Umschlag des „unteren“ Menschen zum „oberen“ Menschen und umgekehrt. Würde man auch das mittlere Rhythmische System in sich kräftemäßig differenzieren, käme man zu einer Neungliedrigkeit.

Im vorangegangenen Kapitel IV wurde der Zusammenhang der Wesensgliederordnung mit den vier Hauptorganen Lunge, Leber, Niere und Herz dargestellt.

Es besteht nun eine weitere innere, kräftemäßige Beziehung der sieben Lebensstufen zu den sieben Drüsen mit innerer Sekretion, auf die insbesondere Karl König hingewiesen hat.[29]) Nach ihm sind die sieben endokrinen Drüsen organische Funktionsträger des gesamten ätherischen Kräfteleibes. Sie übernehmen und individualisieren in der Zeit des nachgeburtlichen Lebens diejenigen Prozesse, die während des Embryonalzeit von den ätherischen Bildekräften noch ganz allgemein und im Zusammenhang mit den einstrahlenden Umkreiskräften im Flüssigkeitsleib organbildend wirksam sind. Die sieben innersekretorischen Drüsen setzen ihre in der Embryonalzeit angelegten Funktionen fort und halten ihre organbildende Tätigkeit zeitlebens in den 4 geschilderten Ätherkräften aufrecht. Im einzelnen gelten folgende Wechselbeziehungen:

Sinnesleben	–	Epiphyse	–	Wärmeäther
Nervenleben	–	Hypophyse	–	Lichtäther
Atmungsleben	–	Thyreoidea	–	Klangäther
Zirkulationsleben	–	Epithelkörperchen	–	Lebensäther
Stoffwechselleben	–	Thymus	–	Klangäther
Bewegungsleben	–	Nebenniere	–	Lichtäther
Reproduktionsleben	–	Keimdrüsen	–	Wärmeäther

Das *Sinnesleben* und damit die Gesamtanlage des Menschen als eines physisch-geistigen Sinneswesens wird vom Wärmeäther getragen. Die Epiphyse ist als übergeordnete Blutsdrüse Funktionsträger der physischen Leibesanlage.

Das *Nervenleben* wird durch den Lichtäther vermittelt, welcher die Plastizität der Organe aus dem Flüssig-Strömenden heraus in die räumliche Gestalt bewirkt. Diese Tätigkeit ist in der Hypophyse zusammengefaßt, welche in Verbindung mit dem Hypothalamus zwischen dem Nerven- und Drüsenleben vermittelt. Die elektrischen Phänomene bei der Nervenübertragung sind ein Gegenprozeß des im Nervenleben wirksamen Lichtäthers, welcher die Nervensubstanz in Richtung Verdichtung, Konzentration und Entvitalisierung treibt.

Das *Atmungsleben* folgt dem Klangäther. Ausgehend von dem organischen Zentrum der Schilddrüse wirken vom „oberen" in den „unteren" Menschen die chemisch-ätherischen Kräfte. Die Wirkung des Chemismus der Schilddrüse führt zur Intensivierung und Beschleunigung des Stoffumbaus. Die Schilddrüse als

---

[29]) *Dr.med. Karl König: „Das Problem der inneren Sekretion", „Natura", Band 2, 1927/28*

chemisch-ätherisches Organ („Klangäther") nimmt in sich auf und vermittelt die Wirkung von Epiphyse, Dienzephalon (Wärmeäther) und der Hypophyse (Lichtäther) und stellt ein Gleichgewicht her zum „unteren" Menschen, zu Thymus, Nebennieren und Gonaden. Anabiose (Substanzaufbau) und Katabiose (Substanzabbau) werden harmonisiert.

Die Epithelkörperchen haben die Aufgabe, die Kräftewirkungen von Zirbeldrüse, Hirnanhangsdrüse und Schilddrüse auf der physisch-mineralisierenden, lebensätherischen Stufe abzuschließen. Im *Zirkulationsleben* entsteht durch ihren Einfluß der in sich geschlossene Blutkreislauf. Die Parathyreoidea lenkt und impulsiert vom Blut ausgehend den Kalkprozeß, welcher sich bis hinein in die Gefäßabdichtung, die Muskelkontraktion und die Knochenbildung fortsetzt.

Die Thymusdrüse wirkt spiegelbildlich zur Thyreoidea direkt vom „unteren" Menschen aus und fördert im *Stoffwechselleben* den chemischen Aufbau der Leibessubstanz. Während der Embryonalzeit ist sie an der Blutbildung der roten, weißen und der Plättchenreihe beteiligt. In der Fortführung des frühembryonalen Substanzaufbaues repräsentiert sie als Träger des Matrix-Immun-Systems den ursprünglichen Bildeprozeß vor allem des Eiweißes so, wie er der organdifferenzierten Ausprägung der Substanz noch vorangeht.

Dasjenige, was wir vom „oberen" Menschen durch die Hypophyse als plastische Wirksamkeit beschrieben haben, findet im „unteren" Menschen seine spiegelbildliche Entsprechung in der Dynamik des den vorgegebenen Raum ausfüllenden, von der Nebenniere impulsierten Substanzaufbaus. Die lichtätherischen Kräfte sind hier im Organaufbau eingegliedert tätig. Im *Bewegungsleben* ergreift das dynamisierende Prinzip den umgebenden Raum.

Im *Reproduktionsleben* wird die gesamte ätherische Organisation bei der Ausgestaltung eines neuen Menschenleibes wirksam. Die vier geschilderten Lebensqualitäten sind hier zusammenfassend tätig unter der Führung des Wärmeäthers, der den Ursprung aller Lebensprozesse in sich trägt.

VI Zum Verständnis einer aus der Pathologie abgeleiteten Therapie

Für das Verständnis der Krankheitsentstehung und der Heilmittelwirkungen ist folgender methodischer Aspekt wesentlich: Krankheit ist dadurch bedingt, daß sich die Tätigkeit der Wesensglieder vom Organ ihrer physiologischen Funktionstätigkeit in ein Organ anderer physiologischer Wesensgliedertätigkeit verlagert.

> „Krankheit ist nicht etwas dem gesunden Leben völlig Fremdartiges, Widernatürliches, sondern nur „Leben unter abnormen Bedingungen", Lebenserscheinungen am falschen Ort oder zur falschen Zeit oder in falscher Stärke".[30])

Wir unterscheiden grundsätzlich zwei polare Anordnungen der Wesensglieder, wie sie einmal für ein Sinnesorgan und zum anderen für ein Stoffwechselorgan typisch sind. In der abgebildeten schematischen Darstellung wird gezeigt, daß astralische und Ich-Organisation im unteren Menschen „untergetaucht" sind und sich aufbauend im ätherisch-physischen Organ betätigen. Substanz entsteht im Sulfur-Pol des Organismus. Die Dynamik der Stoffwechselprozesse ist von innen nach außen gerichtet. Demgegenüber können sich Astralleib und Ich großenteils aus dem oberen Menschen „herausziehen". Indem die Bildeprozesse dort mit dem Heranwachsen weitgehend zu einem Abschluß kommen, wird ein Teil der Kräfte der Wesensglieder für die Bewußtseinstätigkeit frei. Das physische Organ tritt im Sal-Bereich des Organismus in Erscheinung. Astralische und Ich-Organisation sind relativ frei tätig. Ihre Dynamik ist von außen nach innen gerichtet, sie wirken abdruckartig von außen und schaffen so Form und Gestalt der Organe. Die Substanzprozesse sind hier abbauend, Substanz vergeht und Bewußtsein entsteht im Nerven-Sinnes-Pol des Menschen.

Diesem Lebensprozeß, der sich entfaltet zwischen dem Stoffwechsel-Aufbau-Pol des „unteren Menschen" und dem „oberen Menschen", dem Formpol auf der Grundlage eines physiologischen Abbaus, liegt das allgemeine physiologische Prinzip zugrunde, das in der Gewebelehre und in der Pathologie[31]) unter Anabiose und Katabiose verstanden wird. Im gesunden, lebenden Organismus befinden sich Anabolismus (in unserer Sprache sulfurischer Substanzaufbau

---

[30]) *Werner Hueck: „Morphologische Pathologie", S. 37, Thieme-Verlag 1937*

[31]) *Letterer: „Allgemeine Pathologie", S. 148, Thieme-Verlag 1959*

unter dem Zeichen der physiologischen „Entzündung“) und Katabolismus (Substanzabbau, physiologische „Degeneration“) in einem funktionellen Gleichgewicht. Substanzaufbau und Substanzabbau unterliegen einem rhythmischen Wechsel, der zu einem ständigen Ausgleich dieses Doppellebensprozesses führt.

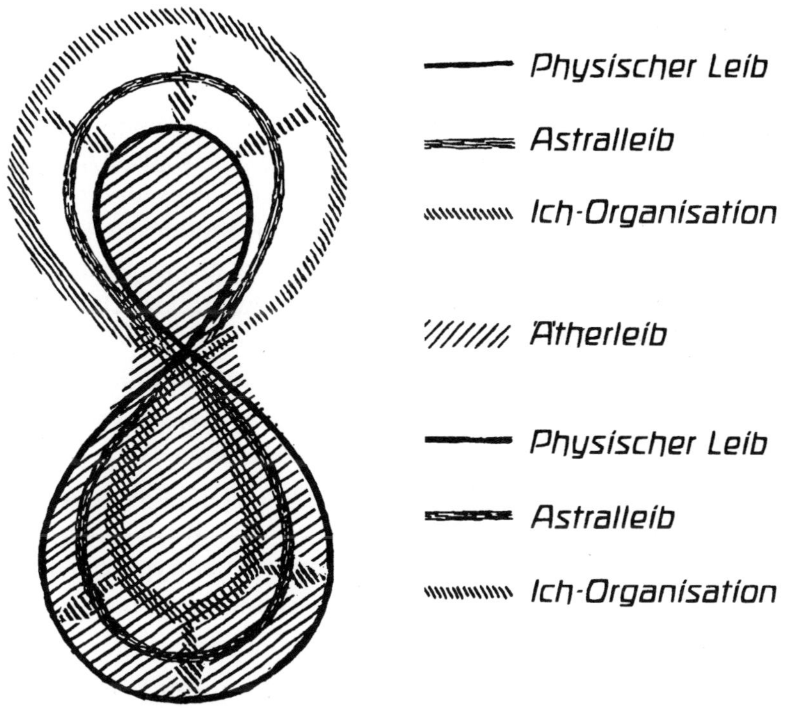

Schema der physiologischen Anordnung der Wesensglieder im Nerven-Sinnes-System und im Stoffwechsel-Gliedmaßen-System

Dieser physiologische Doppelprozeß kann sich bis ins Pathologische steigern, wenn der Aufbaupol (Anabiose) sich bis zur Entzündung steigert oder der Gegenpol (Katabiose) in den organischen Zerfall (Nekrobiose) und die Degeneration gleichsam linear einmündet. – Der physiologische, biologische Entwicklungsprozeß der Regression oder Obliteration von Geweben ist die Folge eines zunächst lokal gesteigerten, physiologischen Entzündungsprozesses, welcher in die Degeneration einmündet. Beispiele sind die Obliteration der Arteria centralis retinae des Auges, des Ductus Botalli, auch die Umwandlung des Follikels in das Corpus albicans. Auf dem Wege zur Degeneration befinden sich schon physiologischerweise Organe wie Hornhaut, Knorpel, Sehnen und Bänder, die sogenannten bradytrophen Gewebe. Hier ist der Gleichgewichtszustand zwischen „oben" (Abbau) und „unten" (Aufbau) in Richtung „Degeneration" verschoben. Trotzdem sind auch diese Organe zeitlebens an den Lebensprozeß angeschlossen.

Das Zusammenwirken der Wesensglieder ist also beim gesunden Menschen für jedes Organ ein bestimmtes, differenziertes. Die Verschiebung dieses Verhältnisses hat Krankheit zur Folge. Dies sei an einer Charakterisierung des Karzinoms durch Rudolf Steiner erläutert, die besagt, daß das Karzinom eine Sinnesorganbildung an falscher Stelle sei. Konkret bedeutet dies, daß sich die Wesensglieder in diesem Fall in einem Stoffwechselorgan so verhalten, wie es für ein Sinnesorgan physiologisch ist. Die Therapie hat dann zum Ziel, die Wesensglieder Ich-Organisation und seelische Organisation zu veranlassen, das physische und ätherische Organ wieder kräftemäßig zu durchdringen, zu durchwärmen (Ich-Organisation) und zu durchatmen (astralische Organisation).

Dieses methodische Prinzip gilt ganz allgemein für das Krankheitsverständnis. Wenn sich zum Beispiel die Wesensglieder im Herzen so verhalten wie im Nervenbereich, kann es zur Herzmuskelnekrose kommen.

Wenn sich der Nervenbildeprozeß überstark im arteriellen Gefäßsystem abspielt, kommt es zur lipoiden Degeneration der arteriellen Gefäßwände oder – bei Verlagerung in den Nierenbereich zum Nephrotischen Syndrom mit Hyperlipidämie. Die einzelnen Erkrankungen werden immer wieder von diesem Gesichtspunkt aus erläutert werden.

Für die Krankheitserkenntis und eine rationale Therapie ist es unter dem Gesichtspunkt der Verschiebung der typischen Wirksamkeit der Wesensglieder notwendig, die charakteristische Bildung und Physiologie der Organe aus der Art und Weise abzuleiten, *wie* die Wesensglieder Ich-Organisation und Astralleib mit der ätherischen und physischen Organisation jeweils umgehen. Das Studium des Zusammenwirkens dieser Wesensglieder in jedem einzelnen Organ ist das Erkenntnisanliegen des anthroposophischen Arztes. In jedem Organ ist der Schwerpunkt der Wesensgliedertätigkeit ein anderer. Beim Vergleich verschiedener Organe kehrt sich vielfach deren Wirkungsrichtung um: So ist beispielsweise im Venenbereich und in der Leber der chemische Äther führend tätig, Wärme- und Lichtäther sind hier eingegliedert in der Substanzbildung wirksam (endothermer Stoffwechsel). In der Niere ist dagegen der Lichtäther dominant tätig: Wärme- und Licht-Kräfte werden relativ frei (exothermer Stoffwechsel).

Es ist die Aufgabe einer durch Anthroposophie erweiterten Medizin, Heilmittel zu entwickeln, die dem oben angeführten pathologischen Aspekt der Wesensgliederverlagerung entsprechen und den Gesichtspunkt berücksichtigen, daß bei Krankheit innermenschliche physiologische Prozesse zu isolierten, den Zusammenhang zur Ganzheit teilweise verlierenden „Naturvorgängen" werden.

Rudolf Steiner beschreibt den Zusammenhang des pathologischen Prozesses zu der Natursubstanz, welche im Menschen einen entsprechenden therapeutischen Gegenprozeß auszulösen vermag, mit den folgenden Worten:

> „Die Erkenntnis der Heilmittelwirkungen beruht auf dem Durchschauen der in der außermenschlichen Welt vorhandenen Kraftentwicklungen. Denn, um einen Heilvorgang zu veranlassen, muß man Substanzen in den Organismus einführen, die in diesem sich so ausbreiten, daß der Krankheitsvorgang allmählich in einen normalen übergeht. Nun liegt eben das Wesen des krankhaften Vorganges darin, daß innerhalb des Organismus sich etwas abspielt, das sich nicht eingliedert in die Gesamttätigkeit desselben. Das hat ein solcher Vorgang gemeinsam mit einem solchen der äußeren Natur. Man kann sagen: Entsteht im Inneren des Organismus ein Vorgang, der einem solchen der äußeren Natur ähnlich ist, so tritt Erkrankung ein." [32])

Auf dem Hintergrund dieses Verhältnisses zwischen Mensch und Natur, was sich durch die ganzen bisherigen Betrachtungen wie ein roter Faden durchziehen soll, wird auch das von Samuel Hahnemann (1755-1843) in die neuere Medizin eingeführte Prinzip der Heilmittelfindung deutlich:

> „Similia similibus curentur."

Der Heilmittelversuch schildert am Menschen die durch eine bestimmte Arzneimittelgabe provozierten charakteristischen Krankheitserscheinungen. Es entsteht ein Gesamtbild von Symptomen sowohl hinsichtlich körperlicher als auch psychischer Veränderungen, welches als Arzneimittelbild bezeichnet wird. Die Tatsache, daß eine bestimmte, der Natur entnommene mineralische, pflanzliche oder tierische Substanz im Menschen reproduzierbar bestimmte Krankheitssymptome hervorrufen kann, ist nur einsehbar, wenn man den von Steiner

---

[32]) *Rudolf Steiner, Ita Wegman: „Grundlegendes für eine Erweiterung der Heilkunst nach geisteswissenschaftlichen Erkenntnissen", 1925, 15. Kapitel: „Das Heilverfahren"*

geschilderten Gedanken der Verwandtschaft Mensch–Natur als Ideenhintergrund hat. Das homöopathische Prinzip rechnet folglich bei der Arzneimittelwahl mit der „Ähnlichkeit" eines innermenschlichen Prozesses mit einem durch das Heilmittel repräsentierten Naturprozeß. Treten in einem Menschen spontan Erscheinungen auf, die vom Arzneimittelversuch her als für eine bestimmte Natursubstanz typisch erkannt sind, so dient dieselbe in potenzierter Form als Heilmittel für den entsprechenden Symptomenkomplex. Auch die Einführung des Homöopathisierungsprozesses (Potenzieren), welcher die in der stofflichen Erscheinung zu einem Ende gekommene Substanz wieder an die Welt der ihrer Bildung zugrundeliegenden Kräfte anschließt und der heute eine Grundlage für die Heilmittel der anthroposophischen Therapierichtung darstellt, in die pharmazeutische Praxis geht auf Samuel Hahnemann zurück.

In Rudolf Steiners medizinischem Werk finden wir die Würdigung und Weiterführung von Hahnemanns Gedankengut:

> „...; man kann dann den Weg, den man eingeschlagen hat, nachdem der andere Weg der Alten (Viersäftelehre, Humoralpathologie, d. V.) versandet war, aus einem noch deutlichen Gefühl heraus weiterverfolgen, daß ja wirklich der Mensch nicht bloß eine Retorte, sondern mehr ist. Und das ist der Weg, wo man einfach versucht, durch Hinnahme desjenigen, was da ist, und durch Potenzieren dessen, was da ist, die Kräfte, die den schon vorhandenen Substanzen zu Grunde liegen, nutzbar zu machen. *Das ist der Weg, der im wesentlichen der Hahnemannschen Richtung innewohnt und der – ich möchte sagen – eine Art Neuaufstieg darstellt aus dem gesamten menschlichen medizinischen Streben heraus, nachdem der alte Weg bereits versandet war, indem man nichts mehr gewußt hat von irgendwelchen außertellurischen oder sonstigen Zusammenhängen."*
> (Hervorgehoben v. Verfasser).[33])

> „... man kann nicht sagen, daß man deshalb einfach immer – ich bitte, mir das zu verzeihen – befriedigt wird, wenn man die *homöopathische Medizin prüfend überschaut, denn die hat ja den Vorzug, daß sie gewissermaßen allerdings auf das Ganze des Menschen hingeht, daß sie ein Bild von den Gesamtwirkungen immer ins Auge faßt, daß sie auch bestrebt ist, die Brücke hinüberzuschlagen zu den Heilmitteln.* Aber da tritt etwas anderes

---

[33]) *Rudolf Steiner: „Geisteswissenschaft und Medizin", GA 312, 6. Vortrag*

auf in der homöopathischen medizinischen Literatur. Wenn man diese Literatur nimmt, so könnte man eigentlich zunächst verzweifeln daran, daß man zum Beispiel, namentlich bei der therapeutischen Literatur, die Mittel hintereinander aufgezählt findet und jedes immer für ein ganzes Heer von Krankheiten hilft. Es ist niemals so, daß man auf das Spezifische leicht kommen kann aus der Literatur. Alles hilft für so und so vieles. Gewiß, ich weiß, daß das zunächst nicht anders sein kann. Aber das ist etwas, was auch ein Abweg ist. Dieser Abweg kann nur bekämpft werden, wenn man in dieser Weise vorgeht, wie es hier wenigstens nun im Elementaren und Andeuten versucht worden ist. (...). Das kann nur verbessert werden, wenn man nun aufsteigt durch eine solche innere Betrachtung der menschlichen und der außermenschlichen Natur zu der, ich möchte sagen, Einengung des Bezirkes eines Heilmittels, zu der Umgrenzung des Heilmittels. Das kann aber nur so geschehen, daß man nun wirklich nicht bloß dasjenige studiert, was eintritt durch ein Heilmittel an dem gesunden oder an dem kranken Menschen, sondern daß man sich nach und nach bemüht, das ganze Universum als eine Einheit zu betrachten .... ." [34])

Die durch die Anthroposophie weitergeführte Menschen- und Naturerkenntnis geht von einem vertieften Studium der Phänomenologie der Krankheitserscheinungen und der Natursubstanzen aus und hat zum Ziel, die Vielfalt der inner- und außermenschlichen Erscheinungen in eine umfassende neue Ordnung einzufügen. Es gilt also, für jedes Heilmittel den Schwerpunkt seiner Wirksamkeit im menschlichen Wesensgliedergefüge zu suchen, aus dem sich das zugehörige Krankheitsbild in logischer Gedankenfolge ableiten läßt. Dieser methodische Gesichtspunkt war leitend bei der Konzeption der folgenden Heilmittelmonographien.

---

[34]) *Rudolf Steiner: „Geisteswissenschaft und Medizin", 20. Vortrag*

VII Die Organ-Metall-Kompositionen und die Heilmittel aus der Kombination von Metallen mit den Drüsen der inneren Sekretion

Überleitend zum speziellen Teil des Buches sollen nun allgemeine Gesichtspunkte zu einer Reihe spezieller Heilmittel-Kompositionen der 7 Planeten-Metalle mit den inneren Organen bzw. den Drüsen der inneren Sekretion gegeben werden.

Der Mensch nimmt an den allgemeinen Evolutionsprozessen, die zum Mineralischen, Pflanzlichen und Tierischen geführt haben, teil. Wir finden in ihm ebenfalls die für die Naturreiche charakteristischen Phänomene, jedoch ohne daß er in die endgültigen Besonderheiten und Einseitigkeiten verfällt. Er überhöht und integriert die zur Differenzierung führenden dreifachen Bildetendenzen in eine übergeordnete Einheit dadurch, daß das universelle Ganzheitsprinzip die der Differenzierung unterliegenden Organe so durchdringt, daß sie angeschlossen bleiben an die allen Organprozessen zugrundeliegende ursprüngliche, urphänomenale Bildekräftewelt. Die alle Organe tragende und sie auf das ganzheitliche Wesen Mensch beziehende Kräfteorganisation ist die Wärme. Sie ist wesenhafter Ausdruck und organische Wirksamkeit der Ich-Organisation des Menschen. Metalle regen grundsätzlich die Tätigkeit der Ich-Wärme-Organisation an.

Die Metalle, sei es in ihren Vorkommen als reine Elemente oder in ihren Salzverbindungen, treten gleichsam wie „Organeinschlüsse" in dem sie meist umgebenden Urgestein auf. Sie modifizieren, variieren und färben die Matrix der Erdrinde, wie es in der Edelsteinbildung beispielsweise sichtbar wird. Damit bedingen sie auch die qualitative Mannigfaltigkeit des aus drei Bestandteilen zusammengesetzten Granits (Quarz, Feldspat und Glimmer).

So sind vergleichsweise die inneren Organe ebenfalls Modifikationen des Matrixgewebes der mesenchymalen Organblasteme im Menschen. Die Differenzierung der großen inneren Organe in Milz, Leber, Niere, Lunge, Herz wird bewirkt durch eigene Kräfteprinzipien, die in der paracelsischen und in der neueren, durch Anthroposophie erweiterten Medizin als kosmisch-planetarische Entitäten bezeichnet werden. Der „Essenz" der Planeten wurden die Hauptmetalle und diese wiederum der „Essenz" der inneren Organe zugeordnet:

Saturn	–	Milz	–	Blei (Pb)
Jupiter	–	Leber	–	Zinn (Sn)
Mars	–	Galle	–	Eisen (Fe)
Sonne	–	Herz	–	Gold (Au)
Venus	–	Niere	–	Kupfer (Cu)
Merkur	–	Lunge	–	Quecksilber (Hg)
Mond	–	Uterus/Ovar Testis	–	Silber (Ag)

Werden, von diesem ideellen Hintergrund ausgehend, die entsprechenden Metalle in potenzierter Form „ihrem" Organ durch den pharmazeutischen Prozeß hinzugefügt, dann können typische Heilmittel entstehen, die wirksam sind, wenn das zu behandelnde Organ sich in seiner Eigenfunktion relativ verselbständigt und aus dem gesunden Zusammenhang mit dem Gesamtorganismus herausfällt. Die ihm „zugehörige" Natursubstanz – das dem Organ „entsprechende" Metall – ahmt dann von außen die pathologische Organtätigkeit nach. Die jeweiligen Phänomene, welche die Ähnlichkeit eines Metalles mit einem bestimmten Organ ausdrücken, werden in den betreffenden Heilmittel-Monographien ausführlich beschrieben. Allgemeine Regel ist jedoch, daß metallische Heilmittel stets die Ich-Organisation zu erhöhter Tätigkeit aufrufen.

Ein weiterer Gesichtspunkt ist für das Verständnis der therapeutischen Wirksamkeit der Organ-Metall-Kombinationen von Bedeutung: Sämtliche Metalle haben – neben ihrer eigentümlichen Kräftekonfiguration – „merkuriale" Qualität. Das heißt, sie sind in potenzierter Form Vermittler zwischen ihrer eigenen spezifischen Kräftewirksamkeit und der umfassenden, alle Organtätigkeit durchorganisierenden Gesamtwärme- und Ich-Organisation. Über ihre eigene immanente potentielle Wärme sind die Organe dann in der Lage, den Anschluß einseitiger Organtätigkeit an den umfassenden und einheitlichen Wärmeorganismus zu bewirken. Darauf beruht die therapeutische Bedeutung der Organ-Metall-Kombinationen.

Der Gedanke, die an das Blut angeschlossenen Drüsen der inneren Sekretion mit bestimmten Metallen zu Heilmitteln zu verarbeiten, wurde durch den bereits erwähnten Aufsatz von Dr. med. Karl König über das Problem der „inneren Sekretion" angeregt. Karl König sieht in den sieben Drüsen der inneren Sekretion den organisch-funktionellen Ausdruck für den nach Rudolf Steiner siebenfach gegliederten ätherischen Organismus. Auch hier läßt sich wieder die Brücke schlagen zwischen den Drüsen der inneren Sekretion und den den ganzen Menschen umfassenden sieben Planetenmetallen:

Sinnesleben	–	Epiphysis	–	Plumbum (Blei)
Nervenleben	–	Hypophysis	–	Stannum (Zinn)
Atmungsleben	–	Thyreoidea	–	Ferrum (Eisen)
Zirkulationsleben	–	Parathyreoidea	–	Aurum (Gold)
Stoffwechselleben	–	Thymus	–	Mercurius (Quecksilber)
Bewegungsleben	–	Nebenniere	–	Cuprum (Kupfer)
Reproduktionsleben	–	Gonaden	–	Argentum (Silber)

Diese Wechselbeziehung ist Grundlage für die Konzeption der Heilmittelkompositionen, welche im speziellen Teil ausführlich beschrieben sind. Es erfolgt eine Verstärkung der spezifischen Drüsenwirksamkeit durch den ihr entsprechenden Metallprozeß.

VIII Entstehungsgeschichte der WALA-Heilmittel

Es sind die Ärzte und Ärztekreise zu nennen, die es sich zur Aufgabe gemacht haben – jeweils zu ihrer Zeit – an der Erweiterung der Medizin nach geisteswissenschaftlichen Erkenntnissen weiterzuarbeiten und nach dem Tode Rudolf Steiners dafür Sorge zu tragen, daß die ersten Ergebnisse aus der Zusammenarbeit Dr. Rudolf Steiners mit Dr. med. Ita Wegman auf dem Gebiet des Heilmittelverständnisses und – daraus folgend – der Heilmittelherstellung für die Gegenwart und Zukunft fruchtbar gemacht werden.

Der Beginn einer anthroposophisch orientierten Pharmazie fällt in das Jahr 1920, als Dr. Oskar Schmiedel Rezepturen von Dr. Rudolf Steiner, Dr. Ita Wegman und Dr. Ludwig Noll zu Heilmitteln verarbeitete. Dies war im Anschluß an den ersten von Dr. Steiner vor Ärzten gehaltenen Kurs möglich und bedeutete gleichzeitig den Anfang der Weleda AG.[35a]) Ab 1928/29 entstand aus der Zusammenarbeit des Ärztekreises um Dr. Ita Wegman mit Dr. Rudolf Hauschka im Heilmittellaboratorium des Klinisch-Therapeutischen Institutes in Arlesheim/Schweiz ein weiterer Fundus typischer Heilmittel aus dem Verständnis einer geisteswissenschaftlich zu begründenden Pathologie einerseits und der Wesenserkenntis der Natursubstanzen andererseits. In engster Zusammenarbeit des Chemikers Dr. Rudolf Hauschka mit Dr. Ita Wegman wurden von Anfang an neue Wege der pharmazeutischen Zubereitung, insbesondere der Heilpflanzenpräparate ohne Verwendung von Alkohol, eingeschlagen. Es entstand das spezielle WA-LA-Verfahren[35b]) unter Einbeziehung der Morgen- und Abend-Rhythmen. Aus den Kurzzeichen WA (Wärme-Asche) und LA (Licht-Asche) entstand später der Firmenname „WALA".

Den Kern des Ärztekreises um Dr. Ita Wegman bildeten über Jahre folgende Persönlichkeiten:

Dr. med. Margarete Kirchner-Bockholt
Dr. med. Madeleine P. van Deventer
Dr. med. Margarethe Hauschka-Stavenhagen
Dr. med. Werner Kaelin
Dr. med. Ernst Marti
Dr. med. Eberhard Schickler
Dr. med. Gerhard Suchantke
Dr. med. Willem Zeylmans van Emmichoven

[35a]) *Oskar Schmiedel, Aufzeichnungen, in J. E. Zeylmans van Emmichoven, Wer war Ita Wegman, Band 3.*

[35b]) *Erste Berichte hierüber (Hauschka, Kaelin, Deventer, Marti, Suchantke) finden sich in der Zeitschrift „Natura" in den Jahrgängen 1932 und 1936.*
R. Wisslicen: Die Wala-Heilmittel GmbH – Anwendung rhyhtmischer Prozesse; erschienen in „Beiträge zu einer Erweiterung der Heilkunst", Januar 1986 (Sonderheft: Aus der Praxis anthroposophischer Medizin).

Hinzu kamen, fakultativ wechselnd, weitere Ärzte, die zeitweilig am Klinisch-Therapeutischen Institut Arlesheim tätig waren. Zu diesen Ärzten gehörten vor allem Dr. med. Hilma Walter und Dr. med. Julia Bort. Weitere Mitarbeiter waren Dr. med. Bernard Lievegoed, Dr. med. Ilse Knauer, Dr. med. Eugen Berthold, Dr. med. Eugen Kolisko, Dr. med. Otto Palmer, Dr. med. Norbert Glas, Dr. med. Karl König, Dr. med. Kurt Magerstädt. Im Jahre 1938 verließen Dr. Margarethe Hauschka und Dr. Rudolf Hauschka Arlesheim, um die Leitung der Gnadenwalder Kuranstalten in Österreich zu übernehmen.

Bedingt durch die dann einsetzenden politischen Verfolgungen der Anthroposophie und ihrer Einrichtungen mußten Dr. Margarethe Hauschka und Dr. Rudolf Hauschka Gnadenwald verlassen. Sie fanden während des Krieges Aufnahme im Biologisch-Homöopathischen Krankenhaus München-Höllriegelskreuth, dessen ärztliche Leitung Dr. Margarethe Hauschka nach Kriegsende übernahm. Sie versammelte jüngere anthroposophische Ärzte um sich, mit denen sie über 6 Jahre am Biologisch-Homöopathischen Krankenhaus München-Höllriegelskreuth ihre anthroposophisch-medizinische Arbeit fortsetzte. Aus den Bedürfnissen der Klinik heraus entstanden in dieser Zeit eine Reihe weiterer Heilmittelkompositionen, die in dem bald nach 1945 in Höllriegelskreuth eingerichteten Heilmittellaboratorium nach dem in Arlesheim entwickelten Verfahren hergestellt wurden. Das Münchener Laboratorium wurde die Keimzelle des 1950 in Eckwälden/Bad Boll gegründeten WALA-Heilmittellaboratoriums.

Dem Ärztekreis am Biologisch-Homöopathischen Krankenhaus München-Höllriegelskreuth gehörten an:

Dr. med. Ursula Bansa
Dr. med. Johann-Matthias Bansa
Frau Dr. med. Büsselberg
Dr. med. Helmi Hartmann
Dr. med. Margarethe Hauschka
Dr. med. Lieselotte Huber
Dr. med. Heinz-Hartmut Vogel
Dr. rer. nat. Rudolf Hauschka, pharmazeutischer Berater

Die Verbindung zum Klinisch-Therapeutischen Institut in Arlesheim wurde durch Frau Dr. Kirchner-Bockholt aufrechterhalten. Ähnlich wie im Klinisch-Therapeutischen Institut Arlesheim gehörten zeitweilig auch noch weitere Ärzte dem Ärztekreis um Dr. Margarethe Hauschka an.

Nach der Umsiedelung des Heilmittellaboratoriums von München-Höllriegelskreuth nach Eckwälden/Bad Boll im Jahre 1950 berief Dr. Margarethe Hauschka einen Ärztekreis, welcher der anthroposophisch-medizinischen Schule, wie sie von Dr. Ita Wegman*) ihren Ausgang genommen hatte, besonders verbunden war. Dieser WALA-Ärztekreis trat in den 50er und 60er Jahren jährlich regelmäßig an Himmelfahrt zu einer intensiven medizinischen Arbeit zusammen. Aus dieser Arbeit gingen weitere neue Heilmittelrezepturen aufgrund der Praxisbedürfnisse hervor. Sie sind nach längerer Erprobung in das Heilmittelverzeichnis der WALA eingegangen. Dem WALA-Ärztekreis gehörten an:

Dr. med. Matthias Bansa
Dr. med. Gustav Brunk
Dr. med. Ernst Deterding
Dr. med. Helmut Fisseler
Dr. med. Margarethe Hauschka
Dr. med. Heinrich Kupfermann
Dr. med. Herbert Spannagel
Dr. med. Heinz-Hartmut Vogel

In den Medizinischen Monographien zu den WALA-Heilmittel-Kompositionen werden jeweils die Ärzte und Ärztekreise genannt, auf welche die Rezeptur des jeweiligen Präparates zurückgeht.

---

*) *Eine bedeutende Arztpersönlichkeit, die in engstem Kontakt um und mit Fr. Dr. Wegman wirkte, ist Willem Zeylmans van Emmichoven, der die anthroposophische Medizin in Holland verbreitete – ein Lehrer und Freund von Dr. med. Bernard Lievegoed.*

IX Grundsätzliches zur Anwendung der potenzierten Organpräparate der WALA

Die Anregung, tierische Organe zu potenzierten Präparaten zu verarbeiten und therapeutisch einzusetzen, erfolgte im Jahre 1920 durch Rudolf Steiner[36]. Erste Zubereitungen dieser Art wurden im Auftrag von Frau Dr. med. Ita Wegman, leitende Ärztin im Klinisch-Therapeutischen Institut Arlesheim (Schweiz), hergestellt aus:

Cerebellum, Cor, Corpora quadrigemina, Epiphysis, Glandula parathyreoidea, Glandula suprarenalis, Hypophysis, Iris, Lobus temporalis, Medulla oblongata, Medulla spinalis und Pancreas. Im Heilmittelverzeichnis der WALA aus dem Jahre 1936 sind bereits 52 Organpräparate aufgeführt.

Weitere Herstellungen erfolgten später im Hause WALA in Zusammenarbeit mit dem Wala-Ärztekreis. U.a. zählen hierzu die potenzierten Organpräparate aus:

Amnion, Disci intervertebrales, Fel, Funiculus umbilicalis, Lien, Medulla ossium, Mesenchym, Reticuloendotheliales System, Placenta, Thymus (glandula) und Vesica fellea.

Auf ärztlichen Wunsch entstand im Laufe der Jahre das jetzige differenzierte Programm potenzierter tierischer Organpräparate.

---

[36]) *Literatur:*

1. Rudolf Steiner:	*„Physiologisch-Therapeutisches auf Grundlage der Geisteswissenschaft" (GA 314): Vortrag vom 2.1.1924; S. 213, 214*
2. A.G. Degenaar, Hrsg.:	*„Krankheitsfälle und andere medizinische Fragen, besprochen mit Dr. Rudolf Steiner"; Manuskript für Ärzte, zu beziehen über die Gesellschaft anthroposophischer Ärzte, Stuttgart; Fall Nr. 15, 49, 50, 67, 68, 69, 71, 80, 87,97(?), 103, 125, 126, 127, 128(?), 145, 148, 160*
3. W. Pelikan:	*„Von Rudolf Steiner erstmals angegebene Heilmittel aus dem tierischen Reich" in: Mitteilungen der Weleda AG, Nr. 2, Juni 1951*
4. H.-H. Vogel:	*„Therapie mit potenzierten Organpräparaten", WALA-Schriftenreihe*
5. H.-H. Vogel:	*„Prinzipien der Therapie mit potenzierten Organpräparaten" in: „Beiträge zu einer medizinischen Menschenkunde, Band 2, Haug Verlag*
6. R. Voll:	*„Die Anwendung der potenzierten Organpräparate in der Elektroakupunktur-Diagnostik nach Voll (EAV) und in der Medikamententestung (MT)"; Hrsg.: Präsident der Internationalen Medizinischen Gesellschaft für Elektroakupunktur nach Voll e.V., Stuttgart, Dr. med. Ivor Ruf*

Die Indikationsstellung für diese Präparate ergibt sich aufgrund der anthroposophisch-geisteswissenschaftlichen Menschen- und Naturerkenntnis. Grundsätzlich gilt, daß ein potenziertes Organpräparat seine Wirksamkeit im Bereich der menschlichen Lebensorganisation entfaltet. Es wirkt hierbei sowohl direkt auf das entsprechende Ätherorgan z.B. der Leber, aber auch auf alle im Gesamtorganismus mit der übergeordneten Organtätigkeit der Leber zusammenhängenden Prozesse. Je nach dem Grad der Potenzierung wirkt es sowohl regenerierend bei nachlassender oder erschöpfter Vitalität eines Organes als auch regulierend bei entzündlich-hyperergischen Prozessen. Prinzipiell entsprechen den degenerativen Erkrankungen tiefe Organpotenzen, bei Einzelmitteln kann man den Gesundungsprozeß durch eine aufsteigende Potenzierung begleiten*) . Die D8 repräsentiert den normalen Funktionsprozeß eines Organs. Entzündliche Erkrankungen werden mit höheren Potenzen behandelt, ggf. in ihrem Verlauf durch eine absteigende Folge der Potenzhöhe begleitet*). Seltene Gaben der 30. Potenz, besonders der Organe des immunologischen Systems (Thymus, RES, Lien), wirken bei allergischen und autoimmunologischen Erkrankungen regulierend. Im Laufe von über drei Jahrzehnten wurde dieser Grundsatz durch die Erfahrungen der Ärzte immer wieder aufs neue bestätigt.

Herstellungsverfahren

Das Verfahren zur Herstellung der WALA-Organpräparate nach den Vorschriften 41 des Homöopathischen Arzneibuches beruht auf einer Extraktion der fein zerkleinerten und mit Hilfe von Meersand verriebenen Organe bzw. Organteile in Glyzerin unter Zuhilfenahme einer hypertonen wäßrigen Kochsalzlösung. Hierbei gilt insbesondere, daß das Organgewebe unmittelbar nach der Schlachtung zur Verarbeitung kommt. – Die Schlachttiere stammen aus der Aufzucht in landwirtschaftlichen Betrieben, welche nach biologisch-dynamischen Prinzipien arbeiten. Dadurch wird von vornherein ein guter Gesundheitszustand der Tiere gewährleistet und durch eine obligatorische tierärztliche Kontrolle abgesichert. (Eine Verfütterung von Tiermehl bei der hier in Betracht kommenden Tierhaltung ist ausgeschlossen).

**) Hier ist es möglich, die WALA-Organpotenzreihen mit speziell sortierten Potenzhöhen zu verwenden:*
D-Reihe (Degenerative Erkrankungen): D5, 6, 8
E-Reihe (Entzündliche Erkrankungen): D30, 15, 12, 10, 8
Organ-Potenzreihe D5-D30.

Das im Zusammenhang mit dem WALA-Herstellungsverfahren vom Rind entnommene Ausgangsmaterial kann die in jüngster Zeit diskutierte Erkrankung der Rinder (Spongiforme bovine Enzephalopathie = BSE) nicht übertragen. Es gilt als gesichert, daß die Rinderseuche nur durch infiziertes Material bei der Verfütterung von Tiermehl aus Schaf- und Ziegenkadavern übertragen wird. Geschlossene Herden gesunder Rinder, die derartige Tiermehlfütterungen nicht erhalten – wie insbesondere auch die entsprechend den Vorschriften des Demeter-Bundes gehaltenen Tiere – erkranken nicht, da eine horizontale Übertragung von Tier zu Tier nicht möglich ist.

Neuformulierung bei der Deklaration der Potenzierungsgrade

Im Zusammenhang mit den Bestimmungen des Homöopathischen Arzneibuches (HAB) und mit der Verlängerung der Zulassung der WALA-Präparate wurde es erforderlich, die bisherige Bezeichnung der Potenzierungsgrade (die „Potenz-Zahlen") der Organpräparate zu ändern. Das hängt damit zusammen, daß für die Urtinktur (ϕ) der Organpräparate nicht mehr, wie bisher, die Potenzstufe 0 gilt, sondern daß entsprechend dem Verdünnungsverhältnis 1:100 mit Glyzerin die Urtinktur künftig mit ϕ = D2 zu bezeichnen ist. Die erste daraus hergestellte Potenz (bisher D1) wird also künftig mit D3 bezeichnet, die nächste mit D4 usw. Zur Unterscheidung wird künftig an jede Organ-Potenzbezeichnung die Kurzformel „Gl" (für Glycerol) angefügt. Somit ist z.B. das Präparat „Hepar Gl D4" identisch mit dem bisherigen Präparat Hepar D2. Seit dem 1. Januar 1993 werden die Organpräparate in den Potenzen D4, D5, D6, D8, D10, D12, D15, D20 und D30 hergestellt.

Des weiteren erfordert eine dem HAB gemäße Bezeichnung der WALA-Kompositionspräparate, daß die Potenz-Zahlen in der Regel um 1 Stufe tiefer deklariert werden. Dies beruht darauf, daß der letzte gemeinsame Zubereitungsschritt im Sinne des HAB eine Mischung und keine Potenzierung ist.

Die Neuformulierung betrifft also ausschließlich die formale Deklaration der Potenzzahlen, die Rezeptur der Heilmittel, ihre Herstellung, Qualität und Wirkungsweise sind jedoch unverändert.

Aconit-Nervenöl (Aconitum comp., Oleum)

Ausgehend von einer Zunahme degenerativer Erkrankungen im Zusammenhang mit einseitiger nervlicher Belastung sollte ein äußerlich anzuwendendes Präparat entstehen, um insbesondere den Folgezuständen dieser Zivilisationsschädigung zu begegnen. Ein Spezifikum hierfür ist Aconit.

Aconitum e tubere ferm 33c D9 *)
(Wurzelknolle des blauen Eisenhutes, Aconitum napellus; Ranunculaceae):

Aconitum ist ein Nerven- und Kälte-Mittel, d.h. dem Aconit-Prozeß liegt eine Auskühlung des Organismus oder bestimmter Organe zugrunde. Betroffen sind in erster Linie die peripheren Nerven (Nervus trigeminus), die Sinnesorgane im Kopfbereich, die oberen Luftwege sowie Lunge, Nieren und Gefäße. Mit diesem Auskühlungsprozeß, der, wie der Nervenprozeß selbst, von außen nach innen wirkt, ist eine Einengung der arteriellen Gefäße bis hinein in den Nierenbereich und Angstzustände, sowie eine allgemeine Austrocknung verbunden. Es findet ein Nervenprozeß an der falschen Stelle, nämlich im Stoffwechsel-Gliedmaßen-System statt.

Die Hahnenfußgewächse zeichnen sich im allgemeinen durch eine vielfältige Ausdifferenzierung der Blattformen aus. Es besteht beim Eisenhut eine deutliche Metamorphose zwischen vielfach aufgegliederten und durchlufteten bodennahen Blättern bis zu einfachen zugespitzten Blattgestalten in Blütennähe. Weiter sind Wurzel-, Blatt- und Blütenbereich beim Sturmhut deutlich voneinander abgesetzt. Die dunkelblauen, verschlossenen Blüten reihen sich stufenweise zu einer Blütenkerze, während die mittelbraunen, fleischig-festen Wurzeln an der Basis knollig verdickt sind. Vor allem in der Wurzelknolle unterliegt der Flüssigkeitsprozeß einer starken Astralisierung, wofür das gefährliche Eiweißgift Aconitin der stoffliche Ausdruck ist. Allein durch das Anfassen der Knolle kann es zu Vergiftungserscheinungen kommen. Die Pflanze bevorzugt gemäßigte, jedoch mehr nördliche Zonen, speziell die Höhenlagen der Mittelgebirge und den Standort an Bächen.

Von dieser Signatur ausgehend, ist es verständlich, daß Aconit, wie bereits oben dargestellt, als Heilmittel ein „Kältemittel" und damit ein Nervenmittel ist. Dem Schmerzbild liegt eine Auskühlung zugrunde, die wie ein Nervenprozeß

**) Erläuterungen zur Bezeichnung „ferm" siehe „Hinweise zum praktischen Gebrauch"*

von oben und außen nach innen, vor allem in den arteriellen Gefäßbereich und in die Niere hineinwirkt. Die Beziehung zur Niere ist sehr wichtig, da sie das vom Astralleib im besonderen durchwirkte und durchatmete Organ ist. Der arterielle Prozeß scheint zunächst ein „entzündlicher" Vorgang zu sein; in Wirklichkeit führt jedoch der Astralleib im arteriellen Bereich zu einer Überformung, zur Freisetzung von Wärme unter Zurücklassung eines in die Verfestigung getriebenen Gefäßsystems: Daher rührt die Anurie auf dem Höhepunkt einer Aconit-Erkrankung. Der Puls ist dabei rasch, klein und hart. Der Patient macht einen starken Schüttelfrost durch, ehe es zum schnellen Fieberanstieg kommt. Charakteristisch für das Aconitbild ist die Plötzlichkeit des Schmerzanfalles sowie die Empfindung der „Enge"; sie entspricht einer seelischen Enge, d.h. dem Erlebnis der Angst und Unruhe, bis hin zur Todesangst. Weiter ist für den Aconit-Schmerz bezeichnend, daß der im Anfall äußerst heftige, stechende Schmerz im Intervall völlig aussetzt und es nicht zu dauernden Schmerzen, Parästhesien und neurologischen Ausfällen kommt.

Quarz D9

(Bergkristall, Kieselsäureanhydrid):

Quarz ist ebenfalls eine Kältesubstanz, jedoch gehört sie zum Bindegewebsbereich der Nervenscheiden und des übrigen Organismus. Es ist *die* im Bindegewebe wirksame Substanz. Der Kiesel vermittelt die im Stoffwechselbereich im Zusammenhang mit der Kohlenstoff-Verbrennung gebildete Wärme über den intermediären Stoffwechsel im interstitiellen Bindegewebe in Richtung Sinnes-Nerven-System. Die Stoffwechselwärme wird umgewandelt in freie Wärme und „Energie" als Grundlage der Sinnes-Nerven-Tätigkeit, der Empfindung und des Bewußtseins. Quarz ist nach Rudolf Steiner Träger und Vermittler der Ich-Organisation über die Wärme im Physischen. Es sind folglich die degenerativen Prozesse im Bereich des lockeren interstitiellen Bindegewebes sowie auch ein damit in Verbindung stehender Wärme- und Energieverlust, die der Quarzwirkung als Heilmittel zugänglich sind. So ist es zu verstehen, daß Quarz dann angezeigt ist, wenn das submuköse Bindegewebe und der hier wirksame Wärmeorganismus erstarren und es zur chronischen Auskühlung und Atrophie kommt. Chronische Entzündungen sind dann der Versuch, die Wärmeumwandlung von der Stoffwechselwärme zur „Sinneswärme" zu ermöglichen.

In Aconitum comp., Oleum wirkt Quarz damit der Auskühlung der Nerven entgegen.

Camphora (zu 1% enthalten)
(Kampfer, Destillationsprodukt aus dem Holz des Kampferbaumes, Cinnamomum camphora; Lauraceae):

Auch Camphora ist ein Kältemittel. Es aktiviert den Wärmeorganismus in der Peripherie und sorgt damit für eine bessere Durchwärmung des erkrankten Organs. Die Durchblutung in der Peripherie wird über die Wirkung auf den Wärmeorganismus angeregt.

Kampfer wird durch Wasserdampfdestillation aus dem Holz des mächtigen, bis zu 5 m dicken und 20 m hohen Kampferbaumes gewonnen, der in den Bergwäldern von Indochina, Formosa, Japan, aber auch in Ägypten, Sizilien und dem Süden der USA wächst. Der knorrige, lindenähnliche Baum weist auf eine starke Erdbeziehung hin. Der aromatisierende Blütenprozeß gerät unter die Herrschaft der Erden-Sal-Kräfte.

Aus dem Destillationsprozeß geht neben dem zurückbleibenden sogenannten „Kampfer-Öl" der eigentliche flüchtige Kampfer hervor. Es wird also der öligwärmehafte Anteil von dem kristallin-salartigen, jedoch zugleich luftverwandten Kampfer getrennt. Dieser kristallisiert in scharf schmeckenden, brennenden und kühlenden Kristallen aus, die an der Luft sofort sublimieren. Darin zeigt sich die übergangslose Salnatur: Das Luftig-Astrale ist verbunden mit dem Tellurisch-Kristallinen.

Diese Tatsache, zusammen mit der die Gefäße und Muskulatur (Herz) lähmenden, jedoch das zentrale Nervensystem erregenden Arzneiwirksamkeit, offenbart die Kälte-Erden-Nerven-Beziehung (Astralleib) des Kampfers. Darauf reagiert der Organismus durch eine starke Gegenwirkung der Ich-Tätigkeit. Die Peripherie wird durchwärmt als Reaktion auf die Kampfer-Arzneimittelwirkung. Der Astralleib wird dabei durch die den Wärmeorganismus ordnende Ich-Organisation aus seiner zu stark von außen bis in die Physis eingreifenden, lähmenden und kältenden Tätigkeit verdrängt.

Lavandulae aetheroleum (1%)
(ätherisches Öl von Lavendel-Blüten, Lavandula angustifolia; Labiatae):

Das ätherische Lavendelöl hat eine besondere Beziehung zum Nervenprozeß und damit eine Wirkung auf den Astralleib, vor allem dann, wenn sich dieser zu stark mit dem physischen Organismus – hier im Nervenbereich – verbindet. Daher stammt die beruhigende und schmerzlindernde Wirkung von Lavendelöl. Als Labiate regt Lavendel besonders die Durchwärmung im Nervengebiet an.

Zusammenfassend kann gesagt werden, daß das Präparat Aconitum comp., Oleum durch seine Zusammensetzung den pathologischen Prozeß bei örtlicher Auskühlung berücksichtigt mit der Folge degenerativer, neuralgischer Nervenprozesse (Aconit), einer Gewebeauskühlung (Quarz und Camphora) und ungenügender Durchblutung (Lavandulae aetheroleum). Diese Veränderungen liegen den angegebenen Indikationen wie Neuralgien, Lumbago, Myogelosen zugrunde.

Entstehung: WALA-Ärztekreis, Leitung Frau Dr. med. Margarethe Hauschka, 1952.

Dosierung und Art der Anwendung
Soweit nicht anders verordnet:
1–3 mal täglich, in akuten Fällen bis stündlich, an der schmerzhaften Stelle einreiben.

Gegenanzeigen: nicht bekannt
Nebenwirkungen: In seltenen Fällen sind bei Überempfindlichkeit auf ätherische Öle Reizungen möglich.
Wechselwirkungen mit anderen Mitteln: nicht bekannt

Indikationen
Zur Anregung der Wärmeorganisation bei schmerzhaften, vom Nerven-Sinnes-System ausgehenden, degenerativen Erkrankungen, auch im Gliedmaßen-Stoffwechsel-Bereich, z.B.

1. Neuralgien jeglicher Art
2. Neuritiden
3. Herpes zoster
4. rheumatische Gelenkerkrankungen wie Lumbago
   (evtl. im Wechsel mit Betula/Arnica comp., Oleum)
5. Myogelosen
6. Ganglien
7. Tendovaginitis (tagsüber Öllappen-Auflage und nachts Silicea coll. comp., Gelatum – dazu Quarz D12)

1. Aconitum/China comp.
2. Aconitum/China comp., Suppositorien für Erwachsene und Kinder

Es sollte ein spezielles Grippemittel entstehen mit besonderer Berücksichtigung von Komplikationen wie Pneumonie und Pleuritis.

Aconitum e tubere ferm 33c D2 (zu 0,1% enthalten)
(Wurzelknolle des blauen Eisenhutes, Aconitum napellus; Ranunculaceae):

Der Eisenhut entfaltet seine Wirksamkeit über den Kälteprozeß des Nervensystems, indem sich dieser über die Einatmung und das linke Herz auf das arterielle Gefäßsystem erstreckt und dort bis in die Niere hinein eine Vasokonstriktion bewirkt. Es kommt zu plötzlichem Schüttelfrost am frühen Abend mit extremem Angstgefühl, tiefgreifender Kälte und Trockenheit von Haut und Schleimhäuten, alles Symptome, die dafür sprechen, daß sich der Astralleib aus dem Bereich des Nervensystems in den arteriellen Gefäßbereich verlagert. Nach vorübergehend langsamem Puls tritt Pulsbeschleunigung auf, dem Schüttelfrost folgt rasch ansteigendes, hohes Fieber; der Puls wird hart, rasch und gespannt. Der Nierenorganismus wird durch eine extreme Engstellung der arteriellen Nierengefäße überwältigt: Es kommt vorübergehend zur Anurie. Der Astralleib ist im arteriellen Gefäßbereich überaktiv, wie es physiologischerweise nur im Bereich des Nervensystems sein darf.

Aconit gehört zur Familie der Ranunculaceen, welche, von der typischen Hahnenfußblattsignatur ausgehend, eine besondere Fähigkeit der Umwandlung und Metamorphose im Bereich der Blattbildung besitzen. Die Verwendung der Wurzel und die Wirksamkeit des hier sich besonders bildenden Alkaloides Aconitin stellen die Beziehung her zu einer einseitigen „Nerventätigkeit an falschem Ort", nämlich im arteriellen Gefäßbereich.

Bryonia e radice ferm 33b D2 (0,1%)
(Zaunrübe, Bryonia cretica ssp. dioica; Cucurbitaceae):

Verwendet wird auch hier die Wurzel, womit zum Ausdruck gebracht wird, daß es sich aufgrund der Beziehung der Wurzel zum Nervensystem um eine „Kopfbildungstendenz" im menschlichen Organismus handelt. Im Unterschied zu Aconit greift Bryonia tief in den Bereich der Gewebeflüssigkeit ein, die sich im

Interstitium der betroffenen Organe, häufig Lunge und Pleura, staut, wobei es zu einer Austrocknung von Schleimhäuten und Häuten kommt. Es entsteht also eine Art wäßriger „Kopfbildung" im Bindegewebe der betroffenen Organe, ein Prozeß, wie er physiologischerweise der Leber zukommt. Insofern ist daran zu denken, daß sich bei den fieberhaften Krankheitszuständen, für die Aconitum/ China comp. gedacht ist, der Leberprozeß verlagert und sich bei Folgeerkrankungen der Grippe in krankhafter Weise in anderen Organen, häufig im Lungen- und Pleurabereich, abspielt.

Bei der Zaunrübe kommt es nicht, wie bei den typischen Kürbisgewächsen zur Ausbildung einer wäßrigen, richtigen Frucht, sondern zu einer aufgetriebenen Wurzel, die Frucht- und Blüten-Prozeß in sich aufnimmt. Der Kürbis bildet sich hier bereits unter der Erde aus. Die am Boden entlang kriechenden, sich nicht heliotrop streckenden Stengel und die kräftige Blattbildung sind Signaturen für einen dem wäßrigen, horizontalen Prinzip verfallenden Pflanzenwuchs. Dies ist stets ein Hinweis für die Beziehung zu dem den Flüssigkeitsorganismus beherrschenden Leberprozeß.

Eupatorium cannabinum ex herba ferm 33c D1 (0,1%)
(Wasserdost, Eupatorium cannabinum; Compositae):

Die Wuchsform von Eupatorium cannabinum offenbart folgende Besonderheiten: einmal den sich in die umgebende Atmosphäre schirmartig auffiedernden, rosafarbenen Blütenstand, welcher bei einer Komposite in besonderem Ausmaß den Blüten-Wärme-Prozeß repräsentiert; am Gegenpol den horizontal sich in der Erde erstreckenden und kleine Wurzeln abgebenden rhizomartigen Wurzelstock, dessen horizontaler Verlauf darauf hinweist, daß hier eine starke Beziehung zum wäßrigen Prinzip und zur Leber besteht; als drittes den zum Austrocknen neigenden, straffen, heliotropen Stengel mit spitz verlaufenden, wenig gezähnten dreigliedrigen Blättern mit mäßiger Metamorphose bis zum Blütenstand hin. Auf die Elemente bezogen, haben wir es auch mit einer Dreigliedrigkeit zu tun: Wärme-Luft-Prozeß im Blütenbereich, Licht-Struktur-Prinzip im Blatt-Stengel-Bereich und wässeriges Prinzip im Erden-Wurzel-Bereich. Der Standort weist auch Typisches auf: Eupatorium cannabinum bevorzugt als ausdauerndes Kraut feuchte, im übrigen humusarme Böden in Bachnähe.

Das Auseinanderfallen von Wärme-, Licht-Luft- und wässerigem Prozeß der Pflanze kann auch zum Verständnis der therapeutischen Wirksamkeit beitragen: Bei Grippe treten Zerschlagenheit und hochgradige Empfindlichkeit der Schleimhäute sowie der Muskulatur auf, die gleichsam zu trocken wird; es kommt gleichzeitig zu allgemeinen Schmerzen in den Gliedern über die Muskeln bis in die Knochen, die ähnlich wie bei China einer Periodizität unterliegen. Die Bitterstoffe geben einen Hinweis auf die Leber und den sich dort verselbständigenden Flüssigkeitsprozeß. Galliges Erbrechen und Leber-Galle-Beteiligung bei akutem grippalem Infekt werden beschrieben. Ein weiterer Hinweis auf die Leber ist wie bei Bryonia der starke Durst; es besteht Neigung zu wässerigen Stühlen. Alles wird als zu eng empfunden, als ob die Knochen und der Kopf bersten wollten. Auch in der Totalität des Arzneimittelbildes trifft man auf das Auseinanderfallen von Licht-Wärme-Prozeß einerseits und Flüssigkeits-Prozeß auf der anderen Seite.

China e cortice ferm 35b D1 (0,1%)
(Rinde des Chinarindenbaumes, Cinchona succirubra; Rubiaceae):

Der immergrüne, dicht bekronte und bis 25 m hohe Chinarindenbaum zeichnet sich durch eine ungewöhnliche Vitalität aus. Er ist in den östlichen Anden und in Südamerika heimisch und bevorzugt ein wechselvolles, feuchtes Klima: Eigentlich ist er ein tropisches Gewächs, er steigt jedoch bis in die Gletscherregionen hinauf. An den eiförmigen, unterseits oft roten Blättern sind Tropenfeuchtigkeit und Hochgebirgskälte als Bildeprinzipien beteiligt. – Verwundet man die Borke von Cinchona succirubra, so fließt daraus ein milchig trüber, sich bald rot anfärbender Saft. Die starke Rinde selbst ist innen glatt und rotbraun, riecht eigenartig und schmeckt sehr bitter und zusammenziehend. Man kann also sagen, daß China in der Rindenbildung die 4 Elemente Feuer, Licht, Wasser und Erde vereinigt.

Übertragen auf den Menschen bedeutet dies, daß sich ebenfalls im mittleren Bereich in Blut und Gefäßsystem, im Lungen-Herz-Bereich vor allem die oberen Wesensglieder Ich und Astralleib konzentrieren und eine intensive Verbindung mit der Substanzbildung aus dem Stoffwechselbereich eingehen. Der Reichtum an Alkaloiden, jedoch auch an Harzen und Gerbstoffen, an Zucker, an Calcium- und Kaliumverbindungen ist ein Hinweis auf einen pathologischen Eiweißprozeß. Der Zuckerstoffwechsel und damit die Lebertätigkeit sind reduziert. Chinin wirkt lähmend auf alle Gewebsfermente. Das tiefe Eingreifen des Astralleibes in den Wärmeorganismus des Blutes führt zur Temperatursenkung, der Gegenschlag in Rhythmen zu erneutem Fieberanstieg. Die freie Tätigkeit der Wesensglieder und die ganze Umbildung im Eiweißstoffwechsel vom Stoffwechsel über das mittlere System zum Nervensystem hin ist behindert. Das Bewußtsein ist getrübt. Im Blut kommt es zum Zerfall der roten Blutkörperchen, zur Anämie. Am stärksten ist noch der Stoffwechselprozeß betont, worauf die Wirksamkeit der Bitterstoffe hinweist, so daß die Chinarinde den Appetit anregt. Dagegen ist, wie oben angeführt, der Sinnes-Nerven-Prozeß herabgedämpft.

In dem Präparat Aconitum/China comp. trägt China in niedriger homöopathischer Dosierung dazu bei, den bei fieberhaften Erkrankungen vom Stoffwechsel zu sehr beeinflußten Blutprozeß zu ordnen und zu gliedern.

Ein vermehrter Blutanstrom und -austritt in die Alveolen liegt dem Stadium der roten Hepatisation bei der Pneumonie zugrunde. Der „Nerven-Sinnes-Mensch" und der „Stoffwechsel-Mensch" sollen aus einer zu starken Konzentration im Blutbereich herausgelöst werden und wieder in ihre gesunde Gliederung von „oben" und „unten" zurückgeführt werden.

Eucalyptus e foliis ferm 33d D1 (0,1%)
(Blätter des Eukalyptusbaumes, Eucalyptus globulus; Myrtaceae):

Für die Grundsubstanz werden die an ätherischem Öl reichen Eukalyptusblätter im wäßrig-fermentativen, rhythmischen Ansatz verarbeitet. Im ätherischen Öl des „Fieberbaumes" treffen sich auf der einen Seite die für den Eukalyptusbaum charakteristischen starken Erdenkräfte (tiefe Verwurzelung und Verholzung der Frucht) mit dem peripheren Wärmeprozeß, welcher über die Bildung blütenhaft geprägter ätherischer Öle in den Blattbereich eindringt. Der Einfluß der Erdenkräfte führt gleichsam zu einer Abkühlung des im ätherischen Öl sich verstofflichenden Wärmeprozesses. Von daher ist es zu verstehen, daß das ätherische Eukalyptusöl fiebersenkend wirkt. Es beeinflußt die Tätigkeit der Ich-Organisation im Blutprozeß so, daß deren Übertätigkeit im Blutgeschehen abgemildert wird. Der rhythmische Ausgleich, der zwischen Stoffwechsel einerseits und Nerven-Sinnes-System andererseits im Blutbereich zu geschehen hat, wird wieder ermöglicht.

Zusammenfassend kann gesagt werden, daß das Präparat Aconitum/China comp. insbesondere den gefährdeten Wärmeprozeß im Blutbereich therapeutisch beeinflußt, indem das zu starke Eindringen der astralischen Kräfte aus dem Nervensystem einerseits und eine Überwältigung des Blutsystems vom Stoffwechsel andererseits wieder auseinandergegliedert wird. Die verschiedenen Bestandteile vermitteln den geschilderten therapeutischen Prozeß: Aconitum überwindet den Kälteprozeß im Blut vom Nervensystem her; Bryonia reguliert den überschießenden Leberprozeß, d.h. eine Überflutung des besonders erkrankten Organs – häufig die Lunge – durch das Lebergeschehen. Eupatorium mit seinem durchlichteten Blattbereich entlastet das dem Blattbereich entsprechende

Blutgefäßsystem. China überwindet in ganz besonderer Weise die pathologische Vereinheitlichung von oberem und unterem Prozeß, von Sinnessystem und Stoffwechselsystem, im rhythmischen Bereich. Eukalyptus spricht in besonderer Weise den Wärmeprozeß im Blutbereich an und wirkt dadurch fiebersenkend. Das Kompositionspräparat ist somit ein Heilmittel für fieberhafte und grippale Zustände bis hin zum Vorstadium der Pneumonie, bei welcher dann zusätzlich die typische Eisen- und Kreislaufbehandlung erforderlich ist (Pulmo/Ferrum; Pulmo/Tartarus stibiatus; Pulmo/Vivianit comp.). Durch die relativ tiefe Potenzierung von Aconit und China ist bei heftigen fieberhaften Zuständen auf eine mögliche Erstverschlimmerung zu achten.

Entstehung: WALA-Ärztekreis, Leitung Frau Dr. med. Margarethe Hauschka, 1959.

Darreichungsform

1. Globuli velati
2. Suppositorien

Dosierung und Art der Anwendung

Soweit nicht anders verordnet:

1. Globuli:
In akuten Fällen bis zu 2-stündlich jeweils 3–5 Globuli, beim subakuten Verlauf 1–3 mal täglich jeweils 5–10 Globuli unter der Zunge zergehen lassen.

2. Suppositorien für Erwachsene und Kinder:
1–2 mal täglich jeweils 1 Zäpfchen in den Mastdarm einführen.

Indikationen

Anregung der Tätigkeit der Ich-Organisation im Rhythmischen Bereich und Harmonisierung des Verhältnisses von Sinnes-Nerven-, Stoffwechsel- und rhythmischem Prozeß bei übergreifender Flüssigkeitsbelastung aus dem Stoffwechsel einerseits und Auskühlung des Blutes über das Nervensystem andererseits, z.B.

1. Fieberzustände
2. Grippe

Aconitum comp.

Dem Präparat liegt der Gedanke zugrunde, daß es sich bei Schmerzen um ein Mißverhältnis von Nervensystem zu Blutsystem handelt, und zwar in der Art, daß der Astralleib mit seinem unteren Teil teilweise zu tief in den Blutprozeß eintaucht, während er andererseits im oberen Bereich im Nervensystem zu sehr frei wird. Das rhythmische Eingreifen des Astralleibes ins Blutsystem und das Wiederauftauchen im Nervenbereich ist eingeschränkt; es kommt zu einem Zustand krampfartiger Verharrung. Darauf beruht auch der krampfartige und im allgemeinen mit Kältesensationen verbundene Schmerzzustand. Entsprechend ist die Präparatezusammensetzung gewählt.

Aconitum e tubere ferm 33c D29
(Wurzelknolle des blauen Eisenhutes, Aconitum napellus; Ranunculaceae):

Die Hahnenfußgewächse zeichnen sich im allgemeinen durch eine ausgeprägte Blattmetamorphose von unten nach oben im Sproßbereich aus. Bei Aconitum kommt es darüber hinaus zu einer deutlichen Gliederung zwischen der kräftigen Wurzelknolle, dem Blattbereich mit typischen hahnenfußartigen, stark aufgefiederten und durchlufteten Blattspreiten und schließlich dem auf geradem Stengel sich erhebenden, in Stufen gegliederten Blütenstand. Die stahlblauen Einzelblüten des „Sturmhutes" sind wie mit einer Kappe halb geschlossen, sie zeigen eine auffallende Hohlraumbildung. Die Art der Blütenbildung ist Ausdruck eines rhythmisch plötzlich einsetzenden, jedoch gestauten Sulfur-Prozesses.

Vor allem in der Wurzel unterliegt der Flüssigkeitsprozeß einer starken Astralisierung, es kommt geradezu zu einer Überwältigung des Vegetativen durch diesen astralischen Impuls. Das in den Blättern und Wurzelknollen enthaltene, äußerst starke Eiweißgift Aconitin ist der stoffliche Ausdruck dieses Geschehens; das Alkaloid Aconitin ist eines der stärksten Pflanzengifte, welche wir kennen. Es wird schon bei Berührung über die intakte Haut aufgenommen.

Die Pflanze bevorzugt die nördliche gemäßigte Zone, speziell die Höhenlagen der Mittelgebirge, den Standort an Bächen, auch Lichtungen mit feuchtem, kaltem Untergrund, in den sich ein Rhizom mit starker Auffaserung der daraus entspringenden Wurzeln tief einsenkt. Dabei besteht bei Aconit eine Besonderheit, die an die Generationenfolge der Herbstzeitlose erinnert, indem aus einer Wurzelknolle der Sproß hervorgeht, der seinerseits wieder zur Wurzelknolle auswächst und die Nährsubstanzen für den Sproß des kommenden Jahres ansammelt. Neben der Eigentümlichkeit der Wurzel und ihrer Beziehung zum Kältepol der Erde, weist die starke, aufrechte Stengelbildung, bei der die Senkrechte noch zusätzlich durch die am Sproß bleibenden Blätter betont ist, auf einen sich hier und auch in den aufgefiederten Hahnenfuß-Blättern auslebenden Lichtprozeß hin.

Aconitum napellus ist seiner eigentümlichen Wirkung nach ein Nerven-Kälte-Mittel. Typisch für die Aconitwirkung ist, daß dem Ausbruch der Krankheit im allgemeinen ein Zustand besonderer Vitalität und Wohlbefindens vorausgeht. Eine vitale, plethorische, arterielle Konstitution ist für den Eisenhut allgemein kennzeichnend. Das Krankheitsbild entwickelt sich am frühen Abend noch vor Mitternacht; es kommt zu plötzlicher Eiseskälte, zu Schüttelfrost, extremer Austrocknung der Haut und der Schleimhäute verbunden mit heftigen Angstzuständen: ein Bild äußersten Kälteeinbruchs und extremer Nerventätigkeit, ein Nervenprozeß, der den Organismus an falscher Stelle überwältigt. Dem Schmerzbild liegt eine Auskühlung des Organismus oder bestimmter Organe zugrunde: in erster Linie der peripheren Nerven, der Sinnesorgane im Kopfbereich, der oberen Luftwege sowie der Lunge. Die Richtung dieses Geschehens entspricht der Dynamik des Nervensystems, die von oben und außen nach innen, vor allem in den arteriellen Gefäßbereich und in die Niere hineinwirkt.

So ist Aconit ein typisches „Simile" für einen übersteigerten Nervenprozeß, vor allem im Gesichtsbereich als Trigeminus-Neuralgie. Die Anfälle treten überraschend, „wie aus heiterem Himmel", vor allem nachts auf und dauern von wenigen Sekunden bis zu Stunden. Sie sind von äußerster Heftigkeit.

Die Beziehung zur Niere ist sehr wichtig, da sie das vom Astralleib im besonderen durchwirkte und durchatmete Organ ist. Der arterielle Prozeß scheint zunächst ein „entzündlicher" Vorgang zu sein; in Wirklichkeit führt jedoch der Astralleib im arteriellen Bereich zu einer Überformung, zur Freisetzung von Wärme unter Zurücklassung eines in die Verfestigung getriebenen Gefäßsystems: daher auf dem Höhepunkt einer Aconit- Erkrankung die Anurie. Der Puls ist dabei rasch, klein und hart. Der Patient macht einen Schüttelfrost durch, ehe es zu raschem Fieberanstieg kommt.

Für das Aconit-Bild ist neben der Plötzlichkeit die Empfindung der „Enge" charakteristisch. Es korrespondiert mit der Enge der Arteriolen eine seelische Enge, das heißt das Erlebnis der Angst bis hin zur Todesangst, welche sich sogar auf andere übertragen kann.

Rhus toxicodendron e foliis ferm 33d D29
(Blätter des Giftsumachs, Toxicodendron quercifolium; Anacardiaceae):

Bei dem Giftsumach handelt es sich, mehr noch als bei Aconit, um ein Nervengift. Die Entzündung des Nervenwurzelgebietes und der damit zusammenhängende Auskühlungseffekt im Nervenbereich ist die charakteristische Wirkungsweise von Rhus toxicodendron. Die Empfindlichkeit wird gesteigert durch Auskühlung, durch feuchte, kühle Witterung.

Die Beziehung zu den Nerven zeigt sich auch darin, daß es bei der Rhus toxicodendron-Vergiftung zu einem gesteigerten Nervenzerfall kommt, d.h. wir haben es mit dem weiten Gebiet der Herpes-Erkrankungen zu tun, die stets im Zusammenhang mit viralen „Entzündungen" zu sehen sind.

Für die Wirkung könnte charakteristisch sein, daß Rhus toxicodendron als Strauch sich stark in der Erde verwurzelt, jedoch so, daß sich unterirdische, rhizomartige Ausläufer bilden, aus denen sich von Zeit zu Zeit neue Triebe über den Erdboden erheben. Die starke Erdbeziehung ist ein typisches Merkmal. Ein anderes Merkmal ist der gewundene Stengel und vor allem, daß tief untergetaucht im Stengelbereich, jeweils am Abgang eines Blattes, die unscheinbaren Blütentrauben auftreten. Man ist an das Eingreifen des Blütenprozesses der Tollkirsche bis in die Blattachseln erinnert, als Ausdruck der Überwältigung des vegetativen Sprosses durch den Blüten- und Astral-Prozeß. Die starke Erdbeziehung zeigt sich auch darin, daß bei Berührung eines Zweiges mit einem Stein oder auch der Rinde eines Nachbarbaumes es sofort zu neuer Verwurzelung kommt. Dieser Hinweis scheint uns wichig, um deutlich zu machen, daß Rhus toxicodendron durch seine intensive Beziehung zur Erde den Kälte-Wurzel-Prozeß in sich aufnimmt.

Dem Krankheitsbild, das dem Arzneimittel Rhus toxicodendron entspricht, liegt stets eine innere Auskühlung zugrunde. Dies ist mit dem Auftreten von Viren durch anhaltende oder wiederholte Erkältung vergleichbar; Viren gehen bei Temperaturen von über 39 Grad C zugrunde. – Auch die Beziehung zum Auge, vor allem zu Bindehaut- und Lidentzündungen, zeigt den bis zur Giftbildung führenden Licht-Sal-Prozeß. Dem Nerven-Sal-Prozeß steht der Wärme-Blut-Prozeß gegenüber; daher wird Besserung empfunden, wenn durch intensive Bewegung der Astralleib in den Blutprozeß hereingezogen und damit durch die verstärkte Blutversorgung die Übertätigkeit im Nervenbereich entlastet wird.

Die Haut als Sinnesorgan ist besonders auf Berührung mit dem Pflanzensaft empfindlich. Es kommt dabei zu Quaddeln und Bläschenbildung. In diesem

Zusammenhang kann die therapeutische Wirkung sowohl beim Erysipel als auch im besonderen bei den Herpes-Arten verstanden werden.

Wenn man von Aconit sagen kann, daß sich der Nervenprozeß in das arterielle Blutsystem verlagert, könnte von Rhus toxicodendron das Umgekehrte gesagt werden: Der Blutprozeß dringt in den Nervenbereich vor, und zwar, hier wiederum vergleichbar mit Aconit, durch einen Kälte-Sal-Prozeß im Blutbereich (Beziehung des Blattprinzips der Pflanze zum Gefäßgeschehen). Insofern ergänzt Rhus toxicodendron den Eisenhut als Schmerzmittel und vor allem als Neuralgiemittel. Beiden liegt ein primärer Auskühlungsvorgang zugrunde.

Atropa belladonna e radice ferm 33b D29
(Tollkirsche, Atropa belladonna; Solanaceae):

Die Zubereitung von Atropa belladonna für dieses Medikament erfolgt, wie bei Aconit, aus dem Wurzelorgan. Die Wurzeln haben eine besondere Beziehung zum Nervensystem, zum Salprozeß und zur Kälte.

Wir haben es bei der Wirkung von Belladonna im Organismus mit dem umgekehrten Vorgang zu tun wie bei Aconit: der Belladonna-Vergiftungszustand geht aus dem Blut selbst hervor, das in die Peripherie, zum Kopf, zu den Sinnesorganen getrieben wird. Wir haben es dann mit einer zu engen und unrhythmischen, bis zur Erstarrung führenden Konjunktion von Blut-Prozeß und Nerven-Sinnes-Prozeß zu tun. Der Kopf wird hellrot, die Extremitäten und der übrige Körper kühlen aus. Das Wurzelprinzip steigert noch die im Alkaloid konzentrierte Belladonna-Wirkung zu dem schmerzauslösenden Erstarrungszustand der Empfindungsorganisation zwischen Blut und Nerv. Auf diesem Hintergrund werden die Symptome des Zuckens und Verkrampfens der Gesichtsmuskulatur und die neuralgischen Schmerzen des Belladonna-Bildes verständlich.

Man kann sagen, daß in diesem Kompositionspräparat Aconit einerseits und Belladonna andererseits den Schmerzzustand und die Einschränkung des Atemrhythmus des Astralleibes bewirken, während Rhus toxicodendron das eigentliche Nervengift darstellt.

Zusammenfassung

Atmungsprozeß und Kälte (Aconit), Blutprozeß (Entbindung der Blutwärme – Belladonna) und Auskühlung der Nerven (Rhus toxicodendron) bilden den Hintergrund für die Wirksamkeit von Aconitum comp. Die Verwendung aller drei Bestandteile in hoher Potenz in einem Kompositionspräparat weist darauf hin, daß die Wirkungsweise über den zu frei werdenden oberen Astralleib zu verstehen ist.

Entstehung: WALA-Ärztekreis, Dr. med. Heinrich Kupfermann, Leitung Frau Dr. med. Margarethe Hauschka, 1951.

Darreichungsform

1. Injektionslösung
2. Globuli velati

Dosierung und Art der Anwendung

Soweit nicht anders verordnet: In akuten Fällen:

1. Injektionslösung:
1–2 mal täglich jeweils 1 ml über dem Gebiet der größten Schmerzhaftigkeit injizieren.

2. Globuli velati:
1–3 mal täglich jeweils 5–10 Globuli unter der Zunge zergehen lassen.

Indikationen

Bei gesteigerter Tätigkeit der Empfindungsorganisation in der Aufbautätigkeit des Nervenbereiches, z.B. bei

1. Neuralgien und Neuritiden jeglicher Genese (Trigeminus-Neuralgie, Ischias)
2. Gürtelrose (im Wechsel mit Daphne e cort. et flor. D4)
3. fieberhaften Erkältungskrankheiten

Aconitum comp., Ohrentropfen

Für das Präparat Aconitum comp., Ohrentropfen wurde die Konzeption des Aconit-Nervenöls übernommen. Auch hier ging es darum, den Wärmeorganismus bei örtlicher Auskühlung im Ohrbereich zu unterstützen und anzuregen, um den in die Degeneration führenden Folgezuständen zu begegnen.

Aconitum e tub. ferm 33c D9	
Quarz D9	**siehe Aconit-Nervenöl**
Camphora (1%)	
Lavandulae aetheroleum (1%)	

Entstehung: WALA-Ärztekreis, 1964.

Darreichungsform
Ohrentropfen

Dosierung und Art der Anwendung
Bei Otitis media und Otitis externa bei nicht perforiertem Trommelfell zur Schmerzlinderung 3–5 mal täglich jeweils 1 Tropfen in den äußeren Gehörgang einträufeln.

Gegenanzeigen: perforiertes Trommelfell
Nebenwirkungen: In seltenen Fällen sind bei Überempfindlichkeit auf ätherische Öle Reizungen möglich.
Wechselwirkungen mit anderen Mitteln: nicht bekannt

Indikation
Zur Anregung des Wärmeorganismus bei schmerzhaften Erkrankungen, die vom Nerven-Sinnes-System ausgehen, z.B.
Otitis externa et media

Adonis comp.

Dem Präparat Adonis comp. liegt der Gedanke zugrunde, daß das Altersherz im allgemeinen einen Tonusverlust erleidet, d.h. daß die astralische Organisation sich aus dem physisch-ätherischen Zusammenhang des Herzens vorzeitig löst. Dem soll durch die Zusammenstellung von Adonis und Crataegus entgegengewirkt werden.

Adonis ex herba ferm 33d D2
(Adonisröschen, Frühlings-Teufelsauge, Adonis vernalis; Ranunculaceae):

Die Wirkung von Adonis vernalis kann man verstehen, wenn man die Signatur dieser Pflanze in ihrer Stellung zwischen zwei anderen Herz-Kreislauf-wirksamen Hahnenfußgewächsen betrachtet: Aconitum napellus und Pulsatilla pratensis. Während Aconitum seine Wirksamkeit im arteriellen System entfaltet und Pulsatilla im venösen Bereich angreift, bildet Adonis vernalis gleichsam die

Mitte zwischen diesen beiden Wirkungsbereichen. Das Adonisröschen bezieht sich auf das zwischen arterieller und venöser Polarität vermittelnde Herzorgan.

Auf einem verhältnismäßig kräftigen, mehrköpfigen Wurzelstock erhebt sich in Bodennähe der stark im Blattbereich sich entfaltende, durchluftete und aufgegliederte Sproß. Mit relativ geringer Blattmetamorphose werden die fein aufgefiederten Blätter bis zur relativ großen Blüte hochgetragen, die sich tagsüber strahlend geöffnet und hellgelb der Sonne zuwendet. Der Lichtprozeß ergreift die ganze Pflanze, Ausdruck dafür ist die Bildung von Herzglykosiden. Im Blattbereich verbindet sich das Lichtprinzip mit einem stark wässerigen, krauthaften Bildeprozeß und treibt die Blattgestalt in die Auffiederung.

Trotz des Überwiegens des Blattbereiches und damit des Flüssigkeitsprozesses ist die Adonispflanze in ihrer Dreigliedrigkeit ausgewogen, zwischen Blüte und Wurzel eine starke Blattmitte bildend. Das Stengelprinzip tritt zurück. Es geht in der substanzbildenden Kraft des Licht-Wärme-Prozesses, in der Glykosidbildung, auf. Man kann sagen, Adonis vernalis ist insofern ein typisches Herzmittel, als es den Licht-Wärme-Prozeß (Peripherie-Kräfte) einerseits und den Wurzelprozeß (Zentralisationskräfte) andererseits im kraftvoll gehaltenen mittleren Blattbereich miteinander verbindet.

Das Altersherz ist dadurch gekennzeichnet, daß sich das Eingreifen der astralischen und Ich-Tätigkeit in das physisch-ätherische konzentrierende Geschehen lockert. Der Herzmuskel verliert an Tonus, er erschlafft; der Flüssigkeitsprozeß ist weniger durchformt. Die Systole ist gegenüber der Diastole geschwächt. Die Adonis-Wirkung auf die astralische Organisation und die Ich-Organisation veranlaßt diese beiden Wesensglieder, sich wieder stärker mit dem Flüssigkeits- und Lebensprozeß, vor allem dem Lebensäther, zu verbinden. So kann durch Adonis vernalis in tiefer Potenz der Einsatz stark wirkender Herzmittel (Digitalis, Strophanthin) oft vermieden werden.[37])

Crataegus e foliis et fructibus ferm 33d D2
(Blätter und Früchte des Weißdorns, Crataegus laevigata und Crataegus monogyna; Rosaceae):

Auch der Weißdorn ist, vergleichbar dem Frühjahrsadonisröschen, in seinem Wesen zwischen zwei Polaritäten vermittelnd. Hier handelt es sich um vitale, das Wachstum impulsierende Kräfte einerseits und andererseits um Kräfte, die dieses Wachstum zügeln und begrenzen, die Pflanze in die Ausgestaltung der

---

[37]) *Über das Verhältnis von Aconitum napellus, Pulsatilla und Adonis siehe auch H.-H. Vogel in „Beiträge zu einer medizinischen Menschenkunde", Band 1, Teil II, S. 380 ff.*

Form treiben. So wird das intensive Anfangswachstum des Crataegus-Strauches rasch gebremst, es kommt zur Ausbildung einer relativ kleinen, gedrungenen Gesamtgestalt mit hartem Holz und zurückgehaltenen, dornig zugespitzten Ästen. In der Dornenbildung ergreift ein starker, impulsiver Lichtprozeß den Erdenprozeß des Astes in einer Art „kurzschlußartiger" Verbindung unter Zurückdrängung des flüssigen Elementes.

Substantiell konnten bisher keine herzspezifisch wirksamen Glykoside isoliert werden, sondern Stoffe wie Procyanidine, Flavonoide, Crataegussäuren und das flüchtige, an Fischgeruch erinnernde Eiweißabbauprodukt Trimethylamin.

Trotzdem ist die Wirksamkeit dieses Rosengewächses auf das Herz-Kreislauf-System durch die phytotherapeutische Erfahrung gesichert. Aus anthroposophisch-menschenkundlicher Sicht kann die Crataegus-Wirkung so verstanden werden, daß es zu einer Stärkung des ernährenden, aufbauenden Ätherorganismus besonders im Herzen kommt und zudem die rhythmisch eingreifenden, die Herzkontraktion vermittelnden astralischen Kräfte eine Anregung erfahren. Das Blut erfährt eine Konsolidierung als Träger unseres Erden-Ich. Crataegus appelliert an das mittlere System, sich in der richtigen Weise mit dem Physischen auseinanderzusetzen. Der zentrierende, arterielle Blutprozeß und die innere Formkraft des Herzens werden angeregt und die Tendenz zur Myodegeneratio cordis aufgehalten.

So eignet sich Crataegus besonders zu einer Kombination mit Adonis bei einer beginnenden, durch Infektionskrankheiten oder fortschreitendes Altern ausgelösten Herzmuskelschwäche. Zusätzlich fördert Crataegus die Durchblutung der Herzkranzgefäße und senkt die Herzfrequenz.

Zusammenfassung

Durch die Kombination von Adonis und Crataegus wird das Präparat Adonis comp. zu einem ausgesprochenen Therapeutikum für das Altersherz. Das überwiegend ätherische Herz (rechts) und das vorwiegend astralische Herz (links) werden aus ihrer Einseitigkeit herausgelöst und in ihrem Zusammenwirken harmonisiert. Adonis comp. vermag weitgehend, stark wirkende Herzglykoside bei der Behandlung der Myokardinsuffizienz zu ersetzen.

Entstehung: Frau Dr. med. Margarethe Hauschka, Wien, 1937.

Darreichungsform

1. Injektionslösung
2. Globuli velati

Dosierung und Art der Anwendung
Soweit nicht anders verordnet:

1. Injektionslösung:
In akuten Fällen 1 mal täglich, bei Langzeitbehandlung 2–3 mal wöchentlich jeweils 1 ml subcutan injizieren.

2. Globuli velati:
In akuten Fällen 1–2 stündlich jeweils 3–5, bei Langzeitbehandlung 1 mal täglich jeweils 5–10 Globuli unter der Zunge zergehen lassen.

Indikationen
Zur Harmonisierung der Tätigkeit des rechten und linken Herzens, besonders im Alter, z.B.

1. Beginnende Herzinsuffizienz
1.1 Altersherz
1.2 Myokardschaden
1.3 Asthma cardiale
2. Herzrhythmusstörung
2.1 Tachykardie
3. Stenokardie

Aesculus/Prunus comp., Essenz

Es sollte ein Präparat entstehen, das eine besondere Wirkung auf die Zirkulation in der Haut ausübt, und zwar sowohl auf den arteriellen Zufluß als auch den venös-lymphatischen Abfluß und die Gewebeflüssigkeit. Die Trägheit der Zirkulation, z.B. bei Phlebitis und Ulcus cruris, ist die Folge einer ungenügenden Gewebeatmung. Es kommt zur Flüssigkeitsstase im Gewebe der peripheren Haut und Unterhaut, welche zum Ausgangspunkt für die trophischen Störungen des varikösen Symptomenkomplexes wird. Dementsprechend wurden die Heilpflanzen gewählt.

Äthanolischer Auszug aus Aesculi semen (zu 30% enthalten)
(Samen der Roßkastanie, Aesculus hippocastanum; Hippocastanaceae):

Aesculus ist geeignet, eine Flüssigkeitsstauung, bedingt durch eine mangelnde Formkraft im Gewebe, zu beheben. Man kann Aesculus geradezu mit der Gestaltungskraft des Chemismus der Leber gleichsetzen. Es werden also die chemisch gestaltenden Formkräfte in der peripheren Bindegewebsgrundsubstanz durch Aesculus angesprochen.

Äthanolischer Auszug aus Prunus spinosa, Fructus rec. (30%)
(Früchte des Schlehdorns, Prunus spinosa; Rosaceae):

Der Schlehdorn ist durch die Tatsache ausgezeichnet, daß vor der Entfaltung der Blätter bereits die strahlend weiße Blüte in ihrer Bildung hervortritt. In diesem Blütenfeuer sowie in den herbstlichen, herbsauren Beeren zeigt sich die Einwirkung heftiger pflanzlicher Astralität, gegen die sich die Schlehe mit starker Vitalität gleichsam zur Wehr setzt. Die Wirkung der Schlehe liegt darin, ein unrhythmisch gewordenes Verhältnis seelisch atmender Tätigkeit mit den strömenden Flüssigkeitsprozessen zu harmonisieren. Im Krankheitsgeschehen werden die Extreme der Überformung einerseits und der Lethargie des Lebensprozesses andererseits überwunden. Die Wirkung bezieht sich besonders auf das Bindegewebe, dessen Erschlaffen und Spröde-Werden, z.B. auch bei den Striae distensae, durch Prunus vorgebeugt werden kann.

Quercus e cortice, Decoctum (30%)
(Mit 10% Alkohol versetztes Dekokt der Eichenrinde, Quercus robur und Quercus petrae; Fagaceae):

Die Eiche konzentriert in ihrer Rinde die erstarrenden, erdbildenden Kräfte, wofür der hohe Gehalt an Calciumcarbonat (über 80% in der Asche) Ausdruck ist. Sie hebt gleichsam das Erdenprinzip in besonderer Weise über die Erdoberfläche hinaus. Im Eichenrinden-Auszug konzentriert sich außerdem der charakteristische Gerbstoff, der eine besondere Beziehung zur Eiweißüberformung, im pathologischen Falle zur Eiweißdegeneration hat. Eichenrindenextrakt wirkt als Antiallergikum bei Eiweißunverträglichkeit. Bei der angegebenen Indikation kann somit der Eichenrindenauszug das Herausfallen der Lebensprozesse, vor allem der Haut, aus dem ganzheitlichen Lebensorganismus überwinden. Die Haut in ihrer Funktion als „Grenzbildnerin“ wird gestärkt.

Äthanolischer Auszug aus Solidago virgaurea, Herba rec. (5%)
(Goldrute, Solidago virgaurea, Compositae):

Von Bedeutung ist die Lichtwirkung und die kompositentypische Wärmequalität der gelben Blüten einerseits sowie der starke Saponingehalt andererseits, der den Licht-Wärme-Prozeß in den Flüssigkeitsprozeß überleitet. Es wird also durch dieses Heilmittel der Licht-Atem-Prozeß einschließlich der Wärme mit dem Flüssigkeitsprozeß harmonisiert, so daß Solidago auch als Wundheilmittel verständlich ist. Darüber hinaus hilft die Goldrute, vitalitätsschwache Zustände der Haut und der Schleimhäute zu überwinden und wirkt zugleich entzündungswidrig.

Äthanolischer Auszug aus Borago, Herba rec. (5%)
(Borretsch, Borago officinalis; Boraginaceae):

Borago zeigt in seiner Signatur als wässrig-schleimige Pflanze mit rauher Kieselbehaarung eine besondere Beziehung zum Bindegewebe, zur Schleimbildung in der Haut und damit zum Kieselprozeß. Borretsch wirkt vor allem im venösen Bereich und kann hier eine Erstarrung des Bindegewebsflüssigkeitsprozesses und eine Lymphstase überwinden helfen.

Zusammenfassung

Dem Präparat liegt die zusammenfassende Wirkung pflanzlicher Auszüge zugrunde, jedoch mit differenzierter Wirkung auf die verschiedenen Flüssigkeitsprozesse, vor allem im Sinnesorganbereich der Haut und den sich hier abspielenden Entvitalisierungsvorgängen.

Entstehung: WALA-Ärztekreis, Dr. med. Heinz-Hartmut Vogel, 1966.

Darreichungsform

Tinktur zum äußerlichen Gebrauch

Dosierung und Art der Anwendung

Soweit nicht anders verordnet:
2–3 Teelöffel auf 1/4 l lauwarmes Wasser zu Umschlägen, 1 Eßlöffel auf 1 l Wasser für Waschungen 1–3 mal täglich anwenden. Bei intakter Haut auch Einreibungen mit unverdünnter Essenz.

Indikationen

Zur Anregung der Gewebeatmung bei Stasen im Bereich der peripheren Venen und Lymphgefäße sowie der Bindegewebsflüssigkeit und zu einem verstärkten Eingreifen der Empfindungsorganisation in den Flüssigkeitsorganismus, z.B.

1. Variköser Symptomenkomplex
1.1. Ödeme
1.2. Schweregefühl in den Beinen
1.3. Periphere Thrombophlebitiden
2. Dekubitus

Agropyron comp.

Die Entstehung dieses Präparates, das zunächst nur Agropyrum und Taraxacum enthielt, geht in die Arlesheimer Zeit zurück. In Höllriegelskreuth wurde die Zusammensetzung durch Zinnober erweitert, in Eckwälden schließlich mit Kalium carbonicum e cinere Fagi vervollständigt. Es sollte ein Präparat entstehen, das zur Behandlung chronischer, aber auch akuter überschießender katarrhalischer Prozesse im Nasen- und Nasennebenhöhlenbereich geeignet ist. Im genaueren sind Katarrhe von einer schleimigen oder eher lymphatischen Art für die Anwendung von Agropyron comp. geeignet, die abzugrenzen sind z.B. von einem Fließschnupfen (Allium cepa) oder von einer mehr neurovegetativ-allergischen Rhinitis (Nierenbezug, Berberis). Dies sollte speziell durch Aktivierung der Eigentätigkeit der Leber mit ihrer Wirkung auf den gesamten Flüssigkeitshaushalt erreicht werden. Es besteht die Auffassung, daß die genannten katarrhalischen Erscheinungen auf einer ungenügenden Beherrschung von jenseits des Leberorgans sich abspielenden Flüssigkeitsprozessen beruhen, insofern diese am Atemgeschehen in den oberen Luftwegen teilhaben. Erfahrungen mit Agropyron comp. haben gezeigt, daß das Präparat in höherer Dosierung (z.B. täglich 1–2 Trinkampullen bzw. 3 Globuli zweistündlich) stärker wirksam ist.

Agropyron e radice ferm 33c D3

(Gemeine Quecke, Agropyron repens; Gramineae):

Unter den Süßgräsern ist die gemeine Quecke dem Weizen verwandt. Wie dieser ist sie sehr kieselreich, besonders auch in der Wurzel. Agropyron legt einen Großteil ihrer Lebenskraft in die Ausbildung des Wurzelstocks. Zahlreiche feine, unterirdisch kriechende Wurzelausläufer mit einer starken vegetativen Vermehrungskraft sind typisch. Entsprechend finden sich auch von der substantiellen Seite her Besonderheiten bei der Analyse der Agropyron-Wurzel: blütenverwandte, stärke- und zuckerartige Stoffe wie Zucker, Inulin, Triticin wurden identifiziert. Übrigens wurde die Queckenwurzel auch diätetisch in der Leber- und Gallebehandlung eingesetzt. Obwohl auch diese Graminee sich in ihrer Stengel- und Ährenbildung dem Licht- und Luftprozeß sowie auch den Kieselkräften öffnet, bleibt sie ebenso dem Wäßrigen und besonders dem chemischen Äther durch ihre unterirdischen Ausläufer verbunden. Ihre Wirksamkeit liegt daher in dem Bereich, wo ein Mißverhältnis zwischen flüssig-ätherischer Tätigkeit einerseits und Licht-Luft-Tätigkeit andererseits auftritt. Das Heilmittel ist in der Lage, den quellenden, über seine Grenzen tretenden Leberprozeß im Nasennebenhöhlenbereich der Stirnhöhlen, vor allem rechts, zurückzudrängen.

Taraxacum e planta tota ferm 34c D4
(Löwenzahn, Taraxacum officinale; Compositae):

Der Löwenzahn, der im Mai mit seinen zahlreichen gelben Körbchenblüten die Frühjahrswiesen schmückt, zeigt eine besondere Verwandtschaft mit dem wäßrigen Element. Er trägt seine krautigen Blätter direkt über dem Erdboden zu einer horizontalen Blattrosette geordnet, eine eigentliche Blattmetamorphose zeigt er nicht. In dieser Rosettenbildung sehen wir einen Hinweis für die Betonung des Flüssigkeitsprinzips. Die Volksmedizin und Phytotherapie verwenden Taraxacum unter anderem wegen seiner diuretischen und zudem stoffwechselanregenden, belebenden Wirkung. Weiter fällt auf, daß die Pflanze von einem weißen, bitteren Milchsaft durchsetzt ist. Der Bitterstoff Taraxicin, der vor allem die Wurzel ergreift, jedoch auch in den Blattbereich hineinreicht, ist zugleich ein Zeichen für die starke Durchastralisierung und für die chemische Wirksamkeit im Pflanzenprozeß.

Eine zusätzliche Besonderheit ist der jahreszeitlich differenzierte Zuckerprozeß in der ausdauernden, vitalen Pfahlwurzel: Im Frühjahr wird vor allem Zucker, im Herbst vorwiegend Inulin gebildet. Hier besteht eine Beziehung zum menschlichen Zuckerstoffwechsel, vor allem der Leber, der eine circadiane Rhythmik aufweist und besonders der Ich-Organisation unterliegt. So ist die intensive Wirkung von Taraxacum, ausgehend vom Leberprozeß, zu verstehen. Auf dem Hintergrund der Überforderung der Ich-Organisation durch Zivilisationseinflüsse kann die therapeutische Bedeutung von Taraxacum verstanden werden. Überbeanspruchung von seelisch-geistiger Aktivität im Bewußtsein muß zu einer Schwächung der auf dem Gegenpol im Stoffwechsel tätigen Ich-Organisation führen. Der Löwenzahn kann die Ich-Wärme-Tätigkeit im Leberbereich – bis hin zur Beherrschung der Flüssigkeitsprozesse und des Zuckerstoffwechsels – anregen und kann somit von dieser Seite helfen, katarrhalische Prozesse zu überwinden.

Zinnober D6
(Natürliches Quecksilber (II)-sulfid):

Im Zinnober begegnen sich Merkur und Sulfur auf eine besondere Weise. Der metallische Quecksilberglanz hat sich ganz verloren zugunsten einer stumpfen, leuchtenden, scharlachroten Farbigkeit. So besteht auch eine besondere Wirkung auf die Schleimhäute von Mund, Nase einschließlich Mandeln und Nasennebenhöhlen, die hinsichtlich ihrer Lymphprozesse durch das Quecksilber und im Bezug auf die Wärmeprozesse durch den Schwefel eine Beeinflussung erfahren. Als Heilmittel wird Zinnober in der anthroposophischen Medizin verwendet bei einer zu starken Lymphstauung und bei katarrhalisch übersteigerten Absonderungsprozessen und Entzündungen der Schleimhäute der oberen Luftwege; diese werden durch Zinnober auf ihr gesundes Maß zurückgeführt.

Kalium carbonicum e cinere Fagi D9
(Kaliumcarbonat aus Buchenholzasche):

Im Kalium carbonicum finden wir von allen Kalisalzen am reinsten die Kaliumwirkung. Beim Menschen ist Kalium ein Elektrolytbestandteil, der im Gegensatz zum Natrium weniger in den Körpersäften, sondern vor allem intrazellulär vorhanden ist. Kalium hat eine ausgesprochene Beziehung zum Wasserhaushalt und zum Chemismus der Leber (auch der Muskulatur), was z.B. aus seinem regulativen Einfluß auf die Leberglykogenbildung ersichtlich ist. Kalium carbonicum wirkt auf den gesamten Zellstoffwechsel substanzbildend und gewebeaufbauend. Es trägt dazu bei, daß katarrhalische, entzündliche, auch chronische Schleimhautprozesse im Kopf- und Bronchialbereich, die „Leberprozesse am falschen Ort" darstellen, überwunden werden.

Entstehung: Ärztekreis des Klinisch-Therapeutischen Instituts, Arlesheim, Leitung Frau Dr.med. Ita Wegman, 1930.

Darreichungsform
1. Injektionslösung
2. Globuli velati

Dosierung und Art der Anwendung

Soweit nicht anders verordnet, bei akuten Erkältungen im Kopfbereich:

1. Injektionslösung:
   1 mal täglich jeweils 1 ml zwischen Schulter und Nacken subcutan injizieren.
2. Globuli:
   2–4 mal täglich, im hochakuten Stadium bis zu 2-stündlich jeweils 5–15 Globuli unter der Zunge zergehen lassen.

Indikationen

Wiederherstellung des Gleichgewichtes zwischen Leber-Flüssigkeits-Prozeß (Chemismus) und Luft-Atem-Prozeß (Empfindungsorganisation) im gesamten Bereich der Atemwege, z.B.

1. Erkältungskrankheiten im Bereich des Kopfes wie
1.1. Schnupfen
1.2. Stirnhöhlenkatarrh
1.3. Angina tonsillaris
2. Grippaler Infekt (evt. im Wechsel mit Silicea comp.)

Akne-Gesichtsdampfbad

Die aus 4 spezifischen Produkten zusammengesetzte Akne-Serie (Akne-Gesichtsdampfbad, Akne-Gesichtsmaske, Akne-Kapseln und Akne-Wasser) entstand aus dem Bedürfnis nach einer umfassenden medizinischen Behandlung der Acne vulgaris und der Akne-Sonderformen. Die gewöhnliche Akne entsteht durch eine Talgdrüsenüberfunktion im Zusammenhang mit den Umstellungsvorgängen der Entwicklungsjahre. Der Sekretstau der Haarbalgdrüsen (Komedonenbildung) führt zu einer Entzündung, die sich auf den ganzen Haarfollikel (Follikulitis) und seine Umgebung erstreckt.

Äthanolischer Auszug aus Tropaeolum, Herba rec. (zu 10% enthalten)
(Kapuzinerkresse, Tropaeolum majus; Tropaeolaceae):

Die Kapuzinerkresse stellt die zentrale Heilpflanze der WALA-Akne-Präparate dar. Als einjährige Pflanze weist sie ein den Erdboden rasch bedeckendes, fast wucherndes Wachstumsverhalten auf. Bei dem Tropaeolum-Kraut fallen weiter die nach der vollkommenen Rundung strebenden Blattformen und die orange bis rot leuchtenden, gespornten Blüten auf. Die Kapuzinerkresse ist als hochsulfurische Pflanze bekannt, deren aktives ätherisches Öl am stärksten im Blattbereich angereichert wird. Es weist auf ihre Wirkung auf die Tätigkeit der Nieren und Hautdrüsen hin, deren Stoffwechsel und Absonderungsfunktion intensiviert werden. Dies gilt auch für die Talgdrüsen der Haut. Die Kapuzinerkresse mit ihrem hohen Senföl-Gehalt regt den Organismus zur Überwindung des eigenen überschießenden peripheren Schwefelprozesses an. Diese sulfurische Wirksamkeit zeigt sich auch an eventuell auftretenden Hautreizungen bei intensivem Berührungskontakt während der Frischpflanzenverarbeitung. Bei äußerer Anwendung des Pflanzenauszuges und bestehender allergischer Diathese wäre in Ausnahmefällen eine allergische, entzündliche Reaktion der Haut denkbar.

Der nicht genügend tätige Astralleib wird durch den Auszug aus der Kapuzinerkresse zu erhöhter formender und ausscheidender Tätigkeit aufgerufen. Die nach der Rundung strebende Blattform ist eine Signatur des wärmeätherischen Prinzips. Die Heilmittelwirkung schließt also auch die wärmeätherischen Kräfte und die Anregung der ganzheitlichen Ich-Wärme-Organisation mit ein, welche die Haut als Grenzorgan der individuellen Persönlichkeit durchdringt.

Äthanolischer Auszug aus Bellis perennis, Herba rec. (90%)
(Gänseblümchen, Bellis perennis; Compositae):

Das Gänseblümchen als Komposite regt den Wärmeprozeß im Blutbereich an und fördert durch seine Wirkung auf den Atmungsprozeß (Astralleib) die Entschlackung des Organismus: Die Nierentätigkeit wird angeregt, der Stoffwechsel im allgemeinen intensiviert.

In der Volksmedizin ist Bellis perennis bei Hautunreinheiten zur sogenannten Blutreinigung als wirksam bekannt. Dieser Bezug zum menschlichen Hautorgan hat sich auch in der Arzneimittelprüfung bestätigt: Hautjucken und -brennen mit den Zeichen einer Entzündung stellen sich beim Bellis-Bild ein, Erytheme, Quaddeln und Bläschen, Ekzeme mit Ausbildung von Furunkeln und Karbunkeln. Die Bellis-Wirkung ist also durchaus der wundheilungsfördernden Wirkung anderer Kompositen wie Arnika, Calendula, Chamomilla und Achillea millefolium an die Seite zu stellen.

Entstehung: WALA-Ärztekreis, Dr. med. Heinz-Hartmut Vogel, 1970.

Darreichungsform
Tinktur zum äußerlichen Gebrauch

Dosierung und Art der Anwendung
Soweit nicht anders verordnet:
1 mal täglich 1 Gesichtsdampfbad;
bei empfindlicher Haut Anwendung 1–3 mal wöchentlich.
2 Eßlöffel Tinktur auf 1/2 l sehr heißes Wasser geben und als Gesichtsdampfbad anwenden. Einwirkungszeit von anfänglich 5 auf 10 Minuten erhöhen.

Indikationen
Anregung des intermediären Stoffwechsels und dadurch Entlastung des Sinnesorganes Haut von überstarken Stoffwechselfunktionen, z.B.
1. Acne vulgaris
2. Seborrhoe
3. Komedonenbildung
4. Follikulitis

Akne-Gesichtsmaske

Für die Akne-Gesichtsmaske werden potenzierte organische und pflanzliche Heilsubstanzen auf Heilerde aufgetrocknet. Terra medicinalis, die in der Volksmedizin für ihre innerliche und äußerliche vermittelnde und adsorptive Wirkung bekannte Heilerde, ist die Grundlage der pulverförmigen Zubereitung. Schon die Heilerde für sich hat eine entzündungshemmende, wundheilungsfördernde und entstauende Wirkungsweise. Tropaeolum verstärkt die sulfurische, reinigende Seite des Präparates. Placenta bovis wirkt zusätzlich abheilend, vitalisierend und den Gewebeaufbau fördernd.

Äthanolischer Auszug aus Tropaeolum, Herba rec.
(Gewichtsanteil vor Trocknung 25%)
siehe Akne-Gesichtsdampfbad

Placenta (bovis) Gl D7 (Gewichtsanteil vor Trocknung 10%)
(Mutterkuchen vom Rind):

Das Organpräparat der tierischen Placenta wirkt, wie alle Organpräparate, auf den ätherischen Organismus belebend und aktivierend. Vor allem wird der Kieselprozeß in der Haut durch das Organpräparat Placenta gestärkt. In dem der Entzündung oder gar Eiterung folgenden Gewebeneubildungsstadium kommt es zu einem harmonischen Zusammenwirken von ätherischen Aufbaukräften und von formgestaltenden kieselgetragenen Lichtkräften. Sowohl der Neigung zur weiterschwelenden Entzündung als auch einer verhärtenden Narbenbildungstendenz wird durch Placenta bovis vorgebeugt.

Entstehung: WALA-Ärztekreis, Dr. med. Heinz-Hartmut Vogel, 1970.

Darreichungsform
Pulver

Dosierung und Art der Anwendung
Soweit nicht anders verordnet:
Nach dem Gesichtsdampfbad wird im allgemeinen die Gesichtsmaske aufgetragen, 1 mal täglich oder bei empfindlicher Haut 1–3 mal wöchentlich.
5 Teelöffel Pulver mit 2 Teelöffel Wasser verrühren, auf Gesicht und Stirn unter Aussparung der unmittelbaren Augenumgebung auftragen und 15 Minuten einwirken lassen. Mit warmem Wasser Maske entfernen, kalt nachspülen.

Indikationen
Anregung des intermediären Stoffwechsels und dadurch bedingte Entlastung des Sinnesorganes Haut von überstarken Stoffwechselfunktionen, z.B.
1. Acne vulgaris
2. Seborrhoe
3. Komedonenbildung
4. Follikulitis

Akne-Kapseln

Der Konzeption des Präparates liegt die Überlegung zugrunde, daß als Ergänzung der äußerlichen Akne-Therapie die innere Atmung, der Feinstoffwechsel, der intermediäre Stoffwechsel besonders in Leber, Lunge und Niere belebt werden sollen. Gleichzeitig soll der Blutbildungsprozeß und die Eiweißbildung intensiviert werden. Es wurde deshalb eine Anzahl von geeigneten pflanzlichen und mineralischen Mitteln, die nachstehend aufgeführt werden, in ihrer Wirkung zusammengefaßt.

Carvi aetheroleum und Foeniculi aetheroleum (je 0,05%)
(ätherisches Öl aus Kümmel- und Fenchelfrüchten; Carum carvi, Foeniculum vulgare; Umbelliferae):

Beide zeichnen sich durch eine anregende Wirkung auf den Atmungs- und Wärme-Prozeß der Niere aus. Sie tragen auch zur allgemeinen Stoffwechselregulierung und -harmonisierung bei.

Carbo Betulae (zu 1% enthalten)
(Birkenkohle aus dem Holz der Weißbirke, Betula pendula; Betulaceae);

Graphites D11 (0,01%)
(Graphit):

Beide Bestandteile vermögen durch ihre Kohle-Natur die Atmungstätigkeit im venösen Blutsystem und Pfortadersystem anzuregen. Sie verstärken hier die Kohlensäureausatmung. Ebenso tragen sie durch ihre Nieren-Haut-Beziehung dazu bei, die Nieren- und Nebennierenfunktion zu harmonisieren.

Rosa ferm cum Ferro (0,01%)
(Edelrose, Rosa hybrida; Rosaceae; Auszug in Gegenwart von Hämatit, Roteisenerz):

Dies ist ein Spezialpräparat der WALA; es regt den Eisenprozeß im Blut an und damit die Entgiftungsvorgänge im Organismus.

Fucus vesiculosus e planta tota ferm (0,01%)
(Blasentang, Fucus vesiculosus; Fucaceae):

Der Blasentang wirkt auf den Stoffwechsel über die Schilddrüsentätigkeit und regt die Sauerstoffatmung an. Fucus ist in der Nordsee und im Atlantischen Ozean beheimatet. Die durch größere Luftblasen gegliederten Stränge des Tanges enthalten beträchtliche Mengen an Jod (0,03% in der Asche), welches in organischer Bindung als Mono- und Dijodtyrosin bzw. auch als Natriumsalz gebunden ist. In der Homöopathie wird Fucus vesiculosus bei Strumen eingesetzt. Die Atmungstätigkeit im Stoffwechsel wird also durch die Jod-Licht-Wirkung des potenzierten Blasentangs reguliert.

Tropaeolum ex herba ferm 33c (0,01%)
(Kapuzinerkresse, Tropaeolum majus; Tropaeolaceae):

Diese ursprünglich in Südamerika beheimatete, heute in Mitteleuropa weitverbreitete Zierpflanze bevorzugt einen feuchten Standort, an dem sie am besten ihr wucherndes, mit den plastischen, runden Stengeln rankendes Wachstumsverhalten ausleben kann. Sie ist bekannt als hochsulfurische, schwefelhaltige Pflanze, deren ätherisches Öl sich besonders im Blattbereich anreichert. Für diese sulfurische Eigenschaft sprechen auch der stechende Duft und die hautreizende Wirkung der Kapuzinerkresse bei der Verarbeitung.

Im menschlichen Organismus intensiviert Tropaeolum majus die Stoffwechsel- und Absonderungsfunktionen im Bereich der Nieren und der Hautdrüsen. Speziell wird die Funktion der Talgdrüsen in der Haut angeregt und ausgeglichen.

Amethyst (1%)
Dieser Bestandteil soll den Kieselprozeß, ebenfalls im Blutbereich, stärken.

Cochlearia ex herba ferm 33b (0,01%)
(Löffelkraut, Cochlearia officinalis; Cruciferae):

Cochlearia fordert den Astralleib heraus, sich im Ätherisch-Flüssigen stärker zu betätigen; es besteht eine intensive Licht- und Nierenbeziehung, die Ausscheidungsfunktion im Bereich der Urogenitalorgane wird angeregt.

Juniperus e fructibus ferm 35a (0,01%)
(Wacholder, Juniperus communis; Cupressaceae):

Juniperus regt die Tätigkeit der Nierenglomeruli an und durchwärmt die Nieren intensiv.

Oxalis e planta tota ferm 34b (0,01%)
(Sauerklee, Oxalis acetosella; Oxalidaceae):

Oxalis begünstigt die gesunde „Atmungsfunktion“ des Astralleibes, besonders in Leber, Niere, Pankreas.

Betula e foliis ferm 34e (0,01%)
(Weißbirkenblätter, Betula pendula; Betulaceae):

Betula regt die Absonderungsfunktion der Nieren an durch Mobilisierung „liegengebliebener“ Stoffwechselprodukte.

Fumaria ex herba ferm 33c (0,01%)
(Erdrauch, Fumaria officinalis; Papaveraceae):

Der Erdrauch gehört zu den Mohngewächsen. Er ist ein im Blatt- und Blütenbereich gut durchluftetes und durchgegliedertes, bodennahes Kraut, welches im Sommer als Ackerunkraut trübviolett blüht. In der Analyse finden sich Alkaloide wie Fumarin und Protopin, sie zeigen das überstarke Eingreifen des astralischen Elementes in den Pflanzenstoffwechsel an.

Durch Fumaria erfolgt, ähnlich wie bei dem verwandten Chelidonium, eine Anregung des Stoffwechsels und der Ausscheidungsfunktionen, besonders im Pfortader-Leber-Galle-Bereich. Dadurch werden die in den Hautunreinheiten der Akne nach der Körperperipherie fehlgeleiteten Absonderungsvorgänge wieder in den Stoffwechsel und die Ausscheidungstätigkeit der inneren Organe aufgenommen.

Frangula e cortice ferm 33c (0,01%)
(Faulbaumrinde, Rhamnus frangula; Rhamnaceae):

Der Faulbaum ist ein locker verzweigter einheimischer Strauch, dessen bleigrau bis violett erscheinende, mit hellen Korkwarzen versehene Rinde arzneilich Verwendung findet. In der Rinde finden sich neben Gerbstoffen die stark laxierend wirkenden und die Darmschleimhaut reizenden Anthrachinone. In niedrig potenzierter Form regt Frangula die Flüssigkeitsprozesse der Leber an und wirkt mild abführend.

Urtica dioica e planta tota ferm 33c (0,01%)
(Große Brennessel, Urtica dioica; Urticaceae):

Urtica harmonisiert aus dem Gleichgewicht geratene Formprozesse, u.a. auch im Urogenitalbereich und im Blut.

Viola tricolor ex herba ferm 33e (0,01%)
(Stiefmütterchen, Viola tricolor; Violaceae):

Das wilde Stiefmütterchen mit seinen bunten, senkrecht gestellten Blüten ist ein zierliches Ackerunkraut, welches kieselhaltigen Boden bevorzugt. Als heilsam bekannt ist die Anwendung der Tinktur besonders bei Akne und Ekzemen, auch bei Hautausschlägen von Kindern, weiterhin die Verwendung als Diuretikum und Blutreinigungsmittel.

Zusammenfassung

Allgemein ist zu sagen, daß die geschilderten heilenden Substanzen insbesondere auf den Blutprozeß wirken, teilweise auch die Leber und die Nieren in ihrer Eigentätigkeit stärken. Das Präparat ist in Terra medicinalis (Heilerde) eingearbeitet, die auf den Stoffwechsel im Magen-Darm-Bereich eine entgiftende und harmonisierende Wirkung ausübt. Tonerde, im wesentlichen ein Aluminiumsilikat (Feldspat aus dem sich auflösenden Urgestein), wirkt in der fruchtbaren Ackererde vermittelnd zwischen den von der Erde ausgehenden verdichtenden Lebensvorgängen und den aus dem Umkreis einstrahlenden „kosmischen“ Umkreiskräften. Entsprechend ist die ausgleichende Wirkung der Tonerde im Magen-Darm-Bereich zu verstehen.

Entstehung: WALA-Ärztekreis, Dr. med. Heinz-Hartmut Vogel, 1970.

Darreichungsform

Kapseln

Dosierung und Art der Anwendung

Soweit nicht anders verordnet:
Täglich jeweils 1 Kapsel morgens und 2 Kapseln abends einnehmen.

Indikationen

Anregung des intermediären Stoffwechsels und dadurch Entlastung des Sinnesorganes Haut von überstarken Stoffwechselfunktionen, z.B.

1. Acne vulgaris
2. Seborrhoe
3. Komedonenbildung
4. Follikulitis

Akne-Wasser

Im Rahmen der Entwicklung der Akne-Präparate sollte neben Akne-Kapseln auch ein äußerlich anzuwendendes Akne-Gesichtswasser zur Verfügung stehen, welches das Gesichtsdampfbad und die Maske ergänzt. Eine genaue Anleitung zum Gebrauch dieser Serie, sowie Ratschläge hygienischer und diätetischer Art, die für eine wirksame Akne-Behandlung Voraussetzung sind, finden sich in der WALA-Hausmitteilung Nr. 7 für Ärzte.

Äthanolischer Auszug aus Calendula, Flores rec. (zu 7,5% enthalten)
(Ringelblumenblüten, Calendula officinalis; Compositae):

Calendulablüten wirken auf die Gewebeatmung und Durchwärmung der Haut. Die Ringelblume konzentriert als Komposite einen starken Wärmeprozeß im Blütenbereich. Die arterielle Durchblutung der Haut wird reguliert, sie ist bei Haarbalgentzündungen (Akne) teils zu intensiv in der auf die Stauung der Talgsekretion folgenden reaktiven Entzündung, teils zu lethargisch in den träge ablaufenden Heilungsprozessen.

Die Ringelblume bezieht ihre wundheilende Eigenschaft aus ihrer Wärmewirksamkeit. Aus der höheren Gesamtordnung herausgefallene Gewebeteile gliedert sie wieder in den gesunden Zusammenhang ein. Wo dies nicht mehr möglich ist, werden absterbende Gewebeteile aufgelöst und ausgeschieden, anschließend eine Erneuerung und Heilung eingeleitet.

Äthanolischer Auszug aus Anthyllis, Herba rec. (7,5%)
(Wundklee, Anthyllis vulneraria; Leguminosae):

Anthyllis ist eine fiederblättrige, in dichten Blütenköpfen gelb bis orange blühende Heilpflanze. Der Gerbstoff- und Saponingehalt der Pflanze sowie reichlich Schleim und Anthocyane lassen darauf schließen, daß Wundklee als Leguminose auf die Eiweißbildung und den Eiweißabbau einwirkt. Der gestörte Eiweißprozeß in der Haut wird durch Wundklee geordnet. In der Volksmedizin gilt er als Wundheilmittel. Wundklee gedeiht am besten auf relativ humusarmen, kalkigen Trockenwiesen und treibt eine kräftige Wurzel in die Tiefe; der filzig behaarte Stengel weist auf seinen Zusammenhang mit dem Kieselprozeß hin, wodurch die Beziehung zur Kieselorganisation der Haut und deren Wirksamkeit im Bindegewebsbereich der Cutis verständlich wird.

Äthanolischer Auszug aus Tropaeolum, Herba rec. (5%)
(Kapuzinerkresse, Tropaeolum majus; Tropaeolaceae):

Die ursprünglich in Südamerika heimische Kapuzinerkresse ist dadurch ausgezeichnet, daß sie im Blattbereich bereits sulfurische Eigenschaften entwickelt, indem sie dort Senföle ausbildet. Das Blatt wirkt dadurch geradezu antibiotisch, indem die Senföle tief in den Eiweißstoffwechsel des Organismus eingreifen und die nicht in die ätherische Organisation aufgenommene Eiweißsubstanz zur Ausscheidung bringen. Auch die Beziehung von Tropaeolum majus zur Niere ist dafür kennzeichnend. Der Astralleib wird in besonderer Weise aktiviert.

Äthanolischer Auszug aus Aesculus, Cortex (Decoct.) (3%)
(Rinde der Roßkastanie,Aesculus hippocastanum; Hippocastanaceae):

Die Beziehung der Roßkastanie zur venösen Seite des Gefäßsystems steht im Vordergrund der Wirksamkeit. In diesem Präparat soll Aesculus die venöse Stase im Hautkapillargebiet beeinflussen. Es ergänzen sich im Akne-Wasser Aesculus und Calendula, welche, wie gesagt, mehr die arterielle Durchblutung reguliert. Das Kapillargefäßsystem der Haut ist im übrigen so beschaffen, daß die venöse Seite bei weitem überwiegt, indem sich ein Netz aus Riesenkapillaren in der Kutis ausbreitet, welches zur Sinnesorganfunktion der Haut gehört.

Die Rinde von Aesculus, die in ihrer schuppigen, graubraunen Struktur reichlich Aesculin enthält, regt den Chemismus und die Eiweißgestaltung in der Haut an, die bei der Akne geschwächt sind.

Äthanolischer Auszug aus Bellis perennis, Herba rec. (1,5%)
(Gänseblümchen, Bellis perennis; Compositae):

Das weit verbreitete Gänseblümchen ist ebenfalls eine Komposite und regt den Wärmeprozeß im Blutbereich an. Es fördert durch seine anregende Wirkung auch auf den Atmungsprozeß (Astralleib) die Entschlackung des Organismus: Die Nierentätigkeit wird angeregt, der Stoffwechsel im allgemeinen intensiviert. Die homöopathische Arzneimittelprüfung hat dies in einem weitgespannten Symptomenbild belegt. In der Volksmedizin ist Bellis perennis bei Hautunreinheiten zur sogenannten „Blutreinigung“ als wirksam bekannt.

Äthanolischer Auszug aus Echinacea, Herba rec. (2,5%)
(blaßblütiger Sonnenhut, Echinacea pallida; Compositae):

Echinacea wurde aus der indianischen Volksmedizin in die Phytotherapie Europas übernommen. Die ausdauernde Staude zeichnet sich durch einen widerstandsfähigen und langwährenden Blütenprozeß aus. Jedoch ist das Verhältnis zum Wässerigen so, daß die Blätter von Sproß und Blüte turgorlos erscheinen bei geringer Blattmetamorphose. Die an eine mächtige Arnika erinnernde Echinacea hat, ähnlich wie diese, eine Beziehung zum Kieselprozeß, was aus der rauhen, haarigen Blatt- und Stengelbildung hervorgeht. Ihre Wirkung auf den Bindegewebs-Kiesel-Prozeß im Organismus schlägt die Brücke zur pharmazeutischen Anwendung bei allgemeiner Abwehrschwäche. Der Bindegewebsorganismus wird aktiviert und über diesen das Immunsystem angeregt. Bei der äußeren

Anwendung auf der Haut ist der Sonnenhut für infizierte, örtlich eiternde Krankheitsprozesse geeignet.

Funiculus umbilicalis Gl D5 (1%)
(Nabelschnur);

Cutis (feti) Gl D5 (1%)
(embryonale Haut);

Placenta (bovis) Gl D5 (1%)
(Mutterkuchen vom Rind);

Glandulae suprarenales Gl D5 (1%)
(Nebennieren):

Die Organpräparate Funiculus umbilicalis, Cutis (feti) und Placenta (bovis) sollen als tierische Produkte die ätherische Organisation, vor allem in der Haut ansprechen. Der in seiner noch plastischen Grundsubstanz kieselhaltige Nabelstrang wirkt in besonderer Weise anregend auf den Kieselprozeß des Hautbindegewebes. Das Präparat Glandulae suprarenales soll darüber hinaus den von Nieren und Nebennieren ausgehenden Lichtprozeß in der Haut stärken.

Enstehung: WALA-Ärztekreis, Dr. med. Heinz-Hartmut Vogel, 1970.

Darreichungsform
Tinktur zum äußerlichen Gebrauch

Dosierung und Art der Anwendung
Soweit nicht anders verordnet:
Morgens und abends, auch nach Anwendung der Gesichtsmaske, Akne-Wasser unverdünnt mittels eines Wattebausches auftragen.

Indikationen
Anregung des intermediären Stoffwechsels und dadurch Entlastung des Sinnesorganes Haut von überstarken Stoffwechselfunktionen, z.B.
1. Acne vulgaris
2. Seborrhoe
3. Komedonenbildung
4. Follikulitis

Ammi Visnaga comp., Suppositorien
Ammi Visnaga comp., Suppositorien für Kinder

Der Konzeption des Präparates liegt die Auffassung zugrunde, daß Spasmen, vor allem im Magen-Darm-Bereich, jedoch auch im Bereich der abführenden Gallenwege, der Gallenblase, des Nierenbeckens, der Harnleiter und der Harnblase ihre Ursache in einem ungenügenden rhythmischen Eingreifen des Astralleibes in Hohlorganen haben. Der Astralleib ist zu sehr „einatmend" tätig, verbindet sich zu stark und auf eine krampfhafte Weise mit den genannten glattmuskulären Hohlorganen. Ammi visnaga comp. regt das Gleichgewicht des rhythmischen Eingreifens der Empfindungsorganisation wieder mehr nach der Ausatmungsseite an.

Ammi visnaga e fructibus ferm 35b ∅ (zu 1% enthalten)
(Zahnstocher-Ammei, Ammi visnaga; Umbelliferae):

Alle Umbelliferen haben eine besondere Beziehung zum Wärme-Licht-Prozeß des „oberen" Nierenpoles, d.h. zu der die Glomerula enthaltenden Nierenrinde, und damit zur Atmungstätigkeit des ganzen Organismus. Aus der Nierenwirksamkeit der Doldenblütler heraus ist verständlich, daß durch Ammi visnaga bei Atonie von Hohlorganen auf der einen Seite und bei Spasmus durch den nerven-/sinnesartig „von außen" angreifenden Astralleib andererseits eine Harmonisierung des Wesensgliederverhältnisses erreicht werden kann. Der Wärmeprozeß, der zwischen Atonie und Spasmus vermittelnd ausgleicht, wird angeregt. Eine Kolik ist demnach eine tendenzielle Schwäche und Unrhythmik der Peristaltik mit Atonie, die von reaktiven Spasmen unterbrochen wird.

Im Vergleich zu anderen Umbelliferen ist die folgende Signatur zum Verständnis der Ammi visnaga von Bedeutung. Sie wächst in trockenen Gebieten des Mittelmeerraumes auf sandigen und salzigen Böden. Eine kräftige, längliche, weiße Wurzel entläßt im ersten Jahr ein reiches, krausfedriges Blattwerk. Anschließend kommt es zum starken Sproßwachstum eines hohlen, lufthaltigen Stengels mit Ausbildung vielstrahliger weißer Doldenblütenschirme. Die Doldenstrahlen verholzen nach der Blütezeit und werden von den Einheimischen als Zahnstocher verwendet. Medizinisch gelangen die feinen, länglichen Samen zur Anwendung, die neben fettem Öl Khellin und Visnadin enthalten. Diese beiden Stoffe sind stark krampflösend und werden als isoliertes Khellin bzw. Visnadin zur Bronchospasmolyse bzw. Koronarerweiterung phytotherapeutisch eingesetzt. Die länglichen, dünnen Samen, die die ausstrahlende Geste des Doldensternes fortsetzen, sind von einer starken Lichteinwirkung geprägt: In der Signatur der Zahnstocher-Ammei zeigt sich nun eine Art Durchkreuzung der Bildetendenzen: Ammi visnaga ist also dadurch charakterisiert, daß einerseits das Wärme-Licht-Prinzip von der Blüte in Richtung Sproß-Wurzel-Region dringt (hohler, lufthaltiger Stengel; Harzgehalt der Wurzel), während dem entgegengesetzt die erdhaften Kräfte von der Wurzel aus aufsteigen (frühzeitige Austrocknung; Verholzung der Blütenregion). Eine eigentliche wäßrig-quellende Mitte, die zum Beispiel saftige Stengel und nach der Peripherie sich ausbreitende Blattspreitenbildungen kennzeichnet, fehlt bei dieser Pflanze. Das lebentragende, vermittelnde Element ist hier verkümmert.

Entsprechend ist die rhythmische, merkuriale Mitte in der Darmperistaltik geschwächt, Atonie wechselt mit spastischer Kontraktion ab. Der Astralleib kann durch die Ammi-visnaga-Wirkung von seinem krankhaft „nierenartigen" Eingreifen im Magen-Darm-Trakt wieder entlastet und zu seiner physiologischen Wirkung im Nierenorgan zurückgeführt werden. So kann die krampflösende Heilwirkung auf die glattmuskulären Hohlorgane des Verdauungstraktes und Unterleibs begriffen werden.

Chamomilla e radice ferm 33c ∅ (0,6%)
(Wurzel der echten Kamille, Chamomilla recutita; Compositae):

Ammi visnaga wurde für dieses Kompositionspräparat durch Chamomilla, Belladonna und Nicotiana ergänzt, die in der Monographie zu den Belladonna comp., Suppositorien ausführlicher beschrieben sind.

Als Komposite hat die Kamille eine starke Beziehung zum Wärmeelement, doch zeigt sie in der Signatur ihres hohlen Blütenbodens auch eine ungewöhnliche Durchluftung. Außerdem läßt sie am extremen Zurückdrängen der Blattspreiten in der feinen Fiederung bei gleichzeitig vorhandener Neigung zur quellenden Wassereinlagerung den Ausdruck intensiver Ausformung des Blatt-Flüssigkeits-Prozesses durch das Licht-Luft-Element erkennen, d.h. ihre besondere Beziehung zum Nieren- und Nervensystem. Sie vermittelt zwischen beiden Systemen. Insbesondere die Wurzel läßt den Nervenimpuls, namentlich im Nierengeschehen, zurücktreten. So kann sich der Astralleib aus seiner Verkrampfung in dem beschriebenen Organgeschehen lösen.

Atropa belladonna ex herba ferm 33a ∅ (0,2%)
(Tollkirsche, Atropa belladonna; Solanaceae):

Das blühende Kraut der Tollkirsche hat eine besondere Beziehung zum Flüssigkeits-Blut-Prozeß, zur Tendenz des Blutes, in die Peripherie, vor allem in den

Sinnes- und Kopfbereich, zu drängen. Es wirkt jedoch auch überall dort, wo Sinnesprozesse tätig sind. Es läßt in seiner Wirkung den Astralleib aus seiner krampfartigen Verhaftung, wiederum in Hohlorganen, zurücktreten.

Nicotiana e foliis ferm 33b ∅ (0,2%)
(Blätter der Tabakpflanze, Nicotiana tabacum; Solanaceae):

Auch Nicotiana tabacum hat die für die Nachtschattengewächse wie Atropa belladonna besondere, typische Beziehung zum Astralleib. Bei den Solanaceen haben wir es mit einem besonders tiefen Eingreifen des Astralischen in die Pflanzenbildung zu tun. Nicotiana jedoch, im Unterschied zum Blutprozeß von Atropa belladonna, greift vor allem an den arteriellen Gefäßwänden an. Diese werden durch das homöopathisierte Präparat von einer Übertätigkeit des Seelischen entlastet. Es kommt zur Spasmolyse in den glattmuskulären Hohlorganen.

Zusammenfassung

Man könnte bei dem Gesamtpräparat sagen, daß der zu intensiv eingreifende Astralleib in den Hohlorganen bei einem entsprechend zu schwachen Eingreifen im Nierenbereich entlastet wird. Auf diese Weise wirkt das Präparat spasmolytisch. Es kann geradezu eine Unterkühlung der Nieren zur Darmkolik führen.

Im Gegensatz zu Belladonna comp. sind die Heilpflanzen in Ammi visnaga comp. in der Urtinktur enthalten. Die Wirkungsweise ist mehr eine stofflich eingreifende, phytotherapeutische und unter Umständen stärkere im Vergleich zu Belladonna comp. Der Wirkungseintritt ist bei der Anwendungsform der Zäpfchen sehr rasch, denn es kommt zur Einwirkung auf den ektodermalen Enddarmabschnitt, d.h. auf den Sinnesprozeß im Stoffwechsel. Der ausgeprägte Plexus hämorrhoidalis gewährleistet eine rasche Resorption, so daß die Suppositorien durchaus mit der intravenösen Applikationsweise verglichen werden können.

Entstehung: WALA-Ärztekreis, Leitung Frau Dr. med. Margarethe Hauschka, 1959.

Darreichungsform

Suppositorien

Dosierung und Art der Anwendung

Soweit nicht anders verordnet,
bis zu täglich 1–3 mal jeweils 1 Zäpfchen in den Mastdarm einführen.

Indikationen

Zur Anregung des rhythmischen Eingreifens der Empfindungsorganisation in die ätherische Organisation der Hohlorgane des Magen-Darm-Bereiches, der Gallenblase und der ableitenden Harnwege, zugleich zur Anregung der Nierenfunktion, z.B. bei

1. Spasmen des Magen-Darm-Traktes und der Unterleibsorgane
2. Dysmenorrhoe
3. Nachgeburtswehen

Anagallis comp.

Es sollte ein spezielles Leberpräparat entwickelt werden im Hinblick auf eine Schwäche der allgemeinen Leber- und Gallefunktion mit Stauungs- und Verhärtungstendenz sowie Steinbildung.

Anagallis e planta tota ferm 33b D4

(Ackergauchheil, Anagallis arvensis; Primulaceae):

Der Ackergauchheil findet sich als unscheinbares, meist rotblühendes Pflänzchen auf Ackerland und Schutthalden. Er wächst vorwiegend kriechend am Boden entlang, das heißt, das Horizontalprinzip und das wässrige Element überwiegen. Die ganzrandigen, bitter und zusammenziehend schmeckenden Blätter stehen kreuzgegenständig: Die Vierzahl im Blattbereich weist auf den lebensätherischen Bereich hin. Des weiteren fällt in der Pflanzengestalt eine Tendenz zur Vereinheitlichung auf, wie sie den in die Blattachseln heruntergenommenen Blüten und den aus einem Punkt entspringenden, feinen Würzelchen entspricht.

Im menschlichen Organismus ist die Leber dasjenige Organ, in dem im chemisch-ätherisch geprägten Milieu aus der einheitlichen Ursubstanz, der „Prima materia", die differenzierte Substanzbildung zu Eiweiß, Fett und Kohlenhydraten vollzogen wird. In diesem Sinne ist Anagallis arvensis ein Leberheilmittel. Auch die entgiftende Tätigkeit der Leber wird durch Anagallis angeregt, daher auch ihre Verwendung bei Intoxikationen der verschiedensten Art. Rudolf Steiner erwähnt Anagallis im Hinblick auf eine Aktivierung der Ich-Organisation im Darmbereich, indem diese die mit der Heilpflanze zugeführten Alkalimetalle ergreift und dadurch einer überschießenden, krankmachenden Tätigkeit des Astralleibes entgegenwirkt.[38])

Carduus marianus e fructibus ferm 36 D4
(Frucht der Mariendistel, Silybum marianum; Compositae):

Stärker noch als Anagallis hat Carduus marianus ihre eindeutige Indikation bei einer Entvitalisierung der Leber auf der Grundlage chronischer, degenerativer Leberzellerkrankungen mit zirrhotischem Umbau.

Die Mariendistel ist dadurch gekennzeichnet, daß sie als zweijährige Pflanze im ersten Jahr zunächst eine Rosette in Boden- und Wurzelnähe bildet. Licht und Wärme greifen bereits im Blattbereich von außen tief in den Flüssigkeitsprozeß ein, sie überformen die Blattspreiten, die sich zuspitzen und verhärten, und dies in zunehmendem Maß bis hinauf in die Blüten-Frucht-Region. Wir haben es hier folglich mit der Auseinandersetzung eines sehr kräftigen ätherischen, flüssigschwellenden Prinzips mit dem Wärme-Licht-Prinzip zu tun. Im zweiten Vegetationsjahr wächst der Sproß bis etwa zur Mannshöhe. Im Anschluß an eine deutliche Blattmetamorphose bildet Carduus violett blühende, von einem dornigen und harten Kelch zusammengehaltene Blütenkörbchen aus. Als Komposite hat Carduus marianus eine besondere Wärmebeziehung und ist deshalb geeignet, bei chronischen Leberentzündungen mit der Gefahr des Übergangs in eine Zirrhose therapeutisch zu einer Anregung des vereinheitlichenden Wärmeorganismus eingesetzt zu werden. In der Leber muß, wenn sie gesund bleiben will, der Flüssigkeitsprozeß vorherrschend bleiben. Wenn über die verstärkte Arterialisation Licht- und Formkräfte in der Leber vergleichbar der Dornbildung der Mariendistel zu stark in den interstitiellen Flüssigkeits- und Aufbauprozeß eingreifen, kommt es zu zirrhotischen Erscheinungen und zur Leberverhärtung. Die Zirrhose beginnt peripher in den Glissonschen Dreiecken und greift von dort aus auf die Leberläppchen über. Für die Leberzirrhose ist Carduus marianus das wesentliche Heilmittel.

---

[38]) *siehe Steiner/Wegman „Grundlegendes für eine Erweiterung der Heilkunst", Kapitel 7.*

Taraxacum e planta tota ferm 34c D4
(Löwenzahn, Taraxacum officinale; Compositae):

Taraxacum officinale ist ebenfalls eine Komposite mit starker Wirkung auf den Wärmeprozeß sowie auf den Zuckerstoffwechsel der Leber und ergänzt die beiden Präparatebestandteile Anagallis und Carduus marianus bezüglich der Funktionen der Glykogenbildung und Glykolyse in der Leber.

Der Löwenzahn ist eine der typischsten Leberheilpflanzen: Einerseits zeigt er die starke, im Frühjahr zucker- und im Herbst inulinbildende Pfahlwurzel, andererseits die Blattrosettenbildung als Hinweis für die Betonung des Flüssigkeitsprozesses. Die Blütenbildung erfolgt, vom Blattprinzip abgesetzt, rasch, auf hohlem Stengel aufschießend. Darin kommt eine gewisse Trennung von vegetativem, dem Chemismus hingegebenen Wurzel-Blatt-Geschehen und Blütenprozeß zum Ausdruck.

In der Leber muß dieser Doppelprozeß vereinheitlicht werden. Wenn der Blüten-Zucker-Prozeß der Leber sich verselbständigt gegenüber dem Leberchemismus, was bis zum leberbedingten Diabetes hinführt, ist Taraxacum das Heilmittel, vor allem dann, wenn die Umwandlung des in der Leber in der Nacht gebildeten Glykogens in Zucker in der Glykolyse gegen Morgen zu früh einsetzt. Der Bitterstoff im Milchsaft, der vor allem die Wurzel ergreift, jedoch auch in den Blattbereich hinaufreicht, ist zugleich ein Hinweis für die starke Durchastralisierung, welche die chemisch-ätherische Wirksamkeit ergreift. So ist die intensive Wirkung von Taraxacum auf den Leberprozeß zu verstehen. Der Löwenzahn kann die Ich-Wärme-Tätigkeit im Leberbereich bis hin zu einer besseren Beherrschung des Zuckerstoffwechsels anregen.

Cichorium e planta tota ferm 33c D6
(Wegwarte, Cichorium intybus; Compositae):

Wir haben es bei der Zichorie mit einem Licht-Phosphor-Prozeß in Verbindung mit einem Kieselprozeß zu tun, die in dieser Pflanze eine besondere Rolle spielen. Die Zichorie repräsentiert als Angehörige der Familie der Kompositen ebenfalls die Hochentwicklung des Blüten-Wärme-Prinzips. Typisch ist einerseits eine langanhaltende Blütezeit bei jeweils sehr kurzlebigen Einzelblüten; andererseits weist die starke, sparrige Stengelbildung, das Aufschießen des Sprosses bis zu 2 m Höhe und die Ausbildung einer am Boden sitzenbleibenden, ausgedehnten Blattrosette auf eine sehr starke Polarisierung der Pflanzenbildung hin:

Der intensive, ausdauernde, sich immer wieder erneuernde Blütenprozeß steht der Ausbildung einer kräftigen, saftigen Pfahlwurzel sowie dem Bezug zum Wässerigen in der Blattrosettenbildung gegenüber. Die würzige Bitterstoffe enthaltende Wurzel und ebenfalls die Milchsaftbildung weisen auf den Leber-Galle-Prozeß hin.

Die Wegwarte setzt die Milzwirkung auf die roten Blutkörperchen fort, ein zu starker Blutzerfall wird durch Cichorium reguliert. Eine Übertätigkeit in der Gallebildung wird dadurch normalisiert. Die Wegwarte zeigt ihre Wirkung auf die Erythrozyten durch ihren relativ hohen Anteil an Phosphor; der Kieselreichtum ist Ausdruck ihrer Beziehung zur Ich-Organisation. Cichorium greift daher noch tiefer als die drei oben genannten Präparatebestandteile in das zu Physisch-Werden des Lebensprozesses der Leber und im Galle-Milz-Pankreas-Bereich ein.

Kalium carbonicum e cinere Fagi D6
(Kaliumcarbonat aus Buchenholzasche):

Kalium ist der Elektrolytbestandteil, der insbesondere den Leberglykogenbildungsprozeß beherrscht. Kalium wirkt im Chemismus der Leber, der Muskulatur und im gesamten Zellstoffwechsel substanzbildend und –verdichtend. Kalium carbonicum e cinere Fagi, die Pottasche, ist ein „pflanzliches Alkalimetall“ und verstärkt die übrigen Präparatebestandteile in Richtung Vitalisierung und Verlebendigung. Kalium carbonicum ist gleichsam der Vermittler der ätherischen Lebensprozesse im Hinblick auf das Eingreifen der Ich-Tätigkeit, was den Aufbau des Glykogens und seine Umwandlung in Zucker betrifft. Hier besteht eine direkte Verbindung der Wirkung von Kalium carbonicum zu Taraxacum.

Zusammenfassend ist zu sagen, daß Anagallis comp. als Begleit- und Basistherapie bei Leberfunktionsstörungen, seien sie allgemeiner Art oder auch begleitend bei Karzinomen, Ekzemen und anderen Systemerkrankungen, einzusetzen ist. Die Anregung der ätherischen Lebertätigkeit wird durch dieses Präparat bewirkt.

Entstehung: Klinisch-Therapeutisches Institut, Dr. med. Ita Wegman, 1935.

Darreichungsform
1. Injektionslösung
2. Globuli velati

Dosierung und Art der Anwendung
Soweit nicht anders verordnet:

1. Injektionslösung:
   1 mal täglich jeweils 1 ml subcutan in die Lebergegend injizieren.

2. Globuli velati:
   1–3 mal täglich jeweils 5–10 Globuli unter der Zunge zergehen lassen.

Indikationen
Zur Anregung der Substanzbildungs- und Entgiftungstätigkeit der Leber, z.B. bei

1. Störungen der Leber- und Gallefunktion
1.1. Leberzirrhose; Stauungsleber
1.2. Cholangitis; Cholelithiasis
2. diabetischer Stoffwechsellage
3. subakuter Appendicitis
4. trockenen Ekzemen
5. als Adjuvans in der Carcinombehandlung

Ananassa comp.
Ananassa comp., Unguentum

Die Indikation für dieses Präparat geht auf Angaben Rudolf Steiners zurück.

Ananassa e fructibus ferm 33a D29
(Ananas, Ananas comosus; Bromeliaceae):

Diese tropische Pflanze entfaltet ihre Kraft vor allem in der süß-saftigen und dabei faserreichen Frucht, welche auch zur Grundsubstanz verarbeitet wird. Sie benötigt viel Licht und feuchten Untergrund, welchen sie mit einer bodenständigen, dornenberandeten Blattrosette bedeckt. Die Blätter sind sukkulent und haben die Fähigkeit, nachts CO_2 aufzunehmen und zu speichern, welches sie dann tags verstoffwechseln. Hier besteht bereits die Beziehung zur Kohlensäureabatmung im Auge. Die Frucht ist eine Vereinheitlichung von Blattbildung (Deckblattschopf am oberen Fruchtende, Tragblätter aufgenommen in die hornig-harte Fruchtschale), fleischig anschwellendem Fruchtknoten und Samen und nimmt in ihrer zweijährigen Vegetationsperiode viel Flüssigkeit aus der ganzen Pflanze in sich auf. Man kann also sagen, die duftende Frucht versammelt in sich Blütenhaftes, Samenartiges mit Blatt- und Erdhaftem (Faserigkeit). Dieser Typus macht die Beziehung zu dem Auge als einem an das Physisch-Physikalische heranreichenden Organ verständlich. Im Gegensatz zu anderen Bromeliaceen behält die Ananas einen starken Erdenbezug und eine Erdnähe. Die Fruchtbildung wendet sich der Erde zu, vergleichbar der Erdbeere unter den Rosaceen. Proteolytische Fermente wie Bromelin und auch Hormone offenbaren ihre Beziehung zu vitalen Stoffwechselvorgängen, vor allem zum Eiweißprozeß. Darüber hinaus spielt in der Ananas der Kieselprozeß, der die ganze Pflanze durchdringt, eine besondere Rolle. In den Epidermiszellen sind kleine Kieselkörper stofflich abgelagert. Dies ist ebenfalls ein Brückenschlag zum Verständnis der Ananasfrucht als Heilmittel für degenerative Augenprozesse, bei Glaskörpertrübungen und Katarakt. Bei diesen Krankheitsprozessen nähert sich der im Kolloidal-Lebendigen sich abspielende Kieselprozeß dem physisch-kristallinen Zustand: Kieselsäure wird in stofflicher Konzentration aus dem Lebensprozeß ausgeschieden, die Kieselsäureprozessualität dagegen erlahmt. Ein pathologischer Zustand entsteht leicht bei denjenigen Organen, die physiologischerweise schon eine beträchtliche Kieselsäureablagerung aufweisen. Hierzu zählt die Augenlinse, bei welcher in der Asche 3% Kieselsäure nachgewiesen werden.

Terebinthina laricina D29
(Lärchenharz aus dem Stamm von Larix decidua; Pinaceae):

Das ätherische Öl des Lärchenharzes ist Ausdruck eines Licht-Luft-Wärme-Prozesses in einer Pinacee, die durch ihre Gesamtsignatur insofern aus dem Rahmen der übrigen Pinaceen herausfällt, als sie jährlich ihre Nadeln abwirft, also dem Jahresrhythmus stärker folgt. Bei der „Birke unter den Nadelhölzern" stehen der Prozeß der Bildung ätherischer Öle einerseits und die Harzbildung andererseits im Vordergrund. Wie die Birke unter den Laubbäumen eine besondere Beziehung zur Nierenorganisation aufweist, zeigt dies die Lärche unter den Nadelbäumen. Sie ist gleichsam nierenverwandt. Die Verdichtung von Licht-, Luft- und Wärme-Prozessen führt zur Bildung von ätherischen Ölen und Harzen, d.h. die ätherischen Öle offenbaren die Tendenz, dem physischen Prinzip zu verfallen, indem sie sich weiter zum Harz verdichten.

Der Lichtprozeß, der sich zwischen Niere und Auge entfaltet, kann zur Erstarrung von Linse und Glaskörper führen, d.h. es kann zu Eiweiß-, ja sogar Kalkausfällungen in diesen Organen kommen. Der umgekehrte Lärchenharzprozeß, d.h. die homöopathische Zubereitung des Lärchenharzes, kann dafür ein entsprechendes Gegenmittel sein.

Entstehung: Ärztekreis des Biologisch-Homöopathischen Krankenhauses, München-Höllriegelskreuth, Leitung Frau Dr. med. Margarethe Hauschka, 1947/48.

Darreichungsform

1. Injektionslösung
2. Globuli velati
3. Salbe

Dosierung und Art der Anwendung

Soweit nicht anders verordnet:

1. Injektionslösung:
1–3 mal wöchentlich jeweils 1 ml subcutan in die Schläfengegend injizieren.

2. Globuli velati:
3 mal wöchentlich bis 1–3 mal täglich jeweils 5–10 Globuli unter der Zunge zergehen lassen.

3. Salbe:
1–2 mal täglich ein erbsengroßes Stück Salbe um die Orbita einreiben. Die Salbe soll mit der Bindehaut nicht in Berührung kommen.

Indikationen

Zur Überwindung von Verhärtungstendenzen und Degenerationsprozessen der lichtbrechenden Medien, insbesondere der Linse, und bei überstarker und unmittelbarer Einwirkung des Lichtprozesses auf die physische Organisation im Auge, z.B.

1. Glaskörpertrübung
2. Katarakt
3. zur Vitalisierung des Auges bei Alterssehschwäche

Apis/Arnica

Der Rezeptur von Apis/Arnica liegt der Gesichtspunkt zugrunde, daß der Wärmeprozeß seine innere Beweglichkeit verliert, es zur Wärmestauung kommt und zur Ausgliederung der über die Wärme eingreifenden Ich-Organisation. Das Heilmittel kann für ganz verschiedene Organe in Betracht kommen. Bei einer Neuritis kommt es nicht zur „Ausatmung" der Wärme im Bereich der Nervenscheiden, dagegen zu einer Anschoppung von Gewebeflüssigkeit. Das Bild der chronischen Neuritis mit den Symptomen der Wärmeüberempfindlichkeit und des Brennschmerzes tritt auf. Apis/Arnica führt hier, wie auch bei Gelenkerkrankungen, zu einem Auffrischen des schleichend und reaktionsarm gewordenen, chronischen Krankheitsverlaufes: Der Zustand wird vorübergehend akuter und gibt dadurch die Möglichkeit zur Überwindung. Andererseits hat das Ovar eine besondere Beziehung zu Apis und zur Wärmeorganisation insofern, als es physiologisch zu einer gewissen Zurückhaltung des Wärmeprozesses kommt. Bei der Bildung von Zysten wird Wärme in pathologischer Weise nicht frei, so daß das Eingreifen der Formkräfte über die Ich-Tätigkeit geschwächt ist. Es kommt ebenfalls zur Flüssigkeitsansammlung.

Apis ex animale Gl D4
(Honigbiene, ganzes Tier, Apis mellifica):

Das Bienenwesen bildet einen ganzheitlichen Wärmeorganismus innerhalb des einheitlichen Bienenstockes aus, der eine besondere Beziehung zum Luftelement entwickelt. Wärme- und Lichtorganisation sind die vorherrschenden Bildeprinzipien. Das Gift der Biene ist ein Eiweißgift, hochsulfurisch, lokal und auch allgemein die Wärme konzentrierend und diese vor allem in der Peripherie der Organe, den serösen Häuten und im gesamten Bindegewebe fixierend; daher rührt die Unbeweglichkeit und Stauung der Wärme im Organismus beim Apis-Bild. Die nicht frei bewegliche Wärme vermittelt folglich unzulänglich die Formkräfte der Ich-Tätigkeit. Dies liegt sowohl der chronischen Nervenentzündung als auch der zystischen Entartung der Ovarien zugrunde.

Im Arzneimittelbild der Biene bzw. des Bienengiftes ist der Wärmeprozeß isoliert vom übrigen organischen Geschehen. Es kommt darauf an, daß die entstehende und frei werdende Wärme wieder in Bewegung und die Gewebeflüssigkeit zwischen Bindegewebe und Blutsystem ins Strömen gebracht wird. Dies gelingt durch Apis als homöopathisierte Substanz. Als tierisches Produkt wirkt Apis auf den erstarrten, unbeweglichen ätherischen Organismus, insbesondere auf den Wärmeäther; er kommt wieder in Bewegung. Dadurch wird das Eingreifen der Ich-Organisation als formende Kraft wieder möglich.

Der pathologische Prozeß der Neuritis und der zystischen Entartung des Ovars ist von einem ähnlichen Geschehen im Bryonia-Arzneimittelbild zu unterscheiden. Auch hier spielt die ödematöse Flüssigkeitsansammlung im Bindegewebe des betreffenden Organs die entscheidende Rolle bei gleichzeitiger Austrockung von Haut und Schleimhäuten. Apis dagegen weist zusätzlich eine Wärmestauung und Zurückhaltung von Gewebeflüssigkeit im Blut, ausgehend vom Fibrinogen, welches der Grundsubstanz im Blut entspricht, auf. Es besteht Durstlosigkeit und die Tendenz zur Hypervolämie, während bei Bryonia das Blut eher an Flüssigkeit verarmt und großer Durst auftritt.

Arnica e planta tota ferm 33c D2

(Arnika, Arnica montana; Compositae):

Arnika hat, wie viele Kompositen, eine besondere Beziehung zur Wärmebildung durch ihren hochentwickelten Blütenprozeß; des weiteren trägt sie eine Affinität zum Kieselprozeß in sich, die über das für Kompositen Typische hinausgeht. Sie gedeiht auf der Urgesteinsunterlage der Mittel- und Hochgebirge und bildet eine feine, auf den Kieselprozeß hinweisende Behaarung aus. Neben der starken Lichtbeziehung des Hochgebirges kommt im krautigen Wuchs der Arnika-Pflanze und ihrer Bevorzugung wässeriger bis sumpfiger Wiesen als Standort ein polarer Gegenprozeß zum Ausdruck: die Beziehung zum Vegetativ-Wässerigen. Zwischen Licht und Chemismus entfaltet sich die Arnika in Wuchs und Wirksamkeit.

Arnika ist als Heilpflanze der Biene verwandt. Während Apis den Wärmeprozeß zwischen Blut und Bindegewebe gleichsam anhält und es dadurch zum Ödem im Bereich der Kapillaren kommt, greift die Wirksamkeit von Arnika stärker in den venösen Blutprozeß ein, der sich gegenüber dem im Bindegewebe sich abspielenden intermediären Stoffwechsel und den Flüssigkeitsprozessen isoliert. Venöse Stauung und damit in Verbindung stehende Wärmestauung sind charakteristisch für die Arnika-Wirksamkeit. Als Heilmittel bringt Arnika die Blutzirkulation, vor allem im venösen Bereich, in Bewegung. Auf diese Weise verstärkt sie die Apis-Wirkung über den Blutprozeß und setzt diese direkt fort.

Die durch die Ich-Organisation vermittelten Formkräfte, wie sie bei Apis geschildert worden sind, werden gestärkt, das Eingreifen des Astralischen wird begünstigt. Arnika wurde als Kieselpflanze geschildert. Der Kiesel ist als Mineral dem Apis-Geschehen verwandt: Man denke an die Sechseckstruktur der Bienenwaben. So wird von zwei Seiten das Formelement in das entsprechende Organ gelenkt: über Apis in die ätherische Organisation, über Arnika in die astralische Organisation.

Entstehung: WALA-Ärztekreis, Leitung Frau Dr. med. Margarethe Hauschka, 1964.

Darreichungsform
1. Injektionslösung
2. Globuli velati

Dosierung und Art der Anwendung
Soweit nicht anders verordnet im allgemeinen Langzeitbehandlung, dann

1. Injektionslösung:
2–3 mal wöchentlich jeweils 1 ml intramuskulär injizieren.

2. Globuli velati:
1 mal täglich jeweils 5–10 Globuli unter der Zunge zergehen lassen.

Gegenanzeigen: bei Injektionen Bienengiftallergie
Nebenwirkungen: In seltenen Fällen kann es bei intramuskulärer Injektion zu harmlosen Rötungen um die Einstichstelle kommen.
Wechselwirkungen mit anderen Mitteln: nicht bekannt

Indikationen
Zur Wiedereingliederung der Ich-Wärme-Organisation und zur Rhythmisierung der Tätigkeit der Empfindungsorganisation im Bereich des erkrankten Organs, z.B.
1. chronische Neuritis
2. Herpes zoster
3. Ovarialzysten
4. Gastralgie
5. Wirbelsäulensyndrome
6. Rheumatische Gelenkerkrankungen
7. Myogelosen

Apis/Belladonna

Dem Präparat liegt der menschenkundliche Gesichtspunkt zugrunde, daß sich bei der Pathologie des Entzündungsvorganges die Wesensglieder Ich-Organisation und astralische Organisation in bezug auf den Gesamtwärme- und Flüssigkeitsorganismus relativ verselbständigen. Die Wärmeregulation ist dann nicht mehr an die rhythmische Ich-Tätigkeit im mittleren, Rhythmischen System angeschlossen, so daß sich Wärme und Gewebeflüssigkeit in Teilgebieten des Organismus, in der Haut, den serösen Häuten oder im interstitiellen Bindegewebe konzentrieren und isolieren. Es entwickelt sich das Apis-Vergiftungsbild. Bei Phlegmonen, beim Erysipel und auch bei Nervenentzündungen kann es zu diesem Bild kommen. Dann ist Apis angezeigt. Belladonna kann dann ebenfalls ein wesentliches Therapeutikum sein, wenn der arterielle Blutanstrom zu dem Entzündungsgebiet gesteigert ist. Zusätzlich zum Apis-Bild entwickelt sich das Krankheitsbild der Belladonna-Vergiftung. Für diese besondere Entzündungsform ist dann das Kompositionspräparat Apis/Belladonna ein geeignetes Heilmittel.

Ein typisches Beispiel dafür stellt die Angina tonsillaris mit folgendem klinischen Befund dar: Die Tonsillen sind leuchtend hochrot, feucht, etwas gedunsen, die Umgebung jedoch ödematös geschwollen, die Schleimhaut blaß, etwas livide verfärbt. Die Tonsillen selbst zeigen keine eitrigen Absonderungen. (Auch Neigung zu rezidivierenden Mandelentzündungen kann bestehen.) Dieses Bild entspricht der Indikation für Apis/Belladonna. Treten Eiterungen, tief blaurote Verfärbung oder andere Krankheitszeichen auf, so muß an weitere Heilsubstanzen wie Mercurius, Lachesis oder Phytolacca gedacht werden. Bei toxischem, geschwürignekrotisierendem Zerfall der Tonsillen (Angina Plaut-Vincenti) kommt Mercurius cyanatus in Frage. – Bei perakutem und schwerem Krankheitsfall gilt allgemein die Grundregel, daß die Arzneisubstanzen, hier Apis und Belladonna, zunächst in D30 gegeben werden sollten. Würde von Anfang an eine Tiefpotenz verordnet, so müßte mit einer starken Erstverschlimmerung gerechnet werden.

Apis ex animale Gl D4
(Honigbiene, ganzes Tier; Apis mellifica):

Die Zubereitung aus der ganzen Biene führt zu einem Heilmittel, das sowohl topographisch als auch entwicklungsgeschichtlich auf die Anfänge der Kapillarbildung hinweist, auf den Übergang von der Blutinselbildung zur Ausbildung des selbständigen, kontinuierlichen Blutkreislaufes. Apis wirkt unmittelbar auf das Grundbindegewebe, soweit es noch den Anschluß an das Urmesenchym hat. Im besonderen hat es eine Beziehung zu den Kapillaren, insbesondere zu den Nierenglomerula sowie zu den Organüberzügen (Peritonaeum, Pleura, Meningen) und nicht zuletzt zum Ovar. Es handelt sich also um die Gebiete, in denen der Wärmeorganismus noch im Grundgewebe verankert ist. Im Vergiftungsbild wird die Grenze zwischen dem Grundmatrixgewebe, vor allem der Grundsubstanz, und den Kapillaren verwischt. Es kommt zur Durchlässigkeit der kapillaren Basalmembranen; die Grundsubstanz quillt, die Gewebeflüssigkeit wird in ihrem Durchfluß durch das Bindegewebe gleichsam angehalten, die Wärme gestaut. Als tierisches Präparat wirkt Apis insbesondere auf die ätherische Organisation und aktiviert diese zur Eigentätigkeit. Es bedeutet dies beim pathologischen Apis-Bild, daß sowohl der Wärmeorganismus wieder in Bewegung kommt als auch die Gewebeflüssigkeit zwischen Bindegewebe und Blutsystem wieder ins Strömen gebracht wird.

In der Tierwesenskunde weist das Bienenvolk erdgeschichtlich auf einen sehr frühen Entwicklungsstand des Tierischen hin. Die einzelne Biene ist keine selbständige, individualisierte Tierbildung. Nur der ganze Bienenstock mit der Bienenkönigin ist eine organische Einheit innerhalb des den ganzen Bienenstock organisierenden Wärmeorganismus. Das Bienengift ist substantieller Ausdruck des vereinheitlichenden Wärmeprinzips, das die einzelne Biene in die Ganzheit des Bienenstocks integriert. Zum in sich geschlossenen und stabil gehaltenen Wärmeorganismus kommt die Beziehung des Bienenvolkes zu Licht und Luft. Die Abhängigkeit des Bienenstockes vom Sonnengang zeigt sich in der Generationenfolge und in der Rolle, die die Bienenkönigin spielt. Die Biene ist somit ein Sonne-Wärme-Licht-Wesen. Im menschlichen Organismus bewirkt Apis die Wiederaufnahme des aus dem organischen Zusammenhang herausfallenden Entzündungsprozesses in den Gesamtwärmeorganismus.[39)]

Atropa belladonna e fructibus ferm 33a D3
(Tollkirsche, Atropa belladonna; Solanaceae):

Die Überwältigung des vegetativ-pflanzlichen Prinzips in der Belladonna durch einen tief über Blüte und Sproß bis in die Wurzel vordringenden, übersteigerten Eiweißprozeß mit Alkaloidbildung zeigt in ihrer Verwandtschaft zur

---

[39)] *Siehe auch W. Chr. Simonis: „Arzneitiere", Verlag Freies Geistesleben, und H.-H. Vogel: „Beiträge zu einer medizinischen Menschenkunde, Band 1, I, S. 95 ff., Haug-Verlag.*

menschlichen Pathologie die Beziehung zu einem hier als übersteigert zu bezeichnenden arteriellen Blutprozeß. Gegenüber der Venosität bedeutet eine verstärkte, intensivierte Arterialisation das einseitige Eingreifen des Seelischen und der Wärmeorganisation bis ins Physische hinein. Arterialisation heißt verstärkter Abbau, intensivierte Sauerstofftätigkeit sowie betonte Ausgestaltung und Ausformung, zunächst des arteriellen Gefäßsystems und in dessen Folge, auch der vom arteriellen Blutstrom abhängigen Organgestalt.

Es hat also die Belladonna-Pflanze – in unserem Präparat die Belladonna-Frucht – eine tiefe verwandtschaftliche Beziehung zum arteriellen Blutprozeß, der unter dem Vergiftungsbild zum Sinnes-Nerven-System, d.h. zu der physischen Organisation, in Beziehung gebracht wird. Die Folge ist erhöhter Blutdruck, arterieller Blutandrang zur Haut, zu den Sinnesorganen, vor allem im Kopfbereich; der Blutdruck wird auf die Dauer erhöht, das Nervensystem erregt, die Tendenz zur „Kopfbildung“, die Betonung der Sinnes-Nerven-Tätigkeit und die Sinnesüberempfindlichkeit sind die Folgen. Von der Signatur der Pflanze her kann man verstehen, daß in der erhöhten Schilddrüsentätigkeit (Hyperthyreose) ein Belladonna-Prozeß zum Ausdruck kommt.

Beim Entzündungsvorgang – bevorzugt in Haut, Sinnesorganen, im Kopfbereich – kommt es zu einem verstärkten arteriellen Blutanstrom, auf der venösen Seite zur Stase. Zwischen arteriellem und venösem Blut werden das Bindegewebe und die hier wirksame Bindegewebsflüssigkeit isoliert und angeschoppt. Es kommt zur Ödembildung.

Belladonna in homöopathischer Dosierung nimmt nun den einseitigen, zur Peripherie hindrängenden arteriellen Blutprozeß zurück. Daher ist Belladonna als homöopathisches Heilmittel dann geeignet, wenn beim Entzündungsvorgang der arterielle Blutprozeß einseitig dominiert und zu den Symptomen des Entzündungsschmerzes führt: pulsierender, in Wellen verlaufender, mit kurzen Zwischenpausen auftretender, wechselnder lokaler Schmerz.

Belladonna hat wie andere Solanaceen ein besonderes Verzweigungsmuster im Sproß. Dabei dringen die Blütenkelche weit in die sich locker rhythmisch verästelnde Pflanzengestalt herunter. Die zur Erde hin geöffneten, braunvioletten Blüten an den langen Seitenästen sind durch Laubblätter bedeckt. Der Blüten-Sulfur-Prozeß ist demnach tief in den vegetativen Sproß hineingesenkt, als Ausdruck für das Überwältigtwerden des Vegetativ-Pflanzlichen durch das in der Blüte zum Ausdruck kommende, aus der Lichtperipherie auf die Pflanze einwirkende „astralische“ Geschehen. Die tiefschwarzen, glänzenden Tollkirschenfrüchte wandern während ihrer Reifung an die Blattoberseite und „schauen dem Betrachter ins Auge“. Auch der kräftige, mehrköpfige Wurzelstock gehört zum

Typus der Pflanze, in den die Alkaloide als „Eiweißdeformation" vordringen (Atropin, Scopolamin, Apoatropin, Belladonnin, L-Hyoscyamin). Daß auch Spuren von Kupfer nachgewiesen werden, erscheint insofern von Interesse, als der Kupferprozeß mit der Stoffwechselatmung im Substanzaufbau zu tun hat. Der Standort von Atropa belladonna als Nachtschattengewächs im Halbschatten von Kahlschlägen auf Humusgrund ist ebenfalls ein Hinweis dafür, daß sich die Pflanze gegenüber einer zu starken Lichteinwirkung zur Wehr setzt.

Die Verwandtschaft von Belladonna zum arteriellen Blut beruht darauf, daß der Lichtprozeß und, damit im Zusammenhang das astrale Geschehen, sich besonders intensiv mit den Kräften der Erde, des Physischen, und damit des „Dunklen", verbinden. Die Arterialisierung, wie sie oben besprochen wurde, ist ein dem Belladonna-Prozeß ähnlicher menschlich-physiologischer Systemprozeß. Von Interesse ist, daß die Vogelnatur gleichsam das Belladonna-Vergiftungsbild bis in die Konstitution treibt, d.h. die Kopfbildungskräfte und sklerotisierenden Lichtprozesse sind in der Vogelorganisation dominant. Auch die „Verwandtschaft" zur Hyperthyreose in der menschlichen Pathologie offenbart die Naturverwandtschaft zur Belladonna bzw. zum Vogelorganismus. In diesem Zusammenhang ist es verständlich, daß Vögel, ohne Schaden zu nehmen, Belladonna-Früchte verzehren können. In ihnen hat der Belladonna-Prozeß Gestalt angenommen, so daß die Giftwirkung nicht mehr zum Tragen kommt.

Zusammenfassung

Apis/Belladonna ist dann ein Entzündungs- und Schmerzmittel, wenn es im Entzündungsgebiet zur Erstarrung des Wärmeprozesses (Apis) und einer Fixierung des arteriellen Blutprozesses (Belladonna) kommt. Es tritt dann das Bild der Phlegmone, des Erysipels und der nicht fortschreitenden Abszeßbildung ein. Auch die Rückbildung, d.h. der Wiederanschluß des Entzündungsprozesses an den inneren, beweglichen Wärmeorganismus des Blutes gelingt nicht. In diesen Fällen ist Apis/Belladonna geeignet, den übersteigerten und im betroffenen Organgebiet gestauten Wärmeprozeß aufzulösen.

Entstehung: WALA-Ärztekreis, Leitung Frau Dr. med. Margarethe Hauschka, 1952.

Darreichungsform

1. Injektionslösung
2. Globuli velati

Gegenanzeigen: Injektionslösung: Bienengiftallergie
Nebenwirkungen: Bei subcutaner Injektion kann es zu harmlosen Rötungen um die Einstichstelle kommen.
Wechselwirkungen mit anderen Mitteln: nicht bekannt

Indikationen
Wiederanschluß einer örtlichen Kongestion und Verselbständigung des Wärme- und Flüssigkeitsorganismus im Bereich des Bindegewebes an den Gesamtwärmeorganismus und an die rhythmische Ich-Tätigkeit
1. Alle kongestiven Entzündungen wie
1.1. Panaritien
1.2. Phlegmone
1.3. Erysipel
1.4. Rosacea
1.5. Mastitis
2. Entzündungsprozesse innerer Organe wie
2.1. Cholezystitis
2.2. Adnexitis
2.3. Otitis media
2.4. Neuritis
(im Wechsel mit Lachesis comp., besonders bei septischen Prozessen)

Apis/Belladonna cum Mercurio

Dem Präparat liegt der Gesichtspunkt zugrunde, daß zum einen durch das tierische Heilmittel Apis der Quellungszustand der ätherischen Organisation im Rahmen einer Entzündung eingedämmt, zum anderen der arterielle Blutprozeß mit Hilfe des pflanzlichen Heilmittels Belladonna durch die Wirkung auf die astralische Organisation wieder auf ein gesundes Maß zurückgeführt werden soll. Schließlich soll das sich relativ verselbständigende Lymphgeschehen mittels Mercurius solubilis durch Wirkung auf die Ich-Tätigkeit wieder Anschluß an den Wärmeorganismus im Blut finden.

Apis ex animale Gl D4
(Honigbiene, ganzes Tier; Apis mellifica):

Apis entfaltet ihre Wirksamkeit auf einer frühen Entwicklungsstufe des Organismus im Bereich des Mesenchyms, des Bindegewebes und der Kapillaren, insbesondere der Basalmembranen. Die Grenze zwischen lockerem, dem embryonalen undifferenzierten Zustand noch nahestehendem Bindegewebe und Kapillar-Blut-System wird relativ aufgehoben; es kommt zur Ödembildung, zur Wärmestauung in dem entsprechenden Organbereich. Apis ist ein Eiweiß-Wärme-Gift; das Apis-Vergiftungsbild entspricht einem frühen, noch undifferenzierten und ungeteilten Flüssigkeitszustand des Mesenchyms. Hier wirkt es entdifferenzierend: Die Wärmeumwandlung zwischen Stoffwechsel- und Sinnes-Nerven-Bereich ist wie gelähmt. Wärme staut sich an. Überall, wo es zu solchen Wärmeinseln kommt, die den Anschluß an die Wärmeumwandlung und das ganzheitliche Wärmegeschehen verlieren, kommt es zu Entzündungsbildern entsprechend dem Apis-Geschehen. Eine besondere Beziehung besteht zu den Glomerula der Nieren, den Ovarien sowie den Meningen.

Atropa belladonna e fructibus ferm 33a D3
(Tollkirsche, Atropa belladonna; Solanaceae):

Die Tollkirschenfrucht wirkt in besonderer Weise auf den Empfindungsorganismus im arteriellen Blut; ein verstärkter arterieller Blutstrom im Bereich des erkrankten Organs, wie bei der Scharlach-Nephritis oder der Angina tonsillaris, entspricht dem Belladonna-Bild: Es kommt zur exsudativen Entzündung, jedoch bildet sich diese Organquellung im Unterschied zum Apis-Bild direkt aus dem arteriellen Blutsbereich heraus. Während sich bei Apis ein Bindegewebsödem durch Anschoppung von Bindegewebsflüssigkeit ausbildet, das betroffene Organ und seine Umgebung ödematös und eher blaß gedunsen sind, handelt es sich bei Belladonna um eine übermäßige arterielle Blutanschoppung mit Exsudation und leuchtend roter Verfärbung, die etwa dem Farbton des arteriellen Blutes entspricht.

Mercurius solubilis Hahnemanni D14
(lösliches Quecksilber nach Hahnemann, rohes Quecksilberamidonitrat):

Mercurius solubilis ist eine kolloidale Lösung verschiedener Quecksilberverbindungen, welche von Hahnemann aus dem Bedürfnis nach einem löslichen

Quecksilberpräparat hergestellt wurde. Mercurius solubilis ist eine Mischung von Mercuramidonitrat ($NH_2Hg_2NO_3$), Quecksilber und Mercurooxid (Hg_2O). Das metallische Quecksilber (Mercurius vivus naturalis) und die hier vorliegende Mischung, welche in der praktischen Anwendung dem reinen Quecksilber sehr ähnlich ist, entfalten ihre Wirksamkeit im Lymphsystem. Mercurius ist die Substanz, die im Heilmittelbild die lymphatisch-hydrogene Verfassung verstärkt. Das Lymphsystem und die Lymphe als ein noch kaltes, dem roten und warmen Blut entwicklungsgeschichtlich vorangehendes Flüssigkeitssystem wird relativ verselbständigt. Es kommt zu einer kalt-feuchten Entartung der Flüssigkeitsverhältnisse im Organismus: Die Lymphknoten verhärten, der Wärmeprozeß in seinem Übergang vom Stoffwechsel zur Peripherie und umgekehrt ergreift nicht genügend die Eiweißbildung im Lymphgeschehen. Vor allem die Leber, jedoch auch alle anderen Organe, besonders die Lymphorgane, sind betroffen. Bei Erkrankung der Tonsillen, der Schleimhäute des Verdauungstraktes von der Mundhöhle bis zum Darm einschließlich der schleimbildenden Drüsenorgane ist Mercurius das entsprechende Heilmittel in homöopathisch potenzierter Form. Bei der Angina tonsillaris, die einer Quecksilberbehandlung bedarf, handelt es sich um eine kräftig dunkelrote Verfärbung der Gaumenmandeln, welche oft rechtsseitig vorherrscht. Sie ist von nicht erleichternden Schweißen und Mundgeruch begleitet. Die Eiweißbildung ist soweit aus dem Gesamtzusammenhang herausgefallen, daß es zu abgegrenzten Eiterstippchen auf den Tonsillen und zu Lymphknotenschwellungen am Hals kommt.

Zusammenfassung

Apis/Belladonna cum Mercurio kann, so betrachtet, die Wesensglieder ätherische, astralische und Ich-Organisation, die auseinanderzufallen drohen, zusammenführen. Die differenzierte Verselbständigung der Wesensglieder im Entzündungsvorgang wird wieder auf den einheitlichen, gesunden organischen Prozeß zurückgeführt. Dabei besteht der entscheidende therapeutische Prozeß darin, den Wärmerhythmus als physiologischen Ausdruck der Tätigkeit der Ich-Organisation wieder in Bewegung zu bringen.

Entstehung: WALA-Ärztekreis, Leitung Frau Dr. med. Margarethe Hauschka, 1952.

Darreichungsform

1. Injektionslösung
2. Globuli velati

Gegenanzeigen: Injektionslösung: Bienengiftallergie
Nebenwirkungen: Bei subcutaner Injektion können harmlose Rötungen an der Einstichstelle auftreten.
Wechselwirkungen mit anderen Mitteln: nicht bekannt

Indikationen
Zur Wiedereingliederung der ordnenden Kräftewirkung der Ich-Wärme-Organisation in die sich relativ verselbständigenden Flüssigkeitsprozesse bei örtlich umschriebenen, auch eitrig abszedierenden Entzündungen, z.B.
1. Angina tonsillaris und Tonsillarabszeß
2. Scharlach
3. Stomatitis aphthosa und ulcerosa
4. Zahntascheneiterungen (evtl. im Wechsel mit Periodontium/Silicea comp.)
5. Abszesse
6. Furunkulose
7. Pyodermie

Apis/Bryonia

Der Rezeptur liegt der Gesichtspunkt zugrunde, daß mit Apis und Bryonia ein pflanzliches und ein tierisches Präparat im Organismus von zwei Seiten auf einen ähnlichen Krankheitsprozeß wirken sollen. Bei beiden Arzneimittelbildern handelt es sich um eine Flüssigkeitsstauung im Bereich des Bindegewebes der Organe. Diese kann sich im Bereich der Nervenscheiden, des periartikulären Bindegewebes, der Muskulatur oder der Sehnen abspielen. Der Wärmeorganismus zieht sich ins Innere des Organgeschehens zurück und staut sich im Flüssigkeitsgeschehen, insbesondere des lockeren, interstitiellen Bindegewebes der Organe.

Charakteristisch ist für beide Präparatebestandteile die Wärmeempfindlichkeit, die gesteigerte Sensibilität der Haut und der Schleimhäute als Folge der Austrocknung sowie die Ansammlung der Gewebeflüssigkeit im Corium der Haut bzw. im submukösen Bindegewebe.

Ein wesentlicher Unterschied besteht darin, daß Apis in seiner Wirkung den Blutkreislauf einbezieht, es kommt zur Anschoppung von Flüssigkeit und Wärme im Blutkreislauf; Bryonia dagegen führt zu einer gewissen Flüssigkeitsverarmung des Kreislaufs und zur Ansammlung von Gewebeflüssigkeit im Bindegewebe der

Organe. Das Bryonia-Bild ist von Durstgefühlen begleitet. Es wird folglich ein Entzündungsprozeß, z.B. bei einer Neuritis, in zweifacher Weise therapeutisch beeinflußt:

Apis ex animale Gl D4
(Honigbiene, ganzes Tier; Apis mellifica):

Der mit dem Blutgeschehen einhergehende stärkere Blutandrang zum entzündeten Organ und der sich hier verselbständigende Wärmeprozeß wird in den Blutbereich und in den übrigen Organismus zurückgenommen.

Bryonia e radice ferm 33b D2
(Zaunrübe, Bryonia cretica ssp. dioica; Cucurbitaceae):

Ein mit der Entzündung einhergehendes exsudatives Ödem wird zurückgeführt in den der Leber unterliegenden konzentrativen Flüssigkeitsprozeß.

Überschießende Flüssigkeitsanschoppung sowie überschießende und sich verselbständigende Wärme werden in die ihnen ursprünglich zugehörenden Organisationen (Bryonia: Leber; Apis: Blutsystem) zurückgenommen. Als tierisches Präparat wirkt Apis auf die sich relativ verselbständigende ätherische Organisation im erkrankten Organ, Bryonia auf die astralische Organisation. Das jeweils angesprochene Wesensglied hat sich mit dem homöopathisierten Heilmittel so auseinanderzusetzen, daß die Einseitigkeit des vergleichbaren pathologischen Prozesses überwunden wird. Wichtig erscheint der Hinweis, daß Apis/Bryonia in relativ tiefer Potenz auch dann angezeigt ist, wenn sich aus einem akuten Krankheitsbild ein subakuter oder chronischer Verlauf entwickelt hat. Dann kann eine Injektion Apis/Bryonia in die Gegend der größten Schmerzhaftigkeit, beispielsweise bei Ischias-Neuritis, die Wende herbeiführen, so daß die Wesensglieder astralische und ätherische Organisation durch die tiefen Potenzen von Apis und Bryonia vorübergehend aktiviert und dadurch aus ihrer isolierten, organbezogenen Tätigkeit herausgelöst werden. Die Ganzheit der ätherischen und astralischen Organisation wird wiederhergestellt.

Entstehung: WALA-Ärztekreis, Leitung Frau Dr. med. Margarethe Hauschka, 1951.

Darreichungsform
1. Injektionslösung
2. Globuli velati

Gegenanzeigen: Injektionslösung: Bienengiftallergie
Nebenwirkungen: Bei subcutaner Injektion kann es zu harmlosen Rötungen um die Einstichstelle kommen.
Wechselwirkungen mit anderen Mitteln: nicht bekannt

Indikationen
Zum Wiederanschluß der sich lokal isolierenden Wärme- und Flüssigkeitsorganisation an den allgemeinen, beweglichen Blut-Wärme-Prozeß, z.B.
1.1. akuter Muskel- und Gelenkrheumatismus
1.2 degenerative Erkrankungen vor allem des Bewegungssystems
1.2.1. Lumbago
2. chronische Neuritis

Apis/Levisticum I und II (früher: Apis/Levisticum D2/3 und D3/4)[40]

Mit Apis/Levisticum I und II steht eine weitere Heilmittelkomposition in tiefer Potenz zur Behandlung einer chronischen Neuritis zur Verfügung. Apis entspricht jeweils der örtlichen entzündlichen Reaktion, d.h. einer Stauung von Gewebeflüssigkeit und Wärme in dem sich dadurch aus dem Gesamtzusammenhang isolierenden Organ. Zu Levisticum gehört die durch einen verstärkten Wärme- und Lichtprozeß bewirkte Austrocknung und Schwächung. Arnica dagegen (in Apis/Arnica) spricht z.B. bei Verletzungsfolgen die Auseinandergliederung von gestauter, blutig durchtränkter Bindegewebsflüssigkeit und venösem Kapillarblut an, während Bryonia (in Apis/Bryonia) sich auf die reine, der Lebertätigkeit untergeordnete Gewebeflüssigkeitsstauung bezieht. Diese Grundgesichtspunkte, welche helfen sollen, den wesentlichen Angriffspunkt der einzelnen Heilsubstanz zu begreifen, können für die Differentialtherapie richtungsweisend sein.

Apis ex animale Gl D3 bzw. D4
(Honigbiene, ganzes Tier)
siehe Apis/Arnica

---

[40]) *Zur Deklaration der Potenzhöhe der Bestandteile siehe Einleitung S. 62*

Levisticum e radice ferm 33c D2 bzw. D3
(Liebstöckel, Levisticum officinale; Umbelliferae):

Levisticum hat als Umbellifere eine besondere Beziehung zu den Licht-Wärme-Prozessen der Niere, wirkt jedoch auch überall dort im Organismus, wo „Nierenprozesse" tätig sind. Die Besonderheit des Liebstöckels geht aus diesem einseitigen Licht-Luft-Wärme-Zusammenhang der Umbelliferen hervor, die eine Beziehung zwischen den Umkreiskräften Licht und Wärme und dem Wässerig-Erdhaften herstellen. In der Signatur von Liebstöckel weisen die Doldenbildung der relativ dichten gelblichen Blüten sowie der hohle, bis herunter zur Wurzel durchluftete Stengel und der kurze kräftige mehrköpfige Wurzelstock mit dicken langen Nebenwurzeln auf diese Doppelbeziehung hin: die Begegnung von Wurzel-Erd-Prinzip und Luft-Wärme-Prinzip. Im Gegensatz zu anderen Umbelliferen ist im Liebstöckel neben den Wärme-Licht-Kräften in besonderer Weise der chemisch-ätherische Flüssigkeitsprozeß tätig. Die Blätter wirken etwa im Vergleich zur Möhre plumper und sind nur 2-3fach gefiedert. Der Wurzelstock ist gedrungen. Neben ätherischen Ölen, Harzen, Gummi enthält er auch Milchsaft und Schleimzucker. Der Geruch ist aromatisch und scharf, „maggiartig". Man könnte Levisticum in Anlehnung an R. Hauschka als das pflanzliche „Vitamin B" bezeichnen. Es sind Gestaltungskräfte im Chemisch-Ätherischen, die hier, vor allem in der Wurzel, besonders ausgeprägt sind.

Therapeutisch wirkt Levisticum mit seinem Rhizom auf den Nerven-Sinnes-Bereich im Menschen, insofern in Nerv und Nervenscheiden oder im Mittelohr die im flüssigen Milieu sich abspielenden Lebensprozesse zu sehr durch eine einseitige Tätigkeit von Wärme-Licht-Geschehen und damit eine Übertätigkeit des Astralleibes abgeschwächt werden. Der Nerv wird gleichsam zu „trocken". Dies kommt auch in dem Schmerzbild zum Ausdruck, welches durch Brennen, Dauerschmerz und Parästhesien gekennzeichnet ist. Daraus geht hervor, daß die Licht-Wärme-Tätigkeit sowohl in der Pflanze als auch im Krankheitsprozeß übersteigert ist. Levisticum ist damit das „Simile" für einen zur Austrocknung und Überformung neigenden Nervenprozeß.

Entstehung: WALA-Ärztekreis, Leitung Frau Dr. med. Margarethe Hauschka, 1950.

Darreichungsform
1. Injektionslösung
2. Globuli velati

Dosierung und Art der Anwendung
Soweit nicht anders verordnet:

1. Injektionslösung:
1 mal täglich bis 2–3 mal wöchentlich jeweils 1 ml intramuskulär oder subkutan injizieren.

2. Globuli velati:
In akuten Fällen bis zu stündlich, bei Langzeitbehandlung 1–3 mal täglich jeweils 5–10 Globuli unter der Zunge zergehen lassen.

Gegenanzeigen: Injektionslösung: Bienengiftallergie
Nebenwirkungen: Bei subkutaner Injektion kann es zu harmlosen Rötungen um die Einstichstelle kommen.
Wechselwirkungen mit anderen Mitteln: nicht bekannt

Indikationen
Zur Belebung der sich im Nervenbereich verselbständigenden und stauenden Licht- und Wärme-Prozesse, z.B.
1. Neuritiden und Neuralgien
1.1. chronische Ischias-Neuritis (evtl. mit Disci comp. cum Argento)
2. Myalgien
3. Otitis media
4. zystische Prozesse

Apis regina comp.

Mit dem Präparat Apis regina comp. wurde der Versuch gemacht, noch auf das in Entwicklung befindliche Gehirn des Kleinkindes Einfluß zu nehmen bzw. spätere Hirnschäden durch Belebung, vor allem des Stammhirnes, therapeutisch zu beeinflussen.

Apis regina Gl D16
(Zelle der Bienenkönigin mit Larve und Futtersaft; Apis mellifica):

Zur Verarbeitung und Potenzierung kommen hier die ganzen Waben, welche die noch jugendlichen Bienenköniginnenlarven und den Weiselsaft enthalten. Die Bienenkönigin ist für den Gesamtbienenorganismus die Keimzelle, sie verkörpert dessen „Embryonalstadium". Der Futtersaft der Bienenköniginzelle und die Larve selbst sind Träger einer besonderen ätherischen Bildekraft: Neben den Ätherarten Lebensäther und Chemismus repräsentieren sie vor allem den Licht- und Wärmeäther. Die Beziehung sowohl des Bienengiftes als auch der zum Heilmittel verarbeiteten Biene bzw. Bienenkönigin zum Nervensystem spielt bei dieser Überlegung eine wesentliche Rolle. Entsprechend dem Verhältnis der Königin zum Bienenvolk könnte man die einzelnen Nervenzellen wie individualisierte Einzelprozesse einer Ganzheit, d.h. vor allem des Hirnstammes einschließlich des umgebenden Palliums ansehen. Durch die therapeutische Anwendung von Apis regina zeigen wir dem menschlichen Organismus sein Spiegelbild. Die im Gehirn frei werdenden ätherischen Kräfte werden durch das Gesamtpräparat der Bienenköniginzelle in Anknüpfung an den Entstehungsmoment der Nerven selbst angeregt und belebt. Durch Apis regina sollen die einem stärkeren Abbau unterliegenden Nervenzellen an die regenerativen Kräfte des Gesamtorganismus angeschlossen werden.

Hirnstamm Gl D7

Das Organpräparat aus dem Hirnstamm soll die ätherische Organisation des „Urgehirns" anregen und beleben. Der Hirnstamm ist gleichsam die Wurzel des Gesamtgehirns. Er ist Träger der vitalen Spiegelfunktionen des übrigen Organismus. Das Organpräparat regt die ätherische Organisation speziell im homologen Organbereich des Stammhirnes an.

Zusammenfassung

Apis regina comp. ist damit ein spezifisches Präparat zur Anregung der vitalen Hirnfunktion, welche bereits im physiologischen Zustand zur Degeneration neigt, und dient als Grundtherapie für verschiedenste, vor allem posttraumatische Hirnschäden. Die Indikation dieser Heilmittelkomposition kann recht breit gesehen werden und reicht von frühkindlichen geburtstraumatischen Störungen über verschiedenste organische Nervenerkrankungen bis zu mehr im Funktionellen gelegenen Beschwerdebildern wie Streßsituationen und Konzentrationsschwäche.

Entstehung: WALA-Ärztekreis, Dr. med. Ernst Deterding,
Leitung Frau Dr. med. Margarethe Hauschka, 1955.

Darreichungsform
1. Injektionslösung
2. Globuli velati

Indikationen
Zur Belebung des im zentralen Nervensystem zeitlebens aufbauend, ernährend tätigen mesenchymalen Mikrogliagewebes und zur Anregung der Ich-Wärme-Organisation, vor allem nach Geburts- und Hirntraumen sowie bei Degenerationserscheinungen im Zentralnervensystem, z.B.

1. bei organischen Nervenleiden sklerotischer und traumatischer Art, auch mit Lähmungen, Impotenz (zusammen mit Arnica e rad. D15 bis D20)

1.1. bei organischen Rückenmarkserkrankungen (zusammen mit Medulla comp.)

1.2. bei Folgen von Commotio cerebri oder Schocks (zusammen mit Cerebellum comp.)

2. bei Epilepsie, epileptiformen Anfällen, Petit mal, Paralysis agitans, Hypertonie (zusammen mit Atropa belladonna e rad. D6 bis D30 oder Viscum comp.)

3. nach Enzephalitis

3.1. wenn Symptome des optischen Systems im Vordergrund stehen (zusammen mit Cerebrum comp. A cum Auro comp.)

3.2. wenn Symptome des akustischen Systems im Vordergrund stehen (zusammen mit Cerebrum comp. B cum Auro comp.)

4. bei Denk- und Gedächtnisschwäche (zusammen mit Triticum comp. I oder Triticum II)

5. alle übermäßigen Belastungen des Nervensystems (Streß)

Aquilinum comp.

Es sollte ein Präparat entstehen zur Förderung der „Astralisierung" des gesamten Magen-Darm-Traktes, d.h. zur intensiveren Durchdringung und Durchatmung des gesamten Magen-Darm-Stoffwechsels und der Magen-Darm-Motilität durch die seelische Organisation. Dem sollten in erster Linie die Farne dienen.

Filix mas e radice ferm 33c D4
(Wurmfarn, Dryopteris filix-mas; Aspidiaceae);

Pteridium aquilinum e foliis ferm 34c D4
(Adlerfarn, Pteridium aquilinum; Hypolepidaceae);

Scolopendrium e foliis ferm D4
(Hirschzunge, Phyllitis scolopendrium; Aspleniaceae):

Die Farne sind die Vertreter einer sehr alten Pflanzenart, die, wie die Moose und Schachtelhalme, den Blütenprozeß noch nicht entwickelt und aus sich herausgesetzt haben. Was sich zu einem späteren Stadium der Entwicklung in der Blüte offenbart, ist – in Form der Sporen – noch latent im Blattbereich zurückgehalten. Dies ist ein Kennzeichen des Sulfurprinzips. Damit haben die Farne etwas zu tun mit den Stoffwechselvorgängen, die noch vor der Blutbildung liegen; das vegetative Geschehen beschränkt sich hier auf die ätherische Organisation im Menschen, wie sie in den Magen-Darm-Säften, in der Bindegewebeflüssigkeit der in den Chymus hineinragenden Dünndarmzotten bis hin zur Lymphbildung wirksam ist.

Wenn diese Organisation im Stoffwechsel nicht genügend durchatmet wird, d.h. das Seelische sich aus diesem Bereich herauszieht, dann sind die Farne als Heilmittel angezeigt. Vor allem die astralische Organisation wird hierdurch angeregt, sich aktiver mit dem Stoffwechsel, insbesondere im Magen-Darm-Bereich, zu verbinden. Weiter vermittelt diese Durchseelung eine intensivere Anregung und Durchdringung mit der Ich-Wärme-Organisation. Das ist im homöopathischen Sinne dadurch möglich, daß die Farne eben den Blüten-Wärme-Prozeß noch nicht entwickelt und freigesetzt haben, d.h. die Wärme noch in sich zurückhalten.

Hirschzunge, Wurmfarn und Adlerfarn bilden hinsichtlich der Gliederung und Durchluftung ihrer Blattspreiten eine Metamorphosereihe, die die beschriebene Tendenz des zunehmenden Eingreifens des Luft-Elementes ebenfalls verdeutlichen. Die einzelnen Blattgestalten sind in der Monographie von Conchae comp. beschrieben.

Chelidonium e floribus ferm 34b D4
(Schöllkraut, Chelidonium majus; Papaveraceae):

Schöllkrautblüten wurden dem Präparat hinzugefügt, um durch die Anregung der Galleabsonderung in das gesamte Darmgeschehen impulsierend einzuwirken. Die Gallebildung selbst ist bereits ein Prozeß des stärkeren Eingreifens des Astralleibes über die arterielle Blutversorgung der Gallenwege und der

Gallenblase. Die damit verbundene Intensivierung des Seelischen bis hinein in den Dünndarm steigert die astrale Tätigkeit auch in den nachfolgenden Darmabschnitten.

Die Galleflüssigkeit ermöglicht durch ihre emulgierende Eigenschaft die Resorption der Nahrungsfette. Zwischen Gallentätigkeit und Dünndarm besteht auch insofern ein pathophysiologischer Zusammenhang, als die Gallensäuren zu über 90% vom Dünndarm ins Pfortaderblut rückresorbiert werden. Die Gallensäuren zirkulieren in einem abgeschlossenen enterohepatischen Kreislauf zwischen Leber, Gallenwegen, Dünndarm und Pfortadersystem. Nur ein geringer Anteil verläßt diesen geschlossenen Säftekreislauf und gelangt in den Dickdarm bzw. in den peripheren Kreislauf. In dem ausscheidenden Sich-Lösen von den Gallensäuren und in der wiederum intensiveren Verbindung bei der Rückresorption ist der astralische Leib wechselweise tätig.

Der gelbliche Milchsaft von Chelidonium und die Chelidonium-Pflanze als Typus verstärken die chemisch-ätherische Organisation aus dem Blut heraus, daher die spasmolytische Wirkung bei konzentrierten Schöllkrautgaben. In homöopathischer Dosierung wird umgekehrt der bis zur Ablähmung der Gallenwege, der Gallenblase und des Dünndarms führende chemisch-ätherische Prozeß durch ein stärkeres und ausgewogenes rhythmisches Eingreifen des Astralischen überwunden.

Solidago virgaurea ex herba ferm 33c D4
(Goldrute, Solidago virgaurea; Compositae):

Solidago virgaurea galt schon in der traditionellen Volksmedizin als ein speziell auf die Nierentätigkeit wirkendes Heilmittel. Es wird bei chronischer Nephritis, bei Glomerulonephritis, bei der Nephrose bis hin zur Urämie und Nierensteinbildung verordnet. Solidago ist durch eine heliotrope Wuchsform und eine hellgelbe Blütenbildung charakterisiert. Zudem wird die den Kompositen eigene hohe Organisationsform der Blütenkörbchen noch zu einem traubigen Blütenstand zusammengefaßt. Dadurch kommt in der Signatur der Goldrute eine gesteigerte Licht- und Wärmebeziehung zum Ausdruck. Jedoch bildet sie gleichzeitig in Blatt und Stengel Saponine, welche zeigen, daß sich der Licht- und Wärmeprozeß in besonderer Weise mit dem Flüssigkeitsprozeß verbindet.

Die Niere ist ihrerseits ein Organ, das polarisiert ist in einen einseitigen Licht-Wärme-Pol im Bereich der Glomerula und der Primärharnbildung der Nierenrinde, auf der anderen Seite in den interstitiellen resorptiven Lymphprozeß mit starker Lymphbildung und Rückresorption des Ultrafiltrates ausgehend vom

Nierenmark. Wenn dieser polare Zustand sich vor allem in Richtung Lymphgeschehen verschiebt, die Durchatmung und Durchwärmung nicht mehr ausreichend sind, dann kann Solidago das Heilmittel sein.

In dem Präparat Aquilinum comp. wird über die Harmonisierung der Nierentätigkeit die Durchastralisierung und damit die Entluftung des Magens-Darm-Gebietes bewirkt.

Taraxacum e planta tota ferm 34c D4
(Löwenzahn, Taraxacum officinale; Compositae):

Taraxacum ist insofern ein wichtiger Bestandteil von Aquilinum comp., als das Verhältnis von Blüten- und Blattbildung einerseits und mächtiger Pfahlwurzelbildung andererseits den Typus dieser Heilpflanze bestimmt: Auf den Menschen bezogen, weist die auf der Wurzel unmittelbar aufsitzende Blattrosette (ohne Blattmetamorphose zur Blüte hin) auf die Betonung des Ätherischen und damit die physiologische Wirksamkeit des Chemismus hin. Der starke Zuckerprozeß in der Löwenzahnwurzel (im Frühjahr Umwandlung des Inulin in Zucker; im Herbst Umwandlung des Zuckers in Inulin) stellt die Verbindung zur Wärme und damit, auf den Menschen übertragen, zur Ich-Tätigkeit her. Der im Menschen an die Ich-Organisation appellierende Zuckerprozeß überwindet und hält zusammen die im Löwenzahn ohne vermittelnde Blattmetamorphose auseinanderstrebende Pfahlwurzel einerseits und das von der Blüte zum Samenstand sich noch weiter erhebende Blüten-Stiel-Element andererseits. Die Ich-Organisation in ihrer übergeordneten und ausgleichenden Eigenschaft im Verdauungsprozeß wird angesprochen.

Als Bestandteil in dem Gesamtpräparat Aquilinum comp. verstärkt Taraxacum das Eingreifen von astralischer und Ich-Organisation in den Chemismus der Leber und darüber hinaus in die Verdauungstätigkeit, vor allem im Dünndarm. Damit rundet Taraxacum die Wirksamkeit von Aquilinum comp. ab.

Entstehung: Ärztekreis des Klinisch-Therapeutischen Instituts, Arlesheim, Leitung Frau Dr. med. Ita Wegman, 1936.

Darreichungsform

1. Injektionslösung
2. Globuli velati

Dosierung und Art der Anwendung
Soweit nicht anders verordnet:

1. Injektionslösung:
In akuten Fällen 1 mal täglich, bei Langzeitbehandlung 2–3 mal wöchentlich jeweils 1 ml subcutan injizieren.

2. Globuli velati:
In akuten Fällen 2–5 mal täglich, bei Langzeitbehandlung 1 mal täglich jeweils 5–10 Globuli unter der Zunge zergehen lassen. Bei Kindern entsprechend geringere Einzeldosis.

Indikationen
Zur besseren Astralisierung des Magen-Darm-Traktes bei nicht genügender Durchatmung und Durchseelung der Stoffwechselvorgänge, z.B.

1. Schwäche der Darmverdauung
1.1. Gärungs- und Fäulnisdyspepsie
1.2. Obstipation bzw. Diarrhoe
1.3. Meteorismus
1.4. Dysbakterie
1.5. Neigung zu Wurmbefall
2. Leber- und Gallenstörungen
3.1. Hautkrankheiten alimentärer Genese
3.2. atopische Erkrankungen in der Pädiatrie
3.2.1. Milchschorf
3.3. Soor
3.4. Ekzeme

Archangelica comp.

Einem Bedürfnis aus der Praxis nach einem Heilmittel bei Kehlkopfentzündung entsprechend, wurde Archangelica comp. durch den WALA-Ärztekreis konzipiert. Archangelica, die dem Präparat den Namen gegeben hat, bildet die Grundlage der Wirksamkeit bei Laryngitis und Tracheitis, welche sich in einer schmerzhaften Symptomatik mit Husten und Heiserkeit bis hin zum Stimmverlust äußern.

Archangelica e radice ferm 33c D4
(Engelwurz, Angelica archangelica; Umbelliferae):

Die Umbelliferen, und Archangelica im besonderen, stellen die Beziehung zwischen den Umkreiskräften Licht und Wärme und dem Wässerig-Erdhaften her. Die ganze Pflanze ist dafür eine Signatur. An ihrem bevorzugten Standort im Hochgebirge auf Granitunterlage sucht sie das wässrige Element in schattig-feuchten Schluchten, an Wasserläufen, aber auch die starke Lichteinwirkung der höheren Lagen. Der sich in einem Doldenschirm auffiedernde helle Blütenstand, die aufgeblasenen Blattscheiden und der bis in die Wurzelregion herunterreichende hohle, sich verhärtende Stengel sind Ausdruck des tief in das Vegetative eingreifenden Licht-Luft-Prozesses. Das Blattprinzip – die Blätter sind bei der Erzengelwurz 2–3fach gefiedert – bleibt dem Stengel eng verbunden und ist ebenfalls Ausdruck der engen Beziehung von Licht- und Flüssigkeits-Prozeß. Hierauf weist auch die rötlich-violette Verfärbung des Stengels hin: Es ist das Licht-Luft-Element, das in der Begegnung mit dem Flüssig-Ätherischen die Farbe hervorbringt. Die Blätter fiedern sich erst nach Ablösung der Blattspreite vom Stengel in stärker durchgeformte, kurzstielige Einzelblätter auf. Darin kommt zum Ausdruck, daß Stengel-Licht-Prinzip und Flüssigkeits-Blatt-Prinzip zunächst noch eine Einheit bilden und der Flüssigkeitsbezug stärker als bei anderen Umbelliferen vorhanden ist. Die Beziehung zur Erde kommt zum einen in der Verholzung des Stengels zum Ausdruck, andererseits in dem starken, auch flüssigkeitsdurchdrungenen Wurzelstock, der in dem Präparat Archangelica comp. zum Heilmittel verarbeitet wird.

Unter Zugrundelegung der Signatur ist verständlich, daß diese Pflanze eine besondere Beziehung zum Luft-Licht-Element hat, welches im Menschen der Wirksamkeit des Astralleibes folgt. Eine zu tiefe Verbindung von Luft- und Flüssigkeitsprozeß bildet die Grundlage katarrhalischer Erscheinungen. Das Einwirken physischer, irdischer Kräfte im organischen Geschehen kann darüber hinaus zur Chronizität führen. Die Wirksamkeit von Archangelica auf pathologische Luft in Magen und Darm bei Meteorismus und Koliken bestätigt die Beziehung von Archangelica zum Luft-Nieren-Prozeß. (Die Nierenwirksamkeit gehört zum Typus der Umbelliferen, wie wir es am Beispiel von Ammi visnaga, Fenchel, Kümmel und Anis gezeigt haben.) Die oberen Luftwege, insbesondere der Kehlkopf und die Luftröhre, sind geradezu disponiert, eine Übertätigkeit des Astralleibes im Organischen zu begünstigen. Daher ist verständlich, daß Archangelica nicht nur im Stoffwechsel (wie im Magen-Darm-Geschehen) pathologische Luft über eine Harmonisierung der Nierentätigkeit beherrscht, sondern generell im ganzen

Organismus wirksam ist, wo Licht-Luft-Prozesse und physisch-ätherische Organisation unmittelbar miteinander wirken. Hier kommt der Kehlkopf mit seiner einem Sinnesorgan vergleichbaren Sprachfunktion in Betracht.

Pyrit D6
(natürliches Eisensulfid):

Die Verbindung von Eisen und Schwefel ist geradezu ein „natürliches" Beispiel, eine Entsprechung in der anorganischen Natur für die enge Verbindung von Eiweiß-Stoffwechsel-Geschehen und Atmungsgeschehen in der menschlichen Pathologie. Das Eisen als Atmungsmetall im arteriellen Blutprozeß bildet auch im Kehlkopfbereich die Grundlage für die Wirksamkeit des Seelischen im luftigen Element. Der Blutprozeß spielt bei der Stimmbildung insofern eine wichtige Rolle, als die Durchwärmung und die Durchatmung des Kehlkopforgans die ätherische Grundlage für die Sprache freisetzen und abgeben müssen. Der Sinnesorgancharakter des Kehlkopfes läßt jedoch eine stärkere Blutwirksamkeit nicht zu. Wärme und Atmungskräfte aus dem Blut müssen freigegeben werden. Geschieht dies nicht, kommt es zu katarrhalischen Erscheinungen und Stimmlosigkeit, die für das Gesamtpräparat die Indikation abgeben.

Der Schwefel im Pyrit bildet die Brücke zum Stoffwechsel, der im Kehlkopfbereich hinter der Blutatmung zurücktreten muß. Insofern unterstützt Pyrit als homöopathische Zubereitung in typischer Weise die Wirksamkeit von Archangelica.

Salvia e foliis ferm 33d D2
(Salbeiblätter, Salvia officinalis; Labiatae):

Salvia ist ein immergrüner, von unten herauf verholzender Halbstrauch, welcher auf kargen, kalkreichen Böden im Mittelmeerraum heimisch ist und in seinen Blättern ein differenziertes ätherisches Öl, Harze, Gerbstoffe und Bitterstoffe enthält. Der Salbei nimmt eine besondere Stellung unter den Labiaten ein: Er hat eine ihm eigentümliche Beziehung zum physisch-ätherischen Organismus und zu dem hier wirksamen Lebensäther. Man kann sagen, Rosmarinöl hat die Beziehung zum Sinnesorganismus, Lavendelöl zum Nervensystem, Melisse zu den Flüssigkeitsprozessen im venösen Blut, Salbei zur Haut, zur Schweißdrüsentätigkeit und zum Nierensystem.

Der Kalziumanteil in der Pflanzenasche weist auf die Richtung der Salbeiwirksamkeit im physischen Organismus hin: Der Kalkprozeß wird durch Salvia im Lebenszusammenhang gehalten. Die Tatsache, daß die Blätter der Pflanze auch im Winter beständig und lebenskräftig sind, deutet ebenfalls auf die Wirksamkeit des Lebensätherischen hin. Ein Auszug aus Salbeiblättern, welcher im übrigen aus der Winterpflanze hergestellt wird, regt den Astralleib an, sich mit der ätherischen Organisation bis herunter auf die dem Physischen nahestehende Ebene des Kalkstoffwechsels auseinanderzusetzen. Eine zu starke Exsudation von Haut und Schleimhäuten wird von Salvia durch eine Harmonisierung des Eingreifens des Luft-Wärme-Prozesses in den physischen Bereich beherrscht. Auch die Tendenz von Kehlkopfkatarrhen, in einen chronischen Verlauf überzugehen, ist ein Wirkungsfeld von Salvia officinalis.

Argentum nitricum D14
(Silbernitrat):

Argentum nitricum stellt als Salz die Verbindung von lebensätherischem und luftastralem Geschehen her. Alle Stickstoffträger repräsentieren das Luftelement, in dem der Astralleib tätig ist. Die enge Verbindung von Argentum mit dem Stickstoff in dem Präparat Argentum nitricum ist ein „Simile" für ein zu intensives Hereinwirken astraler Kräfte in die ätherische und besonders lebensätherische Organisation. Als Metallverbindung wirkt Argentum nitricum auf die Ich-Tätigkeit und veranlaßt diese, ordnend im organischen Prozeß wirksam zu werden. Zu den Anwendungsgebieten gehören Schleimhautentzündungen der Mundhöhle und der oberen Luftwege, auch wenn diese von Ulzerationen begleitet sind.

Hyoscyamus ex herba ferm 33d D6
(Bilsenkraut, Hyoscyamus niger; Solanaceae):

Der Bestandteil Hyoscyamus wurde dem Präparat hinzugefügt, weil – vor allem bei chronischem Kehlkopfkatarrh – die ätherische Organisation in der Tiefe des Organismus in den Reproduktionsorganen vielfach „gelockert" erscheint. Zu berücksichtigen ist bei chronischen Katarrhen der oberen Luftwege, daß ein Mißverhältnis besteht zwischen ätherischer Organisation einerseits, die sich relativ verselbständigt, und Atmung und Nerventätigkeit andererseits. Die vielfältigen Streßsituationen, Schockereignisse sowie seelische Erschöpfung können zu Wesensgliederverlagerungen führen, die sich dann in einem Mißverhältnis von Luftorganisation und ätherischer Organisation äußern. Dafür ist der chronische Verlauf von Kehlkopfentzündungen ein pathologisches Bild. Die Signatur von Hyoscyamus zeigt, ähnlich und vergleichbar mit Belladonna, das tiefe Eingreifen des Astralischen in den vegetativen Prozeß. Dafür ist Ausdruck der in die Blattachseln heruntergezogene Blütenprozeß und die geradezu fledermausartige Ausgestaltung der Blätter, die wie „Flügel" vom Stengel stiellos abstehen. In der Bildung der Alkaloide Hyoscyamin, Atropin, Scopolamin kommt die Überwältigung der Pflanze durch das Eingreifen des Astralischen zum Ausdruck.

Zusammenfassung

Archangelica comp. ist geeignet, dann eingesetzt zu werden, wenn der rhythmische Ausgleich zwischen dem Licht-Luft-Atem-Prozeß und dem aus dem Stoffwechsel hervorgehenden Blut-Wärme-Geschehen im Bereich des Kehlkopforgans gestört ist.

Entstehung: WALA-Ärztekreis, Leitung Frau Dr. med. Margarethe Hauschka, 1953.

Darreichungsform

1. Injektionslösung
2. Globuli velati

Indikationen

Harmonisierung des Atemprozesses mit der aus dem Blut-Wärme-Geschehen hervorgehenden Ätherisation des Kehlkopforgans, z.B.

1. Laryngitis, Tracheitis
1.1. Heiserkeit
1.2. Reizhusten

Argentum nitricum comp.

In Ergänzung zu den bei Entzündungen wirksamen WALA-Präparaten Argentum/Quarz und Silicea comp. war mit Argentum nitricum comp. an ein Präparat gedacht worden, das im besonderen beim Versagen des Organismus gegenüber bakteriellen „Infekten" wirksam sein sollte. Das Verhältnis der ätherischen Organisation zur Empfindungsorganisation sollte harmonisiert und die Durchatmung der Organe und der hier tätigen Flüssigkeitsprozesse intensiviert werden, wodurch fremde „Astralität" überwunden werden kann.

Argentum nitricum D19
(Silbernitrat):

Silbernitrat verkörpert als Salz die Verbindung und Vereinigung lebensätherischer Prozesse (Argentum) mit dem Luftelement des Stickstoffes und damit der physischen Wirksamkeit des Astralischen. Das Silber hat schon für sich eine starke Affinität zum Luftelement, welches es zunächst im Erwärmen begierig aufnimmt, um es dann beim „Spratzen" im Abkühlen wieder abzugeben. Dies ist in der anorganischen Natur ein Bild für den Atmungsvorgang. Im menschlichen Organismus wird eine Erstarrung und Lähmung des rhythmischen Eingreifens des Astralleibes in die ätherische Organisation durch Argentum nitricum überwunden. Es kommt wieder zur freien Atemexkursion zwischen Luft- und Flüssigkeits-Element.

So ist es zu verstehen, daß Argentum nitricum in homöopathischer Dosierung ein entscheidendes Therapeutikum bei Ulzerationen der Schleimhäute und destruktiven Entzündungsprozessen ist. Im besonderen wirkt Argentum nitricum im Nieren-Blasen-Bereich, aber auch überall dort, wo es zu entzündlich-destruktiven Prozessen im Schleimhautbereich des Mundes, der Atemwege sowie des Magen-Darm-Traktes kommt. Durch die salzartige Verbindung wird vor allem die astralische Organisation in ihrem Verhältnis zum Flüssigkeitsprozeß geordnet, die mineralische Eigenschaft von Argentum nitricum wirkt darüber hinaus auf die Ich-Organisation aktivierend.

Eucalyptus e foliis ferm 33d ∅ (zu 5% enthalten)
(Blätter des Eukalyptusbaumes, Eucalyptus globulus; Myrtaceae):

Eukalpytus ist unter anderem durch seinen Gehalt an ätherischem Öl in den sichelförmigen Blättern geeignet, den Wärme- und Luft-Prozeß bis in die physische Organisation herunterzutragen, um hier die Ich-Tätigkeit anzuregen. Im menschlichen Organismus wirkt ein Auszug aus Eukalyptusblättern vor allem auf den Wärmeleib. Die Auskühlung des Organismus soll dadurch überwunden, jedoch auch ein überschießender Fieberzustand zur Norm zurückgeführt werden. In Argentum nitricum comp. ist die Eukalyptus-Urtinktur in 5%iger Konzentration enthalten; deshalb empfiehlt sich eine intramuskuläre Injektion des Ampullenpräparates.

Thuja e summitatibus ferm 33c D2
(Triebspitzen des Lebensbaumes, Thuja occidentalis; Cupressaceae):

Thuja repräsentiert, wie sich an der Signatur der in die Breite gehenden Nadeln zeigt, unter den Koniferen die Betonung der Lebens- und Flüssigkeitsprozesse. Der Lebensbaum ist gleichsam der „Mondenbaum“ unter den Nadelhölzern, die in einer paracelsischen Betrachtung der Wirkung des Planeten Saturn zugeordnet wurden. So wirkt Thuja als potenziertes Heilmittel auf einen auch durch Entzündung bedingten, überschießenden Lebensprozeß im Organismus, insbesondere in Häuten und Schleimhäuten.

Chlorophyceae ferm 33e D2
(Grünalgen):

Der Bestandteil Chlorophyceae repräsentiert den reinen, „idealen“ Lebensprozeß der Pflanzenwelt. Die auf einer frühen Entwicklungsstufe stehenden Grünalgen zeigen noch keine Wurzel- und Blütenbildung. Aus relativ selbständigen „Einzelzellen“ bilden sich im Zusammenströmen Kolonien, die dadurch höhere Pflanzenformen nachahmen oder vorwegnehmen können. Die Beziehung zur Erde durch Verwurzelung wird nicht hergestellt, die Algen bleiben ausschließlich im wässerigen Bereich; ebenso kommt es nicht zur Blütenbildung. Das Blattprinzip, die Chlorophyllbildung und damit die Lichtbeziehung charakterisieren den Urzustand dieses Pflanzenwesens. Je nach dem Grad der Durchlichtung bilden sich auch Blau- und Rotalgen. Vor allem die Blaualgen benutzen den Kalk zur Stickstoffatmung und Eiweißbildung. Darin kommt der Licht-Luft-Prozeß und die Beziehung zur Astralität zum Ausdruck.

Keimendes Leben in pathologischer Form im menschlichen Organismus, d.h. sogenannte „Fremdastralität“, wird durch das Algenpräparat gleichsam ersetzt. Darauf beruht die Wirksamkeit von Chlorophyceae bei bakteriell bedingten Infektionen in dem Gesamtpräparat Argentum nitricum comp. Man könnte bei der Indikation von Chlorophyceae geradezu von einem „Mondenprozeß“ sprechen, den es zu überwinden gilt.

Echinacea e planta tota ferm 33c D2
(blaßblütiger Sonnenhut, Echinacea pallida; Compositae):

Verarbeitet wird die ganze blühende Pflanze. Die Kenntnis der Wirksamkeit von Echinacea und ihre therapeutische Verwendung geht auf die Volksmedizin in Nordamerika zurück. Später wurde bekannt, daß Echinacea den Wärme-Licht-Prozeß in besonderer Weise in sich aufnimmt und im Organismus die Astralisierung und Proliferation von Blutzellen aus dem Ätherorganismus des Matrixgewebes, vor allem des Knochenmarks, fördert. Das Immunsystem wird damit gestärkt, die Ich-Organisation über die Aktivierung des seelischen Organismus angeregt. Insofern ist Argentum nitricum comp. auch geeignet, zur Rezidivprophylaxe nach einer antibiotischen Therapie von Nieren-Blasen-Entzündungen eingesetzt zu werden.

Entstehung: WALA-Ärztekreis, Dr. med. Adalbert von Keyserlingk,
Leitung Frau Dr. med. Margarethe Hauschka, 1960.

Darreichungsform
1. Injektionslösung
2. Globuli velati

Dosierung und Art der Anwendung
Soweit nicht anders verordnet:

1. Injektionslösung:
In akuten Fällen bis zu 1-2 mal täglich, bei Langzeitbehandlung 1–3 mal wöchentlich jeweils 1 ml intramuskulär injizieren.

2. Globuli velati: In akuten Fällen 2 mal täglich bis 1–2stündlich, bei Langzeitbehandlung 1–3 mal täglich jeweils 5–10 Globuli unter der Zunge zergehen lassen.

Indikationen
Zur Förderung der rhythmischen Verbindung von Empfindungs- und Lebensorganisation bei ungenügender Durchatmung und Durchseelung eines Organgebietes, besonders im Nieren-Blasen-Bereich, z.B. bei
1. infektiösen, fieberhaften bis septischen, aber auch chronisch rezidivierenden Erkrankungen, z.B.
1.1. des Urogenitalsystems
1.2. im Kopf-Hals-Bereich
1.3. der Haut

Argentum/Quarz

Der Gedanke, Argentum und Quarz als Hochpotenz miteinander zu einem Präparat zu verbinden, beruht auf der Auffassung, daß das Immunsystem, d.h. das lockere Bindegewebe im Matrixsystem der Organe, einem Auskühlungsprozeß unterliegt, so daß die Umwandlung von Wärme aus dem Stoffwechselbereich über das Blut in „energetische Wärme" über den Kieselprozeß gestört ist. Damit hängt die ungenügende Abwehrlage des Immunsystems zusammen.

Quarz D29

(Bergkristall, Kieselsäureanhydrid):

Der Kiesel vermittelt im Bindegewebe und im Blut das Eingreifen der Ich-Tätigkeit über die Ich-Organisation, die sich des Siliziums in der Wärme und im physischen Bereich bedient (Rudolf Steiner). Damit ist Quarz in potenzierter Form das geeignete Heilmittel zur Aktivierung des Bindegewebes und der hier wirksamen Formkräfte. Sie sind bei der Wiederherstellung und Erhaltung der Organgestalt entscheidend. So ist es zu verstehen, daß Entgleisungen des Wärmeorganismus, verbunden mit einer Auflösung der Gewebeform, z.B. bei der Sepsis, mit einer Hochpotenz von Quarz therapeutisch beeinflußbar sind. Quarz ist daher nicht nur das Heilmittel bei Bindegewebsdegeneration und Erschöpfung der Immunität, sondern auch bei überschießenden Bindegewebsreaktionen im Sinne allergischer, hyperergischer Prozesse. Quarz repräsentiert die Ordnung im Wärmegeschehen.

Argentum metallicum D19

(metallisches Silber):

In Verbindung mit Quarz vermittelt Argentum das Eingreifen der Ich-Tätigkeit bis herunter auf die Stufe des Lebensäthers, wohingegen der Quarz dem Wärmeäther entspricht. Wenn sich die ätherische Organisation verselbständigt und nicht mehr durch den Astralleib und das Ich durchluftet und durchwärmt wird, wird der Organismus gegen Fremdlebewesen wie Bakterien anfällig. Infektionen sind, wenn sie nicht rasch lokal durch Abszedierung überwunden werden, ein Zeichen für eine ungenügende Durchdringung der ätherischen Organisation durch die Wesensglieder Ich und Astralleib. Es kommt schließlich zu als Phlegmone sich ausbreitenden geweblichen Entzündungen und zur Sepsis. Auch das Erysipel kann damit unter die Indikation von Argentum/Quarz fallen.

Silber ist immer dann angezeigt, wenn sich ein organischer Prozeß nicht mehr in die Gesamtheit des Organismus einfügen will und er gewissermaßen ein Eigenleben entfaltet. Silber als „Mondensubstanz" entspricht einem solchen Prozeß. Der Argentum-Prozeß wirkt im ätherischen Aufbau so, daß Gestaltungsvorgänge vorzeitig zum Abschluß kommen. Die Abschnürung eines Lebensvorganges, die Tendenz zur Sequestrierung bis hin zur Reproduktion, wird durch Silber in potenzierter Form auf das gesunde Maß zurückgeführt. Es erfolgt eine Wiedereinordnung in die Ganzheit des Organismus. Sowohl entzündlich-reaktive Vorgänge als auch eine zu starke Überformung des Organs werden durch Silber reguliert. Die Ich-Organisation greift wieder ordnend in die physisch-ätherische Organisation ein.

Unter den Hauptmetallen ist Silber dadurch ausgezeichnet, daß es die Bildeprinzipien Wärme, Licht und Chemismus in die Peripherie entlassen hat. Damit hängt die oligodynamische, bakterizide Wirkung des kolloidalen Silbers zusammen. Es ist darauf zu achten, daß Argentum in hoher Potenz im Kindesalter unter Umständen zu rasch fiebersenkend wirken kann. Aus diesem Grund ist Argentum in diesem Präparat in mittelhoher Potenz enthalten. Es sollte individuell dosiert werden, so daß das Sich-Eingliedern der höheren Wesensglieder und die Zurücknahme der Wärmeabstrahlung stufenweise geschieht.

Zusammenfassung

In der Doppelwirkung von Argentum/Quarz wird der Organismus von zwei Seiten in seinem Wesensgliedergefüge konsolidiert. Die ätherische Organisation wird veranlaßt, die Ich-Organisation in sich aufzunehmen, um dadurch wieder in ein gesundes, rhythmisches Verhältnis zur astralischen Organisation zu kommen. Argentum entspricht dem Lebensäther. Quarz wirkt unmittelbar auf die Ich-Organisation, die die Auskühlung bis hinein in das den Träger des Ätherleibes darstellende Matrixgewebe des Organismus überwindet. Damit ist Argentum/Quarz als „homöopathisches Antibiotikum" geeignet, bei septischen Prozessen eingesetzt zu werden.

Entstehung: WALA-Ärztekreis, Dr. med. Heinz-Hartmut Vogel, 1965.

Darreichungsform

1. Injektionslösung
2. Globuli velati

Dosierung und Art der Anwendung
Soweit nicht anders verordnet:

1. Injektionslösung:
In akuten Fällen 1–3 mal täglich, bei Langzeitbehandlung 2–3 mal wöchentlich jeweils 1 ml subcutan injizieren.

2.Globuli velati:
In akuten Fällen 2–5 mal täglich, bei Langzeitbehandlung 1 mal täglich jeweils 5–10 Globuli unter der Zunge zergehen lassen.

Indikationen
Zur Belebung der Ich-Wärme-Organisation und zur Wiedereinordnung der sich verselbständigenden ätherischen Organisation bei entzündlich-septischen Prozessen, z.B.
1. septische Prozesse
2. lokale und allgemeine Infektionen
2.1. Sinusitis
2.2. Otitis
2.3. Phlegmone
2.4. Lymphangitis und Lymphadenitis (evtl. im Wechsel mit Lachesis comp.)

Argentum/Rohrzucker

Es bestand das Bedürfnis nach einem Heilmittel für die Behandlung der in der Nachkriegszeit zunehmend auftretenden Schockfolgesyndrome, und zwar sowohl aufgrund schwerer Schicksalserlebnisse als auch infolge von Unfällen. Dem Heilmittel liegt der Gedanke zugrunde, daß sich im Schock die Wesensglieder des Menschen in bestimmter Weise voneinander trennen, d.h. daß die Verbindung von physischem Leib und Ätherleib einerseits mit Astralleib und Ich-Organisation andererseits zeitweilig zu sehr gelockert ist.

Argentum metallicum D5
(metallisches Silber):

Argentum als reines Metall steht am einen Ende der Reihe der sieben Hauptmetalle dem Blei polar gegenüber. Trotz seiner Weichheit und Ausziehbarkeit mit hoher Leitfähigkeit für Wärme und elektrischen Strom ist Silber ein klingendes, reines Metall. Unter dem Gesichtspunkt von Sal, Merkur und Sulfur würde Blei einem in die Erstarrung übergeführten sulfurischen Prinzip, Silber einem ursprünglich und jung gebliebenen Sal-Prinzip entsprechen.

Beim Versuch, die Silberwirksamkeit in die ätherische Gesamtorganisation des Menschen einzuordnen, kann man an seine besondere Beziehung zum Lebens- und chemischen Äther denken und somit an eine verdichtende, konzentrative Wirkung von Silber im Lebensprozeß. Zudem wird die Ich-Organisation durch die Metalleigenschaft des Silbers zu einem Eingreifen über die Lebensprozesse angeregt.

Wenn ein Organ zu einem vorzeitigen Abschluß der Entwicklung kommt, wie dies physiologisch bei der Ausbildung des Gehirns der Fall ist, kommt es zu einem Freiwerden ätherischer, vor allem lebensätherischer Kräfte. Diesem physiologischen Phantom verdanken wir unsere Bewußtseinskräfte. So ist es auch verständlich, daß Silber eine unmittelbare Beziehung zum Nervensystem und zu den im Bereich der Nerven sich auch physiologisch befreienden ätherischen Kräften hat. Ein charakteristisches Silbersymptom ist ein Ausdehnungsgefühl am ganzen Körper, das auch auf einzelne Körperteile beschränkt sein kann. Es besteht eine Konzentrationsschwäche und das Gefühl, die Außenwelt wie zu klein und aus einer Entfernung wahrzunehmen. Die eigene Stimme kann hohl klingen. Es kommt zu einem Kloßgefühl im Hals, zu Schwindel, zu Nervenlähmungen. Man sieht, wie das Silber-Arzneimittelbild in diesen Symptomen zu einer pathologischen Verstärkung des physiologischen Phantoms führt.

Im Krankheitsfall kann sich, z.B. infolge von Schock, die ätherische Organisation in der Tiefe des Organismus lockern. Der Ätherleib wird zusammen mit dem Astralleib relativ frei. Bei entsprechender Erschöpfung ist der Organismus nicht mehr widerstandsfähig, die organische Grundlage ist zu wenig durchätherisiert und durchastralisiert. Es kann zu organbezogenen „hysteroiden" Symptomen vor allem im Nieren- und Urogenitalbereich kommen. Silber ist das Mittel, um die sich lösenden höheren Wesensglieder wieder stärker an den physischen Leib zu binden.

Saccharum Sacchari D9

(Rohrzucker, Zucker aus dem Stengel von Saccharum officinarum; Gramineae):

Typisch für die Gramineen ist der ungewöhnliche Kieselreichtum und ihr aufbauender Kohlenhydratstoffwechsel. Die Gräser haben allgemein eine intensive Beziehung zur kosmisch gestaltenden Lichtperipherie, deren einstrahlende

Kräfte sich in den lichthaften, linienartigen Formen von Stengel, Blatt und Grannen widerspiegeln und die sich in der spröden Konsistenz der oberirdischen Pflanzenorgane kieselhaltig niederschlagen.

Das Zuckerrohr ist ursprünglich im tropischen Ostasien heimisch. Was bei den Brotgetreiden aus der Assimilation als Zuckersaft in die Ähren zur Stärkeumwandlung fließt, ist in dem rhythmisch-knotig gegliederten, aufgetriebenen Stengel von Saccharum Sacchari festgehalten.

Im Gegensatz zum Rübenzucker, der in der Pflanzenwurzel abgelagert wird, dringt die therapeutische Wirkung des gereinigten Rohrzuckers bis in die mittlere rhythmische Organisation des Menschen vor. Therapeutisch spricht Rohrzucker sowohl den Licht-Kiesel-Prozeß als auch den Zuckerprozeß an. Er wirkt damit anregend und stabilisierend auf das Eingreifen und die Tätigkeit der Ich-Organisation, und zwar sowohl zentral (Zucker im Blut) als auch in der Körperperipherie (Kiesel im Bindegewebe).

Zusammenfassung

Schock und Schockfolgen können durch die Kombination Argentum und Saccharum Sacchari oftmals behoben werden. Das Gefühl der Wesensgliederlockerung, der Organausdehnung, der Schwindel, die Einschlafstörung und die Tachykardien beispielsweise verschwinden.

Entstehung: WALA-Ärztekreis, Dr. med. Heinz-Hartmut Vogel, 1965.

Darreichungsform

1. Injektionslösung
2. Globuli velati

Indikationen

Zur Wiedereingliederung der Ich- und Empfindungsorganisation in den organischen Lebensprozeß nach Schockereignissen und Erschöpfungszuständen sowie bei Krampfbereitschaft durch physische und psychische Traumen, z.B.

1. Schockfolgen
2. latente Tetanie

Arnica/Aurum I und II (früher: Arnica/Aurum D6/10 und D20/30)[41]

Durch die Kombination von Arnika und Aurum sollte ein Heilmittel entstehen, das unmittelbar auf den venös-arteriellen Blutprozeß im Herzen und im Kreislauf wirkt. Der arterielle und der venöse Blutstrom begegnen sich im Herz-Kreislauf-System physiologisch in der Art, daß unter Aufrechterhaltung und Überhöhung ihrer Polarität die Kräfte von Venosität und Arterialität einen Ausgleich und Übergang finden im Bereich der Kapillaren und der interstitiellen Flüssigkeit. Kommt es zu einer Vereinheitlichung und Vermischung dieser beiden gegenläufigen Prozesse, so liegt darin die Ursache für kongestive Vorgänge im Herzen und im Kreislauf, die sich im Bild einer Plethora vera äußern und auslösend für einen Herzinfarkt sein können.

Handelt es sich um eine konstitutionelle Disposition, z.B. zur Plethora, kommt die Hochpotenz Arnica/Aurum II (D20/30) in Frage. Bei lokaler, im Herzen selbst sich abspielender Kongestion, z.B. durch ständigen Streß, wird die Potenz Arnica/Aurum I (D6/10) gewählt.

Arnica e planta tota ferm 33c D5 bzw. D19
(Arnika, Arnica montana; Compositae):

Arnica montana nimmt in der Bildung ihrer leuchtend gelben und aromatisch duftenden Blütenkörbchen die kosmischen Kräfte von Licht und Wärme in sich auf. Sie gliedert diese Kräfte in das Flüssigkeitsgeschehen ein, dem sie durch ihren sumpfigen Standort besonders ausgesetzt ist. An dieser Wechselbeziehung zwischen Wärme-Licht-Organismus und chemischen Kräften greift auch die Heilwirkung der Arnika im Menschen an. Sie ist eine Arznei für Krankheitszustände, die darauf beruhen, daß sich im venösen Kapillargebiet das Blut staut, der Flüssigkeitsprozeß im Bindegewebe zwischen interstitieller Flüssigkeit und Blutprozeß gestört ist und es zu venösen Stasen kommt. Arnika ist ein ausgesprochen venöses Mittel. Als „Kieselpflanze" wirkt sie auf die Ich-Tätigkeit in der Wärmebildung des Blut-Bindegewebs-Geschehens und gliedert gleichsam den Blut- und den Bindegewebs-Flüssigkeitsprozeß auseinander. In der arteriellen Endstrombahn verläßt Blutplasma die Gefäße der Körperperipherie und durchströmt frei die zwischenzellige Grundsubstanz, mit der sie im Austausch steht.

---

41) *Zur Deklaration der Potenzhöhe der Bestandteile siehe Einleitung S. 62*

Dieser Flüssigkeitsstrom wird dann aktiv von der venösen Kreislaufseite wieder aufgenommen und auf das kardiale Zentrum zu gerichtet. Die Vereinheitlichung dieser Prozesse, das heißt die mangelhafte Absonderung und Aufnahme von Flüssigkeit aus dem Interstitium in den venösen Bereich, führt zur Krankheit. Spielt sich ein solcher Prozeß im Herzmuskel – oder auch im Gehirn – ab, kommt es zu der oben genannten Anschoppung von venösem Blut und Bindegewebsflüssigkeit, eine der Voraussetzungen für das Infarktgeschehen.

Aurum metallicum D9 bzw. D29

(metallisches Gold):

Aurum faßt in sich zusammen die Wirkungskraft und Bildeprozesse der sogenannten obersonnigen Planeten Saturn (Blei), Jupiter (Zinn), Mars (Eisen). Dies bedeutet, daß die ätherischen Prozesse Wärme, Licht und Chemismus im Gold auf die tellurisch-physische Stufe in den Bereich des Lebensäthers heruntergeführt werden. Die Entwicklung ist somit auf der irdischen Stufe angekommen. Entsprechend richtet sich die Aurum-Wirkung im Menschen besonders auf die dem Physischen sich annähernden Zentralkräfte, es besteht eine Beziehung zum linken Herzen und zur Hauptschlagader. Aurum wirkt also vorwiegend auf den arteriellen Blutprozeß, jedoch gleichzeitig auch auf die physische Grundlage des Bindegewebes mit den hier sich abspielenden Flüssigkeitsprozessen. Daher ist Aurum auch ein Heilmittel im Falle einer zu starken Verfestigung des Bindegewebes mit seiner Grundsubstanz, das heißt, es ist angezeigt bei der Bindegewebssklerose, insbesondere der Aorta und der Herzkranzgefäße.

Zum Aurum-Bild gehört, neben der arteriellen Anschoppung des Blutes vor allem im linken Herzen, die Flüssigkeitskonzentration im Kreislauf selbst (Hypervolämie und Polyglobulie). Die Pathologie der Herzkongestion im Bereich des arteriellen Blutanstroms und die Plethora sind damit Wirkungsbereiche der Goldtherapie. Psychisch kann sich dieses Gestaut-Sein in stark wechselnden Stimmungen entladen, die zwischen Erregung, Übermut und Schwermut schwanken.

Zusammenfassung

Wie wir gesehen haben, besteht in therapeutischer Hinsicht eine große Ähnlichkeit zwischen Aurum und Arnika. Man könnte Arnika das pflanzliche Aurum nennen. Beide haben den Bezug zu Blut, Gewebeflüssigkeit und Bindegewebsbereich. Sie sind Heilmittel für eine Bindegewebsdegeneration in der Herz-, Gefäß- und auch in der rheumatischen Pathologie. Im ganzen hat Aurum mehr die Beziehung zum arteriellen System und zum linken Herzen, während Arnika eher den venösen Bezug in sich trägt. In der Zusammenwirkung der beiden Präparatebestandteile Arnika und Aurum liegt ein Heilmittel vor, das man als Spezifikum bezeichnen kann für die genannten pathologischen Veränderungen, vor allem auch für die Behandlung des durch Zivilisationseinflüsse gestreßten Herzens.

Entstehung: Ärztekreis des Klinisch-Therapeutischen Instituts, Arlesheim, Leitung Frau Dr. med. Ita Wegman, 1935.

Darreichungsform

1. Injektionslösung
2. Globuli velati

Dosierung und Art der Anwendung

Soweit nicht anders verordnet:
im allgemeinen Langzeitbehandlung, dann

1. Injektionslösung:
Arnica/Aurum D6/10 – 2–3 mal wöchentlich bis 1 mal täglich , bei akuter Plethora auch 2 mal täglich; Arnica/Aurum D20/30 – 1 mal wöchentlich oder vierzehntägig zur Konstitutionstherapie, jeweils 1 ml subcutan injizieren.

2. Globuli velati:
Arnica/Aurum D6/10 – 1–2 mal täglich, Arnica/Aurum D20/30 – 1 mal wöchentlich jeweils 5–10 Globuli unter der Zunge zergehen lassen.

Indikationen

Zur Dynamisierung und Rhythmisierung der gestauten Wärme und Gewebeflüssigkeit im Herzorgan durch Aktivierung der Ich- und der Atmungs-Empfindungsorganisation, z.B. bei

1. Hypertonie
2. Plethora
3. Stenokardie
4. begleitenden Angst- und Erregungszuständen
5. zur Prophylaxe und Nachbehandlung der Apoplexie

A: Arnica/Plumbum comp. A
B: Arnica/Plumbum comp. B

Arnica/Plumbum comp. A stellt die Kombination der zwei Grundpräparate Arnica/Plumbum/Mel und Cerebrum comp. A in Verbindung mit potenziertem Birkenrindendekokt dar. Das Ausgangspräparat ist das reine Hirnorganpräparat Cerebrum comp. A, welches therapeutisch die gesamte Sehbahn und die auf den Sehprozeß mitwirkenden Hirnteile zu beeinflussen vermag. Arnica/Plumbum comp. A ist eine Modifikation des oben angeführten ursprünglichen Präparates. Es sollte im besonderen im Hinblick auf die degenerativen Prozesse im Hirnbereich auf der Grundlage sklerotischer arterieller Gefäßveränderungen zum Einsatz kommen.

Entsprechend bilden für Arnica/Plumbum comp. B die Präparate Arnica/Plumbum/Mel, Cerebrum comp. B und Betula die Grundlage. Hier besteht die therapeutische Beziehung zur Hörbahn.

Arnica e planta tota ferm 33c D28
(Arnika, Arnica montana; Compositae),

Plumbum mellitum D28
(Blei wird mit Honig und Rohrzucker verarbeitet):

} siehe Arnica/Plumbum/Mel

Betula e cortice, Decoctum D3
(Weißbirkenrindendekokt, Betula pendula; Betulaceae):

Das Birkenrindendekokt wurde hinzugefügt, um durch ein weiteres pflanzliches Präparat den sklerotischen arteriellen Gefäßprozeß therapeutisch zu beeinflussen.

Die Weißbirke ist dadurch ausgezeichnet, daß sie einen extremen Flüssigkeitsprozeß mit einer starken Durchlichtung und Durchluftung in sich verbindet. Die flachen, fast horizontal verlaufenden Wurzeln zeigen mit dieser Signatur eine starke Beziehung zum Oberflächenwasserorganismus der Erde, jedoch weniger zum irdischen Element selbst. Durch den ganzen Baum steigt ein ungewöhnlich starker Säftestrom, der über die Blätter verdunstet und sich dem Umkreis mitteilt; das Licht-Luft-Prinzip verbindet sich mit den im Wind fein beweglichen, etwas ledrigen und eiweißreichen Blättern.

Dagegen ist die weiße Rinde ungewöhnlich salzreich, vor allem an Kaliumsalzen. Der aus der Birkenrinde ableitbare sogenannte Birkensaft enthält (neben Kaliumsalzen) ebenfalls reichlich Kalksalze. Die Wirkung auf die Ausscheidung ist bekannt; die Niere wird angeregt. In den Präparaten Arnica/Plumbum comp. A und B kommt dem Birkenrindendekokt eine wesentliche Bedeutung im Hinblick auf die Anregung der Nierentätigkeit zu. Ablagerungen im Organismus, der Tendenz zur Sklerosierung des Gewebes, vor allem der Gefäße, wird entgegengewirkt.

Nervus opticus Gl D15
(Hirnnerv II – Sehnerv)

Hypophysis Gl D15
(Hirnanhangsdrüse)

Corpora quadrigemina Gl D15
(Lamina tecti – Vierhügelplatte)

Medulla oblongata (Ventriculus quartus) Gl D15
(verlängertes Rückenmark)

Thalamus Gl D15
(Sehhügel)

Cerebellum Gl D15
(Kleinhirn)

Retina et Chorioidea Gl D15
(Netz- und Aderhaut)

Iris (bovis) Gl D15
(Regenbogenhaut)

} siehe Darstellung beim Präparat Cerebrum comp. A

Nervus statoacusticus Gl D15
(Nervus vestibulocochlearis, Hirnnerv VIII – Gehörnerv)

Epiphysis Gl D15
(Corpus pineale, Zirbeldrüse)

Corpora quadrigemina Gl D15
(Lamina tecti, Vierhügelplatte)

Medulla oblongata (Ventriculus quartus) Gl D15
(verlängertes Rückenmark)

Cerebellum Gl D15
(Kleinhirn)

Labyrinthus Gl D15
(Labyrinthus membranaceus et osseus, Innenohr)

siehe Cerebrum comp. B

Zusammenfassung
Arnica/Plumbum comp. A ist damit geeignet, den Krankheitsprozeß bei Nachlassen der Sehkraft, vor allem im Alter und auf der Grundlage diabetischer und arteriosklerotischer Gefäßveränderungen, aufzuhalten. Arnica/Plumbum comp. B ist für den entsprechenden degenerativen pathologischen Prozeß gedacht, welcher sich im Bereich des Innenohres, der Cochlea und des Labyrinthes abspielt.

Entstehung: WALA-Ärztekreis, Leitung Frau Dr. med. Margarethe Hauschka, 1955.

Darreichungsform
1. Injektionslösung
2. Globuli velati

Indikation
Zur Verhinderung einer vorzeitigen Lösung von Ich- und astralischer Organisation im Bereich der gesamten Sehbahn (A) bzw. Hörbahn (B) bei organischer Degeneration der entsprechenden Hirnnervenanteile, z.B.

1. Arteriosklerose
1.1. cerebrale Durchblutungsstörungen
2. Zustände vor und nach Apoplexie

A: besonders bei arteriosklerotischen und degenerativen Veränderungen des Auges
B: besonders bei arteriosklerotischen und degenerativen Veränderungen des Innenohres (Schwerhörigkeit, Ohrensausen, Schwindel)

Arnica/Plumbum mellitum (früher: Arnica/Plumbum/Mel D30/30/30)[42]

Arnica/Plumbum/Mel soll ein spezifisches Heilmittel bei einer Erstarrung der feinen Beweglichkeit und des Wärmegeschehens im Gefäßbereich mit nachfolgender Degeneration und Sklerotisierung der Gefäßwand sein. Durch eine Pflanze (Arnika), ein Metall (Blei) und einen durch den tierischen Organismus der Biene hindurchgegangenen Zuckerprozeß (Mel) soll in differenzierter Weise auf die Tätigkeit der Wesensglieder eingewirkt werden. Dem Gesamtpräparat liegt das pathologische Bild eines vorzeitig erstarrten Wärmeorganismus zugrunde.

Arnica e planta tota ferm 33c D29
(Arnika, Arnica montana; Compositae):

Die Hochpotenz von Arnika aus der ganzen Pflanze soll über eine Anregung des Astralleibes im Wärmegeschehen des Blutes, insbesondere des venösen Systems, wirken. Hochpotenzen greifen über den Sinnesprozeß in das organische Geschehen ein. Da sich die Gefäßsklerose, für die das Präparat gedacht ist, insbesondere auch im Kopfbereich abspielt, ist die Wirksamkeit auf die im Nervensystem in pathologischer Weise frei werdenden Wesensglieder hin orientiert. Arnika reguliert hier im Versorgungsgebiet der Hirngefäße den Flüssigkeitsaustausch zwischen Blutbahn und interstitieller Gewebeflüssigkeit jenseits der Blut-Hirn-Schranke. Die Gewebeatmung und -ernährung erfährt so eine Anregung. Bei vorbestehenden arteriosklerotischen Gefäßläsionen wird einer Blutung mit vorgebeugt. Ist bereits eine Apoplexie eingetreten, so ist Arnika in Hochpotenz bei hämorrhagischen Insulten das Hauptmittel zur Wiedereingliederung des blutig durchtränkten, aus dem Lebenszusammenhang herausfallenden Organgebietes. Bei Gehirnblutungen fördert Arnica montana die Resorption des Hämatoms. Bei den geschilderten Akutsituationen ist es wichtig, Arnika frühzeitig und zunächst in hoher Dosierung zu geben. Differentialtherapeutisch ist bei rein ödematöser Schwellung an Apis zu denken, bei angiospastischen Zuständen neben Plumbum auch an Nicotiana. Vermehrter arterieller Blut-

---

[42]) *Zur Deklaration der Potenzhöhe der Bestandteile s. Einleitung S. 62*

andrang zum Kopf, verbunden mit transitorischen, thromboembolisch ausgelösten ischämischen Attacken und Hypertonie kann prophylaktisch Belladonna-Wurzel erfordern.

Plumbum mellitum D29
(Blei, mit Honig und Rohrzucker verarbeitet):

Blei ist unter den Metallen der Repräsentant des Sulfurischen. Es bewahrt den Wärmeprozeß im physischen Bereich; die Wärmequalität ist auf der stofflichen Ebene wie erstarrt und eingeschlossen. Im Vergiftungsbild zeigt sich, daß Blei auch im menschlichen Organismus den rhythmischen Wärmeprozeß zur Erstarrung bringt: In der Peripherie werden Haut und Schleimhäute zunächst überempfindlich, dann kommt es zur Ablähmung der Sensibilität und zur Entvitalisierung. Auch im Gefäßbereich wird die Wärmebewegung aufgehoben, die Gefäßmuskulatur sklerotisiert. Es kommt zur Angiospastik, die roten Blutkörperchen zerfallen vorzeitig. In der Folge werden schwere Schädigungen der Gefäßintima, Endarteriitis und schließlich Sklerose beobachtet. Eine besondere Beziehung besteht weiter zum Knochenskelett. Während bei der Rachitis die Wärme- und Ich-Inkarnation des Kindes zu schwach sind und wir Blei in Hochpotenz geben, kommt es im Alter zur „Altersrachitis" (Osteoporose). Es liegt insofern ein verwandter pathologischer Prozeß vor, als bei der Rachitis im Kindesalter die Ich-Wärme-Kräfte nur zögernd und ungenügend eingreifen, während bei der Altersosteoporose sich die Ich-Wärme-Kräfte vorzeitig und überstark aus dem Skelettsystem herauslösen.

Insbesondere spricht Blei als Metall die Ich-Organisation an, die einer vorzeitigen Ablösung und „Ausatmung" der höheren Wesensglieder im Nervenbereich während des Alterungsprozesses entgegenwirkt. Die Ich-Wärme-Tätigkeit im Physischen kann sich über die ätherische Organisation im Gefäßsystem von neuem auswirken. Sie rhythmisiert dann das Verhältnis von Astralleib und Ätherleib.

Der Honig ist dem Zucker-Wärme-Prozeß des menschlichen Blutes verwandt. Er enthält in sich die Strukturkräfte, die im Bienenstock wirksam sind. Die Sechseckstruktur der Bienenwaben zeigt eine Verwandtschaft zu den Kieselkräften. Indem der Blütenhonig durch den tierischen Organismus der Biene hindurchgegangen ist, bekommt er die Licht-Wärme-Kräfte des Bienenwesens eingeprägt. Der Ätherleib wird in seinen Wärmeverhältnissen durch die therapeutische Anwendung von Mel beweglich, das Ich kann wieder in die Blutwärme eingreifen. Über das Blut als Zentrum des Wärmeorganismus wird die Körperwärme angeregt und bis in die Peripherie hin in Bewegung gebracht.

Zusammenfassung

So ist die Komposition aus einer pflanzlichen Substanz (Arnika mit Wirkung auf den Astralleib), einem Metall (Blei mit Wirkung auf die Ich-Organisation) und dem Bienenhonig (mit der Wirksamkeit auf die ätherische Organisation) in ihrer zusammenfassenden Wirkung geeignet, den pathologischen Alterungs- und Degenerationsprozeß im Gefäßsystem therapeutisch zu beeinflussen.

Entstehung: WALA-Ärztekreis, Leitung Frau Dr. med. Margarethe Hauschka, 1956.

Darreichungsform

1. Injektionslösung
2. Globuli velati

Indikationen

Zur Wiedereingliederung von Ich- und Empfindungsorganisation bei vorzeitigen Degenerationserscheinungen im Gefäßbereich, insbesondere des Sinnes-Nerven-Systems, z.B.

1. Arteriosklerose
1.1. besonders Gehirngefäßsklerose
1.2. cerebrale Durchblutungsstörungen

Arnika-Salbe

Ein grundlegender Gedanke bei der Konzeption dieses Präparates war, daß das Zusammenspiel von venösen und interstitiellem Flüssigkeitsprozeß harmonisiert werden soll. Die Formkräfte werden angeregt, wobei die Arnika-Wirkung durch Symphytum und Formica ex animale ergänzt wird.

Arnica e planta tota ferm 33c ∅ (zu 5% enthalten)

(Arnika, Arnica montana; Compositae):

Arnika gehört zur Familie der Körbchenblütler, die insofern eine hohe Entwicklungsstufe des Pflanzenreiches darstellen, als eine Vielzahl von Einzelblüten zu einem Blütenkörbchen zusammengefasst sind. Typisch ist für die Kompositen ein enges Verhältnis zu den Wärmekräften. Arnica montana bildet aus der Wärme heraus in Blüte und Wurzel differenzierte ätherische Öle.

Des weiteren trägt sie eine Affinität zu dem lichthaften Kieselprozeß in sich. Ihr Standort ist auf der Urgesteinsunterlage der Mittel- und Hochgebirge. Im Pflanzenbildeprozeß trägt die „Wolfsblume" den Kiesel substantiell bis in die Stengel- und Blattbehaarung und in die Haarkelche im Blütenbereich.

Neben dem Aufnehmen der Hochgebirgs-Lichtkräfte hat die Arnika gleichzeitig eine deutliche Beziehung zum vegetativ-wässrigen Element: Sie bevorzugt feuchte, sumpfige Wiesen und aus dem horizontal verlaufenden Wurzelstock entspringt eine bodenständige Blattrosette und eine Pflanzengestalt mit einem insgesamt recht krautigen Wuchs. Zwischen den Polaritäten von Licht und Chemismus entfaltet sich die Arnika als Heilpflanze.

In ihrer Wirkung auf den Organismus kommt diese Doppelbeziehung zum Ausdruck: Der Arnika-Prozeß spielt sich zwischen dem vegetativen, venösen Blutgeschehen und dem interstitiellen Bindegewebe der Organe, vor allem der Muskulatur, aber auch des Nervensystems, ab. Die Empfindlichkeit der Muskulatur, die „Schwäche" der venösen Kapillaren mit Blutungsneigung nach Stoß und Verletzung gehören zum Arzneimittelbild von Arnika. Auch bei der gesteigerten Empfindlichkeit der Muskulatur haben wir es mit dem Verhältnis von venösem Blut zur interstitiellen Gewebeflüssigkeit bis hin zur venösen Flüssigkeitskongestion zu tun. Charakteristisch für Arnika ist die erhöhte Empfindlichkeit der Gebärmutter gegen Kindsbewegungen während der Schwangerschaft.

Arnika ist als Heilpflanze dem Apis-Bild verwandt. Während Apis den Wärmeprozeß zwischen Bindegewebe und Blut gleichsam anhält und es dadurch zum Ödem im Bereich der Kapillaren kommt, greift Arnika stärker in den venösen Blutprozeß selbst ein, der sich gegenüber den im Bindegewebe sich abspielenden intermediären Stoffwechsel- und Flüssigkeitsprozessen isoliert. Venöse Stauung und, damit in Verbindung stehend, Wärmestauung ist charakteristisch für die Arnika-Wirksamkeit. Das Verhältnis von Wärme (Ich-Tätigkeit), Atmungstätigkeit (Astralleib) und Flüssigkeitsprozeß (Ätherleib) wird durch Arnika wieder neu geordnet.

Bei stumpfen Traumen jeglicher Art und auch bei rheumatischen Muskel- und Gelenkerkrankungen kommt es zur Anregung des Flüssigkeitsstromes im Bereich des Bindegewebsödemes und der peripheren venösen Stase; die Resorption von Hämatomen wird gefördert und die durch den Verletzungsschock oft etwas herausgelösten höheren Wesensglieder werden wieder in eine engere Verbindung mit dem Heilungsprozeß gebracht. Man kann sagen, daß durch die Arnika-Wirkung der sulfurische, substanz- und wärmebindende Kohlenstoff-Prozeß wieder in das richtige Verhältnis zum wärmeentbindenden, Sinnestätigkeit ermöglichenden Kiesel-Prozeß gesetzt wird.

Symphytum e radice ferm 34c ∅ (2%)
(Wurzel des Beinwells, Symphytum officinale; Boraginaceae):

Die Signatur von Symphytum officinale weist auf einen in der Pflanze stark wirksamen flüssigen, chemisch-ätherischen Prozeß hin. Das äußerst regenerationsfähige Rhizom ist kräftig und spindelförmig. Unter der schwarzen Wurzelhaut verbirgt sich ein weißes, schleim- und allantoinhaltiges Wurzelgewebe. Bei den stark Wasser bindenden Schleimen kann man an die mesenchymale Grundsubstanz denken, die als erstes die Frakturfragmente verbindet und die Voraussetzung für die fibröse Kallusbildung und Verknöcherung bildet. – Die Blätter vom Beinwell sind großflächig, ganzrandig und von plastisch-vitaler Beschaffenheit. Von der bodenständigen Blattrosette aus erheben sie sich spiralförmig und sitzend um den kräftigen Stengel der über meterhohen Pflanze. Die blauviolette Blüte kann in ihrer Farbqualität das Hereinnehmen des Licht-Wärme-Geschehens in die Substanzbildung bestätigen (Sulfur-Prozeß). Demgegenüber ist die rauhe Behaarung von Blatt und Stengel Ausdruck einer das wässrige Milieu durchstrahlenden und gestaltenden Kiesel-Kraft. Insofern ist Symphytum als Vertreter der Rauhblattgewächse eine Kieselpflanze; Kiesel ist auch in der Asche immerhin bis zu 20% nachzuweisen.

So kann es verständlich sein, daß Symphytum seine Wirksamkeit im menschlichen Flüssigkeitsgeschehen entfaltet und hier besonders den Kiesel-Sinnes-Prozeß herausfordert. Damit ist der Wirkungsort von Symphytum vor allem der Bereich des Periosts und des Überganges von Muskel-Sehnen-Gewebe zur Knochenhaut. Bei Zerrungen, Überdehnungen der Sehnen, jedoch auch bei ungenügender Kallusbildung von Frakturen ist Symphytum ein wesentliches Mittel, das die Sinnesfunktion und den Form- und Gestaltungsvorgang im Übergang von Muskel, Sehnen und Knochen beherrscht. Bei Insertionstendopathien auch ohne röntgenologische Zeichen hat sich Symphytum sehr bewährt. Auch bei der Osteogenesis imperfecta ist an Symphytum in Verbindung mit Periosteum und Hypophysis/Stannum zu denken.

Formica ex animale Gl ∅ = D2 (0,1%)
(Rote Waldameise, ganzes Tier; Formica rufa):

Als tierisches Präparat wirkt Formica auf die ätherische Organisation. Die Ameise ist ein extrem durchastralisierter, „durchatmeter" tierischer Organismus, was an ihrer dünnen, mehrfach gegliederten und „eingeschnürten" Gestalt sichtbar wird. Sie hat ihren Lebensbereich in der kühlen Erde, die sie durch ihren Bau durchluftet und durchwärmt. In der Ameisensäure kommt die Wirksamkeit des Astralischen bis zur Substanzbildung. Im Organismus regt die Ameise als Medikament die Durchatmung der ätherischen Organisation an; Stoffwechselablagerungen werden in Fluß gebracht.

Bei Verletzungen kommt es zu einer Schwächung der ätherischen Organisation mit ödematöser Schwellung und eventuell Entzündungsreaktion in dem betroffenen Gebiet. Das seelisch-nervliche Geschehen kann nach einer vorübergehenden, durch das Trauma bedingten Herauslösung und Abschwächung sich in der Gegenreaktion zu fest und unmittelbar mit dem physischen Organismus verbinden. Es kommt zur Auskühlung. Dem wirkt die Ameise in charakteristischer Weise entgegen. Die Folgezustände nach Frakturen und Ruhigstellung in Form eines Morbus Sudeck sind eine Indikation, für die wir Arnika-Salbe benötigen.

Zusammenfassung

Arnika-Salbe kann somit als Spezifikum dafür bezeichnet werden, das im Krankheitsprozeß ineinanderfließende venöse Kapillarblut und interstitielle Flüssigkeitsgeschehen zu ordnen und auseinanderzugliedern. Blut- und Sinnes-Prozeß werden wieder harmonisiert. Dies gilt besonders bei Hämatomen, Verstauchungen und Zerrungen des Bindegewebes und der Muskulatur sowie bei Verletzungen der Gelenke, der Sehnen und Sehnenansätze, ebenso bei Ablagerungs- und Auskühlungserscheinungen des rheumatischen Formenkreises. Die Formkräfte werden wieder zu einem ausgewogenen Eingreifen angeregt.

Entstehung: Ärztekreis des Biologisch-Homöopathischen Krankenhauses, München-Höllriegelskreuth, Leitung Frau Dr. med. Margarethe Hauschka, 1949.

Darreichungsform
Salbe

Dosierung und Art der Anwendung
Soweit nicht anders verordnet: 1–2 mal täglich einreiben oder Salbenverband.

Gegenanzeigen: Arnikaüberempfindlichkeit
Nebenwirkungen: In seltenen Fällen allergische Reaktionen.
Wechselwirkungen mit anderen Mitteln: nicht bekannt

Indikationen

Zur Ordnung und Auseinandergliederung des im Krankheitsprozeß ineinanderfließenden venösen Kapillarprozesses und interstitiellen Flüssigkeitsgeschehens. Harmonisierung von Blut- und Sinnesprozeß und Anregung der Formkräfte, z.B.

1. Stumpfe Verletzungen
1.1 Quetschungen
1.2 Zerrungen
1.3 Verstauchungen
2. Sudeck-Syndrom
3. entzündliche und degenerative Erkrankungen des Bewegungsapparates
3.1 Arthritis, Periarthritis, Epicondylitis
3.2 Periostitis
3.3 Tendovaginitis

Articulatio talocruralis comp.

Das Präparat wurde zusammengestellt, um einer chronisch-degenerativen Veränderung des Sprunggelenkes therapeutisch zu begegnen. Es wurde davon ausgegangen, daß sowohl bei der Gelenkarthrose als auch der primär chronischen Polyarthritis im Krankheitsprozeß eine Schwäche des Wärmeorganismus zugrunde liegt und es zudem darauf ankommt, die Gelenke und den Gelenkknorpel zu beleben. Dabei wurde auch an ein Krankheitsbild wie den Morbus Sudeck gedacht.

Articulatio talocruralis Gl D4, D8
(oberes Sprunggelenk);

Articulatio subtalaris Gl D4, D8
(hinterer Teil des unteren Sprunggelenkes);

Tendo Gl D4
(Sehne);

Periosteum Gl D15
(Knochenhaut);

Nervus ischiadicus Gl D4
(Ischiasnerv):

Die belebende Wirkung sollte sich auf die beiden Sprunggelenke einschließlich Knochenhaut, Sehnen und den begleitenden Ischiasnerven erstrecken. Dem entspricht die Auswahl der Organpräparate. Die Anteile des oberen und unteren Sprunggelenkes sind dabei in tiefer und höherer Potenz enthalten, da es sich so gut wie immer sowohl um einen degenerativen Abbau als auch um einen reaktiven Entzündungsprozeß handelt. Das Organpräparat Nervus ischiadicus wurde hinzugenommen, um den versorgenden Nerven und die mit ihm zusammenhängenden informativen Impulse mit zu berücksichtigen. Periosteum wurde allein in mittelhoher Potenz beigegeben, da vom Periost der Entzündungsschmerz ausgeht und eine mittlere Potenzhöhe dem entgegenwirkt.

Neben den genannten Organbestandteilen, die, wie wiederholt dargestellt wurde, ihre Wirkung auf die ätherische Organisation belebend ausüben, wurde das Präparat Symphytum comp. als Ganzes den genannten Organpräparaten beigegeben.

Symphytum e radice ferm 34c D1
(Wurzel des Beinwells, Symphytum officinale; Boraginaceae)

Stannum metallicum D13
(metallisches Zinn)

Allium cepa e bulbo ferm 34a D2
(Küchenzwiebel, Allium cepa; Liliaceae)

Arnica e planta tota ferm 33c D4
(Arnika, Arnica montana; Compositae)

} siehe Symphytum comp.

Zusammenfassung

Durch die Art der Zusammensetzung soll sowohl der primäre degenerative, auskühlende Prozeß als auch die reaktive Entzündung, die bei lang anhaltendem Verlauf zur Strukturauflösung, vor allem des Knorpels, führt, therapeutisch beeinflußt werden. Symphytum bezieht sich hierbei direkt auf die knöcherne und Gelenkorganisation, Arnika auf das umgebende Bindegewebe. Stannum und Allium cepa harmonisieren das Verhältnis von Licht- und Flüssigkeits-Prozeß im erkrankten Bereich, wobei Allium cepa als Heilpflanze an der astralischen Organisation, das metallische Zinn dagegen an der Tätigkeit der Ich-Organisation angreift. Der Schwäche der organbezogenen Wärmeorganisation und einer gleichzeitigen Degeneration durch Übertätigkeit des organbildenden Strukturprinzips aus dem Flüssig-Ätherischen heraus wird durch Articulatio talocruralis comp. entgegengewirkt.

Entstehung: WALA-Ärztekreis, Dr. med. Heinz-Hartmut Vogel und Dr. med. vet. Dietrich Wiendieck, 1971.

Darreichungsform
1. Injektionslösung
2. Globuli velati

Indikationen
Zur Belebung der ätherischen Organisation sowie zur Anregung des Gestaltungsprinzips über die Ich-Organisation im Gelenkbereich, z.B.
1. Arthrosis deformans, insbesondere der Sprunggelenke
2. chronische Entzündung des oberen und unteren Sprunggelenkes

A: Atropa belladonna e fructibus, Einzeldosis-Augentropfen
B: Atropa belladonna ex herba, Einzeldosis-Augentropfen

Atropa belladonna e fructibus 33a bzw. ex herba ferm 33a, jeweils D5 (Frucht bzw. blühendes Kraut der Tollkirsche, Atropa belladonna; Solanaceae):

Der Hinweis, Atropa belladonna e fruct. für die Myopie einzusetzen, geht auf Rudolf Steiner zurück. Der Ärzte-Kreis war überzeugt, daß die Herstellung eines solchen Präparates den praktischen Bedürfnissen einer rechtzeitigen Behandlung der Myopia progressiva entspricht.

Die Signatur der Tollkirsche offenbart ein für die „typische Pflanze" nicht gemäßes, überstarkes Eingreifen des Astralischen bis tief in den Vegetationssproß. Der Ansatz der Blüten und Früchte durchdringt den Blattbereich. Die Überwältigung des Pflanzensprosses ruft in der Tollkirsche als Gegen- oder Abwehrreaktion die Bildung von Atropin hervor, das in seiner Wirkungsweise einer im menschlichen Organismus über die Grenzen des Blutprozesses hinaustretenden Astralität entspricht. Die Peripherie wird gleichsam von vegetativer

Astralität überwältigt, es kommt zu den bekannten Entzündungen der Haut, der Sinnesorgane, d.h. zu einem übersteigerten Blutprozeß im Haut- und Sinnesorgan-Bereich. Eine länger anhaltende Wirkung führt zu einer „Versteifung" des hier tätigen Seelischen in einer Art kurzschlußartiger Verbindung mit dem Ätherischen. So ist die Wirkung von Atropa belladonna allgemein auf eine Unelastizität und Starre in der Augenbildung zu verstehen.

Bei der schwarz glänzenden *Belladonna-Frucht* haben wir folgenden Vorgang: Die aus dem Umkreis auf die Pflanze einwirkende Astralität verbindet sich besonders intensiv mit dem vegetativen Flüssigkeitsgeschehen in der Tollkirsche. Dies bedeutet in der Belladonna ein Hereinwirken des Astralischen bis in das Physische und damit das „dunkle", irdische Element, das in der Alkaloidbildung, d.h. in der Überwältigung und Erstarrung des Eiweißprozesses, zum Ausdruck kommt. Ein Sinnesorgan wie das Auge ist in vergleichbarer Weise das Ergebnis der Einwirkung licht-astralischer Prozesse bis herunter auf die physische Ebene; im Auge erfolgt dabei eine völlige Zurückdrängung des Blutprozesses aus den lichtbrechenden Medien, welche erst die Lichtdurchlässigkeit ermöglicht. Wenn sich mit dem astralischen Geschehen im Auge das anströmende arterielle Blut in pathologischer Weise verbindet, ist die Belladonna-Frucht in homöopathischer Zubereitung das Gegenmittel. Das Präparat Atropa belladonna e fruct. kommt sowohl bei Unelastizität und Starre der Linse als auch des Ziliarkörpers, d.h. bei Akkomodationsschwäche, zur Anwendung. Dieser Krankheitsprozeß ist von einer Neigung zu kongestiver Injektion im Bereich des Ziliarkörpers, evtl. auch der Konjunktiva, bei Überanstrengung begleitet. Das Anwendungsgebiet der Myopie ist so zu verstehen, daß beim Belladonna-Krankheitsprozeß der astralische Leib im Sehvorgang sich nicht genügend vom physischen Leib lösen kann und damit die Sehschärfe in der Ferne nachläßt.

Für die Atropa belladonna ex herba, Augentropfen, wird das frische, blühende *Kraut* zur Grundsubstanz verarbeitet. Wir haben hier nicht die Beziehung einer Frucht zum Blutkreislauf, sondern die Verwandtschaft des blättrigen Sprosses mit der Atmung vor allem ins Auge zu fassen. Das Präparat Atropa belladonna ex herba ist besonders dann angezeigt, wenn eine Unelastizität der Linse, auch des Ziliarkörpers, bis hin zur Starre vorliegt, jedoch im Gegensatz zu Atropa belladonna e fruct. ohne wesentliche kongestive Erscheinungen der Konjunktiva. Es handelt sich dann um eine Atmungs- bzw. Elastizitätsschwäche im Linsenbereich, welche zu Einlagerungen und Trübungen und damit zur Katarakt führen kann. Ein augenärztlicher Kollege berichtete, durch rechtzeitige, regelmäßige temporale Injektionen von Atropa belladonna ex herba in mittlerer Potenz oft einer Katarakt-Operation vorbeugen zu können.

Rosae aetheroleum D7
(ätherisches Öl aus den Blütenblättern von Rosenarten; Rosaceae):

Ätherisches Rosenöl ist therapeutischer Bestandteil der meisten WALA-Augentropfen. Es wird in potenzierter Form zugesetzt und ist damit dynamisch wirksam im Sinne seiner besonderen Wärmequalität, die den Rosengewächsen allgemein zugrundeliegt und eine Verwandtschaft zur Blutwärme zeigt. Das ätherische Rosenöl ist im allgemeinen gut verträglich und gibt kaum Anlaß zu allergischen Reaktionen. Im Gegensatz zu Minz-, Kampfer- und Eukalyptusöl wirkt Rosenöl nicht auskühlend, vielmehr durchwärmt es mild, ohne einen Entzündungsreiz auszuüben. Zugleich hat es eine geringe bakterizide Wirkung, wie sie in ähnlicher Weise auch den stark wirkenden ätherischen Ölen, z.B. von Thymian, eigen ist. Alle Rosengewächse zeichnen sich durch eine betonte Beziehung zum Blut aus, was sich in ihrer blutstillenden Wirkung (Tormentilla) oder auch in der Anregung des Wärmeprozesses im Blut selbst zeigt. Das ätherische Öl der Rose wirkt allgemein harmonisierend, insbesondere auf die Wärmeorganisation des Menschen und seine Formgestaltungskräfte. Somit unterstützt es unmittelbar die ordnende Potenz von Astralleib und Ich-Organisation.

Entstehung: WALA-Ärztekreis, 1972.

Darreichungsform
Augentropfen

Dosierung und Art der Anwendung
Soweit nicht anders verordnet, 2–3 mal wöchentlich bis 2 mal täglich jeweils 1 Tropfen in den Bindehautsack einträufeln.

Indikation
Zurückdrängung des im Blut übertätigen Empfindungsorganismus im Bereich des Auges bei Stauungen, Verhärtungen und Ablagerungen, z.B.

A: 1. Myopia progressiva
   2. Akkomodationsschwäche

B: 1. Katarakt

Aurum comp.
Aurum comp, Unguentum

Aurum comp. wurde aufgrund der Erfahrungen von Dr. Karl König mit Kindern in den heilpädagogischen Heimen von Camphill entwickelt, vor allem im Hinblick auf Disharmonien im Wesensgliedergefüge des Zentralnervensystems und bei dessen Entwicklung. Dr. H.-H. Engel, Dr. K. König und Dr. H. Müller-Wiedemann haben in ihrer Arbeit „Über schwere Kontaktstörungen im Kindesalter und deren Behandlung mit der Substanz Thalamos" ihre Erfahrungen mit Aurum comp. anhand mehrerer Arzneimittelprüfungen und Krankengeschichten beschrieben. Sie ist in der Schriftenreihe zu einer Erweiterung der Heilkunst nach geisteswissenschaftlichen Erkenntnissen als Nr. 4 erschienen.

Olibanum D3
(Weihrauchbaum, Gummiharz von Boswellia-Arten; Burseraceae):

Die Burseraceae sind eine tropische Familie fiederblättriger Bäume, welche Steinfrüchte ausbilden. Das balsamische, milchige Harz, das aus den Boswellia-Arten durch Anschneiden der Rinde gewonnen wird, erstarrt rasch zu kleinen, gelbrötlichen Klumpen, welche bitter schmecken und balsamisch riechen. Es hatte bereits im Altertum eine besondere kultische Bedeutung. Als „Weihrauch" im ägyptischen Tempeldienst wurde es so erlebt, daß die Seele sich ausdehnte und Verbindung zum außerindividuellen, geistigen Zustand des Menschen herzustellen vermochte. Medizinisch wurde das Gummiharz des Weihrauchbaumes von den Ägyptern zu Räucherungen bei Katarrhen und auch als äußere Anwendung in Form von Pflastern und Salben gegen Ausschläge verwendet.

Myrrha D3
(Myrrhe, Harz von Commiphora-Arten; Burseraceae):

Im Unterschied zum Weihrauch hat das Myrrhenharz eine besondere Beziehung zur physischen Form, zur Erhaltung der Gestalt. Auch die Myrrhe war schon in den vorderasiatischen Kulturkreisen eine dem Kultus dienende Substanz, jedoch ist Myrrhe als Bitterharz auf die formgebenden Kräfte des Organismus gerichtet; daher rührt ihre Wirkung als Wundheilmittel und auch ihr Einsatz als hauptbalsamisches Mittel zur Formerhaltung im Totenkult.

Aurum metallicum D6
(metallisches Gold):

Nach anthroposophischer Anschauung haben mineralische Substanzen, insbesondere die Metalle, eine besondere Beziehung zur Ich-Organisation des Menschen. In der Zubereitung als Heilmittel ruft es diese zu erhöhter Tätigkeit in den rhythmischen und Umwandlungsprozessen des Organismus auf. In dem Präparat Aurum comp. spielt das Gold gleichsam die übergeordnete Rolle: die Herstellung des Zusammenhanges des Ganzen über das Ansprechen des geistigen Wesens selbst.

Zusammenfassung

So liegt in dem Präparat ein Mittel vor, das geeignet erscheint, das Verhältnis zwischen physischem Leib (Myrrhe), Astralleib (Weihrauch) und Ich-Organisation (Gold) zu ordnen. Es sind dies die drei Substanzen, welche als Opfergaben von den drei heiligen Königen am Epiphaniastage dem Logoswesen im Gotteskind hingegeben wurden.

Entstehung: WALA-Ärztekreis, Dr. med. Karl König, 1959.

Darreichungsform

1. Injektionslösung
2. Globuli velati
3. Salbe

Dosierung und Art der Anwendung

Soweit nicht anders verordnet:

1. Injektionslösung:
1–2 mal wöchentlich bis 1 mal täglich jeweils 1 ml subcutan injizieren.

2. Globuli velati:
1–3 mal täglich jeweils 5–10 Globuli unter der Zunge zergehen lassen.

3. Salbe:
täglich lokale Einreibungen.

Indikationen

Zur Harmonisierung und Stabilisierung des Wesensgliedergefüges bei chronisch-degenerativen und -entzündlichen Erkrankungen sowie traumatischen Schädigungen des Zentralnervensystems, z.B. bei

1. Folgeerscheinungen nach Enzephalitis
2. als Adjuvans bei Bandscheibendegeneration

3.1. psychischen Erkrankungen
3.2. Entwicklungs- und Verhaltensstörungen
3.3. Wetterfühligkeit

4. funktionellen Herz- und Kreislaufstörungen
5. als Salbe auch bei pektanginösen Beschwerden und „Streß"

Aurum/Apis regina comp.

Es sollte ein umfassend wirksames Präparat entstehen zur therapeutischen Beeinflussung der durch Zivilisationsschäden und Streßerscheinungen beeinträchtigten ätherischen Organisation. Die Auswahl der Substanzen, die der Komposition zugrunde liegen, wurde in erster Linie im Hinblick auf die Schwächung der ätherischen Grundlage des Nervensystems getroffen. In zweiter Linie sollte der Wärmeorganismus sowohl in seiner physisch-ätherischen Tätigkeit als auch im Hinblick auf die Ich-Organisation gestärkt werden.

Aurum chloratum D6

(Tetrachlorogold (III)-säure):

Die Verbindung des Goldes mit einer Säure entspricht im Organismus zum einen der zusammengefaßten Wirkung der sogenannten obersonnigen Planeten Saturn (Blei/Plumbum), Jupiter (Zinn/Stannum) und Mars (Eisen/Ferrum). Damit hat Gold in sich vereinigt Wärmequalität (Plumbum), Lichtqualität (Stannum) und Chemismus (Ferrum). Die Wirksamkeit im Herzbereich hat Aurum zu einem der wichtigsten, die Herztätigkeit stabilisierenden Mittel gemacht. Die Chlorsäure-Gold-Verbindung stellt zum anderen die Beziehung zur seelischen Organisation her: Das Auftreten von Säuren ist im Organismus immer ein Stoffwechselergebnis der astralischen Atmungstätigkeit. Damit weist Aurum chloratum auf ein besonderes Verhältnis der ätherischen zur astralischen Organisation hin unter dem Aspekt der Ich-Tätigkeit. Es soll die Ich-Organisation im Bereich des

Rhythmischen Systems gestärkt (Aurum) und der Astralleib (Chlorwasserstoffsäure-Verbindung) in der Herzregion aus seiner Übertätigkeit gelöst werden. Als Folge davon kann die ätherische Organisation wieder zur Entfaltung kommen und sich in der richtigen Weise mit der Tätigkeit der astralischen und Ich-Organisation verbinden.

Für die Chlorverbindungen des Goldes, wie zum Beispiel für Aurum chloratum natronatum, hat sich in der homöopathischen Arzneimittelprüfung neben den allgemeinen Goldwirkungen eine besondere Beziehung zu den weiblichen Geschlechtsorganen, besonders zur Gebärmutter herausgestellt. Gebärmutterkongestionen und auch Myome werden genannt. Dieser Gesichtspunkt kommt für das Anwendungsgebiet der klimakterischen Beschwerden bei dem Präparat Aurum/Apis regina comp. in Betracht.

Apis regina Gl D5
(Zelle der Bienenkönigin mit Larve und Futtersaft; Apis mellifica):

Durch Apis regina soll die ätherische Organisation im Nervensystem angeregt und gestärkt werden. Die tierische Substanz wirkt – wie wiederholt dargestellt wurde – auf den Lebensprozeß. Im besonderen ist es der Wärmeäther, der im Nerven- und da gerade im Hirnstammbereich, welcher eine übergeordnete Funktion über die vegetativen Tätigkeiten ausübt, belebt werden soll.

Avena e planta tota ferm 33c D2
(Hafer, Avena sativa; Gramineae):

Verarbeitet wird der Hafer im Stadium der Milchreife. Als Graminee kommt in ihm der Lichtprozeß zur Geltung, jedoch in einer besonderen Beziehung zum Wärmeelement. Der Zucker- und der Eiweiß-Prozeß sind im Hafer in gleicher Weise am Aufbau der Pflanze tätig. Das Luft-Licht-Element zeigt sich ausgeprägt im durchlufteten, locker aufgefiederten Blütenstand.

Die Empfindlichkeit der Niere entspricht der Wirkung des Hafers als Heilmittel. In der pathologischen Situation, für die das Präparat gedacht ist, spielt die Sensibilität der Nierenorganisation eine wesentliche Rolle. Der Astralleib beginnt sich in der Nierenorganisation aus seiner Stoffwechseltätigkeit zu lösen. Es kommt zu einer starken Licht-Luft-Wirksamkeit, die im Nervenbereich schließlich ihren Höhepunkt in einer überstarken Exkarnation der höheren Wesensglieder erreicht. Eine Übertätigkeit des Astralleibes sowohl im Nerven- als auch im Nierenbereich entspricht dem Erscheinungsbild des „Streß", für welches das vorliegende Präparat gedacht ist.

Hypericum ex herba ferm 33c D2

(Johanniskraut, Hypericum perforatum; Guttiferae):

Bei Hypericum handelt es sich ebenfalls um eine ausgesprochene „Nervenpflanze“. Hypericum ist vor allem dann angezeigt, wenn psychische Zustände, Depressionen, aber auch Schwindel bis hin zur Migräne nach schweren Erschütterungen der Wirbelsäule auftreten. Es kommt dann zu Lockerungserscheinungen im Bereich des Nervensystems, zu einem Gefühl der Ausdehnung.

Diese Erscheinungen haben manche Ähnlichkeit mit dem Nierenmittel Natrium muriaticum, einer Substanz, die im Lebensprozeß die Lichtäther-Wirksamkeit und das im Licht-Luft-Prozeß wirksame Seelische repräsentiert. Hypericum ist insofern auch eine Lichtpflanze. In der Signatur kommt das Verhärtende, Austrocknende im Stengel zum Ausdruck (Hartheu). Die zahlreichen sonnengelben Blüten sind in der Peripherie eines rispigen Blütenstandes angeordnet. Bei genauerem Hinsehen zeigt sich, daß das einzelne Blütenblatt asymmetrisch gebildet ist: Die stärkere Randkrümmung der einen Hälfte ergibt im Zusammensetzen der fünf Kronblätter zur Blüte einen Schwung, welcher an ein Sonnenrad erinnert. – In seiner Wirkung auf die astralische Organisation führt Hypericum zu einer besseren Inkarnation des Seelischen, vor allem im Nierenbereich. Diese Tatsache ergibt sich auch aus der Wirksamkeit von Hypericum bei Bettnässern.

Acidum phosphoricum D4

(ortho-Phosphorsäure):

Im Unterschied zum elementaren Phosphor stellt die Phosphorsäure wiederum die Beziehung zum Astralischen her, ähnlich, wie wir es von Aurum chloratum geschildert haben. Der Phosphor-Prozeß im Nervenbereich wird durch die Phosphorsäure von einer Übertätigkeit des Astralischen, die immer eine abbauende Tätigkeit ist, entlastet. Das Phosphorsäure-Arzneimittelbild bringt die astralisch-nervliche, neurasthenische Wirkungsweise deutlich zum Ausdruck: rasche Erschöpfbarkeit, depressive Verstimmung, Überempfindlichkeit gegenüber Sinneseindrücken, extreme körperliche Erschöpfung und laszives, psychasthenisches Verhalten. Als mineralische Substanz wirkt Acidum phosphoricum im besonderen auf die Ich-Organisation, die den Astralleib therapeutisch aus seiner zu starken Tätigkeit im Nervenbereich herauslöst.

Ignatia e semine ferm 35b D4

(Ignatiusbohne, Strychnos ignatii; Loganiaceae):

Alle Loganiaceen haben eine Wirkung im Nervenbereich, Ignatia im besonderen im vegetativen, sympathischen Nervensystem des „unteren Menschen“, d.h. im Bereich des Stoffwechsels, insbesondere der Reproduktionsorgane des Urogenitalsystems. Der ätherische Organismus wird aus diesem Bereich gelockert. Der Astralleib wird hier tätig, wie es für das Zentralnervensystem physiologisch ist: abbauend und die ätherische Organisation ablähmend.

Die Überforderung des Seelischen durch Zivilisationseinflüsse wirkt tief in die Willens-Stoffwechsel-Sphäre hinein und führt zu dem eben geschilderten Lockerungszustand. Er entspricht psychisch dem Bild des hysterischen Verhaltens: Ausgesprochene Melancholie wechselt mit unbeherrschten Gemütsausbrüchen. In der Folge kommt es zu funktionellen, oft krampfhaften Störungen wie Unterleibskrämpfe, Magenbeschwerden, auch ein Globusgefühl im Hals ist kennzeichnend. Ignatia kann in diesem Fall helfen, die höheren Wesensglieder wieder in gesunder Weise im Bereich der vegetativen Nerven und des Unterleibes zu befestigen. Zusammenfassend kann gesagt werden, daß der „obere" und der „untere" Mensch bezüglich der Eingliederung der Wesensglieder betroffen ist. Im oberen Menschen wirken die Substanzen Apis regina, Hypericum und Acidum phosphoricum, im unteren Menschen Avena und Ignatia. Der mittlere, rhythmische Mensch wird durch Aurum chloratum in seiner rhythmisierenden und harmonisierenden Funktion gestärkt.

Entstehung: WALA-Ärztekreis, Dr. med. Heinrich Kupfermann, Frau Dr. med. Margarethe Hauschka, 1954.

Darreichungsform

1. Injektionslösung
2. Globuli velati

Indikationen

Zur Harmonisierung des Gleichgewichtes im Eingreifen der höheren Wesensglieder zwischen unterem Stoffwechsel- und oberem Nervenbereich, z.B. bei

1. Neurasthenie
2. vegetativer Dystonie
3. nervösen Erschöpfungszuständen
4. Konzentrations- und Gedächtnisschwäche
5. Depressionen
6. nervöser Schlaflosigkeit
7. klimakterischer Stimmungslabilität

Aurum/Belladonna comp.

Das Präparat Aurum/Belladonna comp. ist ein Spezialpräparat zur Behandlung der Gefäßsklerose im Zusammenhang mit hypervolämischen und plethorischen Zuständen, auch zur Therapie der Polycythaemia vera.

Aurum metallicum D9
(metallisches Gold):

Unter dem Gesichtspunkt der angegebenen Indikation bezieht sich der Präparatebestandteil Aurum auf die relative Verselbständigung des zirkulierenden Blutes. Besonders betrifft diese das Fibrinogen als die im Blut wirksame Bindegewebsgrundsubstanz: Es entsteht die Tendenz zur Erhöhung der Blutviskosität und zur Bindegewebsstarre im Gefäßwandbereich. Vor allem gehört zum Aurum-Bild die Neigung zur Aortensklerose, auch zur Koronarsklerose.

Aurum ist als Metall eine merkuriale Substanz. Es vereinigt in sich in einzigartiger Weise Sulfurkräfte und Salkräfte, indem es die sulfurischen Qualitäten des Lichtes und der Wärme in sich bewahrt, diese jedoch verdichtet und in die Schwere überführt. Gold ist das schwerste der den 7 Planeten zugeordneten Metalle. Man kann außerdem sagen, daß im Gold die Wirksamkeit der sogenannten obersonnigen Planetenmetalle Blei, Zinn und Eisen auf die irdische Stufe heruntergetragen wird. Die Wirkung ihrer chemischen Kräfte ist im Gold zusammengefaßt.

Wird Gold durch den Homöopathisierungsprozeß aus seiner erstarrten Endform befreit, kann es dazu beitragen, den pathologischen Aurum-Prozeß im Herzen und im Blutkreislauf zu überwinden. Die im Herzen notwendig wirksamen individualisierenden und konzentrativen Prozesse, die in der Systole vor allem zum Ausdruck kommen, werden wieder an die universalisierenden Kräfte des rechten Herzens und die in die Peripherie hinausführenden Wärme- und Licht-Prozesse angeschlossen.

Das Aurum-Bild in der Homöopathie spiegelt dies wider: Kongestion des arteriellen Blutes und der Gewebeflüssigkeit im Herzen und in weiteren Organen, Verhärtung des Bindegewebes bis zur Sklerose und zur pathologischen Einlagerung von Kalk. Typisch sind Aortensklerose, Koronarsklerose, degenerative Prozesse im Bereich der Gelenke. Es wird also überall dort, wo das Gewebe ohnehin dem Unbelebt-Physischen angenähert wird, wie in den elastischen Geweben der Gefäße, in den Sehnen, im Knorpel, der sklerotisierende Aurum-Prozeß bis ins Pathologische hinein wirksam.

Atropa belladonna ex herba ferm 33a D9
(Tollkirsche, Atropa belladonna; Solanaceae):

Die Signatur der Tollkirsche zeigt die Überwältigung des vegetativ-pflanzlichen Prinzips durch einen tief in die Gesamtpflanze bis in die Wurzel vordringenden, übersteigerten Eiweiß-Stickstoff-Prozeß mit Alkaloidbildung. Der atropinhaltigen Belladonna entspricht in ihrer Verwandtschaft zur menschlichen Pathologie die Beziehung zu einem hier als übersteigert zu bezeichnenden arteriellen Blutprozeß. Gegenüber der Venosität bedeutet eine verstärkte, intensivierte Arterialisation das einseitige Eingreifen des Seelischen und der Atmung. Dadurch erfolgt auch eine starke Beziehungnahme der Wärmeorganisation zum Physischen hin. Arterialisation heißt verstärkter Abbau, intensivierte Sauerstofftätigkeit und betonte Ausgestaltung und Ausformung zunächst des arteriellen Gefäßsystems, in dessen Folge auch der vom arteriellen Blutstrom abhängigen Organgestalt.

Es hat also die Belladonna-Pflanze – in unserem Präparat das Belladonna-Kraut – eine tiefe verwandtschaftliche Beziehung zum arteriellen Blutprozeß selber, der unter dem Vergiftungsbild in Beziehung gebracht wird zum Sinnes-Nerven-System, d.h. zu der physischen Organisation. Die Folge ist gesteigerter, erhöhter Blutdruck, dazu arterieller Blutandrang zur Haut, zu den Sinnesorganen, vor allem im Kopfbereich; der Blutdruck wird auf die Dauer erhöht, das Nervensystem erregt, die Tendenz zur „Kopfbildung", zur Betonung der Sinnes-Nerven-Tätigkeit im mittleren Gefäß- und Blutbereich ist die Folge. Die Belladonna-Wirksamkeit bezieht sich also auf das arterielle Blut mit seiner Dynamik von innen nach außen, d.h. vom Zentrum des arteriellen Blutprozesses in Richtung Sinnes-Nerven-System und Kopforgane. Durch die damit gegebene Anspannung und Anschoppung im arteriellen Blutbereich kommt es zu einer Erhöhung des Gefäßdruckes und schließlich zur Hypertonie. Die Belladonna Wirkung ergänzt damit das Aurum-Bild von der blutdynamischen Seite her. Entsprechend des Belladonna-Bildes wird das Kompositionspräparat besonders bei der „roten Hypertonie" mit vermehrtem Blutandrang zum Kopf wirksam sein.

Plumbum mellitum D11
(Blei wird mit Honig und Rohrzucker verarbeitet):

Die Zugabe von metallischem Blei soll den im Gefäßbereich wirksamen, stagnierenden Wärmeprozeß zur Lösung bringen, so daß die Elastizität, vor allem der Ringmuskulatur der Arterien, wieder hergestellt wird. Blei bindet und isoliert die Wärme, sie wird dadurch im Physischen festgehalten und verliert den Anschluß an den Gesamtwärmeorganismus. Dies ist die Wirksamkeit des Bleis, das wir an anderer Stelle dadurch als sulfurische Substanz geschildert haben, daß die immanente Wärme erstarrt. Der Anschluß an den lebendigen Wärmeprozeß, vor allem in der Peripherie, geht dadurch verloren. Im Gefäßbereich führt dies zur Erkaltung und Sklerosierung.

Der gemeinsam mit Blei verarbeitete Bienenhonig stellt in dem Präparat die Verbindung zum Blut-Wärme-Prozeß über den dem Blutzucker verwandten Honig her. In potenzierter Form wird die Brücke geschlagen zur Ich-Organisation, die über die Honigwirkung im Wärme-Blut-Geschehen tätig werden soll. Durch Plumbum mellitum wird die Verbindung hergestellt zwischen dem zentralen Blut-Wärme-Geschehen (Mel) und der in der Körperperipherie und in der Gefäßwandung erstarrten Wärmeorganisation (Plumbum).

Zusammenfassung

Wir haben damit in Aurum/Belladonna comp. ein spezifisches Präparat zur Behandlung der Hypertonie und der Arteriosklerose auf der Grundlage einer arteriellen Plethora mit der Tendenz zur Bindegewebsverhärtung. Bei der geschilderten Konstitution können allopathische Hypertensiva in der Dosis reduziert und unter Umständen allmählich ganz abgesetzt werden.

Entstehung: WALA-Ärztekreis, Leitung Frau Dr. med. Margarethe Hauschka, 1958.

Darreichungsform

1. Injektionslösung
2. Globuli velati

Indikation

Zur rhythmischen Lösung von Ich- und astralischer Organisation im Gefäßbereich bei Wärme- und Gewebestarre, z.B.

1. Arteriosklerose
2. zerebrale Durchblutungsstörungen

2.1. präapoplektische Zustände

3. Hypertonie

Aurum/Equisetum I und II (früher: Aurum/Equisetum D10/15 und D30/15)[43]

Dem Präparat Aurum/Equisetum liegt der Gesichtspunkt zugrunde, daß bei Herz-Kreislauf-Schwäche auf den Zusammenhang von Herz und Niere, d.h. von Blutkreislauf und Nierenfunktion geachtet werden muß. Es handelt sich also um einen Spezialfall der Herzinsuffizienz.

Aurum metallicum D9 bzw. D29
(metallisches Gold):

Der Aurum-Prozeß bezieht sich auf das arterielle Blutsystem. Es liegt ein vermehrtes Blutvolumen sowohl vonseiten der Blutkörperchen als auch des Serums vor. Die Folge davon sind Kongestionen; es besteht im besonderen ein verstärkter arterieller Blutandrang zum Herzen, jedoch ebenso zu den peripheren Organen wie der Niere. Auch im Bindegewebe kommt es zu einer Anschoppung und zu einem Anstau der aus dem arteriellen Kapillarschenkel austretenden Flüssigkeit, die auch als nicht nierenbezogene „Ultrafiltratbildung" angesehen werden kann.

Das Präparat ist daher dann angezeigt, wenn eine Tendenz zur arteriellen Kongestion mit zusätzlicher Neigung zu hohem Blutdruck und sklerotischen Herzerkrankungen einerseits und zur Plethora mit einer roten Blutfülle im Kopfbereich andererseits besteht, zugleich jedoch Anzeichen vorliegen für eine glomeruläre und tubuläre Insuffizienz der Niere. Diese macht sich entweder durch beginnende Atemnot bemerkbar oder bereits durch ungenügende Harnausscheidung.

Equisetum ex herba ferm 35b D14
(Ackerschachtelhalm, Equisetum arvense; Equisetaceae):

Der Schachtelhalm ist eine sporentragende Pflanze, die es in ihrer Entwicklung noch nicht bis zur Ausbildung einer Blüte bringt. Er steht der Stufe der Moose, Bärlappgewächse und Farne nahe und ist erdgeschichtlich eine alte Pflanze: im Paläozoikum bildete eine Equisetum-Urform ganze Wälder.

---

43) *Zur Deklaration der Potenzhöhe der Bestandteile siehe Einleitung S. 62*

So wie der Schachtelhalm selbst von einem wasser- und lufthaltigen Kanalsystem durchzogen ist, so hat er als Heilpflanze eine Verwandtschaft zum wässerigen und Luftelement im menschlichen Organismus. Er wirkt auf die in bezug auf die gewaltigen Flüssigkeitsbewegungen noch archaische Nierenorganisation, und zwar derart, daß eine Überformung durch die im tubulären System ohnehin stark eingreifende astralische Organisation ausgeglichen wird.

Eine Folge des betonten Einwirkens der astralischen und lichtätherischen Kräfte in die anatomische Struktur und Funktion ist die deutliche Arterialisation der heutigen Niere: Die postglomerulären Kapillaren haben in ihrem langgestreckten Verlauf arteriellen Charakter, und das abfließende Nierenvenenblut ist noch relativ stark sauerstoffgesättigt.

Weiter ist für die exotherme Nierenfunktion eine starke Wärmebildung und Wärmeabgabe kennzeichnend: Die Temperatur im Nierenbecken ist deutlich höher als im Nierenblut. Hier besteht eine Brücke zwischen der menschlichen Ich-Wärme-Organisation und dem Kieselprozeß im Zinnkraut. Equisetum nimmt, im Gegensatz zu den meisten anderen Pflanzen, reichlich Kiesel aus dem Boden auf und scheidet ihn außen an den spröden, glasig-starren Stengeln ab.

Man kann also sagen, daß Equisetum geeignet ist, eine Nierentätigkeit zu regulieren, die zu sehr sinnesorganartig im Stoffwechselbereich wirkt, bzw. Ich- und Empfindungsorganisation aus einer überstarken Strukturierung und Formung in der Niere zu lösen.

Equisetum ist das Heilmittel bei degenerativen Nierenprozessen, das in der Lage ist, eine beginnende glomeruläre und tubuläre Insuffizienz therapeutisch zu beeinflussen.[44])

Zusammenfassung

Aurum/Equisetum berücksichtigt damit speziell den pathophysiologischen Zusammenhang zwischen Herz- und Nierenerkrankungen. Es ist einerseits geeignet zur Behandlung einer beginnenden Herzmuskelschwäche, die mit einer – zunächst oft noch latenten – Niereninsuffizienz verbunden sein kann. Andererseits kann auch an die renale Hypertonie gedacht werden, eine Hochdruckform, für die eine degenerative Nierenparenchymerkrankung oder Nierenarterienstenose ursächlich mit verantwortlich ist. Einzelheiten dieses komplexen Zusammenspiels sind heute bekannt: Aus der Macula densa des juxtaglomerulären Apparates wird bei Absinken des Blutdruckes in den Nierenarteriolen vermehrt

[44]) *Vgl. H.-H. Vogel „Beiträge zu einer medizinischen Menschenkunde", Band I, 2, S. 443 ff – Haug-Verlag, Heidelberg.*

Renin freigesetzt, was dann unter anderem über die Bildung der Angiotensine zur Blutdrucksteigerung führt. Klinisch ist die renale Hypertonie meist von einem blassen Hautkolorit begleitet.

Aus geisteswissenschaftlicher Sicht ist die Art des Eingreifens der höheren Wesensglieder in der Niere abhängig von ihrem Eingreifen im Herzen, welches sich im Vergleich zur Niere polar verhält. Hat man es mit einer zu starken Loslösung von Ich-Organisation und Astralleib aus den Nierenstoffwechselprozessen zu tun, kommt es zum einen in der Niere zu verstärktem Abbau und Degeneration, andererseits erfolgt im Gebiet des linken Herzens ein verstärktes Eingreifen von Ich- und Empfindungsorganisation. Die Folge davon ist die Kongestion. Aurum/Equisetum greift dann derart ausgleichend in die Organbeziehung ein, daß Licht und Wärmeprozesse vermehrt in der Niere aufgenommen werden und dadurch die überspannte Situation im Herzen Entlastung findet.

Aurum/Equisetum D30/15 wird dann eingesetzt, wenn das Aurum-Bild bereits voll entwickelt ist, d.h. daß der Herzmuskelschwäche das klinische Bild der Plethora, der Hypervolämie, der Polyglobulie (Polycythaemia vera) mit Herz- und Kopfkongestion zugrunde liegt. In diesem Fall handelt es sich um eine Konstitutionsbehandlung, zu der seltenere Gaben ausreichen. Ist mehr eine gezielte organische Behandlung von Herz und Nieren gewünscht, ist eine häufigere Anwendung von Aurum/Equisetum D10/15 angezeigt.

Entstehung: WALA-Ärztekreis, Dr. med. Heinz-Hartmut Vogel, 1964.

Darreichungsform

1. Injektionslösung
2. Globuli velati

Indikationen

Überwindung einer zur Erstarrung führenden und übermäßig eingreifenden Ich- und Empfindungsorganisation im arteriellen Blutbereich des linken Herzens und der Nierenrinde, z.B. bei

1. Niereninsuffizienz
2. Herzmuskelschwäche
3. Tumorerkrankungen

Aurum/Prunus

Auch dieses Präparat gehört zu den sogenannten WALA Aurum-Präparaten; hier ist die Aurum-Wirkung in der Weise modifiziert, daß sie mit der Heilmittelwirkung der Schlehenblüten kombiniert wird. Dadurch erfährt die zentrale Kreislauf- und Herzsituation eine Anregung ihrer aufbauenden und verlebendigenden Prozesse.

Aurum metallicum D9

(metallisches Gold):

Dieser Kombination liegt der Gedanke zugrunde, daß bei Erschöpfungszuständen oder in der Rekonvaleszenz insbesondere der arterielle Kreislauf darniederliegt, d.h. daß Ich und Astralleib wegen der Schwächung der ätherischen Organisation nicht mehr genügend aufbauend tätig sein können. In diesem Fall vermittelt Aurum das Eingreifen der Ich-Organisation im arteriellen Blutbereich. Der Gefäßtonus wird angehoben und stabilisiert.

Aurum ist als Metall eine merkuriale Substanz. Es vereinigt in sich in einzigartiger Weise Sulfurkräfte und Salkräfte, indem es die Qualitäten des Lichtes und der Wärme in sich bewahrt (Sulfurprinzip), diese jedoch verdichtet und in die Schwere überführt (Salprinzip). Man kann außerdem sagen, daß im Gold die Wirksamkeit und die Bildeprozesse der sogenannten obersonnigen Planetenmetalle Blei, Zinn und Eisen auf die irdische Stufe heruntergetragen werden. Die Wirkung ihrer chemischen Kräfte ist im Gold zusammengefaßt. Im besonderen bezieht sich die Wirksamkeit von Aurum auf den arteriellen Blutprozeß und das Herzorgan, jedoch gleichzeitig auf die physische Grundlage des Bindegewebes mit den hier sich abspielenden Flüssigkeitsprozessen bis hinein in die Bindegewebsgrundsubstanz. Die Kongestion ist die für Aurum typische pathologische Organsituation.

Es wird durch Gold in seiner metallischen Eigenschaft die Ich-Organisation im Rhythmischen System angesprochen. Sie ist letzten Endes der Therapeut bei den geschwächten „Aufrichtekräften" im Rhythmischen System und auf physischer Ebene im Bereich der Wirbelsäule. – Im seelischen Bereich ist Gold auch bei schwierigen Lebenssituationen durch Schicksalsschläge hilfreich, dann ist unter Umständen auch eine etwas höhere Potenz angezeigt.

Nach anthroposophischer Anschauung haben mineralische Substanzen, insbesondere die Metalle, eine besondere Beziehung zur Ich-Organisation des Menschen. Als Heilmittel rufen sie diese zu erhöhter Tätigkeit in den rhythmischen und Umwandlungsprozessen des Organismus auf.

Prunus spinosa e floribus et summitatibus ferm 35c D5
(Blüten und Triebspitzen des Schlehdorns, Prunus spinosa; Rosaceae):

Prunus stellt die Verbindung her zwischen astralischer und ätherischer Organisation. Wie alle Rosaceen hat auch die Schlehe eine unmittelbare Beziehung zum Blutkreislauf, im besonderen zum Lichtäther. Damit ist Prunus spinosa geeignet, den lichtätherischen Prozeß in Blut- und Nierenbereich anzuregen. Der Astralleib wird veranlaßt, sich intensiver mit dem Lichtäther im Nierenbereich zu verbinden.

Die plötzlich hervortretende, schneeweiße Blütenbildung im zeitigen Frühjahr und der mächtige Lichtprozeß bis hinein in die harte Verholzung und Dornbildung sind der Hinweis für die therapeutische Wirksamkeit von Prunus auf einen das Ätherische überwältigenden astralen Lichtprozeß. In der Schlehe kommt es zu einer intensiven Einwirkung der verhärtenden Tendenz der Erde, die der Stengelwirkung verbunden bleibt; es bildet sich die Gestalt eines gedrungenen und sparrigen Strauches, die Seitenäste erscheinen oft verkürzt und zu einer Art Stachel zusammengestaucht. In dieser (im botanischen Sinne) Dornbildung kommt ein unmittelbares Aufeinanderwirken von Licht-Form- und Erden-Verdichtungs-Prozessen zum Ausdruck. Dieses Licht-Prinzip erscheint auch in dem raschen Heraustreiben der weißen, vergänglichen Blüten unter der Frühjahrssonne, ehe es zur Blattbildung kommt. In der Fruchtbildung zeigt sich ein ähnlicher Vorgang. Das Fruchtfleisch der blauen Steinfrucht bleibt grünlich und gallertig-fest – man kann darin die Wirksamkeit des chemischen Äthers sehen –, und es reift zu einer gewissen Süße erst im Spätherbst durch die Einwirkung der Kälte der ersten Nachtfröste. Es wird bei der Fruchtbildung der Wärme-Zucker-Prozeß zurückgehalten; die Frucht ist daher herb-säuerlich, beim Verzehr die Mundschleimhäute zusammenziehend und etwas betäubend.

Das Auseinanderfallen von Blatt-Flüssigkeits- und Blüten-Licht-Wärme-Prinzip ist typisch für diese Pflanze. Es ergibt sich in der Pflanzengestalt eine große Spannung zwischen Erden- und Lichtkräften, zwischen denen die Lebenskräfte gestaut werden. Die Wirkung der Schlehe liegt darin, ein unrhythmisch gewordenes Verhältnis seelisch atmender Tätigkeit mit den strömenden Flüssigkeitsprozessen zu harmonisieren. Im Krankheitsgeschehen werden die Extreme der Überformung einerseits und der Lethargie des Lebensprozesses andererseits überwunden. Als samenhaltige Frucht und als Rosengewächs wirkt sie auf die gesamte periphere und zentrale Kreislaufsituation, was sich durch die kardiosklerotischen Beschwerden des Arzneimittelbildes bestätigt.

Entstehung: WALA-Ärztekreis, Leitung Frau Dr. med. Margarethe Hauschka, 1964.

Darreichungsform

1. Injektionslösung
2. Globuli velati

Indikationen

Zur Anregung des Eingreifens von Ich- und astralischer Organisation in die ätherische Organisation und Stärkung der Lebenskräfte, z.B.

1. Hypotonie
2. vegetative Dystonie
3. Erschöpfungszustände

Aurum/Stibium/Hyoscyamus

Aurum/Stibium/Hyoscyamus gehört zu den frühen Heilmittel-Kompositionen, die im Ärztekreis des Klinisch-Therapeutischen Instituts um Frau Dr. med. Ita Wegman aus anthroposophisch-menschenkundlicher Anschauung des Pathologischen entstanden sind. Danach ist das Herz als Mittelpunktsorgan des Kreislaufs und der peripheren Organe sowie des gesamten Wärmeorganismus, der alle Organe und Organsysteme durchdringt, organisch-morphologischer und physiologischer Ausdruck des führenden Wesensgliedes, des „Ich" und der „Ich-Organisation". Als merkuriales Mitte-Organ verwandelt das Herz die polaren Kräfte der „oberen" (Sinnes-Nerven-System) und der „unteren" Organisation (Stoffwechsel-Gliedmaßen-System) aus den Kräften der Mitte (Rhythmisches System) und überwindet damit deren tendenzielle Einseitigkeiten („oberer" Organismus – Salprinzip; „unterer" Organismus – Sulfurprinzip). In der stetigen Wiedervereinheitlichung der oberen und unteren Kräfteprinzipien und der ihnen zugeordneten verschiedenen Flüssigkeitssysteme jenseits des Blutkreislaufs (Lymphsystem, Bindegewebsflüssigkeit, Liquor) und der großen Organe (Milz, Leber, Lunge, Niere) liegt die physiologische, hygienisch-therapeutische Bedeutung des Herzens.

Auf diesem Hintergrund ist das Präparat Aurum/Stibium/Hyoscyamus zu verstehen.

Aurum metallicum D9

(metallisches Gold):

Das potenzierte Gold wirkt dann auf die Herztätigkeit, wenn das die Systole betonende linke Herz unter den einseitig verstärkten Einfluß der konzentrativen

Kräfte des Sinnes-Nerven-Systems (Salprinzip) sowie der Nierentätigkeit (gesteigerte Sauerstoffatmung) gerät. Die im Blut wirksamen individualisierenden, kongestiv-zentralisierenden Prozesse drohen die rhythmisch-vereinheitlichenden Herzkräfte zu überwältigen.

Aurum ist als Metall eine merkuriale Substanz. Es vereinigt in sich jedoch in einzigartiger Weise Sulfurkräfte und Salkräfte, indem es die Qualitäten des Lichtes und der Wärme in sich bewahrt (Sulfurprinzip), diese jedoch verdichtet und in die Schwere überführt. Es hat das höchste spezifische Gewicht in der Reihe der sieben Planetenmetalle (Plumbum: 11,3 p/cm³ – Schmelzpunkt 327 °C; Aurum: 19,3 p/cm³ – Schmelzpunkt 1063 °C; Argentum: 10,5 p/cm³ – Schmelzpunkt 960 °C). Gold wird in seinem spezifischen Gewicht nur noch von den Platinmetallen Palladium, Iridium, Osmium sowie Rhenium übertroffen (z.B. Platin: 21,4 p/cm³ – Schmelzpunkt 1774 °C). Sulfur- und Salkräfte sind im Golde vereinigt. Darin liegt zugleich die Sonderstellung des Goldes unter den sieben Metallen.

Als Natursubstanz zeigt Gold seine „Verwandtschaft" zu den vereinheitlichenden, jedoch zugleich individualisierenden Herzkräften. Dabei kommt seine Sondertendenz als „edle", chemischen und physikalischen Einflüssen Widerstand leistende Substanz zum Ausdruck. Anthropomorph ausgedrückt, verhält sich Gold „aristokratisch", unverbindlich-selbstisch, gleichsam wie ein Einzelgänger. Im Arzneimittelbild der Homöopathie kommen diese „psychosomatischen" Eigenschaften des Aurum deutlich zum Vorschein: allgemeine Kreislaufplethora mit Herz- und Kopfkongestion; Ellenbogennatur, extremes Durchsetzungsvermögen; nachts, vor allem nach Mißerfolgen, tiefe Depression mit Suizidgefahr.

Wird Gold durch den Homöopathisierungsprozeß aus seiner erstarrten Endform befreit, kann es dazu beitragen, den pathologischen Aurum-Prozeß im Herzen und im Blutkreislauf zu überwinden und die im Herzen notwendig wirksamen individualisierenden und konzentrativen Prozesse, die in der Systole des linken Herzens vor allem zum Ausdruck kommen, an die universalisierenden Kräfte der Diastole des rechten Herzens und an die in die Peripherie hinausführenden Wärme- und Lichtprozesse wieder anzuschließen.

Stibium metallicum D7

(Antimon):

Während vom Aurum gesagt werden kann, daß es die kosmischen Kräfte der „obersonnigen" Planeten auf die irdische Stufe herunterführt und sie als Substanz in sich vereinigt, ist Antimon eine „kosmische“ Substanz geblieben. Eine Antimon-„Magnetnadel“ zeigt eine diamagnetische Wirkung: Sie hat die Tendenz, sich senkrecht zur Nord-Süd-Achse einzustellen, d.h. sie „verneint“ die zentralisierenden Erdenkräfte. Als Substanz bewahrt Stibium in sich sulfurische Kräfte, die wiederum auf den noch vorirdischen Zustand von Antimon hinweisen. Die immanenten sulfurischen Kräfte zeigen sich bei der Selbstentzündlichkeit von Antimon in Chlorgas.

Als Grauspießglanz bildet Antimon in der Schwefelverbindung charakteristische, von einem Punkt nach der Peripherie ausstrahlende, nadelige Kristallformationen. Überhaupt ist die Beziehung zum Schwefel für Antimon charakteristisch. Er verstärkt die sulfurischen Eigenschaften des Metalls. Im Vergiftungsbild wirkt Antimon hemmend auf die Blutgerinnung. Auch darin zeigt es seine Tendenz, sich gegen die Verdichtung, d.h. das Irdisch-Werden des Eiweißes im Blut, zur Wehr zu setzen.

Bezüglich der Herztätigkeit entspricht der Antimon-Prozeß dem rechten Herzen, das seinerseits die Tendenz zum Ätherisch-Universalisierenden in sich trägt. Es ist deutlich flüssigkeitsreicher als das linke Herz, muskelschwächer und steht weitgehend unter dem Einfluß des einströmenden venösen Blutes, so daß der diastolische Impuls vom venösen Bluteinstrom auf das rechte Herz übergeht. So stehen sich linkes Herz mit betonter Systole und rechtes Herz mit betonter Diastole geradezu polar gegenüber. Diese beiden Tendenzen müssen im Herzen überwunden und vereinigt werden. Dafür ist physiologischer Ausdruck der Binnenkreislauf des Herzblutes.

Die Vereinigung der „untersonnigen“ Planetenkräfte Venus – Kupfer; Merkur – Quecksilber; Mond – Silber in der Stibium-Wirksamkeit (Rudolf Steiner) kann ein Hinweis sein für die auch im rechten Herzen aus der Peripherie des Kreislaufs weiterwirkenden „kosmisch“-peripheren Wärmeprozesse. Vom planetarischen Gesichtspunkt sind Stibium und Aurum Polarität und Ergänzung. In dem Präparat Aurum/Stibium/Hyoscyamus bezieht sich der Präparatebestandteil Antimon damit auf das rechte, an die ätherische Organisation angeschlossene Herz. Ein Dominantwerden dieser rechten Herzkräfte, die der linken Herztätigkeit entgegenwirken, kann die Folge einer einseitig betonten Linksherztätigkeit sein, wie sie im Zusammenhang mit Aurum geschildert wurde (Streßsituation). Kompensatorisch verstärkt dann das rechte Herz seine Eigentätigkeit, so daß die Gefahr besteht, daß rechtes und linkes Herz in ihrer Sondertendenz nicht mehr zu einer Einheit zusammenfinden. Die Gesamttätigkeit des Herzens, die in einer Vereinheitlichung der polaren Kräfte besteht, ist dann zu schwach. Die Gefahr besteht, daß das linke Herz seinen Tonus verliert und die im rechten Herzen physiologische diastolische Tätigkeit auf das linke Herz übergreift. Es kommt zu einem Zusammenbruch der Spannung zwischen rechtem und linkem Herzen. Der Blutdruck sinkt ab, der Kreislauf dezentralisiert, Blutflüssigkeit tritt vermehrt in den Geweben auf. Es entwickelt sich das Antimon-Arzneimittelbild mit Schwäche und Verlangsamung der Herztätigkeit, mit kaltschweißiger Haut und Kreislaufschwäche.[45])

Hyoscyamus ex herba ferm 33d D4
(Bilsenkraut, Hyoscyamus niger; Solanaceae:

Während in Antimon und Gold zwei Metalle zur Wirksamkeit kommen, die nach anthroposophischer Anschauung auf die Ich-Tätigkeit wirken, haben wir es bei der Pflanze Hyoscyamus mit einer Substanz zu tun, die primär auf die astralische Organisation wirkt. Pflanzliche Heilmittelzubereitungen müssen von der seelischen Organisation und der Atmungstätigkeit überwunden werden und aktivieren damit den Empfindungsorganismus.

In der gedrungenen Gestalt dieses Nachtschattengewächses preßt sich das Blütenprinzip in einer Reihe schmutzigweißer Blütentrichter bis tief in die Blattregion hinein. Astralische Kräfte, die sonst im Pflanzenumkreis leben und diese nur „von außen" berühren, verbinden sich innerlich mit dem Bilsenkraut. Sie werden morphologisch sichtbar in dem spiraligen, knospentragenden Sproßende und kommen substantiell in der Bildung der Solanaceen-Alkaloide Scopolamin, Hyoscyamin und Atropin zum Ausdruck.

Die Giftwirkung von Hyoscyamus betrifft die Verankerung des ätherischen und astralischen Leibes in der Stoffwechselregion. Entsprechend sind für die Heilmittelwirkung solche pathologischen Herz- und Kreislaufzustände von Bedeutung, denen eine besondere Lockerung des Seelischen *und* Ätherischen im „unteren" Menschen zugrunde liegt. Bei Zivilisationsschäden, die auch unter dem Gesichtspunkt wiederholter – oft unbemerkter – Schockereignisse verlaufen, kommt es in der heutigen Zeit häufig zu „Lockerungszuständen". Sie betreffen die ätherische Organisation in ihrer Bindung an die physischen Organe in der Willensregion des „unteren" Menschen. Das Urogenitalsystem ist vor allem von der Hyoscyamus-Wirkung betroffen. Steigert sich das im Arzneimittelbild von Hyoscyamus zum Ausdruck kommende Lockerungsgeschehen, dann treten Zustände ein, die wir mit Somnambulismus, Halluzination, Gefühl des Schwebens, des Unwirklichen und Phantastischen bezeichnen können. Es sind Zustände, wie

[45]) *Vgl. H.-H. Vogel, Beiträge zu einer medizinischen Menschenkunde, 2, S. 11 ff.*

sie auch bei anderen Halluzinogenen, wie bei Cannabis, aber auch Baldrian beschrieben werden.

Die seelische und Ich-Organisation können dann im Herzbereich und im Rhythmischen System die notwendige Individualisierung und Persönlichkeitsidentität nicht aufrecht erhalten. Dem Präparatebestandteil Hyoscyamus kommt damit eine das Gold und Antimon unterstützende wesentliche arzneiliche Bedeutung zu. Differantialtherapeutisch ist bei der Hyoscyamus-Wirkung durchaus auch an Argentum in homöopathischer Dosierung im Sinne einer Schocktherapie (Rudolf Steiner) zu denken.

Zusammenfassung

Das Präparat Aurum/Stibium/Hyoscyamus ist im Sinne der obigen Schilderung geeignet, vor allem dann eingesetzt zu werden, wenn der Verdacht besteht, daß das Herz als Organ der Mitte und der Selbstidentifikation von Zivilisationseinflüssen und von „negativem Streß" überwältigt wird. Die Eigenintentionen des Menschen werden verdrängt, die Selbstentfaltung und Selbstverwirklichung werden überspielt. Es kommt zum Zustand des Präinfarktes. Diesen rechtzeitig zu erkennen, ist eine besondere Aufgabe des Arztes. Aurum/Stibium/Hyoscyamus kann dann ein nachhaltig wirkendes Präparat sein zur Stärkung der Eigenkräfte des Herzens.

Entstehung: Ärztekreis des Klinisch-Therapeutischen Instituts, Arlesheim, Dr. med. Ernst Marti; Leitung Frau Dr. med. Ita Wegman, 1935.

Darreichungsform

1. Injektionslösung
2. Globuli velati

Indikationen

Regulierung des ätherisch-astralischen Wesensgliederverhältnisses im rechten und linken Herzen und Überwindung einer gleichzeitigen Lockerung des Empfindungsorganismus in den vegetativen Lebensprozessen des unteren Menschen, z.B.

1. Herzmuskelschwäche
2. Erregungszustände bzw. Arrhythmien (infolge toxischer Schädigung des Herzens, Thyreotoxikose)
3. funktionelle Herzbeschwerden
4. Einschlafstörungen
5. psychovegetative Störungen

Aurum/Strophanthus

Aurum/Strophanthus ist eine Variante der Aurum-Präparate. Es wurde aus dem Präparat Strophanthus comp. entwickelt, das noch zusätzlich Stibium enthält. Auch hier handelt es sich um einen Krankheitszustand, der auf einer allgemeinen Erschöpfung, psychischer und leistungsmäßiger Überforderung, auf „negativem Streß" beruht. Die Basis des Präparates bildet wiederum Aurum, da durch die nachhaltige Schwächung der ätherischen Organisation auch die Ich-Tätigkeit in Mitleidenschaft gezogen wird. Aurum vermittelt dann ein ausgewogenes Eingreifen der Ich-Organisation in den arteriellen Bereich.

Unter „negativem Streß" verstehen wir die von außen auf die Ich- und seelische Organisation eindringenden, jedoch unabwendbaren Anforderungen der Umwelt, wie sie der Leistungsbegriff der modernen Zivilisation mit sich bringt. Die in der Herzorganisation sich abspielenden rhythmischen Ausgleichsvorgänge zwischen innerer Persönlichkeitsverfassung und eigener Zielsetzung sowie den von außen auftretenden Leistungsanforderungen können nicht mehr in Übereinstimmung gebracht werden. Die Diskordanz von innerem Anliegen und äußeren Anforderungen bewirken einen anhaltenden Zielkonflikt. Die Ausgleichskräfte des Herzens werden überfordert. Ergebnis ist eine Überbetonung der Linksherztätigkeit gegenüber der dann in den Hintergrund tretenden Rechtsherztätigkeit. Das linke Herz unterliegt bereits physiologisch einem intensiveren Eingreifen der astralischen Organisation, die Systole ist betont, während das rechte Herz angeschlossen ist an das Vegetativum, den Stoffwechsel, die ätherische Organisation. Hiervon geht der diastolische Impuls aus. Gleichzeitig bedeutet die diastolische Phase und das Überwiegen der Rechtsherztätigkeit Regeneration und Erholung für das Herzorgan. Wenn das linke Herz durch die geschilderten Umstände in seiner Tätigkeit einseitig gefordert wird und die Rechtsherztätigkeit den Ausgleich nicht mehr bewirkt, kann es zum Zusammenbruch der Linksherztätigkeit kommen. Dies bedeutet Gefährdung des linken Herzens im Sinne des Myokardinfarktes.

Aurum metallicum D9

(metallisches Gold):

Die Gold-Wirksamkeit ist durch eine „Kongestion", d.h. eine substantielle Vermehrung mit Stauung und Neigung zur Verfestigung in den Flüssigkeitssystemen von Blut und Bindegewebe gekennzeichnet. Die Schöpferkräfte von Wärme, Licht und Chemismus werden im Gold ganz auf die irdische Stufe heruntergetragen. In bezug auf das Mittelpunktsorgan des menschlichen Organismus kommt es zu einer Kränkung des linken Herzens, das sich in seiner Kammer noch mehr als physiologischerweise dem festen Zustand annähert. Vergleichsweise ist der linke Ventrikel relativ muskelstark und flüssigkeitsarm. So klagt der Aurum-Patient subjektiv über ein Schweregefühl in der Herzgegend, das Herz „hängt ihm wie ein Stein in der Brust und zieht nach unten". Neben der seelischen Übererregbarkeit ist gerade Schwermut für das Bild typisch. Es besteht eine Bedrängung, ein Brustengegefühl und im Angina pectoris-Anfall Schmerzen, die in den linken Arm ausstrahlen. Für diese verstärkte Quellung und Verhärtung des zentralen Herzorgans selbst, die von Bindegewebsgrundsubstanz und den Kranzgefäßen ausgehen, kann Aurum im Zusammenhang mit den übrigen Erscheinungen des Arzneimittelbildes eine Therapie sein.

Strophanthus kombé e semine ferm 35b D5
(Strophanthus, Samen, Strophanthus kombé; Apocynaceae):

Strophanthus kombé ist ein Lianengewächs mit lang ausgezipfelten Blüten, das sich im äquatornahen Urwald Afrikas und Asiens dem Licht entgegenrankt. Die flachen samtigen Samen gehen in einen Haarschopf über. Sie sind von bitterem Geschmack und enthalten das für die Strophanthus-Arten typische Glykosid Strophanthin. Die Herzglykoside haben alle eine intensive Beziehung zum Licht. In dem cholesterinähnlichen Steroidgerüst, das an einen Zuckerrest gebunden ist, liegt gewissermaßen schon ein Vorgriff auf das Tierreich vor. Es offenbart sich also in den Glykosiden das Zusammenwirken von starken Lichtkräften mit dem Flüssigkeitssystem in der im übrigen milchsaftführenden Pflanze.

Wir haben es entsprechend bei der Wirksamkeit von Strophanthus im menschlichen Organismus mit einem intensiven Eingreifen der lichtätherischen Kräfte in den Chemismus des Flüssigkeitsgeschehens von Herz, Blut und Lymphe zu tun. Im feineren Unterschied zu Digitalis greift Strophanthus in der Weise in den rhythmischen Organismus ein, daß die Diastole vertieft und der Herzrhythmus ausgeglichen und beschleunigt wird. Strophanthus kann in homöopathischer Dosierung auch bei einer Verhärtung und Verengung der Herzkranzgefäße ohne eigentliche Myokardinsuffizienz und bei Bradykardie eingesetzt werden.

Zusammenfassung

Aurum/Strophanthus ist daher dann angezeigt, wenn das Eingreifen der „höheren" Wesensglieder Ich- und astralische Organisation bei physisch-ätherischer Erschöpfung zur Wirksamkeit gebracht werden soll. Es kann somit zu einem ausgesprochenen Heilmittel für Zivilisationskrankheiten werden, wenn das rhythmische Herz-Kreislauf-System durch die genannten Einflüsse geschädigt ist; ebenso ist es angezeigt zur Prophylaxe des Herzinfarkts.

Entstehung: WALA-Ärztekreis, Dr. med. Heinz-Hartmut Vogel, 1964.

Darreichungsform
1. Injektionslösung
2. Globuli velati

Indikationen
Zur Harmonisierung des Eingreifens von Ich- und Empfindungs-Organisation in die zur Unbeweglichkeit neigende physisch-ätherische Organisation, insbesondere des linken Herzens, z.B. bei
1. Bradykardie
2. Angina pectoris

Aurum/Valeriana comp.

Es bestand das Bedürfnis nach einem Präparat, das in der Lage sein sollte, das Herz vor einseitigen – sowohl vom venösen, als auch vom arteriellen System her – eindringenden Wirkungen zu bewahren. Die Herztätigkeit selbst sollte gestärkt werden. Zugleich stand das Ziel vor Augen, Versagenszustände der Herz-Kreislauf-Funktion wie Absinken des Blutdrucks, Schwindel und Auftreten von kaltem Schweiß zu behandeln. Ebenso gehören zum Anwendungsgebiet von Aurum/Valeriana comp. die damit zusammenhängenden psychischen Lockerungszustände im Herzbereich mit dem Gefühl, „den Boden unter den Füßen zu verlieren“, was bis zur organischen Herzmuskelschwäche führen kann.

Aurum metallicum D9
(metallisches Gold):

Aurum spricht als mittlere Substanz der Metallreihe Plumbum – Stannum – Ferrum – Aurum – Cuprum – Hydrargyrum – Argentum auch den mittleren Bereich der menschlichen Organisation an. Im Organ des Herzens kommt es zu Verfestigungen und Verhärtungen im Bereich der Bindegewebsgrundsubstanz sowohl des Myokards als auch der dem Herzen zugehörigen Gefäße. Die Eigentätigkeit des Herzens als Gleichgewichtsorgan zwischen dem „oberen" und „unteren" Menschen wird aufgerufen. Schwere und Belastung bis hin zu psychischen Veränderungen im Sinne der Schwermut stellen unter anderem Anwendungsgebiete für Aurum dar.

Crataegus e foliis et fructibus ferm 33d D2
(Blätter und Früchte des Weißdorns, Crataegus laevigata und Crataegus monogyna; Rosaceae):

Crataegus hat, wie alle Rosaceen, eine unmittelbare Beziehung zum Blutbildungsprozeß und zum Blutkreislauf. Vor allem wird der venöse Blutanstrom zum Herzen und damit die Beschleunigung der Herztätigkeit durch Crataegus abgemildert. Der Weißdorn reguliert also in potenzierter Form den venösen Blutanstrom zum Herzen und entlastet es dadurch in seiner Eigentätigkeit.

Strophanthus kombé e semine ferm 35b D5
(Strophanthus kombé; Apocynaceae):

Die Apocynaceen sind Lianengewächse, die ihre Aufrichtekraft nicht in der Gesamtpflanzengestalt zum Ausdruck bringen, sondern in den Samen herauftragen und in diesem die Glykosidbildung veranlassen. Die Glykoside differenzieren sich aus den bereits im Pflanzen- und Tierreich auftretenden Steroiden. Beim Menschen besteht eine Verwandtschaft zu den Nebennierenrindenhormonen. Die Rolle, die diese Substanzen bzw. die sie bildenden Kräfte in der Natur und im Menschen spielen, hängt mit dem Eingreifen des Astralischen über die Licht- und Gestaltungskräfte zusammen. Organgestalt, Organform bis hin zur Überformung ist eine Wirkung dieser Kräfte. In dem Präparat Aurum/Valeriana comp. wird durch die Zugabe von Strophanthus der arterielle, formende, gestaltende Prozeß, der aus der Peripherie auf das Herz eindringt, zurückgenommen. Das Herz wird befreit und seine Eigentätigkeit dadurch verstärkt.

Cactus ex herba ferm 33d D3
(Königin der Nacht, Selenicereus grandiflorus; Cactaceae):

Auch bei den Kakteen, insbesondere bei Cactus grandiflorus, kann die Signatur der Pflanze ein wesentlicher Hinweis für ihre Heilwirkung sein. Die Flüssigkeitsstauung im Stengelbereich, die Reduzierung der Umweltbeziehung auf die lichtgehärteten Stacheln sowie das plötzliche und vergängliche nächtliche

Erblühen zeigen ein Bild vom Auseinanderfallen der im Blütenprozeß sich befreienden Wärmekräfte einerseits und der im vegetativen Pol sich stauenden Flüssigkeitsprozesse andererseits.

Dies ist ein Bild, wie es sich dann am Herzen abspielen kann, wenn der Umwandlungsprozeß der ätherischen Kräfte in der Herzregion stockt und der systolische Herzprozeß überhand nimmt. In den Koronararterien findet sich einerseits ein vermehrter Blutandrang und eine Blutfülle, andererseits als heftige Gegenreaktion ein Spasmus, welcher von der Gefäßwand ausgeht. Diese Tendenz ist besonders beim Linksversorgungstyp vorhanden. Hinzu kommt, daß das eigentliche Herzgeschehen sich nicht im Blutdurchfluß der rechten oder linken Kammer abspielt, sondern vielmehr als Befreiungsprozeß in den Kapillaren und im Bindegewebsbereich des Herzmuskels. Dorthin setzt sich die Stauungstendenz fort. In diesem innersten Bereich des Herzens gibt das Herz seine eigentliche Qualität dem Blut mit. Ätherkräfte werden aus ihrer leiblichen Bindung losgelöst und als Grundlage der Nerven-Sinnes-Funktion für den „oberen" Menschen verfügbar.

Valeriana e radice ferm 33c D2
(Baldrian, Valeriana officinalis; Valerianaceae):

Vom Baldrian ist die rauschartige Zustände hervorrufende Wirkung bekannt, die darauf hinweist, daß sich unter dem Einfluß von Baldrian vegetative Kräfte, vor allem aus dem mittleren Blutsbereich, lockern. Es entsteht ein Gefühl des Abgehobenseins, des Schwebens, des „Nachtsehens". Baldrian wird zum Mittel für die beschriebenen Indikationen, wenn sich im Herz-Kreislauf-Gebiet das Ätherische lockert, sich ausdehnt und die entsprechenden krankhaften Zustände, wie Schwindel und Übelkeit, eintreten. Eine vergleichbare Lockerung der Wesensglieder kann bei entsprechender Disposition durch die Auswirkungen einer Reise, z.B. mit dem Auto oder Flugzeug, ausgelöst oder verstärkt werden. So ist es verständlich, daß sich Aurum/Valeriana comp., bei Bedarf prophylaktisch gegeben, als Heilmittel bei Reisekrankheiten bewährt hat.

Camphora D3
(Destillationsprodukt aus dem Holz des Kampferbaumes, Cinnamomum Camphora; Lauraceae):

Kampfer zeigt paradoxe Eigenschaften. Er kann, überdosiert, den peripheren Kreislauf zum Erliegen bringen. Es kommt dann zu Blutdruckabfall mit kaltem

Schweiß und extremen Schwächezuständen. In potenzierter Form wirkt er diesem Kälteprozeß entgegen. Es werden die peripheren Wärmekräfte aktiviert und bei unserem Präparat der Blutandrang zum Herzen in die Peripherie abgeleitet. Dort erfolgt eine Durchwärmung.

Zusammenfassend kann gesagt werden, daß das Kompositionsmittel Aurum/Valeriana comp. durch die Art seiner Zusammensetzung das Herz als Mitte-Organ von zu starken peripheren Einflüssen entlastet. Bei der Konzeption des Präparates wurde von dem pathologischen Geschehen ausgegangen, daß im rhythmischen Bereich des Herz-Kreislauf-Geschehens der Astralleib, d.h. die atmende Psyche, sich löst und die ätherischen Kräfte relativ selbständig werden. Dieses entspricht der Symptomatik. Daher sind die pflanzlichen Mittel so gewählt, daß sie in differenzierter Weise gleichsam einen Appell richten an das Seelische, sich mit dem Ätherischen wieder in richtiger Weise atmend zu verbinden. Dem liegt der allgemeine Gesichtspunkt zugrunde, daß pflanzliche Mittel die Tätigkeit des Astralleibes aktivieren. Die Auswahl der Pflanzenmittel richtet sich jeweils nach den in sich differenzierten ätherischen Kräften, wie Wärmeäther, Lichtäther, chemischer Äther, Lebensäther. Das einzige Metall, Aurum, wirkt auf die Ich-Tätigkeit im Wärmehaft-Organischen und rhythmisiert das Verhältnis von ätherischem und astralischem Leib.

Entstehung: WALA-Ärztekreis, Leitung Frau Dr. med. Margarethe Hauschka, 1959.

Darreichungsform
1. Injektionslösung
2. Globuli velati

Indikationen
Zur Anregung und Harmonisierung der Herzfunktion bei Lockerung von Ich- und Empfindungs-Organisation im Herz-Kreislauf- und Atmungsbereich, z.B.
1. Herzbeschwerden auf degenerativer organischer Grundlage
2. Myokardschwäche bei und nach Herzinfarkt
3. funktionelle Herzbeschwerden
4. vegetative Dystonie
5. Übelkeit und Schwindel

Avena comp.

Es bestand das Bedürfnis nach einem auf breiter Basis anwendbaren Ein- und Durchschlafheilmittel in der Klinik. Dabei wurde davon ausgegangen, daß Einschlafstörungen häufig auf einem Mißverhältnis zwischen nervlich-astraler Tätigkeit einerseits und Stoffwechseltätigkeit andererseits beruhen. Diese Disharmonie betrifft vor allem das Nierenorgan: Die Erregbarkeit von der Niere her ist gesteigert. Die hier zu bewältigenden polaren Kräfte der Durchwärmung und Durchlichtung im glomerulären Anteil dieses Organs und die Absonderungsvorgänge im interstitiellen und Lymphbereich der Niere bedürfen der Harmonisierung.

Avena e planta tota ferm 33c D5
(Hafer, Avena sativa; Gramineae):

Der Hafer ist eine alte Kultur- und Nährpflanze, welche guten Boden als Standort verlangt und diesen stark ansäuert. Avena zeichnet sich gegenüber den anderen Gramineen durch eine besondere Aktivität im Blüten-Wärme-Bereich aus und durch die eigene Art der Stärke-Zucker-Bildung. Der Hafer hat durch die Signatur seines stark aufgefiederten Blüten- und Fruchtstandes eine besondere Beziehung zur Wärme der Umgebung und ist gegenüber den übrigen Getreidearten besonders eiweißreich. Auf dieser Wärmeaktivität und dem Eiweißreichtum beruht seine starke, in hoher Dosierung auch reizende Wirkung auf die Nierenorganisation. Es ist bekannt, daß im Übermaß verzehrter Hafer die Niere belastet; bei den nierenempfindlichen Pferden führt eine Haferüberfütterung sogar zur Myoglobinurie.

Therapeutisch richtet sich die Hafer-Wirksamkeit auf die Wärme- und Licht-Tätigkeit in der Nierenrinde. Auf eine feinere Störung dieser Funktion weisen die Symptome der Wärmeempfindlichkeit, der Übererregbarkeit und der Schlafstörungen in Verbindung mit Einschlafzuckungen hin. Einschlafstörungen, die im Zusammenhang stehen mit der Nierentätigkeit, werden besonders durch Hafer günstig beeinflußt. Der Astralleib greift tiefer in die Nierenorganisation ein; es kommt dadurch zur nervlichen Beruhigung. Mit Avena als Heilmittel wird die Niere gerade in dieser Hinsicht entlastet. Diätetisch hat sich der Hafer bei azidosegefährdeten Diabeteskranken und bei Reizzuständen im Magen-Darm-Trakt bewährt.

Valeriana e radice ferm 33c D7
(Baldrian, Valeriana officinalis; Valerianaceae):

Einschlafstörungen sind sehr häufig dadurch verursacht, daß sich im Rhythmischen System im Herzen und auch in der Niere der Astralleib lockert und in einem „Zwischenzustand" zwischen Wachen und Schlafen verharrt. Ein Gefühl des Schwebens, des Ausgedehntseins tritt auf. Durch Baldrian in potenzierter Form wird der Astralleib angeregt, sich mit der ätherischen Organisation zunächst besser zu verbinden, um dann ungehindert in das Loslösen beim natürlichen Einschlafprozeß überzugehen.

Sulfur D24
(Schwefel):

Der Schwefel greift als Prozeß über die ätherischen Kräfte in den Eiweiß-Stoffwechsel ein. Sulfur wurde deshalb hinzugefügt, weil man auch hier davon ausgeht, daß der Ätherleib bei den vorliegenden Einschlafstörungen dominiert und sich der Astralleib nicht in der richtigen Weise im Einschlafvorgang löst. Die Verhaltung der oberen Wesensglieder im Ätherischen wird durch den Schwefel überwunden.

Phosphorus D24
(gelber Phosphor):

Wir haben es beim Phosphor mit dem exakten Gegenprozeß zum Sulfur zu tun. Was Schwefel für das Verhältnis von Astralleib zum Ätherleib bedeutet, gilt beim Phosphor für das Verhältnis von Ich-Tätigkeit zum Ätherleib, vor allem zum Lichtätherischen. Chronische Einschlafstörungen hängen vielfach damit zusammen, daß tagsüber der innermenschliche Phosphorprozeß sich nicht dort auslebt, wo er physiologisch tätig ist, nämlich im Nervenbereich. Der Patient ist nie ganz wach. Durch die Doppelgabe von Sulfur und Phosphor werden die gegenläufigen Prozesse zwischen dem Nerven- und Stoffwechsel-Pol des Organismus geordnet. Der Phosphor-Licht-Prozeß, der den Organismus im Herz- und Nieren-Bereich, im Vegetativum in pathologischer Weise zu sehr wach macht, wird auf seine ursprüngliche, gesunde Wirkungssphäre in den Nervenprozeß zurückgeführt. So ist die Doppelwirkung von Sulfur und Phosphor zu verstehen.

Conchae D6
(Austernschalenkalk, Kalziumkarbonat von Ostrea edulis):

Zu den geschilderten Ursachen der chronischen Ein- und Durchschlafstörungen gehört, wie auch oben bereits dargestellt wurde, das Sich-nicht-Trennen und -Lösen der oberen Wesensglieder Astralleib und Ich vom physischen und ätherischen Leib. Der Austernschalenkalk ist die Substanz, die eine besondere Beziehung zur ätherischen Organisation im Lymphbereich und der Eiweißbildung hat. Das rhythmische Verhältnis zwischen Atmung und Eiweißaufbau ist vielfach dahingehend gestört, daß der Eiweißaufbau dominiert, das Seelische in diesem Prozeß wie übertätig ist und sich ebenfalls beim Einschlafen nicht in der richtigen Weise lösen kann. Conchae fördert folglich den Ausatmungsprozeß aus dem Stoffwechsel-Blut-System heraus: Kohlensäure wird vermehrt ausgeatmet. So ist die beruhigende Wirkung dieses Präparatebestandteiles zu verstehen.

Avena comp. stellt somit eine Erweiterung des Präparates Valeriana comp. durch den Hafer dar. Auch in diesem Präparat wird durch pflanzliche Bestandteile ein Appell an den Astralleib gerichtet, sich gegenüber der ätherischen Organisation zu behaupten. Die mineralischen Substanzen Sulfur und Phosphor rufen in der geschilderten Weise die Ich-Tätigkeit auf den Plan; das tierische Präparat Conchae bringt den Ätherleib in Bewegung.

Entstehung: Ärztekreis des Biologisch-Homöopathischen Krankenhauses, München-Höllriegelskreuth, Leitung Frau Dr. med. Margarethe Hauschka, 1947.

Darreichungsform
1. Injektionslösung
2. Globuli velati

Dosierung und Art der Anwendung
Soweit nicht anders verordnet, bei Schlafstörungen am späten Nachmittag, spätestens 1/2 Stunde vor dem Schlafengehen:

1. Injektionslösung:
2–3 mal wöchentlich bis 1 mal täglich jeweils 1 ml subcutan injizieren.

2. Globuli:
1–3 mal täglich 5–20 Globuli unter der Zunge zergehen lassen.

Indikation

Zur Anregung des rhythmischen Eingreifens der Empfindungsorganisation im Nierenbereich, z.B.

1. Ein- und Durchschlafstörungen
2. Unruhezustände, insbesondere bei neurasthenischer Konstitution, Überempfindlichkeit und Nervosität

Barium/Pancreas comp.

Der Grundgedanke, dieses Präparat zu entwickeln, ging aus der Erfahrung hervor, daß die Bauchspeicheldrüse als „Ich-Organ" des Stoffwechsels besonderen zivilisatorisch-psychischen Belastungen ausgesetzt ist. Vor allem auch die zunehmenden Schockereignisse, denen die Menschen in unserer Zeit ausgeliefert sind, führen zur Schwächung der ätherischen Organisation und schließlich zu degenerativen Erkrankungen in diesem Bereich. Im Unterschied zu dem ebenfalls von Dr. med. Ernst Deterding konzipierten Präparat Platinum chloratum/ Pancreas comp. enthält die hier beschriebene Heilmittelkomposition als Metall das Barium. Dadurch ist sie besonders für die Behandlung der sklerotisierenden Pankreaserkrankungen geeignet.

Barium citricum D9

(Bariumcitrat):

Barium ist eine Substanz aus der Reihe der Erdalkalien, die den radioaktiven Elementen im periodischen System nahesteht; es ist ein Schwermetall, welches in seinem chemischen Charakter und in der therapeutischen Wirksamkeit zwischen Calcium und Blei steht. Barium hat die Eigenschaft, den Lebensprozeß nicht zur vollen Entfaltung kommen zu lassen. Es ist ein Verhärtungsmittel, das mit einer Auskühlung vor allem im Bereich des Bindegewebes der Lymphknoten, der Schilddrüse und des Lymphsystems einhergeht. Der Lebensprozeß wird ins Physische und in die Sklerose getrieben. So ist Barium citricum geeignet, einem Verhärtungsprozeß im Bindegewebe der genannten Organe zu begegnen.

Ergänzend ist dazu zu sagen, daß das Drüsenorgan Pankreas und seine Flüssigkeitsabsonderung nach außen in den Zwölffingerdarm einen Lymphabsonderungsprozeß im weiteren Sinne darstellt; dieser Gedanke kann ein Licht auf die Verwendung von Barium in der Pankreastherapie werfen. Barium citricum als Salz des Bariums mit der Zitronensäure wurde gewählt, weil dadurch die Beziehung zum Lichtätherischen und zu den überformenden Kräften zum Ausdruck kommt.

Pancreas Gl D7
(Bauchspeicheldrüse):

Cichorium e planta tota ferm 33c D2
(Wegwarte, Cichorium intybus; Compositae):

Oxalis e planta tota ferm 34b D2
(Sauerklee, Oxalis acetosella; Oxalidaceae):

Carbo Betulae D5
(Kohle aus dem Holz der Weißbirke,
Betula pendula; Betulaceae):

siehe Platinum chloratum/
Pancreas comp.

Entstehung: WALA-Ärztekreis, Dr. med. Ernst Deterding, Leitung Frau Dr. med. Margarethe Hauschka, 1963.

Darreichungsform
1. Injektionslösung
2. Globuli velati

Indikationen
Bei Schwäche der Lebenskräfte und nachfolgender Degeneration des Stoffwechselzentralorgans Pankreas, z.B. bei
1. Pankreassklerose
2. Pankreasapoplexie
3. Verdauungsstörungen bei Pankreopathien

Belladonna comp., Suppositorien

Bei den beiden Präparaten Belladonna comp., Suppositorien und Ammi visnaga comp., Suppositorien haben wir Heilmittel-Kompositionen von ähnlicher Zusammensetzung vor uns. Beide Heilmittel enthalten das Tollkirschenkraut, die Kamillenwurzel und die Tabaksblätter; bei Ammi visnaga comp. kommen noch die Samen der Zahnstocher-Ammei hinzu. Beide Präparate stehen in Form von Suppositorien für Erwachsene und für Kinder zur Verfügung.

Allerdings ist der Unterschied zu beachten, daß in Ammi visnaga comp. die Heilmittel-Grundsubstanzen in der Urtinktur vorliegen, während diese für Belladonna comp. zu einer tiefen Potenzstufe weiterverarbeitet werden.

Belladonna comp., Suppositorien entfalten ihre Wirksamkeit insbesondere im arteriellen Blutbereich, in dem ein zu intensives Eingreifen des Astralleibes aufgehoben und damit auch die spastisch kontrahierte Muskulatur des Unterleibs entlastet wird. Belladonna comp. ist insofern ein „Nierenmittel", als die freiwerdenden astralischen Kräfte wieder in das ihnen physiologischerweise zugehörige Gebiet übergeleitet werden, d.h. die Niere in ihrer arteriellen Durchblutung und in dem intensiveren Eingreifen des Seelischen über den Sauerstoffprozeß angeregt wird. So kann die spasmolytische Wirkung von Belladonna comp. verstanden werden.

Atropa belladonna ex herba ferm 33a D2 (zu 0,1% enthalten)
(Tollkirsche, Atropa belladonna; Solanaceae):

Das Zwielicht einer Waldlichtung oder der Waldrand sind bevorzugte Standorte der mehrjährigen, regelmäßig dreiteilig sich verzweigenden und sich so in den Raum ausbreitenden Tollkirsche. Als Nachtschattengewächs hat die Tollkirsche eine paradoxe Beziehung zum Sonnenlicht. Ihre achselständigen, zwischen verdämmerndem Gelb und braunviolett spielenden Blütenglocken sind oft auf den ersten Blick wenig auffällig; sie sind unter den Blättern zu finden. Von den Blättern bedeckt, fliehen die Blüten der Belladonna das Licht.

In der Giftwirkung ist eine Umkehr der für den Tag- bzw. Nachtstoffwechsel typischen Prozesse zu finden. Die parasympathisch betonten, für die Nacht physiologischen Gefäß- und Stoffwechselprozesse wirken in den Tag hinein. Das arterielle Blut drängt zur Peripherie, zu den Sinnesorganen und vor allem auch zum Kopf hin. Die peristaltische Tätigkeit der abdominellen Hohlorgane wird angeregt. Ist diese Tendenz, vor allem beim wachbewußten Menschen überstark, kommt es zum Krampf. Belladonna ist demnach das Simile für eine starke, auch fieberhafte Erregung des arteriellen Gefäßsystems mit Sinnesüberempfindlichkeit und krampfartigen, schmerzhaften Koliken in der glatten Muskulatur des Magen-Darm-Bereichs.

Nicotiana e foliis ferm 33b D4 (0,1%)
(Blätter der Tabakpflanze, Nicotiana tabacum; Solanaceae):

Die Blätter der alkaloidhaltigen Tabakpflanze haben eine starke Wirkung auf das Gefäßsystem und den Wärmeorganismus, die durch eine „Überwältigung" und ein übermäßiges Eingreifen des Astralleibes geschwächt werden. Nach einer anfänglichen Vasokonstriktion kommt es zu einer Erweiterung der Blutgefäße, verbunden mit absinkendem Blutdruck, Kollapserscheinungen, Frösteln und Wärmeverlust. Am Darm wird eine heftige, die Mesenterialgefäße und die Tunica muscularis betreffende Kontraktion und Anregung der Peristaltik beobachtet. Typischerweise bestehen heftige Krampfschmerzen von Magen und Därmen mit einer ausgesprochenen Berührungsempfindlichkeit, so daß der Patient trotz des Kältegefühls den Leib unbedeckt haben will.

Das spastische Geschehen an der Darmmuskulatur wird durch Atropa belladonna und Nicotiana tabacum von zwei Seiten her beeinflußt. Während Belladonna von der arteriellen Blutseite aus wirkt, greift Nicotiana mehr auf der Seite der Gefäßwand an.

Chamomilla e radice ferm 33c ∅ (0,1%)
(echte Kamille, Wurzel, Chamomilla recutita; Compositae):

Die echte Kamille bildet ein feines Geflecht von leicht gelblichen, stabilen und aromatischen Würzelchen aus. In diesem Präparat nimmt sie insofern eine Mittestellung ein, als sie zwischen Nerventätigkeit und Stoffwechseltätigkeit vermittelt. Sie harmonisiert das Verhältnis von „oberem" und „unterem" Astralleib, das heißt das Verhältnis von Nerven- und Nierentätigkeit. Dadurch wird der Astralleib von seinem krampfartigen Eingreifen im Magen-Darm-Bereich entlastet. Gleichzeitig ist die Kamillenwurzel „stark vitalisierend", d.h. sie wirkt entzündungshemmend z.B. bei Magen- und Zwölffingerdarm-Geschwüren. So wird durch Chamomilla auch die psychische Labilität abgeschwächt, die Seele ordnet sich wieder rhythmisch in die Nierenorganisation ein.

Entstehung: WALA-Ärztekreis, Leitung Frau Dr. med. Margarethe Hauschka, 1955.

Darreichungsform
Suppositorien (für Erwachsene und Kinder)

Dosierung und Art der Anwendung
Soweit nicht anders verordnet, in akuten Fällen 2–3 mal täglich bis zu ein- bis zweistündlich jeweils 1 Zäpfchen in den Mastdarm einführen.

Indikationen
Lösung einer zu tief eingreifenden Empfindungsorganisation aus dem arteriellen Gefäßbereich und der glatten Muskulatur der Stoffwechselorgane, z.B. bei spastischen Zuständen des Magen-Darm-Trakts und des Urogenitalsystems.

Belladonna/Chamomilla

Der Rezeptur liegt der Gesichtspunkt zugrunde, daß Sensibilität, Erregbarkeit und Schmerzhaftigkeit insbesondere dadurch bedingt sind, daß der Empfindungsorganismus, d.h. in Rudolf Steiners Sprachgebrauch der Astralleib, über die Atmung und das arterielle Blutsystem einseitig und übermäßig tätig ist. Der arterielle Blutprozeß drängt in die Peripherie bis in die Sinnessphäre, der Blutandrang in dem betreffenden schmerzhaften Organ ist einseitig verstärkt (Belladonna). Zugleich kommt es zu einer Übersensibilität des Nervensystems. Dies wird durch Chamomilla berücksichtigt.

Atropa belladonna e radice ferm 33b D5
(Wurzel der Tollkirsche, Atropa belladonna; Solanaceae):

Die Verwendung der Wurzel soll die Beziehung herstellen zum Nervensystem. Die Tollkirsche hat einen kräftigen, mehrköpfigen, fleischigen Wurzelstock, der mehrere Jahre alt wird. Er ist von würzigem und scharfem Geruch.

Der Belladonna-Wurzelprozeß konzentriert sich im Menschen vor allem auf den Nervenbereich. Ausdruck dafür ist das in der Pflanze gebildete Atropin, ein Alkaloid, das am vegetativen Nervensystem im Sinne eines gesteigerten Sympathikotonus wirksam ist. Atropin bzw. das zentral unwirksame Scopolamin werden allopathisch als Anticholinergikum und Spasmolytikum eingesetzt.

Das arterielle Gefäßsystem wird unter der Belladonna-Wirkung extrem gefüllt, gespannt und erregt. Die Nerven-Sinnes-Tätigkeit im Blut ist gesteigert, man könnte sich eine im Blut befindliche „Kopfbildungstendenz" vorstellen. Von daher ist die Wirkung bei Hypertonie zu verstehen.

Die „Ein- und Ausatmung" des Astralleibes im Nervenbereich wird eingeschränkt und teilweise aufgehoben; der Schmerzzustand beruht auf einem nicht mehr ausreichenden Atemrhythmus des Seelischen zwischen Nerv und Blut. Spastische Zustände sind dafür ein Symptom. Belladonna führt dadurch eine Entspannung und Lösung herbei, daß sich der Astralleib wieder in einer gesunden Weise mit den Wärme-Flüssigkeits-Prozessen im Blut verbindet, indem er in diese untertaucht. Über diese Verbindung kommt es dann auch zu einer Befreiung der Empfindungsorganisation und zu einer Entkrampfung der glattmuskulären Hohlorgane im Bauchraum.

Chamomilla e radice ferm 33c D2
(Wurzel der echten Kamille, Chamomilla recutita; Compositae):

Im Gegensatz zur Tollkirsche hat die Kamille eine einjährige, gelblichweiße Wurzel. Sie ist schlank, reich verzweigt und hat dabei eine feste und zähe Konsistenz. Ihr Geruch ist aromatisch und etwas zusammenziehend. Trotz starker Beziehung zum Wärmeelement und Bildung eines ätherischen Öles ist das Luft-Licht-Element in der hellen Farbe und der schlanken Gestalt der Wurzel nicht zu übersehen. Damit ist der besondere Bezug zum Seelischen gegeben. Wiederholt wurde darauf hingewiesen, daß der Astralleib sich des Luft-Licht-Elementes im Organismus bedient und auf diese Weise das Eingreifen des Seelischen im Nierenbereich bedingt ist.

Wiederum wird die Wurzel gewählt, um den Bezug zum Nervensystem herzustellen. Es ist also die Kamillenwurzel *das* Heilmittel, um zwischen Nervensystem und Nierensystem zu vermitteln. Zur Chamomilla gehört eine zarte, empfindsame und empfindliche Konstitution.

Zusammenfassung

Die Komposition aus Atropa belladonna e rad. und Chamomilla e rad. ist somit ein ausgesprochenes Schmerzmittel, vor allem dann, wenn es sich wechselweise um Spasmen und um eine Lockerung des Seelischen aus den gesamten glattmuskulären Hohlorganen des Bauchraumes handelt. Der rhythmische Atemprozeß wird wiederhergestellt, der Blutprozeß rhythmisiert und das Eingreifen des Seelischen im Nierenbereich harmonisiert. Dadurch erfolgt die Entlastung der Bauchorgane von einer zu intensiven Wirksamkeit des Seelischen.

Belladonna/Chamomilla hat ein recht breites Wirkungsspektrum: Es ist bei Krampfzuständen von Magen, Darm und Gallenwegen angezeigt, ebenso bei Spasmen im Urogenitaltrakt sowie bei Harnleiterkoliken und Dysmenorrhoe. Eine weitere bewährte Indikation für dieses Präparat oder für das Einzelmittel Chamomilla e rad. sind die Zahnungsbeschwerden beim Kleinkind.

Entstehung: Ärztekreis des Biologisch-Homöopathischen Krankenhauses, München-Höllriegelskreuth, Leitung Frau Dr. med. Margarethe Hauschka, 1948.

Darreichungsform

1. Injektionslösung
2. Globuli velati

Dosierung und Art der Anwendung
Soweit nicht anders verordnet:

1. Injektionslösung:
1–3 mal wöchentlich, in akuten Fällen 1–3 mal täglich jeweils 1 ml subcutan injizieren.

2. Globuli velati:
1–3 mal täglich, in akuten Fällen 1–2 stündlich jeweils 5–10 Globuli unter der Zunge zergehen lassen.

Indikationen
Zum rhythmischen Ausgleich des starren Verhältnisses der Empfindungsorganisation zwischen Nerven- und Nierensystem, z.B. bei
1. spastischen Zuständen der Verdauungsorgane, besonders des Magens, der Gallenblase und der Harnwege
2. Dysmenorrhoe
3. Schmerzzuständen beim Zahnen der Kinder
4. Dyspepsie

Berberis/Apis comp.

Berberis/Apis comp. entsprang den Bedürfnissen der Klinik nach einem Heilmittel zur Behandlung einer (auch rezidivierend) entzündeten und gereizten Harnblase. Die Zusammensetzung dieser Heilmittelkomposition beabsichtigt, den im Nieren-Blasen-Gebiet übermäßig und unrhythmisch eingreifenden Astralleib wieder in das richtige Verhältnis zur ätherischen Tätigkeit zu bringen.

Berberis e radice ferm 33d D2
(Sauerdornwurzel, Berberitze, Berberis vulgaris; Berberidaceae):

Die Berberitze ist ein dorniger Strauch, bei dessen Bildung die astralischen Kräfte aus der Pflanzenumgebung tief eingreifen – sowohl im Blüten-Frucht-Bereich als auch in der Wurzel- und Rindenbildung. Die leuchtend roten, sehr sauren Beeren zeigen in dem Fehlen des Säureabbaus zum süßen Zucker das

Stehenbleiben der licht-astralischen Tätigkeit auf der Stufe der Säurebildung. Im Bereich der Rinde und der Wurzeln ist es der Gehalt an Alkaloiden und die leuchtend orange-gelbe Färbung, welche auf die Verbindung mit den astralischen Kräften hinweisen.

Die Signatur der Berberitze zeigt eine Beziehung zu einer vergleichbaren astralischen Tätigkeit im Bereich des Nieren-Blasen-Traktes. Reizzustände von Blase und Nieren sowie Stauungen bis hin zur Konkrementbildung mit mehligrötlichem Sediment sprechen auf Berberis an. Die Verwendung der Sauerdornwurzel vermag vor allem das übermäßig heftige, krampfartige, der Nerven-Sinnes-Dynamik verwandte Eingreifen des Astralleibes in diesem Gebiet zu überwinden.

Apis ex animale Gl D7
(Honigbiene, Apis mellifica, ganzes Tier):

Die Honigbiene und die Bildung ihres Eiweißgiftes ist nur im Zusammenhang des einheitlichen und dadurch noch auf einer frühen Eintwicklungsstufe sich befindenden, ganzen Bienenstockes zu sehen. Auch im menschlichen Organismus besteht daher die Beziehung von Apis zu frühen Entwicklungszuständen, etwa wie die der beginnenden Blutbildung und Kapillarisation. Die Auseinandergliederung und der Übergang vom reinen Bindegewebsflüssigkeitsprozeß und Lymphprozeß zur Blutbildung ist noch nicht vollständig vollzogen. Apis hat daher eine noch ganzheitliche Beziehung zum Wärmeorganismus, der am Anfang seiner Differenzierung steht. Lokale Wärmestauung, ja auch Wärmestarre, Ödembildung im Bereich der mesenchymalen und bindegewebigen Häute, der Haut selbst, der Meningen, die besondere Beziehung zum Eierstock und zu den Glomerula der Nieren repräsentieren die Verwandtschaftsbeziehung von Apis zum menschlichen Organismus. Beim Krankheitsbild der chronischen Zystitis handelt es sich ebenfalls um einen Wärmestau mit den entsprechenden Symptomen, wie Brennen beim Wasserlassen und Bedürfnis nach Kühle. Für Apis sind brennende und stechende Schmerzen am Ende der Miktion sowie Nierenbeteiligung mit Proteinurie und Ödemen, z.B. der Augenlider, charakteristisch.

Atropa belladonna ex herba ferm 33a D5
(Tollkirsche, Atropa belladonna; Solanaceae):

Die Überwältigung des vegetativ-pflanzlichen Prinzips in der Tollkirsche durch einen tief in die Gesamtpflanze bis in die Wurzel vordringenden, übersteigerten Eiweißprozeß mit der Alkaloidbildung zeigt in ihrer Verwandtschaft zur menschlichen Pathologie die Beziehung zu einem hier als übersteigert zu bezeichnenden arteriellen Blutprozeß. Entzündungen treten auf mit einer zentrifugalen Dynamik und einem typisch klopfenden, jedoch an- und abschwellenden Charakter. Durch den verstärkten Blutandrang kann es zu Entzündungen im Nieren-Blasen-Gebiet, jedoch auch im Bereich des Mundes und der Kieferhöhlen kommen. Bezüglich der ableitenden Harnwege ist zu sagen, daß das krankhaft gesteigerte Eingreifen der Empfindungsorganisation die Tendenz zum Physisch-Werden und die Annäherung an die Außenwelt in diesen Organen noch verstärkt und dadurch ein Boden für eine bakterielle Fremdbesiedelung geschaffen werden kann.

Terebinthina laricina D7
(Lärchenharz aus dem Stamm von Larix decidua; Pinaceae):

Das ätherische Öl des Lärchenharzes ist Ausdruck eines Licht-Luft-Wärme-Prozesses in einem Piniengewächs, das durch seine Gesamtsignatur insofern aus dem Rahmen der übrigen Pinaceen herausfällt, als es seine Nadeln abwirft, also dem Jahresrhythmus stärker folgt. Die Nierenbeziehung der Lärche, der „Birke unter den Nadelhölzern", ist unter anderem daran zu erkennen, daß das ätherische Öl von Larix decidua über die Niere ausgeschieden wird und bei zu starker, substantieller Dosierung eine Nieren- und Blasenentzündung hervorrufen kann. In homöopathisch potenzierter Zubereitung wirkt Terebinthina laricina diesem Entzündungsprozeß entgegen.

Zusätzlich zur medikamentösen Therapie ist es wichtig, die Patienten mit Harnwegsinfekten zu einer ausreichenden Flüssigkeitsaufnahme anzuleiten, um die Ausschwemmung von Schleim, Blut, Geweberesten und Infektionserregern zu ermöglichen.

Entstehung: Ärztekreis des Biologisch-Homöopathischen Krankenhauses, München-Höllriegelskreuth, Leitung Frau Dr. med. Margarethe Hauschka, 1947/48.

Darreichungsform
1. Injektionslösung
2. Globuli velati

Dosierung und Art der Anwendung
Soweit nicht anders verordnet:

1. Injektionslösung:
in akuten Fällen 1 mal täglich, bei subakutem und chronischem Verlauf 1–3 mal wöchentlich jeweils 1 ml subcutan injizieren.

2. Globuli:
in akuten Fällen bis zu 1–2stündlich, bei subakutem und chronischem Verlauf 1–4 mal täglich jeweils 5–10 Globuli unter der Zunge zergehen lassen.

Gegenanzeigen: Globuli velati: nicht bekannt; Injektionslösung: Bienengiftüberempfindlichkeit
Nebenwirkungen: nicht bekannt
Wechselwirkungen mit anderen Mitteln: nicht bekannt

Indikation
Zur Anregung des rhythmischen Eingreifens der Empfindungsorganisation, insbesondere im Nieren-Blasen-Bereich, bei örtlicher Wärmestarre einerseits und einem Vitalitätsverlust der physisch-ätherischen Organisation andererseits, z.B.
1.1. Reizblase
1.2. Blasenentzündung
2. Stomatitis
3. Sinusitis

Berberis e fructibus comp.

Berberis e fruct. comp. wurde im Zusammenhang mit den übrigen Berberis-Präparaten der WALA konzipiert. Dabei ist darauf hinzuweisen, daß in den verschiedenen Präparaten zum einen Berberis e fruct. und zum anderen Berberis e rad. eingesetzt werden. Die Berberis-Frucht zeichnet sich dadurch aus, daß sie auch bei ausreichender Ausreifung im Herbst die Umwandlung der in der Frucht sich konzentrierenden Fruchtsäuren in Zucker nur ganz unvollständig vollzieht. Dies ist eine wesentliche Signatur der leuchtend roten Sauerdorn-Beere: Verharrung auf der Säurestufe, d.h. der Lichtäther und, damit in Verbindung, die im Bereich von Blüte und Frucht wirksame Astralität hält den Substanzumwandlungsprozeß in der Fruchtsäurenbildung an; lichthafte, astrale Kräfte sind wirksam.

Berberis e fructibus ferm 33c D1
(Sauerdornfrucht, Berberis vulgaris; Berberidaceae):

Die Berberitze ist durch und durch „astralisiert", jedoch in doppelter Weise in den unter- und oberirdischen Pflanzenteilen: In der Wurzel und in der Rinde kommt es zu einer Alkaloidbildung als Ausdruck für ein zu tiefes Eingreifen des Astralischen in den Eiweiß-Wurzel-Prozeß. Davon trennt sich in der Pflanze der dem Licht zugewandte astralische Blütenimpuls und bildet die ungiftigen Fruchtsäuren. Typisch für den Berberitzenstrauch und die übermächtig wirkenden Lichtkräfte ist die Dornenbildung am Langtrieb des Sprosses, welche gleichsam verhärtete und zusammengezogene Blätter darstellt. Die Dornen erneuern sich nicht; sie überwintern und können 1-, 3-, 5- und mehrstrahlig sein. Bei den Sauerdorn-Jungpflanzen lässt sich übrigens diese Lichteinwirkung in einer Metamorphosereihe vom sich zuspitzenden und verhärtenden Langtriebblatt bis zur Dornenbildung verfolgen. (Bei der Dornenbildung der Berberitze handelt es sich wie bei den Disteln um eine Blattmetamorphose, im Unterschied zu den Dornen von Prunus und Crataegus, welche durch eine Stauung des Astprinzips entstehen. Noch anders ist die Stachelbildung der Rose zu verstehen: nämlich als oberflächliche Epidermis-Formation.) Weiterhin ist charakteristisch für die Berberitze, daß sie auf extrem trockenen Böden gedeiht, geradezu feuchten Untergrund meidet. Früher wurden die Sträucher in die Hecken zwischen die Felder gepflanzt. Daraus geht hervor, daß sie dem Lichteinfall äußerste Vitalität entgegensetzt.

So ist es auch zu verstehen, daß das Berberitzenpräparat sowohl Schleimhautwucherungen und Polypenbildungen im Nasen- und Nasennebenhöhlenbereich (Berberitzenfrucht) als auch im Stoffwechselbereich muskulären „Wucherungen", d.h. Myombildung im Bereich des Uterus (Berberitzenwurzel), entgegenwirkt.

Urtica dioica e planta tota ferm 33c D2
(große Brennessel; Urtica dioica; Urticaceae):

Die Urtica dioica könnte man als eine Universalheilpflanze bezeichnen, und zwar insofern, als sie in sich in Sproß- und Blattbildung bis hinein in die Wurzel den Schwefel und damit einen für die Pflanzenwelt ungewöhnlichen Eiweißprozeß bewältigt. Dem Schwefelprozeß polar entgegengesetzt ist in der Brennessel der Kieselprozeß wirksam, den die Pflanze in den Brennhaaren ausscheidet. Der ständig an der Grenze des Zerfalls befindliche starke Eiweißprozeß endet in dem sogenannten „Brenngift", einem dem Bienen- und Schlangengift verwandten Toxalbumin. Das Nesselgift wird über die Brennhaare ausgeschieden. Der dritte wesentliche Brennesselprozeß ist auf den relativ hohen Eisengehalt zurückzuführen, der in der Wurzel besonders hoch ist, jedoch auch in den Blättern nachgewiesen werden kann. Damit ist die Urtica dioica eine Pflanze, die, wie kaum eine andere, die Dreigliedrigkeit von Sal-Prinzip (Silicea), Sulfur-Prinzip (Schwefel-Eiweiß-Prozeß) und Merkur-Prinzip (Eisen-Prozeß) so in sich vereinigt, daß diese drei Prinzipien in der lebenden Pflanze ineinanderwirken. Nach der Ernte zerfällt die Pflanze gleichsam stofflich wieder in ihre drei Teile, es entsteht über einen Zersetzungsprozeß die Brennesseljauche, welche als Pflanzendünger eingesetzt wird. Ein nur kurz angesetzter wässriger Brennesselauszug wirkt in seiner Schärfe schädlingsvertreibend.

Im Menschen kann daher die Urtica die Ordnung und das Ineinanderwirken von Sinnes-Nerven-Geschehen (Quarz), Stoffwechselgeschehen (Schwefel) und rhythmischem Atmungsgeschehen (Eisen) wiederherstellen. Vor allem sind es Wucherungen als Ausdruck einer Form- und Gestaltschwäche, die durch die Urtica therapeutisch beeinflußt werden können. Darüber hinaus wirkt die Brennessel bei allen einseitigen Organprozessen im Sinne der geschilderten Polarität: bei einseitig gesteigerter Nerven-Sinnes-Tätigkeit, was gleichbedeutend mit Überformung bis zur Austrocknung ist, und bei übersteigerter Stoffwechseltätigkeit mit der Tendenz zur formlosen Dysplasie und Wucherung.

Entstehung: WALA-Ärztekreis, Dr. med. Helmut Fisseler, Leitung Frau Dr. med. Margarethe Hauschka, 1955.

Darreichungsform

1. Injektionslösung
2. Globuli velati

Indikationen

Überwindung einer Formschwäche durch Anregung des Luft-Atmungs-Geschehens im Bereich der Schleimhäute des Nasen-Rachen-Raums und der Nasennebenhöhlen, z.B. bei

1. Schleimhauthypertrophien im Nasen-Rachen-Gebiet
2. Hypertrophie der Gaumen- und Rachenmandeln
3. lymphatischer Konstitution, besonders bei Kindern
4. Sinusitis

Berberis/Hypericum comp.

Diesem Präparat liegt der Gedanke zugrunde, daß einem zu geringen Nerventonus im „unteren" Menschen eine Neurasthenie, d.h. eine Nervenschwäche zugrunde liegt. Das Präparat ist deshalb dann angezeigt, wenn der Flüssigkeitsorganismus und die in ihm wirkende ätherische Organisation im entsprechenden Nervengeschehen keine Korrespondenz findet und das Bewußtsein in den betroffenen Organen, vor allem im Blasenbereich und in den Unterleibsorganen, geschwächt ist. Diese Neuropathie soll behoben werden. Dem dienen in erster Linie die Präparatebestandteile Hypericum ex herba (Nervengeschehen) und Kalium phosphoricum (Flüssigkeitsgeschehen). Die Berberitzenwurzel stellt die Beziehung zu den Unterleibsorganen her.

Hypericum ex herba ferm 33c D2

(Johanniskraut, Hypericum perforatum; Guttiferae):

Man kann Johanniskraut auch als den pflanzlichen Phosphor bezeichnen. Der gesamten Pflanze liegt ein intensiver Lichtprozeß zugrunde, der sich auch in dem Kieselgehalt und dem harten Stengel vom „Hartheu" manifestiert. Als „Nervenpflanze" ist Hypericum besonders dann angezeigt, wenn Nerven unmittelbar verletzt oder durch schwere Erschütterungen geschädigt sind. Es treten dann Erscheinungen auf, die darauf hinweisen, daß die Wesensglieder sich im Nervensystem in dem betroffenen Organbereich lockern. Es erscheint eine Art Dissoziation zwischen Organ und Nerventätigkeit: auf der einen Seite Übertätigkeit des Bewußtseins im Nervenbereich, auf der anderen Seite Tonusschwäche und ungenügende Wahrnehmungsfähigkeit der Organtätigkeit selbst. Dies ist auch der Zustand bei der Bettnässerkonstitution. Die Wasserausscheidung durch die Blase entzieht sich zunächst vor allem nachts der willkürlichen Kontrolle. Der Flüssigkeitsprozeß verselbständigt sich im „unteren" Menschen. Es liegt also dem Hypericum-Bild eine Dissoziation zwischen dem „oberen" und „unteren" Menschen zugrunde. – Dieses Nicht-halten-Können von Flüssigkeit und die Schwäche im unteren Menschen führen vergleichbar zum Fluor albus, für welchen dieses Kompositionspräparat auch angezeigt ist.

Kalium phosphoricum D4

(Kaliumdihydrogenphosphat):

In dieser Substanz kommt es zu einer intensiven Verbindung zwischen dem vegetativen Prinzip (repräsentiert durch das Kalium) und dem Formprinzip (repräsentiert durch den Phosphor). Kalium und der Kaliumprozeß vermitteln die Wirksamkeit der Wesensglieder Ich-Organisation und astralische Organisation im Aufbaugeschehen der Leber. An anderer Stelle wurde dargestellt, daß der Kaliumprozeß insbesondere dem Chemismus und dem Substanzaufbau in der Leber (Glykogenbildung) zugrunde liegt. Wenn das vegetative Geschehen sich relativ verselbständigt und die „oberen" Wesensglieder sich nicht genügend im Aufbau betätigen, dann kommt Kalium in potenzierter Form als Heilmittel infrage. Die Phosphorkomponente weist nun darauf hin, daß die Licht-Nerven-Tätigkeit im Chemismus des Flüssigkeitsorganismus wie abgelähmt erscheint, d.h. die freie, bewußtseinsbildende Tätigkeit des Phosphorprozesses abgeschwächt ist. Erschöpfung ist für das Phosphorbild typisch. Durch Kalium phosphoricum in potenzierter Form wird dieser „Kurzschluß" überwunden. Die Nerventätigkeit und damit das Bewußtsein werden aktiviert. Dadurch ist die Möglichkeit gegeben, daß das Auseinanderfallen von Nervenprozeß und vegetativem Geschehen wieder in ein rhythmisches und harmonisches Wechselverhältnis übergeführt wird.

Berberis e radice ferm 33d D2
(Sauerdornwurzel, Berberis vulgaris; Berberidaceae):

In der Berberitzenwurzel ist ein überstarker Lichtprozeß vorhanden, der sich in einer leuchtenden Gelbfärbung von Holz und Rinde und substantiell in einer Alkaloidbildung ausdrückt. Dies ist eine Signatur für einen innermenschlichen Prozeß, der darin besteht, daß im Nervenbereich das Seelische einseitig überwiegt und es nicht zum rhythmischen Eingreifen in die vegetativen Prozesse kommt. Berberis e rad. ist stets dann angezeigt, wenn das Eingreifen des Seelischen in die vegetativen Aufbauprozesse nachläßt und sich der Astralleib im entsprechenden Nervenbereich übertätig zeigt. So ist es zu verstehen, daß Berberis e rad. bei Geschwulstbildungen im „unteren" Menschen infrage kommt, z.B. bei Myom und Prostataadenom. Neben der Gebärmutter und Prostata zeigt Berberis eine besondere Wirkung auf das Nieren-Blasen-System, welche aus dem mehligrötlichen Sediment und den Nierenschmerzen nach Erschütterung im Sauerdorn-Arzneimittelbild ersichtlich wird. In dem vorliegenden Präparat Berberis/Hypericum comp. handelt es sich um ein Auseinanderfallen von Flüssigkeits- und Nerven-Bewußtseins-Prozeß. Hierfür ist das Präparat im besonderen entwickelt worden.

Entstehung: WALA-Ärztekreis, Dr. med. Helmut Fisseler, Leitung Frau Dr. med. Margarethe Hauschka, 1955.

Darreichungsform
1. Injektionslösung
2. Globuli velati

Indikationen
Ausgleich und Harmonisierung von Sinnes-Nerven-Prozeß und aufbauender ätherischer Tätigkeit im Nieren-Blasen-Bereich, z.B. bei
1. Blasenschwäche
2. Bettnässen
3. Fluor albus

Berberis/Nicotiana comp.

Dem Präparat liegt der geisteswissenschaftlich-anthropologische Gesichtspunkt zugrunde, daß eine Form-und Gestaltungsschwäche im „unteren" Menschen die Folge einer Dysrhythmik des seelischen Organismus (Astralleib) ist. Das Eingreifen des Seelischen in die Organe erfolgt in zweifacher Weise: einmal über das venöse, zum anderen über das arterielle Blutsystem. Das „Untertauchen" des Seelischen im venösen Gebiet entspricht einem „Auftauchen" im arteriellen Gebiet. Ein- und Ausatmung in beiden Gebieten bedeutet Tonisierung und ausgewogene Gesundheit im Gefäßsystem. Es ist nun möglich, daß unter bestimmten Bedingungen, wie auch z.B. in der Gravidität, die Atemexkursionen des Seelischen „abflachen", so daß sowohl das venöse als auch das arterielle Blutsystem sich relativ verselbständigen und den Anschluß an den Gesamtorganismus und dessen Durchwärmung verlieren.

Nicotiana tabacum und Pulsatilla sind die entsprechenden Heilmittel, um eine solche Verselbständigung im venösen (Pulsatilla) bzw. im arteriellen Bereich (Nicotiana) zu beheben. Es sind dies die entsprechenden verwandten Prozesse in der Natur.

Pulsatilla e floribus ferm 33c D5
(Küchenschelle, Pulsatilla vulgaris; Ranunculaceae):

Die Küchenschelle ist eine der wichtigsten Heilpflanzen in der Frauenheilkunde. Als Hahnenfußgewächs besitzt sie fein luftig aufgefiederte Blätter, die zunächst die Blütenknospe schützend umgeben. Auf die einhüllende, abdunkelnde, sich neigende Gebärde ihrer Blütenbildung folgt eine Fruchtbildung, die stark ins Aufrichten, Ausstülpen und Auswachsen geht. Der Blütenstand richtet sich nach dem Abfallen der inzwischen verblassten Kronblätter auf, und die Früchte wachsen zu einem silbrig glänzenden, federig behaarten und auseinanderstrahlenden luftigen Gebilde heran. Der Stengel hebt sich währenddessen noch einmal stark in die Höhe und die Frucht erfährt eine deutliche Größenzunahme.

Dies kann an die Gebärdensprache all dessen erinnern, was sich mit der Schwangerschaft vollzieht. Nach der Geste des Aufnehmens und Hülle-Gebens durch den mütterlichen Organismus wird der menschliche Keim zunächst von den Peripheriekräften her in seinen Organen angelegt. Anschließend erfolgt ein Sich-Differenzieren, Sich-Ausfüllen und Auswachsen des Embryos vom Zentrum her. Hierbei stellt bei Pulsatilla die Venosität der Gebärmutter und des ganzen kindlichen Blutsystems den entscheidenden Bezugspunkt dar. In der Blütengeste der Küchenschelle wird die Hinneigung zum Irdischen, Physisch-Ätherischen sichtbar, welcher auch die Venosität in der beschriebenen Situation unterliegt. Der ganze physisch-leibliche Aufbau des sich entwickelnden Kindes sowie der Gebärmutter wird durch Pulsatilla angesprochen. Pulsatilla hat sich in der 4.-6. Dezimalpotenz bei der Vorbereitung zur Geburt bewährt. Sie hilft, eine normale Kindslage herzustellen sowie einer Wehenschwäche und einer Übertragung in der Regel vorzubeugen.

Nicotiana e foliis ferm 33b D9
(Blätter der Tabakpflanze, Nicotiana tabacum; Solanaceae):

Während die äußerlich stark vom astralischen Element geprägte Pulsatilla-Blüte in diesem Kompositionspräparat das Eingreifen des astralischen Organismus innerhalb der Unterleibsorgane vermittelt, bewirken die Blätter der Tabakpflanze das ausgewogene Eingreifen und die Überleitung der Seelenorganisation über den mittleren Menschen in Richtung auf den unteren Menschen. Nicotiana tabacum ermöglicht ein ausgewogenes, rhythmisches Sich-Verbinden der Empfindungsorganisation mit dem arteriellen Gefäßbereich. Diese Wirkung setzt sich in der Art nach dem unteren Menschen fort, daß sowohl eine Schwäche und Atonie, als auch eine Erregung und übermäßige Beweglichkeit in den Harn- und Geschlechtsorganen ausgeglichen werden. Die Heilung erfolgt durch Überwindung der für Nicotiana typischen Auskühlung und arteriellen Gefäßeinengung.

Berberis e fructibus ferm 33c D3
(Sauerdornfrucht, Berberis vulgaris; Berberidaceae):

Berberis e fruct. zeigt in ihrer Signatur die intensive Einwirkung des Lichtprozesses in die Pflanzenbildung (Dornbildung in den Blattachseln und extreme Säurebildung in der Frucht). Die Alkaloidbildung in der Wurzel und in der Rinde ist außerdem Anzeichen für einen ins Giftige überschießenden Eiweißprozeß. Dieser Pflanzenbildung entspricht im Menschen eine doppelte Einseitigkeit, wie sie oben geschildert wurde: einem Versinken des Seelischen im venösen System einerseits und einem zu intensiven Tätigwerden im arteriellen Bereich.

Man kann auf die Sauerdornfrucht auch so hinschauen, daß sie in ihren intensiv lichthaft geprägten, sauer bleibenden Beeren ein Simile darstellt für einen krankhaften innermenschlichen Prozeß, in dem die Licht-Empfindungs-Organisation überstark tätig wird. Als Heilmittel beugt Berberis einem zu intensiven, vorzeitigen Eingreifen der Empfindungsorganisation in die Unterleibsorgane während der Schwangerschaft vor. Die Leibesfrucht kann bis zur vollendeten Ausreifung ausgetragen werden.

Zusammenfassung

Das Gesamtpräparat Berberis/Nicotiana comp. ist folglich dann wirksam, wenn infolge einer gewissen Lethargie des Seelischen der rhythmische Wechsel zwischen Untertauchen im Flüssigkeitsorganismus des Venengebietes und Auftauchen aus dem Flüssigkeitsorganismus im arteriellen Gebiet an Intensität nachläßt. Dadurch kann eine Schwangerschaft in ihrem Verlauf und beim Zugehen auf die Geburt eine wichtige Stütze erfahren.

Als pflanzliche Heilmittel wirken alle drei Substanzen auf das Seelische. Die astralische Organisation wird zu erhöhter Aktivität aufgerufen. Die Wirksamkeit der genannten Pflanzenpräparate ist im Prinzip stets dieselbe. Jedoch kommt es in dem vorliegenden Präparat Berberis/Nicotiana comp. im besonderen darauf an, das Seelische im Atemgeschehen, und zwar vor allem im Blutsbereich, zu intensivieren. Besonders in der Schwangerschaft besteht eine Disposition zu einer ungenügenden Durchatmung des Flüssigkeitsprozesses, vor allem im „unteren" Menschen. Die Tendenz des mütterlichen ätherischen Organismus und auch des werdenden kindlichen Organismus, sich gegenüber dem Seelischen zu verselbständigen, soll durch dieses Kompositionspräparat überwunden und im Gleichgewicht gehalten werden. Zusätzlich haben sich abendliche Öldispersionsbäder mit Lavendula, Oleum aethereum 10% in der Schwangerschaft bewährt.

Entstehung: WALA-Ärztekreis, Dr. med. Helmut Fisseler, Leitung Frau Dr. med. Margarethe Hauschka, 1964.

Darreichungsform
1. Injektionslösung
2. Globuli velati

Indikationen
Harmonisierung der Rhythmik von Durchatmung und Durchgestaltung durch die Empfindungsorganisation im arteriellen und venösen Bereich der Reproduktionsorgane, z.B. bei
1. Gravidität (Basisbehandlung)
2. Unterleibsschwäche, besonders bei Neigung zu Abortus
3. Dysmenorrhö

Berberis/Prostata comp.

Das Präparat Berberis/Prostata comp. wurde parallel zu dem Präparat Berberis/Uterus comp. entwickelt. Prostata und Uterus sind entwicklungsgeschichtlich miteinander verwandt, sie entspringen einer gemeinsamen embryonalen Anlage. Dieser Gesichtspunkt führte zu der Konzeption der beiden Präparate, die – bis auf das entsprechende Organpräparat – dieselbe Zusammensetzung haben.

In der ursprünglich noch undifferenzierten Anlage kommt es beim Mann zur Rückbildung der Müllerschen Gänge. Es bildet sich eine unter Östrogeneinfluß stehende Innendrüse und eine unter Testosteroneinfluß stehende Außendrüse der Prostata aus. Nach der dyshormonell-dysregulativen Theorie der Prostatahypertrophie kommt es je nach Konstitution mehr zur verstärkten Myom- oder Fibroadenombildung (Virchow).

In der Innendrüse der Prostata findet sich noch der „Rest" der Müllerschen Gänge, aus denen sich der Uterus und die Tuben entwickeln, und zwar geht aus ihnen hervor der Utriculus prostaticus als gleichsam weibliche Anlage, deren Ausführungskanälchen in die Harnröhre münden (Rest der vereinigten Müllerschen Gänge).

Prostata Gl D5
(Vorsteherdrüse):

Der Rezeptur des Präparates liegt der Gedanke zugrunde, daß die „weibliche“ ätherische Komponente der Prostata-Anlage (Innendrüsenhypertrophie) sich im Alter „verselbständigt“, während die Formkräfte nachlassen und es zur Atrophie der Außendrüse kommt. Es findet ab dem 50. Lebensjahr eine altersbedingte Umwandlung statt in Richtung Freiwerden seelisch-geistiger Kräfte aus dem Bereich der Regenerationsorgane. Die Prostata-Drüse wird in ihrer Funktion als Drüse häufig relativ zu selbständig, und es kommt zur Hypertrophie, auch zu der Paradoxie, daß die Innendrüse wuchert, während die Außendrüse eher der Degeneration und der karzinomatösen Entartung unterliegt.

Durch die Auswahl der Präparatebestandteile soll in erster Linie der Empfindungsorganismus (Astralleib) angeregt werden, sich in differenzierter Weise durch die verschiedenen pflanzlichen Präparatebestandteile intensiver mit der physisch-ätherischen Organisation im Gebiet der Prostata auseinanderzusetzen (Berberis, Urtica, Viscum, Oxalis). In zweiter Linie soll die Ich-Organisation (Magnesium sulfuricum und Granit) aktiviert werden, regulierend auf die astralische Organisation zu wirken.

Berberis e planta tota ferm D1
(Sauerdorn, Berberis vulgaris; Berberidaceae):

Die Berberitze zeichnet sich durch einen Doppelprozeß aus: Alkaloidbildung in Wurzel und Rinde einerseits, extreme Säurebildungstendenz im Blüten-Frucht-Bereich andererseits. Die Berberitze konzentriert in der roten Beere zahlreiche Pflanzensäuren, gleichsam den ganzen Zitronensäurezyklus. Der Kohlenhydratabbau ist unvollständig, die Zuckerbildung verhindert; der Wärmeprozeß in der Fruchtbildung ist zurückgedrängt zugunsten einer zu starken Säure-Licht-Wirkung, die sich in der Bildung von Fruchtsäuren und Vitamin C äußert.

Der Prostatahypertrophie entspricht aufgrund des Auseinanderfallens der in dem Organ tätigen beiden Prinzipien – ätherische Organisation („weiblich“) = Innendrüsentätigkeit/astralische Organisation („männlich“) = Außendrüsentätigkeit – der Doppelprozeß der Berberitze. Dem soll die ganze blühende Pflanze als Heilmittel gerecht werden. Der alkaloidreiche, alkalische Wurzelanteil (Salprinzip) entspricht der zur Verhärtung neigenden Außendrüse, der zur sauren Fruchtbildung hinführende Blütenanteil (Sulfurprinzip) der entzündlich-hypertrophierenden Innendrüse. Die mitverarbeiteten Blatt- und Stengelanteile bilden das zwischen Innen- und Außendrüse vermittelnde, im Bindegewebe der Drüse sich abspielende merkuriale Prinzip.

Sowohl in der Heilpflanze als auch im pathologischen Prozeß kommt es zu paradoxen Erscheinungen: Der „salhafte", alkaloidreiche Wurzelpol der Pflanze entspricht der degenerativen, involutiven Tendenz der Außendrüse und damit der Adenomyofibrose der Prostata, der „sulfurische" Blütenpol der Berberitze der adenoiden Innendrüsenwucherung.

Urtica urens ex herba ferm 33c D2
(kleine Brennessel, Urtica urens; Urticaceae):

Die kleine Brennessel wird in Berberis/Sabal comp. ausführlich besprochen. Sie wirkt als potenziertes Heilmittel so auf die astralische Organisation, daß der pathologischen Tendenz der Auseinandergliederung von ätherischem Prozeß (Eiweiß-Schwefel-Komponente) und astralischer Gestaltung (Kieselprozeß der Brennessel) – wie es auch der Pathologie der Prostatahypertrophie entspricht – entgegengewirkt wird. Die Urtica vermag während ihrer Vegetationsperiode gerade noch die beiden Pole durch einen starken mittleren Eisenprozeß miteinander im Gleichgewicht zu halten. Sie fallen jedoch nach der Ernte rasch auseinander, was zu einer schnellen Fäulnis in der Brennesseljauche führt.

Damit ist die Urtica ein „Simile" für den Verlust der rhythmischen Tätigkeit des Astralleibes bei der Adenomyofibrose der Prostata und beim Uterus myomatosus.

Viscum album (Abietis) e planta tota ferm D3
(Mistel von der Tanne, Viscum album; Loranthaceae):

Die Mistelwirkung wurde dem Präparat hinzugefügt, weil dem teils wuchernden, teils degenerativen Prozeß bei der Prostatahypertrophie eine Schwäche der Lebensorganisation und des Matrix-Bindegewebes als Träger und Ausdruck des Ätherleibes zugrunde liegt. Die Tannenmistel nimmt mit dem Säftestrom des Wirtsbaumes auch die den Nadelhölzern eigentümlichen, ausgeprägten wärmeätherischen Kräfte in sich auf. Diese sind bei der Prostatahypertrophie geschwächt. Die innere Auskühlung ist eine der Voraussetzungen der Gewebeentartung und des Formverlustes.

Die Mistel entwickelt als potenziertes Heilmittel eine spezifische pharmakologische Wirkung im lockeren Bindegewebe. Nach der Injektion wird im allgemeinen ein Leukozytenanstieg im Organgewebe und im Blut und eine dosisabhängige Temperaturerhöhung beobachtet. Sie ruft über die Aktivierung des Wärmeorganismus die organgestaltenden, ordnenden Kräfte der Ich-Organisation zu erhöhter Aktivität auf. Insbesondere werden durch die Verbesserung der Organdurchblutung (Entzündung und Fieber) die Zellatmung und damit die formativen Kräfte verstärkt. Die Gewebeproliferation im Sinne der Zelldifferenzierung und Gewebeerneuerung wird angeregt. Die Indikation für Viscum ist stets dann gegeben,wenn sich ein Organ im Gesamtzusammenhang des Lebens relativ verselbständigt. In der Überwindung dieser Tendenz liegt zugleich die Heilung. Durch die Tannenmistel kommt der Komposition Berberis/Prostata comp. eine Wirkung zu, die der Neigung oder dem Vorhandensein einer karzinomatösen Entartung entgegenarbeitet.[46])

Oxalis e planta tota ferm 34b D2
(Sauerklee, Oxalis acetosella; Oxalidaceae):

Die Signatur des Sauerklees betont einerseits das Blütenprinzip, indem das dreigliedrige Blatt wie eine konzentrische Blüte am Ende eines relativ langen, biegsamen Stengels auftritt. In ähnlicher Weise erscheint die einzeln stehende, hellfarbige, fünfstrahlige Blüte ebenfalls am Ende eines flaumig behaarten, biegsamen Stengels ohne Blattanteile. Demgegenüber kommt die Beziehung zum Wässerigen in dem vegetativen, horizontal kriechenden und verzweigten Wurzelstock zum Ausdruck, der von fleischig verdickten Blättern umschuppt ist und aus dem die blatt- und blütentragenden Stengel entspringen. Man kann sagen, daß einerseits die Sauerkleeblätter einer sonst der Blütenbildung eigenen „Formtendenz“ unterliegen und daß andererseits das astralische Lichtprinzip die lange Stengelbildung und das Rhizom prägt. Die in der Oxaliswurzel vorhandene Tendenz zur wäßrigen Stauung wird von einer starken, von der Blütenregion ausgehenden Formkraft durchdrungen und in Schach gehalten. Das Ergebnis ist die substantielle Kleesäurebildung. Auf das Auftreten von Säuren im Zusammenhang mit einer intensiven Verbindung des Astralischen mit dem Ätherischen wurde wiederholt hingewiesen. Säurebildung im Organismus ist gleichsam die „Fußspur“ des Astralleibes. Die Neigung zur Auskristallisierung der Oxalsäure weist uns sogar auf einen durch das Ätherisch-Lebendige bis ins Physisch-Salhafte dringenden Lichtprozeß hin.

Wir haben es bei Oxalis folglich mit einer Wirksamkeit des Lichtprinzips im Ätherischen zu tun. Es kommt zu einer gewissen Konsolidierung oder auch Verhaftung lichtastraler Tätigkeit im flüssig-ätherischen Bereich. Dies entspricht bei

[46]) *Vgl. „Richtlinien für die Malignom-Therapie mit ISCUCIN-Viscum-Präparaten“, Dr. med. Heinz-Hartmut Vogel*

der Adenombildung einer einseitigen Tätigkeit des Astralischen im ätherisch-aufbauenden Prozeß des Organs. Durch die Oxalis-Komponente wird der Astralleib angeregt, seine rhythmische Atmungsfunktion zwischen Aufbau im Stoffwechsel und Gestaltung im nervlichen Bereich zu betätigen.

Magnesium sulfuricum D5

(Magnesiumsulfat):

In dem Arzneimittelbild von Magnesium sulfuricum kommen in erster Linie Krankheitssymptome, wie sie der weiblichen Konstitution entsprechen, zum Ausdruck. Magnesium ist eine Salsubstanz dadurch, daß bei der Verbrennung (Oxidation) die immanenten Licht- und Wärmekräfte in einer hellen Flammenbildung freiwerden und ein unlösliches Salz (Magnesiumoxid) zurückbleibt. Im menschlichen Organismus wird unter der Anwesenheit von Magnesium Glykogen in Glukose umgewandelt, das heißt, daß sich der „pflanzliche" Stoffwechselprozeß der Leber, des venösen Blutes und der Muskulatur dem Eingreifen der höheren Wesensglieder durch Licht und Wärme öffnet. Schmerzhafte rheumatoide Muskelkontraktionen und Leber-Galle-Beschwerden werden gelindert.

In Verbindung mit der Schwefelkomponente wird der Zuckerbildeprozeß im „sulfurischen" Stoffwechselgeschehen gehalten. Ich und Astralleib werden tiefer in die ätherische Organisation einbezogen. Durch Magnesium sulfuricum soll die Mitte zwischen physisch-ätherischer Organisation und astralischer und Ich-Organisation wiederhergestellt werden. Es wirkt daher dieser Bestandteil über den mittleren, merkurialen Prozeß und regt die Ich-Tätigkeit im Bereich des Bindegewebes und der sich hier abspielenden intermediären Stoffwechselfunktionen an.

Granit D9

(Quarz, Feldspat und Glimmer enthaltendes Urgestein):

Bei dem von Goethe als „Urgestein" bezeichneten Granit haben wir es mit einem Universalmineral zu tun. Das Urgestein hat die Möglichkeit, alle Metalle in sich aufzunehmen und regt als Mineral in umfassender Weise die Ich-Tätigkeit an. Die drei Komponenten Quarz, Feldspat und Glimmer werden durch das gemeinsame, übergreifende Prinzip des Quarzes zu einer höheren Einheit verbunden. Dieser ist es, der im besonderen die Ich-Tätigkeit verstärkt. Rudolf Steiner hat im genaueren beschrieben, wie das Ich die Möglichkeit hat, über die Wärme und den Kieselprozeß bis in die physische Organisation einzugreifen.

In den Präparaten Berberis/Prostata comp. und Berberis/Uterus comp. kommt dem Quarz eine entscheidende Rolle zu. Auskühlung des Organs, Degeneration des lebentragenden Matrixgewebes, Erschöpfung des intermediären Energiestoffwechsels im Bindegewebe sind Ausdruck des Versagens der Ich-Tätigkeit. Diese wirkt über den Kieselprozeß in die Formschwäche des Matrixgewebes kräftigend hinein. Damit ist Granit ein wesentlicher Bestandteil zur Überwindung der Drüsenentartung.

Entstehung: WALA-Ärztekreis, Dr. med. Rolf Baecker, Frauenarzt, Ulm, 1969.

Darreichungsform
1. Injektionslösung
2. Globuli velati

Indikationen
Zur Anregung einer intensiveren Verbindung der Wärme- und Empfindungsorganisation mit der physisch-ätherischen Organisation im Gebiet der Prostata bei verstärktem altersbedingtem Freiwerden seelisch-geistiger Kräfte in diesem Bereich, z.B.
1. Prostatahypertrophie bzw. -adenom
2. zur Prostata-Ca-Prophylaxe

Berberis/Pyrit comp.

Dem Präparat liegt der Gedanke zugrunde, daß es bei Neigung zu Kehlkopfentzündungen und auch bei Überbeanspruchung des Kehlkopfes und der Stimmbänder sowie allgemein bei Katarrhen der oberen Luftwege zur Überreaktion des Bindegewebes kommt im Sinne der zunächst lokalen Ödembildung. Das Organ im ganzen und die Stimmbänder im besonderen werden unelastisch. Die Stimme wird heiser, dazu treten die üblichen katarrhalischen Symptome mit einem oft trockenen und quälenden Husten und Schluckbeschwerden auf.

Apis ex animale Gl D4
(Honigbiene, ganzes Tier; Apis mellifica):

Diesem Symptomenkomplex, welcher durch die örtliche entzündliche Schwellung subakuter und chronischer Natur ausgelöst wird, soll Apis ex animale therapeutisch begegnen. Auch auf der Grundlage einer Auskühlung bei gleichzeitiger Inanspruchnahme der Stimmbänder durch Sprechen und Singen kann es zu der geschilderten Reaktion kommen. Es muß berücksichtigt werden, daß in vorliegendem Kompositionspräparat das Organpräparat der Honigbiene in niedriger Potenzierung enthalten ist. Sowohl bei sehr akuten und ausgeprägten Beschwerden, als auch bei Bienengiftallergie ist es empfehlenswert, auf eine höhrere Potenzstufe auszuweichen, wie sie z.B. in dem Präparat Larynx/Apis comp. vorliegt.

Berberis e fructibus ferm 33c D2
(Sauerdornfrucht, Berberis vulgaris; Berberidaceae):

Die Frucht des Sauerdorns zeichnet sich durch eine ungewöhnliche Anreicherung von pflanzlichen Säuren aus. Sie wurde früher als Zitronenersatz verwendet. Die Fruchtreifung und Ausbildung von Süßigkeit kommt nicht zustande. Der lichtastrale Prozeß überwiegt in der Beerenbildung.

Dies entspricht pathologisch einer Überformung und der Tendenz zur Austrocknung des betroffenen Organs. Die Sauerdornfrucht zeigt in potenzierter Zubereitung eine Wirkung auf die Schleimhäute von Nase, Rachenraum und Larynx. Sie ist auch bei Beschwerden angezeigt, welche auf der Grundlage einer lymphatischen Konstitution entstehen. Mit dem Bestandteil Apis auf der einen Seite und Berberis auf der anderen Seite wird, vor allem bei länger bestehendem Kehlkopfkatarrh und Entzündung der Schleimhäute der oberen Luftwege, einer Erstarrung und schließlich bindegewebigen Erschlaffung des erkrankten Organs entgegengewirkt.

Pyrit D7
(natürliches Eisensulfid):

Eisenkies oder Eisensulfid kommt in der Natur in den Formen der streng geometrischen platonischen Körper, z.B. in Würfelform oder als Pentagondodekaeder, vor. In seiner Farbigkeit ist das Gelb des Schwefels nach dem Bräunlichen, Metallisch-Glänzenden durch das Eisen modifiziert. – Eisen repräsentiert, wo es seine Wirksamkeit entfaltet, stets den Blut-Atem-Prozeß. Ein arterieller Blutanstrom im entzündeten Organ und eine Übertätigkeit des Seelischen über die Atmung entsprechen einem pathologischen Eisenprozeß. Hier bezieht sich Ferrum auf eine durch arterielle Hyperämie bedingte Entzündung in einem oft überanstrengten Sprach- und Gesangsorgan Kehlkopf. Die reaktive Entzündung durch einen verstärkten Blutanstrom soll durch das Eisen behoben werden. In seiner Verbindung mit Schwefel kommt es weiter zu einer Unrhythmik zwischen Atemprozeß und ätherischem Flüssigkeitsprozeß in dem betroffenen Organ. Das rhythmische Verhältnis von Atmung und Gestaltung einerseits und von Atmung und ätherischem Aufbau andererseits ist gestört. Durch Schwefeleisen in Form von Pyrit kann über das stärkere Eingreifen der Ich-Tätigkeit insbesondere der Astralleib aus seiner starken Verbindung mit dem physisch-ätherischen Organ herausgelöst werden.

Entstehung: WALA-Ärztekreis, 1973.

Darreichungsform
Injektionslösung

Gegenanzeigen: Bienengiftallergie
Nebenwirkungen: Bei subcutaner Injektion kann es zu harmlosen Rötungen um die Einstichstelle kommen.
Wechselwirkungen mit anderen Mitteln: nicht bekannt

Indikationen
Zur Harmonisierung des rhythmischen Verhältnisses der Empfindungsorganisation zur organisch-ätherischen Grundlage im Bereich der oberen Luftwege, z.B. bei
1. Katarrhen der oberen Luftwege
1.1. Laryngitis
1.2. Pharyngitis (bei Grippe im Wechsel mit Gelsemium comp.)
1.3. Sinusitis

Berberis/Quarz

Das Präparat Berberis/Quarz wurde für eine besondere, konstitutionell bedingte Krankheitstendenz im Nasennebenhöhlen-Bereich konzipiert. Die Schleimhäute der Nasennebenhöhlen sind Membranen, welche dem im Kopfbereich pneumatisierten Knochen aufliegen und in ihrer Funktion der Knochenhaut vergleichbar sind. Sie unterliegen bei der hier gemeinten Konstitution einer Schwäche, Austrocknung und Degeneration, welche zu sekundären, chronisch-entzündlichen und hypertrophischen Schleimhautreaktionen führt. Die Schleimhäute in den oberen Luftwegen schimmern im gesunden Zustand silbrig und sind von einem feinen Flüssigkeitsfilm überzogen. Sowohl bei der Neigung zur Atrophie als auch bei der entzündlich-hypertrophischen Gegenreaktion liegt in diesem Bereich ein Ungleichgewicht zwischen Durchluftung und Durchfeuchtung vor.

Berberis e fructibus ferm 33c D2
(Berberitze, Sauerdornfrucht, Berberis vulgaris; Berberidaceae):

Die länglichen roten Sauerdornbeeren sind reich an Vitamin C und an Fruchtsäuren, welche dadurch entstehen, daß die Reifung der Frucht nicht bis zur Vollendung und der damit verbundenen Zuckerbildung fortschreitet. In der Signatur der Berberitzenfrüchte fällt damit eine einseitige lichthafte Prägung sowohl hinsichtlich der Form als auch bezüglich des Geschmackes dieser Beeren auf.

Im menschlichen Organismus entspricht diesem Naturprozeß ein einseitiger Abbauvorgang und eine Überformung im Nasennebenhöhlen-Bereich im Sinne eines gesteigerten Lichtcharakters. Die betroffenen Schleimhäute trocknen aus, sie werden dünner, brüchiger und atrophischer; eine chronische Gegenreaktion setzt ein mit Neigung zu überschießenden Entzündungen und Schleimhauthypertrophien, was bis zu großen Kieferhöhlenpolypen führen kann, welche bis in die Nase selbst hineinragen. Therapeutisch wird durch Berberis e fruct. der Atmungs-Licht-Prozeß aufgerufen, sich wieder in ein geordnetes, ausgewogenes und rhythmisches Verhältnis zum Aufbaustoffwechsel in diesen die Lufträume auskleidenden Häuten zu setzen.

Quarz D19
(Bergkristall, Kieselsäureanhydrit):

Der potenzierte Bergkristall stellt die Beziehung zum submukösen Bindegewebe, zu allen Membranen und zu einer in diesem Bereich vorhandenen Formschwäche her. Die Ich-Organisation vermag über den Wärmeorganismus bis in die Bindegewebsgrundsubstanz einzugreifen und dort über eine Beherrschung der Gewebeflüssigkeit den Gestaltungsprozeß auf das jeweilige Organ und seine Form zu übertragen. Durch eine Quarz-Behandlung wird eine Stärkung und Verlebendigung des organischen Kieselprozesses bewirkt, welche den Wärme- und Formverlust und die Atrophie in der Submukosa der oberen Luftwege überwinden hilft. Das Silicea-Arzneimittelbild beschreibt die charakteristischen Symptome und Anwendungsgebiete dieser Substanz. Durch die chronische Auskühlung besteht eine große Anfälligkeit gegenüber Erkältungen und anderen Infektionen im Kopfbereich, bei denen örtliche Wärmeanwendungen die Beschwerden bessern. Der ständige Wärmeverlust führt weiter zu einer Bindegewebsschwäche und zu einer infolge von Assimilationsschwäche auftretenden Dystrophie, welche hier insbesondere die der Knochenhaut vergleichbaren, die Nebenhöhlen auskleidenden Schleimhäute betrifft.

Der Bergkristall ist klar und durchsichtig dadurch, daß die an seiner Entstehung beteiligten Bildekräfte von der unmittelbaren Bindung an die Substanz befreit wurden. Hier wird die Brücke zur Sinneswahrnehmung beim Menschen deutlich, welche einerseits in gesunder Weise, z.B. beim Riechen in der Nase, stattfindet, welche andererseits in pathologischer Weise gestört ist bei der allergischen Reaktion, z.B. des Heuschnupfens. Berberis/Quarz hat sich zusammen mit Citrus/Cydonia als subkutane Injektion oder auch als Nasenspray bei der allergischen Rhinitis bewährt.

Zusammenfassung

Berberis und Quarz ergänzen sich insofern in diesem Kompositionspräparat, als durch das pflanzliche Prinzip der Sauerdornfrucht der Licht-Empfindungs-Organismus und durch den mineralischen Quarz die Wärme-Ich-Organisation zur Überwindung des Krankheitsprozesses aufgerufen wird.

Entstehung: WALA-Ärztekreis, Leitung Frau Dr. med. Margarethe Hauschka, 1953.

Darreichungsform

1. Injektionslösung
2. Globuli velati

Indikationen

Zur Harmonisierung des Mißverhältnisses zwischen Empfindungsorganisation und ätherischer Organisation mit gleichzeitiger Anregung der Ich-Organisation, besonders im Nasen-Rachen-Raum, z.B.

1. Dystrophische Konstitution, besonders bei Kindern

1.1. Schleimhauthypertrophien in den oberen Luftwegen einschließlich Nasen-Rachen-Raum und Nasennebenhöhlen

1.2. Hypertrophie der Gaumen- und Rachenmandeln

2. Sinusitis

Berberis/Sabal comp.

Dieses Präparat fußt unter anderem auf Erfahrungen der Volksmedizin, die unter Einbeziehung einer anthroposophisch-medizinischen Krankheitsbeurteilung und einer geisteswissenschaftlichen „Signaturenlehre" der Pflanzen erweitert wurden.

Berberis e radice ferm 33d D1

(Wurzel der Berberitze, Berberis vulgaris; Berberidaceae):

Die Berberitzenwurzel unterscheidet sich wesentlich von der Berberitzenfrucht. Im Gegensatz zu der sauren Beere enthält die Wurzel verschiedene Alkaloide. Eine Verhärtungstendenz bis hin zur tumorartigen Veränderung, vor allem von Uterus und Prostata (Myombildung und Prostataadenom) entsprechen der Berberitzenwurzelbildung und -wirkung.

Urtica urens ex herba ferm 33c D2

(kleine Brennessel, Urtica urens; Urticaceae):

Brennesseln, auch die Urtica urens, zeichnen sich durch folgende Besonderheit aus: Die Pflanze vereinigt und harmonisiert in sich einen gesteigerten Schwefelprozeß (sulfurischer Zustand), einen ausgesprochenen Kieselprozeß (Kieselhaare) und als Ausgleich zwischen den Polaritäten den Eisenprozeß. Übertragen wir diese Signatur auf den Menschen, so repräsentiert der Kieselprozeß das Sinnes-Nerven-System mit Haut und Sinnesorganen, der Schwefel das Stoffwechselsystem, vor allem den Eiweißaufbau, und das Eisen das Blut und das rhythmische System. Das Nesselgift, das an Schlangen- bzw. Bienengift erinnert, besteht aus Eiweißabbaustufen. Man sieht, daß die Urtica urens, aber auch die Urtica dioica, gleichsam versuchen, den überstarken Eiweißprozeß in der Giftbildung zu überwinden. Der in den Brennhaaren sich abspielende Kieselprozeß und der zum Gift umgebildete Eiweißprozeß führen bei der Pflanze in die Peripherie.

In dem Präparat Berberis/Sabal comp. soll Urtica urens den aus dem Gleichgewicht geratenen Formprozeß, speziell im Urogenitalbereich und hier im Bereich der Prostata, harmonisieren. Es ist verständlich, daß Urtica zugleich auch die Tendenz zur Prostatitis bei Prostatahypertrophie ausgleicht. In diesem Fall wurde die kleinere, hitzigere, schärfere Urtica urens gegenüber der Urtica dioica bevorzugt, weil sich der beschriebene Krankheitsprozeß im Sulfurpol des Organismus abspielt.

Sabal serrulata e fructibus ferm 35b D2
(Früchte der Zwergpalme, Serenoa repens; Palmae):

Das Blattprinzip wird von den Palmengewächsen, vor allem auch bei der Zwergpalme, ständig überwunden und zum „Stengel" umgewandelt, so daß es zur Ausbildung einer Blattkrone mit schmalen zugespitzten Blättern kommt. Die Palmen sind ausgesprochene Substanz-Eiweiß-Bildner, sie regen die Ernährung und Substanzbildung an, jedoch ohne Neigung zur Giftigkeit. Dieser Stoffwechselprozeß wird von der Pflanze voll beherrscht und in die verdichtete Stammbildung übergeführt.

Die Beziehung zur Sexualsphäre, insbesondere zur Prostata und zum Uterus, machen deutlich, daß hier diese in den Stoffwechselbereich gehörenden Organe in einem zu starken Quellungszustand eine Formschwäche bekunden, wofür Sabal serrulata ein Heilmittel ist. Eine besondere Rolle spielt nach Rudolf Steiner der Kohlenstoffprozeß, der dieser Pflanze die Möglichkeit gibt, gleichsam zwischen Kosmos und Erde einen eigenen Typus aufzubauen. Es handelt sich bei der Kohlenstoffwirkung in diesem Heilmittel um ein aufbauendes, sulfurisches Prinzip, das dazu beiträgt, die organische Hypertrophie zu überwinden.

Populus tremula e foliis ferm 33d D2
(Zitterpappel, Populus tremula; Salicaceae):

Populus tremula hat in der Volksmedizin, aber auch schon in der Medizin des Altertums, besondere therapeutische Bedeutung erlangt, vor allem in der Behandlung von Wurmkrankheiten bei Tieren und in ihrer medizinischen Wirkung auf das Urogenitalsystem. Populus tremula wurde in das Präparat aufgenommen, da die Nieren-Blasen-Beziehung wie bei den Weiden eindeutig ist. Wie in der Monographie zu Sabal/Solidago comp. in bezug auf die auskühlende Wirkung und die Pappel-Inhaltsstoffe (Flavonglykoside, Salicin) ausführlich beschrieben ist, spricht Populus die Verbindung des astralischen Leibes mit dem Urogenitaltrakt, besonders mit der Prostata an. Die Zitterpappel hat eine innige Beziehung zum Luftelement, die ihr den Namen gegeben hat: Mit ihren am Rande fein gewellten, etwas ledrig-derben Blättern reagiert sie sensibel auf jede Luftbewegung.

Piper e fructibus ferm 35b D14
(schwarzer Pfeffer, Piper nigrum; Piperaceae):

Der Pfeffer ist ein in Südostasien (Vorderindien, Malabarküste) heimischer immergrüner Schlingstrauch, der sich an Bäumen oder Felsen mit Hilfe von Luftwurzeln bis 15 m emporrankt. Die einfach gebauten Blüten bilden lockere Ähren, die den Blattachseln entspringen. Die Früchte sind zuerst grün und verfärben sich dann über gelb zu rot.

Verwendet werden die unreifen, getrockneten Früchte; sie sind runzelig, braun-schwarz und enthalten einen graugelben Samen. Inhaltlich finden sich unter anderem ätherische Öle und ein scharf schmeckendes Harz in den Pfefferkörnern. Es handelt sich hier gleichsam um eine Substanz gewordene pflanzliche „Schwefelbildung" im Frucht-Samen-Bereich.

Man kann verstehen, daß Verhärtungstendenzen im Urogenitalbereich, und hier im besonderen im Bereich der Prostata, auf dieses Präparat ansprechen. Die Verdichtung und die häufige begleitende Prostatitis werden durch dieses Präparat in potenzierter Form günstig beeinflußt.

Terebinthina laricina D7
(Lärchenharz aus dem Stamm von Larix decidua; Pinaceae):

Das ätherische Öl des Lärchenharzes ist Ausdruck eines Licht-Wärme-Prozesses in einer Pinacee, die durch das herbstliche Abwerfen der Nadeln stärker als die übrigen Pinaceen dem Jahresrhythmus folgt. Die Lärche wird zur Kennzeichnung eines wichtigen Wesenszuges gern als die „Birke unter den Nadelhölzern" bezeichnet. Sie hat, wie diese, durch die Beherrschung eines starken, die Pflanze durchströmenden Flüssigkeitsgeschehens und ihren betonten Licht-Wärme-Prozeß einen deutlichen Nierenbezug.

Die Verdichtung von Licht-, Luft- und Wärme-Prozessen führt zur Öl- und dann zur Harzbildung, d.h. es liegt eine zunehmende Tendenz vor, dem physischen Prinzip zu verfallen. In diesem Sinne ist das Lärchenharz auch das Ergebnis eines auskühlenden Verdichtungsprozesses, eines Sal-Prozesses. Wenn z.B. die Niere einem solchen verdichtenden, auskühlenden Prozeß unterliegt, entspricht dies in der Natur einer auf verstärkter Sauerstoffeinwirkung beruhenden Harzbildung.

Im homöopathischen Arzneimittelbild ist die entzündliche Reizung der Nieren beschrieben: Es kommt zu einem schmerzhaften Ablassen von eiweißhaltigem, schleimigem und blutigem Urin. Auch Ödeme der Haut sind typisch. Das Licht-Luft-Element gehört zum Lebensprozeß der Nierentätigkeit. Wenn die Licht-Luft-Wirksamkeit in einem Organ, hier in der Prostata, zu intensiv ist und zu verdichtenden und verhärtenden Prozessen führt, kann Terebinthina laricina in homöopathischer Zubereitung heilsam sein.

Zusammenfassung

Dieses Präparat ist recht charakteristisch für eine Komposition, die aus dem Bemühen um das Verständnis der Erfahrungen der überlieferten Medizin hervorgegangen ist. Auch hier handelt es sich um reine Pflanzensubstanzen, die in außerordentlicher Weise die Tätigkeit des Astralleibes aktivieren und seine Gestaltungskräfte im Bereich des Urogenitalsystems anregen. Der Kohlenstoffprozeß, wie er der Zwergpalme als organisierendes Prinzip zugesprochen wurde, schlägt in besonderer Weise die Brücke zum Urogenitalsystem, d.h. er muß im Nieren-Blasen-Bereich ständig überwunden werden (siehe Rudolf Steiner über den Kohlenstoff im I. Medizinerkurs).

Entstehung: WALA-Ärztekreis, Leitung Frau Dr. med. Margarethe Hauschka,
1960 – Injektionslösung, Globuli velati
1965 – Suppositorien.

Darreichungsform

1. Injektionslösung
2. Globuli velati
3. Suppositorien

Dosierung und Art der Anwendung

Soweit nicht anders verordnet:

1. Injektionslösung:
2–3 mal wöchentlich jeweils 1 ml intramuskulär injizieren.

2. Globuli:
1–3 mal täglich 5–10 Globuli unter der Zunge zergehen lassen.

3. Suppositorien:
3 mal wöchentlich bis 1 mal täglich jeweils 1 Suppositorium in den Mastdarm einführen.

Indikationen

Harmonisierung der rhythmischen Auf- und Abbauprozesse in der Prostata, z.B. Miktionsbeschwerden bei Prostata-Adenomyomatose.

Berberis/Sepia comp.

Der Rezeptur lag die Absicht zugrunde, ein Präparat für die psychischen Ausfallserscheinungen im Klimakterium zu entwickeln, welches auch der Tendenz zur Entartung, ausgehend von der Myombildung im Uterusbereich, begegnen sollte. Entsprechend wurden die Präparatebestandteile gewählt.

Aurum metallicum D9
(metallisches Gold):

Aurum in mittlerer Potenz kann in seiner besonderen Wirksamkeit auf die Ich-Tätigkeit der Tendenz zur Verselbständigung des Wärmeorganismus und damit einer „Isolierung" des Ichs im Blut entgegenwirken. Aus dieser engen Beziehung zum Blut kann die ausgleichende und aufhellende Eigenschaft des potenzierten Goldes auf die Seelenverfassung verstanden werden. Auch die Beziehung von Aurum zum mesenchymalen Bindegewebe sollte berücksichtigt, eine „Anschoppung" von Bindegewebsflüssigkeit und arterieller Blutflüssigkeit sowohl im Herzen als auch im Uterusbereich durch Aurum therapeutisch beeinflußt werden. Es gehören also auch Herzbeschwerden kongestiver Art, wie sie in Form von Beklemmung, Beengung, sogar Hypertonie im Klimakterium auftreten können, mit zum Anwendungsgebiet von Berberis/Sepia comp. Es kann eine Kardiomyopathie zum Symptomenbild gehören, mit einer Erschlaffung und Erweiterung beider Kammern. Aurum wird hier das rhythmische Wechselspiel zwischen beiden Kammern und die rechte Eingliederung in den Atmungsprozeß und den übrigen Organismus wieder herstellen. Auch im psychosomatischen Bereich wird die Egoität in ihrer Bemühung verstärkt, die Selbstbezogenheit wieder mehr in Richtung auf das soziale Umfeld zu erweitern.

Berberis e radice ferm 33d D1
(Sauerdornwurzel; Berberis vulgaris; Berberidaceae);

Urtica urens ex herba 33c D2
(kleine Brennessel; Urtica urens; Urticaceae):

Zusammen mit Urtica urens soll Berberis einer Wucherungs- und Entartungstendenz, beginnend mit einer Myombildung und einer Verselbständigung der physisch-ätherischen Organisation, entgegenwirken. Beide Präparatebestandteile sind in ihrem Zusammenwirken geeignet, die astralische Organisation in ein geordnetes Verhältnis zur ätherischen Organisation – gerade im Gebärmutterbereich – überzuführen.

Placenta (bovis) Gl D7
(Mutterkuchen vom Rind):

Durch Placenta soll der Verselbständigung (vor allem der ätherischen Organisation) im Uterusgebiet, entgegengewirkt werden. Die Tatsache, daß die Plazenta mit ihrem mütterlichen und fetalen Anteil bei der Geburt abgestoßen wird, ist ein organisches Bild für die relative Isolierung und Ausgliederung der hier wirksamen ätherischen Kräfte. Die Entsprechung zu dem Krankheitsbild, für das das Präparat gedacht ist, ist diese, daß auch hier ätherische Kräfte relativ frei werden und sich verselbständigen. Sie können jedoch nicht ausgegliedert werden, sondern steigen ins Bewußtsein auf und belasten die Psyche. Durch das Organpräparat Placenta soll die Formkraft des Uterusorgans angeregt werden, was unter anderem auch durch den besonderen Kieselgehalt der Placenta ermöglicht wird.

Sepia (e secreto) Gl D6
(Sekret aus dem Tintenbeutel vom Tintenfisch; Sepia officinalis):

Dem organisch-astralen Geschehen im Klimakterium liegt eine gewisse Trennung von Organfunktion und freier seelischer Tätigkeit zugrunde. Die während der Funktionstüchtigkeit von Ovar und Uterus gebundene Astralität wird frei, ein Teil der nicht mehr im Aufbau der Organe tätigen Ätherkräfte lösen sich ebenfalls und belastet das Seelenleben. Die „Verwandtschaft" der Sepia-Bildung mit dem Ablösungsvorgang im Klimakterium wurde in dem Präparat Melissa/Sepia comp. beschrieben.

Das Präparat Berberis/Sepia comp. kann das Mittel Spongia/Aurum/Pulsatilla comp. bei der Behandlung klimakterischer Störungen ergänzen. Bei der Wahl des Heilmittels wird man die Gesamtheit der Beschwerden berücksichtigen, wobei für Berberis/Sepia comp. die Unterleibsbeschwerden und kongestive Herzbeschwerden im Vordergrund stehen, während mit Spongia/Aurum/Pulsatilla comp. eine bis zur Beeinträchtigung der Schilddrüsenfunktion gehende vegetative Übererregbarkeit gemeint ist.

Entstehung: WALA-Ärztekreis, Dr. med. Heinrich Kupfermann, Leitung Frau Dr. med. Margarethe Hauschka, 1954.

Darreichungsform
1. Injektionslösung
2. Globuli velati

Dosierung und Art der Anwendung
Soweit nicht anders verordnet, meist Langzeitbehandlung, dann

1. Injektionslösung:
2–3 mal wöchentlich jeweils 1 ml intramuskulär injizieren.

2. Globuli velati:
1 mal täglich jeweils 5–10 Globuli unter der Zunge zergehen lassen.

Indikationen
Zur Überwindung der Verselbständigungs- und Verhärtungstendenzen in den weiblichen Unterleibsorganen nach der Menopause durch Wiederanschluß an die Wärme- und Formkräfte im Blut, z.B. bei
1. Klimakterischen Beschwerden
2. Ausfallserscheinungen psychischer und körperlicher Art nach Unterleibsoperationen oder -bestrahlungen
3. Myomatosis uteri
4. Kardiomyopathie

Berberis/Urtica urens

Berberis e radice ferm 33d D1
(Sauerdornwurzel, Berberis vulgaris; Berberidaceae):

Der Sauerdorn ist eine Pflanze, welche sich bis in die Wurzel herunter in extremer Weise mit licht-astralen Kräften durchdringt. Die Signatur dafür sind die am Grund der Blattrosetten oft mehrfach auftretenden Dornen, welche einen Ausdruck für die Verhärtung und Zusammenziehung im Flüssigkeits-Blatt-Bereich darstellen. Im Gegensatz zu den Kurztrieb-Blättern, welche bei Berberis rosettenförmig angeordnet sind, stellen die Dornen eine Metamorphose der Langtriebblätter dar. Übergänge vom dornenberandeten Blatt zum mehrfach gegliederten Dorn sind bei den Berberis-Jungpflanzen zu beobachten. Der Blütenvorgang ist durch die starke Lichteinwirkung heftig und kurzlebig. Holz und Rinde des Sauerdorns sowie die verholzende Wurzel sind von kräftiger Orangefärbung und alkaloidhaltig. Das Auseinanderfallen von Wurzel-Rinden-Bildung einerseits und Blüten-Frucht-Bildung andererseits ist typisch für die Berberitze.

Besonders die Zubereitung aus der Wurzel ist geeignet, eine einseitige physisch-ätherische Tätigkeit mit dem Ergebnis physisch-ätherischer Wucherungen therapeutisch zu beeinflussen; daher rührt die besondere Wirksamkeit bei der Myom- und Polypenbildung der Frau und bei der Prostatahypertrophie des Mannes. Bei subkutaner Injektion von Berberis/Urtica urens kann durch die geringe Verdünnung der Berberis-Grundsubstanz ein lokales Brennen auftreten, welches durch intramuskuläre Injektion zu umgehen ist.

Urtica urens ex herba ferm 33c D2
(kleine Brennessel, Urtica urens; Urticaceae):

In der kleinen Brennessel kommt ebenfalls ein intensiver astralischer Impuls zur Wirksamkeit, jedoch wird dieser in der Bildung des Nesselgiftes überwunden und nach „außen" über die Brennhaare ausgeschieden. Der in der Urtica besonders intensive Eiweißbildeprozeß wird dadurch gerade noch im Lebenszusammenhang gehalten. Die Tendenz zum Eiweißzerfall ist jedoch offenkundig.

Dem entspricht im menschlichen Organismus das Herausfallen der höheren Wesensglieder Ich und Astralleib aus dem Lebensprozeß, der sich im Eiweiß darlebt. Wenn sich lokal, z.B. im Bereich des Stoffwechsels der Reproduktionsorgane (Uterus), der Bildeprozeß verselbständigt und begleitend im Blut die Formkräfte nachlassen und es zu Menorrhagien kommt, ist die Urtica ein Spezifikum, um den Anschluß an die Gesamtheit des Organismus über die lichthaften Formkräfte wieder herzustellen.

Zusammenfassung

Durch Urtica wird die rhythmische Ordnung im Zusammenwirken von Stoffwechsel-Blut-Prozeß und Nerven-Sinnes-Prozeß im Uterusbereich wieder hergestellt. Es gehört zum Typus dieses Organs Uterus, daß der Gestaltungsrhythmus in den monatlichen Auf- und Abbauvorgängen an der Schleimhaut hier besonders wirksam ist. Die Berberitzenwurzel wirkt einer einseitigen physischätherischen „Kopfbildungstendenz" entgegen durch ein stärkeres Eingreifen der astralischen Organisation in den Reproduktionsorganen. Durch Berberis/Urtica urens zusammen mit Uterus in D6 ist es mehrfach gelungen, Myome zur Rückbildung zu bringen und die Operation zu vermeiden. Das Entsprechende gilt für die Prostata-Hypertrophie, wobei bei der häufig bestehenden, akuten begleitenden

Prostatitis zunächst eine Vorbehandlung mit Prostata D15 und Echinacea/Argentum angezeigt ist, welcher dann die Behandlung mit Berberis/Urtica urens und Prostata D6 folgt.

Entstehung: Ärztekreis des Klinisch-Therapeutischen Institutes Arlesheim, Leitung Frau Dr. med. Ita Wegman, 1935.

Darreichungsform

1. Injektionslösung
2. Globuli velati

Dosierung und Art der Anwendung

Soweit nicht anders verordnet:

1. Injektionslösung:
1–2 mal täglich jeweils 1 ml intramuskulär oder subcutan in den Oberschenkel oder Unterbauch injizieren.

2. Globuli velati:
1–3 mal täglich jeweils 5–10 Globuli unter der Zunge zergehen lassen.

Indikationen

Zur Anregung der Empfindungsorganisation und zur Harmonisierung des rhythmischen Zusammenwirkens von Stoffwechsel-Blut-Prozeß und Sinnes-Nerven-Prozeß besonders im Uterusbereich, z.B.

1. Myome
1.1. Menorrhagien, Metrorrhagien bei Uterus myomatosus
2. Eingeweidesenkung
3. Prostatahypertrophie, Prostata-Adenome (Stadium 1–2)
3.1. Miktionsbeschwerden bei Prostata-Vergrößerung

Berberis/Uterus comp.

Dem Präparat Berberis/Uterus comp. liegen dieselben Gesichtspunkte zugrunde, die zu dem Präparat Berberis/Prostata comp. geführt haben. Auf die entwicklungsgeschichtliche „Verwandtschaft“ von Uterus und Prostata wurde bereits bei der Beschreibung von Berberis/Prostata comp. hingewiesen. Bei der Frau entwickelt sich der noch indifferente Müllersche Gang zu Tuben, Uterus und Vagina, während sich durch die Organogenese in der Embryonalperiode der Wolffsche Gang zurückbildet. Diese Verwandtschaft rechtfertigt es, Präparate gleicher Zusammensetzung herzustellen, jedoch jeweils mit den entsprechenden Organpräparaten Uterus, Ovaria beziehungsweise Prostata.

Urtica urens ex herba ferm 33c D2	
Magnesium sulfuricum D5	siehe Berberis/Prostata comp.
Oxalis e planta tota ferm 34b D2	
Granit D9	

Berberis e planta tota ferm D1
(Berberitze, Berberis vulgaris; Berberidaceae):

Für die Arzneimittelkompositionen Berberis/Uterus comp. und Berberis/Prostata comp. werden Zubereitungen aus dem ganzen Berberitzenstrauch verwendet.

Eine starke Lichtwirkung ist an der Gestalt der ganzen Pflanze ablesbar. Die innere Seite der Rinde, aber auch die Wurzel und der verholzte Sproß sind von einem leuchtend orange-gelben Farbton. (Sie sind übrigens zum Färben geeignet.) Diese der Erde zugewandten Pflanzenteile enthalten vor allem Alkaloide (z.B. Berberin, Berbamin) und auch Gerbstoffe. In der mittleren Blattregion bewirken die starken Lichtkräfte eine Tendenz zum Zuspitzen und Verhärten. Die in Rosetten angeordneten Kurztriebblätter sind derb und grannig gezähnt, während die Langtriebblätter sich zu mehrteiligen, harten und spitzen Dornen umgewandelt haben. Der Blühimpuls des Sauerdorns ist ebenfalls lichthaft, kurz und heftig. Die zitronengelben, betörend duftenden kleinen Blütenkelche sind in hängenden Trauben angeordnet. Sie zeigen eine Besonderheit, die Ausdruck ihrer für das Pflanzenreich unverhältnismäßig starken Astralisierung ist: Es klappen die Staubblätter bei Berührung – beispielsweise durch ein Insekt – nach innen; sie sind also beweglich.

Auch hier kommt der Blütenprozeß, vergleichbar mit den sauren Berberisfrüchten, nicht zu einer vollen Ausbildung, nicht zur Reife. Kaum haben sich die an ätherischem Öl reichen Blütenkelche geöffnet, so teilen sie sich in ihrem schwülen Duft ganz dem Luftelement mit und verströmen sich, verblühen in kurzer Zeit.

In der Gebärmutter spielen sich in monatlichem Rhythmus Aufbauvorgänge an der Schleimhaut ab, die sie zur selbstlosen Hülle für einen möglicherweise sich einnistenden Keimling werden lassen. Die sich einstellende Regelblutung kann mit einem derart flüchtigen Blühimpuls verglichen werden, es kommt eben nicht zur Ausreifung einer Leibesfrucht; dasjenige, was im Hinblick auf eine neue Leibesanlage vorbereitet wurde, wird mit dem Monatsblut an die Außenwelt abgegeben. Beim Myom liegt eine Krankheitssituation vor, in der dieses Veräußern durch überstarke oder unzeitgemäße Blutungen übersteigert ist. Gleichzeitig kommt es zur Bildung einer „falschen Frucht", zu übermäßiger Wucherung, zu den Myomknoten. Für diese Situation ist Berberis das Heilmittel.

Viscum album (Mali) e planta tota ferm D3
(Mistel vom Apfelbaum, Viscum album; Loranthaceae):

Während in dem Präparat Berberis/Prostata comp. Viscum Abietis enthalten ist, wurde Berberis/Uterus comp. Viscum Mali beigegeben, das im allgemeinen bei degenerativen Entartungserkrankungen im weiblichen Organismus eingesetzt wird. Die Mistel auf einem Rosengewächs (Apfelbaum) scheint besonders geeignet, die Verbindung von Blut-Wärme-Geschehen und Bindegewebe herzustellen. Zugleich muß eine besondere Beziehung zwischen dem Wirtsbaum Apfelbaum und der Weißmistel bestehen, da dieser am häufigsten von der Weißmistel besiedelt wird.

Als „Mondenpflanze" nimmt die Mistel eine Sonderstellung unter den Pflanzen ein. Sie sondert sich in ihrem Blüten-Frucht-Geschehen aus dem Jahreslauf heraus (Blühen im Spätwinter, Reifen der Früchte im Tiefwinter). Die Heraussonderung aus dem allgemeinen Naturkreislauf ist für die Mistel typisch. Wenn ein Organprozeß sich aus der Ganzheit des Organismus absondert, sich verselbständigt, ist dies vergleichsweise ein „Mondenprozeß". Die Verwandtschaft zu dem „Mondenmetall" Silber beruht ebenfalls auf dieser Tatsache.

Die Beziehung der Mistel zu den Reproduktionsorganen, insbesondere zum Uterus, und die „Verwandtschaft“ zum Silberprozeß macht Viscum album im besonderen geeignet, bei Entartungsprozessen (Myom- und Karzinombildung) im Bereich des Uterus eingesetzt zu werden.[47])

Uterus Gl D5
(Gebärmutter):

Das Organpräparat der Gebärmutter in tiefer Potenz soll die ätherische Organisation in diesem Bereich, die den Anschluß an den Gesamt-Bindegewebsorganismus und damit an den ganzheitlichen Ätherleib zu verlieren droht, beleben. Die Aussonderungstendenz dieses Organs im Zusammenhang mit der Fähigkeit, einen neuen Organismus in sich zu tragen, disponiert den Uterus zu dieser Sonderstellung. Dem soll auch, wie oben ausgeführt, Viscum Mali Rechnung tragen.

Ovaria Gl D5
(Eierstöcke):

Das Eierstockpräparat, ebenfalls in tiefer Potenz, soll die Wärmeorganisation dieses Organs beleben und dadurch gleichfalls den Anschluß an die Gesamtwärmebildung des Organismus und damit an die Ich-Tätigkeit herstellen.

Zusammenfassung

Durch die Art der Zusammensetzung ist das Präparat Berberis/Uterus comp. geeignet, bei Entartungen des Uterus bis hin zum Karzinom eingesetzt zu werden. Dies gilt auch vor allem für die Prophylaxe.

Entstehung: Dr. med. Rolf Baecker, Frauenarzt, Ulm, WALA-Ärztekreis, 1968.

Darreichungsform

1. Injektionslösung
2. Globuli velati

---

[47]) *Vgl. „Richtlinien für die Malignom-Therapie mit ISCUCIN-Viscum-Präparaten“, Dr. med Heinz Hartmut Vogel*

Dosierung und Art der Anwendung
Soweit nicht anders verordnet, im allgemeinen Langzeitbehandlung, dann

1. Injektionslösung:
2–3 mal wöchentlich jeweils 1 ml intramuskulär injizieren.

2. Globuli velati:
1–3 mal täglich jeweils 5–15 Globuli unter der Zunge zergehen lassen.

Indikationen
Zur Anregung der Wirksamkeit von Ich- und astralischer Organisation bei sich verselbständigenden physisch-ätherischen Prozessen im Uterus, z.B.
1. Uterus myomatosus
2. zur Uterus-Ca-Prophylaxe

Betula/Arnica comp.

Es sollte ein universelles Heilmittel zur Behandlung des rheumatischen Formenkreises entstehen. Speziell wurde an den Weichteilrheumatismus gedacht, der sich im Bereich des intraartikulären und periartikulären Bindegewebes und der umgebenden Muskulatur mit der Tendenz zur Gewebeverhärtung und zu Stoffwechselablagerungen abspielt. Dem dienen vor allem die Birkenblätter und Birkenrinde sowie die Arnika.

Betula e foliis ferm 34e D3
(Weißbirkenblätter, Betula pendula; Betulaceae)

Betula e cortice, Decoctum D4
(Birkenrindendekokt, Betula pendula; Betulaceae):

Für Betula/Arnica comp. werden sowohl die Birkenblätter als auch die Birkenrinde verarbeitet. In der Birke wirkt sich in Gestalt und Physiologie in besonderer Weise das Licht-Luft-Element in seiner Beziehung zum Wäßrigen aus. Über die sich unter der Erdoberfläche ausbreitenden Wurzeln nimmt Betula viel Flüssigkeit auf, welche in den Leitgefäßen aufsteigt und über die Blätter verdunstet. Die Blätter sind eiweißreich, die Rinde ist dagegen besonders salzreich.

Im menschlichen Organismus richtet sich die Wirkung von Betula in erster Linie auf die Nierentätigkeit. Auf der einen Seite hilft sie bei der Überwindung eines nicht bewältigten Eiweißstoffwechels (Blätter), auf der anderen Seite fördert sie die Auflösung starker Ablagerung von salzartigen Stoffwechselendprodukten (Rinde). Der „innere Nierenprozeß“ in dem über den ganzen Leib ausgebreiteten Bindegewebe wird durch die Kombination von Birkenblättern und Birkenrinde aktiviert; es kommt zu einer vermehrten Absonderung über die Niere und zur Mobilisierung und Auflösung vorzeitig aus dem Lebensprozeß ausgeschiedener Stoffwechselendprodukte, welche die Erkrankungen des rheumatischen Formenkreises bedingen.

Argentum metallicum D7
(metallisches Silber):

Das metallische Silber in homöopathischer Verarbeitung ist bei vorzeitig zu Ende kommender organischer Aufbautätigkeit wirksam. Silber wirkt im Bereich des Lebensäthers und hat eine besondere Beziehung gerade zum Gelenkknorpel. Mangelnde Durchwärmung und damit ungenügende Überführung der über die Nahrung aufgenommenen Substanzen, vor allem des Eiweißes, in den Bereich der Ich-Organisation ist ein Symptom des Silber-Arzneimittelbildes: Es kommt zum vorzeitigen Abbau. Insofern wirkt das homöopathisierte Silber in dem Präparat belebend auf den Eiweißprozeß.

Sulfur D5
(Schwefel):

Der Schwefel macht das Eiweiß „geeignet“, in den Wirkenszusammenhang der ätherischen Organisation aufgenommen zu werden. Beim Rheumatismus fallen Stoffwechselumwandlungsprodukte vorzeitig aus dem Lebensprozeß heraus. Dem wirkt Sulfur entgegen, indem die Eiweißsubstanz durch die Verbindung mit dem Schwefel die notwendige Plastizität und Wandelbarkeit erhält, die für ihre Wiedereingliederung in den lebendigen Leib notwendig ist.

Formica ex animale Gl D7
(rote Waldameise, ganzes Tier; Formica rufa):

Die Ameise hat, ganz im Gegensatz zur Biene, eine in ihrem Organismus sich ausprägende starke Beziehung des Seelisch-Astralischen zur physischen Organisation, welche in den „Abschnürungen“ ihres schlanken Körpers anschaulich wird. Der innere Atmungsprozeß beim Menschen führt unter dem Bild der Ameisensäure-Vergiftung den Stoffwechsel unter Verdrängung des Lebensprozesses zu rasch und zu stark in die Mineralisation. Hier greift die therapeutische Wirksamkeit von Formica ein, löst diese Mineralisation wieder auf und macht sie ausscheidungsreif. Dies gilt vor allem für die Übergangsstellen vom Blut-Wärme-Geschehen zu den bradytrophen Geweben, etwa im Bereich der Sehnen und Gelenke.

Arnica e planta tota ferm 33c D14
(Arnika, Arnica montana; Compositae):

Arnika hat, wie viele Kompositen, durch ihren hochentwickelten Blütenprozeß eine besondere Beziehung zur Wärmebildung; des weiteren trägt sie eine Affinität zum Kieselprozeß in sich, die über das für Kompositen Typische hinausgeht. Die ihr eigene Wirksamkeit entfaltet Arnika zwischen venösem Blut und Bindegewebe, vor allem dann, wenn die Grenze zwischen Flüssigkeitsströmung im interstitiellen Gewebe und Blutprozeß gestört ist. Auch hier ist der Wirkungsbereich, ähnlich wie bei Formica, zwischen dem Muskel-Blut-Prozeß und dem Übergang in Sehnen und Kapselgewebe der Gelenke. Das Verhältnis von Wärme (Ich-Tätigkeit), Atmungstätigkeit (Astralleib) und Flüssigkeitsprozeß (Ätherleib) wird durch Arnika geordnet.

Entstehung: Ärztekreis des Klinisch-Therapeutischen Instituts, Arlesheim, Leitung Frau Dr. med. Ita Wegman, 1930.

Darreichungsform
1. Injektionslösung
2. Globuli velati

Indikationen
Zur Aktivierung des Empfindungsorganismus und zur Anregung der Gewebeatmung und Ausscheidung durch Wiederanschluß des periartikulären Gewebes an die in der Wärmezirkulation tätige Ich-Organisation, z.B.
1. Gelenk- und Muskelrheumatismus mit Neigung zu Ablagerungen
2. Periarthritis humeroscapularis

Betula/Mandragora comp.

Dieses Heilmittel stellt die Weiterentwicklung eines Medikamentes aus der Arlesheimer Zeit dar, welches aus dem Dekokt von Betula und Mandragora (1%), sowie Spiraea in tiefer Potenz zusammengesetzt war. Das Präparat Betula/Mandragora comp. soll dem Arzt die Möglichkeit geben, bei der Behandlung der Arthrosis deformans verschiedene spezifisch wirkende Zubereitungen unter Berücksichtigung der Eigentümlichkeiten des Patienten zusammengefaßt in einer Heilmittel-Komposition zur Anwendung zu bringen. Insbesondere sollten die typischen Cartilago-Organpräparate in differenzierter Weise ergänzt werden. Bei Betula/Mandragora comp. wurde der Schwerpunkt auf den Wärme-Blut-Prozeß gelegt, der sich bis zu einem gewissen Grad aus dem erkrankten Gelenkorgan herauslöst (Bleiglanz und Spiraea). Darüber hinaus soll auch in diesem Präparat der Nervenprozeß im Eiweißgeschehen auf ein gesundes Maß zurückgeführt (Mandragora) und die Tendenz zur Ablagerung im Eiweiß-Zucker-Prozeß überwunden werden (Betula).

Betula e cortice, Decoctum D3
(Weißbirkenrindendekokt, Betula pendula; Betulaceae):

Die Birke wird zunächst durch einen sehr starken Flüssigkeitsprozeß beherrscht. Sie wurzelt flach in der Horizontalen, geht also eine intensive Beziehung zum Flüssigkeits-Erd-Organismus ein. – Die ganze Birke kann wie ein gewaltiger Blütenprozeß angesehen werden, der jedoch im Blatt-Flüssigkeits-Bereich verharrt. Dies geht aus ihrem dem Luft-Licht-Geschehen ausgesetzten, aufgelockerten, im Wind fein beweglichen Blattbereich hervor und entspricht der Sukkulenz des zuckerigen Birkensaftes. Auch der Eiweißreichtum im Blattbereich spricht für diese Betrachtung. In der antiken und paracelsischen Medizin wurden die Bäume bestimmten Planetenkräften zugeordnet, so die Birke der Venus, der „Schaumgeborenen", die ihre Lichtnatur mit dem Organisch-Wässerigen verbindet, weshalb sie auch der Nierenorganisation zugeordnet wurde.

Es kann so ein Verständnis entwickelt werden für die Wirksamkeit von Birkenblättern und Birkenrinde im Bereich der organischen Flüssigkeiten, soweit sie sowohl den Eiweiß- als auch den Zuckerprozeß mit einbeziehen. Kommt es zu Ablagerungen von Salzen, die mit dem Eiweißprozeß einerseits (Natriumsalze), andererseits mit dem Zuckerstoffwechsel (Kaliumsalze) zusammenhängen, und zum Ausfällen von Kalzium, dann ist vor allem das Birkenrindenpräparat angezeigt. Im Gegensatz zu den „jugendlichen", eiweißreichen Blättern, scheidet die Birke mit dem Aufsteigen ihres Säftestromes reichlich Salze nach ihrer silberweißen, harten Rinde aus. In dem Präparat Betula/Mandragora comp. übernimmt die Birkenrinde die Anregung des Seelischen im Flüssigkeitsbereich, soweit es zu Auskühlungen und Ablagerungen kommt. Die Ausscheidung wird angeregt.

Galenit D6
(Bleiglanz, natürliches Bleisulfid):

Wie eingangs ausgeführt wurde, soll der würfelig auskristallisierende, silbergraue Bleiglanz die Auskühlung des Blutes überwinden. Der Wärmeprozeß wird im Blei auf die physische Stufe übergeführt. Es kommt zur Erstarrung, zur Isolierung. Ungenügende Wärmebelebung aus dem Blutprozeß heraus ist ein Bleisubstanzprozeß. Die Schwefelverbindung lenkt den Bleiprozeß in das Eiweißgeschehen über, so daß Bleiglanz den erstarrten Wärmeprozeß im Eiweißgeschehen der Körperflüssigkeiten überwindet. Damit berücksichtigt die Komponente Bleiglanz in dem Präparat Betula/Mandragora comp. den im Blut gebundenen und nicht mehr in Bewegung befindlichen Wärmeprozeß. Dies ist bei der Wahl des Präparates im besonderen zu beachten, im Unterschied zu dem silberhaltigen Cartilago/Mandragora comp. bzw. zu dem Gold und Zinn beinhaltenden Cartilago comp.

Spiraea ex herba ferm 34c D2
(Mädesüß, Filipendula ulmaria; Rosaceae):

Zur Signatur von Spiraea gehört einmal ihr Standort in sumpfigen Niederungen, an Bachrändern, zum anderen der lichte, aus kleinen, weißen Blüten zusammengesetzte Blütenstand, der einen süßlichen Duft ausströmt. Die Luft-Licht-Beziehung einerseits und der zum Wässerigen hintendierende, horizontal verlaufende rhizomartige Wurzelstock andererseits sind typisch für die Doppelnatur des Mädesüß: Einerseits betont es den wässerig-wurzelhaft-kühlen Prozeß und hält diesen in Verbindung mit einem starken, luft-lichthaften Blütenprozeß mit starker Wärme- und Duftabgabe. Der mittlere Blattbereich ist demgegenüber in seiner Ausgestaltung geradezu „verarmt“.

An diese Signatur ist zu denken, wenn man die Wirkungsweise von Spiraea ulmaria verstehen will. Das Verständnis der Wirkung ergibt sich weiter aus dem reichlichen Gehalt an Salicylverbindungen, an Salicylaldehyd, Methylsalicylat, auch in glykosidischer Bindung. Den Salicylgehalt teilt Spiraea mit den Weidengewächsen. Die Salicylsäure ist dadurch gekennzeichnet, daß sie die Wärme als Salprozeß in den physischen Bereich überführt und damit in Auskühlung verwandelt. Dies ist auch die fiebersenkende pharmakologische Bedeutung der Salicylsäure im menschlichen Organismus. Es ist interessant, daß die Salicylsäure sowohl als freie Salicylsäure als auch als Salicylat im Blütenbereich auftritt, also dort, wo ätherisches Öl, Wärme und Duftstoffe freiwerden. Auch der Wurzelstock bildet neben einem Glykosid vor allem salicylsäurehaltiges ätherisches Öl, welches auch dort abgelagert wird. So ist es zu verstehen, daß Spiraea ulmaria als Heilpflanze geeignet ist, einen im menschlichen Organismus auseinanderfallenden Wärme-Licht-Prozeß und Flüssigkeits-Kälte-Prozeß wieder zusammenzuführen. In der Volksmedizin ist Spiraea als harn- und schweißtreibendes Mittel bei grippalen Erkrankungen bekannt. Auch bei der hier gemeinten Arthrosis deformans und verschiedenen Zuständen des rheumatischen Formenkreises handelt es sich um ein Auseinanderfallen von physisch-ätherischem Geschehen und Wärme-Licht-Geschehen. Die höheren Wesensglieder Astralleib und Ich werden mit Hilfe von Spiraea ulmaria wieder zu einem ausgewogenen Eingreifen in die ätherisch-physische Leiblichkeit gebracht.

Mandragora officinarum e radice ferm 34d D3
(Wurzel der Alraune, Mandragora officinarum; Solanaceae):

Die Alraunenwurzel ist geeignet, solche pathologischen Abläufe therapeutisch zu beeinflussen, die sich im physisch-ätherischen Bereich abspielen. Dies ist bei der Knorpelsubstanz der Fall. Der Knorpel ist eine gleichsam noch dem embryonalen Zustand nahe Organbildung, die auf der Stufe des embryonalen Mesenchyms verharrt. Die Knorpelzellen haben wahrscheinlich noch den Charakter von polyvalenten, d.h. umwandlungsfähigen Bindegewebszellen. Die Grundsubstanz spielt sowohl intra- wie extrazellulär, d.h. im Interzellularraum des Knorpels, die führende Rolle. Damit ist der Knorpel mit dem Zustand eines „Sinnesorgans“ zu vergleichen. Stoffwechsel, Ernährung und Gewebeatmung erfolgen über die interstitielle Bindegewebsflüssigkeit auf dem Wege der Diffusion. Das Blutgefäßsystem bleibt in der Peripherie. Wenn dieser entwicklungsgeschichtlich bedingte Status sich verselbständigt, der Anschluß an die Wärme- und Lichtprozesse nachläßt, ist das Heilmittel aus der Mandragorawurzel geeignet. Im übrigen ist der Licht-Sinnes-Prozeß im Knorpel auch dadurch gekennzeichnet, daß die Knorpelsubstanz ungewöhnlich reich an Natrium ist, welches für den Gewebeturgor mit verantwortlich ist. Damit ist die Brücke geschlagen zum Lichtstoffwechsel.

Typisch ist für die Alraune, daß die etwas wulstigen, fleischigen Blätter direkt aus der Wurzel in Rosettenform entspringen und damit zum Ausdruck bringen, daß das ätherisch-flüssige Prinzip zunächst in der Pflanze dominiert. Der Blütenprozeß wird ebenfalls in den Blattbereich heruntergezogen als Ausdruck für eine innige Verbindung des blütenhaften, sulfurischen Geschehens mit dem Blatt-Wurzel-Prinzip. Ganz besonders auffallend ist jedoch die mächtige Wurzelbildung, in die der sulfurische Blütenprozeß eindringt. Dort bewirkt er die Absonderung von aus dem Eiweißprozeß hervorgehenden, „entarteten" Stoffwechselprodukten, den Alkaloiden. Damit bringt die Pflanze zum Ausdruck, daß sie sich der Gliederung in Blüten-, Blatt- und Wurzelprozeß widersetzt. Sie neigt zur Vereinheitlichung aller drei Prinzipien. Gehen wir davon aus, daß die Wurzel eine spezielle Beziehung zum Nervengeschehen hat, bei der Mandragora jedoch sich der Blütenanteil, d.h. die Begegnung mit der umgebenden astralischen Welt, stark in die Wurzel hinein verlagert. Daraus ist verständlich, daß die therapeutische Wirkung der Mandragorawurzel einem zu intensiven Eingreifen des den Abbau bewirkenden Astralleibes im organischen Geschehen entspricht. Dadurch wird auch ein Licht auf den starken „Sinnesprozeß" im Knorpel-Gelenk-Bereich geworfen.

Entstehung: WALA-Ärztekreis, Leitung Frau Dr. med. Margarethe Hauschka, 1952.

Darreichungsform

1. Injektionslösung
2. Globuli velati

Indikationen

Wiedereingliederung eines sich frühzeitig aus dem Gelenkbereich herauslösenden Wärme- und Atemgeschehens, z.B. bei

1. Arthritis
2. Arthrosis deformans
3. subakutem Muskel- und Gelenkrheumatismus
4. Gicht (evtl. im Wechsel mit Viscum Mali e planta tota D2 bzw. 2%-5%)

A: Birken-Rheumaöl mit Arnika, Rheuma-Badeöl
B: Birken-Rheumaöl ohne Arnika

Die drei vorliegenden Öle wurden zu Einreibungen bzw. Öldispersionsbädern geschaffen bei rheumatischen Muskel- und Gelenkerkrankungen im allgemeinen, jedoch sollten auch Verletzungsfolgen und Folgezustände chronischer Neuritiden berücksichtigt werden. Die Hauptwirksamkeit bezieht sich auf die Nierentätigkeit einerseits und den Blutprozeß andererseits, da die Niere die aus dem Wärmegeschehen herausfallenden, zur Mineralisierung neigenden Substanzen zur Ausscheidung bringen muß. Das Birken-Rheumaöl mit Arnika ist zur äußeren Einreibung gedacht, das Birken-Rheumaöl ohne Arnika ist für Patienten mit Arnika-Überempfindlichkeit geschaffen. Das Rheuma-Badeöl enthält Auszüge derselben Heilpflanzen und ist aufgrund der Olivenöl-Grundlage speziell für Öldispersionsbädern nach Junge geeignet.

Ölauszug aus Betulae foliae (zu 24,5% (A) bzw. 33% (B) enthalten)
(Weißbirkenblätter, Betula pendula; Betulaceae):

In der Birke wirkt sich in besonderer Weise das Licht-Luft-Element in seiner Beziehung zum Wässerigen sowohl in der äußeren Gestalt als auch in der Physiologie aus. Der Baum wurzelt oberflächlich, hat jedoch eine außergewöhnlich hohe Wasserverdunstung über die Blätter. Die Blätter sind eiweißreich, die Rinde ist besonders salzreich.

Bei der Birke steht sowohl bei dem in der Homöopathie gebräuchlichen Carbo Betulae als auch bei dem potenzierten Blattextrakt die Wirkung auf das Ausscheidungsorgan Niere im Vordergrund. Die Empfindlichkeit der Niere auf fremdes Eiweiß und auch auf eigene Eiweißabbauprodukte kann durch den Birkenblätterauszug therapeutisch günstig beeinflußt werden, daher rührt auch die Wirkung von Birkenblättern bei rheumatischen Erkrankungen. Der innere Nierenprozeß im Bindegewebe wird aktiviert; es kommt zur Mobilisierung und Auflösung vorzeitig aus dem Lebensprozeß ausgeschiedener Stoffwechselendprodukte und zu einer vermehrten Absonderung über die Niere.

Ölauszug aus Arnicae flores (zu 24,5% (A) bzw. nicht enthalten (B))
(Arnikablüten, Arnica montana; Compositae):

Arnika hat durch ihren hochentwickelten Blütenprozeß wie viele Kompositen eine besondere Beziehung zur Wärmebildung; des weiteren trägt sie z.B.

durch den von ihr bevorzugten Standort auf gebirgigem Urgestein eine Affinität zum Kieselprozeß in sich, die über das für Kompositen Typische hinausgeht. Die ihr eigene Wirksamkeit entfaltet Arnika zwischen venösem Blut und Bindegewebe, vor allem dann, wenn die Grenze zwischen Flüssigkeitsgeschehen im interstitiellen Gewebe und Blutprozeß gestört ist. Die Arnika-Wirkung bezieht sich sowohl auf das ursprüngliche Bindegewebe als auch auf seine Folgeorgane. Auch hier ist der Wirkungsbereich, ähnlich wie bei Formica, zwischen dem Muskel-Blut-Prozeß und dem Übergang in die Sehnen und das Kapselgewebe der Gelenke. Das Verhältnis von Wärme (Ich-Tätigkeit), Atmungstätigkeit (Astralleib) und Flüssigkeitsprozeß (Ätherleib) wird geordnet.

Ölauszug aus Lappae radix (24,5% bzw. 33%)
(Klettenwurzel, Arctium lappa; Compositae):

Die oft an Wegrändern anzutreffende große Klette bildet ein großblättriges, bis zu 1,5 m hohes Kraut aus, welches seinen Abschluß in doldenartigen Gruppen von violettfarbenen Körbchenblüten findet. Die Kelchblätter sind hakenförmig gebogen und zugespitzt und gehen in die Bildung der bekannten Klettenfrucht mit ein. Als Komposite entwickelt Lappa einen starken Blütenprozeß und eine besondere Beziehung zur Wärme, jedoch auch gleichzeitig zum Kiesel (Kieselhaare). Die Wirkung der Klettenwurzel bezieht sich auf das Wärme-Blut-Geschehen in der Muskulatur im Übergang zur Sehnenbildung und zum Periost. Die hier sich häufig bildenden Rheumaknötchen („eine Art Sinnesorganbildung an falscher Stelle“) werden durch Lappa wieder an das Wärmegeschehen angeschlossen. Ähnliches wie beim Rheuma vollzieht sich beim Muskelkater: Die gelösten Salze werden durch die Milchsäure mitgerissen und lagern sich im Muskel ab. In der Volksmedizin ist neben der Wirkung der Klette auf Ekzeme der Haut, vor allem des Kopfes, auch die ausschwemmende Wirkung bei rheumatischen Leiden bekannt.

Ölauszug aus Urticae dioicae herba (24,5% bzw. 33%)
(große Brennessel, Urtica dioica; Urticaceae):

Die große Brennessel ist nach Rudolf Steiner durch die Dreiheit von Schwefel-, Eisen- und Kiesel-Prozeß charakterisiert und zeigt eine besondere Beziehung zum dreigliedrigen Menschen. Beim jauchigen Zerfall trennen sich die bis dahin durch den Lebensprozeß der Pflanze zusammengehaltenen drei Bildeprozesse. Urtica dioica ist ein universelles Blutaufbaumittel, indem sie als Heilmittel die genannten drei Prozesse im Menschen ineinanderfügt. Beim Rheumatismus besteht die Tendenz des Auseinanderfallens von Blut-Eisen-Prozeß, Eiweiß-Schwefel-Stoffwechsel-Prozeß und Kiesel-Sinnes-Prozeß. Insofern ist die Urtica auch ein geeignetes Mittel beim Rheumatismus.

Ölauszug aus Formica rufa (0,1%)
(rote Waldameise, ganzes Tier; Formica rufa):

Die Ameise hat eine in ihrem schlanken, überformten Organismus sich ausprägende starke Beziehung des Seelisch-Astralischen zur physischen Organisation. Der innere Atmungsprozeß beim Menschen führt entsprechend bei dem Bild der Ameisensäure-Vergiftung den Stoffwechsel unter Verdrängung des Lebensprozesses zu rasch und zu stark in die Mineralisation. Hier greift die Wirksamkeit von Formica ein und löst diese Mineralisation wieder auf, vor allem an den Übergangsstellen vom Blut-Wärme-Geschehen zum Bereich der Sehnen und Gelenke, und macht sie ausscheidungsreif.

Anisi aetheroleum (0,35%)
(ätherisches Öl aus Anisfrüchten, Pimpinella anisum; Umbelliferae):

Anisum hat als Umbellifere eine besondere Beziehung zum Wärme-Licht-Prozeß des oberen Nierenpols, in welchem der Übergang vom Blut-Wärme-Prozeß in den Lymphprozeß bei der Ultrafiltratbildung in der Niere stattfindet. Sie regt in Form des ätherischen Öles besonders die Wärmebildung an und fördert zugleich die innere Atmung im Stoffwechsel und die Nierentätigkeit.

Sämtliche Präparatebestandteile liegen als Ölauszüge vor. Der Ölauszug selbst bewirkt einen Übergang der ätherischen Öle in die Trägersubstanz und fördert bei der Anwendung die Durchwärmung.

Entstehung: WALA-Ärztekreis, Leitung Frau Dr. med. Margarethe Hauschka, 1952.

Darreichungsform
Öl

Dosierung und Art der Anwendung
Soweit nicht anders verordnet:

1. Öl:
1–2 mal täglich Einreibungen der betroffenen Gelenke und Muskelpartien.

2. Badeöl:
zu Dispersionsbädern.

Gegenanzeigen:
A: Bei Arnika-Überempfindlichkeit
B: nicht bekannt
Nebenwirkungen: nicht bekannt
Wechselwirkungen mit anderen Mitteln: nicht bekannt

Indikationen
Zur Rückführung der Empfindungs- und Atmungsorganisation aus ihrer verstärkten Abbautätigkeit im Gelenk-Muskel-Sehnen-Gebiet in ihre physiologische Tätigkeit in der Niere, z.B.
1. bei schmerzhaften, traumatisch, entzündlich oder rheumatisch bedingten Muskel- und Gelenkerkrankungen
1.1. Verstauchungen
1.2. Prellungen
1.3. Osteoarthrose
1.4. Periarthritiden
1.5. Myogelosen
1.6. Muskelschmerzen nach Überanstrengung

A. Bitter-Elixier
B. Enzian-Magentonikum

Es sollte ein stoffwechselanregendes Mittel entstehen, das die Tätigkeit von Magen, Galle und auch der Bauchspeicheldrüse fördert. Die Bitterstoffe aus Enzian und Wermut haben eine unmittelbare Wirkung auf den Chemismus (chemischen Äther) der Leber und auch auf die über das Leberorgan hinausreichende „Geschmackstätigkeit“ von Magen, Zwölffingerdarm und Dünndarm.

Die Präparate Enzian-Magentonikum und Bitter-Elixier sind neben den Indikationen Inappetenz, Störungen der Magenmotorik und -sekretion auch angezeigt bei medikamentöser oder radiologischer Schädigung des Magen-Darm-Gebietes. Es regt die hierdurch herabgeminderte bzw. darniederliegende Verdauungs- und Drüsentätigkeit an. Im Bitter-Elixier liegt ein Auszug mit Zucker, im Enzian-Magentonikum ein rein wäßriger Auszug verschieder Bitterdrogen vor.

Wäßriger Auszug aus Gentianae radix
(Wurzel des gelben Enzians, Gentiana lutea; Gentianaceae):

Die Enzianwurzel wurde gewählt, weil aus anthroposophisch-menschenkundlicher Sicht der Bitterstoff der Wurzel seine Wirkung auf den „Nervenprozeß" im Stoffwechselbereich ausübt. Die „Kopfbildungstendenz" im oberen Verdauungstrakt, d.h. die Betonung des Nervlichen und das Bewußtwerden in einem Bereich, der sich beim Gesunden im Unterbewußten abspielt, ist die Domäne der Enzianwurzel. Zugleich wird der Zuckerprozeß durch die selbst zuckerhaltige Enzianwurzel angeregt. Dies ist vor allem dann wichtig, wenn der konzentrative Prozeß in der Leber geschwächt ist, was in Störungen der Zuckerbildung bzw. des Glykogenstoffwechsels zum Ausdruck kommt.

Wäßriger Auszug aus Absinthii herba
(Wermut, Artemisia absinthium; Compositae):

Der Wermut ist ein stark aromatisch durchsetzter Halbstrauch, welcher im Hochsommer kleine gelbliche Körbchenblüten in rispenartiger Anordnung ausbildet und seine Kraft vor allem im Blattbereich auslebt. Die Blätter sind 2–3fach gefiedert, seidig behaart und von charakteristischer grausilbriger Färbung. Sie enthalten reichlich Bitterstoffe und ätherische Öle. Der stark bitter schmeckende Auszug wird aus dem Kraut gewonnen und damit aus einem Bereich der Pflanze, der seine Beziehung zum Säftegeschehen des Magens und Dünndarms hat. Beim Wermut als einem Vertreter der Kompositen haben wir es hier mit starker Wärmewirksamkeit zu tun, was in der Bildung von ätherischen Ölen zum Ausdruck kommt. Es wird also durch einen Wermutanteil in diesem Präparat der Luft-Wärme-Prozeß aktiviert, jedoch im flüssigen Bereich: Die „Atmung" im Stoffwechsel wird angeregt, was eine starke Förderung der Verdauungssaftproduktion zur Folge hat.

Wäßriger Auszug aus Calami rhizoma
(Kalmuswurzel, Acorus calamus; Araceae):

Der Kalmus ist ein Schilfgewächs, welches ursprünglich aus Indien stammt und langsam fließende oder stehende Gewässer als Standort bevorzugt. Der „deutsche Ingwer" offenbart in seinen scharfrandig-spitzen, mit kräftigem Turgor versehenen Blättern einerseits sowie seiner Zuwendung zum kühlen Wasserelement durch den fingerdicken, horizontalen Wurzelstock andererseits die Fähigkeit, zwei Gegensätzlichkeiten in sich zu vereinigen. Der Kalmus vermag, seine lanzettförmigen Blätter mit Hilfe der umgebenden Licht- und Luft-Kräfte in polarischer Art gegenüber dem wässrigen Wurzelstock auszuformen. Der Wurzelstock erinnert in seiner horizontal kriechenden Wuchsform an die Liliaceen.

Somit wird eine Beziehung von Calamus zur Niere als dem „Lichtorgan" und den sich im Nierenmark abspielenden mächtigen Flüssigkeitsprozessen deutlich. Als „Nierenpflanze" beherrscht Calamus die allgemeine Durchatmung und Durchastralisierung der gesamten Verdauungsorgane, er ist ein Heilmittel bei Appetitlosigkeit und verschiedenen Magen-Darm-Störungen. Im besonderen reguliert er die Motilität und Sekretion im Bereich des Magens, so daß er bei akuter und chronischer Gastritis, bei Hypo- und Hyperacidität, auch bei Ulcera therapeutisch eingesetzt werden kann. Die Volksmedizin kennt ferner die Anwendung bei Ekzemen und Frauenleiden. Seine appetitanregende Wirkung kann auch bei Anorexie zu Hilfe genommen werden.

Wäßriger Auszug aus Zingiberis rhizoma
(Ingwer, Zingiber officinale; Zingiberaceae):

Beim Ingwer wird ebenfalls das horizontal kriechende, helle, fleischig-feste Rhizom verarbeitet. Der schilfartige Sproß erinnert an Calamus und an ein Liliengewächs, so daß wir ebenfalls die Beziehung zur Nierentätigkeit sehen. Ein wesentlicher Bestandteil der aromatisch-würzigen Ingwer-Knolle ist das Ingwer-Öl, das durch seine Schärfe und seinen Gehalt an ätherischem Öl, fettem Öl und Harzen ein intensives Wärmegefühl hervorruft. Die Wirkung auf den Wärmeorganismus des Magens, jedoch auch der Bauchspeicheldrüse ist dafür verantwortlich, daß eine einseitig verstärkte Wirkung des Empfindungsorganismus überwunden wird. Ingwer wirkt auf diese Weise krampflösend. Er reguliert die Sekretion im Magen und im Bereich des Zwölffingerdarms. Er hilft, eine bestehende Verdauungsschwäche, Appetitlosigkeit und innere Auskühlung zu überwinden. Eine sowohl spastische als auch atonische Obstipation werden gebessert und eine ungenügende Harnabsonderung angeregt, die Diurese gefördert. Die Gesamtwirkung ist zurückzuführen auf eine Stärkung des Wärmeorganismus im ganzen Verdauungstrakt, ausgehend von der Bauchspeicheldrüse als der der Verdauung übergeordneten, die Funktionen zusammenfassenden Drüse.

Wäßriger Auszug aus Piperis fructus
(schwarzer Pfeffer, getrocknete, unreife Früchte von Piper nigrum; Piperaceae):

Der Pfeffer ist ein in Südostasien (Vorderindien, Malabarküste) heimischer, immergrüner Schlingstrauch, der sich an Bäumen oder Felsen mit Hilfe von Luftwurzeln bis 15 m emporrankt. Die einfach gebauten Blüten bilden lockere Ähren, die den Blattachseln entspringen. Die Früchte sind zuerst grün und verfärben sich dann über gelb zu rot. Sie enthalten 1–3,5% ätherische Öle. Der sich in den ätherischen Ölen niederschlagende Wärmeprozeß verbindet sich mit einer starken Astralisierung, die sich in Alkaloidbildung (Piperin 5–9%) äußert.

Das Aromaticum amarum bekommt durch den Pfefferzusatz noch einen etwas scharfen Beigeschmack. Die Piperwirkung erstreckt sich auf den Verdauungstrakt und seine Schleimhäute: Die astralischen und die Wärmeprozesse erfahren eine starke Anregung.

Zusammenfassend kann gesagt werden, daß Bitter-Elixier und Enzian-Magentonikum durch ihre Zusammensetzung über die Ich-Wärme-Organisation (Pfeffer, Ingwer), die seelische Atmungsorganisation (Kalmus) und die ätherisch-flüssige Organisation (Enzian, Wermut) auf die gesamte Verdauungstätigkeit im Magen-Zwölffingerdarm-Bereich wirken. Das Wesensgliedergefüge wird als ausgewogene Einheit im Stoffwechsel tätig. Der Zuckerstoffwechsel wird intensiviert und von der Leber ausgehend gestärkt. Diese Wirkung setzt sich bis in das der Leber polar entgegengesetzte Organ der Haut fort, welches in seiner Sinnestätigkeit gestärkt wird. Die Behandlung mit Bittermitteln gehört zur Grundbehandlung von Pilzerkrankungen und anderen Ekzemen der Haut.

Entstehung: WALA-Ärztekreis, Leitung Frau Dr. med. Margarethe Hauschka, 1964.

Darreichungsform
A. Bitter-Elixier = Zuckersirup
B. Enzian-Magentonikum = Wäßrige Flüssigkeit zum Einnehmen

Dosierung und Art der Anwendung
Soweit nicht anders verordnet:
A. Bitter-Elixier:
1–3 mal täglich 1 Eßlöffel Sirup, eventuell mit Wasser verdünnt, vor den Mahlzeiten einnehmen. Hinweis für Diabetiker: 1 BE = 60 g Elixier
B. Enzian-Magentonikum:
1–3 mal täglich 1/2 bis 1 Teelöffel Flüssigkeit, eventuell mit Wasser verdünnt, vor den Mahlzeiten einnehmen.

Indikationen
Zur allgemeinen Aktivierung und Regulierung der Verdauungstätigkeit im Stoffwechselbereich, z.B.
1.1. Hyperacidität
1.2. Hypoacidität
1.3. Magenatonie
1.4. Dyspepsie
1.5. Obstipation
1.6. Übelkeit
1.7. Inappetenz
1.8. Völlegefühl
2. Leber-/Gallenfunktionsstörungen
3. Folgezustände von Strahlenschäden

Bolus alba comp. N, Pulver

Der Konzeption der Rezeptur liegt der Gesichtspunkt zugrunde, daß die Gärungs- und Fäulnisdyspepsie und das Auftreten von pathologischen Gasen im Magen-Darm-Bereich auf eine Nierenschwäche zurückzuführen sind. Die Entluftung – auch des Magen-Darm-Bereiches – ist nach anthroposophisch-menschenkundlicher Auffassung ein Nierenproblem.

Bolus alba
(weißer Ton, Kaolinum ponderosum; Kalium-Aluminium-Silikat):

Bolus alba ist eine natürlich vorkommende Tonerde. Das feine, fast weiße Pulver ist von weicher und etwas fettig erscheinender Konsistenz und bildet die Grundlage für die vorliegende Heilmittel-Komposition. Bolus alba ist von seiner chemischen Beschaffenheit her hauptsächlich ein Kalium-Aluminium-Silikat.

Diese Silikate gehören zur Gruppe der Feldspate, die wiederum Bestandteil des Urgesteins (Granit) sind. Ein Teil dessen, was in der Natur im Verwitterungsprodukt des Granits, hauptsächlich aus der Verwitterung des Feldspats, vorliegt, ist die Tonerde. Eine wichtige Funktion der Tonerde und des weißen Tons in der Natur kann darin gesehen werden, daß sie zwischen der festen, unlöslichen, nicht quellfähigen mineralischen Gesteinsgrundlage und der das Pflanzenwachstum ermöglichenden oberen Bodenschicht vermitteln kann, indem sie den Boden durch Bildung von komplexen Tonerde-Humus-Verbindungen belebt. Die Tonerde ist hier vermittelnd zwischen festem, flüssigem und luftförmigem Element.

Die Bedeutung von Bolus alba beruht auf seiner Eigenschaft, bei chemischer Indifferenz durch ein starkes Haft- und Quellungsvermögen sowie eine hohe Saugfähigkeit überschüssiges Wasser zu binden und zudem größtmögliche Oberflächen auszubilden, welche die Voraussetzung sind für eine gesunde Verdauung im Dünndarmbereich. Die abgebaute Nahrung wird nach dem Einfluß von Magen (Pepsin und Salzsäure) und Zwölffingerdarm (Galle und Pankreasfermente) im Dünndarm in den einheitlichen Chymus verwandelt, der gleichsam ein „Amalgam" der durch und durch verflüssigten und ätherisierten, aufgelösten und abgebauten äußeren Nahrung darstellt. Die Nahrung wird durch Bolus alba in eine Mittellage, einen merkurialen Zustand, übergeführt. Ein Auseinanderfallen vom Merkuriell-Flüssigen in Lufthaftes und Physisches wird verhindert.

Im Verlaufe des Magen-Darm-Traktes reihen sich verschiedene Abschnitte aneinander, die durch die Qualität der sezernierten Verdauungssäfte und die peristaltische Eigenart die aufeinanderfolgenden Stufen des Verdauungsprozesses ermöglichen.

Magen	Übergang vom Bewußten ins Unbewußte stark sauer Sulfurisches Astralisches Chemische Zergliederung der Nahrung
Zwölffingerdarm	stark alkalisch
Dünndarmgebiet	schwach milchsauer Merkurielles Ätherisches Amalgamierung und Resorption

Dickdarmgebiet	schwach alkalisch Salhaftes Physisch-Ätherisches Eindickung und Ausscheidung Übergang vom Unbewußten ins Bewußte

Aus dieser Gegenüberstellung wird die Stellung der Dünndarmverdauung deutlich, die am weitesten nach dem Körperinneren gelegen ist und die die eigentliche Vermittlerin der Substanzaufnahme ins Blut darstellt. Dieses mittlere Verdauungsgebiet wird durch die weiße Tonerde bei Durchfallerkrankungen gestärkt. Aber auch bei weiter peripher gelegenen Schleimhautirritationen wie Sodbrennen, Refluxösophagitis, Gastritis bzw. Reizungen bei Anus praeter hat sich Bolus alba comp. als nützlich erwiesen.

Carbo Betulae D1 (zu 1% enthalten)
(Birkenkohle aus dem Holz der Weißbirke, Betula pendula; Betulaceae):

Ein wichtiger Bestandteil in Bezug auf die Nierenwirksamkeit von Bolus alba comp. ist Carbo Betulae, die den Lichtstoffwechsel anregt und damit das Eingreifen des Seelischen im Nierenbereich verstärkt. Im Vordergrund steht also nicht etwa die substantielle adsorbierende und entgiftende Kohlewirkung im Magen-Darm-Bereich, sondern die indirekte Wirkung der potenzierten Birkenkohle auf den Nieren-Licht-Prozeß. Aus dem organischen Zusammenhang herausgefallene, physisch gewordene Luft, die sich in Meteorismus äußert, wird wieder durchseelt und aus dem Darm heraus aufgenommen. Eine besondere Wirkung zeigt Carbo Betulae auf die Magenverdauung: Entzündliche Erscheinungen werden gemildert und eine zu starke „nierenartige" Säuresekretion wird zurückgenommen.

Geum urbanum e radice ferm 33c ∅ (0,1%)
(Wurzel der Nelkenwurz, Geum urbanum; Rosaceae):

Die echte Nelkenwurz ist eine krautige, feuchte Wiesen und Bachränder bevorzugende, goldgelb blühende Pflanze, deren Wurzelstock schon lange medizinische Verwendung findet.

Der nelkenartig würzige, wärmende Geschmack und Duft der Wurzel weisen auf die therapeutische Wirkung von Geum hin. Im Querschnitt zeigt die Geum-Wurzel im Zentrum ein purpurrot gefärbtes Fünfeck, das nebenbei an die ideale Form eines Turmalins denken lässt. Als Rosengewächs hat Geum urbanum mit dem Blutgeschehen, vor allem der inneren Organe zu tun; daher rührt seine

Wirksamkeit bei blutigen Durchfällen, bei schweren Diarrhöen. Der Gerbstoffgehalt (30%) wirkt auf den Astralleib, der sich stärker mit dem Stoffwechsel verbindet. Die ätherischen Öle wie Eugenol regen den Wärmeprozeß an, ebenso ist der Stärkegehalt von Bedeutung in seiner anregenden Wirkung auf die Ich-Organisation und bedingt den fiebersenkenden Einfluß von Geum. So wird im ganzen der Verdauungstrakt von der Blutseite her gestärkt.

Abrotanum ex herba ferm 33c ∅ (0,1%)
(Eberraute, Artemisia abrotanum; Compositae):

Die Eberraute ist eine Verwandte des Wermuts aus dem Mittelmeerraum. Die Signatur der Pflanze, vor allem der fein gefiederten, luftigen Blätter, und die Beziehung zur Wärme (Komposite) in Verbindung mit der belebenden Wirkung macht die zitronenartig erfrischende und harzig aromatische, dabei etwas bitter schmeckende Eberraute geeignet, den Lebensprozeß im Stoffwechsel zu durchatmen; im wesentlichen wird hier der Astralleib angesprochen. Die ätherischen Öle regen zusätzlich den Wärmeorganismus an. Abrotanum wird homöopathisch bei Erfrierungen eingesetzt. Die venöse Stase im Pfortader-Verdauungs-Gebiet wird durch Abrotanum in Fluss gebracht – in Ergänzung zu der sich mehr auf das arterielle System erstreckenden Geum-Wirkung. Sowohl Geum urbanum als auch Artemisia abrotanum wirken auf den Blutsprozeß. Die absondernde Tätigkeit des Astralleibes, die Ausscheidung über den Darm und die Nieren werden angeregt, Verkrampfungen gelöst. So ist die Eberraute bei Dyspepsien und sogar als mildes Wurmmittel geeignet.

Gentiana lutea e radice ferm 33c ∅ (0,1%)
(Wurzel des gelben Enzians, Gentiana lutea; Gentianaceae):

Die Enzianwurzel wurde gewählt, weil aus anthroposophisch-menschenkundlicher Sicht der Bitterstoff der Wurzel seine Wirkung auf den „Nervenprozeß" im Stoffwechselbereich ausübt. Die kräftige, rübenartige Enzianwurzel enthält verschiedene Bitterstoffe wie Gentiopikrin und Amarogentin, welches der bitterste bekannte Naturstoff überhaupt ist. Die Kopfbildungstendenz, d.h. die Betonung des Nervlichen und das Bewußtwerden in einem Bereich, der sich beim Gesunden im Unterbewußten abspielt, ist die Domäne der Enzianwurzel.

Zugleich wird der Zuckerprozeß durch die Enzianwurzel angeregt. Außer den Bitterstoffen finden sich auch Zucker- und Schleimstoffe in dem festen Wurzelfleisch. Gentiana hat neben ihrer Wirkung als Aromaticum amarum eine ausgesprochen vegetative, verdauungsstärkende Eigenschaft. Gentiana wendet sich hier an die Flüssigkeitsresorption als Organfunktion der Leber, die eine Art „Wasserkopf“ im Verdauungssystem darstellt.

Chamomilla e planta tota ferm 33c ∅ (0,1%)
(echte Kamille, Chamomilla recutita; Compositae):

Wie alle Kompositen hat die Kamille durch ihren hochentwickelten Blütenprozeß eine besondere Beziehung zum Wärmegeschehen, jedoch zeigt sie durch ihre starke Luft-Licht-Beziehung (lufthaltiger Blütenboden, Zurückdrängen der Blattspreiten bis auf die Blattnerven) ihre spezielle Nierenwirksamkeit. Sie ist eine ausgesprochene Nerven-Nieren-Pflanze. Die Kamille wirkt in dem Präparat Bolus alba comp. stärkend auf den Nerven-Nieren-Prozeß und damit beruhigend; spastische Übererregung, zu starke Darmbewegungen, Krämpfe, Blähungen werden behoben. Auch bei reizbarer, nervöser Konstitution und verstärkter Schmerzempfindlichkeit ist Chamomilla hilfreich.

Calamus e rhizoma ferm 33d ∅ (0,1%)
(Wurzelstock des Kalmus, Acorus calamus; Araceae):

Die aromatische Kalmus-Wurzel konzentriert die in der ganzen Pflanze wirksamen Wachstumskräfte, wie sie in den scharfrandigen, glatten, relativ harten Schilfblättern zum Ausdruck kommen. Es besteht eine starke Lichtbeziehung einerseits, durch den die Pflanze den Flüssigkeitsprozeß an den von ihr bevorzugten feuchten, sumpfigen Standorten bewältigt. Sie hat eine besondere Beziehung – vergleichbar mit den Liliengewächsen – zur Niere und hier besonders zum Lymphgeschehen und zur Absonderung. Der „Nierenprozeß“, vor allem im Magenbereich, wird angeregt. Die Flüssigkeitsabsonderung und Sekretbildung wird verstärkt und damit der Appetit angeregt; in potenzierter Form reguliert Kalmus die Magensaftbildung; die Überempfindlichkeit des Magens, auch die Magenatonie und Erschlaffung der Magenmuskulatur werden behoben. Das Eingreifen des Seelischen, besonders im Magenbereich, wird gefördert.

Arsenicum album D4 (0,1%)
(Arsen (III)-oxid):

Nach dem anthroposophisch-medizinischen Verständnis „astralisiert“ Arsen den Organismus. Das metallische, schwarze Arsen kommt in der Natur gediegen als Scherbenkobalt oder Fliegenstein vor, eine Bezeichnung, die schon auf die spröde, ausgetrocknete Beschaffenheit des Metalles hinweist. Das weiße Arsen (weißer Arsenik) stellt die oxidierte Form dar und findet sich entweder natürlich als Arsenblüte oder entsteht durch Erhitzen des Arsenicum metallicum bei blauer Flamme unter Entweichen von knoblauchähnlichem Geruch. Es ist ein fast weißes, schweres, geruchloses Pulver. Chrakteristisch ist für Arsen die Sublimation, d.h. der direkte Übergang beim Erhitzen vom festen in den gasförmigen Zustand unter Vermeidung der Verflüssigung.

Arsen hat also eine starke Beziehung zum Luft-Element und wirkt in potenzierter Form dem Austrocknen, dem Flüssigkeitsverlust, dem „Nervenprozeß an falscher Stelle" entgegen. Neben der schon lange bekannten roborierenden und blutbildungsfördernden Wirkung und seiner Anwendung bei ekzematischen und psoriasiformen Hautveränderungen ist auch ein Organbezug zum Darm vorhanden. Im Arzneimittelbild finden sich reizbare Schwäche, heftiger Durst, brennender Schmerz, Erbrechen, Magenkrämpfe und Darmkoliken mit heftigen Durchfällen.

In diesem Sinne faßt Arsenicum album die Wirkung der in Bolus alba comp. enthaltenen Heilpflanzen zusammen und knüpft sie als Metall an den Wirkungsbereich der Ich-Organisation an.

Carvi aetheroleum (0,5%)
(ätherisches Öl aus Kümmelfrüchten, Carum carvi; Umbelliferae)

Anisi aetheroleum (0,5%)
(ätherisches Öl aus Anisfrüchten, Pimpinella anisum; Umbelliferae):

Diese beiden ätherischen Öle von Doldenblütlern haben eine besondere Beziehung zum Wärme-Luft-Pol der Niere. Kümmel- und Anisöl verstärken damit die Nierentätigkeit und entluften und entkrampfen den Magen-Darm-Trakt. Gleichzeitig geben sie dem Präparat Bolus alba comp. den würzig-angenehmen Geschmack.

Entstehung: Dr. med. Heinz-Hartmut Vogel, WALA-Ärztekreis, 1966.

Darreichungsform
Pulver

Dosierung und Art der Anwendung

Soweit nicht anders verordnet, wird 1–2 Teelöffel von Bolus alba comp., Pulver in einer Tasse lauwarmen Wassers angerührt und im akuten Fall 1–2stündlich jeweils ein Schluck eingenommen. Das Pulver löst sich in Wasser nicht; es muß unmittelbar vor der Einnahme umgerührt werden.

Indikationen

Zur Anregung der Tätigkeit des Empfindungsorganismus im Magen-Darm-Bereich sowie der Nierenfunktion bei Störungen der Sekretion und Motilität des Magen-Darm-Traktes mit Entzündungen in diesem Gebiet, z.B.

1. Gärungs- und Fäulnisdyspepsie
2. Sommerdiarrhö
3. Hyperacidität

Borago comp.

Mit Ausnahme von Skorodit (arseniksaures Eisen) umfaßt die Rezeptur von Borago comp. Heilpflanzen, die in differenzierter Weise im Gefäßbereich wirksam sind (Borago, Nicotiana, Aesculus, Hamamelis). Carduus benedictus, die Benediktendistel, stellt die Beziehung zum Lebergeschehen her.

Borago e foliis ferm 34b D2

(Blätter vom Borretsch, Borago officinalis; Boraginaceae):

Das üppige, rasch wuchernde Borretschkraut lebt ganz im blättrigen Element. Die ganzrandigen, weichen, etwas welligen, saftreichen und haarigen Blätter entspringen sitzend oder breitstielig dem Stengel, sie weisen kaum eine Blattmetamorphose auf. Das Wurzelwerk der einjährigen Pflanze ist mehr oder weniger verzweigt. Auffällig sind die zwar kleinen, aber intensiv blauen Blütensterne, die wegen ihrer Nektarfülle gern von den Bienen besucht werden. Am augenfälligsten ist jedoch das schwellende Blattwerk, das auf ein Überwiegen des Flüssigkeitsgeschehens hindeutet, welches bei Borago von einem Kieselprozeß durchstrahlt ist. Dies wird an der ausgesprochen rauhen Behaarung des Krautes deutlich, welche Borago wie Symphytum als typisches Familienmerkmal der Rauhblattgewächse aufweist.

Der Gehalt an Schleimstoffen (bis 30%), Saponinen und Kieselsäure, jedoch auch Kalk und Kaliumsalzen, weist auf die Bildekräfte der Pflanze im wässerigen Bereich, die einmal in Richtung Kalkstoffwechsel (irdisches, tellurisches Prinzip), zum anderen in Richtung Kieselsäure (Licht-, Formprinzip) wirksam werden. Die Dreigliederung in Blüten-, Blatt- und Wurzelprinzip hat Borago zugunsten des überwiegenden Blattgeschehens „modifiziert".

Die Beziehung zum venösen System ist dadurch gegeben, daß sich in den Blättern das vegetative, pflanzliche Prinzip betont darstellt (Schleim-Saponin-Gehalt), jedoch so, daß gleichzeitig das Licht- und Formprinzip des Kiesels in diesem Bereich wirksam wird, und zwar indem in den Kieselhaaren der Kieselprozeß gleichsam überwunden wird. Der Übergang und damit die therapeutische Bedeutung des Kieselprozesses liegt darin, daß dieser Licht-Form-Prozeß, den die Pflanze in den Kieselhaaren aus sich heraussetzt, beim Menschen in das Innermenschliche hereingenommen ist und dort von innen den lebendigen venösen Bereich durchdringt. Das venöse Blut ist das „Leben tragende" Blut. Hier finden die Substanzaufbau-Prozesse statt, was im Kohlensäurereichtum zum Ausdruck kommt. Wärme und Licht sowie chemische Prozesse sind im venösen Blut immanent. Borago officinalis stärkt gerade diese kühlende, erfrischende, lebendig-geordnete Seite des Kreislaufgeschehens.

Nicotiana e foliis ferm 33b D5
(Blätter der Tabakpflanze, Nicotiana tabacum; Solanaceae):

Wiederum ist es der Blattbereich, der in der Pflanzengestalt hervortritt, und auch therapeutisch genutzt wird. Ganzrandige, kräftig ausgebreitete, z.T. mehr als meterlange Blätter in Bodennähe setzen sich bei Nicotiana, nach oben kleiner werdend, ohne Gestaltwandel fort bis in die kleinen Deckblättchen des Blütenstandes. Die massive Pflanzenerscheinung ist oben von einer endständigen Rispe mit tiefen, rosafarbenen Trichterblüten gekrönt. Wir haben es also auch hier mit einer Dominanz des wäßrigen Prinzips zu tun, allerdings in Verbindung mit der Bildung von Alkaloiden. Das Nikotin mit seinen Stickstoffbasen weist auf einen übersteigerten Eiweißprozeß hin.

Die Beziehung zum Gefäßsystem ist wiederum gegeben, jedoch besteht im Unterschied zu Borago kein Bezug zum Formelement, sondern zum Stoffwechselgeschehen, das vom Eingreifen des Seelischen „überwältigt" wird (Alkaloidbildung). So kommt es im Gefäßbereich zu einer Erstarrung des Atmungsgeschehens des Astralleibes. Die Gefäße werden eng, starr, unlebendig. Obwohl in erster Linie das arterielle System durch Nicotiana in dem geschilderten Sinne beeinflußt wird, unterliegen auch die Gefäßwände des venösen Systems der Nicotiana-Wirkung: Die Venen sind gerade dann für die Nicotiana-Wirkung empfänglich, wenn sie den Arterien zu ähnlich werden: bei Entvitalisierung und Austrocknung der Gefäßwand, bei bindegewebiger und knotiger Verhärtung.

Skorodit D9
(natürliches Eisenarsenat):

Diese Substanz wurde gewählt, um die Wirksamkeit des Astralischen (Arsen-Komponente) im Blutbereich (Eisenkomponente) über die Aktivierung der Ich-Organisation (metallische Eigenschaft) den pflanzlichen Präparatebestandteilen hinzuzufügen. Diese regen in differenzierter Weise das Eingreifen des Seelischen an, das beim varikösen Symptomenkomplex auf den verschiedenen Ebenen des Ätherischen in seiner physiologischen, atmenden Tätigkeit geschwächt ist. Der Eisenprozeß im Blut und damit die über das Eisen verlaufende Blutatmung ist bei dem Krankheitsgeschehen durch den Arsen-Prozeß wie gelähmt. Skorodit befreit den Blutprozeß von einem zu starken Eingreifen des Nervengeschehens. Der Blut-Wärme- und der Wand-Form-Prozeß werden angeleitet, atmend wieder in der richtigen Weise ineinander zu greifen.

Aesculus e semine ferm 34c D9
(Samen der Roßkastanie, Aesculus hippocastanum; Hippocastanaceae):

Die Kastanien-Grundsubstanz wird zu einer mittelhohen homöopathischen Potenz verarbeitet, um in dem Präparat Borago comp. das rhythmische Eingreifen des Seelischen im Chemismus des venösen Blutes zu stärken und zu beleben. Von dem fluoreszierenden Cumarinderivat Aesculin und dem Saponin Aescin ist bekannt, daß sie im Gefäßbereich eine strukturvermittelnde, konsolidierende, kapillarabdichtende Wirkung entfalten. (R. Hauschka ist in seiner „Substanzlehre" auf die Wirkung des chemischen Äthers in Bezug auf das Aesculin und die B-Vitamine eingegangen.) Wir haben damit die Beziehung des venösen Gebietes, auch des Pfortaderbereichs, zu dem Lebergeschehen hergestellt. Die saugende Wirkung der Leber und des Pfortadersystems setzt sich in das gesamte venöse Gebiet fort. Es ist dies die Tätigkeit des chemischen Äthers. Diese Wirksamkeit regt Aesculus durch seine Heilmittelwirkung an.

Hamamelis e foliis ferm 33d D2

(Blätter des virginischen Zauberstrauches, Hamamelis virginiana; Hamamelidaceae):

Der Hamamelisstrauch, auch virginische Zaubernuß oder Hexenhasel genannt, erinnert in der Wuchsform und in der Blattgestalt an den einheimischen Haselstrauch. Die Wirkung von Hamamelis, insbesondere auf das venöse Gefäßsystem, ist in der traditionellen Volksmedizin bekannt. Für die Rezeptur von Borago comp. war es wichtig, dafür ein Verständnis aus einer geisteswissenschaftlichen Betrachtung zu gewinnen; hierauf wurde bei der Besprechung von Hamamelis in dem Präparat Quercus comp., Suppositorien (Quercus-Hämorrhoidalzäpfchen) näher eingegangen. Insbesondere ist auf die „Verinnerlichung" des Blütenprozesses bis hinein in die Rinden- und Blattbildung hinzuweisen. Ein Ergebnis davon ist die intensive Gerbstoffbildung in der aromatischen Rinde und in den Blättern.

Die Wirksamkeit von Hamamelis erstreckt sich auf den venösen Bereich, vor allem jedoch auf die Venenwände. Es ist davon auszugehen, daß der Blütenprozeß – Licht und Wärme – sich besonders innig mit dem Chemismus verbindet. So kommt es zu einer Vereinheitlichung von Blüten- und Blattprinzip. Wiederum ist es die ungenügende Rhythmisierung, die die Beziehung zum pathologischen Geschehen im Venengebiet herstellt. Der Astralleib erstarrt in seiner Rhythmik, dadurch kommt es zum Bild der Venenwandverhärtung nach anfänglicher Lymphstauung. Stets handelt es sich darum, die astralische Organisation in den ihr eigenen Rhythmus zurückzuführen.

Carduus benedictus ex herba ferm 33d D2

(Benediktendistel, Cnicus benedictus; Compositae):

Die Disteln sind allgemein dadurch „Leberpflanzen", daß sie bei großer Vitalität im Sproß- und Blattbereich trotzdem einem starken Einfluß von Licht- und Wärmeprozessen standhalten, so daß sich bis in die Blütenbildung hinein auf der einen Seite die Vitalität behauptet, andererseits die Abwehr des übermächtigen Lichteinflusses in der Härtung der Blattspitzen und des Blütenkelches zum Ausdruck kommt. Das Blütenköpfchen der Benediktendistel wird von zahlreichen spitzen Hüllblättern umgeben, die sich zur Mitte zu eng zusammenziehen und kaum den gelblichen Blütenschopf durchbrechen lassen. Das Blattprinzip schiebt sich also bis weit in die Blütenregion vor, stülpt gleichsam sich dem Blütenprozeß über.

Für die Leber ist es charakteristisch, daß der Licht-Wärme-Prozeß völlig aufgeht im Flüssigkeitsgeschehen; die Leberstoffwechselvorgänge sind gleichzusetzen mit dem Pflanzen-Kohlehydrat-Prozeß. Wenn sich das Gleichgewicht zwischen Substanzbildung und -auflösung, vor allem von Glykogenbildung und Zuckerfreisetzung, einseitig verschiebt, kommt es entweder zur Leberverdichtung und -verhärtung aus der Anreicherung von Glykogen oder zur zirrhotischen Verhärtung dadurch, daß der „Blütenprozeß" der Leber in der Umwandlung des Glykogens zum Zucker überwiegt. Zwischen Substanzbildung und Substanzumwandlung muß das Gleichgewicht gehalten werden. Carduus benedictus ist – wie auch Carduus marianus – gleichsam das „Simile" für einen zu intensiv in der Leber wirksam werdenden Licht-Wärme-Vorgang. Dieser führt dann zur Leberzirrhose, zur Pfortaderstauung und im weiteren Sinne zur Verhärtung und Thrombosegefahr des venösen Systems.

Zusammenfassend kann gesagt werden, daß das Präparat Borago comp. ein Spezifikum ist für die Behandlung von Stauungen im venösen Kreislauf, vor allem in den Venenwänden, bei denen es über einen Auskühlungsvorgang in den intramuralen Lymphgefäßen zu sekundären Entzündungen kommt. Das venöse Prinzip wird übermächtig, und damit nimmt das sulfurische Geschehen überhand. Ich-Organisation und Astralleib verharren im ätherischen-physischen Aufbauprozeß und die Rhythmik, vor allem des in den Stoffwechsel eingreifenden Astralleibes, ist abgelähmt. Borago comp. und Hirudo comp. sind beide beim varikösen Symptomenkomplex angezeigt. Während Hirudo comp. sich besonders an eine lymphatisch-kühle Stauung wendet, ist mit Borago comp. eher eine noch mehr ins Physische gehende Verhärtung bis zur Thrombose und Thrombophlebitis gemeint, eine Entvitalisierung, Erschlaffung und knotig-bindegewebige Sklerose.

Entstehung: WALA-Ärztekreis, Dr. med. Herbert Spannagel,
Leitung Frau Dr. med. Margarethe Hauschka, 1953.

Darreichungsform

1. Injektionslösung
2. Globuli velati

Indikationen
Anregung des rhythmisch-formenden Eingreifens von Empfindungs- und Ich-Organisation in den pathologisch gesteigerten physisch-ätherischen Prozeß des venösen Gefäßsystems, insbesondere der Gefäßwände, z.B. bei

1. Varikösem Symptomenkomplex

2.1. Thrombose

2.2. Thrombophlebitis (evtl. im Wechsel mit Lachesis comp.)

Brandessenz

Das Präparat Brandessenz sollte nicht nur vor den ersten Hautreaktionen bei Verbrennungen, Verbrühungen, intensiver Sonneneinstrahlung schützen und die Überreaktion der Haut zurückdämmen, sondern zugleich geeignet sein, bei oberflächlichen Hautverletzungen die natürliche Heilung anzuregen. Bei der Konzeption wurde davon ausgegangen, daß die Haut als Sinnesorgan in erster Linie dem Kieselprozeß und damit der Ich-Organisation unterliegt. Es handelt sich also darum, ein Gleichgewicht herzustellen zwischen vegetativ-entzündlicher Reaktion und Gestaltung, die stets verbunden ist mit Zurückdrängen der Regenerationsfähigkeit. Die Erhaltung der Form der Haut ist somit ein Kieselprozeß. Die Heilpflanzen Arnika und Urtica dienen in erster Linie diesem zwischen Auf- und Abbau vermittelnden Kieselprozeß.

Äthanolischer Auszug aus Arnica, Flores rec. (zu 15% enthalten)
(Arnikablüten, Arnica montana; Compositae):

Wie in der Monographie zur Arnika-Salbe ausführlich beschrieben ist, weist der Bergwohlverleih eine starke Affinität zu den lichthaften Kieselkräften auf, mit denen er sein krautiges Blattwerk und den saftigen Stengel durchdringt. Die feinen, weißen Härchen am Blatt und Stengel und die Haarkelche der Blüte sind kieselhaltig und veranschaulichen diese bis in die Peripherie vordringende Gestaltungskraft. Die Behaarung ist wie eine Antwort und ein Sich-zur-Wehr-Setzen gegenüber dem überstarken Lichteinfluß im Hochgebirge.

Kommt es im menschlichen Organismus infolge eines äußeren Traumas, auch durch überstarke äußere Licht- und Wärmeeinwirkung, zu einer Schwächung der innermenschlichen Lichtkräfte, so resultiert daraus im Unterhautbindegewebe und in der Muskulatur eine vermehrte ödematöse und blutdurchsetzte Quellung. Die interstitielle Bindegewebsflüssigkeit und das Blut der kapillaren Endstrombahn, vor allem auf der vegetativen venösen Seite, werden durch die Arnika-Wirkung wieder auseinandergegliedert. So wird die abschwellende, schmerzlindernde und heilungsanregende Wirkung von Arnica montana verständlich.

Äthanolischer Auszug aus Calendula, Flores rec. (10%)
(Ringelblume, Calendula officinalis; Compositae):

Calendula hat eine gewisse Verwandtschaft zu Arnika, jedoch besteht eine besondere Beziehung zum arteriellen Blutsystem, während Arnika eine eindeutige Wirkung auf das venöse Blut, die Muskulatur und das Verhältnis von Blut- und Nervensystem hat. Calendula regt deshalb den Wärme-Licht-Prozeß im arteriellen Blutsystem an, insbesondere die Sprossung von arteriellen Kapillaren und die Neubildung von Granulationsgewebe bei der Heilung. Darüber hinaus verhindert sie einen weiteren Gewebezerfall bei Verletzungen nicht nur der Haut selbst, sondern auch des Unterhautgewebes. Die Arnika-Verwandtschaft beruht auch auf der Beziehung zum Kiesel, der in den feinen Härchen zum Ausdruck kommt. In einem gewissen Widerspruch, jedoch auch der Arnika ähnlich, befindet sich die leuchtende, hellgelbe bis orangefarbene Blüte (Licht-Wärme-Prozeß der Kompositen) und die etwas mastig erscheinende Sproßbildung der Stengel und Blätter.

Äthanolischer Auszug aus Urtica urens, Herba rec. (45%)
(kleine Brennessel, Urtica urens, Urticaceae):

Die kleine Brennessel repräsentiert in ihrem Phänotypus eine harmonische Gliederung in Stoffwechsel-Eiweiß-Tätigkeit (Schwefelprozeß), in Blut-Eisen-Prozeß und in Sinnes-Kiesel-Prozeß. Sie bringt dadurch in umfassender Weise den dreigliedrigen Organismus nach Sinnes-Nerven-System, rhythmischem Blutsystem und aufbauendem Stoffwechsel-Lymph-System zur Erscheinung. Ihre besondere Beziehung zum Eiweiß und die Gliederung in Kieselprozeß (Nervensystem), Eisenprozeß (Blutsystem) und in Schwefelprozeß (Stoffwechsel-Lymph-System) ahmen den dreigliedrigen Menschen nach. Das Eiweiß in der Pflanze stellt das verbindende Element dar, jedoch neigt es zum raschen Zerfall. Ist die Brennessel aus ihrem Lebenszusammenhang herausgerissen, fällt sie sofort in die genannten Wirkprinzipien auseinander. Wenn sie geerntet ist, um zum Heilmittel verarbeitet zu werden, kommt es sehr rasch zum Eiweißzerfall, zur jauchigen Zersetzung: Der Schwefel wird frei.

In der lebenden Pflanze spielt sich tendenziell etwas ähnliches in der Eiweißgift-Bildung ab. Das Nesselgift der im Vergleich zu Urtica dioica schärferen, hitzigeren kleinen Brennessel hat Verwandtschaft zum Bienengift, also zu einem Eiweißgift; vor allem hat man Histamine nachgewiesen, denen bei der Berührung mit der Haut die Ödembildung, d.h. die pathologische Wärme- und Flüssigkeitsstauung in der Quaddelbildung zuzuschreiben ist. Die besondere therapeutische Wirkung auf den Organismus beruht auf dem starken Kieselprozeß, der die Ich-Organisation, die sich des Kieselprozesses bedient, stärkt. Daher rührt die antiallergische, das mesenchymale Matrixgewebe in seiner Eigentätigkeit kräftigende Wirkung der Urtica urens. Sie ist deshalb geeignet, bei der Zerstörung von Hautgewebe die ordnende Tätigkeit der Ich-Organisation anzuregen. Als pflanzlicher Bestandteil wirkt Urtica urens im besonderen auf die astralische Organisation. Diese wird in den physiologischen und rhythmischen Atemprozeß zurückgeführt.

Äthanolischer Auszug aus Thuja, Summitates rec. (10%)
(Triebspitzen des Lebensbaumes, Thuja occidentalis; Cupressaceae):

Thuja hat als Nadelholzgewächs eine besondere Beziehung zur Peripherie des Organismus, zur Haut, zu den Schleimhäuten und Organüberzügen. Im Gegensatz zu den übrigen Koniferen bleibt jedoch der Säftestrom und die Vitalität der Pflanze bis in die in die Breite gehenden Nadeln erhalten. Während Nadelbäume wie Abies (Tanne), Picea (Fichte) und Pinus (Kiefer) in ihren schlanken Nadeln den Lebensprozeß zurückdrängen und damit überformen, wird dieser bei Thuja bis in die Peripherie getragen. Der Lebensbaum ist deshalb besonders in seiner Wirksamkeit angezeigt bei Wucherungen, Formlosigkeiten im Bereich der Körperperipherie, der Haut und auch der Schleimhäute. Bezüglich der Wesensgliederbetrachtung wirkt Thuja einem „wuchernden" ätherischen Organismus entgegen (homöopathisches Prinzip) und regt den Astralleib an, insbesondere einem Formlos-Werden der Peripherie, der Haut und Schleimhäute, entgegenzuwirken.Durch den vegetativen Lebensbaum wird auch Narbenwucherungen (Keloiden) und Kontrakturen vorgebeugt.

Äthanolischer Auszug aus Symphytum, Herba rec. (10%)
(Beinwellkraut, Symphytum officinale; Boraginaceae):

Der Beinwell ist durch zwei Eigenheiten gekennzeichnet: auf der einen Seite ungewöhnlicher Saftreichtum der Blätter, auf der anderen Seite feine Behaarung als Ausdruck eines sich in der Pflanze auslebenden Kieselprozesses. Die Beziehung von Symphytum zur Haut, insbesondere zum Hautbindegewebe (Corium), jedoch auch zum Periost, zeigt seine Wirkungsweise auf: Das Eingreifen der Wesensglieder Empfindungsorganismus und Ich-Organisation in den aufbauenden Flüssigkeitsprozeß des Bindegewebes wird reguliert. Die Heilung der zerstörten Haut, die richtige Formbildung wird durch die Zubereitung aus dieser Heilpflanze angeregt. Außerdem vermitteln die Beinwellblätter eine zentrale schmerzstillende Wirkung, die sich bei Phantom- und Narbenschmerzen bewährt hat.

Cantharis ex animale Gl D6 (10%)
(Spanische Fliege; Lytta vesicatoria):

Als Heilmittel aus dem Tierreich wirkt der „Blasenkäfer" auf den ätherischen Organismus; dies gilt insbesondere für das Gift der spanischen Fliege, durch dessen Bildung das Tier seine Überastralität überwindet und ausscheidet. Die Blasenbildung ist ein solcher Versuch, „Giftiges" zu „verdauen" Die Haut sondert vermehrt Bindegewebsflüssigkeit in die Blasen ab. Sie ist feuerrot und verursacht brennende und schneidende Schmerzen. Durst gehört mit zum Cantharis-Bild. In potenzierter Form wirkt somit Cantharis einem zu starken „ätherischen" Ausfließen entgegen und lindert die „astralisch"-schmerzhafte Reizung.

Zusammenfassung

Das Präparat Brandessenz ist geeignet, dann eingesetzt zu werden, wenn der Hautbildungsprozeß, besonders infolge zu starker Licht- und Wärmeeinwirkung (ultraviolettes Licht) gestört ist, so daß die Abwehr gegen äußere Einwirkungen herabgesetzt ist. Im Vordergrund steht eine Auflösungstendenz der geordneten Aufbaubildung der Haut mit dem Ergebnis einer Zerstörung des harmonischen Verhältnisses von Auf- und Abbauprozessen.

Entstehung: Dr. med. Heinz-Hartmut Vogel, WALA-Ärztekreis, 1960.

Darreichungsform

Tinktur zum äußerlichen Gebrauch

Dosierung und Art der Anwendung

Soweit nicht anders verordnet:
Zu Umschlägen 1 Eßlöffel auf 1 Tasse (ca. 1/4 l) lauwarmen Wassers; Insektenstiche unverdünnt mit Brandessenz betupfen.

Gegenanzeigen: Arnika-Überempfindlichkeit
Nebenwirkungen: Bei Arnika- oder der sehr seltenen Urtica-Überempfindlichkeit können örtlich allergische Reaktionen auftreten.
Wechselwirkungen mit anderen Mitteln: nicht bekannt.

Indikationen
Wiederaufbau eines gestörten Hautbildungsprozesses, besonders infolge zu starker Licht- und Wärmeeinwirkung, durch Eingliederung der Auflösungstendenzen in eine geordnete Aufbaubildung der Haut, z.B.

1.1. Verbrennungen und Verbrühungen 1. und 2. Grades (zur Erste-Hilfe-Leistung bei Verbrennungen jeden Grades)
1.2 Sonnenbrand
1.3 Verätzungen
2. Dermatitis
3. Urtikaria und andere allergisch-hyperergische Dermatosen
4. Phlebitis
5. Ulcus cruris und andere Geschwüre
6. Herpes simplex
7. Phlegmone
8. Insektenstiche
9. Schürfwunden

Bronchi/Plantago comp.

Dem Präparat Bronchi/Plantago comp. liegt derselbe Gesichtspunkt zugrunde, der auch in dem Präparat Aconitum/China comp. eine Rolle spielt. Es soll bei sogenannten „Erkältungen" der oberen Luftwege, der Bronchien und des Kehlkopfes den „überschießenden" Leberprozeß, d.h. das im Luft-Atem-Bereich nicht mehr beherrschte Flüssigkeitssystem, wieder in sein Ursprungsorgan, die Leber, zurückverlagern. Daher wurden Eupatorium und Bryonia als Präparatebestandteile ausgewählt. Zum anderen sollten die in diesem Gebiet vereinigten Organe Tunica mucosa nasi, Larynx und Bronchi in Form von potenzierten Organpräparaten durch ihre belebende Wirkung auf die ätherische Organisation eingesetzt werden. Schließlich wird durch Pyrit einerseits der durch das Eisenbild verstärkte Atemprozeß im Blutbereich angesprochen, andererseits durch die Schwefelkomponente das Vordringen des Stoffwechselgeschehens in den Atembereich berücksichtigt. Die Einbeziehung von Plantago lanceolata sollte die Auseinandersetzung zwischen Licht-Prozeß und Flüssigkeits-Prozeß in den Atemwegen ordnen.

Kehlkopfentzündungen, überhaupt Entzündungen im Bereich der oberen Luftwege bis hinein in die Bronchien, sind Folgen eines gestörten Verhältnisses von Licht, Atmung einerseits und Chemismus andererseits. Die chemisch-ätherischen Flüssigkeitsprozesse dringen in den Atmungs-Gestaltungs-Prozeß der Atmungsorgane vor und bewirken ödematös-entzündliche Schwellung und Verschleimung. Dem gilt es durch das Präparat Bronchi/Plantago comp. zu begegnen.

Tunica mucosa nasi Gl D13
(Nasenschleimhaut);

Larynx Gl D16
(Kehlkopf);

Bronchi Gl D16
(Bronchien):

Die drei Organpräparate sollen, wie oben angedeutet wurde, den sich verselbständigenden betroffenen Organprozeß beleben. Dies heißt, daß der in diesem Bereich überschießende organisch-ätherische Flüssigkeitsprozeß durch eine mittlere Potenz der entsprechenden Organe zurückgedrängt wird und dadurch die höheren Wesensglieder Astralleib und Ich-Organisation sich im Bereich der äußeren Atmung wieder frei betätigen können.

Eupatorium cannabinum ex herba ferm 33c D7
(Wasserdost, Eupatorium cannabinum; Compositae):

Die Signatur des Wasserdosts zeigt eine deutliche Auseinandergliederung von Licht-Wärme-Prozeß und Flüssigkeitsprozeß. Der den Umbelliferen vergleichbare schirmartige Blütenstand öffnet sich der umgebenden Luft und Wärme. Die Lichtkräfte prägen weiter die langen trockenen Stengel und die Bildung der schmalen, schwach gezähnten, jedoch spitz zulaufenden Blätter. Am unteren Pol der Pflanze befindet sich eine horizontal in der Erde verlaufende, rhizomartige Wurzelbildung, welche einen Hinweis auf die Beziehung zum Flüssigkeitsprozeß gibt. In dieser Polarität lebt sich Eupatorium aus. Als Standort bevorzugt es den Waldrand.

Als Heilmittel kann es daher im Kehlkopf-Bronchial-Bereich das gestörte Verhältnis von Flüssigkeits- und Licht-Luft-Geschehen harmonisieren. Eupatorium zählt zu den Heilmitteln für grippalen Infekten, bei welchen die Bronchien beteiligt sind und welche oft mit deutlichen Gliederschmerzen verbunden sind. Die Knochenschmerzen und die vor allem nächtlichen Unruhezustände können im übrigen an Arnica montana erinnern.

Bryonia e radice ferm 33b D7
(Zaunrübe, Bryonia cretica ssp. dioica; Cucurbitaceae):

Mehr noch als Eupatorium hat Bryonia eine eigentümliche Verwandtschaft zum Leberprozeß. Wenn sich Gewebeflüssigkeit im interstitiellen Bindegewebe eines Organs anstaut, ist dies ein dem physiologischen Lebergeschehen entsprechender Prozeß. Charakteristisch ist dann die Austrocknung der Schleimhäute, gegen die wiederum die ätherische Organisation einen Ausgleich herbeizuführen versucht. So kommt es zu einem Doppelgeschehen: Austrocknung und Exsudation. Typisch für die Zaunrübe sind schmerzhafte, trocken-gereizte Schleimhautveränderungen. Jeder Atemzug, vor allem das Sprechen, sind von Schmerzen begleitet. Ein trockener Reizhusten besteht. Der Patient hat das Bedürfnis, durch kühle Umschläge und reichliches Trinken der „Entzündung“ entgegenzuwirken.

Pyrit D14
(natürliches Eisensulfid):

Der arterielle Blutprozeß wird physiologischerweise im Bereich des Kehlkopfes zugunsten der hier frei werdenden Ich- und astralischen Tätigkeit zurückgedrängt. Der Blut-Atem-Prozeß selbst muß sich hier im Bereich des „Sinnesorgans“ Kehlkopf wandeln und die höheren Wesensglieder befreien zu einer vom Organ mehr losgelösten Tätigkeit als Grundlage der Sprache. Ist der Eisen-Blut-Prozeß jedoch krankhaft zu stark und wird er noch durch den Eiweiß-Schwefel-Stoffwechsel-Anteil verstärkt, kommt es zur Stoffwechselüberbetonung im Bereich des Kehlkopfes, besonders der Stimmbänder mit der Folge der Heiserkeit bis zur Stimmlosigkeit. Die Vereinigung von Schwefel und Eisen im Pyrit in mittelhoher Potenz ist das Heilmittel gegen diese pathologische Verlagerung und Verstärkung vom Blutgeschehen im Kehlkopfbereich.

Plantago e foliis ferm 34c D5
(Spitzwegerich, Plantago lanceolata; Plantaginaceae):

Plantago lanceolata wurde dem Präparat hinzugefügt, um in spezifischer Weise auf die Übertätigkeit des Astralleibes im Kehlkopfbereich einzuwirken. Plantago ist eine lichtverwandte Pflanze. Dies geht vor allem aus der starken Ausformung der schmalen, parallelnervigen, scharfrandigen Blätter hervor, die unmittelbar aus dem Wurzelstock entspringen. Hier offenbart sich eine phänomenologische Verwandtschaft zu den Liliaceen.

Was sich im Nierengeschehen physiologisch zeigt, die Auseinandergliederung von Licht-Wärme-Geschehen im Bereich der Glomerula einerseits und von chemischem Flüssigkeitsprozeß im Markbereich der Niere andererseits, spielt sich pathologisch bei bestimmten Kehlkopfentzündungen und Bronchitiden ab. Die ätherische Organisation und das physische Organ verselbständigen sich relativ gegenüber dem Eingreifen von Astralleib und Ich-Organisation. Wärme- und Licht-Eigenschaften werden durch Plantago veranlaßt, sich in geordneter Weise und rhythmisch mit der organisch-ätherischen Organgrundlage auseinanderzusetzen, so daß der hier notwendige „Sinnesvorgang" wieder möglich ist.

Zusammenfassung

Bronchi/Plantago comp. ist damit ein umfassend wirkendes Präparat, nicht nur bei akuten, sondern auch bei chronisch-entzündlichen Veränderungen im Kehlkopf-Bronchial-Bereich. Die gesamten oberen Luftwege werden harmonisiert. Ihre Zuordnung zum „oberen Menschen", d.h. zum Sinnesorganbereich, liegt der Beurteilung des Krankheitsprozesses und der Wahl der Substanzen zugrunde. Man versteht den gesunden Funktionszustand des Kehlkopfes dann, wenn man bedenkt, daß das Blut und der aufbauende Stoffwechsel zurücktreten zugunsten freier, im Blutbereich mit dem Eisen verbundener Wärme-Luft-Kräfte. Sie sind dann Träger des „Sinnesgeschehens" im Kehlkopf, sie ermöglichen Sprache und Gesang. In allen Sinnesorganen muß der Blutprozeß zurücktreten zugunsten freier ätherischer Wirksamkeit. Im Zusammenhang mit dem Entzündungsgeschehen ist nun der mit dem Bluteiweiß verbundene Stoffwechselprozeß im Verhältnis zum Eisen-Atmungs-Prozeß gesteigert; die rhythmische Tätigkeit der Empfindungsorganisation gerät in eine der Pyrit-Verbindung vergleichbare Starre, in ein zu intensives, unrhythmisches Eingreifen in die organische Grundlage, welche die Heiserkeit bedingt.

Entstehung: Dr. med. Heinz-Hartmut Vogel, Dr. med. vet. Dietrich Wiendieck, WALA-Ärztekreis, 1970.

Darreichungsform
1. Injektionslösung
2. Globuli velati

Indikationen
Zur Regulierung und Harmonisierung eines Mißverhältnisses von Luft-Atmungs-Geschehen und ätherischem Flüssigkeitsprozeß im Kehlkopf-Bronchial-Bereich, z.B.
1. Akute Laryngitis, Bronchitis
2. Chronische Laryngitis, Bronchitis

Bryonia/Aconitum

Der Konzeption des Präparates liegt der Gedanke zugrunde, daß bei Grippe, bei Grippe-Pneumonien und vor allem den damit zusammenhängenden Kreislaufproblemen der pathologische Prozeß von zwei Kräftesystemen her beeinflußt werden sollte. Einmal richtet sich die Behandlung an die Entgleisung des von der Leber her zu beherrschenden Flüssigkeitsgeschehens in den Geweben, d.h. an die Anschoppung von Gewebeflüssigkeit, vor allem im Lungen- und Pleurabereich. Zum anderen wird der arterielle Blutkreislauf, der – insbesondere bei Grippe-Pneumonien – übertätig ist, wieder auf das rechte Maß seiner Wirksamkeit zurückgeführt.

Bryonia e radice ferm 33b D7
(Zaunrübe, Bryonia cretica ssp. dioica; Cucurbitaceae):

Die Kürbisgewächse zeichnen sich durch einen betonten Flüssigkeitsprozeß aus. Die Wuchsform des Sprosses entfaltet sich ohne äußere Stütze in der Horizontalen, eine Geste, welche der Dynamik des Flüssigkeitsprinzipes entspricht. Was sich bei den Kürbisgewächsen normalerweise an Flüssigkeitsansammlung in den Früchten vollzieht, ist bei der Bryonia in „pathologischer" Weise in die Wurzel verlagert. Die Früchte selbst bleiben klein. Auch die grünlich-weißen Blüten sind unscheinbar. Der Blüten- und Frucht-Prozeß ist in die mächtig aufgetriebene Pfahlwurzel verlagert. Der periphere Lichtprozeß dringt also bei der Zaunrübe bis ins Wurzelgebiet vor und bewirkt dort die Glykosidbildung und die Giftigkeit der Bryonia-Wurzel.

Der Signatur der Bryonia entspricht einerseits das pathologische Bild einer Flüssigkeitsanschoppung in der Leber selbst, z.B. bei einer Hepatitis. Andererseits kann eine Krankheitssituation auftreten, in der die Tätigkeit, welche die Leber physiologisch leistet, nämlich Flüssigkeit aus dem Pfortadersystem anzusaugen, sich an einem unphysiologischen Ort in der Erkrankung eines anderen Organs, z.B. im Lungen-Pleura-Bereich, vollzieht. Auch der Kreislauf kann – insbesondere bei Pneumonien – dadurch überlastet werden, daß die Leber die Flüssigkeitsregulierung über den Kreislauf aus den Geweben nicht leistet: Das Blut verarmt an Flüssigkeit. Lungenkomplikationen bis hin zum Lungenödem können auf diese Weise leberbedingt sein. Die Aktivierung des Leberprozesses selbst ist dann ein Teil der Therapie. Zum Bryonia-Leber-Bild gehören extremer Durst, Ruhebedürfnis, kreislaufbedingte Atemnot sowie drohendes Kreislaufversagen. Der Wärmeprozeß im Blutbereich ist geschwächt, das Verhältnis von zirkulierendem Blut und Gewebeflüssigkeit ist in Richtung Betonung und Anschoppung von Flüssigkeit in den Geweben verschoben. Typische Bryonia-Erkrankungen sind Bronchitis, Pneumonie mit Pleuritis, Appendizitis, Cholezystitis, Leberschwellung sowie meningeale Reizungen.

Aconitum e tubere ferm 33c D5

(Wurzelknolle des blauen Eisenhutes, Aconitum napellus; Ranunculaceae):

Vereinfacht kann man sagen, daß in dem Präparat Bryonia/Aconitum einmal der Leberprozeß durch Bryonia in seine Schranken verwiesen, zum anderen der Nerven-Nieren-Prozeß bei einseitiger Betonung der Arterialität durch Aconit auf ein gesundes Maß zurückgeführt wird. Die Auskühlung des Organismus steht hinter dem Krankheitsbild. Der arterielle Blutprozeß des Aconitbildes beherrscht das Krankheitsgeschehen. Die relativ niedrige Potenz der Aconitwurzel entspricht einer extremen Auskühlung über den Nervenprozeß. Der Fieberanstieg ist die heftige Gegenreaktion vor allem des Astralleibes, der im arteriellen Blutbereich in unphysiologischer Weise eingreift. Es kommt zu einer Erregung der Blutgefäße mit hartem und beschleunigtem Puls, zu einer Engstellung der Gefäße bis hin zur Anurie. Das Herz wird durch den Blutandrang belastet. Der Eisenhut ist ein Heilmittel für akute, beängstigende Krankheitssituationen, wie z.B. für beginnende fieberhafte Erkrankungen der Atmungswege, der Ohren und auch der Augen.

Zusammenfassung

Als pflanzliches Präparat wirkt Bryonia/Aconitum auf die Empfindungsorganisation in zwei Richtungen ordnend: zum einen auf den einseitig gesteigerten, vom Nervensystem ausgehenden, gesteigerten arteriellen Gefäßtonus durch Aconit, zum anderen auf die vom Stoffwechsel- Leber-Geschehen ausgehende Flüssigkeitsanschoppung im Bindegewebe durch Bryonia. Insbesondere bei der Pneumonie und der Begleitpleuritis wird das Verhältnis von seelischer Organisation zur ätherischen Organisation geordnet, der Kreislauf wird stabilisiert. Aconit wendet sich dabei vor allem an den plötzlichen und heftigen Krankheitsbeginn, während die Zaunrübe die nachfolgende Flüssigkeitsansammlung in den betroffenen Geweben überwinden hilft.

Entstehung: WALA-Ärztekreis, Leitung Frau Dr. med. Margarethe Hauschka, 1952.

Darreichungsform

1. Injektionslösung
2. Globuli velati

Indikationen

Harmonisierung und Regulierung des Eingreifens der Empfindungsorganisation bei einseitig verstärkter Tätigkeit im arteriellen Gefäßbereich (Aconit) und gleichzeitiger Flüssigkeitsanschoppung im Bindegewebe (Bryonia), z.B.

1. Grippe – speziell bei Herz-Kreislauf-Komplikationen
2. fieberhafte Erkrankungen mit Entzündungen im Bereich der oberen Luftwege

Bryonia comp.

Das Präparat wurde für eine Krankheitssituation geschaffen, in der der Wärmeorganismus sich so stark mit dem Ätherisch-Flüssigen verbindet, daß es zu Stauungen und phlegmonösen Entzündungen, vor allem im Bereich der Reproduktionsorgane, kommt. Das Lymphsystem und der venöse Blutanteil sind angestaut. Wärme wird nicht genügend freigegeben. Dies zeigt sich auch in allgemeiner venöser Stase im Beckenraum und in ungenügender ovarieller Tätigkeit mit verzögerter Ausreifung der Follikel, schwacher oder ausbleibender Periode. Die Patientinnen sind wärmebedürftig, jedoch klagen sie über Unverträglichkeit von äußerer Wärme. Dies ist typisch für das Gesamtbild. Diesem pathologischen Zustand entsprechen Apis, Pulsatilla und Bryonia. Lediglich Atropa belladonna berücksichtigt den verstärkten arteriellen Blutandrang in dem betroffenen Organbereich von Uterus und Adnexen.

Apis ex animale Gl D7
(Honigbiene, ganzes Tier; Apis mellifica):

Apis, sowohl die verarbeitete ganze Biene als auch das Bienengift, sind Ausdruck eines einheitlichen Wärmeorganismus, dem die einzelne Biene eingegliedert ist. Man kann den Bienenstock mit dem Eierstock vergleichen. Die Wärme wird – hier wie dort – als ein Organismus festgehalten. Die Neigung zur Wärmestauung im Ovar und damit in Verbindung die Tendenz, das anströmende arterielle Blut ebenfalls zurückzuhalten bis hin zur innerorganischen „Entzündung", entspricht auf der einen Seite dem Apis-Bild, andererseits auch dem Bild der Belladonna-Wurzel.

Die besondere Beziehung von Apis, speziell zum rechten Ovar, sowohl zum entzündlich gestauten Organ als auch zur Zystenbildung, ist eine wesentliche Erscheinung des Apis-Arzneimittelbildes. Apis ist das Heilmittel bei Erkrankungen der Unterleibsorgane, bei denen es zu ödematöser Bindegewebsquellung, Anschoppung von Bindegewebsflüssigkeit und phlegmoneartiger Entzündung kommt. Darin liegt auch die Neigung zur Chronizität.

Atropa belladonna e radice ferm 33b D5
(Wurzel der Tollkirsche, Atropa belladonna; Solanaceae):

Belladonna wirkt im arteriellen Blut zentrifugal von innen nach außen in Richtung Haut und Sinnesorgane, vor allem im Bereich des Kopfes, jedoch werden auch diejenigen inneren Organe, die in gewisser Weise Sinnesorgancharakter haben, vom pathologischen Belladonna-Prozeß besonders erreicht. Dazu zählen die Parametrien. Diese gehören nicht zu den intentionalen, primären Organen, welche in der Stoffwechsel- und Reproduktionstätigkeit, z.B. von Ovar und Uterus,sich zeigen. Vielmehr begleiten und halten die Parametrien diese primären Organe, sie treten in ihrer Eigenfunktion zurück, der Lebensprozeß ist weitgehend zurückgenommen. So ist der gewisse Sinnesorgancharakter der Parametrien und die Tendenz zur Degeneration zu verstehen.

Die Belladonna-Wurzel ist stets dann angezeigt, wenn es zu einer Verhärtung in dem betroffenen Organbereich kommt. Die Belladonna-Wirkung beruht auf einer verstärkten Sauerstoff-Tätigkeit. Die betroffenen Organe werden verdichtet und dem Physischen durch einen verstärkten Sauerstoffprozeß angenähert. Dieser Vorgang ist betont bei der Belladonna-Wurzel, was auch aus der Entsprechung von Wurzel und Nerventätigkeit verständlich wird.

Pulsatilla e floribus ferm 33c D5
(Küchenschelle, Pulsatilla vulgaris; Ranunculaceae):

Ganz anders als Belladonna (arterieller Blutprozeß), wirkt Pulsatilla im venösen Blutbereich und verstärkt hier, vergleichbar der Apis-Wärmewirkung, den Wärmeprozeß im venösen Blut. Die Wärme wird im Sinne des Leberstoffwechsels gebunden. Die Blutflüssigkeit und Gewebeflüssigkeit im Blut wird zurückgehalten (Pseudoplethora). Flüssigkeits- und Wärmestauung im venösen Bereich, vor allem auch im Beckenraum, sind typisch für das Krankheitsbild der Pulsatilla. Pulsatilla gehört besonders zu den weiblichen Organen im kleinen Becken, wobei mit den Wechselgeschehnissen von Monatsblutung, Schwangerschaft und Geburt immer besondere und wandernde Beschwerden verbunden sind. Oft besteht ovarielle Insuffizienz mit Abschwächung und Verspätung der Periode. Entzündungen in den Geschlechtsorganen können vorliegen.

Die Signatur der Pflanze entspricht diesem Geschehen: Im Sproß kommt es nicht zu einer eigentlichen Blattmetamorphose. Der Blattbereich bleibt dem Wurzelprinzip nahe und damit der Feuchtigkeit der Erde. Direkt aus der Wurzel steigt der weiche, helle Stengel empor. Die tiefe Blüte hat die Tendenz, sich nach unten zu neigen. Stengel und Blüte sind flaumig behaart. Die dunkelviolette Farbe der Blüte bringt ebenfalls die Tendenz zur „Verinnerlichung“ zum Ausdruck. Dies kann auch die psychische Veränderung mit einer verzagten und weinerlichen Stimmung verständlich machen.

Bryonia e radice ferm 33b D5
(Wurzel der Zaunrübe, Bryonia cretica ssp. dioica; Cucurbitaceae):

Ein wesentlicher Bestandteil neben Pulsatilla mit ähnlicher Pathologie ist Bryonia e radice. Blüten- und Fruchtprozeß sind im wesentlichen in die Wurzel verlagert, daher ihr starker Flüssigkeitsreichtum und die sulfurischen Substanzen, die sich sonst im Blütenbereich bilden (Glykoside, ätherische Öle, Harz). Die Wurzelknolle ist hier angeschwollen anstelle einer sonst für die Kürbisgewächse typischen mächtigen und wasserreichen Frucht.

Charakteristisch und spezifisch für die Bryonia-Wirkung ist die Flüssigkeitsansammlung im Bindegewebe in Richtung Phlegmone. Es kommt nicht zur Abszeßbildung. Die Wirkung ist vergleichbar und ähnlich dem Apis-Vergiftungsbild. Auf Unterschiede zwischen Apis und Bryonia wurde bereits hingewiesen, indem bei Bryonia die Flüssigkeit innerhalb der serösen Häute sich sammelt, die Schleimhäute aber trocken bleiben. Die Flüssigkeitsanschoppung in den betroffenen Organen ist beim Krankheitsbild der Zaunrübe gleichsam ein verlagerter

Leberprozeß. Zu einem Stauungs- und Anschoppungszustand in der Gebärmutter kann unter Umständen eine Unterdrückung der Regelblutung und auch eine peritoneale Reizung treten.

Zusammenfassung

Die Wirkungen von Pulsatilla und Bryonia sind ähnlich, jedoch bezieht sich die Pulsatilla-Wirkung auf die venöse Blutstauung, die Bryonia-Wirkung auf die interstitielle Anschoppung von Gewebeflüssigkeit. Der Astralleib wird angeregt, sich aus seiner zu starken Verbindung mit dem Flüssigkeitsgeschehen zu lösen und die Flüssigkeitsausschwemmung wird in Gang gebracht. Die Wirkung von Atropa belladonna auf die astralische Organisation bezieht sich auf den arteriellen Blutprozeß. Auch hier greift der Astralleib zu tief ein und verstärkt den arteriellen Blutanstrom bis hin zur Stauung und Verhärtung. Apis ex animale wirkt als tierisches Organ auf die ätherische Organisation. Vor allem der Wärmeorganismus wird in Bewegung gebracht, so daß auch die Ich-Organisation wieder eingreifen kann.

Damit ist Bryonia comp. ein spezifisches Heilmittel zur Behandlung entzündlicher Veränderungen im Bereich der Adnexe, vor allem chronisch rezidivierender Art. Neben der medikamentösen Behandlung ist unbedingt auf eine genügend warme Bekleidung (Naturfasern) des Unterleibes zu achten.

Entstehung: WALA-Ärztekreis, Dr. med. Heinrich Kupfermann, Leitung Frau Dr. med. Margarethe Hauschka, 1951.

Darreichungsform

1. Injektionslösung
2. Globuli velati

Indikationen

Überwindung der Vereinheitlichungstendenz von Wärme- und Flüssigkeitsgeschehen im Bindegewebsbereich der Adnexe, z.B. bei

1. Adnexitis im akuten Stadium
   (evtl. im Wechsel mit Lachesis comp.)
2. Ovarialzysten
3. Bronchitis

Bryonia/Stannum

Bryonia e radice ferm 33b D2

(Zaunrübe, Bryonia cretica ssp. dioica; Cucurbitaceae):

Die Zaunrübe gehört zu den Kürbisgewächsen und zeigt in der Signatur ihres rankenden, sich aus eigener Kraft nicht aufrichtenden Sprosses und in dem anschwellenden „Wurzelkürbis“ das Vorherrschen des Flüssigkeitsprinzipes und des chemischen Äthers. Die eigentliche Frucht – Bryonia dioica bildet kleine, scharlachrote Beeren aus – ist aufs äußerste reduziert; die für die Cucurbitaceen typische Kürbis- oder Melonenbildung findet schon unterirdisch in der wasserreichen, mächtigen Wurzel statt. Auch substantiell ist der Blütenprozeß in die Wurzel verlagert, welche Harze und Cucurbitacine anreichert.

Aus diesen Phänomenen ergibt sich das Verständnis der therapeutischen Wirksamkeit von Bryonia im Flüssigkeitsorgan der Leber. Bryonia ist eine ausgesprochene „Leberpflanze“. Der Leberprozeß ist beim Bryonia-Bild gesteigert, das Organ schwillt, es macht einen „inneren Aszites“, eine ödematöse Schwellung durch. Das Flüssigkeitsbedürfnis, welches im Sinne der anthroposophischen Menschenkunde der Leber zuzuordnen ist, ist gesteigert; das Bindegewebe, auch anderer Organe, ist ödematös verändert; dafür sind die Schleimhäute und die Haut selbst trocken. Überall dort, wo sich im Organismus im Gewebe der Organe ein Prozeß abspielt, der typisch ist für die Leber, ist er therapeutisch durch Bryonia zu beeinflussen. Wir haben es bei dem Bryonia-Bild mit einem „Leberprozeß an falscher Stelle“ zu tun, wenn es sich um Erkrankungen außerhalb der Leber selbst handelt. Zum Arzneimittelbild gehören Flüssigkeitsansammlungen in den serösen Häuten, in den Gelenken und den benachbarten Schleimbeuteln. Die pathologische Flüssigkeitsanreicherung wird therapeutisch wieder an den Wirkungsbereich der Leber angeschlossen und kann dadurch überwunden werden.

Stannum metallicum D9

(Zinn):

Das Metall Stannum hat – ähnlich wie Bryonia als Pflanze – eine besondere Beziehung zum Bindegewebe der Organe, insbesondere der Leber, darüber hinaus der Gelenke. Es ist dem Silicium verwandt, und man könnte sagen, es ist der metallische Kiesel. Im Zinn kommt der Lichtprozeß, der sich mit dem Flüssigkeitsgeschehen verbindet, zum Ausdruck. Lebendige Flüssigkeiten werden durch eine Übertätigkeit des Stannum-Prozesses überformt und entvitalisiert. Das Bindegewebe wird starr, trocken, zirrhotisch; daher rührt die besondere Beziehung zum Leberflüssigkeitsprozeß, wenn dieser einer zu starken Formtendenz unterliegt. Die Stannum-Pathologie der Leber besteht also in einem für die Leber unphysiologischen Licht-Sauerstoff-Prozeß, welcher bis zur Zirrhose führen kann. Bryonia/Stannum ist ein Hepatitis-Mittel (Schwächezustände, Durst, Verstimmtheit; Gedunsenheit der Leber). Die Gelenke dagegen sind krankhaft verändert im Sinne chronisch-degenerativer Veränderungen, auch mit reaktiven Gelenkergüssen.

Entstehung: WALA-Ärztekreis, Leitung Frau Dr. med. Margarethe Hauschka, 1954.

Darreichungsform

1. Injektionslösung
2. Globuli velati

Indikationen

Zur Regulierung des Verhältnisses der Empfindungsorganisation zur Flüssigkeitsorganisation und zur Anregung der Gewebestrukturierung, z.B.

1. Exsudate und Transsudate
1.1. Pleuritis
1.2. Aszites, Peritonitis
2. Gelenkerkrankungen
2.1. Arthritis
2.2. Gicht
2.3. Gelenkergüsse
2.4. Bursitis
3. Hydrozephalus
4. Bei Neuritis im Wechsel mit Aconitum comp.

Bryophyllum comp.

Das Präparat wurde konzipiert sowohl für die Therapie der hysteroiden Veranlagung seit dem Kindesalter als auch für später auftretende Zustände, die nach Schocks und schweren seelischen Erlebnissen und schließlich im Klimakterium in ähnlicher Weise auftreten können. Es sollte also ein Präparat entstehen, dem der Gedanke zugrundegelegt wird, daß zunächst ätherische Kräfte aus dem Lebensbereich des unteren Menschen aus der Reproduktionssphäre sich vorzeitig lösen und der Astralleib in diesen Organen die notwendige Führung verliert und gleichsam zu vagabundieren beginnt. Wechselhafte Krankheitserscheinungen von Gefühlsstörungen über Lähmungen bis zum großen hysterischen Krampfanfall können sich zeigen.

Bryophyllum e foliis ferm 33b D3

(Blatt mit Brutknospen der Keimzumpe, Kalanchoe daigremontiana; Crassulaceae)

Das Brutblatt gehört zu den Dickblattgewächsen und ist in den Tropen, besonders in Madagaskar, beheimatet. Seit etwa 1800 wurden die ersten Exemplare des nah verwandten Bryophyllum calycinum in die botanischen Gärten Europas eingeführt. Dieser Pflanze, bei der ein auf die Erde fallendes Blatt an seiner Peripherie unzählige auskeimende Würzelchen und nachfolgend Brutknospen ausschickt, war Goethe leidenschaftlich zugetan.

Bryophyllum – oder nach der neueren botanischen Nomenklatur Kalanchoe daigremontiana – ist bereits beim lebendig sprossenden, sukkulenten, „ätherisch gestauten" Blatt in der Lage, aus dem Bereich der Blattnervenendigungen eine Vielzahl kleiner Brutpflänzchen hervorgehen zu lassen. Auffällig ist der sich an einem stark verjüngenden Stengel deutlich aus dem Blattbereich heraushebende Blütenstand: Zahlreiche, zunächst grüne, dann blassviolette Glöckchen sind hängend der Erde zugewandt. Die zahlreichen winzigen Samen sind wenig keimfähig und der Blütenstand wird nach dem Ausblühen auf ungeordnete Weise von vielen entsprossenden Brutpflänzchen „überwuchert". Das Blattelement überwiegt folglich bei der Keimzumpe, es drängt sich bis in den Bereich des zunächst blattgrünen, der Erde zugewandten Blühens und der kaum vermehrungskräftigen Samenbildung hinein. Die Pflanze zeigt in ungewöhnlicher Weise eine relative Verselbständigung der Erneuerungs- und Reproduktionskräfte bereits aus dem Blattbereich. Was auf dieser Ebene verschwenderisch wuchert, zeigt sich in einem kompensatorischen Mangel auf den darüberliegenden Stufen der Pflanzenmetamorphose.

Darin offenbart sich gleichsam das Urphänomen der hysterischen Verfassung beim Menschen. Entsprechend der verkümmerten Blütenentwicklung besteht beim Menschen in den Unterleibsorganen eine Unterentwicklung, z.B. durch einen frühzeitig erreichten Organabschluß in der Entwicklung. Anteile der übersinnlichen Kräfteorganisation des ätherischen und in der Folge auch astralischen Leibes lösen sich aus dem organischen Zusammenhang, es entsteht eine pathologische, einem Sinnesorgan vergleichbare Situation in einem Stoffwechselorgan. Im seelischen Bereich stehen vermehrt Kräfte zur Verfügung, die sich in einem regen Phantasieleben äußern, welche, da sie ohne die Kontrolle der Individualität aus dem Unterbewußten aufsteigen, manchmal über die Realität hinausgehen können. Die scharfe Trennung zwischen Innen- und Außenwelt geht verloren. In dieser hysterischen Krankheitssituation kann Bryophyllum insofern ein Heilmittel sein, als die aufsteigenden astralischen und ätherischen Kräfte wieder in das organische Stoffwechselleben eingebunden werden.

Argentum metallicum D5
(metallisches Silber):

Das Silber ist unter den Metallen jene Substanz, die ihre Imponderabilien in ihrem Werdeprozeß aus sich herausgesetzt hat. Zurückgeblieben ist das klingende und optimal elektrischen Strom und Wärme leitende Silbermetall. Die Beziehung des Silbers zur Reproduktionssphäre, zur Eierstocktätigkeit und zu den rhythmischen Umwandlungsprozessen im Uterusbereich ist eine der wesentlichen Indikationen für Argentum. Das Herauslösen der Imponderabilien entspricht dem hysterischen Krankheitsbild.

Der zweite Organbereich ist das Nervensystem, welches dadurch ausgezeichnet ist, daß die Wesensglieder, vor allem die lebensätherischen Kräfte, vorzeitig aus dem organischen Zusammenhang entlassen werden; wir haben es mit einer physiologischen Emanation, einem physiologischen Phantom zu tun. Als „mondverwandtes" Metall hat Silber eine wesentliche Beziehung auch zum Seelischen, zur wechselnden Psyche, zum „Lunarischen" der Seele.

Weiter paßt Argentum zur Situation eines nicht genügend ausgereiften Organes, wie es den Unterleibsorganen bei der hysterischen Konstitution entspricht. Die „Mondenkräfte" tragen hier dazu bei, die Entwicklung, Ausreifung und den Organabschluß auch nachträglich zu ermöglichen.

Uterus Gl D5
(Gebärmutter):

Das Uterus-Organ in potenzierter Form nimmt die Wirkung von Bryophyllum und Argentum in sich auf. Der Uterus wird dadurch in seiner ätherischen Struktur angeregt. Die organisch-hysterische Veranlagung, d.h. der verfrühte Abschluß der organischen Ausbildung der Gebärmutter während der frühkindlichen Entwicklung, jedoch auch die vorzeitige Ablösung physischer und ätherischer Kräfte im Präklimakterium (organische Involution) werden durch das potenzierte Präparat Uterus im gesundenden physiologischen Sinne beeinflußt: Die Wesensglieder ätherische, seelische und Ich-Organisation werden wieder an das Organ gebunden (Klimakterium) bzw. das unterentwickelte Organ zur Ausreifung gebracht. Die Individualität hat wieder die Möglichkeit, die Zügel im eigenen Gefühls- und Empfindungsbereich in die Hand zu nehmen.

Entstehung: WALA-Ärztekreis, Dr. med. Margarethe Hauschka, Dr. med. Heinz-Hartmut Vogel, 1977.

Darreichungsform

1. Injektionslösung
2. Globuli velati

Indikationen

Zur Eingliederung sich verselbständigender Stoffwechselprozesse (ätherische Organisation) bei hysteroiden Erscheinungen, z.B.

1. Hysterie
2. Unruhe- und Erregungszustände
3. prämenstruelles Syndrom
4. klimakterische Beschwerden

Cactus comp. I

Die Gesichtspunkte, die zu dem Präparat Cactus comp. II geführt haben, liegen auch dem Präparat Cactus comp. I zugrunde. Es sollte jedoch bei Cactus comp. I eindeutig auf den einseitig betonten Rechtsherztypus abgehoben werden, d.h. auf den Herzzustand, der sich durch einen verstärkten venösen Einstrom aus der unteren und oberen Hohlvene über das rechte Herz ergibt. Auch entspricht das Präparat dem Zustand des Cor pulmonale, wenn von der Lunge her das rechte Herz überfordert wird. Klinisch liegt ein Gefühl der Beengung, der Bedrängung durch den Blutstrom vor. Es handelt sich hier um typisch pektanginöse Beschwerden, im feineren Unterschied zur Stenokardie des krampfartigen Angina-pectoris-Anfalles.

Cactus ex herba ferm 33d D2
(Königin der Nacht, Selenicereus grandiflorus; Cactaceae):

Die Signatur des Cactus grandiflorus zeigt, wie die der Kakteen überhaupt, auf der einen Seite einen intensiven Flüssigkeitsprozeß, welcher in den dickfleischig aufgetriebenen und sukkulenten Stengeln gestaut ist. Auf der anderen Seite kommt in der Dornbildung im Blattbereich eine Übertätigkeit des Lichtes zum Ausdruck, das von der Pflanze gleichsam abgewehrt wird. Die Blätter sind bei der Königin der Nacht gleichsam zu nadeligen, sternförmig angeordneten Dornen zusammengezogen. Die in einer Nacht sich prächtig entfaltende und wenige Stunden später verwelkende Blüte ist ein Hinweis für einen zu intensiven, jedoch flüchtigen Blütenprozeß. Die Befreiung der Sulfurkräfte erscheint zunächst wie behindert, bis es schließlich zu einer fast explosiven Entladung kommt.

Dies ist ein Bild für die vergleichbaren Prozesse im Herzen: Anschoppung von Gewebeflüssigkeit und Blut – im Kapillarbereich, Herzkongestion, welche an die bläulich-livide Verfärbung älterer Cactus-Triebe erinnert. Dabei besteht eine Schwäche der „Ausatmung", bei ungenügender Befreiung des Herzens von einer Übertätigkeit des Astralleibes und der Licht- und Wärmekräfte. Subjektiv entstehen kardiale Bedrängungs- und Schmerzzustände, das Gefühl, „wie in einem Schraubstock eingeklemmt zu sein", verbunden mit Luftnot. Das Gefühl der Beengung und des Zusammenschnürens kann sich auf andere Hohlorgane und auf den Kopf ausdehnen.

Crataegus e foliis et fructibus ferm 33d D2
(Blätter und Früchte des ein- und zweigriffeligen Weißdorns, Crataegus monogyna und laevigata; Rosaceae):

Die Zubereitung aus Blättern und Früchten von Crataegus bewirkt in homöopathischer Dosierung eine Entlastung des rechten Herzens, indem der venöse Blutanstrom durch die Crataegus-Wirkung zurückgehalten wird. Der Weißdorn bezieht sich – wie wir das von den Rosaceen im allgemeinen geschildert haben – auf den Blutprozeß. Er verstärkt, konzentriert als Urtinktur gegeben, den venösen Blutprozeß und damit den Blutandrang zum rechten Herzen. In homöopathischer Verdünnung entlastet er das rechte Herz. Auch hier entspricht das Crataegus-Blatt dem Gefäßsystem, die Frucht dem Blutprozeß selbst. In dem Präparat Adonis comp. wurde die Signatur von Crataegus ausführlich geschildert, insbesondere mit der Tatsache, daß der Licht-Wärme-Prozeß bis in die Zweigbildung, die Dornen hervorrufend, vordringt, zum anderen, daß das Holz, ungewöhnlich hart und kräftig, das Hereinwirken der verdichtenden, zentralisierenden Erdenkräfte in sich aufnimmt. Es werden vor allem die verdichtenden, konzentrativen Kräfte im Herzbereich entlastet.

Melissa ex herba ferm 33c D2
(Melisse, Melissa officinalis; Labiatae):

Die Zitronenmelisse hat, im Gegensatz zu vielen anderen Lippenblütlern, eine sich recht frei in die Peripherie ausdehnende, grüne Blattfülle, der ein besänftigender Duft entströmt. Die Melisse und ihr ätherisches Öl, welches vor allem in den Blättern abgelagert ist, wirkt als Heilmittel im Bereich des venösen Systems. Man könnte sie als das pflanzliche Kupfer bezeichnen, das seinerseits eine besondere Beziehung zum venösen Blut und zu der sich hier abspielenden Kohlensäureatmung besitzt. Die Melisse nimmt in der Reihe der ätherisches Öl bildenden Labiaten eine Sonderstellung ein. Während Rosmarin mit der Wärmebildung in der organischen Peripherie, den Sinnesorganen, korrespondiert, Lavendel seine besondere Beziehung zum Nervensystem besitzt, greift Melisse in den Flüssigkeitsprozeß ein und regt hier als direkte Wirkung die Wärme an. In der Volksmedizin ist die Melisse wegen ihrer beruhigenden, die Unterleibsorgane entkrampfenden und das Herz von der Stoffwechselseite her entlastenden Wirkung bekannt.

In dem Präparat Cactus comp. I soll die Melisse einen zu intensiven Wärme-Kohlensäure-Prozeß im venösen Blut entlasten. Sie wirkt damit noch tiefer als Crataegus in den Stoffwechselprozeß des venösen Blutes ein. Die Ausatmung aus dem venösen Blut, vor allem von Kohlensäure, soll durch die Melisse angeregt werden.

Zusammenfassung

Im ganzen ist damit das Präparat Cactus comp. I ein spezifisches Therapeutikum zur Entlastung jener Herzzustände, die ausgezeichnet sind durch einen verstärkten venösen Blutandrang mit Dilatation des Herzens und Betonung der Diastole in Verbindung mit Pulsbeschleunigung.

Entstehung: WALA-Ärztekreis, Leitung Frau Dr. med. Margarethe Hauschka, 1952.

Darreichungsform

1. Injektionslösung
2. Globuli velati

Dosierung und Art der Anwendung

Soweit nicht anders verordnet, meist akute Fälle dann

1. Injektionslösung:
1–3 mal wöchentlich bis 1–2 mal täglich jeweils 1 ml subcutan injizieren.

2. Globuli velati:
1–3 mal täglich, in akuten Fällen 1–2 stündlich jeweils 5–10 Globuli unter der Zunge zergehen lassen.

Indikationen

Überwindung eines zu starken Eingreifens der astralischen Organisation in einen gestauten Flüssigkeitsprozeß und Harmonisierung des Verhältnisses von rechter und linker Herztätigkeit, besonders bei zu starker Bedrängung des Herzens von der venösen Blut- und Stoffwechselseite, z.B. bei
1. Angina pectoris
2. stenokardischen Beschwerden
3. Herzneurose
4. gastrokardialem Symptomenkomplex

Cactus comp. II

Es sollte ein Präparat entstehen, das in seiner Zusammensetzung dem pathologischen Zustand extremer Herzkongestion durch Anschoppung von Bindegewebsflüssigkeit, Lymphe und Blut im Herzmuskelbereich, vor allem des linken Herzens, mit einer Überfüllung der Koronarien entspricht.Es liegt also ein pathologisches Bild des Zusammenwirkens der Wesensglieder vor, bei dem eine Art „Kurzschluß“ zwischen den oberen Wesensgliedern, Ich und Astralleib, und den unteren Wesensgliedern, physischer und Ätherleib, eintritt. Es ist das Bild des Präinfarktes und des Koronarschmerzes. Klinisch äußert sich dieses in stenokardischen Beschwerden, in einer Vernichtungsangst und im Gefühl, von einer eisernen Kette um die Brust eingeengt zu sein.

Cactus ex herba ferm 33d D3

(Königin der Nacht, Selenicereus grandiflorus; Cactaceae):

Die Kaktusgewächse sind durch starke Flüssigkeitsstauungen im Stengelbereich gekennzeichnet: Sie gehören zu den Stammsukkulenten. Bei Cactus grandiflorus kommt es innerhalb von einer Nacht plötzlich zum Öffnen und Verblühen der prächtigen Blüte. Dies ist eine Signatur für ein Auseinanderfallen von vegetativem Flüssigkeitsprozeß und Blühprozeß, wie wir es in der Monographie zu Cactus comp. I beschrieben haben. Als Heilpflanze ahmt die Königin der Nacht gleichsam den pathologisch gestauten Herzzustand nach. Sie wird zum Heilmittel besonders für anfallsartige Krampfzustände, welche vom linken Herzen und dessen Kranzarterien ausgehen.

Crataegus e foliis et fructibus ferm D2
(Blätter und Früchte des ein- und zweigriffeligen Weißdorns, Crataegus laevigata und Crataegus monogyna; Rosaceae):

Der Weißdorn hat insofern eine verwandte Signatur zur Kaktusblüte, als ein heftiger Blütenprozeß in Form von weißblütigen Doldenrispen im April den ganzen Strauch umhüllt und der astralische Impuls sich weiter dem harten, dunklen Holz in der Bildung spitzer Dornen mitteilt. Dies entspricht einem übermächtigen Licht-Form-Geschehen als Ausdruck des Eingreifens des Seelischen.

Wird der entsprechende Vorgang in der innermenschlichen Pathologie zu mächtig, so kommt es zu dem oben angegebenen „Kurzschluß“ in der Herztätigkeit zwischen Licht-Nerven-Prozeß und Stoffwechsel-Blut-Prozeß. Der Crataegus-Auszug aus Frucht und Blättern wirkt somit einem zu starken Hineinwirken der Licht- und Form-Kräfte in den Blutprozeß des linken Herzens entgegen. Er bringt den Blutanstrom in der Diastole und den systolisch ausströmenden Gegenprozeß zum Ausgleich. Die Koronarien werden durch die Anwendung des potenzierten Weißdorns entspannt und entlastet, während die Urtinktur den Blutandrang und das Beengungsgefühl noch verstärken kann.

Cinis Avenae cum Magnesio phosphorico D5
(Asche von gekeimten Haferkörnern mit Magnesiummonohydrogenphosphat):

Durch dieses Präparat soll auf der physischen, mineralischen Ebene ein ähnlicher Prozeß nachgeahmt werden, wie er in den oben genannten pflanzlichen Substanzen Cactus und Crataegus beschrieben wurde. Cinis Avenae cum Magnesio phosphorico ist insofern eine ursprüngliche Herzsubstanz, als sie sowohl den „pflanzlich-vegetativ-diastolischen“ Prozeß des rechten Herzens als auch den „phosphorisch-Ich-haften“ Impuls des linken Herzens in sich vereint. So stärkt Magnesium phosphoricum als mineralischer Zusatz in diesem Präparat das Herz in seiner Mittlerfunktion zwischen systolischem und diastolischem Prinzip.

Beide Substanzen, Magnesium und Phosphor, unterliegen vorwiegend dem Sal-Prozeß. Magnesium befreit in seiner Wirksamkeit den Licht-Wärme-Prozeß (Zucker-Wärme-Bildung); dies geschieht als heftiger, blitzartiger Vorgang, z.B. bei der Oxidation des Magnesiums unter Befreiung extrem hellen Lichtes. Es bereitet somit das Eingreifen des astralischen Lichtes in der Systole vor. Phosphor gibt sowohl seine innere Wärmepotenz, als auch seine Lichtkräfte langsam an die Peripherie ab. Es vermittelt das Eingreifen des Ich-Wärme-Prinzips.

Magnesium phosphoricum, wie es auch in der Asche des angekeimten Hafers enthalten ist, kann die Wirkung des Zusatzes von rein mineralischem Magnesium phosphoricum auf der ätherisch-lebendigen Ebene verstärken.

Arnica e planta tota ferm 33c D14
(Arnika, Arnica montana; Compositae):

Arnika wirkt als Pflanze auf den astralischen Organismus des Herzens, und zwar vor allem im Bereich des Herzbindegewebes. Sie verhindert im Kapillargebiet des Herzmuskels das Ineinanderfließen des astralisierten Blutes und des „pflanzlich-vegetativen" Flüssigkeitsstroms im Bindegewebe, d.h. von Bindegewebsflüssigkeit und Lymphe. Die Stauung und Verhaftung des Seelischen im interstitiellen Flüssigkeitsgeschehen, vor allem im venösen Kapillarbereich, wird durch Arnika gelöst. Sie ist eine Kieselpflanze mit besonderer Beziehung zum venösen System. Zu den Herz-Kreislauf-Symptomen gehören Stenokardie und Brustbeklemmung, Pulsationen der großen Gefäße, Blutandrang zum Kopf bei kaltem Körper. Psychisch liegen Zerschlagenheit, Unruhe, ja sogar Ablehnung von Hilfe vor.

Entstehung: WALA-Ärztekreis, Dr.med. Spannagel, Leitung Frau Dr. med. Margarethe Hauschka, 1952.

Darreichungsform
1. Injektionslösung
2. Globuli velati

Dosierung und Art der Anwendung
Soweit nicht anders verordnet:

1. Injektionslösung:
1–3 mal wöchentlich bis 1 mal täglich jeweils 1 ml subcutan injizieren.

2. Globuli velati:
1–3 mal täglich, in akuten Fällen 1–2 stündlich, jeweils 5–10 Globuli unter der Zunge zergehen lassen.

Indikationen

Überwindung eines zu starken Eingreifens der astralischen Organisation in den ätherischen Flüssigkeitsprozeß, vor allem im Bereich des linken Herzens, z.B. bei

1.1. Angina pectoris
1.2. stenokardischen Beschwerden
1.3. Zustand nach Herzinfarkt
2. Herzneurose
3. funktionelle Herzrhythmusstörungen
   (Bei Bradykardie zusammen mit Strophanthus Kombé e semine D6)
4. Altersherz

Calcium carbonicum/Cortex Quercus
Calcium carbonicum cum Quercu

Quercus e cortice cum Calcio carbonico D6 bzw. D12

(frühere Bezeichnung: Calcium carbonicum e cinere Quercus und Quercus (Cortex), Decoctum)

(Eichenrindendekokt, potenziert in einer wässrigen Lösung von Kalziumkarbonat aus Eichenrinden-Asche):

Es sollte ein tiefgreifendes, vor allem gegen Eiweißallergien wirkungsvolles Präparat entstehen.

Dazu werden im pharmazeutischen Prozeß die beiden substantiellen Aspekte des Kalkprozesses und der Gerbstoffe aus der Eichenrinde zunächst differenziert und für sich dargestellt. Die Eichenrinde wird zum einen gekocht, wobei die Gerbsäuren in Lösung freigesetzt werden. Zum anderen wird sie geglüht und dann gewaschen, wodurch reine Kalkasche (CaO) entsteht, welche sich an der Luft erneut mit Kohlensäure verbindet und dann zum Kalziumcarbonat ($CaCO_3$) wird. Darauf werden beide Prinzipien erneut zusammengeführt und gemeinsam potenziert.

Der Kalk bildet für den Astralleib die Brücke hin zum Eiweiß auf der physischen Stufe. In der Evolution folgt der Kalk dem Kiesel auf jener Stufe, wo die Bildung des Eiweißes im Zusammenhang mit der Anlage des Seelischen und der Tierbildung stattfindet. Die Kalkeinlagerung und damit die Verknöcherung beim Tierembryo setzt in dem Moment ein, in dem die Gestaltbildung aus der allgemeinen, vom zum Menschen hinführenden Strom noch nicht unterscheidbaren Form herausfällt und die spezialisierte Tierbildung beginnt. Der Kalk ist somit ein auf das Seelische hin orientierter Differenzierer und kann die Grundlage für die Begierdennatur im Stoffwechsel abgeben. Der Kalk ist dann auch im Organischen, insbesondere in der Muskulatur, der „Atmer", der das Eingreifen und Lösen des astralischen Leibes bei der Bewegung auf der physischen Ebene ermöglicht. Bewegung ist ein Verdichtungs- und Lösungsprozeß im Eiweiß. Der Astralleib wird im Eiweiß mit der physischen Organisation in Verbindung gebracht. Daher wird die verdichtende, wasserabscheidende Wirkung von Calcium-Injektionen verständlich, die antiödematöse, antiexsudative Wirkung, welche sich vor allem bei Eiweißallergien, bei Ödembildungen (wie dem Quincke-Ödem) zeigt. Blutungen aus den Unterleibsorganen und aus dem Darm bei chronisch-entzündlicher Darmerkrankung können günstig beeinflußt werden. Bei einer Hypertrophie, einem Ausfließen des Ätherischen mit Hyperhidrosis wirkt der Eichenrindenkalk gestaltend, zusammenziehend, flüssigkeitsabscheidend und damit austrocknend. Bezüglich der ins Auge gefaßten Indikation bei Eiweißallergien ist neben dem Kalkprinzip von besonderer Bedeutung der Gehalt an Gerbsäuren, den das Dekokt aus der Eichenrinde dem Gesamtpräparat beisteuert. Für die Wirksamkeit dieses Präparates ist das Verständnis für das Charakteristische der Eiche unter den Laubbäumen notwendig. Das Wachstum in der Vertikalachse erfolgt bei der Eiche bedächtig und langsam; sie wurzelt im übrigen ebenso tief in der Erde wie sie nach oben dem Himmel entgegenwächst. Der mit einer starken, tief zerklüfteten Rinde umgebene Stamm verzweigt sich dann in der Kronenbildung in kraftvoll geschwungene, knorrige, weit ausgreifende Äste. Nicht zufällig wurde die Eiche als „Marsbaum" bezeichnet. So ist zu verstehen, daß Calcium carbonicum cum Quercu und Calcium carbonicum/Cortex Quercus auf der einen Seite bei entzündlich-exsudativen, nässenden, allergischen Prozessen sehr wirksam ist. Die Gerbsäuren regen den Astralleib an, sich tiefer noch im Bereich des Ätherischen mit dem quellenden Eiweißprozeß auseinanderzusetzen. Es kommt aber auch dann in Frage, wenn ein Ekzem trockenschuppend abläuft, die Haut also zu unbelebt, zu physisch wird. Sowohl Fissuren, Rhagaden, jedoch auch Blutungsneigung sind der Wirksamkeit von Calcium carbonicum cum Quercu bzw. Calcium carbonicum/Cortex Quercus zugänglich. Das reguläre Eingreifen des Astralleibes in das Eiweißgeschehen wird in jedem Falle harmonisiert.

Entstehung: WALA-Ärztekreis, Leitung Frau Dr. med. Margarethe Hauschka, 1952.

Darreichungsformen

1. Calcium carbonicum/Cortex Quercus:
Injektionslösung 1 ml und 10 ml; Globuli velati

2. Calcium carbonicum cum Quercu:
Injektionslösung 1 ml

Dosierung und Art der Anwendung

Soweit nicht anders verordnet:

1. Calcium carbonicum/Cortex Quercus
   a) Injektionslösung:
   2–3 mal wöchentlich bis 1 mal täglich 1 ml subcutan injizieren. In akuten Fällen 1 mal täglich 10 ml intravenös oder intramuskulär injizieren.
   b) Globuli:
   1–3 mal täglich jeweils 5–10 Globuli unter der Zunge zergehen lassen.

2. Calcium carbonicum cum Quercu D12
   1 mal täglich bis 2 mal wöchentl. jeweils 1 ml subcutan injizieren.

Indikationen

Überwindung des Auseinanderfallens von Substanzaufbau und Gestaltbildung in bezug auf die Eingliederung des körpereigenen Eiweißes in Haut und Schleimhäuten sowie im Blut-Eiweiß-Geschehen, z.B.

1. Allergien
2.1. Dermatitiden
2.2. Ekzeme, z.B. Milchschorf
2.3. Urtikaria
3. Menorrhagien
4. Asthma bronchiale
5. Eiweißüberempfindlichkeit

A: Kampfer-Johanniskraut-Öl (Camphora/Hypericum, Oleum)
B: Camphora/Hypericum, Unguentum

Die beiden Kampfer/Johanniskraut-Präparate sind für die äußere Anwendung über die Haut gedacht. Es bestand das Bedürfnis nach einem Heilmittel bei mangelnder körpereigener Wärmebildung und den daraus hervorgehenden Degenerationserscheinungen. Hierzu zählen rheumatische Beschwerden und andere Erkrankungen des Bewegungsapparates sowie Nervenschmerzen. Auch bei pektanginös und funktionell bedingten Herzbeschwerden, bei Atemwegserkrankungen und bei Blasenunterkühlung bzw. Zystitis kann an örtliche Einreibungen mit einem der beiden Präparate gedacht werden.

Camphora (zu 2,5% enthalten)
(Destillationsprodukt aus dem Holz des Kampferbaumes, Cinnamomum camphora; Lauraceae):

Kampfer ist hier in 2,5%iger, also stofflicher Konzentration enthalten, so daß seine anregende Eigenschaft auf die Blutzirkulation besonders zur Wirksamkeit gelangt. Kampfer wirkt so auf den Astralleib und die Ich-Organisation, daß ein Kältereiz ausgeübt wird, der vom Organismus durch eine Gegenregulation der verstärkten Wärmebildung und der Hinführung innerer Wärme in die Peripherie beantwortet wird.

Ölauszug aus Hypericum, Herba rec. (12,% (A) bzw. 20% (B))
(Johanniskraut, Hypericum perforatum; Guttiferae):

Das um die Zeit der Sommersonnenwende gelb blühende Johanniskraut zeigt eine Lichtverwandtschaft und eine Beziehung zu pathologischen Nervenprozessen. Hypericum kann als „pflanzlicher Phosphor" bezeichnet werden. Es entspricht einer überstarken Lockerung der ätherischen Organisation, vor allem im Nervenbereich, der der Astralleib folgt; von daher ist auch die psychische Komponente in der Wirksamkeit von Hypericum zu verstehen. Die Besserung der rheumatischen Beschwerden und die Indikation dieses Präparates beruhen in erster Linie auf einer Überwindung der vermehrten Licht- und Wärmeabstrahlung aus dem Eigenstoffwechsel des betroffenen Organes.

Entstehung: WALA-Ärztekreis, Leitung Frau Dr. med. Margarethe Hauschka, 1952 – Salbe, 1955 – Öl.

Darreichungsform
1. Öl
2. Salbe

Dosierung und Art der Anwendung
Soweit nicht anders verordnet:
3 mal wöchentlich bis 1–3 mal täglich die Salbe bzw. das Öl lokal einreiben.

Gegenanzeigen: Kampferüberempfindlichkeit
Nebenwirkungen: nicht bekannt
Wechselwirkungen mit anderen Mitteln: nicht bekannt

Indikationen
Anregung der Wärmebildung bei Auskühlung der Organe des Bewegungsorganismus und bei Degenerationserscheinungen im Nervenbereich, z.B.
1. Rheumatische Beschwerden
1.1. degenerative Gelenkserkrankungen
1.2. Bandscheibenerkrankungen
2. Nervenschmerzen
3. für Herzeinreibungen bei nervöser Herzenge

Cantharis comp.

Es bestand die Absicht, ein möglichst umfassend wirksames Heilmittel für akute und chronische Entzündungen der Harnblase zur Verfügung zu haben. Führender Bestandteil sollte Cantharis, die „Spanische Fliege", sein, deren Gift sich insbesondere im Blasengebiet und den abführenden Harnwegen durch lokale Entzündung und brennenden Schmerz äußert. Durch Hinzufügen des Organpräparates der Harnblase sollte in besonderer Weise der Lebensprozeß in diesem Organ gestärkt werden.

Cantharis ex animale Gl D6
(Spanische Fliege; Lytta vesicatoria):

Der sogenannte „Blasenkäfer" ist in Spanien und Südfrankreich heimisch. Zur Verreibung werden die ganzen, getrockneten Weibchen verwendet. Die arzneiliche Wirkung von Cantharis auf die Haut wird bei den Cantharis-Zugpflastern und bei der Verbrennungsbehandlung mit dem potenzierten Präparat genutzt. Die besondere Beziehung von Cantharis zum Urogenitalsystem ist schon in der antiken Medizin bekannt gewesen; ebenfalls wußte man von der starken Wirkung auf die Reproduktionsorgane, insbesondere auf den Uterus, denn Cantharis wurde vielfach als Abortivum und Aphrodisiakum verwendet. Die Empfindlichkeit gegen das Gift ist sehr unterschiedlich, es können schon geringe Mengen tödlich sein. Durch die Cantharis-Wirkung werden die Kapillaren im Urogenitalsystem erweitert. Die Funktion der Nieren wird stark beeinträchtigt, indem die Durchlässigkeit für Eiweiß erhöht wird und vermehrt Harn abgegeben wird. Die Diurese kann so lange gesteigert werden, bis es zu einer Art Erschöpfung der Nierenfunktion kommt und schließlich zur Anurie.

Cantharis ist von Apis zu unterscheiden, welches ebenfalls eine Beziehung zum Blasen-Nieren-Bereich hat und brennende Schmerzen verursacht. Während es sich jedoch bei Apis um eine ödematöse Schwellung der Bindegewebssubstanz selbst handelt, kommt es bei Cantharis zur Hyperämie und schließlich zu einer Erschlaffung und Lähmung der Kapillaren. Insofern ist Cantharis in seiner Giftwirkung einer verstärkten Tätigkeit des Astralleibes gleichzusetzen. Der Beginn der Cantharis-Erkrankung ist oft heftig und plötzlich. Es liegt eine Unruhe und Übererregbarkeit im Psychischen und in den Urogenitalorganen vor. Klinisch bestehen Tenesmen und Pollakisurie. Die Indikation von Cantharis comp. hat eine Hyperämie zur Voraussetzung, es treten Blutungen aus der Harnblase und schließlich eine Ablähmung der Harnblasenmuskulatur auf.

Vesica urinaria Gl D7
(Harnblase):

Das Organpräparat der Harnblase soll, wie dies für alle Organpräparate gilt, seine Wirksamkeit auf die ätherische Organisation erstrecken. Diese wird in ihrer Eigentätigkeit gestärkt, der Astralleib in ein gesundes rhythmisches Verhältnis zur ätherischen Organisation gebracht.

Equisetum ex herba ferm 35b D3
(Ackerschachtelhalm, Equisetum arvense; Equisetaceae):

Equisetum ist eine sporenbildende Pflanze auf der Stufe der Moose, Bärlappgewächse und Farne und weist auf eine frühe Entwicklungsphase des Erdorganismus hin. Als Heilpflanze hat sie deshalb ihren Wirkungsbereich ebenfalls in jenem Teil der menschlichen Organisation, dessen Bildung sich noch vor der Entwicklung von Lymphe und Blut vollzieht. Die Nierenorganisation hat in sich vergleichsweise die Eigenschaft einer frühen Bildeperiode der Evolution bewahrt, indem das Flüssigkeitsgeschehen zunächst auf der Stufe des Primordialkreislaufs und der reinen Bindegewebsflüssigkeit verharrt. Bei der Ultrafiltratbildung entsteht in 24 Stunden die extreme Menge von 180 Liter sogenanntem „Primärharn". Im Vergleich dazu wird nur eine geringe Menge „Endharn" gebildet (zwischen 1 und 2 Liter pro Tag).

Der Wärmeprozeß tritt im Schachtelhalm gegenüber der dieser Pflanze eigenen, starken Flüssigkeitszirkulation zurück; er wird durch einen gewissen Anteil an Schwefel repräsentiert, es kommt nicht zur Blütenbildung. Bedeutsam ist der hohe Kieselanteil von etwa 70% und mehr in der Asche: Er wird im Stengelbereich des Zinnkrauts in Opalform ausgeschieden. Der Saponingehalt des Schachtelhalms offenbart seine Fähigkeit, Flüssigkeit zu strukturieren. Neben der Ausbildung eines differenzierten Systems von Wasserkanälchen ist die ganze Pflanze gleichzeitig durchluftet bis in das Mark: Luft- und Flüssigkeitsprozeß stehen in einer geordneten Beziehung zueinander; darauf beruht die Nierenwirksamkeit. In dem Präparat Cantharis comp. soll Equisetum den gesamten Nieren-Blasen-Trakt durchgestalten im Sinne der Empfindungsorganisation (Saponine) und Ich-Organisation (Kiesel).

Achillea ex herba ferm 33d D3
(Schafgarbe, Achillea millefolium; Compositae):

Die Signatur von Achillea millefolium weist auf ein Zweifaches hin: Einmal besteht eine starke, rispenartige Aufgliederung der weißen Blütenschirme, welche von der Auseinandersetzung der Pflanze mit dem umgebenden Licht- und Wärmeelement herrührt. Die Beziehung zur Wärme ist allgemein eine Eigentümlichkeit der Kompositen. Zum anderen ist für Achillea millefolium eine feine, „tausendfache" Auffiederung der würzigen Blätter sowie eine Betonung des Stengelprinzips in der Ausbildung zäher und widerstandsfähiger Stengel typisch. Bereits die über dem Wurzelbereich ansetzenden Blätter sind stark durchgegliedert. Das ist ein Zeichen dafür, daß der Licht-Blüten-Prozeß sich von Anfang an durchsetzt, die ganze Entwicklung des Krautes prägt, wobei die Blüte selbst jedoch ganz am Sproßende erst relativ spät auftritt. Auch die Bildung der ätherischen Öle im Sproßbereich weist auf die starke Durchwärmung der Pflanze bis in das Stoffliche hin. Vom Chamazulen ist beispielsweise eine krampflösende und entzündungshemmende Wirkung bekannt. Von Wichtigkeit ist außerdem, daß die Schafgarbenasche reichlich Kiesel aufweist. Wir haben es also mit einem intensiven Sich-Durchdringen von Sal und Sulfur zu tun. Das merkuriale Prinzip bleibt demgegenüber im Hintergrund. Achillea zeigt nur eine geringe Blattmetamorphose, der Flüssigkeitsprozeß tritt in der Pflanze zurück. So ist auch zu verstehen, daß der Blütenstand sich bis in den Winter erhält, indem die Pflanze austrocknet.

Bei der Arzneimittelwirksamkeit ist das genaue Gegenteil zu beobachten. Es tritt eine Neigung zu hellroten Blutungen aus den Schleimhäuten der Blase bis herauf zum Nierenbecken auf, auch der Enddarm kann betroffen sein. Das hängt damit zusammen, daß die Pflanze selbst eine geringe Umwandlung des Säftestroms in der Konfiguration von Blatt und Blüte aufweist und zur Austrocknung neigt. Übertragen auf das Krankheitsbild im Menschen ist der rhythmische Prozeß, vor allem im Urogenitalbereich, gestört. Es kommt zur Betonung von Licht- und Wärme-Geschehen, etwa vergleichbar dem Phosphorprozeß, der ebenfalls Licht- und Wärme-Prozesse unmittelbar im Blutbereich zur Wirksamkeit bringt. Der Licht-Wärme-Prozeß bricht aus seiner Begrenzung im Gefäßbereich aus. In der Folge davon ergibt sich eine starke Neigung zu Blutungen, insbesondere in Gestalt von hellrotem, arteriellem Blut.

Zusammenfassung

Cantharis comp. ist ein Spezifikum bei solchen Nieren- und Blasenentzündungen, die auf einem Mißverhältnis von Licht-Luft-Geschehen einerseits und Flüssigkeitsprozeß andererseits beruhen. Der Lichtprozeß dominiert in diesem Bereich so, wie er es im Physiologischen nur im Nerven-Sinnes-Bereich in gesunder Weise tun darf. Es fallen also das Formprinzip und das Flüssigkeitsprinzip auseinander mit Betonung eines zu starken Abbaues durch die astralische Wirksamkeit. Die pflanzlichen Bestandteile des Präparates, Equisetum und Achillea millefolium, wirken so auf die astralische Organisation, daß sie sich wieder rhythmisch in die ätherische Organisation eingliedern kann. Die dem Tierreich entstammenden Substanzen Vesica urinaria und Cantharis ex animale entfalten ihre Wirksamkeit in der ätherischen Organisation, speziell von Blase und Niere, so daß diese aus ihrer Lethargie und Blutungsneigung herausgeholt und gekräftigt wird. Im allgemeinen ist zu sagen, daß das Präparat seine therapeutische Wirksamkeit besonders im weiblichen Organismus entfaltet.

Entstehung: WALA-Ärztekreis, Dr. med. Gustav Brunck, Dr. med. Ernst Deterding, 1954.

Darreichungsform
1. Injektionslösung
2. Globuli velati

Indikationen
Zur Überwindung einer durch eine verstärkte Tätigkeit der ätherischen Organisation im Blasenbereich bedingten entzündlichen Überreaktion und zur Harmonisierung des Eingreifens von Empfindungs- und Ich-Organisation in diesem Gebiet, z.B.
1.1. Reizblase
1.2. Zystitis
2. Zystopyelonephritis

Carduus marianus/Oxalis

Dem Präparat liegt der Gedanke zugrunde, daß die Wirksamkeit von Carduus marianus durch Hinzufügen von Oxalis intensiviert werden kann. Durch die beiden Heilpflanzen soll die Tätigkeit der astralischen Organisation im Leberbereich, insbesondere bei der Gallebildung (intrahepatische Gallenwege) und der Absonderung und Ableitung der Galle über die äußeren Gallenwege, angeregt werden.

Carduus marianus e fructibus ferm 36 D2
(Früchte der Mariendistel, Silybum marianum; Compositae):

Die Mariendistel zeigt eine besondere „Verwandtschaft" zu degenerativen, vor allem zirrhotischen, pathologischen Leberprozessen. Diese Verwandtschaft bezieht sich auf den sowohl in der Pflanze als auch in der Leber pathologisch übertätigen Lichtprozeß, und zwar in einer Pflanze und in einem Organ, die den Schwerpunkt auf der ätherisch-flüssigen Ebene, vor allem im chemischen Äther, entfalten.

In der Ausbildung der mannshohen Mariendistelgestalt kann das Wechselspiel zwischen den plastisch bildenden, lebendigen, immanenten Kräften und den von außen eingreifenden, formenden und streckenden Kräften gut verfolgt werden. Im ersten Jahr bildet die Pflanze eine bodennahe Rosette aus plastisch-sukkulenten, stark gewellten großen Blättern aus, welche halbkugelig die Erde bedeckt. Im zweiten Jahr erhebt sich in Fortsetzung der Pfahlwurzel ein langer Sproß, dessen Blätter eine intensive Metamorphose mitmachen: sie werden rasch kleiner, die gelben Dornen am Rande fallen immer mehr ins Gewicht. Über einem längeren blattlosen Stengelstück bildet sich eine violette Körbchenblüte, welche von den mit kräftigen, zurückgebogenen Dornen versehenen Hüllblättern eng zusammengehalten wird. Die Distel vermag sich gleichsam gegen den übermächtig eingreifenden Lichtprozeß zu wehren, diesen zu kompensieren, indem sie die Blätter in der Peripherie zuspitzt und zunehmend verhärtet. Auch in der an den Adern auf der Blattoberseite oft weiß überlaufenen Zeichnung sehen wir den intensiven Lichtprozeß, der sich über die ganze Pflanze ergießt und der von ihr in den bodennahen Blättern durch eine deutliche Sukkulenz ausgeglichen wird.

Wir müssen also im menschlichen Organismus einen Bereich aufsuchen, in dem sich ätherische und astralische Organisation eng durchdringen und wechselweise ineinanderwirken, wie dies im Zusammenspiel der Leber- und Galletätigkeit der Fall ist. Carduus marianus ist ein Heilmittel sowohl für Zustände des Stockens und Versackens der Leberflüssigkeit bei Stauungsleber, als auch für zunehmende Verhärtung und Überformung bei Leberzirrhose. Die Mariendistel als Pflanze kann mit der Wirksamkeit von Stannum (Zinn) verglichen werden bezüglich seiner therapeutischen Wirkung im Leberbereich bei Leberzirrhose, die im lockeren Bindegewebe der Leberläppchenperipherie (Glissonsche Dreiecke) ihren Ausgang nimmt. Zur Grundsubstanz werden die Stechkörner, d.h. die reifen, vom Pappus befreiten Früchte verarbeitet, welche das heute als „Leberschutzstoff" bezeichnete Silymarin enthalten.

In den Früchten von Carduus marianus, die das Formprinzip der ganzen Pflanze als konzentrierten Extrakt in sich tragen, verfügen wir über ein Leberheilmittel, das vor allem dann angezeigt ist, wenn Wärme- und Lichtkräfte, entsprechend dem Wesen der Samenbildung, sich in extremer Weise im vegetativen Ätherischen auswirken.

Oxalis e planta tota ferm 34b D2

(Sauerklee, Oxalis acetosella; Oxalidaceae):

Die Bildekräfte, die dem Sauerklee seine Prägung geben, leben sich im Flüssig-Ätherischen aus. Dies geht einmal aus den horizontal im Erdboden sich intensiv ausbreitenden, rhizomartigen Wurzeln hervor. Auf diese Signatur im Zusammenhang mit der Wirksamkeit des chemischen Äthers wurde wiederholt hingewiesen. Andererseits kommt in den gelappten, dreigliedrigen, gelegentlich weiß geäderten Blättern, die sich wie endständige „Blüten" auf biegsamen Stengeln erheben, zum Ausdruck, daß das Blütenprinzip sich im Blattprinzip formend betätigt und der Lichtcharakter (Stengelprinzip) sich mit dem Flüssigkeitsprinzip im Gleichgewicht befindet. Die Blätter reagieren im übrigen empfindlich in ihren Bewegungen auf die äußere Lichteinstrahlung. Die kleinen, von separaten, blattlosen Stengeln getragenen, zarten, weißen Blüten treten fast in den Hintergrund. Interessant ist weiter, daß Oxalis acetosella nach der Frühjahrsblüte eine zweite Generation kleinerer, immer fest geschlossen bleibender Blüten ausbildet: Das Blütenprinzip, indem es sich nicht öffnen kann, ist seinerseits also wieder vom vegetativen Prinzip durchdrungen. Vegetatives und generatives Prinzip, Flüssigkeits- und Lichtkräfte greifen also auch beim Sauerklee wechselweise ineinander. – In der Bildung der Oxalsäure, die im Saft, vor allem der Blätter, als Kleesalz in Erscheinung tritt, kommt wieder die Signatur des Lichtastralischen zum Ausdruck. Im Gegensatz zu der flüchtigen Ameisensäure hat die Oxalsäure die Eigenschaft, leicht auszukristallisieren. Dies weist uns auf ihre Sal-Natur hin und läßt die Verwandtschaft zu Krankheitsprozessen im Menschen erkennen, in denen der Astralleib übermäßig formend, das Gewebe dem verhärteten, rein physischen Zustand annähernd, tätig ist.

In dem Präparat Carduus marianus/Oxalis soll durch die Oxalis-Komponente der in den Flüssigkeitsprozeß der Leber zu intensiv eingreifende Astralleib, der zur zunehmenden Erstarrung und Untätigkeit der ätherischen Organisation führt, in Bewegung gebracht werden. Die astralische Organisation darf im Leberbereich nicht zu sehr tätig werden, da dies zu einem vorzeitigen Abbau des Lebensprozesses in der Leber führen würde. Die Leber ist ein „alkalisches" Organ, d.h. die ätherische Organisation hat hier die Führung. Der Astralleib muß in allen Funktionen zurücktreten und soll lediglich im Bereich der Absonderungen (Gallenwege) intensiver tätig werden. Es kann die rechte Auseinandergliederung der „alkalischen" Lebertätigkeit und der „sauren" Galletätigkeit durch dieses Präparat gefördert werden.

Zusammenfassung

Damit ist Carduus marianus/Oxalis ein spezifisches Heilmittel für jene pathologischen Leberprozesse, bei denen die „Atmungstätigkeit" des arteriellen Flüssigkeitsstroms (nur 20% des Leberblutes sind arteriell) zu stark in den vom venösen Pfortaderstrom getragenen Chemismus der Leber vordringt. Im Zusammenhang mit dem arteriellen Blut dringt der Astralleib bis in die Organe hinein vor. In den Säure-Basen-Verhältnissen hängt ein absinkender pH-Wert mit einer intensiven Tätigkeit des Astralischen zusammen, wie sie sich auch in der Bildung der Gallensäuren ausdrückt. Carduus marianus/Oxalis ist somit weniger ein

Präparat bei akuter Leberentzündung, als bei „psychosomatischer" Dauerbelastung des Leberorgans in seiner überwiegend ätherischen Funktion und den daraus sich ergebenden krankhaften Folgeerscheinungen.

Entstehung: WALA-Ärztekreis, Dr. med. Faber, Leitung Frau Dr. med. Margarethe Hauschka, 1954.

Darreichungsform

1. Injektionslösung
2. Globuli velati

Indikationen

Lösung einer Überformung durch die Empfindungs-Atmungs-Organisation in den Flüssigkeitsprozessen und Ausgleich einer Starrheit im Ätherischen des Leber-Galle-Bereichs, z.B. bei

1. Degenerative Lebererkrankungen
2. Stauungsleber
3. Dyskinesie der Gallenblase und deren Folgezuständen, wie chronische Obstipation und Steinbildungen

Carduus marianus/Viscum Mali comp.

Die Idee, die dem Präparat Carduus marianus/Oxalis zugrunde liegt, fand ihre Fortsetzung in dem Präparat Carduus marianus/Viscum Mali comp., und zwar insofern, als die Wirksamkeit von Carduus marianus e fruct. bei fortschreitender Leberdegeneration, insbesondere bei Karzinom, durch Viscum einerseits und das Organpräparat Hepar andererseits intensiviert werden sollte.

Carduus marianus e fructibus ferm 36 D2

(Frucht der Mariendistel, Silybum marianus; Compositae)

siehe Carduus marianus/Oxalis

Viscum album (Mali) e planta tota ferm D4
(Mistel vom Apfelbaum, Viscum album; Loranthaceae):

Die ganze Mistel vom Apfelbaum einschließlich ihres Senkers in tiefer Potenz soll ein intensiveres, stoffwechselbezogenes Eingreifen des Astralleibes, vor allem im lockeren Bindegewebe der Leber und damit in die Matrix des Lebensorganismus, anregen. Als „Mondenpflanze" nimmt die Mistel eine Sonderstellung unter den Pflanzen ein. Sie sondert sich aus dem Jahreslauf heraus, indem sie im Spätwinter blüht und erst im folgenden Tiefwinter ihre Früchte ausbildet. Die Heraussonderung aus dem allgemeinen Naturkreislauf ist für die Mistel typisch. Wenn ein Organprozeß sich aus der Ganzheit des Organismus absondert, sich verselbständigt, ist dies vergleichsweise ein „Mondenprozeß".

Von Viscum Mali ist bekannt, daß es das lockere Bindegewebe zur Proliferation, zur Ausbildung und Ablösung von Histiozyten und Leukozyten anregt; ebenso wird die Wärmebildung in diesem Bereich gesteigert. Die Wirksamkeit der Mistel beruht auf der Tatsache, daß die Entartung der parenchymatösen Zellstruktur dadurch möglich ist, daß das umgebende organtypische Matrixgewebe in seiner differenzierenden und determinierenden formativen Kraft nachläßt. Das Gleichgewicht zwischen der Zellbildung und den aus der Umgebung auf sie einwirkenden Kräften ist gestört. Es wird also in der Misteltherapie der zellulären Entartung durch Aktivierung des mesenchymalen Bindegewebes und der hier wirksamen Grundsubstanz entgegengewirkt. Aus diesem Grund kann die Mistel sowohl bei chronisch-entzündlichen und in die Degeneration führenden Lebererkrankungen als auch bei maligner Entartung zum Leberzellkarzinom oder bei Lebermetastasierung therapeutisch eingesetzt werden.

Hepar Gl D7
(Leber):

Die Ergänzung von Carduus marianus und Viscum Mali durch das Organpräparat Hepar in tiefer Potenz soll die ätherische Organisation der Leber aktivieren und beleben. Wie wiederholt ausgeführt wurde, regt das tierische Organpräparat die ätherische Organisation in ihrer Eigentätigkeit an. Das kann soweit gehen, daß der für das Organ charakteristische Stoffwechsel aktiviert und gesteigert wird und Entzündungserscheinungen angeregt werden. Bei der Indikation, für die das Präparat Carduus marianus/Viscum Mali comp. gedacht ist, soll der Eigenstoffwechsel der Leber verstärkt werden. In der Fortführung der Therapie kann diese Anregung durch allmähliches Übergehen auf noch tiefere Potenzen des Einzelmittels Hepar noch gesteigert werden.

Zusammenfassend kann gesagt werden, daß dieses Präparat in besonderer Weise geeignet ist, bei chronisch-zirrhotischen Leberprozessen, jedoch auch als Begleit- und Grundtherapie beim Karzinom eingesetzt zu werden, insbesondere dann, wenn es sich um eine Beteiligung der Leber handelt. In der allgemeinen Begleittherapie von Karzinomen und dadurch bedingten kachektischen Zuständen wird durch dieses Kompositionspräparat die aufbauende Tätigkeit der Leber im Eiweiß-, Zucker- und Fettstoffwechsel angeregt, es kann jedoch auch an ein allgemeineres Leberheilmittel wie Anagallis comp. gedacht werden.

Entstehung: WALA-Ärztekreis, Dr. med. Heinz Wolf, Leitung Frau Dr. med. Margarethe Hauschka, 1957.

Darreichungsform

1. Injektionslösung
2. Globuli velati

Indikationen

Zur Regeneration einer durch ein verstärktes Eingreifen der Empfindungsorganisation geschwächten physischen und ätherischen Organisation in der Leber, z.B.

1. Leberzirrhose; chronische Hepatitis
2. kachektische Zustände, als Begleittherapie bei malignen Erkrankungen

Cartilago comp.
Cartilago comp., Suppositorien
Cartilago comp., Unguentum

Zwei Metalle mit ihrer spezifischen Wirksamkeit im organischen Geschehen sind führend bei der Zusammensetzung von Cartilago comp.: Aurum beherrscht den Blutbereich, vor allem in bezug auf das arterielle Blut, insofern dort eine Neigung zur Blutkongestion und ebenfalls zur „Verselbständigung“ des Blut-Wärme-Prozesses besteht; Stannum dagegen ist eine Substanz, die über den Lichtprozeß vermittelnd und gestaltend im Organaufbau aus dem Flüssigkeitsgeschehen des Bindegewebes wirksam ist. Durch das Knorpel-Organpräparat und Formica auf der einen Seite soll die ätherische Organisation, auf der anderen Seite die astralische Organisation durch Betula und Allium cepa angeregt werden.

Cartilago articularis Gl D7*)
(Gelenkknorpel):

Das Organpräparat, welches aus den wichtigsten Gelenkknorpeln (Knie, Hüfte, Schulter) hergestellt wird, soll den degenerativen Prozeß im Knorpel selbst, d.h. das hier versagende quellende ätherische Prinzip beleben.

Aurum metallicum D9*)
(metallisches Gold):

Aurum faßt in sich die Wirksamkeit der ätherischen Kräfte von Wärme, Licht und Chemismus zusammen und trägt sie bis in die physische Organisation herunter. Im Gold sind diese Kräfte in der Weise zusammengefaßt wirksam, daß sie im Blutbereich und dem sich daran anschließenden Bindegewebsbereich einseitig isoliert und betont tätig sind. Diese Gebiete unterliegen zu stark der Erdenschwere. Der Anschluß an die Gesamtorganisation muß wieder hergestellt werden. Dies soll durch Aurum in mittelhoher Potenz geleistet werden. Kongestive Prozesse im Gelenkbereich bis hin zur physischen Verhärtung und Erstarrung können durch Aurum wieder aufgelöst werden. Sie finden dann den Anschluß an die beweglichen Wärmeprozesse im Blut. Die allopathische Goldtherapie bei der primär chronischen Polyarthritis weist im übrigen auch auf den Bezug von Aurum zu den Gelenken hin, welcher aus dem homöopathischen Arzneimittelbild bekannt ist.

Stannum metallicum D7*)
(metallisches Zinn):

Das Stannum-Metall ist dadurch ausgezeichnet, daß es selbst nur in engen Grenzen beweglich und plastizierbar bleibt. Jenseits einer Auskühlung von +13 °C (Maximum bei –48 °C) wird Stannum kristallin, spröde (Zinnpest). Bei Erwärmung über 161 °C (Maximum bei etwa 200 °C) wird das schmiedbare Metall paradoxerweise zunächst spröde und kristallin; es schmilzt bei 232 °C, um dann erst bei weiterer Temperaturerhöhung auf 2362 °C zu verdampfen. Dies ist ein Hinweis dafür, daß Stannum dann im organischen Geschehen angezeigt ist, wenn ein plastisch-ätherischer Zustand bei extremer Beanspruchung

*) *Alle Gehaltsangaben beziehen sich auf die Darreichungsform der Injektionslösung*

gestört ist. Degenerative Prozesse im Knorpelbereich entsprechen einem solchen Stannum-Geschehen. Auch der Knorpel muß in seiner Quellfähigkeit und Elastizität in einem relativ schmalen Bereich funktionsfähig erhalten werden. Ein zu starker Einfluß von überformenden Lichtprozessen kann zur Austrocknung und Degeneration führen. Der labile Flüssigkeitsturgor im Gelenkbereich und die Plastizität und Regenerationsfähigkeit der knorpeligen Gelenkflächen sollen durch die Stannum-Therapie in der rechten Weise erhalten bleiben.

Formica ex animale Gl D16*)
(rote Waldameise, ganzes Tier; Formica rufa):

Als tierisches Präparat hat Formica seine Wirksamkeit auf die ätherische Organisation; wenn diese spröde, trocken, flüssigkeitsarm, d.h. der physischen Kälte angenähert wird, ist Formica als Heilmittel angezeigt. Die Ameise selbst ist in ihrer schlanken, dunklen Gestalt extrem durchgeformt, durchastralisiert. Die Beziehung zum Erdorganismus und damit zur Kühle ist signifikant. Wenn sich die astralische Organisation unter Umgehung des Ätherischen mit der physischen Stofflichkeit verbindet und degenerative rheumatische Erkrankungen entstehen, ist Formica angezeigt.

Betula e foliis ferm 34e D4*)
(Weißbirkenblätter, Betula pendula; Betulaceae):

Der Eiweißprozeß in den Birkenblättern kann die Verständnisbrücke bilden zur Wirksamkeit von Betula im Eiweißgeschehen des Organismus. Wenn das Eiweiß nicht mehr genügend durchgeformt wird, bzw. Eiweißabbaustufen das Bindegewebe belasten, ist Betula e fol. therapeutisch angezeigt. Die Nierenbeziehung von Betula ist durch die Anregung der Ausscheidung und durch die Ausschwemmung der Stoffwechselprodukte gegeben. Der ungewöhnliche Flüssigkeitsprozeß in der Birke von der Wurzel bis in den Blattbereich – und dies in Verbindung mit einer starken pflanzlichen Eiweißbildung – entspricht dem auch im Organismus zu beeinflussenden Prozeß zwischen Formkraft und Flüssigkeit im Eiweißgeschehen des intermediären Bindegewebestoffwechsels. Durch die Wirkung von Betula auf die astralische Organisation wird die innere Atmung im Auf- und Abbau des Eiweißes therapeutisch beeinflußt.

---

*) *Alle Gehaltsangaben beziehen sich auf die Darreichungsform der Injektionslösung*

Allium cepa e bulbo ferm 34a D14*)
(Küchenzwiebel, Allium cepa; Liliaceae):

In der Zwiebel ist der Sulfurprozeß durch die schwefelhaltigen ätherischen Öle im Blattbereich intensiviert, jedoch so, daß bei der Zwiebelbildung auch die physisch-stoffliche Wirkung der Erde mit ergriffen wird. Bei der Zwiebel handelt es sich darum, daß Blatt- und Blütenprozeß sich auf das Intensivste mit dem Erdenprozeß verbinden und eine Einheit bilden.

Diese Signatur, übertragen auf einen pathologischen Prozeß im Menschen, bedeutet, daß physische Substanzbildung (Erdverbundenheit der Zwiebel), ätherischer Flüssigkeitsprozeß (Blattbildung) und sulfurischer Stoffwechselprozeß (Blütenbildung) sich verselbständigen. Neben dem Annähern an die physisch-mineralisierenden Kräfte und der Neigung zu Ablagerungen und Degeneration kommt es als Gegenreaktion zur chronischen ödematösen Schwellung und entzündlichen Infiltration in der Gelenkumgebung. Nervenschmerzen können begleitend auftreten. Diesem pathologischen Vorgang entspricht die Signatur von Allium cepa.

Zusammenfassung

Bei den weit verbreiteten chronisch-entzündlichen und degenerativen sogenannten rheumatischen Gelenkveränderungen haben wir es zunächst mit einer Quellung des Ätherischen und einem verstärkten Eingreifen der Wärme-Organisation bei gleichzeitig beginnendem, physisch-degenerativem Abbau zu tun. Der Anschluß des Organs Gelenk über die vom Astralleib gelenkte Gewebeatmung an die der Ich-Tätigkeit unterstellten Wärmeprozesse des Blutes und die physische Konsolidierung und Belastbarkeit des Knorpels wird unvollständig. Therapeutisch handelt es sich darum, daß die Wesensglieder sowohl in diesem gefährdeten Organ als auch im Gesamtorganismus in der richtigen Abstufung wieder eingreifen und zueinander das entsprechende Verhältnis finden können. Im besonderen ist darauf zu achten, daß die reaktive Entzündung im Gelenkbereich rasch abklingt, weil anderenfalls die Formkraft und Elastizität des Knorpels nicht aufrechterhalten werden kann, was zur Auflösung der Struktur zu führen droht. Das Präparat Cartilago comp. wird sowohl dem primären degenerativen Vorgang gerecht als auch der zur Zerstörung des Knorpels führenden sekundären Entzündung.

---

*) *Alle Gehaltsangaben beziehen sich auf die Darreichungsform der Injektionslösung*

Entstehung: Ärztekreis des Klinisch-Therapeutischen Institutes, Arlesheim, Leitung Frau Dr. med. Ita Wegman, um 1935 Injektionslösung, Globuli velati; 1962 Salbe; 1967 Zäpfchen.

Darreichungsform

1. Injektionslösung
2. Globuli velati
3. Suppositorien
4. Unguentum

Dosierung und Art der Anwendung:

Soweit nicht anders verordnet:

1. Injektionslösung:
2–3 mal wöchentlich bis 1 mal täglich jeweils 1 ml subcutan, vor allem über den erkrankten Gelenken injizieren.

2. Globuli:
1–3 mal täglich 5–10 Globuli unter der Zunge zergehen lassen.

3. Suppositorien:
3 mal wöchentlich bis zu 1 mal täglich jeweils 1 Suppositorium in den Mastdarm einführen.

4. Unguentum:
1–2 mal täglich auf die betreffenden Gelenke auftragen.

Indikationen

Zur Harmonisierung des Verhältnisses der in der Grundbindegewebesubstanz tätigen Lebensorganisation mit der durch den arteriellen Blutsprozeß vermittelten astralischen Organisation im Gelenkknorpelbereich, z.B.

1.1. Degenerative Erkrankungen knorpeliger Organe
1.2. Arthrosis deformans, chronische Arthritis (bei Epikondylitis im Wechsel mit Symphytum e radice D6)

Cartilago/Echinacea comp.

Es bestand das Bedürfnis nach einem Präparat zur Behandlung subakuter und akuter Entzündungen der kleinen Hand- und Fußgelenke. Daher die Wahl des Gelenkpräparates Articulatio interphalangea in mittelhoher Potenz unter Zugabe von Echinacea e planta tota und von Quarz in Hochpotenz. Der zugrunde liegende pathologische Prozeß besteht zunächst in einer Degeneration des Gelenkorgans durch Überforderung und Erschöpfung, an die sich sekundär eine entzündliche Gegenreaktion anschließt. Quarz hat die Fähigkeit, von der Formseite her die drohende Knorpeldegeneration zu beeinflussen. Echinacea und das Organpräparat dämpfen die sekundäre entzündliche Reaktion.

Articulatio interphalangea Gl D16
(Finger- und Zehengliedergelenk)

Die Wirkung organischer Präparate auf die ätherische Organisation wurde wiederholt geschildert. Das homologe Organ in mittelhoher bis hoher Potenz dämpft die Entzündungsbereitschaft des erkrankten entsprechenden Organs; tiefe Potenzen von D5 bis D8 regen den Stoffwechsel und damit die Entzündungsbereitschaft des Organs an. Hier sind arthrotische Veränderungen und deren akute Reizzustände gemeint, wie sie häufig bei Frauen in der Menopause auftreten. Schmerzhafte Knötchen auf der Grundlage von Osteophyten finden sich an den Fingerendgelenken (Heberden-Arthrose) bzw. gelegentlich auch an den Fingermittelgelenken (Bouchard-Arthrose).

Echinacea e planta tota ferm 33c D2
(blaßblütiger Sonnenhut, Echinacea pallida; Compositae):

Der Typus von Echinacea erinnert an eine große Margerite, mehr noch an eine Arnika. Auffallend ist die nach Art der Körbchenblütler kompliziert gebaute Blüte. Sie ist außen von einem doppelten Kranz von Kelchblättern umkreist, welcher im übrigen immer frei zurücksteht und beim Sonnenhut nie eine eingehüllte Knospe ausbildet. Die äußeren Blütenblätter bestehen in langen, etwas schlaff und ungeordnet herunterhängenden Zungenblüten, während die inneren, rötlich-grünen, starren Röhrenblüten zu einem „Igelkopf“ gruppiert sind. Der Stengel ist oft etwas schlangenartig gewunden und eigentümlicherweise nach der Blüte hin verdickt aufgetrieben und dort innen hohl. Auf der ganzen Länge zeigt er eine rauhe Behaarung. Die Blätter sind lanzettförmig, etwas lappig, rauh, ohne ausgeprägte Metamorphose. Mit der Erde verbindet sich die Echinacea durch eine starke Wurzelbildung, die, besonders bei Echinacea purpurea, eine Tendenz zur Pfahlwurzel erkennen läßt. Das helle Gewebe des Wurzelstockes zeigt im Querschnitt ringförmige Einlagerungen von dunklen Harzen. Man hat den Eindruck, daß der vegetative Prozeß beim Sonnenhut überwiegt; die Kiesel-Form-Kräfte werden, vergleichbar mit der Arnika, nach außen über die rauhe Behaarung ausgeschieden. Man kann folglich von einem Ungleichgewicht sprechen zwischen vegetativem und Stengelprinzip einerseits und starkem Blütenprozeß andererseits. Es besteht eine gewisse Formschwäche. Der Luft-Licht-Prozeß kann sich gegenüber dem vegetativen Sproß nicht behaupten, er dringt nur in den oberen Stengelabschnitt ein. Des weiteren fällt innerhalb der Blüte eine gewisse Starre und Verhärtung im Zentrum einerseits und eine Turgorlosigkeit und Schwäche der Formkraft in der Peripherie andererseits auseinander. Das Verhältnis von Wärme, Licht und Flüssigkeit ist nicht einheitlich; man kann geradezu von einer gewissen Trennung dieser Prinzipien sprechen.

Bezogen auf den menschlichen Organismus weist der in Echinacea wirksame Kieselprozeß auf das mesenchymale Bindegewebe hin. Wärme- und Flüssigkeitsgeschehen sind nicht einheitlich geordnet: Der Wärme- und Licht-Prozeß muß sich mit dem humoralen Flüssigkeitsprozeß, vor allem im Bindegewebsbereich, intensiv auseinandersetzen. Von der pharmakologischen Wirkung ist bekannt, daß Echinacea die zelluläre Proliferation ausgehend vom Bindegewebe anregt. Es kommt zur Leukozytenvermehrung nach Echinacea-Anwendung. Daher ist Echinacea stets angezeigt bei Leukopenien und darauf beruhender oder damit in Zusammenhang stehender Reduzierung der Abwehrkräfte. Auch bei örtlichen entzündlichen Reizzuständen kann der Sonnenhut angezeigt sein. Hier entspricht er dem lokalen Mißverhältnis von Wärme, Licht und Flüssigkeit zum Physischen. Wärme und ödematös entzündliche Gewebeflüssigkeit staut sich, wie es bei den Fingergelenkarthrosen der Fall ist; gleichzeitig kommt es zu einem überstarken Mineralisieren, zur Osteophytenbildung.

Wenn wir Echinacea mit der Arnika verglichen haben, so ist hinzuzufügen, daß die Arnika-Wirksamkeit zwar auch im Bindegewebe zu suchen ist, allerdings im Verhältnis der Bindegewebsflüssigkeit zum venösen Blut. Echinacea jedoch kann man als eine in ausgesprochener Weise die zelluläre Bindegewebsproliferation anregende Heilpflanze bezeichnen, daher ihre Bedeutung für die Steigerung der Immunität.

Quarz D29
(Bergkristall, Kieselsäureanhydrid):

Quarz ist immer dann angezeigt, wenn davon ausgegangen werden muß, daß der im Bindegewebe sich abspielende Prozeß zwischen Bindegewebsflüssigkeit und den Zellvorgängen in seiner Eigentätigkeit und seiner Formkraft nachläßt, der ätherische Flüssigkeitsprozeß geschwächt ist und es zur Auskühlung des Organs kommt. Es handelt sich in solchen Fällen darum, die Ich-Organisation zu aktivieren. Dies geschieht durch Quarz, welcher das Eingreifen der Ich-Tätigkeit über den Kieselprozeß und die Wärme in den physischen Organismus vermittelt.

Damit ist das Präparat Cartilago/Echinacea comp. dann geeignet, wenn die die Gelenke durchdringenden, im submukösen „Versorgungsgebiet“ des Knorpels sich abspielenden Wärme- und Flüssigkeitsprozesse eindeutig reduziert sind. Chronische Gelenkerkrankungen sind stets die Folgen tiefer, im Grundgewebe sich abspielender Auskühlungsvorgänge. Deshalb ist Quarz ein entscheidender Bestandteil, um chronischen Gelenkerkrankungen entgegenzuwirken. An diesem Punkt sehen wir auch eine Verwandtschaft mit der Stannum-Wirkung bei den degenerativen Gelenkserkrankungen.

Entstehung: WALA-Ärztekreis, Dr. med. Heinz-Hartmut Vogel, Dr. med. vet. Dietrich Wiendieck, 1970.

Darreichungsform

1. Injektionslösung
2. Globuli velati

Indikationen

Belebung von Degenerationsprozessen einerseits und Ausgleich einer entzündlichen Gegenreaktion andererseits im Bereich der kleinen Hand- und Fußgelenke, z.B. bei akuter Arthritis der Fingergelenke (bei chronischem Verlauf und beginnender Gelenkdeformation im Wechsel mit Cartilago comp.)

Cartilago/Mandragora comp.
Cartilago/Mandragora comp., Unguentum

Bei der Konzeption des Präparates Cartilago/Mandragora comp. sollte der destruktive und entzündlich reaktive Gelenkprozeß bei der Arthrosis deformans, vor allem der Kniegelenke, jedoch auch der kleinen Wirbelgelenke bei Morbus Bechterew berücksichtigt werden. Besonders die Mandragora bezieht die Vereinheitlichungstendenz im Gelenkbereich bei der Entzündung mit ein.

Cartilago articularis Gl D7

(Gelenkknorpel):

Potenzierte Organpräparate tierischer Herkunft haben eine unmittelbare Wirkung auf den Ätherleib des erkrankten Menschen; das homologe Organ fordert in spezifischer Weise die Tätigkeit des Ätherleibes heraus. Das gilt sowohl für den entzündlichen – man wählt dann eine höhere Potenz des Organs – als auch für den degenerativen Zustand, der tiefe Potenzen erfordert. Für Cartilago/Mandragora comp. werden Knorpelanteile der wichtigsten großen Gelenke (Knie, Hüfte, Schulter) gemeinsam verarbeitet.

In der vorliegenden mittleren Potenzhöhe wirkt Cartilago articularis regulierend und ausgleichend auf die ätherische Tätigkeit im Gelenkknorpelbereich, so daß sowohl der primär degenerative wie auch der sekundär entzündliche Krankheitsprozeß auf eine mittlere, gesunde Aktivität zurückgeführt werden sollen. Der Knorpel, wie alle bradytrophen Organe, bekommt in der Bildungsperiode frühzeitig einen der Sinnesorganbildung vergleichbaren Sonderstatus, welcher darauf beruht, daß sich der aus dem Blut stammende Aufbauprozeß von der speziellen Knorpelbildung frühzeitig absetzt und zurückzieht. Die Ernährung vollzieht sich nunmehr durch Diffusion aus der Bindegewebsflüssigkeit, wodurch die Gelenke vom allgemeinen reinen Bildeprozeß wie etwas abgehoben sind. Diese Tendenz in Richtung Sinnesorganhaftigkeit ermöglicht die der Bewegung dienende Funktion des Gelenkes.

Mandragora officinarum e radice ferm 34d D4

(Wurzel der Alraune, Mandragora officinarum; Solanaceae):

Die Mandragorawurzel mit dem sehr giftigen Mandragora-Alkaloid weist in ihrer Signatur – vergleichbar mit Bryonia – auf eine besonders eigentümliche und einseitige Wurzelbildung hin. Bei Mandragora kommt es zu einer intensiven Verbindung des astralischen Blütenprozesses mit der ganzen Pflanze bis herunter in den Wurzelbereich. Weiterhin verharrt der Blattstand in Wurzelnähe und bildet dort eine mächtige, fast fleischig sukkulente Rosette, in deren Zentrum etwas versteckt die relativ kleinen Blüten angesiedelt sind. Die Prädominanz des chemisch-wässrigen Elementes und die Vereinheitlichungstendenz der drei Pflanzenglieder verweisen auf die Leberwirksamkeit der Alraune. Mandragora entfaltet darüber hinaus ihre Wirkung sowohl im „Sinnes-Nerven-Bereich" der Gelenke, auch bei begleitender toxischer Belastung der Leber. Es handelt sich nicht nur um eine unmittelbare Gelenkwirkung, sondern auch um eine indirekte

Beeinflussung der Gelenktätigkeit, ausgehend vom ätherischen Leberprozeß, wenn der „Sinnesprozeß“ im Aufbaugeschehen der ätherischen Leber und der Gelenke überbetont ist.

Betula e foliis ferm 34e D4
(Weißbirkenblätter, Betula pendula; Betulaceae):

Der Birke entspricht im menschlichen Organismus auf der einen Seite ein nicht bewältigter Eiweißstoffwechsel, auf der anderen Seite eine Ablagerung von salzhaltigen Stoffwechselendprodukten, besonders im periartikulären Bindegewebsbereich. In therapeutischer Hinsicht wird durch den potenzierten Birkenblätterextrakt der innere Nierenprozeß im Bindegewebe aktiviert; es kommt zur Mobilisierung und Auflösung vorzeitig aus dem Lebensprozeß ausgeschiedener Stoffwechselendprodukte und zu einer vermehrten Absonderung über die Niere.

Argentum metallicum D7
(metallisches Silber):

Silber als mineralische Substanz wirkt über die Aktivierung der Ich-Organisation tief in die Aufbautätigkeit der Organe. Es vermittelt das Eingreifen der Ich-Tätigkeit bis herunter auf die Stufe des Lebensäthers. Silber ist immer dann angezeigt, wenn sich ein organischer Prozeß nicht mehr in die Gesamtheit des Organismus einfügen will und er gewissermaßen ein Eigenleben entfaltet. Mangelnde Durchwärmung und damit ungenügende Überführung der Nahrungssubstanzen, vor allem des Eiweißes, in den Bereich der Ich-Organisation, ist ein Silber-Geschehen. Es kommt in der Folge zum vorzeitigen Abbau. Insofern wirkt das Silber in diesem Präparat belebend auf den Eiweißprozeß. Sowohl entzündlich-reaktive Vorgänge als auch eine zu starke Überformung des Organs werden durch Silber reguliert. Die Ich-Organisation greift ordnend in die physisch-ätherische Organisation ein.

Antimonit D5
(Grauspießglanz):

Die Schwefelverbindung von Stibium führt die Tätigkeit der Ich-Organisation in den ätherischen Organismus hinein und ermöglicht, daß die Ich-Tätigkeit im Eiweißgeschehen gestaltend und ordnend zur Wirksamkeit kommt. Antimonit ist besonders dann wirksam, wenn das Eiweiß zu „kosmisch-allgemein“ bleibt, d.h. wenn es sich der individuellen Ausformung widersetzt. Der Schwefel ist der „Plastiker“ im Eiweiß und wirkt vermittelnd auf die Ich-Tätigkeit.

Entstehung: Ärztekreis des Biologisch-Homöopathischen Krankenhauses, München-Höllriegelskreuth, Leitung Frau Dr. med. Margarethe Hauschka, 1948.

Darreichungsform

1. Injektionslösung
2. Globuli velati
3. Salbe

Dosierung und Art der Anwendung

Soweit nicht anders verordnet:

1. Injektionslösung:
3 mal wöchentlich bis 1 mal täglich jeweils 1 ml subcutan injizieren.
2. Globuli velati:
1–3 x täglich jeweils 5–10 Globuli unter der Zunge zergehen lassen.
3. Salbe:
Gelenke täglich einreiben.

Indikationen

Rückführung der bei der Gelenkentzündung bestehenden pathologischen Vereinheitlichungstendenz in eine rhythmische Gliederung von Stoffwechsel-Blut-Aufbau-Prozeß und Sinnes-Nerven-Abbau-Prozeß im Knorpel-Gelenk-Bereich, z.B.

1. Arthrosis deformans im entzündlichen Stadium
2. Primär-chronische, deformierende Polyarthritis (evtl. im Wechsel mit Disci-Kombinationen)

Carum carvi comp., Suppositorien
Carum carvi comp., Suppositorien für Kinder

Die Idee zu diesem Präparat geht auf Dr. med. Ernst Deterding zurück, der besonderen Wert auf eine Zubereitung aus dem Kümmelsamen legte, die im Rektalbereich wirksam werden sollte. Der Enddarm stellt den Teil des Dickdarmes dar, der sich am meisten der Außenwelt und dem Sinnesorgancharakter nähert. Neben dem Übergang der Schleimhaut in mehrschichtiges Plattenepithel ektodermaler Herkunft ist das Rektum mit den venösen Plexus hämorrhoidales umgeben, wobei wir die ausgeprägte Venosität für ein wesentliches morphologisches Kennzeichen der Sinnesorgane halten. Der führende Präparatebestandteil Carum carvi wird in seiner Wirkung durch die drei Heilpflanzen ergänzt, die schon für die Belladonna comp., Supp. zusammengestellt waren. Die die Darmperistaltik ausgleichende Wirkung wird durch eine entlüftende Wirkung verstärkt, die auch Sinnesüberempfindlichkeit und vermehrte Unruhe im oberen Menschen lindert. Die Kümmel-Zäpfchen haben sich besonders bei den Trimenon-Koliken der Säuglinge bewährt.

Wäßriger Auszug aus Carvi fructus (zu 2% enthalten)
(Früchte des Kümmels, Carum carvi; Umbelliferae):

Carum carvi liegt hier in der Zubereitung eines Dekoktes vor, das dann weiter über der Flamme eingedickt wird. Durch das pharmazeutische Verfahren werden die immanenten Wärmekräfte weitgehend ausgetrieben und der Auszug nimmt einen Sal-Charakter an, wird sozusagen ein „Übersamen", der eine spezielle Wirkung auf den Sinnesprozeß im Enddarm und darüber hinaus in der Niere zeigt.

Der echte Kümmel zeichnet sich durch einen Doldenblütenschirm mit recht kleinen, weißen oder rötlichen Blütchen in flacher Schirmanordnung aus. Er bevorzugt einen Standort am freien Sonnenlicht und weist neben einem hohlen Stengel fein durchgeformte, doppelt fiederteilige Blätter auf. Die braun-grauen, längsgerippten und trockenen Samen enthalten neben ätherischem Kümmelöl auch 10–20% fettes Öl.

Im menschlichen Luftorganismus liegen nun aus geisteswissenschaftlicher Sicht Veränderungen in der Art vor, daß die Luft nicht genügend vom Blasen-Nieren-System „angesogen" wird. Physische, nicht durchseelte Luft fällt als Darmblähungen aus, als Roemheldscher Symptomenkomplex mit einer Fortwirkung in den Brustbereich mit der Folge von pektanginösen und arrhythmischen Beschwerden. Carum carvi greift nun an der Nierentätigkeit als der Ursache der geschilderten pathologischen Verschiebungen an. Der Astralleib kann sich wieder in atmender Weise mit den licht- und wärmehaften Prozessen der Nierenrinde verbinden, die leichte Luftnot und das Sauerstoffbedürfnis als Zeichen einer inneren Atemschwäche der Niere und die Unruhe verschwinden. – Die altbekannte Tatsache, daß blähende Kruziferen wie die Kohlsorten durch Kümmel gewürzt verdaulicher werden, erfährt durch diesen Hintergrund eine Bestätigung.

Atropa belladonna ex herba ferm 33a D2 (0,1%)
(Tollkirsche, Atropa belladonna; Solanaceae):

Dieser Bestandteil ergänzt Carum carvi bezüglich der beschriebenen Stauung des Astralleibes. Belladonna hat ihre Beziehung insbesondere zum Flüssigkeits-Blut-Prozeß, zur Tendenz des arteriellen Blutes, in die Peripherie, vor allem in den Sinnes- und Kopfbereich zu drängen, jedoch ist sie auch überall dort wirksam, wo Sinnesprozesse tätig sind; plötzlich auftretende, durch krampfhaften Schmerz ins Bewußtsein tretende Darmkoliken sind typisch, sowie eine Überempfindlichkeit aller Sinne und eine erregte Gemütsverfassung. Belladonna läßt als Heilmittel in ihrer Wirkung den Astralleib aus seiner Verhaftung in den abdominellen Hohlorganen zurücktreten.

Chamomilla e radice ferm 33c ∅ (0,1%)
(Wurzel der echten Kamille, Chamomilla recutita; Compositae):

Die Kamille ist eine wärmehafte Komposite, jedoch mit einer den Umbelliferen und dem oben beschriebenen Kümmel vergleichbaren Durchluftung und Durchformung. Fein ziseliert und aufgefiedert erscheinen ihre hellgrünen Blätter. Luft finden wir im Stengel nicht, aber dafür im Blütenboden eingeschlossen. Diese extreme Durchluftung ist ein Ausdruck der Durchlichtung und Durchatmung des vegetativen Teiles der Pflanze. Gewählt wurde die helle, aromatische Wurzel, um die Beziehung zur Nerventätigkeit im Nierenbereich besonders zu betonen. Chamomilla ist ein wichtiges Nieren-Nerven-Heilmittel und oft im Säuglings- und Kleinkindalter angezeigt. Neben Krampfschmerzen sind es seelische Empfindlichkeit, Mißlaunigkeit und Stimmungswechsel, sowie Unruhe-Symptome, bei denen die Kamille angezeigt ist.

Nicotiana e foliis ferm 33b D4 (0,1%)
(Blätter der Tabakpflanze, Nicotiana tabacum; Solanaceae):

In diesem Präparatebestandteil liegt noch einmal ein intensiv eingreifender astralischer Prozeß vor (Alkaloidbildung) mit besonderer Beziehung zum Blutgefäßsystem. Die Atmung des Astralleibes in der Gefäßwand, vor allem auch der Niere, ist stark abgelähmt, so daß Nicotiana in potenzierter Form dem entgegenwirkt. Es kommt zur Spasmolyse, vor allem im arteriellen Gefäßbereich der Niere, aber auch der übrigen Organe und der Körperperipherie. Die Krampfneigung im Magen-Darm-Kanal wird so vermindert.

Zusammenfassend kann gesagt werden, daß das Präparat Carum carvi comp., Suppositorien, aus der Sicht der Nierentätigkeit geradezu ein Spezifikum ist für eine ungenügende Rhythmisierung der Niere durch den psychischen Organismus. Dadurch kann eine Entlastung für den im Darmbereich sich aus der Luft zurückziehenden und unregelmäßig verkrampfenden Astralleib geschaffen werden.

Entstehung: WALA-Ärztekreis, Herr Dr. med. Ernst Deterding, 1967.

Darreichungsform
Suppositorien für Erwachsene und
Suppositorien für Kinder

Dosierung und Art der Anwendung
Soweit nicht anders verordnet,
1–3 mal täglich 1 Zäpfchen in den Mastdarm einführen.
Bei Säuglingen 1/2 Kinder-Zäpfchen verwenden.

Indikationen
Anregung der Empfindungsorganisation im Stoffwechselbereich durch Harmonisierung des Wechselverhältnisses von Nieren- und Verdauungstätigkeit, z.B.
1.1. Meteorismus
1.2. Römheld-Symptomenkomplex
2.1. Nervöse Abgespanntheit bei Erwachsenen
2.2. Unruhe
2.3. Schlaflosigkeit
3.1. Bauchkrämpfe
3.2. Verdauungsschwäche

Cera/Aesculus comp., Unguentum

Zur Entstehung des Präparates führte die Beobachtung, daß die allgemeinen Zivilisationseinflüsse die im Bereich der Wirbelsäule wirksamen Aufrichtekräfte schwächen. Dies zeigt sich in einem Mißverhältnis zwischen Bindegewebsorganismus und venöser Blutversorgung, vor allem im Bandapparat und in den Disci intervertebrales des Wirbelsäulenbereiches sowie im Beckenring. Es kommt zur

Auskühlung, Degeneration und Lockerung der begleitenden Bänder. Durch die Auswahl der nachstehend aufgeführten Präparatebestandteile soll das Wesensgliedergefüge im Gelenk- und Muskelbereich der Gliedmaßen geordnet werden.

Aesculus e semine ferm 34c ∅ (zu 3,3% enthalten)
(Samen der Roßkastanie, Aesculus hippocastanum; Hippocastanaceae):

Zubereitungen aus der Roßkastanie sind heilsam bei einem Versagen des venösen Kreislaufs, bei Stauung im Pfortadersystem und, als Folgen davon, Leber- und Milzschwellung, Venenstauung im Becken, Hämorrhoiden und Varizen.

Lokal entlang der Wirbelsäule angewandt, erstreckt Aesculus seine Wirkung auf ein Versagen des venösen Kreislaufs im Bereich des Venengeflechts, welches im Wirbelkanal in Form eines ausgedehnten venösen Netzes vorhanden ist. Rückenbeschwerden, gerade im Lendenwirbel- und Sakralbereich, können durch eine venöse Stauung im Wirbelkanal und im kleinen Becken bedingt sein. Diese Art von Beschwerden spricht dann auf eine Behandlung mit der Roßkastanie an.

Formica ex animale Gl ∅ = D2 (0,1%)
(Rote Waldameise, ganzes Tier; Formica rufa):

Im menschlichen Organismus tritt Ameisensäure dort auf, wo sich die im Lebendig-Flüssigen abspielende Stoffwechseltätigkeit mit seelisch-animalischer Tätigkeit durchdringt. Dies ist z.B. auf der Bildungsstufe des Knorpelgewebes der Stütz- und Bewegungsorgane der Fall. Das in die Bewegung funktionell einbezogene, noch wenig differenzierte Gewebe der Gelenkflächen, Sehnen und Muskelansätze, Bänder und Gelenkkapseln ist darum in besonderem Maße gefährdet. Hier übt die potenzierte Ameise mit der Ameisensäure eine vermittelnde Funktion zwischen Substanzaufbau, Beanspruchung durch Bewegung und regenerativen Vorgängen aus. Sie harmonisiert den Übergang von reinen Lebensvorgängen zu seelisch durchdrungenen Organprozessen.

Bryonia e radice ferm 33b ∅ (0,1%)
(Zaunrübe, Bryonia cretica ssp. dioica; Cucurbitaceae):

Die Zaunrübe ist ein wichtiger Bestandteil bei der Behandlung degenerativer rheumatischer Erkrankungen. Ihre Eigenschaft ist es, den im Bereich der ödematös veränderten Gelenke der Verselbständigung und Auskühlung unterliegenden Flüssigkeitsorganismus wieder an das Zentralorgan des Lebensleibes, die Leber, anzuschließen. Charakteristisch für Bryonia-Beschwerden sind Gelenkschmerzen, welche durch Ruhe und stärkeren Druck gebessert werden, wohingegen die Patienten leichte Berührung und seelische Anteilnahme ablehnen.

Equisetum ex herba ferm 35b ∅ (1%)
(Ackerschachtelhalm, Equisetum arvense; Equisetaceae):

Beim Schachtelhalm handelt es sich um eine in der Evolution frühe Form der Pflanzenbildung ohne Blütenprozeß. Dem eigentlichen grünen Sproß geht im zeitigen Frühjahr ein fleischfarbener, für die Vermehrung verantwortlicher Sporenträger voraus. Der grüne Schachtelhalm trägt gleichsam den „Blütenprozeß" noch in sich, was in seinem Schwefelgehalt zum Ausdruck kommt. Wir haben bei Equisetum den Doppelprozeß des Kiesels und des Schwefels vor uns. Degeneration und Entzündung sind gleichsam in dieser Pflanze vereint. Die Wirkung von Equisetum ist daher dann zu erwarten, wenn im Krankheitsgeschehen dieser Doppelprozeß unmittelbar aufeinandertrifft, was bei Bandscheibendegeneration und reaktivem Bindegewebsquellungsvorgang der Fall ist. Im Gegensatz zu Aesculus stellt Equisetum die Verbindung zum organischen Nierenprozeß und damit zur Ausscheidungsfunktion her.

Camphora (1%)
(Destillationsprodukt aus dem Holz des Kampferbaumes, Cinnamomum camphora; Lauraceae):

Der aus dem Kampferbaum gewonnene kristalline und sublimierende Kampfer ist seiner pharmazeutisch-medizinischen Bedeutung nach ein „Kältemittel". In feiner homöopathischer Verteilung, welche bei der Cera/Aesculus-Salbe durch den Prozeß der Einreibung und Aufnahme in den Organismus bewirkt wird, regt Kampfer den Wärmeprozeß in der Peripherie des Organismus an und fördert dadurch das Eingreifen der Ich-Tätigkeit.

Ölauszug aus Brassica nigra (Semen) (20%)
(schwarzer Senf; Cruciferae):

Der Senf ist eine gelbblühende, scharf schmeckende Heilpflanze aus der Familie der Kreuzblütler mit starker Schwefelwirkung. Der Astralleib wird durch das pflanzliche Senföl angeregt, sich intensiv mit dem ätherischen Leib zu verbinden. Als mengenmäßig größter Bestandteil der Salbe setzt es die ätherische Organisation über den pflanzlichen Schwefel der Wirkung des Astralleibes in verstärktem Maße aus. Dieser Vorgang bereitet das Eingreifen der Ich-Organisation über den Kieselprozeß des Zinnkrautes und des Kampfers vor.

Mel, Cera flava (2% bzw. 11,7%):

Honig und Bienenwachs sind insofern wesentlich, als sie die oben genannten Heilmittelsubstanzen dem Hautgeschehen selbst näher bringen. Ein geringer Anteil von Honig wirkt auf den Wärme-Sinnes-Prozeß der Haut ein und vermittelt die Substanzwirkung. Das Wachs ist dem Hauttalg verwandt. Es ist nicht nur ein Trägerstoff, sondern hat therapeutische Bedeutung durch die sowohl in dem die Waben ausbildenden Bienenwachs als auch im Bienengift und im Heilmittel Apis wirksamen Formkräfte. Es ist im übrigen interessant zu bemerken, daß sowohl die Anordnung der Sporen auf dem Equisetum-Sporangienträger als auch die Form der Bienenwachswaben das Sechseck ist.

Entstehung: WALA-Ärztekreis, Leitung Frau Dr. med. Margarethe Hauschka, 1954.

Darreichungsform

Salbe

Dosierung und Art der Anwendung

Soweit nicht anders verordnet, 1–2 mal täglich die betreffenden Bereiche einreiben.

Gegenanzeigen: nicht bekannt
Nebenwirkungen: Überempfindlichkeit auf Kampfer möglich
Wechselwirkungen mit anderen Mitteln: nicht bekannt

Indikationen

Zur Überwindung degenerativer Vorgänge aufgrund von Auskühlung sowie zur Anregung der Form- und Aufrichte-Kräfte, besonders im Bereich der Wirbelsäule und des Beckens, z.B.

1. degenerative Wirbelsäulenleiden
2. degenerative Erkrankungen der Gelenke, Kapseln und Bänder
3. schmerzhafte Muskelverspannungen

Cerebellum comp.

Dieses Präparat sollte die seelischen, ätherischen und physischen Veränderungen therapeutisch beeinflussen, die sich nach Commotio cerebri, Contusio cerebri und schweren, damit zusammenhängenden Schockzuständen einstellen.

Cerebellum Gl D7

(Kleinhirn):

Die Funktion des Kleinhirns bezieht sich auf die Tätigkeit des gesamten Bewegungsorganismus. Hiermit hängt der geordnete Bewegungsablauf der Muskulatur zusammen. Das „Bewegungsbild", bestehend aus einer Vielzahl von Einzelbewegungen, wird durch das Kleinhirn zu einer Ganzheit geführt. Das Organpräparat des Kleinhirns ist wirksam in bezug auf die sich im physischen Kleinhirnbereich abspielenden feinen organischen Veränderungen nach Commotio und Contusio cerebri. Der Organzerfall, der durch die Kleinhirnschädigung ausgelöst wird, soll durch eine relativ tiefe Potenz von Cerebellum aufgehalten und zur Regeneration gebracht werden, d.h. die ätherischen Funktionen werden belebt.

Arnica e planta tota ferm 33c D5

(Arnika, Arnica montana; Compositae):

Die Signatur der Arnika weist zum einen auf ihre starke Wärmebeziehung hin (Eigentümlichkeit aller Kompositen), zum anderen auf den Kieselprozeß (Standort im Gebirge auf Urgesteinsunterlage; behaarter Stengel). Neben der starken Lichtbeziehung des Hochgebirges kommt im krautigen Wuchs der Arnikapflanze und ihrer Bevorzugung wässeriger bis sumpfiger Wiesen als Standort ein polarer Gegenprozeß zum Ausdruck: die Beziehung zum Vegetativ-Wässerigen, welche sie im Pflanzenbildungsprozeß überwindet. Zwischen Licht und Chemismus entfaltet sich die Arnika als Heilpflanze.

In ihrer Wirkung auf den Organismus kommt diese Doppelbeziehung wieder zum Ausdruck. Der Arnika-Prozeß spielt sich ab zwischen dem vegetativen, venösen Blutpol und dem interstitiellen Bindegewebe der Organe, vor allem der Muskulatur, aber auch des Nervensystems. Die Empfindlichkeit, die „Schwäche" der venösen Kapillaren mit Blutungsneigung nach Stoß und Verletzung, das Mißverhältnis von venösem Blut zur interstitiellen Gewebeflüssigkeit gehören zum Indikationsgebiet von Arnika. Man kann sagen, daß sich der Arnika-Prozeß zwischen den beiden Substanz-Polaritäten Kohlenstoff und Kiesel entfaltet: sulfurische Substanz und Wärmeverinnerlichung im Kohlenstoff auf der einen, Kiesel-Sinnes-Funktion und Freisetzung von Wärme auf der anderen Seite. In diesem Präparat entfaltet Arnika ihre Wirksamkeit in der Regeneration des Kleinhirns. Sie soll die astralische Tätigkeit zwischen Blutprozeß und Hirn-Nerven-Tätigkeit ordnen.

Orchis e tubere, Decoctum D7
(Knabenkraut, getrocknete Tochterknollen verschiedener Orchis-Arten des Tribus Ophrydeae; Orchidaceae):

Orchis greift tief in den gestörten Zustand der astralischen Organisation ein. Der Astralleib ist im Bereich des Sinnes-Nerven-Systems gelockert, im Bereich der Niere (Schockzustand) gleichsam zu tief untergetaucht. Orchis ist lilienverwandt. Die Liliengewächse (vgl. Veratrum) vermitteln zwischen seelischem bzw. Lichtprozeß der Niere und dem Flüssigkeitsprozeß des Nieren-Lymph-Systems. Bei den Orchideen ist die Polarisierung in der Pflanzengestalt zwischen unterirdischer Knollenbildung und augenfällig farbiger Blütenbildung im Vergleich zu den Liliaceen noch weiter ins Extrem getrieben. Die reichlich in der Knolle enthaltenen Schleimstoffe (ca.50%) weisen auf den noch lebendig-plastischen Flüssigkeitsprozeß hin; demgegenüber ist die kräftig-bunte, tiefe, in der Zeichnung schon an das Tierreich erinnernde Blüte von einem sehr starken astralischen Impuls ergriffen.

Die Heilmittelwirkung zeigt also eine Polarisierung zwischen einer im unteren Menschen sich äußernden Wirksamkeit in den Flüssigkeitsprozessen und einem im oberen Menschen überstark sich befreienden Astralleib. In dem verwandten Frauenschuh, welcher vor allem in den USA therapeutisch eingesetzt wird, wurde chemisch-analytisch eine nervenwirksame, toxische Substanz (Cypripedin) isoliert.

Skorodit D6
(natürliches Eisenarsenat):

Als Metall wirkt Eisen auf die Ich-Organisation, und zwar in der Weise, daß der gestörte Nerven-Blut-Prozeß geordnet wird. Als mineralische Substanz greift es von der Blutseite her bis in die auf der physischen Ebene bewirkten Folgezustände der Commotio und Contusio cerebri ein. Die Arsenkomponente rhythmisiert den Astralleib, ausgehend von seiner Wirksamkeit im Nervensystem. Die natürliche Eisen-Arsen-Verbindung vermag das Eingreifen der beiden höheren Wesensglieder zwischen Blut- und Nerven-Prozeß wieder zu harmonisieren.

Conchae D5
(Austernschalenkalk, Kalziumkarbonat von Ostrea edulis):

Der Muschelkalk entfaltet seine Wirksamkeit im Lymphsystem. In potenzierter Form werden Lymphstauungen wieder in Bewegung gebracht. Conchae ist in diesem Präparat ein Spezifikum für die Folgen der genannten Erschütterung im Lymphsystem.

Levisticum e radice ferm 33c D5
(Liebstöckel, Levisticum officinale; Umbelliferae):

Auch dieser Präparatebestandteil regt den Astralleib an, sich stärker im flüssig-chemischen Milieu zu betätigen. Er verstärkt die Conchae-Wirkung als Pflanze, indem er die Wechselwirkung der Empfindungsorganisation zwischen Verdauungs- und Urogenitalorganen einerseits und zentralem Nervensystem einschließlich Mittelohr andererseits stabilisiert.

Natrium carbonicum D5
(Natriumkarbonat):

Natrium carbonicum vermittelt in allen zwischenzelligen Flüssigkeitsprozessen als Bikarbonat das Eingreifen der höheren Wesensglieder Ich-Organisation und Astralleib. Natrium hat mit dem osmotischen Druck der Gewebeflüssigkeiten zu tun und ist die Substanz, die das Eingreifen der höheren Wesensglieder, vor allem im Nieren-Nerven-Bereich, begleitet. Die gestörte Nierentätigkeit im Schockzustand wird wieder normalisiert.

Apatit D6
(natürliches Kalziumfluoridphosphat):

Der Kalkprozeß ist im Schockzustand schwer gestört. Wir finden beim akuten Nierenversagen vielfach in den Nierentubuli ausgefälltes Kalziumoxalat. Der Phosphor in Verbindung mit dem Kalk vermittelt auf der physischen Ebene das Wiedereingreifen der Ich-Tätigkeit, dies vor allem im Nervenbereich.

Entstehung: Frau Dr. med. Margarethe Hauschka; Klinisch-Therapeutisches Institut, Arlesheim, Dr. Ita Wegman, 1935.

Darreichungsform
1. Injektionslösung
2. Globuli velati

Dosierung und Art der Anwendung
Soweit nicht anders verordnet:

1. Injektionslösung:
3 mal wöchentlich bis 1 mal täglich jeweils 1 ml subcutan injizieren.

2. Globuli velati:
1 mal täglich bis zweistündlich jeweils 5–10 Globuli unter der Zunge zergehen lassen.

Indikationen
Zur Wiedereingliederung der Empfindungsorganisation und zur Harmonisierung ihrer Wechselwirkung zwischen Nerven-Sinnes- und Stoffwechsel-System, vor allem nach Traumen, z.B. bei
1. Commotio cerebri und deren Folgeerscheinungen
1.1. nervösen Störungen nach Schock
2. cerebralem Schwindel
3. Rekonvaleszenz nach Kopfgrippe
4. atakischen und hyperkinetischen Bewegungsstörungen

Cerebrum comp. A

Nervus opticus Gl D8
(Hirnnerv II, Sehnerv);

Hypophysis Gl D8
(Hirnanhangsdrüse);

Corpora quadrigemina Gl D8
(= Lamina tecti; Vierhügelplatte);

Medulla oblongata (Ventriculus quartus) Gl D8
(verlängertes Rückenmark);

Thalamus Gl D8
(Sehhügel);

Cerebellum Gl D8
(Kleinhirn);

Retina et Chorioidea Gl D8
(Netz- und Aderhaut);

Iris (bovis) Gl D8
(Regenbogenhaut):

Der Einsatz von Organpräparaten, welche in frischem Zustand vom noch warmen Tier verarbeitet werden, geht auf Rudolf Steiner zurück. Er hat erstmals potenzierte Organpräparate, vor allem bei Degenerationserkrankungen des Nervensystems, empfohlen. Er wies darauf hin, daß tierisch-organische Substanz die ätherische Organisation der entsprechenden Organe zu neuer Tätigkeit aufrufen kann.

Cerebrum comp. A umfaßt einschließlich der Hypophyse die gesamte Sehbahn, beginnend mit der Iris, der Retina samt Chorioidea, den Nervus opticus mit dem Chiasma opticum sowie den zum Hirnstamm gehörigen Hirnteilen Corpora quadrigemina, Medulla oblongata, Thalamus und Cerebellum. Damit sollte der organische „Spiegelungsapparat" des Sehvorganges belebt werden. Entsprechend sind die genannten Organpräparate in der Komposition in relativ niedriger Potenz enthalten.

Im Gegensatz zu Cerebrum comp. B ist hier statt Epiphysis die Hypophyse als Präparatebestandteil hinzugefügt worden. Hypophysis ist das innersekretorische Drüsenorgan, dem vor allem die inneren Lichtprozesse und deren Fortsetzung in das Ausplastizieren der Gewebeformationen unterworfen sind. Man kann die gesamte Hypophyse als ein nach innen gewandtes Licht-Raumes-Organ bezeichnen, so wie wir von der Epiphyse sagen, daß es sich um ein nach innen orientiertes Wärmeorgan handelt.

Erfahrungen in der Praxis haben gezeigt, daß neben degenerativen nervlichen Prozessen auch chronisch-rezidivierende Entzündungen im Bereich der Hornhaut und der Iris durch Cerebrum comp. A günstig beeinflußt werden. Cerebrum comp. A bildet die Grundlage zu den Folgepräparaten Cerebrum comp. A cum Auro comp. und Arnica/Plumbum comp. A.

Zusammenfassend kann gesagt werden, daß die Wirksamkeit dieser Organ-Komposition auf der Aktivierung der organisch-ätherischen Bildeprozesse im Bereich der gesamten Sehbahn beruht, wodurch Ich und Astralleib sich mit dem Sehvorgang intensiver verbinden können. Bei Schädigungen im Bereich des Sehzentrums wird zusätzlich das Organpräparat Lobus occipitalis in entsprechender Potenz empfohlen.

Entstehung: Ärztekreis des Klinisch-Therapeutischen Instituts, Arlesheim, Leitung Frau Dr. med Ita Wegman, 1935.

Darreichungsform
1. Injektionslösung
2. Globuli velati

Indikationen
Zur Anregung von Ich- und Empfindungs-Organisation, sich intensiver mit der organischen Grundlage des Sehvorganges zu verbinden, z.B.
1. degenerative Prozesse der Retina und der Sehbahn (besonders bei Diabetes mellitus)
2. Strabismus
3. Amblyopie

Cerebrum comp. B

Der Einsatz von potenzierten tierischen Organen und vor allem auch Nervenpräparaten in der Therapie geht erstmalig auf Rudolf Steiner zurück. Wie bei Cerebrum comp. A die einzelnen Stationen der Sehbahn präpariert und gemeinsam potenziert werden, so sind hier die periphere Hörbahn und die wichtigsten zugehörigen nervösen Zentren einschließlich Epiphysis und Cerebellum zu der Komposition Cerebrum comp. B zusammengefügt.

Nervus statoacusticus Gl D8
(Hirnnerv VIII, Gehörnerv);

Epiphysis Gl D8
(= Corpus pineale; Zirbeldrüse);

Corpora quadrigemina Gl D8
(= Lamina tecti; Vierhügelplatte);

Medulla oblongata (Ventriculus quartus) Gl D8
(verlängertes Rückenmark);

Cerebellum Gl D8
(Kleinhirn);

Labyrinthus Gl D8
(= L. membranaceus et osseus; Innenohr):

Das ausschließlich aus Hirnanteilen und dem Innenohr hergestellte Organpräparat sollte die Hörbahn und damit vor allem den leiblichen „Spiegelungsapparat" des Hörvorganges und der Gehörwahrnehmung therapeutisch beeinflussen, und zwar im Sinne der Belebung der ätherischen Organisation in diesem Bereich.

Neben dem Innenohr, bestehend aus häutigen und knöchernen Anteilen von Schnecke und Bogengängen, enthält Cerebrum comp. B die Nervenpräparate Nervus statoacusticus, Corpora quadrigemina sowie Medulla oblongata (Ventriculus quartus) und Cerebellum, welche das ursprüngliche, vegetative, vom Hirnstamm ausgehende Gehirn beleben. Weiter wurde diesem Präparat Epiphysis hinzugefügt, um den ursprünglichen Wärme-Sinnes-Prozeß der embryonalen Anlage des physischen Sinnesorganismus mit einzubeziehen. Bei einer Degeneration im Bereich des Zentralnervensystems ist stets auch an eine nachlassende Formkraft, ausgehend von der durch den Wärmeorganismus getragenen Ich-Organisation zu denken. Mehr noch als der nach der Umwelt hin orientierte und differenzierte Sehvorgang ist das Hören ein elementarer, ganzheitlicher und ursprünglicher Sinnesprozeß. Durch Epiphysis, welche den embryonalen, peripheren Wärmeorganismus repräsentiert, soll die physische Sinnesanlage, insbesondere des Innenohres, belebt werden. Hierdurch unterscheidet sich das Präparat von Cerebrum comp. A, welches statt der Zirbeldrüse die dem Lichtorganismus zugehörige Hirnanhangdrüse enthält.

Entstehung: Ärztekreis des Klinisch-Therapeutischen Instituts, Arlesheim, Leitung Frau Dr. med. Ita Wegman, 1935.

Darreichungsform
1. Injektionslösung
2. Globuli velati

Indikationen

Zur Anregung der Ätherisation und Koordination der gesamten nervlichen Gehörorganisation, z.B.

1. als Adjuvans in der Ohrentherapie, besonders bei Otosklerose
   (Bei Otitis interna et media evtl. im Wechsel mit Silicea comp. oder Arnica e planta tota D20)
2. Menièrescher Symptomenkomplex
3. Hochgradige Geräuschempfindlichkeit (z.B. bei Praecancerose)

A: Cerebrum comp. A cum Auro comp.
B: Cerebrum comp. B cum Auro comp.

Nervus opticus Gl D7
(Hirnnerv II, Sehnerv)

Hypophysis Gl D7
(Hirnanhangsdrüse)

Corpora quadrigemina Gl D7
(= Lamina tecti; Vierhügelplatte)

Medulla oblongata (Ventriculus quartus) Gl D7
(verlängertes Rückenmark)

Thalamus Gl D7
(Sehhügel)

Cerebellum Gl D7
(Kleinhirn)

Retina et Chorioidea Gl D7
(Netz- und Aderhaut)

Iris (bovis) Gl D7
(Regenbogenhaut)

} siehe Cerebrum comp. A

Nervus statoacusticus Gl D7 (Hirnnerv VIII, Gehörnerv) **Corpora quadrigemina GL D7** (= Lamina tecti; Vierhügelplatte) **Medulla oblongata (Ventriculus quartus) Gl D7** (verlängertes Rückenmark) **Labyrinthus Gl D7** (= L. membranaceus et osseus; Innenohr) **Epiphysis Gl D7** (= Corpus pineale, Zirbeldrüse) **Cerebellum Gl D7** (Kleinhirn)	siehe Cerebrum comp. B

Olibanum D3 (Weihrauch, Gummiharz von Boswellia-Arten; Burseraceae) **Myrrha D3** (Myrrhenharz von Commiphora-Arten; Burseraceae) **Aurum metallicum D6** (metallisches Gold)	siehe Aurum comp.

Die vorliegenden Kompositionspräparate setzen sich aus dem von Karl König angegebenen Heilmittel Aurum comp. und der Organpräparatekomposition Cerebrum comp. A bzw. B zusammen. Cerebrum comp. A cum Auro comp. verstärkt die Wirkung auf Hirndegenerationserscheinungen und Enzephalitisfolgen so, daß sie speziell auf die organische Grundlage der gesamten Sehbahn gerichtet ist. Klinisch können eine Sehminderung oder auch eine Überempfindlichkeit auf äußere Lichteindrücke vorliegen. Das Präparat Cerebrum comp. B cum Auro comp. wendet sich an Entwicklungsstörungen, welche die Hörbahn mit einbeziehen. Im Frühstadium kann eine Geräuschüberempfindlichkeit hinweisend sein.

Entstehung: Dr. med. Karl König; WALA-Ärztekreis, 1950.

Darreichungsform
1. Injektionslösung
2. Globuli velati

Indikationen
Zum rhythmischen Ausgleich der im Zentralnervensystem sich abspielenden gegenläufigen Prozesse der relativen Befreiung der Wesensglieder ätherische, astralische und Ich-Organisation einerseits, bei gleichzeitigem Zerfall der physischen Nervensubstanz andererseits, z.B. bei
1. degenerativen Veränderungen und Entzündungsfolgen im Zentralnervensystem
A: bei Beteiligung des Sehorgans (oft mit Lichtempfindlichkeit)
B: bei Beteiligung des Hör- und Gleichgewichtsorgans (oft mit Geräuschempfindlichkeit)

Chamomilla/Nicotiana

Durch das Präparat Chamomilla/Nicotiana sollten jene Krampfzustände im Magen-Darm-Bereich und den Unterleibsorganen therapeutisch beeinflußt werden, die ganz eindeutig auf ein Mißverhältnis zwischen Nerventätigkeit und der damit verbundenen psychischen Befindlichkeit einerseits und Nierenfunktion andererseits zurückzuführen sind. Insbesondere muß bei der Indikation von Chamomilla/Nicotiana berücksichtigt werden, daß der Wärmeorganismus nicht mehr genügend im Nierengebiet tätig ist. Dies kommt darin zum Ausdruck, daß klinisch sowohl Empfindlichkeit gegen Wärme als auch gegenüber Kälte besteht. Wiederholt wurde darauf hingewiesen, daß Spasmen darauf beruhen, daß das rhythmische Eingreifen des Astralleibes in die ätherische Organisation gestört ist. Man kann sagen, daß die astralische Organisation pathologischerweise überwiegend im Nervenbereich tätig ist und der im Stoffwechsel wirkende „untere Astralleib“, wie gelähmt erscheint. Die Ich-Organisation mit ihrer eigentlichen Mittlerfunktion zwischen Nervensystem und Stoffwechsel in der rhythmischen Organisation kann sich nicht genügend durchsetzen und muß eine Unterstützung finden.

Chamomilla e radice ferm 33c D2
(Wurzel der echten Kamille, Chamomilla recutita; Compositae):

Die echte Kamille gehört zu den Kompositen und ist in ihrer Signatur eindeutig vom Luft-Wärme-Prozeß geprägt. Der gelbe Blütenboden ist kegelförmig nach außen vorgewölbt und hat Luft in Form eines zentralen „Tropfens" aufgenommen. Der Kranz an weißen Zungenblüten ist nachts nach unten heruntergeklappt und läßt an das Arzneimittelbild denken, zu dem vermehrt nachts ein starkes Nach-außen-gewendet-Sein der Persönlichkeit gehört, mit Überempfindichkeit auf Berührung und äußere Reize, Schlaflosigkeit und einer charakteristischen Verstimmung.

Die mehrfach gefiederten, fadenförmigen, krausen Blätter unterliegen von der Peripherie her dem Einfluß starker Luft-Form-Kräfte: Es bleiben nur die „Blattnerven" stehen. Als Lichtkeimer, das heißt Pflanze, die unter Einfluß des Tageslichtes keimt, bildet Chamomilla fein verzweigte, gelbweiße, aber stabile und aromatische Wurzeln aus. Es werden gerade die Kamillenwurzeln für Chamomilla/Nicotiana verarbeitet.

Substantiell deuten ätherische Öle, Zucker und Salicylsäure auf den in der Pflanze wirksamen Licht-Wärme-Prozeß. Dieser setzt sich in den Menschen hinein fort, und zwar so, daß der im Nierengebiet rhythmisch „untertauchende" Astralleib in diesem Organ stärker tätig wird. Damit wird die glatte Muskulatur, die sich zu Magenschmerzen, Darm- und Menstrualkoliken sowie Hustenanfällen verkrampft, von der Übertätigkeit des Seelischen entlastet. Die Schmerzen und die unzufriedene Unruhe bessern sich, wenn der Astralleib sich wieder auf die richtige Weise im Nierengebiet verankert.

Die zum Chamomilla-Bild gehörende Nierenschwäche kann als eine zu starke Auskühlung des Nierenorganes verstanden werden, so wie die Krampfzustände einem Wesensgliederverhältnis entsprechen, in dem der Astralleib überstark bis in den physischen Leib eingreift und sich dort wie verhakt. Wir finden hier eine Entsprechung der Signatur der Kamillenwurzel, die sich fein aufzweigt und fest mit dem irdischen Element verbindet und in der Ausbildung der zur Kristallisation neigenden Salicylsäure Wärme physisch bindet und in die Auskühlung führt.

Nicotiana e foliis ferm 33b D5
(Blätter der Tabakpflanze, Nicotiana tabacum; Solanaceae):

Nicotiana tabacum ist ein ausgesprochenes „Kältemittel". Die Solanaceen-Alkaloide durchdringen in besonderer Weise den bei der Tabakspflanze mächtig ausgebildeten Blattbereich. Übertragen auf den Menschen, ist Nicotiana besonders im Gefäßsystem und hier in den Gefäßwänden, vor allem des arteriellen Systems, tätig. Dieses äußert sich in einer krankhaft veränderten arteriellen Spannung mit Zuständen wie Migräne, Angina pectoris und anderen Gefäßspasmen. Das Eingreifen des Astralischen im arteriellen Gefäßbereich wird durch Nicotiana im Vergiftungsbild verstärkt. In der homöopathischen Dosierung wird der Astralleib wieder in Bewegung gebracht, so daß der rhythmische Prozeß, insbesondere im Nierenbereich, jedoch auch im übrigen arteriellen Gefäßsystem, wieder in Bewegung gebracht wird.

Die Kälteempfindlichkeit von Nicotiana ist charakteristisch: Der Patient empfindet eisige Kälte, die schüttelfrostartig von unten nach oben aufsteigen kann, begleitet von Angst.

Weiter erstrecken sich die Krampfzustände von den Gefäßen auf die Verdauungs- und Unterleibsorgane. Magenkrämpfe, Darmkoliken mit Diarrhoe und Unterleibsspasmen gehören zu dem Anwendungsgebiet von Nicotiana tabacum.

Zusammenfassung

Die Indikation für Chamomilla/Nicotiana ist vor allem dann gegeben, wenn nur innerhalb eines kleinen Bereiches die Fähigkeit besteht, sich auf äußere Temperaturschwankungen einzustellen. Chamomilla/Nicotiana ist ein charakteristisches Mittel bei Spasmen der arteriellen Gefäße und der glatten Muskulatur. Die über das Wärme-Luft-Element im Seelischen wirksame, noch „flüchtige", funktionelle Kamillenwirkung ergänzt sich mit der bis ins Stofflich-Organische eingreifenden, „giftigen" Nicotiana-Wirkung.

Entstehung: WALA-Ärztekreis, Leitung Frau Dr. med. Margarethe Hauschka, 1954.

Darreichungsform

1. Injektionslösung
2. Globuli velati

Dosierung und Art der Anwendung

Soweit nicht anders verordnet:

1. Injektionslösung:

Meist Akutbehandlung, dann 1–2 mal täglich, bei Langzeitbehandlung 2 mal wöchentlich jeweils 1 ml subcutan injizieren.

2. Globuli velati:
Bei Akutbehandlung 2–4 mal täglich, bei Langzeitbehandlung 1 mal täglich jeweils 5–10 Globuli unter der Zunge zergehen lassen.

Indikationen
Harmonisierung des Verhältnisses von Nerven-Atmungs-Tätigkeit und Blut-Stoffwechsel-Tätigkeit im Bereich der Arterien und der glatten Muskulatur der Unterleibsorgane, unter Einbeziehung der Nierentätigkeit, z.B. bei

1. Spasmen der Unterleibsorgane
2. Periodenschmerzen
3. Magen-Darm-Krämpfen

Chelidonium/Berberis comp., Kapseln

Die ölhaltigen Chelidonium/Berberis-Kapseln entstanden aus dem Wunsch, von ärztlicher Seite ein Präparat für die Dyskinesie der Gallenblase und die damit zusammenhängende Cholelithiasis zur Verfügung zu haben.

Chelidonium ex herba cum radice ferm (zu 0,01% enthalten)
(Schöllkraut, Chelidonium majus; Papaveraceae):

Bei aller Zartheit des Sprosses und der Pflanze ist am Schöllkraut auffallend, daß es sich auch in kalten Zonen behauptet; im Frühjahr und vielfach noch mitten im Winter erscheinen neue, symmetrisch gefiederte Blätter aus dem Erdboden, die zunächst eine Rosette bilden. Es muß also diese Pflanze sehr starke wärmeätherische und chemische Kräfte in sich vereinen. Der die ganze Pflanze durchziehende gelbe Milchsaft stellt, wie auch bei Papaver somniferum, eine eigentümliche Beziehung zum Wärme- und Flüssigkeitsgeschehen im Organismus her, gleichsam eine Überbetonung von in der Tiefe des Stoffwechsels sich abspielenden Aufbauprozessen; daher die Dominanz des brennend bitteren Milchsaftes in dieser Pflanze gegenüber der zwar leuchtend gelben, aber kurzlebigen und zart entwickelten Blüte. Die sulfurischen Kräfte verbinden sich tief mit dem Pflanzenchemismus.

Damit hängt die leicht betäubende Wirkung von Chelidonium majus zusammen: Ein Teil der bewußtseinsbildenden Kräfte wird wieder im Leber-Galle-Stoffwechsel verankert. In tiefer Potenz regt Chelidonium den Übergang der Galle aus dem Blut an: Es wird vermehrt Galle gebildet, und der Gallefluß in den intrahepatischen Gallekapillaren und in den extrahepatischen Gallenwegen wird reguliert. Der durch das alkaloidhaltige Pflanzenpräparat gebundene Astralleib verbindet sich wieder in ausgewogener Weise mit dem peristaltischen Geschehen der beschriebenen Hohlorgane.

Cichorium e planta tota ferm 33c ∅ (0,01%)
(Wegwarte, Cichorium intybus; Compositae):

Wir haben es bei der Cichorie mit einem völlig anderen Prinzip zu tun, nämlich mit einem Licht-Phosphor-Prozeß in Verbindung mit einem Kieselprozeß, welche in der Wegwarte eine besondere Rolle spielen. Die Cichorie repräsentiert als Angehörige der Familie der Körbchenblütler die Hochentwicklung des Blüten-Wärme-Prinzips. Typisch ist einerseits ein langanhaltendes Blühen, von Juni bis in den Oktober, wobei ein ständiges Kommen und Gehen der nur für einen Tag geöffneten, hellblauen Blütenköpfchen charakteristisch ist. Andererseits weist die starke, sparrige und zähe Stengelbildung, das Aufschießen des Sprosses bis 2 m Höhe und die Ausbildung einer zunächst am Boden sitzenbleibenden Blattrosette auf eine sehr starke Polarisierung der Pflanzenbildung hin: rasche, lebhafte, ausdauernde, jedoch sich immer wieder erneuernde Blütenbildung und Ausbildung einer kräftigen, saftigen Wurzel sowie der Bezug zum Wässerigen in der Blattrosettenbildung. Die würzige Bitterstoffe enthaltende Wurzel und ebenfalls die Milchsaftbildung weisen auf den Leber-Galle-Prozeß hin. Jedoch besteht im Gegensatz zu Chelidonium die Tendenz, die Gallebildung zu verstärken, so daß die Kombination von Chelidonium und Cichorium in potenzierter Form im Kompositionspräparat von zwei Seiten regulierend auf den Gallebildungsprozeß wirken. Das rhythmische Geschehen tritt in den Vordergrund. Der Astralleib wird angeregt, einerseits stärker (Chelidonium) in den Leber-Galle-Stoffwechsel einzugreifen und andererseits sich daraus zurückzuziehen (Cichorium). Darin liegt die Bedeutung dieser sonst in gewisser Weise polaren Pflanzensignaturen. Die Cichorie kommt deshalb auch bei einem zu starken Zerfall der roten Blutkörperchen infrage, z.B. beim hämolytischen Ikterus bis hin zur biliären Zirrhose. Dann allerdings würde man Cichorie als Einzelmittel geben.

Colocynthis e fructibus ferm 33a ∅ (0,01%)
(Koloquinte, Citrullus colocynthis; Cucurbitaceae):

Die in Nordafrika heimische Koloquinte verändert den allgemeinen Typus der Kürbisgewächse derart, daß sie ihren Flüssigkeitsprozeß im Blattbereich und in der Kürbisfrucht betont, und zwar als Wüstenpflanze mit überraschender Widerstandskraft gegen die Außentemperatur. Dies zeigt, daß sie in ihrem Sproß über ungewöhnliche ätherisch-vitale Kräfte verfügt. Die Tatsache, daß – wie für die Kürbisgewächse typisch – die Stengel nicht heliotrop in die Höhe streben, sondern auf der Erde liegenbleiben, ist ein Hinweis dafür, daß eine besondere Beziehung zum wässrigen Prinzip überhaupt besteht: Citrullus colocynthis kriecht mit seinem Sproßwachstum in der Horizontalen und zeigt in der Blattbildung ein flächiges Ausbreiten der Blattspreite.

Dies ist ein entscheidender Hinweis auf den Flüssigkeitsorganismus des Menschen, insbesondere auf die Leber, jedoch besteht ein ganz entscheidender Unterschied, etwa zu der wichtigen Arzneipflanze Bryonia, bei der sich der ganze Flüssigkeits- und auch der Blütenprozeß in der Wurzel konzentriert. Die Beerenfruchte der Bryonia sind demgegenüber klein und bedeutungslos. Es entsteht eben nicht das, was man von einem Kürbisgewächs erwartet, nämlich ein Kürbis oder eine Melone. Die Kürbisbildungskraft hat sich bei der Zaunrübe bereits in der Wurzel erschöpft.

Bei der Koloquinte wird die apfelgroße, grün-gelb gescheckte Frucht geerntet und das entkernte, markartige, bittere Fruchtfleisch zur Grundsubstanz verarbeitet. Wie die Bryoniawurzel, ist auch die Colocynthisfrucht in größeren Mengen durch den Glykosidgehalt giftig . Im Unterschied zur Bryonia, darauf ist großer Wert zu legen, geht bei *ihrer* Wirkung auf den Organismus die Flüssigkeit nicht ins Gewebe – bei gleichzeitig trockenen Schleimhäuten und trockener Haut –, sondern das Gewebewasser dringt in die Schleimhäute ein, so daß es zu schleimigen, heftigen Durchfällen kommt und damit unter Umständen zu beträchtlichem Flüssigkeitsverlust. Bei Darmkoliken, die auf Colocynthis ansprechen, liegt deshalb eine primäre Erschlaffung der Darmwand vor, die von reaktiven kolikartigen Krämpfen unterbrochen wird, jedoch keine spastische Obstipation. Wenn wir die Unterscheidung zur Bryonia treffen, dann kann man verstehen, daß über die genannte Darmwirkung Zustände beeinflußt werden, die dadurch zu erklären sind, daß der Astralleib sich aus dem Stoffwechsel herauszieht und sich entsprechend im Nervenbereich zu stark betätigt. Es entstehen bei

Colocynthis auch Neuralgien und Migräne. In unserem Präparat steht die Regulierung des Eingreifens der Empfindungsorganisationim Leber-Gallen-Magen-Darm-Bereich im Vordergrund.

Ölauszug aus Berberidis radix (6%)
(Berberitze, Sauerdornwurzel, Berberis vulgaris; Berberidaceae):

Der Ölauszug aus der Berberitzenwurzel wurde dem Präparat eingefügt, um einer Übertätigkeit des Astralischen im Leberbereich zu begegnen. Diese spielt sich vor allem in der Gallebildung, in den abführenden Gallenwegen und schließlich in der Gallenblase ab. Der Ductus choledochus und die Gallenblase selbst sowie die hepatischen Gallengänge sind gegenüber der übrigen Leber und dem zentralen Läppchenparenchym deutlich astralisiert. Die Alkaloidbildung in der Berberitzenwurzel weist auf eine vergleichbare Übertätigkeit des Astralischen in der Pflanze hin. Bei der Wahl der Wurzel wird die Beziehung des Wurzelprinzips zum Physischen und Nervengeschehen aufgegriffen. Die Auskühlung und Stockung bei der Gallebildung wird vermieden, gleichzeitig jedoch die starke, krampfhafte Verbindung des Astralischen zum Physischen aufgehoben. Insofern ist die Berberitzenwurzel geeignet, der Steinbildungstendenz im Bereich der Gallenwege zu begegnen. – Die Berberitze, die in ihren scharlachroten Beeren gleichsam den ganzen Zitronensäurezyklus als Pflanzensäuren in sich vereinigt und bei der es nicht zur Zuckerbildung kommt, zeigt in dieser Signatur die Verwandtschaft zur Arterialisation des Blutes. Insofern ist die Wirksamkeit der Berberitze in dem Präparat Chelidonium/Berberis comp., Kapseln auf den arteriellen, der Gallefunktion zugehörigen Anteil der Leber beschränkt.

Menthae aetheroleum (1%)
(ätherisches Öl aus Blättern und Zweigspitzen der Pfefferminze, Mentha piperita; Labiatae):

Das ätherische Öl der Pfefferminze zeichnet sich gegenüber dem Öl der anderen Labiaten – wie Rosmarin-, Lavendel-, Thymian-, Salbeiöl – dadurch aus, daß es in seiner Beziehung zum Wärmehaften trotzdem die Wärme in die Kühle trägt und hier besonders den Bezug zum physischen Organismus herstellt. So besteht auch eine Beziehung der Pfefferminze zum Wässerigen, indem sie einen trägen Flüssigkeitsprozeß, vor allem in der Leber, aber auch in der Gallebildung, aktiviert. Pfefferminzöl hat dort therapeutisch seine Bedeutung, wo Flüssigkeitsstockung, Auskühlung, ein Zu-physisch-Werden vorliegt, wie bei unserem Präparat im Gallenbereich. Daß es auch wirksam ist bei gleichzeitig bestehenden Krämpfen und Blähungen, rührt daher, daß das Luft-Wärme-Flüssigkeits-Geschehen durch das ätherische Öl in die Kühle gedrängt wird, Astralleib und Ich-Tätigkeit sich aus dem Organbezug herauslösen und dadurch von außen überstark eingreifend Spasmen bewirken.

Anisi aetheroleum (2%)
(ätherisches Öl aus Anisfrüchten, Pimpinella anisum; Umbelliferae);

Carvi aetheroleum (1%)
(ätherisches Öl aus Kümmelfrüchten, Carum carvi; Umbelliferae):

Anis und Kümmel, beides Samen aus der Pflanzenfamilie der Umbelliferen, haben ihre besondere Beziehung zur Nierenrindentätigkeit, zu dem sich dort in der Ultrafiltratbildung aus den arteriellen Glomerula abspielenden Licht-Wärme-Geschehen. Die karminative Wirkung der Doldenblütler ist nur über die Nierenwirksamkeit verständlich, da die Niere „entluftet" (Rudolf Steiner), bis hin zur Überwindung pathologischer Luft in Hohlorganen wie Magen, Darm oder Gallenblase. Die Erschlaffung von Hohlorganen hat zur Folge, daß, indem sich der Astralleib aus den Organen herausgelöst hat, physische Luft nachfolgt. Durch eine Anregung der Nierentätigkeit wird dieser Schwächezustand überwunden; insofern sind diese beiden Bestandteile Anis und Kümmel auch bei Spasmen, Blähungen und dem sonst unverständlichen gastrokardialen Symptomenkomplex wirksam.

Ricini oleum (5%)
(fettes Öl aus Rizinussamen, Ricinus communis);

Jecoris oleum (5%)
(fettes Öl aus der Dorschleber, Gadus morrhua und andere Arten);

Lini oleum (50%)
(fettes Öl aus Leinsamen, Linum usitatissimum);

Weizenkeimöl (20%)
(fettes Öl aus den Keimen von Triticum aestivum):

Aus therapeutischen Gesichtspunkten wurden Rizinusöl, Dorschleberöl, Leinöl sowie Weizenkeimöl als Träger der ätherischen Öle und der potenzierten Heilpflanzen gewählt, um durch diese Öle einen starken Appell an den Wärmeorganismus zu richten und an die stets notwendige Mitwirkung der Ich-Tätigkeit.

Das Weizenkeimöl kann im besonderen den Wärmeprozeß der Niere beleben. Im Samen sind die Umkreiskräfte aufs äußerste konzentriert, so daß gerade dieses Öl über den Nierenprozeß an das allgemeine Wärmegeschehen im Organismus anschließt.

Zusammenfassung

Die dem Präparat zugrundeliegende Mischung aus fetten und ätherischen Ölen reguliert aufgrund ihrer ausgewogenen Wirkung die Motilität der glatten Muskulatur und die Peristaltik der Verdauungsorgane, insbesondere des Gallenganges und der Gallenblase, bei gleichzeitiger Entkrampfung und Durchwärmung des gesamten Stoffwechselgebietes. Dadurch wird zugleich eine wichtige Voraussetzung gegeben zur Verhinderung der Gallensteinbildung und zur Austreibung von bereits vorhandenen Konkrementen.

Die potenzierten Pflanzensubstanzen wirken einerseits im Sinne einer Förderung und Regulierung der Galleabsonderung, andererseits spasmolytisch und antiphlogistisch. Darüber hinaus trägt speziell Chelidonium zu einer Erleichterung der charakteristischen Schmerzzustände bei und übt zudem einen günstigen Einfluß auf die häufig vorhandenen psychischen Begleitsymptome aus.

Chelidonium/Berberis comp. hat sowohl eine ätiologisch-therapeutische, als auch die rasch einsetzende symptomatische Wirkung. – Die Einnahme des Öles wird durch die magenlöslichen Gelatinekapseln erleichtert.

Entstehung: WALA-Ärztekreis, Dr. med. Heinz-Hartmut Vogel, 1968.

Darreichungsform
Weichgelatinekapseln

Dosierung und Art der Anwendung
Soweit nicht anders verordnet:
Bei Langzeitbehandlung 1 mal täglich 1–2 Kapseln nüchtern einnehmen; man kann die Dosierung steigern auf 2 mal täglich 1–2 Kapseln, jeweils morgens und abends.

Gegenanzeigen: nicht bekannt
Nebenwirkungen: In seltenen Fällen kann die Tätigkeit der Gallenblase bis zu Gallenbeschwerden angeregt werden, vor allem wenn unerkannt eine chronische Gallenblasenentzündung vorliegt.
Wechselwirkungen mit anderen Mitteln: nicht bekannt.

Indikationen
Zur Anregung der Empfindungsorganisation bei Ausscheidungsschwäche der Gallenblase, z.B.
1.1 Subakute und chronische Cholezystitis
1.2. Cholezystatonie
1.3. Cholestase
1.4. Dyskinesie der Gallenblase
1.5. Cholelithiasis
1.6. Gallenkoliken
2. Blähungen
3. Obstipation

Chelidonium comp., Einzeldosis-Augentropfen

Chelidonium ex herba cum radice ferm D3
(Schöllkraut, Chelidonium majus; Papaveraceae):

Es besteht eine Beziehung zwischen Gallenfunktion und Auge insofern, als eine nachlassende Gallebildung sich vor allem als Schwäche im rechten Auge zeigt: als ödematöse Schwellung der Bindehäute und der Augenlider und als Trübung der Hornhaut. Die Tätigkeit der Iris scheint gelähmt, das Auge schmerzt. Eine Neuralgie des Nervus supraorbitalis kann auftreten. Man könnte von einer Verlagerung der Gallentätigkeit in die Stoffwechselvorgänge des Auges sprechen. Der Astralleib, der sich im Auge von der Stoffwechselfunktion lösen sollte, greift zu tief in diese ein. Eine Sehschwäche tritt ein. Es soll mit diesem Präparat indirekt über das Auge die Tätigkeit des Astralleibes dorthin gelenkt werden, wo er physiologisch in der Gallebildung und -absonderung tätig sein sollte.

Rosa ferm cum Ferro D3
(Edelrose, Rosa hybrida, Rosaceae; Roteisenerz):

Die Rosenblüten, welche in Anwesenheit von Hämatit ausgezogen werden, sollen im Auge die Ich-Tätigkeit in einem verstärkten Blutprozeß mit Entzündung und Hyperämie der Konjunktiven ordnen. Das in den Blüten enthaltene ätherische Rosenöl in einer Verbindung mit dem Eisenprozeß überwindet ein zu starkes Eingreifen der Ich-Tätigkeit im Augenbereich. Der übermächtige Stoffwechselprozeß wird auf ein normales Maß zurückgeführt.

Die angegebenen Indikationen zeichnen sich dadurch aus, daß der Atmungsprozeß im Blut des Auges zu stark wird und ein Zu-physisch-Werden des Auges bedingt. Die homöopathisch verfeinerte Zubereitung von Rosa ferm cum Ferro entspricht dem, was als die „Ätherisation des Blutes" bezeichnet wird. Der Vermittler im Rosenblütenansatz ist der Rosenblütenprozeß, er repräsentiert das Ätherische im Blut; durch den Eisenprozeß wird es über die Atmung konsolidiert und an das Physische herangeführt.

Ruta ex herba ferm 33c D3
(Weinraute, Ruta graveolens; Rutaceae):

Die Weinraute ist in den östlichen Mittelmeerländern zu Hause. Das kniehohe Kraut trägt über den fiederschnittigen, blaugrünen Blättern stark aromatisch duftende, gelbe Blütenkrönchen. Ruta graveolens wird beherrscht von einem starken Wärme- und Lichtprozeß, der von der Blüte bis in die Blattregion vordringt in der Bildung von ätherischen Ölen und einem gelben, glykosidischen Farbstoff. In anderer Weise als Chelidonium entlastet Ruta den gesteigerten Stoffwechselprozeß im Auge, indem sie den hier zu starken Wärme-Licht-Prozeß überwinden hilft. Die Wirkung erfolgt über den Astralleib und die Ich-Tätigkeit, die, wie oben angeführt, in Zusammenhang stehen mit ödematöser Schwellung und Blutfülle in der Konjunktiva. Der Inhaltsstoff Rutin, der nach Ruta graveolens benannt wird, gibt einen Hinweis auf die Stabilisierung des Kapillarwandepithels und die Verminderung der Blutungsneigung. – Augenschwäche und Kopfschmerzen nach Überanstrengung beispielsweise durch zu langes Lesen, auch brennende und schmerzhaft gereizte Augen gehören zu den Ruta-Indikationen. Ferner ist die Weinraute in der Homöopathie gebräuchlich bei Verletzung und Überanstrengung der Bewegungsorgane.

Terebinthina laricina D5
(Lärchenterpentin, Harz aus dem Stamm von Larix decidua; Pinaceae):

Ein Zu-physisch-Werden der lichtbrechenden Medien Hornhaut und Linse ist Ausdruck eines nachlassenden Engagements des Ätherleibes im Auge. Die Folgezustände einer chronischen Augenbindehautentzündung können beispielsweise zu einer Trübung der Hornhaut und der Linse führen. Durch Terebinthina laricina wird ein zu starker Lichtprozeß im Auge aufgehalten. Der hier tätige Astralleib wird in seine physiologische Atmungstätigkeit zurückgeführt; ein Zu-physisch-Werden, eine Erstarrung mit mangelndem Anpassungsvermögen, wie sie ebenfalls bei Akkomodationsschwäche vorliegt, wird verhindert.

Zusammenfassend kann gesagt werden, daß den angegebenen Indikationen eine zu starke Bindung des Ätherischen an das Physische des Auges zugrundeliegt, welche die Sehschwäche und Müdigkeit bedingt. Das Präparat Chelidonium comp. hebt eine erhöhte Entzündungsbereitschaft, d.h. gesteigerte Stoffwechseltätigkeit im Bereich der Konjunktiva, der Iris und des Ziliarkörpers auf und beugt gleichzeitig einer Degeneration im Bereich der lichtbrechenden Medien vor.

Entstehung: Ärztekreis des Klinisch-Therapeutischen Instituts, Arlesheim, Leitung Frau Dr. med. Ita Wegman, 1930.

Darreichungsform
Augentropfen

Dosierung und Art der Anwendung
Soweit nicht anders verordnet:
Bei akuten Bindehautentzündungen und Akkomodationsschwäche 1–2 mal täglich, nach Abklingen der akuten Erscheinungen 2–3 mal wöchentlich jeweils 1 Eintropfung in den Bindehautsack beiderseits.

Indikationen
Zur Harmonisierung der Stoffwechseltätigkeit bei einem Zu-physisch-Werden des Auges und erhöhter physisch-ätherischer Stoffwechseltätigkeit in diesem Bereich, z.B.

1. Konjunktivitis und Konjunktivitis sicca
2. Ermüdungserscheinungen des Auges
3. Akkomodationsschwäche

Chelidonium/Colocynthis

Das Präparat Chelidonium/Colocynthis geht auf das Verständnis einer bestimmten Verdauungsschwäche, vor allem in Verbindung mit der Gallebildung und der Galleabsonderung, zurück. Die Indikation des Präparates rechnet mit einer Erschlaffung und mit einem Tonusverlust im Bereich der abführenden Gallenwege und der Gallenblase, jedoch auch des Darmtraktes. Vom Gesichtspunkt der Wesensgliederbetrachtung her handelt es sich dann um ein Nachlassen des durch den Astralleib bewirkten Tonus und der Gestaltung in den genannten Gebieten. Im Bereich der äußeren Gallenwege und der Darmtätigkeit dominiert die ätherische Organisation dahingehend, daß das rhythmische Eingreifen des Seelischen zu schwach ist. Der Astralleib verlagert seine Aktivität sowohl in den sympathischen Nervenbereich als auch in den Bereich der Rückenmarks- und Kopfnerven. Es kommt zu entsprechenden Schmerzbildern: neuralgisch-neuritische Schmerzen im Kopfbereich, rechtsseitige Migräne und vorwiegend neuralgische Beschwerden im Gebiet der unteren Extremitäten, z.B. Ischialgien. Reaktive Koliken im Gallen- und Darmbereich weisen auf eine Übertätigkeit des Astralleibes, ausgehend vom vegetativen Nervensystem, hin. Sie sind begleitet von Atonie im Dünndarm-Dickdarm-Bereich und sich daraus ergebenden Blähungen. Wir haben wiederholt darauf hingewiesen, daß Luft im Magen-Darm-Bereich stets ein Zeichen dafür ist, daß der Astralleib sich in diesem Gebiete zu stark herauslöst und an seine Stelle „physische", nicht mehr durchseelte und integrierte Luft tritt.

Chelidonium ex herba cumradice ferm D2

(Schöllkraut, Chelidonium majus; Papaveraceae):

Zur wesentlichen Signatur vom Schöllkraut gehört der die ganze Pflanze durchdringende, gelbe Milchsaft. Die Pflanze weist damit auf ihre besondere Beziehung zum Chemismus und den chemischen Kräften hin, die in der anthroposophischen Medizin der Wirksamkeit des Mondes zugeschrieben werden. Der Astralleib geht eine tiefe Verbindung mit den chemisch-ätherischen Kräften ein: Es kommt zur Bildung von verschiedenen Alkaloiden, wie sie vergleichbar beim Schlafmohn gefunden werden, und von Proteasen, Lipasen und mitosehemmenden Giften, die auf eine mächtige, auflösende ätherische Wirksamkeit hinweisen.

Wenn die Umwandlung der in Auflösung befindlichen, überalterten roten Blutkörperchen mit Bilirubin-Abspaltung im Bereich des reticuloendothelialen Systems und der Milz und die Bilirubin-Konjugation im Parenchym der Leber nicht intensiv genug erfolgen, ist dies vergleichbar dem Vorgang, der im Milchsaft führenden Schöllkraut vorliegt. Der Astralleib wird inaktiv. Da ist Chelidonium das Heilmittel, um den überwiegenden ätherischen Prozeß im Leber-Galle-Bereich dadurch anzuregen, daß es einen astralisierenden Gegenprozeß auslöst. Dieser bewirkt sowohl eine Anregung der Gallebildung und -sekretion in den Leberzellbälkchen als auch eine Impulsierung des Galleflusses in den Gallenwegen und der postprandialen Ausscheidung aus der Gallenblase über den Ductus choledochus in das Duodenum. Die Empfindungsorganisation greift wieder in ausgeglichener, rhythmischer Weise in die lebendige Grundlage des Leber-Galle-Systems ein, so daß sowohl atonische, dyskinetische, als auch reaktive spastische Zustände an den Gallenwegen überwunden werden.

Colocynthis e fructibus ferm 33a D3
(Fruchtfleisch des geschälten Koloquinten-Kürbisses ohne Kerne, Citrullus colocynthis; Cucurbitaceae):

Die Kürbisgewächse sind dadurch gekennzeichnet, daß ihre Stengel und die im allgemeinen stark in die Spreitenbildung hineingehenden, kräftigen Blätter in der Horizontalen verharren, sich nicht aufrichten und sich nicht in die Erd-Sonnen-Achse einstellen. Dies ist ein Zeichen dafür, daß die Lichtkräfte gleichsam in der Pflanze selbst verschwinden und dort an der Bildung lichttragender Substanzen, der Glykoside, beteiligt sind. Das wässerig-horizontale Prinzip dominiert in der Pflanzengestalt. Darauf beruht die Beziehung zum Lebergeschehen. Die Koloquinte repräsentiert damit, in anderer Weise als wir es vom Chelidonium geschildert haben, die Wirksamkeit des Ätherischen im Menschen. Es kommt zu einer einseitigen vegetativen Beherrschung insbesondere der Hohlorgane, der Gallenblase und des Darms.

Im Unterschied zur verwandten wurzelkräftigen Bryonia kommt es nicht zur „Wasserkopf"-Bildung, sondern zu einem Mittelzustand der Fruchtbildung zwischen winziger, unbedeutender Frucht sowie mächtiger, wasser- und aromahaltiger Wurzel. Das Fruchtfleisch der etwa apfelgroßen, grün-gelb gescheckten Colocynthis-Frucht ist auch der Pflanzenteil, der zum Heilmittel verarbeitet wird. Was sich bei dem Kürbisgewächs Colocynthis in der Frucht abspielt, hat sich bei Bryonia in die Wurzel verlagert. Das Wasser wird im Koloquinten-Kürbis in einer Art Markgewebe organisiert, welches bitter schmeckt und einen bis zur Giftbildung getriebenen Glykosidgehalt aufweist.

Der Unterschied der Colocynthis-Wirksamkeit zur Bryonia besteht darin, daß die Schleimhäute in den Flüssigkeitsprozeß einbezogen werden. Sie sind aufgelockert, entzündlich gequollen und sondern stark Sekret ab. Dafür ist das submuköse Bindegewebe relativ trocken und nicht, wie bei der Bryonia, ödematös angeschoppt. Der Astralleib löst sich aus seiner Stoffwechseltätigkeit heraus und ist im Nervenbereich übertätig, daher rühren die hohe Empfindlichkeit und Schmerzhaftigkeit der betroffenen Organe sowie die bestehenden Neuralgien. Neben dem Organbezug zu den peripheren Nerven und zum Darm richtet Colocynthis seinen Angriffspunkt besonders auf die Gallenwege. Das Koloquinten-Fruchtfleisch hat seinen ausgesprochen bitteren Geschmack mit der Gallenflüssigkeit gemeinsam (Gallensäuren, Bilirubin). Die Bitterstoffe haben nach Rudolf Steiner die Eigenart, daß sie den Ätherleib veranlassen, die Empfindungsorganisation – hier im Gallebereich – wieder in der entsprechenden Weise aufzunehmen. In der Folge davon kommt es zu einer heilsamen Entlastung der schmerzbewirkenden Nerventätigkeit.

Zusammenfassung

Wir haben damit in dem Präparat Chelidonium/Colocynthis eine Doppelwirkung: einmal das zu tiefe Verharren des Seelischen im ätherischen Chemismus von Blut und Leber, zum anderen eine kompensatorische Übertätigkeit im Nervenbereich: Die Chelidonium-Wirkung kann sich vom Schmerz bis zur Lähmung steigern, während der Colocynthis-Schmerz einen krampfartigen, schneidenden Charakter aufweist, welcher den Patienten zum Zusammenkrümmen zwingt. – Stets muß daran gedacht werden, daß der Astralleib in sich polarisiert wirksam ist: Der „untere Astralleib" taucht in den vegetativen Stoffwechselpol ein, der „obere Astralleib" taucht im Nervenbereich auf. Wenn sich dieses Verhältnis unrhythmisch gestaltet, kann es dazu kommen, daß es im „unteren Menschen" zur Ablähmung kommt und im „oberen Menschen" zur Übererregbarkeit des Nervensystems.

Entstehung: WALA-Ärztekreis, Dr. med. Heinz-Hartmut Vogel, 1964.

Darreichungsform

1. Injektionslösung
2. Globuli velati

Indikationen

Harmonisierung des rhythmischen Verhältnisses von Empfindungs- und Lebensorganisation im Galle-Leber-Bereich und dadurch Befreiung der Empfindungsorganisation in dem polar gegenüberstehenden Nerven-Sinnes-System, z.B. bei

1. Cholezystopathien
2. Dyskinesie und Koliken der Gallenblase
3. Abdominalspasmen

Chrysosplenium comp.

Das Präparat wurde zu einer Stärkung der sich an die Darmverdauung unmittelbar anschließenden intermediären Stoffwechselvorgänge konzipiert und spricht in erster Linie das Milzorgan an.

Voraussetzung für die Rezeptur war das Bemühen um ein tieferes Verständnis der Milzfunktion selbst. Als rein mesenchymales, wenig ausdifferenziertes Organ ohne spezifisches eigenes Parenchym weist die Milz auf den Ursprung der Leibesentwicklung in der Embryonalzeit hin: Die Milz stellt gleichsam die Fortsetzung der physischen Leibesanlage zum Zeitpunkt der Einnistung des befruchteten Eies in die Gebärmutterschleimhaut dar. Während die Epiphyse – polar zur Milz – in der zweiten Hälfte der Embryonalzeit und nach der Geburt ihre organbildende Funktion aufgibt, schließlich weitgehend der Involution verfällt und kalkhaltigen Hirnsand absetzt, bleibt die Milz wie das Knochenmark dem embryonalen Zustand zeitlebens verbunden. Sie setzt den in der Wärme sich abspielenden, auf weitere Differenzierung verzichtenden, noch universell bleibenden Organbildeprozeß fort.

Daher konnte man lange Zeit der Milz keine spezielle Stoffwechselaufgabe zusprechen. Sie hat jedoch mit der Umwandlung der aufgenommenen Nahrung in die sulfurisch-ätherische Form zu tun. Sie führt die durch die Nahrung aufgenommenen Substanzen, die im Darm völlig zergliedert und ihrer Eigengesetzlichkeit entkleidet wurden, mit in den Bereich des Blutes und der inneren Organe über und gleicht den Rhythmus der diskontinuierlichen und unregelmäßigen Nahrungsaufnahme aus. Indem sie dem Einfluß der Außenwelt, der sich bis in die Darmverdauung fortsetzt, ein Ende setzt, macht sie den Weg zur Umwandlung in Eigensubstanz frei. Die individuellen ätherischen Kräfte (Ätherleib), Astralleib und Ich-Organisation übernehmen den über die Milztätigkeit zu Ende gekommenen „äußeren" Stoffwechselprozeß. Es kommt zum Aufbau individuell-eigener Substanz. Somit ist die Milz das Zentralorgan des intermediären Stoffwechsels und zugleich das führende Organ des Immunsystems und der Gestalterhaltung.

Auf diesem Hintergrund kann der Einsatz von Chrysosplenium und Cichorium verstanden werden.[48])

Chrysosplenium e planta tota ferm 33b D2
(Milzkraut, Chrysosplenium alternifolium; Saxifragaceae):

Das Milzkraut gehört zu den Steinbrechgewächsen. In dieser Pflanzenfamilie, für die eine fest mit dem Boden verankerte, verdichtete Gestalt auf alpinem oder montanem Standort typisch ist, nimmt das in feuchten Niederungen wachsende, weiche Milzkraut eine Sonderstellung ein. Es ist eine ausgesprochene Frühlingspflanze. Über ein kleines, etwas aufgetriebenes Rhizom, das sich in zahlreiche zierliche Wurzelausläufer aufspaltet, breitet sich Chrysosplenium relativ oberflächlich im Erdboden aus und vermehrt sich vegetativ: Man findet oft eine ganze Pflanzengesellschaft an einem Fleck.

In besonderer und intensiver Weise lebt Chrysosplenium im Blattprinzip. Die Blätter sind bis auf kleine Einkerbungen am Rand, die äußerlich an den Margo crenatus der Milz erinnern, fast rundlich ausgebreitet und damit noch dem Keimblattstadium nahe. Eine Blattmetamorphose fehlt. Die unteren Blätter sind gelbgrün und langgestielt; die oberen, etwas kleineren Hochblätter sind von einem noch helleren gelblichen Farbton und bilden eine Scheinblüte um die verkümmerte und völlig unscheinbare Blüte aus. Das heißt, beim Milzkraut besteht das, was man im ersten Hinschauen als Blüte ansieht, vorwiegend aus dem Blattelement, während die eigentliche botanische Blüte nur noch Kelchblätter besitzt und die Kronblätter zurückgebildet hat! Das Blattelement der dreigliedrigen Pflanze ist in den Blütenbereich verschoben; das bedeutet, daß auf den dreigliedrigen Menschen eine therapeutische Wirkung von der Art erwartet werden kann, daß die rhythmische Funktion in den Stoffwechselbereich hineingetragen wird. Genau in diesem rhythmischen Ausgleich der Stoffwechselvorgänge besteht die physiologische Aufgabe der Milz. So erstaunt es nicht, daß Chrysosplenium im Mittelalter gegen Milzkrankheiten eingesetzt wurde.

Von ihrer Gestalt her bleibt also die ganze Pflanze in einem weichen, flüssigen, beweglichen Zustand. Das Sulfurische wird eher zurückgehalten. Der Blattbereich ist selbst Träger des Blütenhaften. Dies kommt auch in den Substanzen zum Ausdruck, die sich im Blattbereich anreichern: Saponine und Gerbstoffe. Die Gerbstoffe, die sich bis in die fein punktierten Kelchblätter hinein ablagern, wirken bei der plastischen Pflanze vor allem in der Peripherie formstabilisierend.

---

[48]) *Vgl. H.-H. Vogel: „Beiträge zu einer medizinischen Menschenkunde", Band 1, II, S. 396 und 549 ff.*

Dagegen sind die Saponine Ausdruck für das Ineinandergreifen von Luft-Licht- und Flüssigkeits-Geschehen. Dies ist eine ausgesprochen vermittelnde Funktion, so daß man sagen kann, daß das Milzkraut eine Merkurpflanze ist.

Auf die Milz und deren Bedeutung übertragen, bedeutet dies die „Verwandtschaft" von Chrysosplenium und Milztätigkeit, auf der die in einem „Kindheitsstadium" zurückgehaltene Pflanzenbildung einerseits und Organbildung andererseits beruht. Die Milz selbst ist ein „merkurielles" Organ auf der Stufe der frühembryonalen physischen, wärmeätherischen Wirksamkeit. Die Formkräfte werden zurückgehalten im Bereich des Flüssigen. Die Heilung der Gestalt und die Bedeutung im Immunsystem sind wesentliche Milzqualitäten.

Wenn die Milz ihre Eigentätigkeit überbetont und sie den Anschluß an die gesamtätherische Organisation verliert, ist das Milzkraut eine geeignete Substanz, um das Milzgeschehen wieder anzuschließen an den gesamten intermediären Flüssigkeitsprozeß des Matrixgewebes.[49])

Cichorium e planta tota ferm 33c D5

(Wegwarte, Cichorium intybus; Compositae):

Rudolf Steiner hat die Zichorie als universelles pflanzliches Therapeutikum für den gesamten Stoffwechsel bezeichnet.

Die Wegwarte begnügt sich mit kargem, steinigem Boden und so begegnen wir ihrer sparrig ausladenden Gestalt häufig an Weg- und Straßenrändern. Mit einer kräftigen, bitteren, innen verholzenden Pfahlwurzel verankert sie sich fest im Boden. Die Geisteswissenschaft sieht in der Pfahlwurzelbildung, die sich eben nicht stark auffasert und an das Erdreich hingibt wie z.B. beim Milzkraut, einen Einschlag des kosmischen Formprinzips.

Die Blätter der Zichorie, in denen sich die Flüssigkeitskräfte ausleben, bilden eine bodenständige, kräftige und etwas krause Rosette. Die Gestalt der bodennahen Blätter ist löwenzahnähnlich. Dagegen werden die Stengelblätter sogleich von einem stark formenden Lichtimpuls ergriffen, sie werden zusehends kleiner und spitzer, um in der Peripherie der Pflanze schließlich ganz zu verschwinden. Cichorium ist wie Taraxacum von Milchsaft durchzogen, ist aber insgesamt viel trockener und ausgeformter als dieser. Die zähen, ästigen Stengel verzweigen sich stark und tragen in den Achseln und endständig eine Vielzahl zarter himmelblauer Blüten, die der aufgehenden Sonne zugewandt sind. Tag für Tag entsteht eine neue Blütengeneration – eine starke Erneuerungskraft, die den ganzen Sommer über andauert.

---

[49]) *Vgl. Roland Schaette, „Beiträge zu einer Erweiterung der Heilkunst", 5, 1970*

So wird in der Entfaltung der Pflanze deutlich, wie das zunächst in der Blattrosette stark veranlagte Flüssigkeitsprinzip rasch von den formenden, gestaltenden und ordnenden Kräften ergriffen und ihnen untergeordnet wird. Die 24-Stunden-Periodizität, nach der sich der Blütenimpuls der Wegwarte richtet, ist im menschlichen Stoffwechsel ein Rhythmus, der von der Ich-Organisation impulsiert wird.

In der Pflanzenasche haben wir einen Abdruck des vielfältigen, ehemals lebendigen Bildungsprozesses der Wegwarte vor uns, der wiederum in Beziehung zum menschlichen Stoffwechsel steht. Kalium (7%) ist ein Angriffspunkt für den aufbauenden Stoffwechsel, vor allem von der Leberseite her, während Natrium (in der ungewöhnlichen Form von Natriumoxyd, 16%) mehr dem extrazellulären, astralischen Einflußbereich angehört. Kiesel (12%), Phosphor (8%) und Eisenoxid (2%) werden Träger der Ich-Wirksamkeit.

In dieser Universalität liegt die Bedeutung der Cichorium-Wirkung im Stoffwechselbereich. Man könnte daher die Cichorie – ähnlich wie Chrysosplenium – als eine Milzpflanze bezeichnen, die ihren universellen Status im Stoffwechselgeschehen bewahrt. Dies kommt auch darin zum Ausdruck, daß die Cichorium-Wirkung zu tun hat mit einem verstärkten Abbau des roten Blutes und damit einer erhöhten Gallebildung. Überschießende Gallebildung bis hin zur hämolytischen Anämie und zur biliären Zirrhose sind die Indikationen für Cichorium. Sie begleitet gewissermaßen die Milzwirkung bis hinein in die Leber und hier in die Gallebildung.

Die Aktivierung des Milzprozesses durch Chrysosplenium e planta tota und Cichorium e planta tota wird in dem Präparat Chrysosplenium comp. ergänzt durch eine leberbezogene (Taraxacum) und eine nierenbezogene (Chamomilla) Heilpflanze. Um den Gesamtstoffwechsel unter Führung der Milztätigkeit zu beleben, war es notwendig, die beiden anderen wesentlichen Stoffwechselorgane Leber und Niere mit in den therapeutischen Prozeß einzubeziehen.

Taraxacum e planta tota ferm 34c D5
(Löwenzahn, Taraxacum officinale; Compositae):

Taraxacum ist wie Cichorium eine milchsaftführende Pflanze und zeigt in ihrem plastischen Wuchs eine starke Beziehung zum vegetativen, „horizontalen“ Flüssigkeitsgeschehen, das heißt zum Chemismus. Pfahlwurzel, Blattrosette und der rasch in die Höhe wachsende Blütenstengel entspringen beim Löwenzahn aus einem Punkt. Es liegt eine Tendenz zur Zentralisation, zur Vereinheitlichung vor, die gerade kennzeichnend für das Lebergeschehen ist.

Während bei der Cichorie der „Sinnesprozeß" im Stoffwechsel betont ist und das Eingreifen der Lichtkräfte eine bevorzugte Rolle spielt, überwiegt bei Taraxacum der Wärmeprozeß im Blatt- und vor allem auch im zuckertragenden Wurzelbereich, so daß hier der Chemismus beherrscht wird vom Auf- und Abbau des Zuckers. Dies wiederum ist die Grundlage für das Eingreifen der Ich-Organisation. Es setzt also Taraxacum in dem Präparat Chrysosplenium comp. den noch allgemeinen Milzstoffwechselprozeß fort in Richtung Substanzaufbau aus dem Bereich der Wärme und der Zuckerbildung. Der Löwenzahn kann die Ich-Wärmetätigkeit im Leberbereich bis hin zur Beherrschung des Zuckerstoffwechsels anregen.

Chamomilla e radice ferm 33c D2
(Wurzel der echten Kamille, Chamomilla recutita; Compositae):

Der vierte Bestandteil, Kamille, wiederum aus der Familie der Körbchenblütler, bezieht in die Heilmittelwirkung die Niere mit ein. Der Gehalt der Blüten an ätherischen Ölen zeigt die Wärme-Sulfur-Verwandtschaft der Kamille an; sie nimmt jedoch auch den Licht-Luft-Prozeß in sich herein, was sich an den fiederig durchformten, „nervenartigen" Blättern und dem einen Lufttropfen umschließenden Blütenboden zeigt. Die Signatur der Kamille ist somit ein deutliches Abbild des psychischen Verhaltens, wie es sich in der Wechselbeziehung zwischen Nervensystem einerseits sowie Nierentätigkeit und Ausscheidung andererseits begründet. Zum Arzneimittelbild gehört eine seelische Empfindlichkeit und Reizbarkeit sowie eine vegetative Labilität mit wechselnden Hautrötungen. Für das Präparat Chrysosplenium comp. war es notwendig, den universellen Charakter der Wirksamkeit durch Einbeziehung der besonderen astralischen und Luftwirkung zu vervollständigen. Die Kamille schlägt damit die Brücke zu jener Stoffwechselkomponente, die das arterielle Geschehen, wie es sich in der Niere manifestiert, in den Gesamtprozeß aufnimmt. Die Tätigkeit des Astralleibes im Stoffwechsel tritt, wie wiederholt dargestellt wurde, im Nierenorgan in den Vordergrund. Die Kamillenwurzel wurde gewählt, um den Bezug zum Nervensystem herzustellen.

Zusammenfassung

Das Kompositionspräparat Chysosplenium comp. spricht somit die Wirkung der ätherischen Organisation an, einmal im Hinblick auf ihren übergreifenden,vereinheitlichenden, merkuriellen Aspekt (Chrysosplenium), zum anderen hinsichtlich des Stoffwechselaspektes und des Flüssigkeitsprozesses durch die milchsafttragenden Heilpflanzen (Cichorium und Taraxacum), jedoch mit dem Unterschied, daß bei Cichorium die Lichtkräfte (Abbau des roten Blutes) und bei Taraxacum die Wärmeprozesse (Leber-Zuckerstoffwechsel) stärker betont sind. Die Einbeziehung des Seelischen über das Nierenorgan wird durch Kamille vermittelt. Damit ist Chrysosplenium comp. ein den gesamten Stoffwechsel von Milz-, Leber- und Nierentätigkeit in sich zusammenfassendes Therapeutikum.

Entstehung: Ärztekreis des Biologisch-Homöopathischen Krankenhauses, München-Höllriegelskreuth, Leitung Frau Dr. med. Margarethe Hauschka, 1950.

Darreichungsform
1. Injektionslösung
2. Globuli velati

Indikationen
Zur Verstärkung der dem Stoffwechsel übergeordneten Milzfunktion im physischen und wärmeätherischen Bereich, z.B.
1.1. Verdauungsschwäche auf Grund gestörter Milzfunktion
1.2. Meteorismus
2. als Adjuvans bei Leukämie und Milztumor

Cichorium/Pancreas comp.

Herr Dr. Spannagel wünschte aus den Erfahrungen seiner Praxis ein Präparat für die Therapie des Doppelprozesses von Galleneinfluß und Pankreassekretion ins Duodenum. An dieser Stelle kann eine Disharmonie zwischen beiden Ausscheidungsprozessen auftreten. Sie führt im allgemeinen zu einer Entzündung im Bereich der Hohlorgane des Verdauungstraktes mit der Gefahr der Ulkusbildung. Hierfür sollte Cichorium/Pancreas comp. ein Spezifikum sein.

Cichorium e planta tota ferm 33c D3
(Wegwarte, Cichorium intybus; Compositae):

Die Zichorie ist nach der Schilderung Rudolf Steiners ein Universalstoffwechselmittel. Der hohe Gehalt an Phosphor (in der Asche 8%) und Kiesel weisen darauf hin, daß diese Pflanze den Lichtprozeß in ungewöhnlich starker Weise in sich aufnimmt und auch eine besondere Beziehung zur Sinnestätigkeit hat. Die hochgradige Empfindlichkeit im Bereich der Oberbauchorgane weist auf eine gestörte innere Wahrnehmungstätigkeit dieser Organe untereinander hin. Die Hauptwirksamkeit der Wegwarte bezieht sich auf die Gallebildung, beginnend jedoch schon im Bereich der Milz mit der Bilirubinbildung. Die Wegwarte führt das Blut im Abbau der roten Blutkörperchen und in der Gallebildung in einen bis ins Physische getriebenen Absterbe- und Ausscheidungsprozeß.

Pancreas Gl D7
(Bauchspeicheldrüse):

Das Organpräparat Pancreas wurde in einer tieferen Potenz gewählt, weil davon ausgegangen wird, daß bei der genannten Indikation eine Pankreasschwäche vorliegen muß, so daß die Gallentätigkeit relativ überhandnimmt. Das Pankreaspräparat stellt also gewissermaßen die Gegenwirkung zur Zichorie dar. Die Bauchspeicheldrüse faßt in der Bildung ihres alkalischen, komplex zusammengesetzten Sekretes noch einmal die Tätigkeit der vier Wesensglieder unter Führung der Ich-Organisation zusammen, so daß die äußere Nahrung nun endgültig und vollständig abgebaut und ihres Fremdcharakters entkleidet wird und die Resorption im Dünndarm vorbereitet wird. Hierin liegt auch die Bedeutung dieses Kompositionspräparates als Grundheilmittel bei der allergischen Diathese, ganz gleich, ob sich die klinische Symptomatik an Haut, Auge, Atmungs- oder Verdauungsorganen äußert. Bei diesen allergischen Erscheinungen liegt das therapeutische Ziel darin, den körpereigenen Eiweißstoffwechsel dahingehend anzuregen und zu stabilisieren, daß nach vollzogenem Abbau in der Verdauungstätigkeit der Wiederaufbau des körpereigenen Eiweißes ganz von den individualisierenden Kräften der Pankreastätigkeit durchdrungen werden kann.

Stibium metallicum D5
(Antimon):

Wir haben es bei Stibium mit einer mineralisch-metallischen Substanz zu tun, die ihre Wirksamkeit in den kühlen Flüssigkeitsprozessen des Stoffwechsels entfaltet. Diese Substanz gehört also in den Bereich der im Aufbau tätigen Metallwirkung, indem Antimon nach Rudolf Steiner die Wirkung von Argentum, Cuprum und Mercurius zusammenfaßt.

Als Metall wirkt es auf die Ich-Tätigkeit: Diese wird in das Flüssigkeitsgeschehen des Aufbaus hineingezogen und wirkt dort ordnend und durch Anregung des astralischen Leibes rhythmisierend. So ist die Antimon-Wirkung bei Schleimhautulzerationen zu verstehen, weil hier die ätherische Organisation überwältigt wird und der Astralleib direkt in den physischen Bereich hineinwirken kann. Antimon stellt auch ein wichtiges Heilmittel gegen Diarrhö dar. Ergänzend soll noch über Antimon gesagt werden, daß es in mittleren bis hohen Potenzen blutstillend wirkt, und zwar dadurch, daß das zu kosmisch bleibende, flüssige Eiweiß durch eine intensive, durchgreifende Ich-Tätigkeit wieder vermehrt dem physischen, gerinnbaren Zustand angenähert wird. Die Antimonvergiftung dagegen macht das Blut ungerinnbar.

Entstehung: WALA-Ärztekreis, Dr. med. Herbert Spannagel, 1965.

Darreichungsform

1. Injektionslösung
2. Globuli velati

Indikationen

Harmonisierung des Wechselverhältnisses von Gallenfluß und Pankreastätigkeit bei Verdauungsschwäche und deren Folgeerscheinungen im Magen-Darm-Bereich, z.B. bei

1. Dyspepsien
2. Enterokolitis
3. subakuter Appendizitis
4. Duodenitis
5. Ulcus duodeni

Cineraria-Einzeldosis-Augentropfen

Cineraria ex herba ferm 33c D2

(Kraut der Aschenpflanze, Senecio bicolor; Compositae):

Cineraria ist ein wintergrüner Halbstrauch, der aufgrund der aschfarbig-silbernen, an die Form eines Eichenblattes erinnernden Blätter auch Silbereiche genannt wird. Für das Verständnis der Wirksamkeit und der Signatur sind die silbergrauen, filzigen Blätter und die geraden Stengel aufschlußreich. Es sind auch hier der Kieselprozeß im Blattbereich einerseits und die doch stark durchformten, gelappten Blätter andererseits, die einen Hinweis auf die Bedeutung dieser Pflanze in der Medizin geben. Wir hatten schon in anderem Zusammenhang bei den Rauhblattgewächsen darauf hingewiesen, daß die feinen Kieselhaare im Blattbereich Ausdruck dafür sind, daß starke Licht- und Formkräfte im Flüssigkeitsbereich der Pflanze sich betätigen. Die Ich-Organisation wirkt über den Kieselorganismus in der Wärme und im Physischen. Auch die auffallend hellgelben Körbchenblüten gehören zur Signatur eines starken Lichtprozesses.

Die Augenbeziehung ist in der Volksmedizin seit der ägyptischen Kultur bekannt, in welcher Cineraria zur Behandlung der ägyptischen Augenkrankheit herangezogen wurde. Die Wahl dieser Pflanze ist erneut ein Beispiel für den Versuch, die Wirksamkeit einer seit Jahrhunderten bekannten Heilpflanze neu zu verstehen. Die Anwendung bei Katarakt, Glaskörper- und auch Hornhauttrübungen ist schließlich nur verständlich, wenn man in dieser Pflanze den beschriebenen Lichtprozeß unmittelbar im Blüten-Wärme-Bereich erkennt und den Kieselprozeß im Flüssigkeits-Blatt-Bereich der Pflanze als eine Besonderheit einordnet. Die lichtbrechenden Medien sind „Kieselorgane", auch wenn es erst in jüngster Zeit gelungen ist, Kiesel in feinsten Spuren, z.B. im Glaskörper, nachzuweisen. Es sind die Linse und der Glaskörper Bildungen des Lichtes für das Licht, auf den Kieselprozeß übertragen, „Kristallorgane" für den Kieselprozeß.

Rosae aetheroleum D7
(ätherisches Öl aus den Blütenblättern von Rosen-Arten; Rosaceae):

Ätherisches Rosenöl ist therapeutischer Bestandteil aller WALA-Augentropfen-Präparate. Es wird in potenzierter Form zugesetzt und ist damit dynamisch wirksam im Sinne seiner besonderen Wärmequalität, die den Rosengewächsen allgemein zugrundeliegt und eine Verwandtschaft zur Blutwärme zeigt.

Entstehung: WALA-Ärztekreis, Frau Dr. med. Klara Zupič, Leitung Frau Dr. med. Margarethe Hauschka, 1955.

Darreichungsform
Einzeldosis-Augentropfen

Dosierung und Art der Anwendung
Soweit nicht anders verordnet, 1–2 mal täglich jeweils 1 Tropfen in den Bindehautsack einträufeln.

Indikationen

Zur Überwindung einer Mineralisierungstendenz in den lichtbrechenden Medien des Auges, z.B.

1. Katarakt
2. trockene Konjunktivitis

Citrus e fructibus/Cydonia e fructibus

(früher: Citrus e fructibus/Cydonia e fructibus D2/2)[50]

Die Konzeption des Präparates geht auf Hinweise Rudolf Steiners zurück. Es bestand der Wunsch, das Heilmittel auch hergestellt aus Grundsubstanzen nach dem WALA-Verfahren zur Verfügung zu haben. Citrus e fruct./Cydonia e fruct. soll den überquellenden Flüssigkeitsorganismus, dessen Träger der Ätherleib ist, bei allergischen Erkrankungen in der Körperperipherie eindämmen und strukturieren. Zitrone und Quitte ergänzen und verstärken sich in ihrer Wirkung im Gesamtpräparat.

Citrus e fructibus ferm 33c D1

(Frucht des Zitronenbaumes, Citrus limon; Rutaceae):

Der immergrüne Zitronenbaum hat seine Heimat im wärmeren Asien und wird seit langer Zeit im Mittelmeerraum kultiviert. Der kleine Baum oder Strauch trägt an seinen Sprossen etwas ledrige, länglich-zugespitzte Blätter und weiße, rasch vergängliche, einzeln oder in Trauben stehende Blüten. Er zeigt auf der einen Seite eine harte Verholzung durch das Hereinwirken der verdichtenden Kräfte des Untergrundes der Erde. Auf der anderen Seite saugt er reichlich Wasser an, so daß es zu einer mächtigen Anschwellung der eiförmigen, zitronengelben Beerenfrüchte kommt, bei gleichzeitiger Verfestigung der ledrigen, bitterwürzig-anregend schmeckenden Schale. Citrus medica ist in ihrer Signatur der Berberitze vergleichbar. Ein starker Lichtimpuls ergreift die Pflanze in ihrem flüchtigen, zugleich intensiv duftenden Blütenprozeß. Diese Lichtkräfte kommen weiter in spitzen, grünen Blattdornen zum Ausdruck und beherrschen auch ganz die zitronengelben, durch die Fruchtsäuren in der Pulpa (ca. 7% Zitronensäure) sauer-zusammenziehenden Früchte, in denen es eben nicht durch die Wärme der südlichen Sonne zur Umwandlung der Pflanzensäuren in Zucker kommt. Zitronen

[50]) *Zur Deklaration der Potenzhöhe der Bestandteile siehe Einleitung S. 62*

enthalten nur wenig Zucker und Fructose. Die Wärmekräfte gehen nicht in die saure Fruchtbildung ein, sie bleiben in der Peripherie, wo in den Öldrüsen der grubig punktierten Schale reichlich ätherische Öle entstehen.

Man kann verstehen, daß die Zitronenfrucht in der Auseinandersetzung der polaren Kräfte Erde – Wasser und Licht – Wärme ihre Wirksamkeit auch im menschlichen Organismus entfaltet, wenn der Ausgleich dieser Kräfte im Sinnesbereich von Haut, Konjunktiven, Nasennebenhöhlen oder oberen Atemwegen nicht gelingt. Sie wirkt als pflanzliche Substanz auf eine Übertätigkeit des Astralleibes. Er ordnet sich durch die Wirkung dieser Zitrusfurcht als „Lichtträger" wieder in die physisch-ätherische Grundlage des Gewebes ein. Reizzustände, allergisch anschwellende Prozesse werden dadurch abgeschwächt. Die Gewebeatmung des Astralleibes wird unter der alles duchdringenden Herrschaft der Ich-Wärme-Organisation normalisiert.

In der potenzierten Form wird zudem die Eigenlichtbildung angeregt, so daß von außen eindringende Fremdeinflüsse aufgefangen und abgewehrt werden. Der eigene, in die Sinnesperipherie führende Lichtprozeß wird gestärkt und so die allergische Überempfindlichkeit überwunden.

Cydonia e fructibus ferm 33b D1

(Quitte, Cydonia oblonga; Rosaceae)

Wir haben in der Quitte ähnliche polare Kräftewirksamkeiten zu sehen, wie wir sie bei der Zitrone geschildert haben: Es kommt zu einem Gleichgewicht zwischen oben und unten, zwischen vegetativem, sich ausbreitendem Lebensprozeß und dem die Blüte färbenden und die Frucht aromatisierenden Blütenprozeß. Letzterer überwältigt nicht die sprossenden Kräfte, sondern führt zu einer harmonischen Fruchtbildung, in der das vegetative schleimhaltige Fruchtfleisch einerseits in den Steinzellen von irdischen Kräften durchsetzt wird und andererseits die goldgelbe flaumige Scheinfrucht von einem säuerlich-zusammenziehenden, orientalisch anmutenden Aroma durchzogen wird. Die Pektine reichern sich vor allem im Kernhaus und in den Samen an, die bis zu einer 50fachen Menge an Wasser aufnehmen können. Die Schleime enthalten zudem viel Kalzium, was wiederum, wie die ledrige Schale und die harten Steinzellen, auf die Hereinnahme von Erdenkräften hinweist. Die so anregend duftenden Früchte, die roh genossen „im Halse steckenbleibend" einen Brechreiz hervorrufen können, werden bekanntlich erst durch einen längeren Kochprozeß dem menschlichen Genuß aufgeschlossen, was von dem ungenügenden pflanzeneigenen Wärmeprozeß herrührt.

Die innere Verwandtschaft zu dem pathologischen Prozeß, der der Pollinose zugrunde liegt, wird in der Signatur des Quittenbaumes deutlich. Im Falle der exsudativen Diathese kommt es zu einer vermehrten Flüssigkeitsansammlung im Bindegewebe, in die – trotz vorhandener Überempfindlichkeit gegenüber äußeren Einflüssen – die astralischen und wärmehaften Formkräfte ungenügend eingreifen. Die Quellung im Bereich der Submukosa ist ein der Schleimbildung der Quitte vergleichbarer Vorgang. Bei chronischem Verlauf kommt oft eine Tendenz zur Verhärtung und Degeneration, z.B. in einer Schleimhautatrophie, hinzu. Bei der Quitte ist zusätzlich mit der Wirkung bis in das zentrale Blutgeschehen zu rechnen, was zum Typus der Rosaceen überhaupt gehört.

Die wesentliche Wirkung der Quitte bezieht sich also auf einen vom Organismus nicht ausreichend beherrschten Flüssigkeitsprozeß, der sich neben der Haut auch organspezifisch äußern kann, z.B. in Gastritis und vermehrter Absonderung bei Bronchitis. So wird auch die in der Kosmetik geschätzte schützende und entzündungswidrige Eigenschaft des Quittensamenschleimes verständlich.

Entstehung: WALA-Ärztekreis, 1981.

Darreichungsform
Injektionslösung

Dosierung und Art der Anwendung
Soweit nicht anders verordnet:
Im akuten Fall 1 mal täglich, bei prophylaktischer Behandlung über 1-2 Monate vor der Pollenflugsaison 1–2 mal wöchentlich, bei Heuschnupfen bevorzugt in die Nackengegend, jeweils 1 ml subcutan injizieren.

Gegenanzeigen: nicht bekannt
Nebenwirkungen: Bei der Injektion des Präparates können durch die niedrige Verdünnung möglicherweise Reizerscheinungen wie Brennen und leichte Entzündung am Injektionsort auftreten.
Wechselwirkungen mit anderen Mitteln: nicht bekannt

Indikationen
Zur Harmonisierung der Licht-Form-Kräfte und der physisch-ätherischen Kräfte im Flüssigkeitsgeschehen von Haut und Schleimhäuten, z.B.
1. Pollinose
2. exsudative Diathese (Neigung zu nässenden Hautausschlägen)

Colchicum comp.
Colchicum comp., Unguentum

Colchicum comp. wurde nach einer Angabe Rudolf Steiners als ein Mittel zur gesunden Eingliederung des Astralleibes im Bereich der Schilddrüse entwickelt. Die Schilddrüsenvergrößerung, vor allem in der Pubertät, soll durch Colchicum und Chelidonium normalisiert werden, und zwar dadurch, daß die Übertätigkeit des Astralleibes einerseits auf eine gesunde Gallenfunktion hingelenkt wird (Chelidonium) und daß andererseits ein physiologisches Eingreifen des Astralleibes in den Nierenprozeß bewirkt wird (Colchicum).

Colchicum e planta tota ferm 34c D2 *)
(Herbstzeitlose, Colchicum autumnale; Liliaceae):

Die Herbstzeitlose zeigt in ihrem Vegetationsrhythmus eine Verschiebung entgegen dem typischen pflanzlichen Wachstumsverhalten im Jahreslauf. Aus einer im Spätherbst plötzlich auf feuchten und kühlen Wiesen erscheinenden, hellen Knospe entwickelt sich die violette, sechsgliedrige Blüte dieses Liliengewächses, die ohne vermittelndes Blattelement direkt der tief unterirdischen Wurzelknolle entspringt. Die Befruchtung der Eizelle erfolgt nach einer langen Abwärtswanderung der Pollen von der Narbe durch den Pollenschlauch bis in die an der Knolle gelegene Eizelle etwa um die Weihnachtszeit. Im Frühjahr schickt Colchicum der Blüte dann ihre lanzettförmigen Blätter und den innerhalb der Blätter aufsteigenden Samenstand nach. Über den Sommer ruht die Knolle paradoxerweise in der Erde. Die Herbstzeitlose folgt also einem ihr eigenen, dem Jahreslauf entgegengesetzten Entwicklungsrhythmus. Durch die ab- und aufsteigende Gebärde bei der Fruchtbildung betont sie das übergangslose Ineinanderstecken von Blüte und Wurzelknolle.

Von der stofflichen Seite her kommt es als Audruck dieser antizyklischen Tendenz zur Bildung von Colchicin, einem Alkaloid und stärksten Mitosegift.

Im menschlichen Wesensgliedergefüge spricht das alkaloidartige Gift besonders den astralischen Leib an, der nach der für die Liliengewächse kennzeichnenden Art dazu veranlasst wird, sich wieder verstärkt in rhythmischer Weise mit dem Flüssigkeitsgeschehen der Niere auseinanderzusetzen. Die Nierentätigkeit wird angeregt, wozu auch die Überempfindlichkeit gegen Gerüche, speziell von gekochten Speisen passt. Zum Colchicum-Bild gehören weiter pathologische

---

**) Die Potenzangabe bezieht sich auf die Darreichungsform der Injektionslösung*

Wucherungen, sei es als Gelenkmanifestation einer Gicht mit Ausfallen von Harnsäure-Kristallen, sei es als gut- oder bösartige Geschwulstbildungstendenz vor allem im oberen Menschen. Speziell besteht eine Beziehung zur Schilddrüsenkropf-Bildung. Für den Pflanzenauszug wird die ganze blühende Pflanze verarbeitet. Die gestaute Wurzelbildung, aus der die Blüte unmittelbar hervorgeht, richtet sich an den Nerven-Sinnes-Menschen, insofern er mit dem Stoffwechselsystem zusammenhängt. Es besteht eine Verwandtschaft zum „Gehirn des Stoffwechsels", das nach anthroposophisch-medizinischem Verständnis in der die Stoffwechselaktivität regulierenden Schilddrüse zu suchen ist.

Chelidonium e floribus ferm 34b D2 *)
(Schöllkraut, Chelidonium majus; Papaveraceae):

Bei aller Zartheit des Sprosses und der feinen gelben Blüten fällt beim Schöllkraut auf, daß es sich in kalten Zonen behauptet und schon sehr früh – oft noch im Winter – zunächst eine bodenständige Rosette entwickelt. Chelidonium muß also sehr starke chemische und Wärmekräfte in sich bergen. Der gelbliche Saft offenbart – ähnlich wie bei dem verwandten Schlafmohn – eine eigentümliche Beziehung zum chemischen und Wärmegeschehen, gleichsam eine Überbetonung von Aufbauprozessen, die sich in der Tiefe des Stoffwechsels vollziehen. Die Dominanz des Milchsaftes zeigt sich z.B. an der vergleichsweise rasch vergehenden, schwach entwickelten, zerbrechlichen Blüte: Die sulfurischen Kräfte verbinden sich tief mit dem pflanzlichen Chemismus. Damit hängt die leicht betäubende Wirkung zusammen (Rudolf Steiner sagt in einem Arbeitervortrag über Papaver somniferum, daß der Morphinist die Süßigkeit seines Stoffwechsels und Blutes genieße).

Tiefpotenzierte Gaben von Schöllkraut stärken die ätherische Organisation aus dem Blut heraus und sind so in der Lage Spasmen zu lösen. Das Eingreifen des Astralleibes über die arterielle Blutversorgung von Gallenwegen und Gallenblase wird verstärkt, es kommt zu vermehrter Gallebildung und -absonderung. Damit ist ein kräftigeres Einsenken des Seelischen bis in den Dünndarm und nachfolgende Darmabschnitte verbunden sowie eine Entlastung der Schilddrüse. Die in der Schilddrüse sich anschoppenden und stauenden physisch-ätherischen Kräfte finden wieder den richtigen Übergang in den unteren Menschen. Die „Kopfbildungstendenz" in der Schilddrüse wird überwunden. Die astralische Organisation übernimmt wieder die ihr eigene formende und gestaltbegrenzende Funktion in diesem Organ.

---

*) *Die Potenzangabe bezieht sich auf die Darreichungsform der Injektionslösung*

Zusammenfassung

Colchicum und Chelidonium ergänzen sich insofern in diesem Präparat, als Colchicum die regulatorische, nerven-sinnesartige Funktion der Glandula thyreoidea anspricht, während Chelidonium die Stoffwechselbezogenheit dieser endokrinen Drüse repräsentiert. Die Schilddrüse in ihrer Gesamtfunktion als „Gehirn, welches in Stoffen denkt", ist hier das zugrundeliegende Bild.

Entstehung: Ärztekreis des Biologisch-Homöopathischen Krankenhauses, München-Höllriegelskreuth, Leitung Frau Dr. med. Margarethe Hauschka, 1947.

Darreichungsform

1. Injektionslösung
2. Globuli velati
3. Salbe

Dosierung und Art der Anwendung

Soweit nicht anders verordnet:

1. Injektionslösung:
1–3 mal wöchentlich jeweils 1 ml subcutan injizieren.
2. Globuli velati:
1–3 mal täglich jeweils 5–10 Globuli unter der Zunge zergehen lassen.
3. Salbe:
Tägliches Einreiben der Halsgegend mit einem erbsengroßen Stück Salbe oder Salbenlappen über Nacht.

Gegenanzeigen: nicht bekannt
Nebenwirkungen: nicht bekannt
Die Dosierungshinweise sind zu beachten! Bei Hyperthyreose mit geringer Dosierung beginnen, um eine Verschlimmerung zu vermeiden.
Wechselwirkungen mit anderen Mitteln: nicht bekannt

Indikationen

Zur Herstellung eines Gleichgewichtes zwischen Empfindungs- und Lebensorganisation bei Geschwulstbildungstendenz der Schilddrüse und gleichzeitig zu freier Tätigkeit der Empfindungsorganisation, z.B. bei

1. verschiedenen Formen der Kropfbildung
2. Gicht
3. leukämischen Zuständen (evtl. im Wechsel mit Juglans regia comp.)

Conchae comp.

Dieses Präparat verdankt seine Entstehung zum einen der Kenntnis der Verwandtschaft und Wirkungsweise von Muschelkalk und Silber; andererseits ist wichtig der Einsatz der verschiedenen Farne aufgrund der Einordnung der Farne in die Zeitepoche vor der Entwicklung der Blütenpflanzen und dadurch die Zurückhaltung des Wärme-Blüten-Prozesses im Sproß selbst. Die Einwirkung des Astralischen ist dadurch in der Pflanzenbildung möglich. Die Bedeutung der Farne in diesem Präparat ist nur zu verstehen, wenn man gleichzeitig den Krankheitsprozeß ins Auge faßt, für den das Präparat gedacht ist. Es handelt sich um Gewebezerfall, Eiterung, insbesondere der Organe, die auf einer frühen, jugendlichen Entwicklungsstufe stehen, wie das Knochenmark.

Scolopendrium e foliis ferm D2
(Hirschzunge, Phyllitis scolopendrium; Aspleniaceae):

Die Blätter als der eigentliche Träger des Pflanzenwesens, welche bei den Farngewächsen besonders entwickelt und metamorphosiert werden, kommen hier zur Verarbeitung. Die Hirschzungenblätter sind kräftig und ganzrandig, dabei an der Spitze durch eine astrale Wirkung etwas eingerollt und spitz zulaufend. An dieser Form kann die Rückwirkung auf den Lichtprozeß abgelesen werden. Die Sporen, die parallel in strichförmigen Lagern auf der Blattunterseite angeordnet sind, werden in den Blattwirkungsprozeß mit einbezogen.

Man kann verstehen, daß der Hirschzungenfarn in der Volksmedizin im Hinblick auf die Milz als besonders heilsam angesehen wurde. Wir fügen hinzu, daß das ganze Grundgewebe oder Matrixgewebe der Wirkungsbereich des Hirschzungenfarnes ist. Wenn dieses System den Zusammenhang mit den Organen verliert, dadurch die Vitalität und Abwehrkraft nachläßt, ist Scolopendrium ein wichtiges Mittel. Der Astralleib wird angeregt, sich mit dem ätherischen Organismus besser zu verbinden.

Charakteristisch ist für die Farne im ganzen – dies gilt auch für die Hirschzunge –, daß die Blätter direkt vom Wurzelstock, der sich horizontal in der Erde ausbreitet, ausgehen und eine Art Rosette bilden. Sowohl die Rosetten- oder Trichterbildung als auch die horizontale Ausbreitung durch das Rhizom sind stets Ausdruck für eine starke Beziehung zum wässrigen Prinzip, in dem diese noch reinen Blattpflanzen sich ausleben.

Filix mas e radice ferm 33c D2
(Wurmfarn, Dryopteris filix-mas; Aspidiaceae):

Neben der oben charakterisierten allgemeinen Wuchsform der Farne (gewissermaßen Einheit von Wurzelstock und in Rosettenform entspringenden Blättern) ist das Blatt von Filix mas schon stärker gegliedert. Dies ist die Signatur für eine besondere Wirksamkeit des im Luftigen tätigen Astralischen in und an der Pflanze; es bleibt jedoch bei der Form der zweifachen Fiederung, es kommt nicht zur verzweigten Stengelbildung wie beim Adlerfarn.

Sowohl in der Volksmedizin wie auch in unserem Präparat wird der Wurzelstock verarbeitet, der durchaus bei zu starker Dosierung im Magen-Darm-Trakt toxisch wirkt, was zu ernsten Reiz- und Vergiftungszuständen führen kann. Die Inhaltsstoffe (Phloroglucinverbindungen) haben eine starke Wirkung auch auf Bandwurmbefall, daher der Name Wurmfarn. Es handelt sich um Nerven- und Muskelgifte, auf die auch die lähmende Wirkung auf die Taenien zurückgeführt wird.

Für uns hat der Wurmfarn neben seiner astralisierenden und tonisierenden Wirkung auf Magen und Darm noch eine andere Bedeutung, nämlich seine Beziehung zum Lymphsystem als ein vor der Blutbildung in der Embryonalentwicklung und später hinter und neben dem Blutprozeß wirksames, ursprüngliches und „kaltes" Zirkulationssystem, bei dem die Wärme noch nicht eingezogen ist.

Stets müssen wir fragen, in welcher Schicht und in welchem Bereich des menschlichen Organismus ein Heilmittel wirkt. Die Farne als ursprüngliche, um nicht zu sagen primitive Pflanzen vor der eigentlichen vollen Entfaltung der in Blatt, Wurzel und Blüte dreigegliederten Pflanzenwelt, zeigen etwas Wucherndes, so daß sie dann infrage kommen, wenn es im Menschen nicht mehr gelingt, den primären Flüssigkeitsprozeß, den Lymph- und Bindegewebsflüssigkeitsprozeß mit der Wärme und dem Ich zu durchdringen. Dies ist jedoch bei allen Eiterungen, vor allem im Knochenmarksbereich, der Fall.

Pteridium aquilinum e foliis ferm 34c D2
(Adlerfarn, Pteridium aquilinum; Hypolepidaceae):

Der Adlerfarn, ebenfalls ein Bestandteil von Conchae comp., bildet in seiner Wuchsform eine Ausnahme: Die Blattwedel stehen auf durch zunehmende Sklerenchymbildung festen und verzweigten Stengeln. Die Blätter sind von den genannten Farnen die größten, sie sind bei dreieckigem Blattumriß insgesamt dreifach gefiedert. Es kommt also zum Prinzip der Streckung, des Anhebens des

Blattbereichs über den Erdboden hinaus, sowie der Hinwendung zur umgebenden Licht-Luft-Atmosphäre.

Es besteht von der Hirschzunge über den Wurmfarn zum Adlerfarn eine geordnete Metamorphosereihe, welche M. Sommer und G. Soldner in ihrem Beitrag „Die Farne in Natur und Mensch" (Merkurstab 5/1990) herausgearbeitet haben. Während die noch kleine, ganzrandige, immergrüne Hirschzunge Kalkboden und dunkel-feuchte Standorte bevorzugt, lebt der große, mehrfach gefiederte, tief wurzelnde und nicht winterfeste Adlerfarn am liebsten auf lichtem Urgesteinsgrund. Der Wurmfarn bildet in seinen Eigenschaften eine Mittelstellung zwischen Hirschzunge und Adlerfarn aus. Von der Hirschzunge zum Adlerfarn finden wir also eine zunehmende Licht-Kiesel-Beziehung, welche sich einerseits in einer intensiveren Gliederung und Festigung äußert, andererseits aber auch mit einem Verlust an Vitalität einhergeht.

Aus dem bisher Dargestellten wird verständlich, daß wir in den Farngewächsen eine Naturverwandtschaft zum menschlichen Dünndarm sehen. Die Dünndarmzotten mit ihrer feingegliederten, den höheren Farnen vergleichbaren Form und mit ihrer lebhaften und differenzierten Beweglichkeit entsprechen dem geschilderten Bild im innermenschlichen Organbildeprozeß. Durch eine potenzierte Zubereitung aus den drei genannten Farnen wird die Dünndarmverdauung in der Art angeregt, daß das Darmmilieu mit seiner mikrobiellen Besiedelung, die Darmperistaltik, sowie die morphologische Ausgestaltung der Zotten urbildhaft eine Stütze erfahren. – Mit einem Verdauungsprozeß im weiteren Sinne haben wir es auch bei den mit diesem Kompositionspräparat gemeinten chronischen Eiterungen zu tun: Ein dem Organismus fremd Gewordenes muß zunächst abgebaut, verdaut, resorbiert und ausgeschieden werden, bevor die eigentliche Gewebeheilung einsetzen kann.

Agaricus e planta tota ferm 33b D6

(Fliegenpilz, Amanita muscaria; Agaricaceae):

Verarbeitet werden der Körper und das Myzel des weiß-roten Fliegenpilzes. Die Wirksamkeit von Agaricus in dem Präparat Conchae comp. ist ebenfalls nur verständlich, wenn man verwandtschaftliche Beziehungen zwischen dem Krankheitsprozeß, für den das Präparat gedacht ist, und der heilenden Natursubstanz auffindet. Bei den Pilzen und insbesondere bei Agaricus setzt die Astralisierung in einem noch früheren Stadium der Pflanzenevolution ein, d.h. in einem Stadium, bei dem das Pflanzenhafte noch stark mit dem Erdenprinzip vereint war. Das Astralische ist also in der Natur vorzeitig im Pflanzenwesen mit der

Eiweißbildung so beschäftigt, daß die Tendenz zu einem Prozeß entsprechend der Nervensubstanzbildung entsteht. Das ist deshalb möglich, weil der Pilz noch die Beziehung zur Erde hat. Dies ist jedoch ein Vorgang, wie er im Nervensystem später beim Menschen vorliegt. Die Wirkung des Fliegenpilzgiftes ist deshalb eindeutig auf das Nervensystem gerichtet, und hier vor allem auf das parasympathische System, welches zunächst erregt und dann gelähmt wird. Die Symptome sollen an dieser Stelle nicht aufgezählt werden. Daß vor allem auch Cholin und Muskarin substantiell im Fliegenpilz auftreten, ist dafür ein Hinweis.

In Conchae comp. übernimmt Agaricus eine Wirkung auf den Eiweißprozeß, der sich pathologisch vorzeitig aus dem Lebenszusammenhang herauslöst und sich dem toten physisch-mineralischen Zustand annähert. Agaricus hat deshalb eine tiefgreifende Wirkung auf den Eiweißzerfall und die Selbstvergiftung. Man kann – dies ist ein Hinweis Rudolf Steiners – Agaricus und überhaupt die Pilze deshalb dem Mondenzustand der Erde zuordnen und seine Wirkung dort erwarten, wo ähnliche pathologische Verselbständigungsvorgänge vergleichbar der Mondausgliederung im Menschen sich abspielen.

Argentum metallicum D4
(metallisches Silber):

Die Bedeutung des Silbers als Heilmittel wurde wiederholt dargestellt. Hier soll darauf hingewiesen werden, daß Argentum als ebenfalls dem „Mondenprinzip" zuzuordnende Substanz dann angezeigt ist, wenn der Lebensprozeß sich vorzeitig aus einem organischen Zusammenhang herauszieht, er gewissermaßen ein Eigenleben entfaltet. Die bakterizide Wirkung von ionisiertem Silber kann auch ein Hinweis darauf sein, daß durch die Überwindung der eigenätherischen Organschwäche mit Hilfe des Silbers fremdes Ätherisches zurückgedrängt wird. Als Metall wirkt es auf das Ich in den rhythmischen Vorgängen vor allem der lebenstragenden Flüssigkeitsprozesse der Lymphe und der Bindegewebssubstanzen bis in den Eiweißaufbau hinein. Es vermittelt das Eingreifen der Ich-Tätigkeit bis herunter auf die Stufe des Lebensäthers.

Conchae D4
(Austernschalenkalk, Kalziumkarbonat von Ostrea edulis):

Die Muschel, eine Molluske, auf der Lebens- und Entwicklungsstufe des Lymphsystems stehenbleibend, vermag ihre Vitalität dadurch zu erhalten, daß sie die Astralisierung mit Hilfe des Kalkgeschehens in ihrem Eiweiß ständig durch

Abscheidung des Kalkes überwindet. Es ist Conchae das Urmittel für die Beherrschung des Lymphsystems und der Eiweißbildung.

Ein Überschuß und nicht mehr genügendes Beherrschen des Lymph-Eiweiß-Geschehens – etwa bei so schweren Eiterungen wie der Osteomyelitis – kann durch dieses Kalkpräparat, welches durch das Tierwesen gegangen ist, überwunden und vom Astralleib neu ergriffen werden. Der tierische Kalk – im Unterschied zum pflanzlichen Kalk beispielsweise der Eichenrinde – wirkt unmittelbar auf die ätherische Organisation belebend. Gleichzeitig wird das Eingreifen der höheren Wesensglieder Ich-Organisation und Astralleib begünstigt. Der einseitige, aus dem Lebenszusammenhang herausfallende Eiweißprozeß wird mit Hilfe von Conchae und den übrigen genannten Heilmittelbestandteilen wieder der Ganzheit des menschlichen Leibesgefüges, vor allem der Wärme- und Ich-Organisation zugeführt.

Conchae comp. ist ein Heilmittel, das geeignet ist, dann eingesetzt zu werden, wenn das Eiweiß aus dem Lebensprozeß herausgefallen ist. Das Präparat richtet einen Appell an die Ich- und astralische Organisation, so daß zerfallenes Eiweiß abgebaut und überwunden, d.h. ausgeschieden werden kann.

Entstehung: Ärztekreis des Klinisch-Therapeutischen Instituts, Arlesheim, Leitung Frau Dr. med. Ita Wegman, 1930–1935.

Darreichungsform

1. Injektionslösung
2. Globuli velati

Indikationen

Zur Anregung der Ich- und Empfindungsorganisation, aus dem Lebensprozeß herausgefallenes Eiweiß abzubauen und zu überwinden, d.h. auszuscheiden, z. B.

1. Chronische Eiterungen (bei Fisteleiterungen im Wechsel mit Quarz D12)

1.1. Als Adjuvans bei Osteomyelitis

2. Als Adjuvans bei Knochen- und Gelenktuberkulose

3. Zur Entgiftung bei Karzinom und beginnender Kachexie

Conjunctiva comp.

Für das Präparat Conjunctiva comp. gelten im wesentlichen die Gesichtspunkte, die zu dem Präparat Echinacea/Quarz comp., Augentropfen geführt haben, jedoch ist in Conjunctiva comp. neben den Bestandteilen Echinacea, Argentum, Quarz und Atropa belladonna zusätzlich das Organpräparat Conjunctiva in mittelhoher Potenz enthalten.

Echinacea e planta tota ferm 33c D2
(blaßblütiger Sonnenhut,
Echinacea pallida; Compositae);

Argentum metallicum D29
(metallisches Silber);

Quarz D19
(Bergkristall, Kieselsäureanhydrid);

Atropa belladonna ex herba ferm 33a D14
(Tollkirsche, Atropa belladonna; Solanaceae);

} siehe Echinacea/Quarz comp., Augentropfen

Conjunctiva Gl D16
(Tunica conjunctiva, Augenbindehaut):

Die Ergänzung durch das potenzierte Organpräparat soll die Bindehaut selbst in ihrer entzündlich bedingten Stoffwechselübertätigkeit therapeutisch beeinflussen. Die Wirksamkeit des potenzierten Organpräparates auf die ätherische Organisation wurde wiederholt beschrieben. Bei chronischen Bindehautentzündungen kann davon ausgegangen werden, daß die ätherische Organisation im Bindehautbereich des Auges geschwächt oder in ihrer Vitalität reduziert ist. Die Entzündungsbereitschaft ist dann der Versuch, die nachlassende Lebendigkeit, Reaktion und physiologische Funktion wieder in den gesamtätherischen Organismus einzubeziehen. Dies ist der tiefere Sinn der chronischen Entzündung. Durch das vorliegende Präparat kann eine Unterstützung des Organismus und eine Überwindung des chronisch schwelenden Prozesses in Richtung Heilung bewirkt werden.

Entstehung: WALA-Ärztekreis, Dr. med. Heinz-Hartmut Vogel, 1970.

Darreichungsform

1. Injektionslösung
2. Globuli velati

Indikationen

Bei entzündlich-ödematösen Quellungen der mesenchymalen Bindegewebsorganisation des gesamten Auges zur Förderung der Durchgestaltung, z.B. bei akuter und chronischer Konjunktivitis.

Cor/Aurum I und II (früher: Cor/Aurum D4/10 und D15/10)[51]

Ähnlich wie bei Hepar/Stannum liegt auch Cor/Aurum in zwei Modifikationen vor mit einer tiefen und einer höheren Potenz des Organpräparates. Für die Wahl der Potenzhöhe gilt die allgemeine Regel:
tiefe Organpotenzen – bei degenerativen Prozessen;
hohe Organpotenzen – bei entzündlichen Prozessen.

Die allgemeinen Gesichtspunkte zu den Organ-Metall-Kombinationen sind in der Einleitung besprochen.

Cor Gl D5 bzw. D16
(Herz):

Die tiefe Potenz Cor regt – etwa wie eine Gabe Sulfur – die Stoffwechseltätigkeit des Organs an. Die ätherischen Organfunktionen werden belebt und empfänglich gemacht für die *in* dem Organ wirksamen höheren Wesensglieder Ich- und astralische Organisation. Degenerative Organveränderungen, Erschöpfung der ätherischen Kraft, Myodegeneratio cordis, Altersherz, werden durch tiefe Potenzen günstig beeinflußt. Die hohe Potenz von Cor spricht dagegen die *aus* der organischen Grundlage sich lösenden und nun im Sinne der in ordnenden und formenden Gesetzmäßigkeiten wirkenden höheren Wesensglieder an. Ein zur Auflösung tendierendes Entzündungsgeschehen wird wieder entsprechend strukturiert und durchgestaltet.

---

[51]) *Zur Deklaration der Potenzhöhe der Bestandteile siehe Einleitung S. 62*

Die Ich-Organisation wirkt in der Wärme. Sie bewirkt Erhöhung und Senkung der Temperatur durch wechselnd intensives Eingreifen. Das Feld ihrer Wirksamkeit ist das Grundgewebe, das Mesenchym und die mesenchymale Grundsubstanz im lockeren Bindegewebe, in sämtlichen Organflüssigkeiten, in Lymphe und Blut. Die Ich-Organisation ist zwischen gebundener (endothermer) und freier (exothermer) Wärme tätig. Die gleiche Polarität wird im Kohlenstoff- und im Kieselprozeß anschaulich: Die Kohle hat Wärmequalität in sich aufgenommen und gebunden, die mit ihrer Verbrennung wieder freigesetzt werden kann, während der kühle, durchsichtige Quarz seine Wärme bereits abgegeben hat und nicht mehr brennbar ist. Im Menschen wird physisch-substantielle, sulfurische Stoffwechselwärme in seelisch-geistige Wärme umgewandelt. Bewirkt wird diese ständige Verwandlung durch die Tätigkeit der Ich-Organisation im Herzen.

Die astralische Organisation wirkt im Eiweißaufbau und -abbau des Herzmuskels. Sie löst über den Kalkprozeß eine Abkühlung im Blut-Muskel-Geschehen aus und damit die Zusammenziehung, Verdichtung des Myoglobins im Herzmuskel. Die Ich-Organisation wiederum lebt sowohl in der Blut- und Muskelerwärmung als auch in ihrer Abkühlung. Es ist das Zusammenspiel von Ich und Astralleib, was den Pendelschlag des Herzens ermöglicht. Indem das Ich den Astralleib in sich aufnimmt, begleitet es ihn zunächst in die seiner ablähmenden Tendenz entsprechende Muskelverdichtung und -kontraktion. Anschließend führt das Ich durch die dann einsetzende, vorübergehende Steigerung der Wärmebildung den astralischen Leib wieder in die Peripherie, befreit ihn aus der Verdichtung. Der Astralleib, auf sich selbst gestellt, würde in der Zusammenziehung gefesselt bleiben. Erst die ordnende Ich-Tätigkeit ermöglicht ihm ein rhythmisches Eingreifen und Lösen, was dann Systole und Diastole im Herzorgan bewirkt.

Das Organpräparat Cor enthält alle Gewebeteile des Herzens und spricht als Heilmittel sowohl die Herzmuskulatur als auch die Flüssigkeitsprozesse im Herzbindegewebe an.[52)]

Aurum metallicum D9
(metallisches Gold):

Gold (Au) steht in der Mitte der sieben Metalle. Seine Leitfähigkeit gegenüber Wärme und Elektrizität liegt etwa in der Mitte zwischen der Leitfähigkeit von Blei

[52)] *Vgl. H.-H. Vogel „Beiträge zu einer medizinischen Menschenkunde" 1, II, S. 323 ff.*

und Silber: Silber hat die relative Einheit 100, Blei ca. 8, Gold ca. 73 (elektrische Leitfähigkeit bei Zimmertemperatur).

Seine edle Natur geht aus der Unangreifbarkeit gegenüber Wasser hervor. Es bedarf des Königswassers, der Mischung aus konzentrierter Salpetersäure und konzentrierter Salzsäure, um Gold zur Lösung zu bringen.

Aurum bildet eine ideale Mitte zwischen den paracelsischen Prinzipien Sal und Sulfur. Seine merkuriale, vermittelnde Wirksamkeit wird therapeutisch aufgerufen bei folgendem, für das Aurum-Bild typischen Krankheitsprozeß: bei der Kongestion von arteriellem Blut und Bindegewebsflüssigkeit im linken Herzen, welche eine Herzinfarktgefährdung darstellt. Es ist die Quellung der Bindegewebsgrundsubstanz, zu der Aurum eine ursprüngliche, dynamisch-kräftemäßige Beziehung hat. Zur „Aurum-Pathologie" gehört des weiteren eine Bindegewebsverdichtung und -sklerose im Bereich der Aorta, den Arteriae coronariae und Fibrosierung im Bereich der Gelenke (Bindegewebsgelosen, rheumatische Gelenkserkrankungen).

Im Blut selbst kommt es durch die flüssigkeitsbindende Grundsubstanzwirkung,die substantiell an das dem Kollagen ähnliche Fibrinogen gebunden ist, ebenfalls zu einer „Kongestion", d.h. zu Blutstau und vermehrtem Blutvolumen. – Entspricht die Gesamtverfassung des Patienten dem homöopathischen Aurum-Bild mit echter Plethora, Hypertonie und Polyzythämie, so ist eine Therapie mit Aurum D30 sinnvoll. zum Beispiel auch in der Kombination Arnica/Aurum 20/30 oder Aurum/Equisetum 30/15.

Zusammenfassung

Aurum in der neunten Dezimalpotenz entspricht der merkurialen Aurum-Wirksamkeit. Die Ich-Tätigkeit in ihrer Mitte- und Mittlerfunktion im Herz-Wärme-Geschehen wird angeregt. Die tiefe bzw. höhere Potenz der Zubereitung aus dem Herzorgan selbst bewirkt die oben angegebene Belebung (Cor Gl D5) bzw. die Entzündungshemmung (Cor Gl D16). Der Indikation entsprechend wird dann das jeweilige Präparat gewählt.

Entstehung: WALA-Ärztekreis, Dr. med. Heinz-Hartmut Vogel, 1975.

Darreichungsform

Injektionslösung

Indikationen

A: Cor/Aurum D4/10:
Zur Belebung der ätherisch-organischen Herztätigkeit bei vorzeitiger Trennung der Ich- und Empfindungsorganisation von der organischen Grundlage, z.B. bei Myodegeneratio cordis.

B: Cor/Aurum D15/10:
Zur Anregung der Formkräfte bei zu intensivem Eingreifen der Ich- und Empfindungsorganisation im Herzorgan, z.B. bei Myokarditis.

Cornea/Levisticum comp.
Cornea/Levisticum comp., Einzeldosis-Augentropfen

Bei der Konzeption des Präparates wurden zweierlei Zielrichtungen verfolgt. Erstens sollte durch die Verarbeitung der lichtbrechenden Medien Cornea, Lens cristallina und Corpus vitreum zusammen mit dem Nervus opticus die in dem Sinnesorgan Auge reduziert tätige ätherische Organisation belebt werden. Zum anderen kann die astralische Tätigkeit im Ätherleib des Auges spezifisch angeregt werden durch Calcium carbonicum aus der Eichenrinde zusammen mit dem Dekokt der Eichenrinde. Dadurch soll eine verbesserte Ausscheidung mit Hilfe des strukturgebenden Kalkprozesses in Gang gebracht und einer vorzeitigen Ausfällung von Eiweiß, vor allem in der Linse, aber auch in der Hornhaut, entgegengewirkt werden.

Cornea Gl D6
(Hornhaut des Auges):

Die Hornhaut geht unmittelbar aus dem Ektoderm hervor und bleibt auf einer frühembryonalen Stufe stehen, die dem späteren Stratum lucidum der Haut entspricht. Die Verhornung, die etwa um den vierten Embryonalmonat auf der übrigen Haut einsetzt, unterbleibt im Bereich der Cornea. Die Hornhaut ist zeitlebens durchsichtig. Der frühembryonale Zustand der Hornhaut zeigt sich auch bei der Hornhautübertragung, wobei es im allgemeinen zu keinen Abstoßungsreaktionen kommt. Diese Tatsache beruht auf einer vorindividuellen und gleichsam noch kosmisch-allgemeinen Verfassung dieses Hautanteiles. Diese Qualität wird bei einer Applikation von Cornea in potenzierter Form aktiviert.

Lens cristallina Gl D6
(Augenlinse):

Die Linse ist ebenfalls – durch einen Einstülpungsprozeß – vor allem ektodermaler Herkunft und somit organischer einseitiger Ausdruck eines Nerven-Sinnes-Prozesses. In ihrer Bildung hat sich der Empfindungsorganismus (Astralleib) auf das intensivste und unmittelbar mit der physischen Organisation verbunden. Dadurch ist ihre kristalline Struktur und die schon physiologisch gegebene Tendenz zur Verhärtung und Entvitalisierung bedingt. – Zu geringe Belebung über das Augenwasser, die Unelastizität der Linsenkapsel im Alter, welche die Grundlage von Eiweißausfällung und -verdichtung schafft, auch Linsentrübung infolge von Cortison-Behandlung sind u.a. Indikationen für eine therapeutische Anwendung des potenzierten Augenlinsen-Organpräparates.

Corpus vitreum Gl D6
(Glaskörper des Auges):

Der Glaskörper ist mesenchymaler Herkunft; seine Substanz entspricht im wesentlichen der Bindegewebsgrundsubstanz (Verhältnis von Wasser zu Hyaluronsäure wie 97:3) und ist als solche durch ihren feinen Kieselgehalt organischer Träger der Ich-Organisation.

Nervus opticus Gl D5
(Hirnnerv II – Sehnerv):

Das Organpräparat des Sehnervs soll die nachlassende Tätigkeit von Ich und Astralleib im Nervengeschehen des Auges anregen. Potenzierte Organpräparate tierischer Herkunft haben eine unmittelbare Wirkung auf den Ätherleib des erkrankten Menschen; d.h. das potenzierte Organpräparat fordert in spezifischer Weise im homologen menschlichen Organ die Tätigkeit des Ätherleibes heraus.

Levisticum e radice ferm 33c D5
(Liebstöckelwurzel, Levisticum officinale; Umbelliferae):

Levisticum hat, wie alle Umbelliferen, eine besondere Beziehung zu den Licht-Wärme-Prozessen der Niere, wirkt jedoch auch überall dort im Organismus, wo „Nierenprozesse“ tätig sind. Die beseelenden Atmungsvorgänge sind im Auge so, daß dort die Einatmung zurücktritt, die Ausatmung normalerweise betont ist. Wenn nun die Ausatmung zu schwach ist und pathologischerweise das Physisch-Ätherische des Auges dominiert mit der Folge von Degenerationsvorgängen in Linse und Hornhaut, so muß die Tätigkeit des Astralleibes im Ätherleib des Auges angeregt werden. Dies ist mit Liebstöckelwurzel möglich. Wegen seines charakteristischen Duftes könnte man den Liebstöckel als das „pflanzliche Vitamin B“ bezeichnen. Es sind die Gestaltungskräfte im Chemisch-Ätherischen des Sinnes-Menschen, die hier durch die Wurzel besonders angeregt werden.

Quercus e cortice cum Calcio carbonico D12
(Eichenrindendekokt, potenziert in einer wässerigen Lösung von Kalziumkarbonat aus Eichenrinden-Asche);

Der vegetabilische Kalk aus der Eichenrinde wird nach einem besonderen Verfahren zu einem Heilmittel gegen Eiweißallergie und allgemein allergische, humorale Sofortreaktionen verarbeitet. Der Herstellung des Präparates lag der Gedanke zugrunde, daß nach anthroposophisch-menschenkundlicher Konzeption pflanzliche Heilmittel auf die Tätigkeit des Astralleibes einwirken, d.h. die Überwindung des in den Organismus eingeführten pflanzlichen Präparates reguliert gleichzeitig den Empfindungsorganismus. Neben dem aus der Eichenrindenasche gewonnenen Kalk sollten die durch die Abkochung aufgeschlossenen Gerbsäuren ebenfalls in das fertige Präparat eingehen. Die Gerbsäuren stärken die dem Kalkprozeß innewohnenden Gestaltungskräfte innerhalb des Körpereiweißes,welche bei Ablagerungen innerhalb der lichtbrechenden Medien einer Anregung und eines Anstoßes zur Wiederauflösung bedürfen. Dies gilt vor allem für die Kalkablagerungen und Eiweißverdichtungen bei Trübungen in der Linse.

Rosae aetheroleum D7
(ätherisches Öl aus den Blütenblättern von Rosen-Arten; Rosaceae):

In den Cornea/Levisticum comp., Augentropfen, ist zusätzlich ätherisches Rosenöl enthalten, welches den Wärme-Luft-Prozeß im Auge anregt.

Zusammenfassung

Das Gesamtpräparat Cornea/Levisticum comp. ist geeignet, den im Liebstöckel wirksamen chemischen und lichtätherischen Prozeß in den lichtbrechenden Medien des Auges zu beleben, daher die Indikation bei degenerativen Prozessen wie Trübung der lichtbrechenden Medien, Hornhauttrübungen und Keratokonus.

Entstehung: WALA-Ärztekreis, Dr. med. Heinz-Hartmut Vogel, 1974.

Darreichungsform
1. Injektionslösung
2. Augentropfen

Dosierung und Art der Anwendung
Soweit nicht anders verordnet:

1. Injektionslösung:
3 mal wöchentlich bis 1 mal täglich jeweils 1 ml subcutan injizieren.

2. Augentropfen:
1–2 mal täglich jeweils 1 Tropfen in den Bindehautsack beiderseits einträufeln.

Indikationen
Zur Belebung der ätherischen Organisation und damit der Flüssigkeitsprozesse im Auge, z.B.
1. Trübung der lichtbrechenden Medien
1.1. Hornhauttrübungen
2. Keratokonus

Crataegus/Cor comp.

Crataegus/Cor comp. wurde entwickelt als allgemeines Präparat zur Entlastung des Herzens von verstärkten Einflüssen aus dem Blutbereich einerseits (Crataegus) und aus dem Atmungsbereich andererseits (Nicotiana tabacum). Vor allem sollte der Atmungsprozeß und damit die Sauerstofftätigkeit im Herzen reguliert werden. Die in der Komposition enthaltenen pflanzlichen Substanzen sollen die Empfindungsorganisation in der genannten Weise anregen, die mineralischen Substanzen die Ich-Wärme-Organisation.

Cerit D5
(natürliches Natrium-Cer-Calcium-Eisen-Silikat):

In dem natürlich vorkommenden Cerit haben wir es mit einer komplexen Salzverbindung zu tun, die sich um das zu den seltenen Erden zählende Element

Cer bildet. Natrium, Calcium, Eisen und Kieselsäure gruppieren sich so um das Cer, daß eine Verbindung entsteht, die einen ganzen Organismus nachahmt.

Natrium entspricht dem menschlichen Nierenprozeß und dem ganzen Flüssigkeitsprozeß bis in das Herzorgan hinein. – Das Calcium ist der Lunge zuzuordnen und stellt in bezug auf das Herz die Verbindung zur Gewebeatmung und zur „Kalkatmung" während der systolischen Herzkontraktion dar. – Der Eisenbestandteil ruft im Blut eine Erregung hervor, die in unmittelbarem Zusammenhang steht mit der Sauerstoffaufnahme. – Schließlich entfaltet der Kieselanteil des Cerits seine Wirksamkeit im Herzmuskelbindegewebe und ermöglicht hier die Tätigkeit der Ich-Organisation, die im Rhythmus des Herzens lebt.

Im Zentrum der geschilderten Prozesse befindet sich das Cer, ein Element, für das wir ein Verständnis aus seiner Stellung im periodischen System der Elemente, ausgehend von der Betrachtung durch Bindel und Blickle[53]) suchen wollen. Cer ist unter den Seltenerdmetallen das am häufigsten vorkommende Element und steht in der Reihe Kohlenstoff – Silicium – Cer – Blei – Thorium auf der tiefsten Stufe der seltenen Erden, das heißt auf der Stufe der größten materiellen Verdichtung. Des weiteren ist Cer dem Lanthan sehr ähnlich, welches in der Gruppe Stickstoff – Phosphor – Arsen – Antimon – Lanthan – Wismut einer „Atmungsreihe" zugehört. Das sind eine Reihe von Substanzen, die, arzneilich verwendet, auf den verschiedenen Lebensstufen des menschlichen Organismus das Eingreifen der seelischen Organisation ermöglichen. Die starke Affinität des Cer zur Luft geht auch daraus hervor, daß es beim Feilen an der Luft sich selbst entzündet und mit lebhaftem Glanz verbrennt. Diese Eigenschaft findet übrigens in den Taschenfeuerzeugen Verwendung (Cer-Eisen-Gemisch). – Weiter bildet ein Thorium-Cer-Nitrat-Gemisch beim Verglühen ein stabiles „Asche-Gerüst".

Aus diesen Phänomenen kann auf die Wirksamkeit des Cer, vor allem in Verbindung mit Eisen, geschlossen werden. Der Atmungs-Wärme-Prozeß wird in die äußerste Verhärtung und Verdichtung getrieben, die Sauerstoffutilisation des Herzens begünstigt. Cer wirkt einem Zu-physisch-Werden des Herzens entgegen. Die oben beschriebenen Elemente verbinden sich in dem Kristall Cerit so mit dem Cer, daß das Herzorgan an die übrigen großen Organprozesse angeschlossen wird.

---

[53]) *Vgl. E. Bindel und A. Blickle „Zahlengesetze in der Stoffeswelt und in der Erdenentwicklung", Beiträge zu einer Substanzforschung, I, 1952, Hybernia-Verlag.*

Crataegus e foliis et fructibus ferm 33d D2
(Blätter und Früchte des ein- und zweigriffeligen Weißdorns, Crataegus laevigata und Crataegus monogyna; Rosaceae):

Zum Verständnis der Wirksamkeit von Crataegus-Blättern und -früchten muß ein in der Weißdorn-Signatur sich aussprechender Doppelprozeß ins Auge gefaßt werden. Auf der einen Seite weist der Strauch einen starken, frühzeitigen Blütenprozeß auf: Die ganze Gestalt wird von einem weißen Blütenfeuer ergriffen, das rasch wieder abklingt, indem die Blüten vergilben und bräunlich werden. Diese starken Licht-, aber auch Wärmekräfte stehen, wie von außen wirkend, einer ausgesprochenen Vitalität gegenüber, die sich, sobald sie sich äußert, sogleich wieder zurückgedrängt findet. Trotz des intensiven anfänglichen Sproßwachstums ergibt sich eine gedrungene, sparrige, hartholzige Pflanzengestalt. Auch die Blattform entsteht aus dem Wechselspiel dieses Doppelprozesses: Die Blattperipherie, die, nach außen mehrfach eingeschnitten, zur Ausbreitung tendiert, wird stengelwärts straff zusammengehalten.

Menschenkundlich haben wir es zum einen mit einer Abmilderung des ätherischen Blutprozesses bei verstärktem venösen Blutandrang und Einströmung in das Herz mit resultierender Tachykardie und Angina pectoris zu tun. Das Herz wird von dieser Überwältigung durch die venöse Blutbewegung entlastet. Zum anderen wird der astralische Prozeß über die Atmung und den Bluteinstrom von der Lunge über das linke Herz eher gekräftigt. Die Systole wird gestärkt, und es kommt zu einer Erweiterung und vermehrten Durchblutung der Koronarien. So kann die tonisierende Wirkung des Weißdorns auf die Herztätigkeit begriffen werden.

Bei der Therapie kann noch folgendes pharmazeutische Detail Berücksichtigung finden: Bei der Zubereitung der Globuli wird Crataegus-Grundsubstanz zweiprozentig aufgebracht, während in den Ampullen die Tiefpotenz enthalten ist.

Cor Gl D7
(Herz):

Verarbeitet wird das ganze Herz, d.h. sowohl Teile der Vorhöfe als auch der Kammern. Im Interstitium des Herzens findet der Ausgleich zwischen dem rechten, venösen, vor allem den chemisch-ätherischen Kräften unterliegenden Herzen und der linken, arteriellen, von den lichtätherischen und astralischen Prozessen besonders ergriffenen Herzwirksamkeit statt.

In der vorliegenden Komposition bewirkt das potenzierte Organpräparat Cor eine Belebung des gesamten ätherischen Herzens, indem sowohl die Kräfte des rechten als auch des linken Herzens zur Tätigkeit aufgerufen werden. Wenn die ätherische Organisation im Herzen zu schwach tätig ist, droht der Schwächezustand in eine Myodegeneratio cordis einzumünden.

Die homöopathische Anwendung von Cor hat hier eine belebende und intensivierende Wirkung auf den Zusammenhang von physischem Herzen und Ätherherz.

Cinis Avenae cum Magnesio phosphorico D5
(Asche von gekeimten Haferkörnern mit Magnesiummonohydrogenphosphat):

Bei diesem Bestandteil handelt es sich um angekeimte Haferkörner, die einem Veraschungsprozeß unterzogen und dann mit Magnesiumphosphat vermischt werden. Die genauere Heilmittelwirkung ist bei dem Präparat Magnesium phosphoricum comp. beschrieben.

Hier sei nur so viel gesagt, daß durch die Sal-Eigenschaften von Magnesium phosphoricum das Eingreifen der Ich-Tätigkeit im Herzen vermittelnd begünstigt wird; das Freiwerden von Licht- und vor allem auch Wärmekräften in Magnesium phosphoricum geben dem Ich die Möglichkeit, von neuem in die Herztätigkeit einzuwirken.

Nicotiana e foliis ferm 33b D9
(Blätter der Tabakpflanze, Nicotiana tabacum; Solanaceae):

Die Tabakpflanze ist ein Nachtschattengewächs, das in den tropischen Gegenden Amerikas beheimatet ist und in seinen großen, die ganze Pflanzengestalt beherrschenden Blättern Alkaloide wie das Nikotin bildet. Als Blattpflanze hat Nicotiana einen Bezug zu den Herz-Kreislauf-Organen, die sie als Heilmittel von einer Überwältigung durch die astralische Organisation befreit.

Krampfartige, anfallsweise Geschehen sind typisch für die Nicotiana-Wirkung, dazu gehören pektanginöse Anfälle und auch Unregelmäßigkeiten im Rhythmus der Herzfrequenz und der Atmung. Wir haben es bei Nicotiana mit einem Zurückziehen der Wärme aus der Peripherie zu tun. Der Patient ist ängstlich, hat kalte und blasse Extremitäten und erscheint im Extremfall aschgrau und verfallen. Die Wärmeprozesse in der Körperperipherie sind also zu schwach, während es zentral – im Herzen und auch in der Niere – zu einer Gefäßverengung und unter Umständen sogar zu einem „Gefäßkrampf" kommen kann.

Entstehung: WALA-Ärztekreis, Leitung Frau Dr. med. Margarethe Hauschka, 1954.

Darreichungsform

1. Injektionslösung
2. Globuli velati

Indikationen

Zur Entlastung des Herzens von verstärkten Einflüssen aus dem Blut-Stoffwechsel- und Atmungsbereich, z.B. bei

1. anginösen Herzbeschwerden bei koronarer Herzkrankheit; Zustand nach Infarkt
2. funktionellen Herzbeschwerden, wie Herzstechen
3. leichter Atemnot durch Nikotinabusus oder gehetztes Berufsleben
4. Asthma cardiale, Altersherz
5. vorwiegend bradykarden Rhythmusstörungen
6. Überanstrengung

Cuprum aceticum comp.

Der Rezeptur liegt die Auffassung zugrunde, daß das Bronchialasthma auf der Unfähigkeit des Astralleibes beruht sich in die Nierenorganisation rhythmisch einzugliedern. Das wesentliche Hindernis dafür ist aufgrund dieser Konzeption eine „Blockierung", Erstarrung bzw. Verfestigung der ätherischen Organisation der Niere, die in erster Linie auf der Tätigkeit des Lichtäthers beruht. In den Lichtprozeß greift in der Niere der Astralleib über den in diesem Organ intensiven Sauerstoffprozeß ein. Infolge der im Laufe der Entwicklungsgeschichte erst spät und heftig erfolgenden Arterialisation der Niere wohnt diesem Organ immer eine gewisse Schwäche und Tendenz zu einem Nachlassen der Nierenatmung und damit der Umwandlung des Kohlenstoffes in lebendige Kohlensäure inne. Es kommt in der Nierenorganisation zu einem Rückfall in Richtung auf die frühere „venöse Stufe" der Vorniere. Dies entspricht dem Kupferbild.

Cuprum aceticum D5
(Kupfer (II)-acetat):

Es wurde Cuprum aceticum gewählt, weil das Säureelement in Verbindung mit dem Kupfer den primären Kupferprozeß, der im venösen Bereich tätig ist, an die astralische Organisation anschließt. Das Auftreten von Säuren ist gleichsam die „Fußspur" für die Wirksamkeit des Astralleibes. Dies gilt insbesondere auch für den Gesamtorganismus im Hinblick auf eine Verschiebung des pH-Wertes im Blut. Alkalität bedeutet demgegenüber ein Überwiegen der ätherischen Tätigkeit. Eine ähnliche Verbindung, die bei der Differentialtherapie des Asthma bronchiale in Frage kommt, ist Olivenit, die natürliche arseniksaure Verbindung des Kupfers. Hier ist es das Arsen, welches in dem Salz den Bezug zur astralischen Organisation herstellt.

Kupfer wird deshalb eingesetzt, weil es sich aufgrund unserer Auffassung beim Asthma bronchiale um eine ungenügende arterielle Durchatmung der Niere handelt. Das venöse Prinzip beginnt, sich wieder im Nierenbereich bemerkbar zu machen. Die Atemschwäche der Niere setzt sich auf die Atmungstätigkeit der Lunge fort. Die Unfähigkeit auszuatmen, d.h. die Kohlensäure aus dem venösen Blut zu lösen, ist das hervortretende sekundäre physiologische Symptom und führt zu der bedrohlichen Asphyxie bis hin zum Status asthmaticus. Die Kohlensäureüberladung des venösen Blutes wird in der Peripherie an der blauroten Verfärbung des Gesichtes sichtbar. Es besteht eine Empfindlichkeit gegenüber äußerer Wärme bei diesem Krankheitsbild. Die Venosität dominiert bis in das arterielle Gebiet hinein. Im Zusammenhang damit steht die Wärmestauung und die Polarisierung der astralischen Organisation, die einerseits vor allem im „unteren" Menschen im venösen Blut „untergetaucht" verharrt und die Ausatmung verhindert, zum anderen überwiegend im „oberen" Menschen entsprechend der Dynamik des Nerven-Sinnes-Systems überstark tätig wird und eine Tendenz zur Spastik und Auskühlung des Organismus in sich trägt. Sowohl im „unteren" als auch im „oberen" Menschen ist die Empfindungsorganisation im Verhältnis zu der ihr an dieser Stelle physiologischen Art des Eingreifens überstark tätig. So wird die grundlegende, krampflösende Wirkung von Cuprum und Cuprum aceticum, welche die Arzneimittellehre hinsichtlich des Blutgefäßsystems, der Bronchien und der Hohlorgane des Verdauungsbereiches beschreibt, auf dem Hintergrund des anthroposophischen Menschenbildes verständlich. Im übrigen hat sich bei Asthmatikern oft ein abendliches Einreiben der Nierengegend und evtl. auch der Füße mit Kupfer-Salbe, rot bewährt.

Nicotiana e foliis ferm 33b D9
(Blätter der Tabakspflanze, Nicotiana tabacum; Solanaceae):

Auf die Beziehung des Tabaks und des Tabakgiftes Nicotin auf den atmenden Menschen und besonders den Gefäßbereich wurde bereits hingewiesen. Nicotiana tabacum ist deshalb ein wichtiger Bestandteil dieses Präparates, weil durch die ungenügende Sauerstoff-Gewebeatmung der Niere das Nierengefäßsystem zunehmend erstarrt, zunächst sich verengt und dann sklerotisiert. Vor allem wird dann ein Nachlassen der Nierendurchwärmung bewirkt. Nicotiana tabacum ist ein ausgesprochenes Kältemittel. Es ist bekannt, daß durch Nicotin der Wärmemantel des Menschen sich ins Innere zurückzieht und die Beweglichkeit der Wärmeorganisation erstarrt. Durch die Tabakblätter in mittlerer Potenz ist Cuprum aceticum comp. auch bei bestimmten Gefäßerkrankungen kleiner Arterien, die sich z.B. in einer Raynaudschen Symptomatik äußern, hilfreich. Hierzu gehört die Endangiitis obliterans (Winiwarter-Buerger), eine chronisch segmentale Entzündung der Extremitätenarterien, welche gehäuft bei Rauchern auftritt.

Renes Gl D5
(Organpräparat von der gesamten Niere):

Das Organpräparat Renes wurde hinzugefügt, um den lethargisch werdenden Ätherleib der Niere zu beleben und ihn für die Aufnahme der astralischen Organisation bereit zu machen. Wie oben erwähnt, handelt es sich bei der Disposition zum Asthma bronchiale um einen primär geschwächten lichtätherischen Organismus im Nierenbereich.

Durch die zusammenfassende Wirkung eines mineralischen (Cuprum aceticum), eines pflanzlichen (Nicotiana tabacum) und eines tierisch-organischen Bestandteiles (Renes) werden die Wesensglieder Ich-Organisation, astralische und ätherische Organisation geordnet. Die dreifache Wirkung umfaßt das gesamte pathologische Bild der Wesensgliederverschiebung im Asthma bronchiale, dem Hauptanwendungsgebiet von Cuprum aceticum comp. Hier wird vor allem die in die Niere nicht mehr genügend eingreifende Empfindungsorganisation in die rhythmische Atemtätigkeit der Niere wieder eingeordnet. Im Asthmaanfall hat sich eine subkutane Injektion zwischen den Schulterblättern oder über den Nieren bewährt.

Entstehung: WALA-Ärztekreis, Dr. med. Heinz-Hartmut Vogel, 1966.

Darreichungsform
Injektionslösung

Indikationen
Zur Regulierung des Zusammenwirkens von Ich-, Empfindungs- und ätherischer Organisation, insbesondere zur rhythmischen Einordnung der Empfindungsorganisation im Bereich der Niere, z.B.

1.1. Asthma bronchiale
1.2. spastische Bronchitis (evtl. im Wechsel mit Nicotiana comp.)
2.1. Endangiitis obliterans
2.2. Morbus Raynaud
3. intestinale Spasmen

Cuprum oxydulatum rubrum, Unguentum

s. Kupfer-Salbe, rot

Cuprum/Nicotiana, Unguentum

Das Präparat Cuprum/Nicotiana, Unguentum sollte Atmungs- und Blutorganisation in ein rhythmisches Verhältnis zueinander setzen, vor allem im Bereich der großen Beinvenen. Die Gefäßwandwirkung (Nicotiana) und die venöse Blutströmung (Cuprum) sollen in ihrem Verhältnis zueinander abgestimmt werden. Neben den Durchblutungsverhältnissen der Extremitäten bezieht sich die Wirkungsrichtung dieser Salbe weiter auf abdominelle Krankheitsprozesse, insofern sie durch ein nicht richtiges Eingreifen der astralischen Organisation bedingt sind.

Cuprum oxydulatum rubrum (zu 0,4% enthalten)
(Kupfer (I)-oxid):

Die Einführung des Kupfers in die anthroposophische Therapie – sowohl des metallischen Kupfers als auch des roten Kupferoxids (Cu_2O) – geht auf Frau Dr. med. Ita Wegman (Klinisch-Therapeutisches Institut, Arlesheim) zurück. Die Wirkung des Kupfers über die Haut auf den Wärmeorganismus, d.h. die „Wärmestrahlung“ des Kupfers, ist die wesentliche therapeutische Absicht. Darüber hinaus ist damit zu rechnen, daß eine feinste Kupferwirkung im homöopathischen Sinn durch die Resorption über die Haut erreicht wird.

Die Beziehung des Kupfers zum venösen Blut ist auch in der Physiologie bekannt. So besteht z.B. ein erhöhter Serumkupferspiegel in der Schwangerschaft. Die Kupfer-Eisen-Relation ist bei entzündlichen Prozessen von Bedeutung. Dies bedeutet, daß das Kupfer im Organismus als Prozeß die höheren Wesensglieder Astralleib und Ich-Organisation sich mit den Flüssigkeitsprozessen verbinden läßt, vor allem im venösen Bereich. Kupfer ist eine „Atmungssubstanz", worauf die Kupferatmung bei Weichtieren hinweisen kann.

In dem Präparat Kupfer-Salbe, rot und in Cuprum/Nicotiana, Unguentum regt Kupfer insbesondere die Blutverteilung, die Durchwärmung und damit die Durchatmung des unter der Salbenanwendung liegenden Gewebes an.

Nicotiana e foliis ferm 33b D1 (0,001%) [54])
(Blätter der Tabakpflanze, Nicotiana tabacum; Solanaceae):

Nicotiana tabacum nimmt in dem Präparat eine wichtige Stellung ein. Es handelt sich bei den genannten Indikationen um ein Überwältigtwerden des ätherischen Prozesses in den Organgebieten Haut, Magen und Niere durch die astralische Organisation. Die Gewebeatmung wird dadurch geschwächt, das arterielle Gefäßsystem verengt, die Sauerstoffversorgung reduziert; man kann von einer Asphyxie des Gewebes sprechen. In diesen Fällen ist Nicotiana tabacum das spezifische Heilmittel. Als Pflanze wirkt es auf den Astralleib und regt diesen zur Tätigkeit an. Durch die Nikotinwirkung wird der astralische Leib stärker an den physischen Leib herangeführt, wie dies sonst im Nervenbereich physiologisch ist. Dadurch wird die ätherische Organisation in den betreffenden Gebieten abgelähmt und ausgekühlt.

Bei der therapeutischen Anwendung der Salbe, z.B. auf den Oberbauch, wirkt der Präparatebestandteil Nicotiana zugleich entspannend, entkrampfend und beruhigend; das häufig angegebene Symptom des schmerzhaften Brennens wird überwunden, der Meteorismus, z.B. des Magens, wird abgemildert. Die Cuprum/Nicotiana-Salbe hat sich im übrigen auch zur Anwendung bei Wadenkrämpfen bewährt.

Entstehung: WALA-Ärztekreis, Leitung Frau Dr. med. Margarethe Hauschka, 1965.

---

[54]) *In der Salbe enthalten sind 10% Nicotiana e foliis ferm 33b D5, potenziert in öligem Medium; Potenzierungsschritte in Öl werden jedoch nicht deklariert, da das Homöopathische Arzneibuch solche nicht kennt.*

Darreichungsform
Salbe

Dosierung und Art der Anwendung
Soweit nicht anders verordnet:
1–2 mal täglich einreiben oder als Salbenverband anwenden.

Indikationen
Rhythmisierung des Wechselverhältnisses von Blut- und Atmungsorganisation, z.B. bei
1.1. abdominellen Spasmen
1.2. Meteorismus
1.3. gastrokardialem Symptomenkomplex
2.1. peripheren Durchblutungsstörungen
2.2. Varikosis
3. Muskelschmerzen

Cuprum/Quarz comp., Unguentum

Die Idee zu diesem Präparat geht auf eine Anregung von Herrn York Heintze zurück, der bereits ein Kupferspray zur äußeren Anwendung herausgebracht hatte.

Cuprum metallicum (zu 19% enthalten)
(metallisches Kupfer):

In die Salbengrundlage wird ein Anteil von rund 20% rein metallischen, fein pulverisierten Kupfers eingearbeitet. Wenn man metallisches Kupfer von außen auf die Haut anwendet, so wirkt dies direkt nach innen anregend auf die Blutzirkulation, und zwar wird die Blutverteilung im Unterhautgewebe bis hinein in die Muskulatur begünstigt. Eine Stagnation und Neigung zur Extravasation wird überwunden, das venöse Blut zum Abfluß angeregt. Das metallische Kupfer bildet zugleich eine Wärmehülle, was bei Flüssigkeitsstauungen, Hämatomen und Zerrungen als angenehm empfunden wird. Dr. med. Ita Wegman hatte in Arlesheim bereits äußere Kupferanwendungen empfohlen, z.B. in Salbenform, als Kupfersohlen oder auch in Form von kupferbeschichteten Gewebeauflagen auf die Nierengegend. Die Salbe wurde in diesem Sinne als eine flexibel zu handhabende, substantielle, äußere Kupferauflage konzipiert.

Quarz (4%)
(Bergkristall, Kieselsäureanhydrid):

Auch Quarz ist in seiner Stofflichkeit, wenn auch feinverteilt, in dem Präparat enthalten. Auf die intakte äußere Haut als Schutzverband aufgetragen, regt er die Sinnesorganfunktion in der menschlichen Peripherie an. Die Formkräfte der Haut und der darunter liegenden Gewebe werden zur intensiven Tätigkeit aufgerufen. Tendenzen zur Gewebeverhärtung, zur Bindegewebsdegeneration und Austrocknung der Haut über das entvitalisierte Hautbindegewebe wird auf diese Weise entgegengewirkt. Die Ich-Organisation wird über eine Anregung des Wärmeleibes unmittelbar angesprochen, ordnend auf die Haut und auf das darunter liegende Gewebe einzuwirken.

Beide Präparatebestandteile, Cuprum und Quarz, wirken als mineralische Substanzen auf die Ich-Tätigkeit.

Rosmarini aetheroleum (5%)
(ätherisches Öl von Rosmarin-Blättern, Rosmarinus officinalis; Labiatae):

Ätherisches Rosmarinöl hat, wie der Rosmarin überhaupt, eine Beziehung zum Sinnesorganismus, zur Peripherie, zur Wärme. Die Wärmeorganisation wird durch den Zusatz von Rosmarin im Wirkungsbereich des Salbenverbandes angeregt. Darauf beruht die lösende Wirkung des Rosmarins auf venöse Stasen, Hämatome, Ödeme, Anschoppung von Gewebeflüssigkeit, vor allem in der Haut, der Muskulatur und den Gelenken.

Es ist zu beachten, daß in seltenen Fällen bei Patienten, welche auf ätherisches Rosmarinöl überempfindlich reagieren, eine Unverträglichkeitsreaktion mit Rötung und Blasenbildung auftreten kann, welche über das gewünschte Maß der Anregung hinausgeht.

Cuprum/Quarz comp., Unguentum ist somit geeignet, bei peripheren Prozessen, die der Auskühlung unterliegen, z.B. durch traumatische Einwirkung, Flüssigkeitsstauungen und auch chronisch-degenerative, kältende Gelenkserkrankungen, die Heilung und Anregung der Wärme-Sinnes-Organisation zu impulsieren. Es ist mit dieser Salbe möglich, durch unmittelbares Auftragen auf die geschlossene Haut sofort nach einer Prellung die Anschwellung und Hämatombildung weitgehend zu verhindern.

Entstehung: WALA-Ärztekreis, 1976.

Darreichungsform
Salbe

Dosierung und Art der Anwendung
Soweit nicht anders verordnet, 1–3 mal täglich die Salbe messerrückendick als Salbenverband auftragen.

Indikationen
Zur Belebung und Tonisierung des Flüssigkeitsorganismus durch Harmonisierung des Atemprozesses zwischen Venosität und Arterialität im Kapillargebiet, z.B.
1.1. Hämatom
1.2. Traumatische Schwellungen
1.3. Gelenkdistorsion
2. lymphatische, venöse und arterielle Durchblutungsstörungen
3. Rheumatischer Formenkreis

Disci comp. cum Aesculo
Disci comp. cum Aesculo, Gelatum

Das Grundgerüst der Disci-Präparate besteht aus einer Zubereitung der Zwischenwirbelscheiben, Disci intervertebrales, von der Hals-, Brust- und Lendenwirbelsäule des Rindes sowie aus Bambusa e nodo und Formica ex animale. Es erfährt in den einzelnen Disci-Präparaten Modifikationen durch verschiedene Zusätze, hauptsächlich metallischer und pflanzlicher Herkunft.

Der Konzeption des Präparates liegt der Gesichtspunkt zugrunde, daß es sich bei Wirbelsäulenschäden stets um ein Aufrichteproblem handelt. Der Nucleus pulposus als Residuum der Chorda dorsalis wird als ein „Sinnesorgan" der Aufrichtefunktion angesehen. Es handelt sich um die Fortsetzung der „Organisatoren-Bildefunktion" der frühembryonalen Chorda dorsalis. Der zweite Gesichtspunkt bezieht sich auf die übergeordnete, formgebende Bedeutung des Kieselprozesses im mesenchymalen Bindegewebe. Es sind damit die beiden Wesensglieder ätherischer Leib (Organpräparat) und Ich-Organisation (Kieselfunktion) angesprochen. Der dritte Gesichtspunkt weist auf die Tätigkeit des Astralleibes in der „Atmungs- und Sinnesorgan-Funktion" der Wirbelsäule hin. Die Gewebeatmung beherrschend, ist der Astralleib vorwiegend im Abbau tätig.

Faserknorpel, Bänder und physische Organisation der Wirbelsäule unterliegen im Ganzen einem stärkeren Abbau. Dem soll das tierische Präparat Formica ex animale entgegenwirken.

Die Konzeption der Disci-Präparate ist im übrigen ausführlich in der WALA-Schrift „Zur Entwicklungsgeschichte, Physiologie und Pathologie der Wirbelsäule" des Verfassers beschrieben.

Disci intervertebrales (cervicales, thoracici, lumbales) Gl D7

(Zwischenwirbelscheiben der Hals-, Brust- und Lendenwirbelsäule): Die zwischen den einzelnen Wirbelkörpern der Wirbelsäule gelegenen Faserknorpelscheiben unterliegen einer starken physischen Beanspruchung, die bis zur Degeneration führen kann. Das potenzierte Organpräparat wirkt auf die Regenerationsfähigkeit des ätherischen Leibes.

Durch das Zwischenwirbelscheiben-Organpräparat erhalten die Disci-Präparate eine spezifisch organotrope Dynamik. Die potenzierte Wirkung des Discus-Organpräparates aktiviert die gestörten Austauschprozesse im Bereich der entvitalisierten Zwischenwirbelscheibe. Die Funktionen von Aufbau, Ernährung einerseits und von Gestaltgebung und Ausscheidung andererseits werden wieder in das richtige Gleichgewicht gebracht, indem die durch zunehmende Alterung und Verschleiß geschwächte Lebenskraft eine therapeutische Anregung erfährt.

Eine besondere Bedeutung haben des weiteren die Gallertkerne der Zwischenwirbelscheiben. Substantiell-morphologisch, d.h. im Bezug auf die prallelastische Kugelgestalt, und funktionell im Zusammenhang mit der Beweglichkeit der Wirbelsäule und der Aufrichte entspricht der Nucleus pulposus einem „gelenkigen Sinnesorgan". Die Gallerte, die den Nucleus pulposus vor allem im Jugendalter ausfüllt, ist kennzeichnenderweise glykogenreich. Als mesenchymal-bindegewebiges Organ sind sowohl der Nucleus pulposus als auch die gesamte Zwischenwirbelscheibe als Faserknorpel Träger des Kieselprozesses. Sie stehen also im Dienste der durch die Ich-Organisation über den Zucker und Kiesel vermittelten Aufrichtefunktion.

Bambusa e nodo ferm D5

(Halmknoten des Bambus, Phyllostachys viridiglaucescens; Gramineae):

Bambus ist ein wesentlicher Bestandteil sämtlicher Disci-Präparate. Innerhalb der Familie der Gramineen ist Bambus eine Extremform dadurch, daß der

Kieselprozeß, der die Gräser auszeichnet, im Bambus seinen Höhepunkt erreicht. Der Kiesel-Licht-Prozeß droht die Pflanze zu überwältigen, sie in Erstarrung zu fixieren; sie kann sich gerade noch einen minimalen Lebensprozeß erhalten. Im Bereich der Halmknoten lagert sich organischer, pflanzlicher Kiesel (SiO_2) ab. Diesem Bambuskiesel wurde in früheren Zeiten, vor allem in Indien, besondere Heilwirkung zugeschrieben. Nach Ausreifung des Bambus und Abschluß der Blüte verholzt der Halm zu splitternder, gläserner Härte. Der Kieselprozeß im Halm selbst kommt zum Ende. Die Austrocknung – eine Wirkung des Licht-Kiesel-Prozesses – ist auf die Spitze getrieben.

So ist es zu verstehen, daß der Bambus-Halmknoten eine Naturverwandtschaft besitzt zu einem innermenschlichen „Austrocknungsprozeß“, der Bindegewebsdegeneration, und dies im besonderen im Bereich der Zwischenwirbelscheiben, der „Knotenbildungen“ der Wirbelsäule. Der Kieselprozeß ist, so könnte man sagen, der Licht-Form-Prozeß des Bindegewebes überhaupt. Hier wirkt er als Träger der Ich-Organisation formgebend; jedoch kann, wie es der Bambus zeigt, der lebendige Bindegewebsflüssigkeitsprozeß im Extremfall von den austrocknenden Formkräften überwältigt werden.

Der im zentral gelegenen Nucleus pulposus jeder Zwischenwirbelscheibe zurückgebliebene Anteil der ursprünglichen Chorda dorsalis bleibt bei der gesunden Wirbelsäulenformation prall-elastisch. Die Schwankungen hinsichtlich Füllungszustand und Elastizität des Gallertkernes zwischen morgens und abends sind physiologischerweise gering. Daher kommt es, daß nach der regenerierenden Nachtruhe die gesamte Wirbelsäule etwa 1 cm länger ist als am Abend. Die vorherrschende Tendenz zur degenerativen Erkrankung bei der Wirbelsäule weist dagegen in Richtung Verringerung des Turgors des Nucleus pulposus und auch der gesamten Zwischenwirbelscheibe. Der Flüssigkeitsgehalt nimmt zugunsten einer gesteigerten Faserbildung ab. In diesen Prozeß greift die Wirksamkeit von Bambusa e nodo ein.

Die Wirkung des Kiesels, der durch den Lebensprozeß der Pflanze hindurchgegangen ist, unterscheidet sich von derjenigen des mineralischen Kiesels (Quarz). Der „pflanzliche Kiesel“ regt nicht nur die Ich-Organisation an, das Mineralisch-Werden im Bindegewebe, in den bindegewebigen Hüllen der Organe, der Haut, der Sinnesorgane usw. zu überwinden, sondern wirkt als Zubereitung pflanzlicher Herkunft zugleich auch auf den Astralleib.

Die höheren Wesensglieder des Menschen werden also insgesamt zu gesundender Tätigkeit aufgerufen; die Erstarrung, vor allem bindegewebiger Organe und der Folgeorgane aus dem mesenchymalen Grundsystem, soll überwunden werden. Dazu gehören neben dem Grundgerüst der knöchernen Wirbelsäule einschließlich der Discus-Polster auch das komplexe Stützgefüge der Bänder sowie die oft in die verhärtende Verspannung einbezogene Rückenmuskulatur.

Formica ex animale Gl D6
(Rote Waldameise, ganzes Tier; Formica rufa):

Die Ameise ist ein stark durchastralisierter, „durchatmeter" tierischer Organismus. Sie hat ihren Lebensbereich in der kühlen und feuchten Walderde, die sie mit der zur Pflege der Brut notwendigen Wärme und Belüftung durchdringt. Gleichzeitig belebt sie in großem Umkreis um ihren Bau die abgestorbenen Pflanzenteile des Waldbodens. Eine zentrale Rolle spielt dabei die Ameisensäure, die von den Tieren gebildet und abgesondert wird.

Der Oxalsäure-Ameisensäure-Stoffwechsel spielt bei der Erhaltung organischen Lebens eine so allgemeine Rolle, daß bei organischen Zerfallsprozessen, wie sie früher oder später alle Wirbelsäulenschäden aufweisen, auf die Heilwirkung der Formica nicht verzichtet werden kann.

Die Ameisensäure entsteht als ein tierisches Produkt im Zusammenwirken von vegetabilischen und animalischen Vorgängen und ist ein typisches Produkt niederer tierischer Organtätigkeit. Die chemisch nah verwandte Oxalsäure dagegen kommt in der Natur hauptsächlich als Stoffwechselprodukt pflanzlichen Lebens z.B. in Sauerklee, Sauerampfer und Rhabarber vor. Was die Oxalsäure für die Organisation einfachster Lebensprozesse und für die analogen Stoffwechselvorgänge auch im menschlichen Organismus darstellt, das ist die Ameisensäure für die niedere animalische Organisation. Säuren sind – wo immer sie in einem animalisch-organischen Zusammenhang auftreten – das Ergebnis dumpf-seelischer Regungen, wie beispielsweise der Magensaft (Begierde) oder die Schweißbildung (Angst). In der Bildung von Pflanzensäuren spielen sich auf der unbeseelten Lebensstufe ähnliche Vorgänge ab. Sie sind eine Signatur für eine Tendenz im Pflanzenorganismus zur nächsthöheren Organisationsstufe. Die Oxalsäure, aber auch andere wichtige Pflanzensäuren, wie die Ascorbinsäure, sind hier zu nennen.

Im menschlichen Organismus tritt Ameisensäure dort auf, wo sich „niedere" Stoffwechseltätigkeit mit seelisch-animalischer Tätigkeit durchdringt. Dies ist z.B. auf der Bildungsstufe des „primitiven" Knorpelgewebes der Stütz- und Bewegungsorgane der Fall. Das in die Bewegung funktionell einbezogene, noch wenig differenzierte Gewebe der Gelenkflächen, Sehnen und Muskelansätze, Bänder und Gelenkkapseln ist darum in besonderem Maße gefährdet. Hier übt die Ameisensäure eine vermittelnde Funktion zwischen Substanzabbau, Beanspruchung durch Bewegung und regenerativen Vorgängen aus. Sie harmonisiert den Übergang von rein stoffwechselhaften Lebensprozessen zu seelisch durchdrungenen Organprozessen, welche Bewegung und Sinnestätigkeit ermöglichen.

Beim Bild der Ameisensäurevergiftung führt der innere Atmungsprozeß im Menschen den Stoffwechsel unter Verdrängung des Lebensprozesses zu rasch und zu stark in die Mineralisation. Hier greift die Wirksamkeit von Formica ein und löst diese Mineralisation, vor allem an den Übergangsstellen vom Blut-Wärme-Geschehen zur „Sinnesorganbildung" besonders an den knorpeligen Gelenküberzügen, wieder auf und macht sie ausscheidungsreif.

Die Wirbelsäule ist nach Aufbau und Funktion in höchstem Maße vom Atem-Blut-Prozeß abhängig. Hier durchdringen sich arterieller, sauerstoffgesättigter Blutstrom und intensivste venöse Versorgung in Form von venösen, den Wirbelkanal auskleidenden, weiträumigen Geflechten. Es begegnen sich also seelische organisch-formende, atmende Tätigkeit und vegetative, aus dem Blut heraus organbildende Prozesse. Die gesteigerte Venosität und der starke Kohlensäure-Ausatmungsprozeß an dieser Stelle weisen noch einmal auf die Sinnesorganfunktion der gesamten Wirbelsäule hin.

Aesculus e semine ferm 34c D49
(Samen der Roßkastanie, Aesculus hippocastanum; Hippocastanaceae):

Man kann die Roßkastanie als „pflanzliches Stannum" bezeichnen. Die Wirksamkeit von Aesculus entspricht insofern der Wirksamkeit von Stannum, als es Form- und Gestaltungsprozesse in sich trägt und, vergleichbar mit der Wirksamkeit von Stannum, im Leber-Pfortader-Bereich und im venösen Blutsystem vermittelt und reguliert. Das fluoreszierende Cumarin-Derivat Aesculin stellt hier die Beziehung zum chemischen Äther her. Zum Aesculus-Bild gehören neben einem generellen Versagen des venösen Systems in Varizen, Hämorrhoiden und in Leber- und Milzschwellung auch eine venöse Stase im Bereich des Beckens und des Wirbelkanal-Venengeflechts. Diese äußert sich in einem Gefühl von Völle und Schwere im Beckenraum, sowie Schmerzen im Becken und in der Kreuzbein- und Lendenwirbelregion. Stauungssymptome in diesem Gebiet werden oft übersehen oder klinisch nicht richtig gedeutet. Die Roßkastanie, die, wie es aus dem hohen Kalium- und auch Phosphorgehalt der Asche verständlich ist, eine ausschwemmende Wirkung aufweist und die Gefäßwände in ihrer Durchlässigkeit und in ihrem Tonus stabilisiert, ist hier das entsprechende Heilmittel.

Es wurde eine Hochpotenz gewählt, weil diese über den „oberen" Menschen im Nervenbereich einwirkt und eine konstitutionelle Behandlung des venösen Stauungstypus ermöglicht.

Arnica e planta tota ferm 33c D19
(Arnika, Arnica montana; Compositae):

Die Arnika zeigt eine auffallende Kiesel-Affinität in der Wahl ihres Standortes. Sie gedeiht vor allem im Hoch- und Mittelgebirge auf wäßrig-sumpfigen Böden mit Urgesteins-Untergrund. Zugleich gehört die starke Lichteinwirkung der Gebirgsluft zu ihrem Lebenselement. Zwischen Licht und dumpf-feuchtem Untergrund entfaltet sie ihren kräftig-derben Sproß und ihre feurig-goldfarbene Blüte.

Die chemische Analyse ergibt ein reiches Spektrum an Gerbstoffen, Bitterstoffen, differenzierten ätherischen Ölen und organischen Säuren, darunter Bernsteinsäure, Milchsäure und Ameisensäure.

In der Signatur der Arnica montana sind folglich die Licht-Kiesel-Wirksamkeit und ein kräftiger vegetativer, bis ins Mastige gehender, „stoffwechselhafter" Einschlag zu einer Doppelnatur vereint. Entsprechend weist ihr homöopathisches Arzneimittelbild auf Störungen solcher Organe hin, die in ihrer physiologischen Bildung und Funktion ein stärkeres Vordrängen von Stoffwechseltätigkeit nicht dulden. Dies bezieht sich insbesondere auf das Wechselverhältnis von venöser, kapillarer Blutströmung und interstitieller Flüssigkeitsbewegung im Bindegewebe. Es kommt zu einem verzögerten venösen Abfluß und zu verstärkter venöser Kapillardurchlässigkeit. Zu diesbezüglich empfindlichen Geweben gehören einerseits – entsprechend der Kiesel-Affinität der Pflanze – das Nervensystem (Glia- und Bindegewebe) und die Sinnesorgane, andererseits – der Affinität zum wässrigen Milieu und der Vitalität der Arnika entsprechend – das Gliedmaßen-System: Muskelansätze, Sehnen, Bänder und Gelenke, d.h. Organe, welche Sinnesorgan- und zugleich Bewegungsorgancharakter haben.

Entzündlich-destruierende sowie traumatische Prozesse im Bereich dieser Organsysteme sind die Domäne der Arnika-Wirkung. In der Therapie der Wirbelsäulenerkrankungen, einschließlich der oft im Vordergrund stehenden Nervenwurzelreizungen, berücksichtigt Arnika sowohl die in Mitleidenschaft gezogenen Auf- und Abbauvorgänge im Rückenmarksnervensystem als auch entzündlich-degenerative Prozesse im Bereich der kleinen Wirbelgelenke, der Bänder und Muskelansätze, sowie der Bandscheiben. Darüber hinaus gehört die Schädigung von Rückenmark und Gehirn durch Erschütterungen, d.h. die Commotio cerebri, auch die zervikale Migräne zu den wichtigsten Indikationen der Arnika enthaltenden Disci-Präparate.

Entstehung: WALA-Ärztekreis, Leitung Frau Dr. med. Margarethe Hauschka, 1952.

Darreichungsform

1. Injektionslösung
2. Globuli velati
3. Gelatum

Dosierung und Art der Anwendung

Soweit nicht anders verordnet:

1. Injektionslösung:
In akuten Fällen 1 mal täglich, bei Langzeitbehandlung 1–3 mal wöchentlich jeweils 1 ml links und rechts von der Wirbelsäule in die Gegend der größten Schmerzhaftigkeit subcutan injizieren.

2. Globuli velati:
In akuten Fällen 1–3 mal täglich, bei Langzeitbehandlung 1 mal täglich jeweils 5–10 Globuli unter der Zunge zergehen lassen.

3. Gelatum:
1–2 mal täglich entlang der Wirbelsäule einreiben.

Indikationen

Gestaltbildungs- und Bewegungsstörungen infolge einer Aufrichteschwäche der gesamten Wirbelsäulenformation, insbesondere bei degenerativen Veränderungen mit akuten Schmerzzuständen sowie Tendenz zu venösen Stauungen, z.B.

1.1. venöse Stauungen im Wirbelsäulenbereich
1.2. chronische arthrotische Veränderungen der Wirbelsäule
2. undifferenzierte Frühstadien dieser Erkrankungen im Zusammenhang mit Schwächezuständen
3. Bewegungsbehinderung
4. Osteoporose

Disci comp. cum Argento

Die Anregung zu diesem Präparat geht auf Herrn Dr. med. Karl Köller zurück. Mit Disci comp. cum Argento sollte ein Präparat entstehen, das vor allem für akute und entzündliche Reiz- und Schmerzzustände in der Wirbelsäulentherapie geeignet ist.

Disci intervertebrales (cervicales, thoracici, lumbales) Gl D7	Siehe Disci comp. cum Aesculo
Bambusa e nodo ferm D5	
Formica ex animale Gl D6	
Arnica e planta tota ferm33c D19	

Argentum metallicum D19
(metallisches Silber):

Im Gegensatz zu den Heilpflanzen, welche ihre therapeutische Wirksamkeit zwischen den vegetativen Wachstums- und Ernährungsprozessen einerseits und den Empfindung und Bewußtsein ermöglichenden, abbauenden, ablähmenden und ausscheidenden Vorgängen entfalten, greifen die Metalle tiefer in das leibliche Gefüge ein und haben eine unmittelbare Beziehung zum Aufbau der organischen Substanz. Silber wirkt hier auf den flüssigen, serös-plasmatischen Zustand der Organe als solchen. Das flüssige und verflüssigende Prinzip, so wie es in der klaren Nerven- und Sinnesorganlymphe des Liquor cerebrospinalis, der Innenohrlymphe und des Kammerwassers lebt, ist dem Silber zugehörig.

Der Argentum-Prozeß wirkt im ätherischen Aufbau in der Leibesentwicklung so, daß Gestaltungsvorgänge vorzeitig zum Abschluß kommen. Die Abschnürung eines Lebensvorganges, gleichsam die Tendenz zur Sequestrierung, auch zur Reproduktion, wird durch Silber in potenzierter Form auf das gesunde Maß zurückgeführt, die Einzelorgane ordnen sich wieder der Ganzheit des Organismus unter. Sowohl entzündlich-reaktive Vorgänge, als auch eine zu starke Überformung des Organs werden durch Silber reguliert. Die Ich-Organisation greift wieder ordnend in die physisch-ätherische Organisation gerade auf der lebensätherischen Stufe ein. Entzündlich reaktive Prozesse im Bereich der Wirbelsäule, vor allem auch im Bereich der Zwischenwirbelgelenke, werden durch die Silberzugabe korrigiert. Hier sind es die serös-exsudativen Vorgänge im Zusammenhang mit Entzündungen oder feinster Organstrukturzerstörung, auch bei Commotio cerebri bzw. die Verletzungen mit seröser Organdurchtränkung, welche die Argentum-Indikation darstellen. Das Endergebnis dieser pathologischen Vorgänge ist die Atrophie, das Herausfallen aus dem Lebenszusammenhang.

Disci comp. cum Argento ist deshalb ein Grundmittel für die Behandlung des M. Bechterew, unter Hinzunahme der Articulationes intervertebrales bzw. der Articulatio sacroiliaca in höherer Potenz.

Entstehung: WALA-Ärztekreis, Leitung Frau Dr. med. Margarethe Hauschka, 1953.

Darreichungsform
1. Injektionslösung – 1 ml und 10 ml
2. Globuli velati

Dosierung und Art der Anwendung
Soweit nicht anders verordnet:

1. Injektionslösung:
In akuten Fällen 1 mal täglich, sonst 1–3 mal wöchentlich jeweils 1 ml subcutan in die Nähe der Wirbelsäule injizieren. 10 ml: 1–3 mal wöchentlich bis 1 mal täglich in Teilmengen an mehreren Stellen im Schmerzbereich subcutan injizieren.

2. Globuli velati:
1–3 mal täglich jeweils 5–10 Globuli unter der Zunge zergehen lassen.

Indikationen
Gestaltbildungs- und Bewegungsstörungen infolge einer Aufrichteschwäche der gesamten Wirbelsäulenformation, insbesondere bei akuten Schmerzzuständen mit entzündlicher Komponente, wie Nervenwurzelreizungen, z.B.
1. Neuritiden
2. Neuralgien (zusammen mit dem entsprechenden Nervenorganpräparat)
2.1. Okzipitalneuralgie
2.2. Interkostalneuralgie
2.3. Brachialgie
2.4 Ischialgie
3. nächtliche Parästhesien
4. Schleudertrauma der Halswirbelsäule

Disci comp. cum Auro

In diesem Präparat ist als metallischer Bestandteil Aurum enthalten. Die Verwendung von Gold ist darin begründet, daß die Wirbelsäulenschwäche, die letzten Endes eine Aufrichteschwäche ist, in einem engen Bezug zum Herzen gesehen werden kann. In der ersten Zeit der Embryonalentwicklung wandert das sich bildende Herz in kraniokaudaler Richtung von oberhalb der Rachenmembran in die menschliche Mitte herunter. Dieser Deszensus entlang der späteren Aufrechten begründet den Zusammenhang von Herz und Wirbelsäulenformation, an den sich das Präparat Disci comp. cum Auro in therapeutischer Hinsicht wendet.

Disci intervertebrales (cervicales, thoracici, lumbales) Gl D7	Siehe Disci comp. cum Aesculo
Bambusa e nodo ferm D5	
Formica ex animale Gl D6	
Arnica e planta tota ferm 33c D19	

Aurum metallicum D14
(metallisches Gold):

Es wird durch das potenzierte Gold die Wirksamkeit der Ich-Organisation im Rhythmischen System angesprochen. Die Ich-Organistion ist letzten Endes der Therapeut bei den geschwächten „Aufrichtekräften" im Rhythmischen System.

Die Ausbildung der Wirbelsäule einschließlich der zugehörigen Sehnen, Bänder und Muskeln geht aus dem Sklerotom und Myotom hervor, das heißt aus den primären mesenchymalen metameren Geweben im mittleren Bereich des Embryos. An diesen in der abwechselnden Folge von Wirbelkörpern, Bandscheiben und Nerven „physisch gewordenen Rhythmus" wendet sich das Präparat Disci comp. cum Auro. Das Gold als schwerstes der sieben Hauptmetalle stärkt die organische Grundlage der Aufrechten bis hinein in den physischen Bereich. Wenn in diesem dem Rhythmus unterliegenden, die embryonale Metamerie fortsetzenden Organsystem eine bindegewebige Verdichtung, Verhärtung und Versteifung auftritt, ist dies eine Aurum-Symptomatik.

Des weiteren schließt das Aurum-Bild bestimmte Herz-Kreislauf-Symptome mit ein. Es hat sich bewährt bei pektanginösen Zuständen in Zusammenhang mit einer Wirbelsäulenschwäche. Hier besteht ein anatomischer Zusammenhang zwischen den aus dem Brustmark austretenden Rückenmarksnerven und der Herzfunktion.

Entstehung: WALA-Ärztekreis, Leitung Frau Dr. med. Margarethe Hauschka, 1953.

Darreichungsform
1. Injektionslösung
2. Globuli velati

Indikationen
Gestaltbildungs- und Bewegungsstörungen infolge einer Aufrichteschwäche der gesamten Wirbelsäulenformation mit begleitenden Herz- und Kreislauf-Störungen sowie seelischer Labilität und als Adjuvans bei Stenokardien.

Disci comp. cum Nicotiana

Die allgemeine Besprechung der Disci-Präparate gilt auch für Disci comp. cum Nicotiana. Anstelle von Arnika bzw. Pulsatilla oder Aesculus als führende Heilpflanze ist hier Nicotiana e fol. eingefügt. Diese Idee geht auf Dr. med Wolfgang Wedepohl zurück, der ein Präparat zur Behandlung der juvenilen Bildungsschwäche und der Entwicklungsstörungen der Wirbelsäule wünschte.

Disci intervertebrales (cervicales, thoracici, lumbales) Gl D7 **Bambusa e nodo ferm D5**	siehe Disci comp. cum Aesculo

Stannum metallicum D9
(metallisches Zinn):

Als dritter Bestandteil, dem eine wesentliche Bedeutung zukommt, wurde Stannum diesem Disci-Präparat hinzugefügt. Zinn ist kieselverwandt, seine therapeutische Bedeutung geht jedoch über die Wirksamkeit des pflanzlichen

Kiesels hinaus, indem Zinn als Metall unmittelbar auf die Ich-Organisation wirkt und diese anregt. Seiner eigenen Natur entsprechend ist Zinn ein Lichtträger.

Das besondere Verhalten des Zinns bei Einwirken von Wärme und Kälte offenbart seine Bedeutung für die Ausgestaltung eines Organs aus dem Flüssigen heraus. Zinn ist nur in einem engen Temperaturbereich plastisch, schmied- und legierbar. Unter +13 °C beginnt Stannum zu zerfallen (Höhepunkt –48 °C); man spricht von Zinnpest. Bei Erwärmung auf 161 °C und darüber hinaus wird Zinn zunächst nicht, wie man erwartet, weicher und schließlich flüssig, sondern spröde, kristallin. Man kann es dann leicht pulverisieren (Schmelzpunkt 232 °C, Verdampfungspunkt um 2360 °C). Dieses Verhalten scheint uns eine bedeutsame Signatur zu sein für das Verhältnis des Stannum-Prozesses zum Flüssigkeitsgeschehen des Organismus. Flüssigkeitsverlust im Bindegewebe, vor allem in den Organüberzügen, Sehnen, Bändern, Knorpeln bis zur Atonie des Dickdarms (Megakolon) sind, so gesehen, Stannum-Prozesse. Die dem Zinn verwandten pathologischen Prozesse im menschlichen Organismus bestehen also in primär austrocknenden Prozessen. Die Degeneration führt zum Zerfall der Knorpelsubstanz.

Als Metall hat Stannum, trotz einer „Einengung" der Schmied- und Plastizierbarkeit in einen bestimmten Temperaturbereich, „merkuriale" Qualität. An anderer Stelle wurde darauf hingewiesen, daß alle Metalle sich merkuriell vermittelnd, rhythmisierend verhalten. Durch die geschilderten Qualitäten ist Stannum zur Anregung der Bildungsimpulse an der Wirbelsäule therapeutisch unentbehrlich. Diese Anregung und Kräftigung geschieht in einer an die embryonale Bildungsperiode erinnernden Art. Bei der Erneuerung von Gewebestrukturen wird die entstehende Gestalt beim Herausplastizieren vom flüssigen in den festen Zustand wieder in enge Verbindung mit dem modellhaften Vorbild der Ich-Organisation gebracht.

Formica ex animale Gl D6

(rote Waldameise, ganzes Tier; Formica rufa):

Als Zubereitung aus dem Tierreich hat die Ameisenpräparation die Aufgabe, den Atmungsorganismus, hier speziell im Bereich der Wirbelsäule, anzuregen und zu verstärken. Im besonderen wirkt die Ameise und die Ameisensäure dann, wenn die innere Gewebeatmung nicht vollständig zu Ende geführt wird und es zu Stoffwechselendprodukten und deren Ablagerungen im Bindegewebsbereich kommt. Durch die Anregung des Astralleibes soll über die Wirkung der Ameisensäure die Überwindung sogenannter „Stoffwechselschlacken" und damit ihre

Ausscheidung über die Niere erfolgen. Die Ameise hat, im deutlichen Gegensatz zur Biene, ihren Lebensbereich im Zusammenhang mit der kühlen und feuchten Erde des Waldbodens. Dies entspricht im Organismus einem zu physisch-mineralisch werdenden intermediären Stoffwechsel. Insofern ist die Ameise das Gegenbild für eine zu starke Verbindung des Astralischen mit dem Physischen im Organismus. In therapeutischer Hinsicht wird durch Formica die ätherische Organisation angeregt, sich gegenüber einer zu starken Wirksamkeit des Astralleibes zu behaupten. Der Aufbau der Zwischenwirbelscheiben wird angeregt.

Equisetum ex herba ferm 35b D14
(Ackerschachtelhalm, Equisetum arvense; Equisetaceae):

In Equisetum arvense haben wir eine Pflanze vor uns, deren Entstehung in frühe erdgeschichtliche Zustände zurückreicht. Equisetum gehört zu den „primitiven" Pflanzen ohne Entwicklung eines Blütenstandes. Der Blütenprozeß bleibt im Pflanzenaufbau selbst verborgen und kommt in einem sehr feinen Schwefelprozeß zur Wirksamkeit. Die Beziehung zum Mineralreich ist noch gegeben; der Flüssigkeitsprozeß tritt in den Hintergrund, während der Licht-Kiesel-Stoffwechsel extrem gesteigert ist.

Die spröde Konsistenz des Schachtelhalms rührt von seinem enormen Kieselgehalt her: SiO_2 ist in der Equisetum-Asche zu bis zu 70% enthalten. Im Boden liegt der Kiesel in unlöslichen Silikaten vor. Aus diesem Zustand wird er von der Pflanze gelöst und in belebter, pflanzeneigener Form mit dem Saftstrom durch Wurzeln und Rhizom geführt. So steigt der gelöste Kiesel durch das differenzierte Kanalsystem des Schachtelhalmes auf und wird dann schließlich auf der nach dem Licht gewendeten Seite der Epidermis wieder ausgeschieden. Hier erscheint er in einer noch an Wasser gebundenen Opalform ($SiO_2 \cdot nH_2O$), d.h. nach seiner Integration in den Pflanzenstoffwechsel wird der Kiesel wieder im Opalzustand aus dem Bereich des Ätherischen entlassen. Diese Auskristallisation findet nur an der lichtexponierten Außenseite statt. Der noch wechselnde, beträchtliche Wassergehalt der Kristalle zeigt an, daß diese doch noch nicht ganz aus dem Bereich des plastischen Lebens entlassen sind.

Bei der Zwischenwirbelscheibe haben wir es mit einem Faserknorpel zu tun, das heißt einem Gewebe, welches auf einer „primitiven" Entwicklungsstufe stehenbleibt und dadurch in dem alten, dem Mineralreich noch nahestehenden Equisetum seine „Naturverwandtschaft" findet. Auch hier haben wir es gleichsam mit einem „Natursimile" zu einem innerorganischen Prozeß zu tun.

Nicotiana e foliis ferm 33b D9

(Blätter der Tabakpflanze, Nicotiana tabacum; Solanaceae):

Nicotiana tabacum hat in ihren Blättern eine Beziehung zum Blut-Flüssigkeits-Geschehen, vor allem zum arteriellen System. Hier entspricht sie der intensiven Wirkung des Astralleibes, insbesondere im Nierenbereich, jedoch auch am Herzen. In dem vorliegenden Präparat ist Nicotiana tabacum deshalb enthalten, weil sich mit der Pubertät der Astralleib von neuem und intensiver des Organismus bemächtigt und sich speziell im Nieren- und Fortpflanzungsbereich stärker inkarniert. Auch das Lungensystem (Vertiefung der Atmung) wird vom Astralleib ergriffen.

Bezüglich der Wirbelsäule ist hier diejenige pathologische Situation gemeint, in der die Wirbelsäulenformation zunächst unausgereift ist. Die Anlage zur Scheuermannschen Erkrankung, d.h. ein „Zu-jugendlich-Bleiben" der Wirbelsäule wird durch einen zu rasch einsetzenden Astralisierungsvorgang in der Vorpubertät verstärkt. Durch Disci comp. cum Nicotiana soll eine – wenn auch späte – Beeinflussung der Wirbelsäulenausreifung vorgenommen und eine Korrektur begünstigt werden. Gerade auch die Haltungsschwäche und die durch die Umstellungsvorgänge im Zusammenhang mit der Neueingliederung des Seelenorganismus bedingte psychische Labilität in den Entwicklungsjahren soll durch dieses Präparat gebessert werden.

Bei der Scheuermannschen Erkrankung, die meist in der Pubertät vor allem bei Knaben manifest wird, handelt es sich um eine angeborene Formschwäche. Im ventralen Anteil der Wirbelkörperdeckplatten liegen fleckförmige Bezirke vor, in denen das Bindegewebe auf einer schleimig-faserigen, „zu jugendlichen" Stufe stehenbleibt und nicht zur Verknorpelung und Verknöcherung fortschreitet. Auf diese nicht genügend befestigten Wirbelkörper trifft in der Pubertät ein intensiver astralischer Eingriff, es kommt zur Keilwirbelbildung und Kyphose. Nicotiana soll helfen, den Einbruch der psychischen Organisation in der Pubertät an diesem Punkt aufzufangen.

Hypophysis Gl D7

(Hirnanhangdrüse):

Das Organpräparat Hypophysis wurde aus den eben genannten Gründen dem Präparat hinzugefügt, denn die Hypophyse ist das bleibende Organ, dem die Ausformung, die Plastizität, die Vollendung der Organgestalt unterliegt. Hypophysis hat gleichsam organische Stannum-Wirksamkeit; es wird also das Präparat durch Hypophysis unterstützt. Die Wirkung des potenzierten Organpräparates soll die ätherischen Aufbaukräfte bei der Ausformung der Wirbelsäule anregen.

Entstehung: WALA-Ärztekreis, Leitung Frau Dr. med. Margarethe Hauschka, 1954.

Darreichungsform
1. Injektionslösung
2. Globuli velati

Indikationen
Gestaltbildungs- und Bewegungsstörungen infolge einer Aufrichteschwäche der gesamten Wirbelsäulenformation mit einem sich teilweise ausgliedernden, verselbständigenden Empfindungsorganismus und einer dadurch bedingten ungenügenden Ausreifung und Stabilisierung der Wirbelsäule im Laufe der Entwicklung, vor allem in der Pubertät und im Jugendalter, z.B.
1. Haltungsschwächen
2. paravertebrale muskuläre Verspannungen
2. Skoliosen
3. Morbus Scheuermann

Disci comp. cum Pulsatilla
Disci comp. cum Pulsatilla, Unguentum

Disci comp. cum Pulsatilla wurde für eine bestimmte weibliche Konstitution geschaffen, die im Klimakterium, aber gelegentlich auch schon in den Entwicklungsjahren vorkommt. Die Rückenschmerzen entstehen auf der Grundlage einer vorherrschenden Venosität, welche sich äußerlich in Varizenbildung und Gewebestauung zeigt, aber auch bis in den Beckenraum hinein in Form von Stauungen der venösen Geflechte reicht. Mit diesem Beschwerdebild kann eine psychische Labilität bis hin zur Weinerlichkeit verbunden sein. Ein weiterer Hinweis für Pulsatilla sind wandernde und häufig wechselnde Symptome.

Disci intervertebrales (cervicales, thoracici, lumbales) Gl D5 **Bambusa e nodo ferm D5** **Formica ex animale Gl D6**	siehe Disci comp. cum Aesculo
Stannum metallicum D5 **Equisetum ex herba ferm 35b D3**	siehe Disci comp. cum Nicotiana

Viscum album (Mali) e planta tota ferm D2
(Mistel vom Apfelbaum, Viscum album; Loranthaceae):

Die Mistel, als der übrigen Pflanzenwelt gegenüber autonome, sich aus dem Jahreszeitenlauf heraussondernde „Tierpflanze" (Rudolf Steiner) wirkt generell als Heilmittel dem Herausfallen eines Organs aus dem Gesamtlebensprozeß entgegen. Insofern hat die Mistel eine Verwandtschaft mit dem Silberprozeß. Sie wirkt auf das sich verselbständigende, aus der Gesamttätigkeit des Ätherleibes herausfallende Bindegewebsorgan der Zwischenwirbelscheibe, so daß dieses Organ wieder den Anschluß an die gesamte ätherische Organisation findet. Viscum ist daher die geeignete Heilpflanze bei extremer Zwischenwirbelscheibendegeneration und Bandscheibenverschmälerung, auch bei Prolapsneigung.

Pulsatilla e floribus ferm 33c D3
(Küchenschelle, Pulsatilla vulgaris; Ranunculaceae):

Die Küchenschelle wurde dieser Disci-Komposition hinzugefügt, weil es sich gezeigt hat, daß vor allem die weibliche Konstitution ein Wirbelsäulenpräparat benötigt, das der einseitigen Stauung der höheren Wesensglieder im ätherischen Bereich in Verbindung mit einer daraus resultierenden Stauung im venösen Gebiet Rechnung trägt. Pulsatilla ist dann das Heilmittel, wenn Astralleib und Ich-Organisation insbesondere im venösen Blutbereich nicht frei werden; typisch ist bei dieser Verfassung Frösteln, d.h. zu geringe Freigabe der Wärme, bei gleichzeitiger Wärmeempfindlichkeit. Auch eine mangelnde ovarielle Tätigkeit mit dysmenorrhoischen Beschwerden bis zur Amenorrhö ist ein Hinweis für die Unterfunktion von Astralleib und Ich-Organisation. Pulsatilla-Beschwerden verschlimmern sich zum Zeitpunkt der Menses. Venöse Stauungen, vor allem im

Lendenwirbelsäulen-, aber auch im Kreuzbeinbereich führen zu einem Beschwerdebild, welches den Verschleißerscheinungen an der Wirbelsäule ähnelt und bei chronischem Verlauf auch zur Wirbelsäulendegeneration führt.

Vivianit D5
(natürliches Eisen (II)-phosphat):

Dieser Präparatebestandteil soll den einseitig venösen Charakter des Beschwerdebildes, für welches dieses Disci-Präparat entwickelt wurde, ausgleichen, indem im „oberen Menschen" der sich hier nicht mehr genügend eingliedernde Phosphor-Eisen-Prozeß angeregt wird. Die Phosphor-Wirkung regt den Licht-Wärme-Prozeß im oberen Menschen an. Die intensivierten Lichtkräfte werden dann von der Eisen-Wirkung aufgegriffen und verstärkt mit dem arteriellen Blut verbunden. Eine pathologische Situation, in der Venosität und Arterialität zu weit auseinanderfallen, wird therapeutisch dahingehend beeinflußt, daß sowohl die Venosität durch Pulsatilla, als auch die Arterialität durch Vivianit eine Stützung erfahren. Es kommt zu einer Stabilisierung des gesamten arteriovenösen Zusammenhanges. Der Blutprozeß wird harmonisiert.

Entstehung: WALA-Ärztekreis, Leitung Frau Dr. med. Margarethe Hauschka, 1953.

Darreichungsform
1. Injektionslösung
2. Globuli velati
3. Salbe

Dosierung und Art der Anwendung
Soweit nicht anders verordnet:

1. Injektionslösung:
1–3 mal wöchentlich bis zu 1 mal täglich jeweils 1 ml in die Nähe der Wirbelsäule subcutan injizieren.

2. Globuli velati:
1–3 mal täglich jeweils 5–10 Globuli unter der Zunge zergehen lassen.

3. Salbe:
1–2 mal täglich Einreibungen in der Wirbelsäulengegend.

Indikationen

Gestaltbildungs- und Bewegungsstörungen infolge einer Aufrichteschwäche der gesamten Wirbelsäulenformation, insbesondere bei degenerativen Wirbelsäulenveränderungen von Frauen vor allem im Klimakterium bzw. bei Tendenz zu venösen Stauungen im Beckenraum, z.B.

1.1. Schwäche der gesamten Wirbelsäulenformation
1.2. degenerative Bandscheibenerkrankungen
1.3. Osteochondrosis, besonders im Klimakterium
2. Venöse Stauungen im Beckenraum

Disci comp. cum Stanno

Auf Vorschlag von Herrn Dr. Kupfermann entwickelte der WALA-Ärztekreis das Grundpräparat Disci comp. cum Stanno zur Behandlung von Wirbelsäulenerkrankungen primär degenerativer Art.

Die Schwächung der seelisch-geistigen und physischen Aufrichte des Menschen als Zeichen seiner Autonomie ist die verbreitete Folge der gegenwärtigen Zivilisationseinflüsse. Einerseits wird die psychische Organisation durch eine vielfach unter der Schwelle des Bewußtseins erfolgende Beeinflussung ihrer Erlebnisfähigkeit belastet, andererseits schädigt die zunehmende toxische Umweltbelastung die Lebensorganisation. Infolge von Bewegungsmangel und inadäquater Bekleidung kommt es zu einer Schwächung der Wärmeorganisation. Alle diese Faktoren summieren sich in ihrem kränkenden Einfluß auf die Wirbelsäule als physischen Träger des aufrechten Ich-Menschen.

Disci comp. cum Stanno ist ein Basisheilmittel, welches das viergliedrige Wesensgliedergefüge der Wirbelsäulenorganisation in vorbildhafter Weise ansprechen möchte. Die Gallertkerne der Zwischenwirbelscheiben stellen die Verbindung zu der in der Embryonalzeit gestaltungsinduzierend wirksamen Chorda dorsalis her. Dieser noch universelle, sozusagen jung gebliebene, die Differenzierung und Gestaltbildung einleitende Formungsimpuls ist in Form der Zubereitung aus den Zwischenwirbelscheiben des Rindes therapeutisch in tiefer Potenz regenerativ auf die Gelenke der Wirbelsäule und des übrigen Organismus wirksam. Equisetum und Bambusa repräsentieren den pflanzlichen Licht-Kiesel-Prozeß, welcher im vorliegenden Präparat durch Stannum, einen metallischen, kieselverwandten Lichtprozeß, verstärkt wird. Bänderschwäche, Fehlhaltungen, gelenkige Deformationen sind als Anwendungsgebiete für Stannum bekannt. Man kann auch einmal bei einer Insertionstendopathie an das Medikament Disci comp. cum Stanno denken.

Disci intervertebrales (cervicales, thoracici, lumbales) Gl D5 **Bambusa e nodo ferm D5** **Formica ex animale Gl D6**	siehe Disci comp. cum Aesculo
Stannum metallicum D5 **Equisetum ex herba ferm 35b D14**	siehe Disci comp. cum Nicotiana

Entstehung: WALA-Ärztekreis, Dr. med. Heinrich Kupfermann, Leitung Frau Dr. med. Margarethe Hauschka, 1953.

Darreichungsform
1. Injektionslösung (1 ml, 10 ml)
2. Globuli velati

Dosierung und Art der Anwendung
Soweit nicht anders verordnet:

1. Injektionslösung:

1 ml: 1–3 mal wöchentlich bis 1 mal täglich in die Nähe der Wirbelsäule bzw. der betroffenen Gelenke jeweils 1 ml subcutan injizieren.

10 ml: 1–3 mal wöchentlich in Teilmengen entlang der Wirbelsäule subcutan oder intracutan injizieren.

2. Globuli velati:

1–3 mal täglich jeweils 5–10 Globuli unter der Zunge zergehen lassen.

Indikationen
Gestaltbildungs- und Bewegungsstörungen infolge einer Aufrichteschwäche der gesamten Wirbelsäulenformation mit Turgor- und Flüssigkeitsverlust der Zwischenwirbelscheiben und der Längsbänder, z.B.
1. Degenerative Erkrankungen der Wirbelsäule
2. Haltungsanomalien
3. Bandscheibenprolaps
4. Bänderschwäche
5. als Adjuvans bei Periarthritis humeroscapularis und anderen chronisch-entzündlichen und degenerativen Gelenkerkrankungen.

Disci comp. cum Stibio

Das Präparat Disci comp. cum Stibio ist durch die Heilmittelwirkung des Antimons bestimmt, welches bei primär chronisch-deformierenden und dabei entzündlichen Wirbelsäulenerkrankungen mit Neigung zur Zerstörung der Gelenkoberfläche indiziert ist. Dieses Metall wirkt wie keine andere Substanz der Zerstörung der Knorpelüberzüge der Gelenke bei arthritischen Prozessen entgegen. Es vereinigt in sich einen noch „kosmisch-sulfurischen“ Zustand mit einer strahlig-kristallinen Eigenstruktur. Von daher besteht die Beziehung von Stibium zu den noch primitiven, ursprünglichen, noch vor einer möglichen endgültigen Ausdifferenzierung stehenden Substanzen wie etwa dem Knorpel.

Disci intervertebrales (cervicales, thoracici, lumbales) Gl D7

Bambusa e nodo ferm D5

Formica ex animale Gl D6

Arnica e planta tota ferm 33c D19

siehe Disci comp. cum Aesculo

Stibium metallicum D7
(Antimon):

Die chemischen und physikalischen Eigenschaften des Antimons sind geradezu „Proteus-artig“. Im Unterschied zu Argentum hat Stibium seine chemischen Qualitäten in sich bewahrt, die es – ähnlich wie der Schwefel, zu dem es eine ausgesprochene Affinität besitzt – in mehreren Modifikationen erscheinen lassen. Beim Erstarren aus dem flüssigen Zustand nimmt Stibium hexagonale Kristallstruktur an. Dabei dehnt es sich aus, statt dichter zu werden – beides Eigenschaften, die insbesondere auch das Wasser besitzt. Die starke Beziehung zwischen Antimon und Schwefel kommt auch darin zum Ausdruck, daß es sich in der Natur hauptsächlich als Schwefel-Verbindung (Antimonit, Grauspießglanz) findet. – Antimon sucht sich bei jeder Gelegenheit dem stofflich-fixierten Zustand zu entziehen. Schmilzt man es (bei 630 °C), so zerteilt es sich – ähnlich wie Quecksilber – beim tropfenweisen Ausgießen in zahlreiche kleinste Kügelchen, die sich an der Luft mit einer dichten Oxidschicht rauhreifartig überziehen. Antimon läßt sich zwar elektrolytisch an der Kathode abscheiden, geht aber dann sehr leicht explosionsartig in eine andere, metallische, graue Modifikation über.

Die Fähigkeit, zahlreiche Komplexverbindungen einzugehen und seine leichte Legierbarkeit offenbaren nach Hauschka die außerordentliche Wandlungsfähigkeit des Antimons. Abschließend sei noch auf sein diamagnetisches Verhalten hingewiesen, als auf ein weiteres Zeichen für die Sonderstellung des Antimonmetalles innerhalb der Gesetzmäßigkeit der tellurischen Stoffeswelt.

Die Plastizität des Eiweißes kann durchaus im Zusammenhang mit dem in verhältnismäßig engen Temperaturgrenzen in sieben Modifikationen erscheinenden plastischen Schwefel gesehen werden. Eine ähnliche Qualität möchten wir – im Unterschied etwa zu Stannum – dem „Schwefelmetall" Antimon zuschreiben. Der explosiv-entzündliche Charakter des Antimons zeigt, daß es wieder in das Wärmeelement hinausstrebt, aus dem es sich verdichtet hat. Diese Tendenz kommt auch in der Signatur der zentrifugalen Strahlenbüschel des Antimonits zum Ausdruck. Als potenziertes Heilmittel wird Stibium diesem seinem „wahren Zustand" wieder angenähert. Seine therapeutische Wirkung besteht dann darin, die Radialkräfte aus der Peripherie in die entzündlich-destruierten Oberflächen (Gelenkflächen) als formende, strukturgebende Kraft überzuführen.

Die Homöopathie beschreibt im Antimon-Arzneimittelbild einmal den „hitzigen Charakter" und die entzündlich-destruktiven Oberflächenveränderungen: Ulzeröse Haut- und Schleimhautentzündungen, pustulöse Hautausschläge, Stomatitis ulcerosa, Colitis ulcerosa, Schrunden und Schwielenbildung. Wir erweitern das Bild, indem wir Antimon therapeutisch überall dort anwenden, wo im Bereich der Oberflächenbildung von äußerer Haut, Schleimhäuten, Synovialhäuten im entzündlichen Zustand eine „Überformung" stattfindet.

Im Hinblick auf die Wirbelsäulenpathologie haben wir also besonders solche entzündlich-degenerativ verlaufende Krankheitszustände im Auge, die, vom Knorpel und von der Synovia ausgehend, die Form, d.h. die Grundgestalt der Wirbelsäule, gefährden. Die Ich-Organisation wirkt über die Wärme bis ins Physische in das Fließgleichgewicht von Aufbau und Abbau hinein. Bei entzündlichen Wirbelsäulenerkrankungen, wie beim Morbus Bechterew, besteht die Gefahr, daß der entzündliche Zustand, vor allem beim Zwischengelenkknorpel der Wirbelsäule, in ein degeneratives Folgestadium übergeht. Dies soll rechtzeitig durch das Disci-Präparat mit Antimon verhindert werden. Das Antimon ruft die Ich-Tätigkeit zu einem intensiveren Eingreifen in den sulfurischen Flüssigkeits-Aufbau-Prozeß auf. Rudolf Steiner spricht vom Antimon als einem „Phantom des Ich". Daher ist verständlich, daß Antimon in homöopathischer Dosierung die Fähigkeit hat, die Ich-Organisation zu verstärkter Tätigkeit im physischen Bereich aufzurufen.

Entstehung: WALA-Ärztekreis, Leitung Frau Dr. med. Margarethe Hauschka, 1953.

Darreichungsform
1. Injektionslösung
2. Globuli velati

Indikationen
Gestaltbildungs- und Bewegungsstörungen infolge einer Aufrichteschwäche der gesamten Wirbelsäulenformation bei degenerativen und entzündlichen Wirbelsäulenerkrankungen mit Knorpel-Defekten, z.B.

1. Rheumatischer Formenkreis einschließlich Morbus Bechterew, besonders Arthritiden und Periarthritiden (evtl. im Wechsel mit Cartilago/Mandragora comp.)
1.2. Schmerzzustände bei chronisch entzündlichen und deformierenden Gelenkerkrankungen
2. Haltungsschwäche im Jugendalter

Disci/Pulsatilla comp. cum Stanno, Suppositorien

Dieses Disci-Präparat ist zur gleichen Zeit wie alle Disci-Präparate der WALA entstanden. Disci/Pulsatilla comp. cum Stanno folgt derselben Grundkonzeption und Zusammensetzung, jedoch ist es gegenüber dem Parallelpräparat Disci comp. cum Pulsatilla dadurch unterschieden, daß es nicht, wie dieses, Vivianit enthält. Wir haben es hier mit einem Heilmittel in Zäpfchenform zu tun, das bei degenerativen Wirbelsäulenschädigungen auf den Quellungszustand und die Belastbarkeit des Bindegewebes und seiner Folgeorgane ausgleichend und straffend wirkt (Stannum). Durch Pulsatilla werden besonders weibliche Patienten angesprochen.

Disci intervertebrales (cervicales, thoracici, lumbales) Gl D3 (0,1%)	siehe Disci comp. cum Aesculo
Bambusa e nodo ferm D1 (0,1%)	
Formica ex animale Gl D3 (0,1%)	

Stannum metallicum D4 (0,1%)

Equisetum ex herba ferm 35b D1 (0,1%)

} siehe Disci comp. cum Nicotiana

Pulsatilla e floribus ferm D2 (0,1%)
siehe Disci comp. cum Pulsatilla

Viscum album (Mali) e planta tota ferm D4 (0,1%)
siehe Disci comp. cum Pulsatilla

Entstehung: WALA-Ärztekreis, Leitung Frau Dr. med. Margarethe Hauschka, 1953.

Darreichungsform
Suppositorien

Dosierung und Art der Anwendung
Soweit nicht anders verordnet:
Im akuten Fall 1–2 mal täglich, bei Langzeitbehandlung 3 mal wöchentlich jeweils 1 Zäpfchen in den Mastdarm einführen.

Indikationen
Gestaltbildungs- und Bewegungsstörungen infolge einer Aufrichteschwäche der gesamten Wirbelsäulenformation, insbesondere bei Turgor- und Flüssigkeitsverlust der bindegewebigen Anteile des Faserknorpels und des Bandapparates, z.B.

1. Bandscheibenprolaps
2. Lumbago
3. Haltungsanomalien (Kyphose, Lordose, Skoliose)
4. Arthrosen
4.1. Spondylarthrose
5. Osteochondrose
6. Venöse Stasen, besonders im Klimakterium

Disci/Rhus toxicodendron comp.

In diesem Präparat wurden zwei „Grundpräparate“ der WALA vereint, nämlich Disci comp. cum Argento mit dem Schmerzmittel Rhus toxicodendron comp. Die Zusammensetzung dieses Präparates zur Behandlung von Wurzelneuralgien, Brachialgien, Ischialgien ist aus der Überlegung hervorgegangen, daß ein Schmerzmittel geschaffen werden sollte, dem ein gestörtes Verhältnis von Astralleib und Ätherleib zugrunde liegt. Gerade für akute Schmerzzustände bei vorbestehender Wirbelsäulenerkrankung ist dieses Präparat gedacht.

Disci intervertebrales (cervicales, thoracici, lumbales) Gl D6 **Bambusa e nodo ferm D4** **Formica ex animale Gl D5** **Arnica e planta tota ferm 33c D18**	siehe Disci comp. cum Aesculo

Argentum metallicum D18
siehe Disci comp. cum Argento

Aconitum e tubere ferm 33c D4 **Rhus toxicodendron e foliis ferm 33d D4** **Gnaphalium leontopodium e planta tota ferm 36 D2** **Gelsemium e radice ferm 35b D2** **Mandragora officinarum e radice ferm 34d D4** **Granit D8**	siehe Rhus toxicodendron comp.

Entstehung: WALA-Ärztekreis, Dr. med. Hartmut Fischer, Leitung Frau Dr. med. Margarethe Hauschka, 1974.

Darreichungsform
Injektionslösung (1 ml, 10 ml)

Dosierung und Art der Anwendung
Soweit nicht anders verordnet:

1 ml: 1–3 mal wöchentlich bis 1 mal täglich
1 ml subcutan in die Nähe der Wirbelsäule injizieren.

10 ml: 1–3 mal wöchentlich bis 1 mal täglich in Teilmengen an mehreren Stellen im Schmerzbereich subcutan injizieren.

Indikationen
Gestaltbildungs- und Bewegungsstörungen infolge einer Aufrichteschwäche der gesamten Wirbelsäulenformation, insbesondere akute Schmerzzustände bei degenerativen Veränderungen der Wirbelsäule und anderer Gelenke, z.B.

1. Neuropathien der Wirbelsäule
1.1. Akute Wurzelneuralgien
1.1.1. Interkostalneuralgien
1.1.2. Ischialgien
1.2. Neuritis des Plexus brachialis und lumbosacralis
2. Diskopathien
2.1. Bandscheibenverschmälerung
2.2 Bandscheibenprolaps
3. Folgezustände von Spondylarthrosen.

Disci/Viscum comp. cum Argento, Suppositorien

Das Zäpfchen-Präparat Disci/Viscum comp. cum Argento entstand etwas später als die übrigen Disci-Präparate auf Wunsch von Dr. med. Karl Köller. Neben den Disci/Pulsatilla comp. cum Stanno, Suppositorien steht damit ein zweites Zäpfchen-Präparat in dieser Serie zur Verfügung, welches einerseits durch Argentum akut entzündliche Schmerzzustände reaktiv arthritischer, aber auch neuritisch-neuralgischer Natur zu beeinflussen vermag. Andererseits wendet sich die Viscum-Komponente an ein zugrundeliegendes chronisch-degeneratives Krankheitsgeschehen. Sowohl Viscum als auch Argentum sprechen ein „Sich-Ausgliedern“, ein „Herausfallen“ des Gelenkprozesses aus der Gesamtordnung des menschlichen Leibes an; es resultiert eine Krankheitssituation, welche durch ein unvermitteltes Aufeinanderprallen von akuter und chronischer Entzündungsreaktion charakterisiert ist.

Disci intervertebrales (cervicales, thoracici, lumbales) Gl D3 (0,1%) **Bambusa e nodo ferm D1 (0,1%)** **Formica ex animale Gl D3 (0,1%)** **Arnica e planta tota ferm 33c D1 (0,1%)**	siehe Disci comp. cum Aesculo

Argentum metallicum D18 (0,1%)
siehe Disci comp. cum Argento

Viscum album (Mali) e planta tota ferm D4 (0,1%) **Pulsatilla e floribus ferm 33c D2 (0,1%)**	siehe Disci comp. cum Pulsatilla

Entstehung: WALA-Ärztekreis, Leitung Frau Dr. med. Margarethe Hauschka, 1971.

Darreichungsform
Suppositorien

Dosierung und Art der Anwendung
Soweit nicht anders verordnet:
Im akuten Fall 1–2 mal täglich jeweils 1–2, bei Langzeitbehandlung 2 mal wöchentlich jeweils 1 Zäpfchen in den Mastdarm einführen.

Indikationen
Gestaltbildungs- und Bewegungsstörungen infolge einer Aufrichteschwäche der gesamten Wirbelsäulenformation sowohl bei entzündlich aufflackernden als auch degenerativen Veränderungen und Neuralgien, z.B.

1. Arthritis
2. M. Bechterew
3. Neuritis und Neuralgien

3.1. Trigeminusneuralgie
3.2. Okzipitalneuralgie
3.3. Interkostalneuralgie
3.4. Brachialgie
3.5. Ischialgie und Lumboischialgie
3.6. nächtliche Parästhesien

Disci/Viscum comp. cum Stanno
Disci/Viscum comp. cum Stanno, Unguentum

Die Grundstruktur der Disci-Präparate: Disci cervicales, thoracici et lumbales, Bambusa e nodo, Formica ex animale, ebenso Equisetum und Stannum bildet auch hier den Ausgangspunkt für dieses Präparat. Die Wirkungsweise ist ähnlich derjenigen von Disci comp. cum Stanno, wird jedoch in Richtung der ausgesprochen degenerativ-kalten Prozesse durch die Hinzunahme der Zubereitung aus der Mistel verstärkt. Dieses Präparat hat sich besonders bei Spondylarthrosis und Osteochondrosis der Wirbelsäule im fortgeschrittenen Stadium, auch bei begleitenden hartnäckigen Schmerzzuständen, bewährt.

Disci intervertebrales (cervicales, thoracici, lumbales) Gl D5

Bambusa e nodo ferm D5

Formica ex animale Gl D6

} siehe Disci comp. cum Aesculo

Stannum metallicum D5

Equisetum ex herba ferm 35b D14

} siehe Disci comp. cum Nicotiana

Viscum album (Mali) e planta tota ferm D5
siehe Disci comp. cum Pulsatilla

Entstehung: WALA-Ärztekreis, Dr. med. Karl Köller, Leitung Frau Dr. med. Margarethe Hauschka, 1953.

Darreichungsform
1. Injektionslösung
2. Globuli velati
3. Salbe

Dosierung und Art der Anwendung

Soweit nicht anders verordnet:

1. Injektionslösung:
In akuten Fällen 1 mal täglich, bei Langzeitbehandlung 1–3 mal wöchentlich jeweils 1 ml subcutan in die Nähe der Wirbelsäule injizieren.

2. Globuli velati:
In akuten Fällen 2–3 mal täglich, bei Langzeitbehandlung 1 mal täglich jeweils 5–10 Globuli unter der Zunge zergehen lassen.

3. Salbe:
1–2 mal täglich Einreibungen entlang der Wirbelsäule.

Indikationen

Gestaltbildungs- und Bewegungsstörungen infolge einer Aufrichteschwäche der gesamten Wirbelsäulenformation mit Randzackenbildung der Wirbelkörper und Verkalkung der Bänder, z.B.

1. chronische degenerative Erkrankungen schwerer Art mit Neigung zu Exostosen-Bildung
2. Spondylarthrosis deformans
3. Osteochondrosis
4. Verkalkung der Längsbänder
5. Als Adjuvans bei Arthrosis deformans coxae, genus, humeri (evtl. im Wechsel mit Cartilago comp.)

Echinacea/Argentum

Das Präparat sollte eine Lücke schließen bei der Behandlung septischer Zustände, die im allgemeinen auf einer Erschöpfung der ätherischen Organisation beruhen. Sie entstehen damit auf dem Hintergrund einer geschwächten Ich-Organisation, die nicht mehr in der Lage ist, in ausreichender Weise den Ätherleib und das ihm entsprechende Matrix-Immunsystem durch Stärkung der Formkräfte und des Wärmegeschehens auf der physischen Ebene zu aktivieren.

Argentum in hoher Potenz wirkt auf die Ich-Organisation aktivierend, insofern dem septischen Krankheitsgeschehen eine Erschöpfung der ätherischen

Organisation zugrunde liegt. Silber ermöglicht hier, daß die Lebensorganisation im physischen Bereich Anschluß an die Ich-Wärme-Organisation findet. Dadurch wird die Ausgliederung der Lebensorganisation des erkrankten Organes aus der Ganzheit überwunden. Echinacea wirkt anregend auf die astralische Organisation, so daß es zu einer Proliferation der Leukozyten kommt.

Echinacea e radice ferm 33d D2
(Wurzel des blaßblütigen Sonnenhutes, Echinacea pallida; Compositae):

Es sollte die aus der indianischen Volksmedizin Nordamerikas bekannte „antiseptische" Wirkung des „Igelkopfes" in ein Heilmittel einbezogen werden, das eine tiefgreifende Wirkung auf den erschöpften physischen und ätherischen Organismus auszuüben vermag. Die Signatur von Echinacea mit ihrem kräftigen, schraubig gewundenen Wurzelstock und dem starken, durch den Kieselprozeß rauh behaarten Stengel kann darauf hinweisen, daß die Echinacea-Wurzel als Heilmittel auf den geschwächten Sinnesprozeß des Organismus und damit auf das mesenchymale Matrix- und Grundgewebe wirkt. Auch die länglichen, elliptischen, tief dunkelgrünen und ebenfalls rauhhaarigen Blätter weisen auf einen ausgeprägten Flüssigkeitsprozeß hin, der ebenfalls den Kieselprozeß in sich trägt. In der Wurzel kommt es vor allem zur Abscheidung von Glykosiden, von Harz und öligen Bestandteilen. Diese Ablagerung ist im Querschnitt der intensiv duftenden Wurzel als dunkler Ring erkennbar.

Echinacea wurde in ihrer Wuchsform und Blütenblattbildung mit einer „vergröberten" Arnika verglichen. Bei beiden Pflanzen handelt es sich um einen intensiven Licht-Wärme-Prozeß in der goldorange-gelben bzw. blaßvioletten Blütenfarbe einerseits und eine starke Beziehung zum Chemismus und Flüssigkeitsprozeß im Blatt-Stengel-Bereich andererseits. Die Beziehung zum Kieselprozeß ist beiden Pflanzen eigen. Hier ist auch die Wirksamkeit von Echinacea auf die Ich-Organisation und den Wärmeprozeß im Menschen zu sehen. Echinacea ist in der Lage, die körpereigenen Wärmeprozesse, welche der immunologischen Reaktion und der Überwindung von Infektionen zugrunde liegen, anzuregen und zu stabilisieren.

Argentum metallicum D29
(metallisches Silber):

Argentum als reines Metall steht in der Reihe der sieben Hauptmetalle dem Blei polar gegenüber. Trotz seiner Weichheit und Ausziehbarkeit mit hoher Leitfähigkeit für Wärme und elektrischen Strom ist Silber ein klingendes, reines Metall. Unter dem Gesichtspunkt von Sal, Sulfur und Merkur würde Blei einem in die Erstarrung übergeführten sulfurischen Prinzip, Silber einem ursprünglich und „embryonal" gebliebenen Sal-Prinzip entsprechen. Das Silber hat seine Bildekräfte in die Peripherie entlassen; daher rührt die oligodynamische und gegen pathologische Lebensprozesse gerichtete, bakterizide Wirksamkeit von ionisiertem Silber.

Beim Versuch, die Silberwirksamkeit in die ätherische Gesamtorganisation des Menschen einzuordnen, kann man an die besondere Beziehung zum Lebens- und chemischen Äther denken und somit an eine verdichtende, konzentrative Wirkung von Silber im Lebensprozeß. Die Wirksamkeit des Silbers als Metall auf die Ich-Organisation ist ein weiterer, wesentlicher Gesichtspunkt. Wenn ein Organ zu einem vorzeitigen Abschluß kommt, wie dies physiologisch bei der Ausbildung des Gehirns der Fall ist, kommt es zu einem Freiwerden ätherischer, vor allem lebensätherischer Kräfte. Im Krankheitsfall kann sich, z.B. infolge von Schock, die ätherische Organisation in der Tiefe des Organismus lockern. Der Ätherleib wird zusammen mit dem Astralleib relativ frei, wie dies beim physiologischen Phantom im Gehirnbereich der Fall ist. Bei entsprechender Erschöpfung ist der Organismus nicht mehr widerstandsfähig, die organische Grundlage ist nicht mehr ausreichend durchätherisiert und durchastralisiert. Die Infektionsbereitschaft bis hin zur Sepsis ist gegeben. Echinacea/Argentum kann damit ein wesentliches Medikament bei septischen Prozessen sein. Auch mangelhafte Wundheilung, z.B. bei Unterschenkelgeschwüren, gehören zum Anwendungsgebiet.

Entstehung: WALA-Ärztekreis, Dr. med. Heinz-Hartmut Vogel, Leitung Frau Dr. med. Margarethe Hauschka, 1954.

Darreichungsform

1. Injektionslösung
2. Globuli velati

Dosierung und Art der Anwendung

Soweit nicht anders verordnet:

1. Injektionslösung:

In akuten Fällen 1–2 mal täglich, bei Langzeitbehandlung 2–3 mal wöchentlich jeweils 1 ml subcutan injizieren.

2. Globuli velati:
In akuten Fällen 2–4 mal täglich bis zweistündlich, bei Langzeitbehandlung 1 mal täglich jeweils 5–10 Globuli unter der Zunge zergehen lassen.

Indikationen
Anregung der Immunantwort auf Fremdeinflüsse und Wiedereingliederung des lebendigen Matrix-Systems in den Ich-Wärme-Organismus, z.B. bei akut-entzündlichen, fieberhaften bis septischen Prozessen aller Art (evtl. im Wechsel mit Lachesis comp., Apis/Belladonna, Silicea comp. oder Argentum nitricum comp.)

Echinacea comp., Essenz

Es sollte ein Präparat entstehen, das zum einen bei einer Disposition zur Entzündung der Schleimhäute im Mundbereich und im akuten Stadium einer Stomatitis die Heilung anregt, zum anderen sollte das Heilmittel einer Entgiftungsschwäche des Organismus mit dem Erscheinungsbild einer chronischen Tonsillitis entgegenwirken.

Äthanolischer Auszug aus Echinacea, Herba rec. (zu 10% enthalten)
(blaßblütiger Sonnenhut, Echinacea pallida; Compositae):

Über die Beziehung zum Kieselprozeß ist die Wirksamkeit von Echinacea auf die Ich-Organisation und den Wärmeprozeß im Menschen zu verstehen. Als Komposite hat Echinacea eine besondere Beziehung zur Wärme und damit zu den sulfurischen Prozessen des Stoffwechsels. Sie regt die Eigentätigkeit des Stoffwechsels im Organismus an, insbesondere wirkt sie auf die Bindegewebsfunktion und hier auf die Steigerung der Immunabwehr, indem sie die Vermehrung und die Tätigkeit der Leukozyten anregt. Innerhalb der Schleimhäute wirkt Echinacea vor allem auf das submuköse Bindegewebe, welches vom Matrix- und Grundgewebe aus gestärkt wird. Des weiteren besteht eine Beziehung zum lymphatischen Gewebe, welches in den Tonsillen des Rachenringes eine besondere Konzentration erfährt.

Äthanolischer Auszug aus Calendula, Flos rec. (10%)
(Ringelblumenblüten, Calendula officinalis; Compositae):

Calendula regt als Komposite den Wärmeprozeß, vor allem im arteriellen Blutbereich, an. Dadurch kommt die Granulation bei der Wundheilung in Gang.

Im deutlichen Unterschied, ja sogar polar zur Arnika, die ebenfalls eine Komposite ist, wird der Lichtprozeß in der Calendula betont wirksam, in der Arnika dagegen bis in die Blütenregion hinein das vegetative Geschehen. Aus diesem Grunde ist die Arnika in ihrer Blütenausgestaltung weniger straff, ihr Wirkungsbereich liegt im venösen Gebiet des Blutes, wohingegen die Calendula im arteriellen Bereich wirksam ist. Beiden gemeinsam ist der Kieselprozeß. Die Ringelblume fördert die Heilung kleiner Wunden und Druckstellen an der betont arteriell und intensiv durchbluteten Mundschleimhaut. Dies kann z.B. nach zahnärztlichen Eingriffen oder bei Prothesenträgern eine Rolle spielen.

Äthanolischer Auszug aus Salvia, Folia rec. (10%)
(Salbei, Salvia officinalis; Labiatae):

Salbei ist eine Pflanze mit reicher Bildung ätherischer Öle, die sich jedoch, im Unterschied etwa zu Rosmarin oder Lavendel, in ihrer Wirkung besonders auf Lunge und Nieren erstrecken. Der in Salvia wirksame Kalkprozeß stellt die Beziehung zur Nierentätigkeit, zur Ausscheidungsfunktion und zur Konsolidierung des Eiweißes her. Der Astralleib wird in seiner Nierentätigkeit angeregt und dadurch die Entgiftungs- und Ausscheidungstätigkeit des übrigen Organismus, auch der Tonsillen, entlastet. Zusätzlich wird die Schweißdrüsentätigkeit als ein sich auf die Körperhaut erstreckender Nierenprozeß reguliert.

Eucalyptus e foliis ferm 33d D1 (1%)
(Blätter des Eukalyptusbaumes, Eucalyptus globulus; Myrtaceae):

Das ätherische Öl des Eukalyptusbaumes ist durch eine den menschlichen Wärmeorganismus beruhigende und damit auch fiebersenkende Wirkung gekennzeichnet. Eukalyptus beeinflußt das Verhältnis zwischen Ich und Astralleib. Dieser wird in die Tätigkeit der Ich-Organisation aufgenommen und in seiner abbauenden Tendenz abgeschwächt.

Argentum nitricum D13 (1%)
(Silbernitrat):

Silbernitrat harmonisiert das Eingreifen des Astralleibes in die ätherische Organisation. Ulzerationen im Schleimhautbereich des Mundes, auch Neigung zur Aphthenbildung werden dadurch überwunden. Im Silbersalz der Salpetersäure tritt gewissermaßen das potenzierte Silber an die Stelle der ätherischen

Organisation, die Salpetersäure an die Stelle des Astralleibes, welcher in seinem Wechselverhältnis zur ätherischen Leiblichkeit harmonisiert wird. So ist durch die geschilderte Wechselbeziehung die Wirkung von Argentum nitricum als salzartige Verbindung zu verstehen.

Tonsillae palatinae Gl D4 und D8 (jeweils 1%)
(Gaumenmandeln);

Gingiva Gl D4 und D8 (jeweils 1%)
(Zahnfleisch):

Die in dem Präparat enthaltenen Organpräparate liegen in Doppelpotenzen vor, da bei der Konzeption von Echinacea comp.-Essenz davon ausgegangen wurde, daß es sich vorwiegend um chronisch-rezidivierende, von sekundären Entzündungen begleitete Krankheitsprozesse im Mund auf der Grundlage einer meist konstitutionellen, zur Degeneration neigenden „Gewebe-Minderwertigkeit" handelt. Die Anfälligkeit zur Entzündung beruht auf einer veranlagten Gewebeschwäche, welche sich teils in Hypertrophien, teils in Atrophie im Mundbereich äußert; durch die Entzündungsreaktion versucht der Organismus, dieser Tendenz entgegenzuwirken.

Durch die Tiefpotenzen der entsprechenden homologen Organpräparate Tonsillae palatinae und Gingiva wird der Gewebe-Degeneration entgegengewirkt; durch die mittlere Potenz soll dagegen die chronische Entzündungserscheinung zurückgedrängt werden. Die tierischen Organe in homöopathischer Dosierung beeinflussen allgemein die ätherische Organisation mit der besonderen Wirkung von Tief- und Hochpotenzen. Bei hochakut-entzündlichen Abläufen empfiehlt sich eine zunächst hohe Potenz mit anschließend langsam (dem Heilungsverlauf entsprechend) absteigender Potenzierung des für die Behandlung indizierten Präparates; bei subakutem und chronisch-entzündlichem Verlauf kommen mittlere, bei degenerativen Erkrankungen tiefe Potenzen in Betracht; bei einer Konstitutionstherapie sind dagegen relativ seltene Gaben von hohen Potenzen angezeigt.

Kohlensäure:

Kohlensäure als Treibgas hat selbst eine therapeutische Wirkung. Blutstauungen im Mundschleimhautbindegewebe und im Bereich des Rachens werden durch die einwirkende Kohlensäure günstig beeinflußt. Sie übt durch den Sprüheffekt eine mechanische Reinigungswirkung auf die Schleimhäute aus und fördert zugleich den Lymphabfluß.

Entstehung: WALA-Ärztekreis, Dr. med. Heinz-Hartmut Vogel, 1976.

Darreichungsform
Sprühflüssigkeit

Dosierung und Art der Anwendung
Soweit nicht anders verordnet:
1–3 mal täglich bis 2 mal wöchentlich 2–3 Sprühstöße auf Mund- und Rachenschleimhaut geben.

Indikationen
Harmonisierung der auf- und abbauenden Kräfte im Gebiet der Schleimhäute des Mund-Rachen-Bereiches bei einer Tendenz zum Ungleichgewicht zwischen Form-Sinnes-Prozessen und lymphatischen Prozessen, z.B.
1.1. Parodontitis
1.2. Zahnfleischhypertrophie
1.3. Gingivitis
2. Stomatitis aphthosa
3.1. Chronisch-eitrige Tonsillitis
3.2. Hyperplasie der Tonsillen
4.1. Pharyngitis
4.2. Chronischer Rachenkatarrh
5. Lymphatische Diathese, besonders bei Kindern

Echinacea e planta tota, Einzeldosis-Augentropfen

Echinacea e planta tota ferm 33c D2
(blaßblütiger Sonnenhut, Echinacea pallida; Compositae)
siehe Echinacea/Quarz comp., Augentropfen

Rosae aetheroleum D7
(ätherisches Öl aus den Blütenblättern von Rosen-Arten; Rosaceae)
siehe Atropa belladonna-Augentropfen

Die Echinacea e planta tota, Einzeldosis-Augentropfen enthalten einen Auszug aus dem blaßblütigen Sonnenhut in tiefer Potenz mit einem Zusatz von homöopathisiertem ätherischem Rosenöl. Ihre Wirkung erstreckt sich auf das mesenchymale Bindegewebe vor allem der Bindehaut und der Augenlider. Über eine Anregung des Kiesel-Wärme-Prozesses im Grundgewebe wird die Eigenreaktion des Organismus bei der Überwindung des örtlichen Entzündungsprozesses von Bindehaut, Augenlid oder Tränendrüsen gestärkt.

Entstehung: WALA-Ärztekreis, Dr. med. Heinz-Hartmut Vogel, 1976.

Darreichungsform
Einzeldosis-Augentropfen

Dosierung und Art der Anwendung
Soweit nicht anders verordnet:
1–2 mal täglich jeweils 1 Tropfen in den Bindehautsack einträufeln.

Indikationen
Anregung der Stoffwechselvorgänge bei ungenügender Flüssigkeitsverteilung und Wärmebildung im Bindegewebe und in den Drüsen des Auges, z.B.

1. akut entzündliche und eitrige Prozesse des äußeren Auges und der Augenumgebung

1.1. Konjunktivitis
1.2. Blepharitis
1.3. Dakryozystitis
1.4. Hordeolum

Echinacea/Mercurius comp., Suppositorien für Erwachsene
Echinacea/Mercurius comp., Suppositorien für Kinder

Dem Präparat liegt ein ähnlicher Gesichtspunkt zugrunde wie derjenige, der zum Kompositionspräparat Echinacea/Argentum geführt hat, jedoch wurde dieser therapeutische Ausgangspunkt erweitert und spezifiziert auf die Neigung zu chronischer und wiederholt auftretender eitriger Tonsillitis mit der Tendenz zur Abszeßbildung. Neben Echinacea e rad. und Argentum wurden Apis ex animale, Atropa belladonna e fruct. und Mercurius solubilis Hahnemanni entsprechend der Kombination Apis/Belladonna cum Mercurio in das Präparat eingefügt. Es sollte damit zweierlei erreicht werden: Der zur Auskühlung und

Verselbständigung neigende Lymphorganismus einschließlich der Lymphknotentätigkeit sollte durch Mercurius solubilis wieder an den Blut-Wärme-Prozeß angeschlossen werden, denn chronische Tonsillitiden sind Ausdruck für eine ungenügende Einbeziehung dieser drüsenartigen Organe in den Gesamtwärmeorganismus. Die wiederholten Entzündungen können durch eine Überwindung der Auskühlung in den Lymphorganen therapeutisch angegangen werden.

Argentum metallicum D18 (0,1%) (metallisches Silber) **Echinacea e rad. ferm 33d ∅ (0,1%)** (Wurzel des blaßblütigen Sonnenhutes, Echinacea pallida; Compositae)	siehe Echinacea/Argentum

Mercurius solubilis Hahnemanni D13 (0,1%)
(Quecksilberamidonitrat (roh) nach Hahnemann):

Mercurius nimmt als flüssiges Metall in der Reihe der sieben Hauptmetalle eine Sonderstellung ein. Es bleibt trotz seiner Schwere flüssig und neigt schon bei gewöhnlicher Temperatur zum Verdampfen. Die von Hahnemann inaugurierte lösliche Modifikation des Mercurius solubilis bringt besonders die Verwandtschaft zum wässrigen Element zum Ausdruck. Das Verhalten des Quecksilbers, welches unter normalen Bedingungen ein Festwerden im Sal-Zustand vermeidet und eine Beziehung zum Luftelement aufnimmt, kann als Signatur für das Lymphsystem im Organismus gelten. Dieses bringt ganz im flüssigen Zustand den Chemismus in sich zur Wirksamkeit und bildet ein eigenes Zirkulationssystem neben dem warmen Blutsystem aus. Wenn im Organismus das lymphatische System ein Übergewicht bekommt, kann es zur Ausbildung des Krankheitsbildes kommen, für das Mercurius das typische Heilmittel ist. Chronische Entzündungen der Lymphknoten sind ein Versuch, das sich verselbständigende Lymphgeschehen und die damit zusammenhängende Auskühlung des Organismus zu überwinden. Die Lymphknoten sind schon physiologisch stark von Blutgefäßen durchzogen. Das Eingreifen des Seelischen und der Ich-Tätigkeit im Lymphbereich bewirkt eine über das Lymphsystem erfolgende Absonderung von im Stoffwechsel nicht bewältigten Eiweißaufbauprozessen: Die Absonderungen über Schweiß, Speichel, Darmsekret etc. beim Quecksilber-Krankheitsbild sind serös-fibrinöser Art.

Apis ex animale Gl D3 (0,1%)
(Honigbiene, ganzes Tier; Apis mellifica):

Die Wirkung von Apis ist hier auf den erstarrten Wärmeorganismus im Tonsillenbereich gerichtet, das Wärmegeschehen verselbständigt sich in ähnlicher Weise, wie wir es vom Lymph-Kälte-Prozeß geschildert haben. Beide Prinzipien finden nicht zur Einheit und zur Durchdringung. Apis als tierisches Heilmittel wirkt auf die ätherische Organisation und insbesondere auf die Wärmetätigkeit, die wieder den Anschluß findet an den Gesamtwärmeorganismus. Das Apis-Bild bei der akuten Tonsillitis ist dadurch gekennzeichnet, daß sich innerhalb und um die Tonsille ein Ödem entwickelt mit blaßroter Verfärbung; der für das Bienengift typische Schmerz ist brennend und stechend.

Atropa belladonna e fructibus ferm 33a D2 (0,1%)
(Tollkirsche, Atropa belladonna; Solanaceae):

Bei der akuten Tonsillitis ist der arterielle Blutanstrom im Zusammenhang mit dem Entzündungsprozeß einseitig gesteigert. Die Absonderung von Gewebeflüssigkeit aus dem Blut ist folglich vermehrt, die Tonsille schwillt. Der Belladonna-Schmerz setzt die Pulsation bis in das betroffene Organ fort, die Schmerzen treten in Wellen auf, die arteriellen Gefäße sind erweitert.

Zusammenfassung

Die Echinacea/Mercurius comp., Suppositorien sind ein Heilmittel bei entzündlich-eitriger Schwellung der Mandeln und Lymphknoten einschließlich der umgebenden Gewebe des Rachenringes. Ihre Wirksamkeit schließt die verschiedensten Ebenen des organischen Geschehens mit ein. Mercurius wirkt im Lymphsystem selbst, Argentum dagegen auf die Ich-Organisation in der Tiefe des lebensätherischen Prozesses. Atropa belladonna greift im Bereich der astralischen Wirksamkeit im arteriellen System ein. Apis ex animale spricht den Bereich der physisch-ätherischen Wärmebildung im Bindegewebe an mit Wirkung auf die ätherische Organisation. Echinacea hat als Kieselpflanze und Komposite eine besondere Wirkung auf das Eingreifen der astralischen Organisation und der Ich-Tätigkeit im Matrix-Gewebe und damit im Immungeschehen des Organismus.

Entstehung: WALA-Ärztekreis, Leitung Frau Dr. med. Margarethe Hauschka, 1966.

Darreichungsform
Suppositorien

Dosierung und Art der Anwendung
Soweit nicht anders verordnet:
1–3 mal täglich jeweils 1 Zäpfchen in den Mastdarm einführen.

Gegenanzeigen: Bienengiftallergie
Nebenwirkungen: nicht bekannt
Wechselwirkungen mit anderen Mitteln: nicht bekannt

Indikationen
Wiederanschluß des sich im Bereich der Tonsillen relativ verselbständigenden, die lokale Entzündung verursachenden Wärme- und Flüssigkeits-Prozesses an die vom Blut getragene Ich-Wärme-Organisation, z.B.
1. Angina tonsillaris
2. Neigung zu Abszeßbildungen, z.B. Peritonsillarabszeß

Echinacea/Quarz comp., Einzeldosis-Augentropfen

Die Nachfrage aus der augenärztlichen Praxis nach einem wirksamen Präparat zur Behandlung akuter und subakuter eitriger sowie allergischer Bindehautentzündungen führte zur Konzeption von Echinacea/Quarz comp., Augentropfen. Sie wurden entwickelt, um bei unspezifischer Bindehautentzündung, aber auch bei auf Überempfindlichkeit beruhender Iritis die Immunität in diesem Bereich zu erhöhen.

Echinacea e planta tota ferm 33c D2
(blaßblütiger Sonnenhut, Echinacea pallida; Compositae):

Echinacea wurde aufgrund ihrer „antiseptischen" Wirkung aus der indianischen Volksmedizin Nordamerikas in die europäische Phytotherapie übernommen. Die ausdauernde Staude mit kräftiger Wurzel und starkem, rauhem Stengel zeichnet sich durch einen sehr starken Blütenprozeß aus. Jedoch ist das Verhältnis zum Wässerigen so, daß die Blätter (auch die Zungenblütenblätter) turgorlos erscheinen, bei geringer Blattmetamorphose. Die Blätter sind länglich, tief dunkelgrün und ebenfalls rauhhaarig; sie weisen auf einen ausgeprägten Flüssigkeitsprozeß hin, der vom Kieselprozeß durchdrungen wird. In der Wurzel kommt es zur Ausscheidung eines Glykosides (Hinweis auf einen Zucker-Licht-Prozeß), von Harz und öligen Bestandteilen, welche sich in Form von dunkelbraunen Ablagerungen zeigen.

In seiner Wuchsform und Blütenblattbildung erinnert der Sonnenhut an eine „vergröberte" Arnika. Wie diese hat Echinacea eine Beziehung zum Kieselprozeß, anschaubar an der rauhen Blatt- und Stengelbehaarung und den harten, spitzen Scheibenblüten des „Igelkopfes"; ebenso handelt es sich bei beiden Pflanzen um einen intensiven Licht-Wärme-Prozeß in der goldgelben bzw. rosaroten Blütenbildung einerseits und um eine starke Beziehung zum Chemismus und Flüssigkeitsprozeß im Blatt-Stengel-Bereich andererseits.

Über die Beziehung zum Kieselprozeß ist die Wirksamkeit von Echinacea auf die Ich-Organisation und den Wärmeprozeß im Menschen zu sehen. Als Komposite hat Echinacea eine besondere Beziehung zur Wärme und damit zu den sulfurischen Prozessen des Stoffwechsels. Sie regt die Eigentätigkeit des Stoffwechsels im Organismus an, insbesondere wirkt sie auf die Bindegewebsfunktion und hier auf die Steigerung der Immunabwehr, es erfolgt dort eine Verstärkung der Leukozytenproliferation. Die Signatur von Echinacea pallida kann darauf hinweisen, daß sie als Heilmittel auf den geschwächten Sinnesprozeß des Organismus und damit auf das Matrix- und Grundgewebe, d.h. auf das den Körper einheitlich durchziehende Mesenchym, wirkt.

Argentum metallicum D29
(metallisches Silber):

Silber in Hochpotenz und als mineralische Substanz wirkt über die Aktivierung der Ich-Organisation tief in die Aufbautätigkeit der Organe, hier des Auges und der Bindehaut hinein. Es rhythmisiert und ordnet eine überschießende ätherisch-entzündliche Aktivität in diesen Organen. Zugleich wirkt Argentum auf die Einwirkung fremdätherischen Lebens. Es vermittelt das Eingreifen der Ich-Tätigkeit bis herunter auf die Stufe des Lebensäthers. Wenn sich die ätherische Organisation verselbständigt und nicht mehr genügend durchluftet und durchwärmt wird durch Astralleib und Ich, wird der Organismus anfällig gegen Fremdlebewesen, z.B. gegen Bakterien. Infektionen sind, wenn sie nicht rasch lokal durch Abszedierung überwunden werden, ein Zeichen für eine ungenügende Durchdringung der ätherischen Organisation durch die höheren Wesensglieder Ich und Astralleib. Es kommt schließlich zur Phlegmone, zur Sepsis. Silber ist immer dann angezeigt, wenn sich ein organischer Prozeß nicht mehr in die Gesamtheit des Organismus einfügen will und er gewissermaßen ein Eigenleben entfaltet. Silber als „Mondensubstanz“ entspricht einem solchen Prozeß. Unter den Hauptmetallen ist Silber dadurch ausgezeichnet, daß es seine Bildeprinzipien (Wärme, Licht, Chemismus) in die Peripherie entlassen hat. Damit hängt die oligodynamische Wirkung des Silbers zusammen, welche z.B. in Form der bakteriziden Wirkung von kolloidalem Silber genutzt wird.

Quarz D19
(Bergkristall, Kieselsäureanhydrid):

Quarz wurde ebenfalls in höherer Potenz dem Präparat beigegeben, um die Atonie des Bindegewebes zu überwinden. Quarz regt unmittelbar die Ich-Organisation an, die sich des Kieselprozesses in der Wärme und im physischen Bereich bedient. Allergische Bindegewebsreaktionen, die stets eine Funktionsschwäche des Bindegewebes darstellen, können durch Quarz überwunden werden.

Atropa belladonna ex herba ferm 33a D14
(Tollkirsche, Atropa belladonna; Solanaceae):

Atropa belladonna soll durch ihre Wirkung auf den Astralleib den überschießenden arteriellen Blutprozeß im Bereich des Auges zurückdrängen. Die Tollkirsche trägt dazu bei, die besonders zu Beginn der Entzündung auftretende arterielle Hyperämie zu überwinden; auch gehören Lichtscheu und periodisch wechselnde Schmerzen mit zu ihrem Bild.

Rosae aetheroleum D7
(ätherisches Öl aus den Blütenblättern von Rosen-Arten; Rosaceae):

Ätherisches Rosenöl ist therapeutischer Bestandteil aller WALA-Augentropfen und wirkt über das Blut auf den Wärmeprozeß im Auge.

Entstehung: WALA-Ärztekreis, Dr. med. Heinz-Hartmut Vogel, 1964.

Darreichungsform
Augentropfen

Dosierung und Art der Anwendung
Soweit nicht anders verordnet, in akuten Fällen 1–2 mal täglich bis stündlich, bei subakutem und chronischem Verlauf 2–3 mal wöchentlich je 1 Tropfen in den Bindehautsack einträufeln.

Indikationen

Zur Anregung der Wärme-Ich-Organisation bei Eigenschwäche der ätherischen Organisation des Augenbindegewebes, z.B.

1. akute und subakute eitrige Bindehautentzündung

1.1. Superinfektionen bei allergischer Bindehautentzündung

2. Blepharitis

Echinacea/Viscum comp., Gelatum

Das Präparat Echinacea/Viscum comp., Gelatum wurde entwickelt, um die degenerativen Abbauprozesse, insbesondere im Bereich der Haut, aufzuhalten und in eine Aktivierung und Belebung hineinzuführen, zumal davon ausgegangen wurde, daß bei den angeführten Indikationen, vor allem beim älteren Menschen, die Heilungstendenz zunehmend zu einem therapeutischen Problem geworden ist.

Äthanolischer Auszug aus Echinacea, Herba (zu 25% enthalten)
(blaßblütiger Sonnenhut, Echinacea pallida; Compositae):

Die Signatur von Echinacea pallida kann darauf hinweisen, daß sie durch den von ihr repräsentierten Kieselprozeß als Heilmittel auf den geschwächten Sinnesprozeß des Organismus und damit auf das Matrix- und Grundgewebe wirkt. Beim Auftragen auf die äußere Haut erstreckt sich ihre Wirkung auf das Unterhautbindegewebe, in welchem durch Anregung der Funktion der lympho-mono-histiozytären Zellen und durch Stärkung der Kiesel-Form-Kräfte vom Mesenchym aus die Heilungsprozesse eine Förderung erfahren.

Äthanolischer Auszug aus Calendula, Flores (10%)
(Ringelblumenblüten, Calendula officinalis; Compositae):

Calendula regt als Komposite den Wärmeprozeß ausgehend vom arteriellen Blutbereich an. Unter ihrem Einfluß werden absterbende, nekrotisierende oder auch eiternde Gewebeteile aufgelöst und abgestoßen. Nach Reinigung der Wundoberfläche kommt zunächst die Granulation und dann die epitheliale Abdeckung in Gang.

Terebinthina laricina (0,2%)
(Lärchenharz aus dem Stamm von Larix decidua; Pinaceae):

Das Lärchenharz ist auch das Ergebnis eines auskühlenden, salhaften Verdichtungsprozesses, in welchem das ätherische Öl der Lärche den konzentrativen, physischen Kräften hin bis zur Harzbildung ausgesetzt wird. Entsprechend bewirkt Terebinthina laricina eine Überwindung von im menschlichen Organismus überstark austrocknenden, verhärtenden und degenerativen Einflüssen. Überall, wo im Gewebe ein solcher Prozeß zur Überstrukturierung und Entvitalisierung führt, kann Lärchenharz therapeutisch eingesetzt werden, auch bei torpiden, nicht genügend granulierenden Wunden wie z.B. Ulcus cruris.

Rosmarini aetheroleum (0,3%)
(ätherisches Öl von Rosmarin-Blättern, Rosmarinus officinalis; Labiatae):

Das ätherische Öl des Rosmarinstrauches hat eine Beziehung sowohl durch seine Wärmequalität zur Ich-Organisation als auch durch seinen pflanzlichen Ursprung zur astralischen Organisation. Mangelnde Zirkulation im Blutbereich, venöse Stasen, aber auch Auskühlung im Wundbereich sind die Indikationen für Rosmarinöl.

Cuprum aceticum D6 (1%)
(Kupfer (II)-acetat):

Cuprum aceticum, das Kupfersalz der Essigsäure, wirkt auf das Verhältnis des Astralleibes zum im venösen Blut tätigen ätherischen Organismus. Kupfer ist ein „Atmungsmetall" niederer Organismen. Ungenügende Ausatmung aus dem venösen peripheren Blut, Kohlensäurestauung und dadurch bedingte Intoxikation ist das Angriffsgebiet dieses Salzes. Es wird also der Astralleib angeregt auszuatmen und die Venosität und den hier wirkenden ätherischen Organismus wieder ins Strömen und Fließen zu bringen. Dies ist besonders im Bereich der Extremitäten und der der Schwerkraft stark ausgesetzten Unterschenkel eine Voraussetzung für den Beginn der Heilung, z.B. von Ulcera cruris.

Argentum metallicum D10 (1%)
(metallisches Silber):

Argentum vermittelt das Eingreifen der Ich-Tätigkeit bis herunter auf die Stufe des Lebensäthers. Wenn sich die ätherische Organisation verselbständigt und nicht mehr genügend durch Astralleib und Ich durchluftet und durchwärmt wird, wird der Organismus auch anfällig gegen Fremdlebewesen, wie dies in der Superinfektion einer vorgeschädigten Haut zum Ausdruck kommt. Die Tatsache, daß sowohl der Mondenzyklus als auch der epitheliale Zyklus der Zellerneuerung vom Stratum basale zum Stratum corneum bei der gesunden Haut etwa 28 Tage beträgt, kann darauf hinweisen, daß das „Mondenmetall" Silber eine besondere Verwandtschaft zur Körperhaut und zur Epidermis besitzt, wohingegen das Kupfer sich auf die in reichem Ausmaß vorhandene venöse Blutversorgung durch die Riesenkapillaren im Corium bezieht.

Placenta (bovis) Gl D4 (1%)
(Mutterkuchen vom Rind)

Funiculus umbilicalis Gl D4 (1%)
(Nabelschnur)

Cutis (feti) Gl D4 (1%)
(embryonale Haut):

Die Organpräparate Placenta (bovis), Funiculus umbilicalis und Cutis (feti) wirken als tierische Präparate auf die ätherische Organisation in differenzierter Weise. Alle drei Organpräparate haben durch den Kieselgehalt von Placenta, Nabelschnur und Haut eine besondere Beziehung zum organischen Kieselprozeß und damit zur Ich-Organisation. Die Bindegewebsaktivität, d.h. die ätherische Organisation im Bindegewebe, wird belebt.

Viscum album (Mali) e planta tota ferm D2 (1%)
(Mistel vom Apfelbaum, Viscum album; Loranthaceae):

Viscum ist das Mittel der Wahl bei den klassischen Involutionskrankheiten wie Alterssklerose, „Abnutzungskrankheiten", Deformierungen, destruktive Entartung bis zum Karzinom. Alle „kalt" verlaufenden Organprozesse ohne Neigung zu sekundär fieberhaft-entzündlicher Reaktion des umgebenden Gewebes oder des Gesamtorganismus werden durch die Viscum-Wirkung zunächst in ein akutes Stadium überführt und dadurch der Überwindung durch die Ich-Wärme-Organisation zugänglich gemacht. Durch den Zusatz von Viscum Mali in tiefer Potenzierung ist Echinacea/Viscum comp., Gelatum zur adjuvanten äußerlichen Behandlung von Hauttumoren und -metastasen geeignet.

Entstehung: WALA-Ärztekreis, Dr. med. Heinz-Hartmut Vogel, 1974.

Darreichungsform
Gelat

Dosierung und Art der Anwendung
Soweit nicht anders verordnet: 1–2 mal täglich einreiben oder als Salbenverband auftragen

Indikationen
Zur Anregung des Zusammenwirkens von ätherischer, Empfindungs- und Ich-Organisation in der Haut bei degenerativ-atrophischen, hyperplastisch-tumorösen und entzündlich-ulzerösen Erkrankungen, z.B.
1. Altershaut
2. Degeneration und Austrockung der Haut
3. Acrodermatitis chronica atrophicans
4. Pruritus senilis
5. Sklerodermie
6. Narbenbeschwerden
7. Keloidbildungen
8. Dupuytren-Kontraktur
9. Fissura ani, insbesondere bei Vorliegen von Hämorrhoiden
10. Ulcus cruris
11. Wunden mit schlechter Heilungstendenz
12. Lymphangiosis carcinomatosa
13. Strahlenschäden der Haut
14. ulzerierende Hautmetastasen

Endometrium comp.

Es bestand das Bedürfnis nach einem Präparat zur Behandlung der akuten und chronischen Endometritis, vor allem bei puerperalen Infektionen.

Die Rezeptur berücksichtigt einmal das erkrankte Organ durch das potenzierte Organpräparat Endometrium in mittelhoher Potenz (D16), zum anderen soll die stets zugrundeliegende chronische Bindegewebsinsuffizienz und die

Schwäche des hier wirkenden Wärmeorganismus berücksichtigt werden; es handelt sich bei einer solchen chronischen Entzündung der Uterusschleimhaut und Infektbereitschaft immer um eine Form- und Wärmeschwäche im submukösen Bindegewebe: daher die Ergänzung des Endometrium-Präparates durch Argentum, Quarz und Echinacea. Unter den Einzelmitteln ist bei der Behandlung der Endometritis an Juniperus sabina zu denken.

Argentum metallicum D29

(metallisches Silber):

Argentum in Hochpotenz soll einer „Lockerung" der ätherischen Organisation im Uterusbereich entgegenwirken. Die nicht mehr genügende Ätherisation des physischen Organs ist gleichbedeutend mit der Abwehrschwäche gegenüber Infektionen. Eine derartige Situation ist besonders im Gefolge von Schwangerschaft und Geburt gegeben; ätherische, astralische und Wärmeorganisation der Mutter müssen nach der „Verdrängung" durch den kindlichen Organismus nun wieder eine festere Verbindung mit der Gebärmutter eingehen.

Es wurde wiederholt ausgeführt, daß Argentum insbesondere lebensätherische Prozesse anregen kann, und zwar dann, wenn sich diese von der physischen Grundlage lösen. Silber ist dadurch ausgezeichnet, daß es seine Bildeprinzipien weitgehend aus ihrer stofflichen Bindung entfernt hat, so daß in dem Metall die „Imponderabilien" selbst nicht mehr oder kaum wirksam sind. Darauf beruht die Verwandtschaft von Argentum zum Nervensystem, das in seinem physiologischen Prozeß ebenfalls die Bildekräfte und die Träger des Bewußtseins (Astralleib und Ich) weitgehend aus der organischen Bindung entlassen hat. Dadurch ist Bewußtsein möglich. Wenn in einem Organ wie der Gebärmutter sich ein ähnlicher Prozeß abspielt, wie er im Nervensystem physiologisch ist, dann ist Argentum als Heilmittel angezeigt. Darüber hinaus besteht eine innere Beziehung des Silbers als „Mondmetall" zu den Reproduktionsorganen. Die Verselbständigung eines Bildeprozesses ist ein Argentum-Prozeß.

Quarz D29

(Bergkristall, Kieselsäureanhydrid):

Quarz, ebenfalls in Hochpotenz, soll unmittelbar die Ich-Organisation im Bindegewebe zu erhöhter Tätigkeit aufrufen, so daß der Kälteprozeß im Bindegewebe und die damit verbundene Auskühlung des Uterusorgans überwunden werden kann. Insofern ist Quarz geradezu ein Spezifikum zur Behandlung septischer Zustände. Stets liegt ihnen eine Bindegewebs-Immun-Schwäche zugrunde.

Quarz kann somit ein hochwirksames Präparat sein zur Steigerung einer Infektabwehr durch Aktivierung des Bindegewebsprozesses und der hier stattfindenden Wärmebildung.

Echinacea e planta tota ferm 33c D2
(blaßblütiger Sonnenhut, Echinacea pallida; Compositae):

Echinacea aktiviert die Leukozytenbildung aus dem Matrixgewebe, so daß dadurch die Abwehrsituation verbessert wird. Echinacea wurde in der Volksmedizin Nordamerikas zur Behandlung infizierter Wunden und allgemein bei fieberhaften Erkrankungen eingesetzt; in die Phytotherapie wurde sie aufgenommen wegen ihrer nachgewiesenen Steigerung der Immunabwehr.

Endometrium Gl D16
(Schleimhaut der Gebärmutter):

Durch das potenzierte Organpräparat wird die entzündungshemmende Wirkung speziell auf die Gebärmutterschleimhaut gelenkt. Aufgrund der höheren Potenzierung von Endometrium Gl können weitere hyperergische Prozesse an diesem Organ therapeutisch beeinflußt werden, wie z.B. die Endometriose (zusammen mit Iscucin Mali Stärke A und bei Blutungen Tormentilla comp.).

Entstehung: WALA-Ärztekreis, Dr. med. Heinz-Hartmut Vogel, Dr. med. vet. Dietrich Wiendieck, 1971.

Darreichungsform

1. Injektionslösung
2. Globuli velati

Indikationen

Überwindung einer Form- und Wärmebildungsschwäche im Matrixgewebe, d.h. im submukösen Bindegewebe der Gebärmutter, z.B. bei Endometritis.

Enzian-Magentonikum

siehe unter „Bitter-Elixier"

Epiphysis/Plumbum

Der gemeinsame Prozeß, der in der Natur zum einen zu dem Organ der Zirbeldrüse, zum anderen zum Blei hinführt, ist der Wärmeprozeß. Im potenzierten Blei wird das Urphänomen Blei in seiner Kräftedynamik zur Wirksamkeit gebracht. Blei kann daher in einer hohen Potenz die Brücke bilden zum „Bleiprozeß" im Organismus. Dieser Prozeß entspricht der ätherischen Wirksamkeit der Epiphyse.

Epiphysis Gl D7

(Corpus pineale, Zirbeldrüse):

Die Epiphyse ist, was ihre Bedeutung im Organismus angeht, ein verborgenes, „dunkles" Organ. Entwicklungsgeschichtlich hervorgegangen aus dem Dach des Zwischenhirnbläschens, konzentriert sich in ihr die universelle Bildepotenz des aus dem Amnionbläschen hervorgegangenen mesenchymal-ektodermalen Trophoblasten. Vergleichbar mit den beiden Augenbläschen, stülpt sich vor der später sich bildenden Vierhügelplatte ein medianes gestieltes Bläschen nach oben aus, so daß die Annahme berechtigt ist, daß es sich hier um die Anlage eines „Sinnesorganes" handelt. Bei den Reptilien kommt es tatsächlich zu einem Sinnesorgan für die Wärme- und Lichtempfindung. Dieses „Pinealauge" kommt dann außerhalb des Schädeldaches zu liegen. – In der weiteren Entwicklung zum Menschen und vor allem während des Menschenlebens wird das Pinealorgan rudimentär. Diese Rückbildungsprozesse äußern sich in der Degeneration des spezifischen Organgewebes mit Entstehung von Zysten und Bildung eines beeren- oder bäumchenförmigen Gebildes, das harten Hirnsand, bestehend aus Calciumkristallen, enthält. Dieses könnte ein Hinweis dafür sein, daß die bei der Bildung der Epiphyse tätigen ätherischen Kräfte den physischen Leib als Sinnesorgananlage bis zur Knochenbildung hin bewirken. Das „potentielle Wärme-Sinnesorgan" Epiphyse wendet sich im menschlichen Organismus nicht mehr nach außen, sondern nach innen. Nach Karl König ist die Epiphyse ein wärmeätherisches Organ. Wir ergänzen diesen Gesichtspunkt dahingehend, daß die Wärme gleichsam die Eingangspforte für die in der Wärme und durch die Wärme wirksame Ich-Organisation ist. Hierin ist auch die Beziehung zum Bleiprozeß zu sehen.

Aus dem, was wir über die Pathologie der Zirbeldrüse wissen, kann geschlossen werden, daß dieses Organ etwas mit dem Gesamtplan des sich entwickelnden

Organismus, mit dem Modell des physischen Leibes, zu tun haben muß. Die Zerstörung der Epiphyse bzw. der Epiphysenumgebung im Zwischenhirn führt zu einer beschleunigten Entwicklung des Organismus, ausgehend vom Gegenpol der Epiphyse, den Gonaden. Es kommt dann zur Pubertas praecox. Dies weist uns auf die die Gesamtentwicklung verzögernde, verlangsamende, gleichsam den Gesamtplan bewahrende Bedeutung der Epiphysenanlage hin. Im Bereich des Zwischenhirnes (Dach des späteren dritten Ventrikels) wären dann Potenzen bewahrt, die den Gesamtplan des Organismus tragen. Die Epiphysenanlage ist – unter diesem Gesichtspunkt gesehen – ein Zeitorgan, d.h. es beherrscht das Zeitmaß für die Entwicklung und Ausgestaltung des übrigen Organismus. Insofern kann die Epiphyse, wenn man ein mythologisches Bild gebrauchen will, dem Planeten Kronos-Saturn zugeordnet werden. Dieser Aspekt schlägt die Brücke zum Blei.

Plumbum metallicum D29
(metallisches Blei):

Wiederholt wurde Blei als sulfurisches Metall charakterisiert, das in pulverisiertem Zustand bei geringer Erwärmung an der Luft selbstentzündlich ist. Es enthält danach wohl Wärme-(„Feuer")-Qualität, jedoch ist die Wärme im Blei wie eingefangen, verdichtet, in die Schwere übergeführt. Im periodischen System der Elemente nach Bindel/Blickle steht Blei am Ende der Reihe Kohlenstoff – Silicium – Germanium – Stannum. Das zerfallende Uran verwandelt sich schließlich in Blei, d.h. im Blei kommt der Substanzzerfallsprozeß zu einem Ende.

In der Medizin ist Blei dann als Heilmittel angezeigt, wenn der Wärmeorganismus unbeweglich wird, gleichsam erstarrt. Jene Organgebiete, die einem lebendigen Wärmegeschehen unterliegen und eine hohe Regenerationskraft haben, wie das Blut, das Knochenmark, die roten Blutkörperchen, sind im besonderen von einer Bleivergiftung betroffen.

In der Embryonalzeit und auch in der postnatalen, frühkindlichen Entwicklung bildet die Peripherie des Organismus – in der Embryonalentwicklung die Eihüllen, in der frühkindlichen Entwicklung vor allem die Haut und die Sinnesorgane – das „Tor" für die Inkarnation des Menschenwesens. Die Entwicklung und Verkörperung des geistigen Ich-Wesens geht von der Peripherie nach innen. Lichtlosigkeit und seelische wie auch leibliche Auskühlung sind Hindernisse für diese Entwicklung. Die Rachitis ist ein Beispiel für eine solche Inkarnationsschwäche. Blei als Bleisalbe auf das Hinterhaupt oder in Hochpotenz angewandt, kann dann eine entscheidende Inkarnationshilfe sein. Es sollte deutlich gemacht werden, daß der lebendige organische Prozeß, der mit der Epiphyse zusammenhängt, eine Verwandtschaft zeigt zum Bleibildeprozeß und damit zum potenzierten Blei.[55])

Zusammenfassung

Das Präparat Epiphysis/Plumbum ist dann angezeigt, wenn sich bereits in der frühkindlichen Entwicklung eine Schwäche des Gesamtwärmeorganismus zeigt, wie wir es bei der Rachitis beschrieben haben. Auch im späteren Leben kann sich eine Bildungsschwäche am Knochenaufbau und an der Blutbildung zeigen. Beides können dann Indikationen für Epiphysis/Plumbum sein. So ist die Indikation bei Knochenaufbaustörungen, ungenügender Verkalkung, aber auch bei der Osteoporose und der Osteomalazie zu verstehen. Darüber hinaus kann Epiphysis/Plumbum bei Knochenmetastasen infrage kommen, wenn der Knochenbildeprozeß und die Verkalkung gestört sind. Aufgrund der höheren Potenzierung ist im allgemeinen eine einmalige wöchentliche Gabe ausreichend.

Entstehung: Der Gedanke, die Drüsen der inneren Sekretion mit den entsprechenden Metallen zu potenzierten Präparaten zu verarbeiten, geht auf eine Anregung von Herrn Dr. med. Karl König zurück (siehe Einführung). Frau Dr. med. Margarethe Hauschka, Dr. rer. nat. Rudolf Hauschka, Dr. med. Heinz-Hartmut Vogel, WALA-Ärztekreis, 1964.

Darreichungsform

1. Injektionslösung
2. Globuli velati

Indikationen

Zur Konsolidierung der Wärme-Ich-Organisation im Physisch-Stofflichen bei Inkarnationschwäche bzw. vorzeitiger Exkarnation, z.B. bei

1. Störungen im Mineralstoffwechsel
2. Osteopathien (Osteomalazie, Rachitis)
3. Begleittherapie bei Tumorneigung und Leukämie

(Bei Bildungsstörungen evtl. auch im Wechsel mit Hypophysis/Stannum)

---

[55]) *Vgl. H.-H. Vogel „Beiträge zu einer medizinischen Menschenkunde, 1, I, S. 280 ff.*

Equisetum/Formica

Gedacht war an ein Präparat zur Behandlung jener rheumatischen Erkrankungen, die sich durch „Ablagerungen“ im Bereich der Sehnen und Sehnenansätze und die Bildung von „Rheumaknötchen“ auszeichnen. Im allgemeinen wird die Diagnose „Muskelrheumatismus“ gestellt, jedoch handelt es sich auch um das Vorfeld des Rheumatismus in Form von Insertionstendopathien. Dem Gesamtbild liegt eine Schwäche des Wärmeorganismus zugrunde. Die Wärmebildung ist ungenügend und dadurch der autonome Eigenstoffwechsel geschwächt,vor allem ist jedoch auch die Ausscheidung von Stoffwechselprodukten über die Niere ungenügend.

Equisetum ex herba ferm 35b D14
(Ackerschachtelhalm, Equisetum arvense; Equisetaceae):

Bei der therapeutischen Verwendung von Equisetum ist der in dieser Pflanze herausragende Kieselprozeß leitend: Über 70% SiO_2 finden sich in der Asche. Die Fähigkeit des Ackerschachtelhalmes, den Kieselprozeß zu beherrschen und den mineralischen Kiesel an der Oberfläche im Stengelbereich in feinen, noch wechselnde Mengen Wasser enthaltenden Opal-„Kristallen“ auszuscheiden, zeigt die Möglichkeit, einen übermächtigen Lichtprozeß zu bewältigen. Beim Rheumatismus sind es die abbauenden lichtätherischen Gewebevorgänge, die die Degeneration begünstigen. Der Flüssigkeitsorganismus erkaltet. Die Gewebeatmung ist einseitig in Richtung Oxydation und Abbau orientiert. Charakteristisch für Equisetum ist, daß es nicht zur Blütenbildung kommt, sondern die immanente Wärme zum einen in einem latenten, substantiellen Schwefelprozeß zurückgehalten wird, zum anderen sich in der Sporenbildung der den vegetativen Trieben vorangehenden Sporangienträger erschöpft.

Die Equisetum-Pflanze hat weiter die Fähigkeit, die Bodenfeuchtigkeit in einem die ganze Pflanze durchziehenden Kanalsystem aufzunehmen. Wir haben es also beim Schachtelhalm mit einer Vermittlertätigkeit zwischen extremem Lichteinfluß (Kiesel) und Flüssigkeitsprozeß zu tun. Für dieses Ineinanderwirken von Luft- und Flüssigkeitskräften spricht auch der Saponingehalt. In Verbindung mit dem Kieselprozeß offenbart Equisetum die Fähigkeit, Flüssigkeit zu strukturieren. Gleichzeitig ist die ganze Pflanze durch ein weiteres, abgegrenztes Kanalsystem durchluftet bis in das „Mark“; Luft- und Flüssigkeitsprozeß stehen in besonderer Beziehung zueinander; darauf beruht die Wirksamkeit von Equisetum auf die Niere und die vom Tubulussystem ausgehende Flüssigkeitsausscheidung. Der feine, zurückgehaltene Schwefelprozeß ist ein Hinweis für den Zusammenhang mit der Eiweißbildung. Überall, wo Schwefel in der Pflanze auftritt, tritt er in Beziehung zu einem von ihr zu bewältigenden Eiweißbildeprozeß.

So ist Equisetum gleichsam der einem innermenschlichen, pathologisch überbetonten Einatmungs-Abbau-Vorgang verwandte Pflanzenprozeß in der Natur. Die Ausscheidung von Stoffwechselprodukten im Bindegewebe und ihre Ausleitung über die Niere ist zu gering. Der Kiesel als solcher stellt die Beziehung zur Ich-Organisation her, so daß durch den Schachtelhalm die Auskühlung, vor allem im Nierengebiet, jedoch auch im Übergang von der Muskulatur zu Sehnen und Periost über die Aktivierung der Ich-Organisation überwunden wird. Die Tatsache, daß der Kieselprozeß von einer Pflanze repräsentiert wird, bedeutet für die Therapie eine gleichzeitige Aktivierung des Seelischen im Nierengebiet und in den genannten Geweben.

Formica ex animale Gl D11

(rote Waldameise, ganzes Tier; Formica rufa):

Die ideale Ergänzung der Equisetum-Pflanze als Heilmittel ist beim Rheumatismus die Ameise mit ihrem in der schlanken, eingeschnürten Gestalt ausgeprägt durchastralisierten, „durchatmeten" Organismus. Es handelt sich hier um eine animalische Naturbildung, die einer extremen Ausformung unterliegt und die Fähigkeit besitzt, den Lebensprozeß in engem Kontakt mit dem Erdelement aufrechtzuerhalten. Die rote Waldameise vermag in der kühlen, feuchten Erdatmosphäre die für die Brut notwendige Wärme und Belüftung in den in und über der Erde aufgebauten Luftgängen zu gewährleisten. Gleichzeitig belebt sie die abgestorbenen Pflanzenteile des Waldbodens. Eine zentrale Rolle spielt dabei die Ameisensäure, die von den Tieren gebildet und abgesondert wird.

Im Organismus hat die physiologisch gebildete Ameisensäure eine vergleichbare Bedeutung, indem sie die Atmung bis in den Bereich der physischen Organisation begleitet. Durch die feine Imprägnation mit Ameisensäure wird verhindert, daß das gebildete Eiweiß vorzeitig aus dem Lebensprozeß ausfällt und es zu den oben angeführten Ablagerungen im Grundgewebe kommt. Als tierisches Präparat hat Formica seine Wirksamkeit auf die ätherische Organisation und regt hier als Medikament die Durchatmung an; Stoffwechselablagerungen werden in Fluß gebracht. Im besonderen wirkt die Ameise und die Ameisensäure dann, wenn die innere Gewebeatmung nicht vollständig zu Ende und es zu Stoffwechselprodukten und deren Ablagerungen im Bindegewebsbereich kommt. Durch die Anregung des Astralleibes über die ätherische Organisation soll die Überwindung sogenannter „Stoffwechselschlacken“ und damit ihre Ausscheidung über die Niere erfolgen.

Zusammenfassung

Durch die Vereinigung von Equisetum und Formica zu einer Heilmittelkomposition gelingt es, den rheumatischen Auskühlungsprozeß aufzuhalten und die Ausscheidung harnpflichtiger Substanzen aus dem Eiweißabbau anzuregen. Der Ort der Wirksamkeit ist die Niere und der Vornierenprozeß (Volhard) im Bindegewebe des Organismus.

Entstehung: WALA-Ärztekreis, Leitung Frau Dr. med. Margarethe Hauschka, 1954.

Darreichungsform

1. Injektionslösung
2. Globuli velati

Indikationen

Zur Anregung der Empfindungsorganisation im Nierenbereich und bei allgemeiner Auskühlung und Schwächung der ätherischen Organisation im Bewegungsorganismus, z.B.

1. zur Anregung der Ausscheidung bei allen rheumatischen Erkrankungen
2. Myogelosen (evtl. im Wechsel mit Magnesium phosph. comp.)
3. chronisch-entzündliche und degenerative Erkrankungen von Gelenken und umgebenden Geweben

Equisetum/Stannum

Durch die Komposition Equisetum/Stannum sollte ein Präparat entstehen, welches dem Auskühlungsprozeß speziell im Gelenkbereich und der damit in Zusammenhang stehenden Flüssigkeitsverarmung und Degeneration der Bindegewebsfolgeorgane entgegenwirken kann. Es handelt sich vor allem um die Wirksamkeit auf Knorpel, Synovia, Gelenkkapsel und gelenknahe Sehnen.

Stannum metallicum D9
(metallisches Zinn):

Stannum ist die Substanz, die in homöopathischer Zubereitung ihre Wirkung im Bindegewebe, und zwar insbesondere in der Bindegewebsflüssigkeit, entfaltet. Das pathologische Stannum-Bild umfaßt die Austrocknung des Bindegewebes, insbesondere der Sehnen, der Bänder und des Knorpels. Es handelt sich um einen Lichtprozeß, dem die Strukturierung des Grundgewebes und die Ausformung der Organe aus dem flüssigen Milieu heraus unterliegt. Ist dieser Stannum-Licht-Prozeß pathologisch verstärkt, so kommt es zu einem Turgorverlust, zu einer Überformung der genannten Bindegewebsfolgeorgane.

Equisetum ex herba ferm 35b D14
(Ackerschachtelhalm, Equisetum arvense; Equisetaceae):

Der Ackerschachtelhalm ist eine wichtige Kieselpflanze. Der Kiesel als Mineral steht der Wirksamkeit des Stannum als Metall sehr nahe. Beide Prozesse beziehen sich auf das Bindegewebe, dabei ist die Verwandtschaft von Silicea zur Bindegewebsgrundsubstanz von der Beziehung des Zinns zur Bindegewebsflüssigkeit zu unterscheiden. Es sollte durch das pflanzliche Kiesel-Präparat die astralische Organisation aktiviert werden, die sich im Krankheitsprozeß der Arthrosis deformans aus dem Lebensprozeß des Gelenkes zurückzieht. Die rhythmische Atmung der Empfindungsorganisation über den Bindegewebsprozeß im periartikulären Gewebe und in der Synovialflüssigkeit läßt nach. Es kommt gleichsam zu einer Flüssigkeitsstase im Knorpelgewebe und im ganzen Gelenk, zum Gelenkerguß. Die Ich-Organisation, welche über die Wärme im Kieselprozeß der Bindegewebsgrundsubstanz verankert ist, kann zwischen dem flüssig-ätherischen Organ einerseits und dem seelisch gestaltenden Atmungsprozeß andererseits nicht mehr vermitteln.

Flüssigkeitsgeschehen und Ernährung des Knorpels über die Gewebeflüssigkeit einerseits und oxydativer, die Struktur begleitender „Abbau“ werden durch das Kompositionspräparat Equisetum/Stannum wieder harmonisiert. Verstärkend wirkt die gleichzeitige Gabe von Organpräparaten: Bei Befall des Kniegelenkes beispielsweise ist an Articulatio genus zu denken, bei einem Hydrops der benachbarten Schleimbeutel hat sich das Präparat Bursae praepatellares-Komplex bewährt.

Entstehung: WALA-Ärztekreis, Dr. med. Heinz-Hartmut Vogel, 1965.

Darreichungsform

1. Injektionslösung
2. Globuli velati

Indikationen

Zur Anregung der Empfindungs- und Ich-Organisation in der Ausscheidungstätigkeit im Bereich von Bindegewebe und Niere und in der Wärmebildung im Gelenk- und Sehnenbereich, z.B.

1. Arthrosis deformans der Kniegelenke
2. Kniegelenkerguß (evtl. im Wechsel mit Bryonia/Stannum oder Cartilago/Mandragora comp.)

Equisetum/Viscum

Es wurde ein spezifisch wirksames Präparat sowohl zur Behandlung degenerativer Folgezustände chronischer Nierenentzündungen als auch für erste Anzeichen von Nierenversagen benötigt. Der Zusammensetzung des Präparates entspricht die Auffassung, daß der Nierenphysiologie auf der einen Seite die ätherische Organisation des „Lichtäthers" zugrunde liegt, auf der anderen Seite (sowohl in der Morphologie als auch in der Funktion der Niere) das besondere Eingreifen des Seelischen zum Ausdruck kommt. Die Niere ist ein Organ, in welchem der Lebensorganismus durch die intensive seelische und Atmungstätigkeit über den Abbau und die Ausscheidungsfunktion ständig bedroht und geschwächt wird. Weiterhin ist für dieses Organ charakteristisch, daß das „mittlere System" der Niere in den Hintergrund tritt, d.h. es treffen fast unmittelbar aufeinander die Arterialisation im Bereich der Nierenrinde und der Glomerula einerseits und die Lymphtätigkeit im Bereich des Markes andererseits. Die Venosität, die im Flüssigkeitsgeschehen des Organismus zwischen dem arteriellen Blut und der Lymphe die Mitte bildet, ist in der Niere schwach. An der Stelle der Venosität spielt sich in der Niere die mächtige Ultrafiltratbildung von etwa 180 Litern in 24 Stunden und deren fast vollständige Rückresorption im Tubulussystem ab.

Im Zusammenhang mit der intensiven Durchatmung der Niere durch die starke Sauerstofftätigkeit kann man von einer physiologischen „Verbrennung" und Entzündungsneigung sprechen. Dies bedeutet jedoch für das Nierenorgan die Tendenz zu einer sekundären Degeneration. Es kommt zu den ersten Anzeichen einer Niereninsuffizienz mit Atemnot und eventuell Konzentrationsschwäche, bis hin zur ungenügenden Ausscheidung der harnpflichtigen Substanzen wie Kreatinin, Harnstoff und Harnsäure aus dem Blut. Das Präparat Equisetum/Viscum ist für diese Gefährdung der Niere gedacht.

Equisetum ex herba ferm 35b D5
(Ackerschachtelhalm, Equisetum arvense; Equisetaceae):

Der oben geschilderte Flüssigkeitsprozeß mit der Bildung von Ultrafiltrat aus dem Blut und dessen Rückresorption in das Blut zurück stellt einen „primitiven" Gewebeflüssigkeitsprozeß dar, wie er in der Embryonalentwicklung dem Primordialkreislauf entspricht. Als sporenbildende Pflanze auf der Stufe der Moose, Bärlappgewächse und Farne weist Equisetum auf eine frühe Entwicklungsphase des Erdorganismus hin. Als Heilpflanze hat sie deshalb ihren Wirkungsbereich ebenfalls in jenem Teil der menschlichen Organisation, dessen Bildung sich noch vor der Entwicklung und Ausdifferenzierung von Lymphe und Blut vollzieht. Die in der Niere wirksamen Licht- und Gestaltungskräfte entsprechen der Signatur des Equisetum. Ein ausgeprägter Kieselprozeß mit Ausscheidung von amorphem Kiesel in Opalform an der Oberfläche des Sprosses steht einer Bildung von Schwefelverbindungen und Saponinen im Pflanzeninneren gegenüber. Licht- und Luft-Tätigkeit verbinden sich auf das intensivste mit den Flüssigkeitsprozessen. Equisetum ist das Nierenmittel, das eine beginnende glomerulär-tubuläre Insuffizienz therapeutisch beeinflußt. Es ist jedoch kein Heilmittel für entzündliche Krankheitsveränderungen an der Niere. Die Degeneration und Tendenz zur Insuffizienz beruht auf einer Überformung der ohnehin im tubulären System vorliegenden betonten Wirksamkeit der abbauenden astralischen Organisation. Als pflanzliches Heilmittel wirkt Equisetum zunächst auf die astralische Organisation, jedoch durch ihren Kieselgehalt auch auf die Ich-Tätigkeit. Ein zu starker Abbauprozeß wird in der Niere dadurch aufgehalten, die hier tätige astralische Organisation aus ihrer Überfunktion gelöst.

Viscum album (Mali) e planta tota ferm D5
(Mistel vom Apfelbaum, Viscum album; Loranthaceae):

Die Mistel wurde dem Präparat hinzugegeben, da sie als Heilmittel ihre Wirkung im Bereich des lockeren, mesenchymalen Bindegewebes im Sinne einer Anregung der Proliferation ausübt. Insbesondere wird hier das Wärmegeschehen durch die Mistel angeregt; die Flüssigkeitsprozesse kommen in Gang. Viscum ist immer dann angezeigt, wenn es zu degenerativen Prozessen im interstitiellen Bindegewebe der Organe kommt. Ihre Wirkung kann mit der Schwefelwirkung verglichen werden. Die ganze Mistel ist gleichsam ein sulfurischer Prozeß. Somit regt Viscum, ähnlich wie wir es vom Schwefelprozeß in der Equisetum-Pflanze dargestellt haben, die Wärmebildung in der Niere an und trägt dazu bei, die Degeneration und den organischen Abbau in der Niere zu überwinden.

Zusammenfassung

Das Präparat ist besonders dann angezeigt, wenn die Niere auf Grund chronischer Entzündung einer Degeneration unterliegt mit der Gefahr des chronischen Nierenversagens bzw. der renal bedingten Hypertonie. Bei der Hypertonie unterscheiden wir grundsätzlich zwei Formen. Der rote Hochdruck ist durch eine plethorische Symptomatik mit vermehrtem Blutvolumen, durch ein Überwältigen des Blutgefäßsystems von seiten der Stoffwechselkräfte gekennzeichnet. Sekundär kommt es zu einer Gefäßwandverhärtung, z.B. von Koronarien und Aorta, wie sie im Aurum-Bild bekannt ist. Hiervon verschieden ist die weiße Hypertonie, bei welcher eine Überwältigung des Blutgefäßsystems von der „oberen" Nerven-Sinnes-Seite eintritt. Hier reagiert primär die Gefäßwand selber mit spastischer Verengung und nachfolgender Verhärtung, so daß neben Equisetum und Viscum auch an Nicotiana tabacum zu denken ist. Der Bluthochdruck, besonders die weiße Hypertonie, ist in ihrer Entstehung oft mit einer Nierenschwäche verbunden. Neben der Behandlung mit Equisetum/Viscum haben wir oft eine weitere Besserung durch Hinzunahme des Organpräparates Renes Gl in der D8 gesehen. Auch ist es möglich, anfangs Equisetum und Viscum als Einzelmittel in der D30 zu geben und dann langsam in der Potenzierung abzusteigen.

Entstehung: WALA-Ärztekreis, Leitung Frau Dr. med. Margarethe Hauschka, 1954.

Darreichungsform

1. Injektionslösung
2. Globuli velati

Indikationen

Zur Anregung des Empfindungsorganismus, sich rhythmisch in die ätherische Organisation der Niere einzugliedern und damit einer Tendenz zur „Sinnesorganbildung" an dieser Stelle entgegenzuwirken, z.B.

1. renale Hypertonie
2. chronisch-entzündliche und degenerative Nierenerkrankungen
3. Steinbildungstendenz
4. Nierenstauungen
5. Nierenspasmen bis zu kolikartigen Zuständen, Ureterkolik

Eucalyptus comp.

Dem Präparat Eucalyptus comp. liegt der Gedanke zugrunde, daß bei Darminfektionen, vor allem bei Wurmbefall, sowohl die astralische als auch die Ich-Organisation im Darmbereich ungenügend tätig sind und dadurch „Fremdastralität“ sich im Bereich der „Eigenastralität“ ausbreitet und diese überwuchert. Das ist deshalb leicht möglich, weil der Darm, insbesondere der Dickdarm, gleichsam bereits ein Teil der „Außenwelt“ ist. Die bessere Durchastralisierung durch die Eigenkräfte des Organismus im Darm ist daher das Ziel der therapeutischen Bemühungen, dem Eucalyptus comp. dienen soll.

Eucalyptus e foliis ferm 33d ∅ (zu 5% enthalten)
(Blätter des Eukalyptusbaumes, Eucalyptus globulus; Myrtaceae):

Das ätherische Öl des Fieberbaumes ist dadurch gekennzeichnet, daß es sich unter dem Einfluß des Erden-Wurzel-Prinzips, d.h. der Kühle, bildet. Es wird vor allem in den sichelförmigen, intensiv duftenden Blättern abgelagert. Die Blattspreite steht senkrecht: Ein Eukalyptusbaum spendet keinen Schatten; Licht und Wärme treffen unvermittelt auf der Erde auf.

Dieses ermöglicht unter anderem die tiefgreifende Wirkung von Eucalyptus auf den Wärmeorganismus, vor allem dann, wenn er auskühlt oder bei fieberhaften, infektiösen Erkrankungen die notwendige Wärmebildung nicht während des gesamten Krankheitsverlaufes durchhält, es zu vorzeitigem Fieberabfall kommt. Dann ist Eucalyptus ein wesentliches Therapeutikum, jedoch auch in dem Fall, wenn das Fieber, wie etwa bei septischen Zuständen, der Eigenregulation der Wärme entgleitet. Somit ist Eucalyptus ein Aktivator der Ich-Wärme-Tätigkeit, insbesondere dann, wenn es zu einer unphysiologischen Auskühlung kommt. Dies kann dann im Bereich des Magen-Darm-Traktes der Fall sein, wenn die Neigung zu Wurmbefall besteht. Die Ich-Organisation greift hier nicht genügend ein und bereitet durch diese Schwäche den Boden für die Fremdbesiedelung. – Interessant ist auch, daß bei den in der Pflanzenverarbeitung tätigen Personen abwechselnde Hitze- und Kälteschauer auftreten. Diese Symptomatik kann an das Bild der Malaria, d.h. des Wechselfiebers erinnern.

Cuprum sulfuricum D4
(Kupfer (II)-sulfat):

Während Eucalyptus als Heilpflanze über die Anregung der astralischen Organisation auf die Ich-Organisation wirkt, sie anregt sich stärker im organischen Bereich zu betätigen, hat Cuprum sulfuricum als mineralische Substanz eine unmittelbare Wirkung auf die Ich-Tätigkeit. Die Bedeutung von Cuprum sulfuricum bei der vorliegenden Indikation des Wurmbefalles beruht darauf, daß – ausgehend von einer Aktivierung der Ich-Tätigkeit über den Kupferprozeß – die Gewebeatmung im Stoffwechselbereich angeregt wird. Die Beziehung des Kupfers zum venösen Gebiet wurde wiederholt dargestellt. Wenn die Atmung, vor allem im venösen Bereich und hier im Stoffwechselsystem, nachläßt und es zu einer nicht genügenden Ausatmung des Seelischen im Zusammenhang mit der Kohlensäureabatmung kommt, ist Kupfer angezeigt.

Die Verbindung von Kupfer mit Schwefel weist nun auf eine pathologische Sondersituation hin: Die Atmung ist durch die Schwefelkomponente an die Eiweißbildung gebunden. Wenn im Bereich des Stoffwechsel-Eiweiß-Prozesses die astralische Organisation zu intensiv an das Eiweiß gebunden bleibt, kommt es nicht zu dem notwendigen, physiologisch gesunden Atemrhythmus im Stoffwechselbereich. Wenn das Seelische mit dem Eiweiß-Stoffwechsel-Prozeß zu sehr verhaftet bleibt, kommt es im Gegenpol des Nerven-Sinnes-Bereiches zu einer korrespondierenden seelischen Lethargie. Dies entspricht im Magen-Darm-Trakt einem Tonusverlust und einer ungenügenden Durchastralisierung, wodurch es einerseits zu einem Verlust an Motilität, zum anderen zu einer „Entfremdung“ dieses Gebietes kommt. Der Darmtrakt wird, stärker als es dem physiologischen Zustand entspricht, zur „Außenwelt“. Dies ist jedoch die Bedingung dafür, daß „Fremdastralität“, d.h. ein Wurmbefall, begünstigt wird. Das Präparat Cuprum sulfuricum ist dann das „Simile“ für diesen pathologischen Vorgang.

Zusammenfassend kann man sagen, daß das Gesamtpräparat Eucalyptus comp. einmal einer ungenügenden Durchwärmung des „unteren“ Menschen entspricht (Eucalyptus), zum anderen einer mangelhaften Durchatmung und Durchseelung des Stoffwechselgebietes (Cuprum sulfuricum). Dies wird noch bestätigt durch den meist mit dem Krankheitsbild zusammenhängenden, oft quälenden Meteorismus, wobei die sich bildenden Gase nicht abgehen. An die Stelle der eigenen seelischen Durchgestaltung des „unteren“ Menschen tritt pathologische, äußerlich bleibende Luft.

Entstehung: Ärztekreis des Biologisch-Homöopathischen Krankenhauses, München-Höllriegelskreuth, Leitung Frau Dr. med. Margarethe Hauschka, 1950.

Darreichungsform

1. Injektionslösung
2. Globuli velati

Dosierung und Art der Anwendung
Soweit nicht anders verordnet, zumeist Akutbehandlung, dann

1. Injektionslösung:
1–3 mal täglich jeweils 1 ml intramuskulär injizieren.

2. Globuli velati:
1–4 mal täglich jeweils 5–10 Globuli unter der Zunge zergehen lassen.

Gegenanzeigen: nicht bekannt
Nebenwirkungen: bei intramuskulärer Injektion nicht bekannt. Bei subkutaner Injektion kann es gelegentlich zu harmlosen Rötungen an der Einstichstelle kommen.
Wechselwirkungen mit anderen Mitteln: nicht bekannt

Indikationen
Zur Förderung der Durchgestaltung der ätherischen Organisation und der Durchwärmung im Magen-Darm-Gebiet, z.B.
1. fieberhafte Darminfektionen
2. Nachbehandlung bei parasitären Erkrankungen des Darmes wie Askaridiasis, Oxyuriasis
3. als Adjuvans bei Malaria

Euphrasia-Einzeldosis-Augentropfen

Der Augentrost wurde ausgewählt, da er bei einem überstarken Sinnesprozeß und einer in der Folge auftretenden ätherischen Erschöpfung im Auge ein Heilmittel ist, welches die Vitalisierung ausgehend vom Bindegewebe anregt.

Euphrasia e planta tota ferm 33c D2
(Augentrost, Euphrasia rostkoviana; Scrophulariaceae):

Der Augentrost ist eine 10–30 cm hohe, zierliche Heilpflanze mit grob gesägten Blättchen und zweilippigen, weißen, gelb und violett gezeichneten Blüten, welche zu einer Ähre angeordnet sind. Euphrasia wächst und gedeiht auf mageren Wiesen als Halbschmarotzer auf den Wurzeln der Gräser und entfaltet eine starke Beziehung zum Licht-Luft-Element durch seine helle Blüte einerseits und zur Erde durch die Saugwurzeln andererseits. Seine Vitalität kann das umgebende Wiesengras niederhalten; dies erklärt auch den volkstümlichen Namen „Heudieb". Diese halbparasitäre, das Wachstum in ihrer Umgebung zurückdrängende Eigenschaft weist auf eine starke Tätigkeit des Astralischen in der Pflanze hin.

Als Heilmittel hat Euphrasia allgemein eine entzündungshemmende Wirkung auf die Schleimhäute vor allem des Auges und die äußere Haut. Auch hat sich gezeigt, daß allergische Empfindlichkeit, z.B. bei Heufieber oder auch bei Ekzemneigung, durch Euphrasia günstig beeinflußt werden kann. Dabei spielt der Kieselprozeß, der in der Pflanze wirksam ist, eine wesentliche Rolle. Wichtige Inhaltsstoffe sind das Glykosid Aucubin sowie Gerbstoffe, ätherisches Öl und eine aromatische, harzige Substanz.

Auch Hahnemann hat sich mit dem Augentrost beschäftigt und war der Auffassung, daß Augentrost Bindehautentzündungen hervorrufen kann. Im Sinne des Simileprinzips ist dann potenzierter Augentrost geeignet, Bindehautkatarrhe günstig zu beeinflussen. Bei den Euphrasia-Augentropfen ist es durch die niedrige Potenzierung möglich, daß bei empfindlichen Personen beim Eintropfen ein leichtes Brennen auftritt, welches mit der Anwendung und dem Abklingen der Entzündungserscheinungen abnimmt. Euphrasia ist im Gegensatz zu Allium cepa vor allem für diejenigen Konjunktivitiden geeignet, deren Absonderungen scharf und örtlich reizend sind. Es tritt ein Brennen der Bindehaut mit Hyperämie und Schwellung der Lidränder auf. Auslösend kann das Tragen von Kontaktlinsen oder Überanstrengung durch Lesen sein.

Rosae aetheroleum D7
(ätherisches Öl aus den Blütenblättern von Rosen-Arten; Rosaceae):

Ätherisches Rosenöl ist therapeutischer Bestandteil aller WALA-Augentropfen-Präparate und wird in potenzierter Form zugesetzt. Es ist damit dynamisch wirksam im Sinne seiner besonderen Wärmequalität, die den Rosengewächsen allgemein zugrundeliegt und eine Verwandtschaft zur Blutwärme zeigt.

Entstehung: Ärztekreis des Klinisch-Therapeutischen Institutes, Arlesheim, Leitung Frau Dr. med. Ita Wegman, 1930–1935.

Darreichungsform
Augentropfen

Dosierung und Art der Anwendung
Soweit nicht anders verordnet, 1–3 mal täglich jeweils 1–2 Tropfen in den Bindehautsack beiderseits einträufeln.

Indikationen
Zur Harmonisierung des Verhältnisses von Empfindungs-Atmungs-Organisation und physischem Sinnesprozeß im Auge, vor allem im Bereich der Sklera, z.B.
1. Ermüdung der Augen durch Überanstrengung und dadurch bedingte Reizzustände
2. katarrhalische Bindehautentzündung
3. Begleitbehandlung bei Iridozyklitis
4. Netzmittel für Haftschalen

Ferrum silicicum comp.

Die Angaben zu den Inhaltsstoffen von Ferrum silicicum comp., welches dem Ferrum ustum comp. der Weleda vergleichbar ist, gehen auf Rudolf Steiner zurück. Dem Präparat liegt der Gedanke zugrunde, daß die Eisenverhältnisse im Blut ein Ausdruck sind für die Art und Weise, wie sich das Ich im Blut und damit im physischen Leib verankert. Die führende Substanz, der die Komposition ihren Namen verdankt, Ferrum silicicum, begründet den therapeutischen Ansatz, indem sie den Eisenprozeß einerseits und den Kieselprozeß andererseits in sich vereinigt. Das natürliche Eisensilikat (Eisen (III)- und Eisen (II)-Verbindung) hat seinen Namen Nontronit aus dem ursprünglichen Fundort Nontron in der Dordogne in Frankreich erhalten. Im übrigen kommt das natürliche Eisensilikat in Urgesteinsgebieten vor. Der Kieselprozeß im Menschen stellt über das Wärmegeschehen die Beziehung vom Ich zur Physis in der Art her, daß der Kiesel als physischer Träger der Ich-Tätigkeit die in den Substanzaufbau eingegangene Ich- und Wärme-Tätigkeit im Bereich des Bindegewebes und der mesenchymalen Grundsubstanz des Blutes relativ frei werden läßt. Insofern Kiesel auch im Blut nachweisbar ist (5 µg/kg SiO_2 in der Asche), ist dies Ausdruck für einen in der Tiefe des Blutgeschehens wirkenden Sinnesprozeß, der jedoch ganz in den Hintergrund tritt gegenüber dem sulfurischen Substanzprinzip. Insofern ist das Blut selbst ein, wenn auch ganz verborgener, Sinnesorganismus.

Nontronit (= Ferrumsilicicum) D6

(natürliches Eisen (II, III)-silikat):

Das Eisen in seiner irdischen Form schließt das im allgemeinen, kosmischen Zustand verharrende Ich an die physische Leiblichkeit in der Blutwärme an. Es ist die Inkarnationssubstanz selbst. Der Eisenprozeß in Form von Serumeisen, Hämoglobineisen und Depoteisen schließt den Blutkreislauf in sich ab und verleiht dem geistigen Wesen des Menschen eine individuelle, in sich abgeschlossene Seinsweise. Das tellurische Eisen (im Unterschied zum Meteoreisen) ist dann angezeigt, gerade auch in seiner Verbindung mit Silizium, wenn der Anschluß des Eisen-Atmungs-Prozesses im Blut an den gesamten Wärmeorganismus als Träger der Ich-Organisation im Ganzen hergestellt werden muß. Dies bestätigt das Ferrum-Arzneimittelbild in der Homöopathie, welches Zustände der Schwäche, Kreislauflabilität und Blutarmut einschließt.

Eisenhammerschlag D6

(Ferrum ustum, Eisen (II, III)-oxid):

Durch den Hammerschlag wird das zum Glühen gebrachte Eisen in intensiver Weise mit dem Luftsauerstoff in Verbindung gebracht. Das Eisen verglüht, „verbrennt", es „rostet". Der Eisenprozeß wird durch die Oxidation vermehrt auf die Erdenstufe gebracht. In potenzierter Form kann Eisenhammerschlag den Sauerstoff-Atmungs-Prozeß im Blut dahingehend anregen, daß er sich über das Luft-Atem-Geschehen dem Eingreifen des Seelischen und darüber hinaus dem Eingreifen der Ich-Wärme-Tätigkeit besser aufschließt. In dieser Vermittlungstätigkeit zwischen Seelisch-Geistigem und Physisch-Wärmehaftem im Blut besteht die Eisenfunktion.

Urtica dioica e planta tota ferm 33c D7

(große Brennessel, Urtica dioica; Urticaceae):

Die Brennessel übernimmt in dem Präparat Ferrum silicicum comp. insofern eine entscheidende Rolle, als sie in besonderer Weise mit dem Kiesel-, Eisen- und Schwefelprozeß umzugehen vermag. Sie vereinigt diese drei Substanzprozesse in geradezu idealer Weise, wobei der Kieselprozeß in den Brennesselhaaren ausgeschieden wird, der Schwefelprozeß sich mit dem Pflanzeneiweiß intensiv verbindet und der Eisenprozeß zwischen Kiesel- und Schwefelprozeß vermittelt. Die lebende Urtica-Pflanze vermag diese drei Substanzprozesse zusammenzuhalten. Die geerntete Pflanze läßt dann sehr rasch das Eiweiß in seine Bestandteile zerfallen.

Im Blutgeschehen spielt sich etwas Ähnliches ab: Der Eisen-Atem-Prozeß und der ebenfalls, wenn auch im Hintergrund wirkend, im Blut tätige Kiesel-Prozeß und der Schwefel-Eiweiß-Prozeß sind zu einem einheitlichen Organ verschmolzen. Das bedeutet, daß die dreigliedrige Natur des Menschen nach Sinnes-Nerven-System (Kiesel), Stoffwechselsystem (Schwefel) und Rhythmischem System (Eisen) im Blut in besonderer Weise vereinheitlicht ist. Ein Auseinanderfallen dieser drei Prinzipien entspricht dem Urtica-Krankheitsbild.

Anisum e fructibus, Infusum D4
(Anis, Früchte, Pimpinella anisum; Umbelliferae):

Dem Präparat Ferrum silicicum comp. wurde ein Infus aus den schlanken, trockenen und würzigen Anissamen hinzugefügt, um den Atemprozeß und das Eingreifen der Wärme-Ich-Tätigkeit über die Nierentätigkeit im Gesamtorganismus zu verstärken. Anis hat als Umbellifere in seiner Signatur die besondere Betonung des Wärme-Luft-Geschehens als Typus ausgebildet. Alle Umbelliferen haben eine eindeutige Beziehung zum Wärme-Licht-Pol der Niere und damit zum Wärme-Luft-Geschehen in der gesamten Atmungstätigkeit des Organismus. Grundsätzlich erstrecken die großen Organe wie die Niere ihren Einfluß auf das innerste Organ des Menschen, das Blut. Indem der arterielle Blutprozeß von der Niere ergriffen wird, kommt die Eisenatmung in intensive Berührung mit der astralischen Organisation. Man könnte sagen, das arterielle Blut wird in der Niere in intensiver Weise durchastralisiert. Wenn dies nicht genügend geschieht, kommt es zu einer Anämie, z.B. als Folgezustand bei chronischen Nephropathien und Nierenversagen. Die Intensivierung der Nierenatmung ist ein wichtiger therapeutischer Beitrag von Anis zu dem Gesamtpräparat Ferrum silicicum comp. Die astralische Tätigkeit, die beim Anis-Bild eine verstärkte pathologische Absonderungstätigkeit, z.B. hinsichtlich Harn-, Schweiß- oder Milchbildung bewirkt, wird in der Arzneimittelwirkung wieder an den Ort ihrer physiologischen Aufgabe zwischen Niere und Blut zurückverlegt.

Zusammenfassung

Durch seine Zusammensetzung ist Ferrum silicicum comp. geradezu ein Spezifikum für die Vermittlung der höheren Wesensglieder, Ich und Astralleib, in den sich verirdischenden, individualisierenden Blutprozeß. Die Ich-Tätigkeit erhält eine stabilere Grundlage im Blut-Eiweiß-Geschehen. Das Präparat festigt durch seine unmittelbare Wirkung auf die Ich-Organisation (Nontronit und Eisenhammerschlag) und durch die Anregung der astralischen Organisation durch den pflanzlichen Heilmittelbestandteil Urtica dioica die Tätigkeit der höheren Wesensglieder im Blut. Die Eisentätigkeit im Organismus wird zwischen den kosmischen Umkreiskräften (Kieselverbindung des Eisens) und den erdgebundenen Zentralkräften (Eisenoxid) in der rechten Weise eingegliedert. Die Gesamtatemtätigkeit des Organismus und seine Beziehung zur Niere (Anisum) wird rhythmisiert. Ferrum silicicum comp. ist dadurch als Heilmittel für Erschöpfungszustände und Blutarmut geeignet, welche besonders in den Übergangszeiten der frühen Kindheit, der Pubertät und der Schwangerschaft auftreten können. Weiter hat sich die Komposition im Wochenbett und in der Stillzeit bewährt, indem einerseits Blutbildung (Eisenverbindungen) und Milchbildung (Urtica) angeregt werden, andererseits auch eine Neigung zur kindlichen Blähsucht (Anisum) überwunden wird.

Entstehung: Ärztekreis des Biologisch-Homöopathischen Krankenhauses, München-Höllriegelskreuth, Leitung Frau Dr. med. Margarethe Hauschka, 1950.

Darreichungsform

1. Injektionslösung
2. Globuli velati

Indikationen

Zur Stabilisierung der Tätigkeit der Ich- und Empfindungsorganisation im Blut und zur Regulierung der Empfindungs-Atmungs-Tätigkeit in ihrem rhythmischen Verhältnis zur Niere, z.B.

1.1. Sekundäre Anämie, insbesondere in der Schwangerschaft und bei chronisch-entzündlichen Darmerkrankungen mit Blutungen

1.2. Zum Blutaufbau in der Rekonvaleszenz

2. Appetitlosigkeit bei Kindern

Ferrum/Sulfur comp.

Die Konzeption des Präparates Ferrum/Sulfur comp. geht auf Angaben Rudolf Steiners zurück. Sie haben bei der WELEDA zur Herstellung von Kephalodoron, bei der WALA zu dem Präparat Ferrum/Sulfur comp. geführt.

Es wird der dreigliedrige Mensch nach Rhythmischem System (Ferrum metallicum), Sinnes-Nerven-System (Quarz) und Stoffwechselsystem (Sulfur) der

Präparatezubereitung zugrundegelegt. Dieses Präparat sollte nach Rudolf Steiner ein Grundmittel für den modernen Menschen sein, dessen dreigliedrige Ordnung durch Überbeanspruchung des Sinnes-Nerven-Menschen und Schwächung des Willensmenschen gefährdet ist. Auch das Rhythmische System ist durch die moderne Zivilisation nicht mehr ausreichend in seiner Mitte- und Ausgleichsfunktion tätig. Insofern ist dieses Präparat ein hygienisches Mittel für unsere Zeit.

Ferrum metallicum D7
(Eisen):

Die Blut-Atem-Beziehung des Eisens ist der zunächst ins Auge zu fassende Aspekt für den in der Atmung und Blutzirkulation lebenden rhythmischen Menschen. Auf die Bedeutung des Eisens im Zusammenhang mit der Individualisierung des Menschen in seinem Blutsystem hat Rudolf Steiner aufmerksam gemacht. Es ist die einzige Substanz, die im Menschen so wirksam ist wie in der äußeren Natur. Das Eisen schlägt insofern die Brücke zwischen individualisierender Ich-Tätigkeit und dem Zusammenhang der menschlichen Entwicklung mit der Evolution des Erdorganismus.

Im Blute wirkt – außer der Wärme als Trägerin der Ich-Organisation – der atmende Mensch, d.h. der im Blut beweglich ein- und ausatmende Astralleib. Besonders ist es das arterielle Blut, welches durch Ferrum intensiv ergriffen wird. Schwankungen der Blutbewegung bis hinein in die arterielle Durchblutung der Organe sind ein Eisenprozeß. Durch die gesteigerte Erregung des arteriellen Gefäßsystems kommt es – oft durch nervöse Ursache – zu einem hinsichtlich seiner Fülle und Frequenz wechselnden Puls und auch zu wechselnder Kopfdurchblutung. Plötzliches Erröten und pulsierende Kongestionen wechseln mit fahler Blässe im Gesicht. Außerdem ist eine körperliche und psychische Schwäche kennzeichnend mit Kopfschmerzen periodischer Natur und Migräne durch intellektuelle Überbeanspruchung. In seiner Heilmittelwirkung befestigt das Eisen in diesem Fall den Blutsprozeß wieder in der richtigen Weise im mittleren Menschen.

Quarz D19
(Bergkristall, Kieselsäureanhydrid):

Quarz ist die physische Substanz, die einerseits eine besondere Beziehung zum flüssigen Element hat: Silizium hat eine besondere Affinität zum Wasser und hat dort die Fähigkeit, Wasser in Kolloidform zu binden. Zum anderen besteht ein besonderes Verhältnis zur Wärme, indem der kühle Quarz in seiner Entstehung die Imponderabilien Licht und Wärme freigegeben hat und insofern die selbstlose Grundlage zur Sinnesorganbildung abgeben kann. Der Kieselprozeß wirkt in den Häuten der Organe und inbesondere in den embryonalen, mesenchymalen Bindegewebszuständen. So ist es verständlich, daß Quarz der Träger sowohl der Ich-Organisation (Rudolf Steiner) als auch des Lebenssinnes ist. Dieser Lebenssinn ist die Grundlage für die „gegenseitige Wahrnehmung der Organe" (Steiner). Der innere Kieselprozeß ermöglicht hier ein gesundes Wechselverhältnis der Organe untereinander.

Dem Präparat Ferrum/Sulfur comp. kommt durch den Quarz eine besonders tiefgreifende Bedeutung für die Ordnung des dreigegliederten Organismus zu. Zum Arzneimittelbild gehören im übrigen vom Hinterhaupt zum rechten Auge strahlende Schmerzen, eine Berührungsüberempfindlichkeit am Kopf und eine Auskühlung am ganzen Leib, welche für viele Migräne-Patienten kennzeichnend ist.

Sulfur D5
(Schwefel):

Der Schwefel, der dem paracelsischen Prinzip „Sulfur" den Namen gegeben hat, ist insofern ein wesentlicher Bestandteil des Eiweißes und damit des aufbauenden Stoffwechsels, als er – der Proteus im Stoffwechsel – für die Eiweißgestaltung das Medium abgibt. Zum einen kann der Astralleib über den Schwefel in das Eiweiß und seine Bildung eingreifen, zum anderen wird durch diese mineralische Substanz das Ich angeregt, sich über das Seelische mit den Aufbauprozessen im Stoffwechsel zu verbinden. Die Stoffwechselprozesse, die bei einer gewissen Migräneform verstärkt auf den Kopf-Menschen übergreifen, werden durch Sulfur wieder in der ihnen eigenen Region des unteren Menschen befestigt. Dadurch kommt es zu einer Entlastung des Kopfes von gesteigertem Blutandrang.

Zusammenfassung

So werden durch dieses Präparat und seine Zusammensetzung gleicherweise Sinnes-Nerven-System (Quarz), Rhythmisches System (Eisen) und Stoffwechselsystem (Sulfur) an das Ich angeschlossen, das ordnend in die Gesamtorganisation eingreifen kann. Darin liegt die Bedeutung dieser Zubereitung.

Entstehung: WALA-Ärztekreis, Leitung Frau Dr. med. Margarethe Hauschka, erste Veröffentlichung durch die WALA 1959.

Darreichungsform

1. Injektionslösung
2. Globuli velati

Indikationen

Anregung der Ich-Organisation über die Wärme in ihrer ausgleichenden Funktion zwischen Rhythmischem, Stoffwechsel- und Nerven-Sinnes-System, z.B. Migränezustände, auch mit depressiver Verstimmung

Formica/Oxalis

Die Komposition von Formica und Oxalis zu einem Präparat berücksichtigt Hinweise Rudolf Steiners, die die besondere Tätigkeit des Astralleibes und der inneren Atmung im Bereich des physischen Organismus durch Formica und des ätherischen Organismus durch Oxalis ins Auge fassen. Der Krankheitsprozeß des rheumatischen Formenkreises, für den das Präparat hergestellt wurde, beruht darauf, daß die astralische Organisation, einer Tendenz des Seelischen folgend, sich im Lebensprozeß zu sehr mit dem physischen Leib verbindet. Wenn dies der Fall ist, kommt es zur Auskühlung des Organismus, insbesondere der Bindegewebsorgane, der Muskulatur, der Sehnen und Bänder, zum anderen zu vorzeitigen Ablagerungen von nicht bewältigten, intermediären Stoffwechselprodukten, besonders des Eiweißes.

Formica ex animale Gl D4

(rote Waldameise, ganzes Tier; Formica rufa):

Das Wesen der Ameise ist dadurch charakterisiert, daß das gesamte Ameisenvolk einer „Astralisierung“ unterliegt. Sowohl der Organismus der einzelnen Ameise mit ihrer wie eingeschnürten Leibesform, als auch ihr besonderer Stoffwechsel führen zu einer extremen, jedoch nicht ganz zu Ende kommenden Abbautätigkeit mit dem Ergebnis der Bildung der Ameisensäure, die die Ameise ihrer Umgebung mitteilt. Ein völliger Abbauprozeß würde zu Kohlensäure und Wasser führen. In der Ameisensäure ist dieser Vorgang vorzeitig angehalten. Durch die Verbindung des Seelischen und des Atmungsgeschehens mit dem Erdorganismus im Bau der Ameisen offenbart sich die Organisationskraft des seelischen in Verbindung mit der Kühle des Waldbodens. Diese wird jedoch vom

Lebensprozeß des Ameisenvolkes durchluftet und durchwärmt, ein Vorgang, welcher für den Abbau der Ästchen, Tannennadeln und anderen Bodenbestandteile und ihre Wiederaufnahme in den Lebenskreislauf von Bedeutung ist. Die Ameise trägt wesentlich zur Lebensgrundlage des Waldes bei, aus kranken und absterbenden Wäldern zieht sie sich zurück.

Die Ameisensäurebildung im Organismus ist ein physiologisches Ergebnis des Seelischen und der Atmungstätigkeit, welche im Anschluß an die Nerventätigkeit erfolgt. Eine Überfunktion des Astralleibes führt zu den Kälteerscheinungen und Abbauprozessen, wie sie dem rheumatischen Formenkreis zugrunde liegen. Das Präparat Formica ist dann das „Simile" für einen solchen einseitigen astralischen Abbauprozeß.

Oxalis e planta tota ferm 34b D2

(Sauerklee, Oxalis acetosella; Oxalidaceae):

Die Bildung der Oxalsäure im Sauerklee, und zwar hauptsächlich im Blattbereich, ist Ausdruck eines im mittleren System der Pflanze sich abspielenden astralischen und Lichtprozesses. Der pflanzliche Zuckerprozeß wird im Blattbereich bis zur Säurebildung abgebaut. Wiederholt wurde darauf hingewiesen, daß Säurebildung im organischen Leben Ausdruck der astralischen Tätigkeit ist. Wenn in einer Pflanze Säure auftritt, ist dies stets Ausdruck einer besonders intensiven Tätigkeit eines eigenen inneren Lichtprozesses. Es ist interessant zu beobachten, wie Oxalis in der Bewegung und Stellung seiner Blätter fein auf die Einstrahlung des äußeren Lichtes reagiert: Bei Dunkelheit faltet die Pflanze ihre Blätter entlang der Mittelnaht wie zusammen und richtet sie nach abwärts; dagegen genügt eine geringe Lichteinstrahlung wieder, die Blattfläche zur Ausbreitung anzuregen. Wenn der Sauerklee im Schatten des Waldes in der Lage ist, in seinen sensiblen und beweglichen Blättern die Oxalsäure zu bilden, zeigt dies einerseits die Fähigkeit der Pflanze, sich gleichsam gegenüber der Einwirkung astraler Kräfte zur Wehr zu setzen, andererseits wird in dieser Abwehr ihre eigene ätherische Organisation bis in die Substanzbildung von Lichtkräften durchzogen.

Tritt nun im menschlichen Organismus ein pathologischer Prozeß auf, in welchem die ätherische Organisation durch die Tätigkeit des Seelischen im Stoffwechselgeschehen überwältigt wird, ist Oxalis in potenzierter Form das Gegenmittel. Die nicht mehr gewährleistete rhythmische Atmung des Seelischen im Ätherischen wird durch Sauerklee wieder in Bewegung gebracht. Als Pflanzenpräparat wirkt der Sauerklee mit der Kleesäure (HOOC-COOH) unmittelbar auf das Seelische, während sich die Wirkung der Formica mit der Ameisensäure (H-COOH) als ein tierisches Präparat auf die ätherische Organisation bezieht und diese zu einer Reaktion veranlaßt.

Zusammenfassung

Damit ist Formica/Oxalis ein Heilmittel für diejenigen krankhaften Zustände, bei denen die seelische Organisation einmal zu sehr bis in die physische, stoffliche Tätigkeit herunterwirkt, es jedoch nicht bis zur Ausscheidung von Stoffwechselabbauprodukten kommen läßt. Hierin liegt die Formica-Wirkung. Andererseits wird durch die Oxalis-Komponente der lethargische Astralleib im Ätherischen belebt.

Entstehung: WALA-Ärztekreis, 1977.

Darreichungsform
Injektionslösung

Gegenanzeigen: nicht bekannt
Nebenwirkungen: Gelegentlich kann es zu harmlosen Rötungen um die Einstichstelle kommen.
Wechselwirkungen mit anderen Mitteln: nicht bekannt

Indikationen
Bei zu intensiver Durchatmung des Ätherischen durch die seelische Organisation und dadurch bedingtem Wärmeverlust in den betroffenen Organgebieten, z.B.
1. rheumatischer Formenkreis
2. degenerative Bindegewebserkrankungen
3. zur Anregung der Ausscheidung

Galenit/Retina comp.

Das Präparat ist eine Modifikation der schon vorher von der WALA hergestellten Augenpräparate Secale/Retina comp. und Retina comp. Neu ist vor allem die Hochpotenz von Bleiglanz (Galenit) im Unterschied zu Secale/Retina comp. (hier ist Bleiglanz in D7 enthalten).

Galenit D19

(Bleiglanz; natürliches Bleisulfid):

Blei (Plumbum) bewahrt – wenn wir von seiner Essenz, seinem Wesensbild ausgehen – als „Saturnmetall" den Wärmeprozeß im physischen Bereich. Es wirkt in der Peripherie und im Blut bis hinein in die Knochenbildung verhärtend, sklerotisierend, da der Wärmeprozeß im Blei gebunden, fixiert ist. Überall, wo im Organismus das Wärmegeschehen fluktuierend und beweglich sein muß, insbesondere im Gefäßsystem, wirkt Blei verhärtend, lähmend, in der Peripherie der Haut und im Sinnesbereich die Sensibilität zunächst steigernd, dann herabsetzend. In seiner Schwefelverbindung wird der Bleiprozeß angeschlossen an den Eiweißbildeprozeß und damit in seiner potenzierten Form zum Vermittler für das Eingreifen der seelischen und der Ich-Organisation. In dem vorliegenden Präparat hat es seine spezifische Bedeutung für die altersbedingten Gefäßveränderungen, auch die diabetischen Veränderungen in der Gefäßhaut des Auges.

Terebinthina laricina D9

(Lärchenharz (Lärchenterpentin) aus dem Stamm von Larix decidua; Pinaceae):

Das Wesen der Wirksamkeit des Lärchenharzes wird auch bei Galenit/Retina comp. mit einbezogen. Der Licht-Wärme-Prozeß, der in der Chorioidea zu erstarren droht, wird durch diesen Präparatebestandteil wieder in Bewegung gebracht.

Die Gewinnnung von Terebinthina laricina aus dem Harz durch Destillation führt den Lärchenharz-Bildungsprozeß zurück in das Luft-Element. Das Licht-Luft-Element gehört zum Lebensprozeß des Sehens und der Nierentätigkeit. Wenn die Licht-Luft-Wirksamkeit im Auge oder in der Niere zu intensiv ist und zu verdichtenden, verhärtenden Prozessen führt, kann Terebinthina laricina in homöopathischer Zubereitung heilsam sein.

Secale cornutum ferm 35b D5

(Mutterkorn, Claviceps purpurea; Clavicipitaceae):

Secale cornutum, das Mutterkorn, ist in seiner Pilznatur eine „Mondsubstanz". Die „Sequestration" oder Herauslösung eines organischen Lebensprozesses aus dem Zusammenhang ist typisch für das Mondenprinzip, somit auch für Secale, wie übrigens auch für Argentum. Es ist ein Kälteprozeß, der durch Secale bewirkt wird; es kommt anfallsweise zu Spasmen, schließlich zu Dauerspasmen im Gefäßbereich des Auges.

Retina et Chorioidea Gl D11
(Netz- und Aderhaut):

Das Organpräparat Retina et Chorioidea führt die Wirksamkeit der besprochenen Bestandteile in den Bereich der Netz- und Aderhaut. Wie bei allen Organpräparaten wird durch die organisch-tierische Substanz der Ätherleib aktiviert, in unserem Präparat gleichsam das ätherische Auge.

Zusammenfassung

Das Pflanzen-Pilz-Präparat Secale cornutum ruft den Astralleib auf, den Spasmen im Gefäßbereich entgegenzuwirken. Er soll aus einer zu starken Tätigkeit von außen wieder zum rhythmischen, atmenden Eingreifen im Augenbereich angeregt werden. Dies wird unterstützt durch den Bleiglanz, der, vor allem durch das Blei selbst, die Ich-Organisation zur verstärkten Einwirkung aufruft. Das ätherische Auge wird durch das Organpräparat Retina et Chorioidea wieder in Bewegung gebracht.

Entstehung: WALA-Ärztekreis, Dr. med. Ilse Knauer, Augenärztin, 1969.

Darreichungsform

1. Injektionslösung
2. Globuli velati

Indikationen

Harmonisierung des Flüssigkeitsgeschehens bei verhärtenden Tendenzen in der Netz- und Aderhaut des Auges, z.B.

1.1. Retinopathia haemorrhagica
1.2. Retinopathia hypertonica
1.3. Netzhautdegeneration

Gelsemium comp.

Dem Präparat liegt der Gedanke zugrunde, ein tiefgreifendes Grippemittel zur Verfügung zu haben, das die physische, ätherische und Ich-Organisation gleichermaßen zur Tätigkeit aufruft. Die Grippe wird dabei aufgefaßt als Urtypus der Krankheit, d.h. sie hat zur Voraussetzung ein Nachlassen der über die Wärmeorganisation in die Organtätigkeiten eingreifenden, übergeordneten Ich-Organisation. Diese soll letzten Endes zur Tätigkeit aufgerufen werden.

Gelsemium e radice ferm 35b D2 und D14
(gelber Jasmin, Gelsemium sempervirens; Loganiaceae):

Die Grundsubstanz vom wilden Jasmin wird aus dem Wurzelstock gewonnen. Bei Gelsemium handelt es sich um ein wesentliches Pflanzenheilmittel aus der Familie der Loganiaceen. Das sind tropische Pflanzen, die in ihren Arzneimittelbildern alle eine ungewöhnliche Beziehung zum Nervensystem haben. Zu dieser Familie gehören Gelsemium, Spigelia, Nux vomica, Ignatia und einige weitere Stammpflanzen, welche zur Gewinnung der unter dem Namen „Curare" bekannten Pfeilgifte verschiedener Zusammensetzung verwendet werden. Gelsemium ist ein Schlingstrauch. Darin kommt zum Ausdruck, daß der Helio- und Geotropismus in die Horizontale abgewandelt wird. Dies ist stets ein Ausdruck für eine stärkere Wirksamkeit der chemisch-ätherischen, „wässerigen" Prozesse und weist daraufhin, daß der Chemismus in der Pflanze betont und verstärkt tätig ist. Auf das Nervensystem bezogen, heißt dies, daß die chemischen Kräfte, die zentripetal wirksam sind und in der Pflanze sich auf die Wurzel hin orientieren, im Menschen in den Nerven als hochdifferenziertes Gewebe die übrigen Ätherkräfte Lichtäther und Wärmeäther zurücktreten lassen. Dafür spricht auch die aufgetriebene Erscheinung des Wurzelstockes, welcher in seiner Verholzungstendenz ferner eine Beziehung zum physischen Element aufnimmt. Unter diesem Gesichtspunkt muß Gelsemium als Pflanze und als Heilmittel gesehen werden.

Wir haben es wiederum mit einer Tendenz zur Auskühlung, ausgehend vom Nervensystem, zu tun und mit einer Licht-Form-Schwäche. Das Lähmungsbild unter der Wirkung des Gelsemium-Alkaloides aus der betäubend und aromatisch duftenden Wurzel weist auf die Betonung des Zentralnerven- und des Rückenmarknervensystems hin. Die Lähmung schreitet – ganz im Gegensatz zu Conium maculatum – von oben nach unten fort. Es handelt sich um primäre Auskühlungsvorgänge mit großer allgemeiner Erschöpfung. Wenn dieses zugrunde gelegt wird, dann versteht man, daß das Gelsemium-Bild auch an Kinderlähmung erinnert. Auch hier ist vielfach die absteigende Lähmung zu beobachten, bis schließlich die Atemlähmung eintritt. Schwere Nervengrippen mit lähmungsartigen Schwächezuständen der oberen und schließlich der unteren Extremitäten sind Gelsemium-Erscheinungen. Gelsemium ist wie kein anderes Heilmittel insbesondere bei der zerebralen Form der Grippe einschließlich meningealer Reizzustände angezeigt.

Die Heilwirksamkeit dieser Pflanze ist der von Argentum verwandt, auch hier wird vielfach ein Ausdehnungsgefühl des Kopfes angegeben. Sie wird dann therapeutisch eingesetzt, wenn im Organismus das Nervensystem und damit die astralische Tätigkeit einseitig auskühlend und abbauend tätig ist. Gelsemium und Argentum als Einzelmittel sind im übrigen beide zur Überwindung der durch eine überstarke Nerventätigkeit bedingten Angst vor Prüfungssituationen hilfreich.

Die Doppelpotenz D2 und D14 für das vorliegende Kompositionspräparat wurde von Dr. med. Hans-Heinrich Krause angegeben, um sowohl den akut entzündlichen als auch den frühzeitig einsetzenden degenerativen Nervenprozeß zu beeinflussen. Bei der Gelsemium-Grippe führt die viral bedingte Nervenentzündung auf der Grundlage einer Auskühlung zu Lähmungserscheinungen. Sie sind wiederum Ausdruck eines degenerativen Prozesses. Diesem wirkt die Tiefpotenz entgegen, welche bei empfindlichen Menschen allerdings zunächst auch zu einer Erstverschlimmerung führen kann.

Bryonia e radice ferm 33b D2
(Zaunrübe, Bryonia cretica ssp. dioica; Cucurbitaceae):

Die Bryonia-Wurzel wirkt auf den Astralleib, und zwar so, daß seine einseitige Übertätigkeit im Bereich des Nervensystems in der Weiterführung der Gelsemium-Wirkung hingelenkt wird auf den gestauten Flüssigkeitsprozeß im Bereich des submukösen Bindegewebes der Luftwege, vor allem der Pleura, unter Umständen auch der Meningen. Diese Flüssigkeitsstauungen werden durch Bryonia überwunden, indem sie den Anschluß an die Tätigkeit der Leber als Regulatorin des Flüssigkeitshaushaltes wieder herstellt.

Vivianit D7
(natürliches Eisen (II)-phosphat):

Vivianit ist eine natürlich vorkommende salzartige Verbindung von Eisen und Phosphor. Dadurch ruft es die Ich-Tätigkeit zu erhöhter Aktivität auf, und zwar einmal im Blutbereich durch die Eisenwirkung, zum anderen im Nerven-Sinnes-Bereich durch die Phosphorwirkung. Stets ist es die Ich-Organisation, die die übrigen Wesensglieder ordnet und ihre Tätigkeit auf ihr gesundes Maß zurückführt. Das tellurische Eisen hat eine besondere Beziehung zur Lunge und kann in seiner Phosphorverbindung der schwersten Grippekomplikation, der Pneumonie, sowohl prophylaktisch als auch therapeutisch entgegenwirken. In seiner Anwendung ist Vivianit dem in der Homöopathie gebräuchlichen Ferrum phosphoricum vergleichbar.

Entstehung: WALA-Ärztekreis, Dr. med. Hans-Heinrich Krause, 1965.

Darreichungsform
1. Injektionslösung
2. Globuli velati

Indikationen
Zur Anregung und Stärkung der Ich-Organisation in den Organen des Nerven-Sinnes-Systems, des Atmungssystems und des Stoffwechselsystems, z.B. bei
1.1. Erkältungskrankheiten
1.2. grippale Infekte, insbesondere mit Kopfbeteiligung
1.3. Pneumonie
1.4. Bronchitis
1.5. Kopfschmerzen und neuralgiforme Schmerzzustände (evtl. im Wechsel mit Meteoreisen/Phosphor/Quarz)

Gentiana comp.

Das Kompositionspräparat Gentiana comp. entstand aus dem Bedürfnis heraus, in der Klinik ein umfassendes Heilmittel zur Belebung der Stoffwechseltätigkeit, insbesondere der Leber, zur Verfügung zu haben. Durch die Auswahl der einzelnen Bestandteile sollte ein Präparat entstehen, das geeignet ist, die im Stoffwechsel zu schwache ätherische Organisation und die primäre Substanzbildetätigkeit anzuregen (Taraxacum, Artemisia absinthium). Das Übergreifen der Sinnes-Nerven-Prozesse bis hinein in die Stoffwechseltätigkeit sollte kompensiert werden durch geeignete Heilpflanzen (Enzianwurzel und Nux vomica).

Gentiana e radice, Decoctum D3
(Wurzel des gelben Enzians, Gentiana lutea; Gentianaceae):

Der gelbe Enzian gedeiht als bis zu 1 m hohe Gebirgspflanze vorwiegend auf Granit- und Gneisunterlage, jedoch auch auf Kalk. In der Erde entwickelt sich ein kräftiger, fleischiger, heller Wurzelstock, der bis zu 7 kg schwer werden kann. Damit bekundet der Enzian seine starke Beziehung zum chemisch-wäßrigen Prinzip und damit zum Leberprozeß als einem die Substanzbildung im allgemeinen repräsentierenden Organ. Der hohle Stengel ist eine Signatur, wie wir sie dann finden, wenn das Luftelement, wie bei den Umbelliferen, stark den Sproß durchdringt. Bei einem so intensiv dem Wässerigen und dem Wurzelprinzip hingegebenen Pflanzenwuchs ist dies etwas Ungewöhnliches. Die Blätter von Gentiana sind ganzrandig, gegenständig und sitzend, die gelben Blütenstände setzen in Gruppen in den Blattachseln an. Dies ist ein Hinweis dafür, daß das Blatt- und Blüten-Prinzip dem vegetativen Sproß verbunden bleibt. Dies kommt auch darin zum Ausdruck, daß die Pflanze erst sehr spät, oft erst vom zehnten Jahre an, zum Blühen kommt – eine Besonderheit, die auch von einer ganz andersartigen Heilpflanze, dem weißen Germer, bekannt ist. Diese Tatsache bedeutet, daß der Blütenprozeß dem wässerigen, chemischen Element der Pflanze, und hier insbesondere der zucker- und ölhaltigen Wurzel, verbunden bleibt. Man könnte auch sagen, das Wurzelprinzip greift über das Blattprinzip bis in den Blütenbereich hinauf. Damit ist der Enzian eine stark vereinheitlichende, die Dreigliedrigkeit der Pflanze nach Blüte, Blatt und Wurzel zusammenhaltende Bildung. Dies entspricht in der menschlichen Leibesordnung dem Leberprinzip.

Auch die Leber ist ein monistisches, einheitliches, wenig gegliedertes Organ. Alle Prozesse werden im flüssigen Chemismus zurückgehalten und vereinigt. So ist zu verstehen, daß die Enzianwurzel dann wirksam wird, wenn der konzentrative Prozeß in der Leber geschwächt ist, was vor allem in einer Störung der Zuckerbildung bzw. des Glykogenstoffwechsels zum Ausdruck kommt. Die reichlich zuckerhaltige Enzianwurzel, ihre starken Bitterstoffe und das fette Öl sprechen die in der Leber tätigen Prinzipien der Wärme (fette Öle und Zucker) und die Tätigkeit des Astralischen (Bitterstoffe) im besonderen an, jedoch als einheitlichen Prozeß. So ist die Enzianwurzel dann angezeigt, wenn die Leber eine Verhärtung, eine mangelnde Durchatmung und Mangeldurchwärmung erfährt. Daß die Wurzel als Dekoktum verarbeitet wird, hat seinen wesentlichen Grund darin, daß durch den Kochprozeß das Erden-Wurzel-Prinzip noch weiter dem Blütenprozeß angenähert wird und damit die stoffwechselbezogene Wirksamkeit eine Verstärkung erfährt.

Absinthium ex herba, Infusum D3

(Wermut, Artemisia absinthium; Compositae):

Vom Wermut wird ein anderer Pflanzenteil verarbeitet, nämlich das graugrüne, fiederteilige Blatt. In diesem Bereich entfaltet der Wermut seine wesentliche substanzbildende Aktivität in der Bildung von flüchtigen, ätherischen Ölen und Bitterstoffen. Obwohl Artemisia zu den Kompositen gehört, ist der Wärme-Blüten-Prozeß in der Bildung ätherischer Öle im Blattbereich zurückgehalten und die in Rispen angeordneten kleinen Blüten treten vergleichsweise in den Hintergrund. Die starke Durchfiederung der Blätter mit einer gewissen Betonung des Stengelprinzips ist eine Signatur der Durchluftung. Die Wärme ist in den Blattbereich aufgenommen. Verwendet wird das blühende Kraut mit der betonten Wirkung des Blattprinzips.

Damit ist die Wirkungsrichtung von Artemisia absinthium angegeben: Das Blattprinzip entfaltet seine Beziehung zum Flüssigkeitsorganismus, besonders auch zur Leber. Eine stärkere Hereinnahme des Luftelementes ist ein Hinweis für die Aktivierung des Seelischen im flüssigen Bereich: Absonderungen werden angeregt, insbesondere bezüglich der Leber- und Gallentätigkeit. Der Gehalt an Kieselsäure in der Asche ist zusätzlich ein Hinweis auf die Wirksamkeit der Ich-Organisation. Die höheren Wesensglieder werden verstärkt in den Leberchemismus hereingezogen. Die „Atmung" des Astralleibes, die physiologischerweise im Leberbereich zurücktritt, wird in der Bildung und Abgabe von Verdauungssekreten aktiviert. So ist es verständlich, daß Wermut auch dann wirksam ist, wenn der physische und ätherische Organismus in Lethargie verfallen: Er ermöglicht hier eine Anregung der Gewebeproliferation im allgemeinen und der Blutbildung im speziellen. Die Abgabe der Blutkörperchen aus dem Knochenmark an das periphere Blut stellt eine zelluläre Verselbständigung und eine vom Astralischen bewirkte Absonderungstätigkeit dar. Die Bitterstoffe aktivieren den Empfindungsorganismus im elementaren Stoffwechsel.

Nux vomica e semine ferm 35b D5
(Brechnuß, Strychnos nux vomica; Loganiaceae):

Nux vomica wurde dem Präparat hinzugefügt, um einer Übertätigkeit des Sinnes-Nerven-Geschehens im Stoffwechsel zu begegnen. Auffallend ist beim Brechnußbaum, daß das Blattprinzip von unten nach oben so gut wie keine Metamorphose durchmacht. Die Blätter bleiben dem flüssigen Horizontalprinzip in den ausgebreiteten Blattspreiten verbunden; die Blüten gehen unmittelbar kurzgestielt aus dem Blatt-Stengel-Bereich hervor. Das Alkaloid Strychnin aus der Brechnuß ist typisch für die Nux vomica-Wirksamkeit; die farblosen, sehr bitteren Kristalle im Samen entsprechen gleichsam einer Überastralisierung, ausgehend vom Nervensystem. Dieser Prozeß greift tief in die Verdauungsorgane ein, was zu dem Typus des Nux vomica-Arzneimittelbildes der Homöopathie führt.

Es ist ein Zustand, der dadurch charakterisiert ist, daß sich der „obere Mensch", das Sinnes-Nerven-System und das hier tätige Bewußtsein, unmittelbar verbindet mit der Stoffwechseltätigkeit. Das Rhythmische System wird überwältigt. Es ist ein Bild des in der heutigen Zeit vom Sinnesorganismus überstark ergriffenen Menschen, der die rhythmische Organisation und damit den Ätherleib vergewaltigt: Übelkeit bis hin zum Schwindel, Überreizung des Magens mit Brechreiz und begleitendem Heißhunger, dyspeptische Beschwerden sowie Meteorismus treten auf. Das sind alles Symptome einer Überreaktion bzw. Überreizung der Stoffwechselorgane. Paradoxerweise werden zunehmend stoffwechselanregende Mittel verlangt, welche die einseitige Reaktion noch verstärken. Der Lebensprozeß im Stoffwechsel wird bis zum Äußersten ausgeschöpft bis hin zu einem psychischen und körperlichen Zustand äußerster Inanspruchnahme der Lebensorganisation und einem ständigen Überschreiten des „toten Punktes". In dieser Situation vermag Nux vomica in potenzierter Form den Stoffwechsel vor einer Überwältigung durch den Nervenprozeß wieder zu befreien.

Taraxacum e planta tota ferm 34c D2
(Löwenzahn, Taraxacum officinale; Compositae):

Auf dem Hintergrund der Überforderung der Ich-Organisation durch Zivilisationseinflüsse kann auch die therapeutische Bedeutung von Taraxacum verstanden werden. Überbeanspruchung von seelisch-geistiger Aktivität im Bewußtsein muß zu einer Schwächung der auf dem Gegenpol im Stoffwechsel tätigen Ich-Organisation führen. Der Löwenzahn als Leberheilpflanze kann die Ich-Wärmetätigkeit im Leberbereich – bis hin zur Beherrschung des Zuckerstoffwechsels – anregen.

Zusammenfassung

So ist Gentiana comp. ein ausgesprochenes Heilmittel, um Zivilisationsschäden im Stoffwechsel zu begegnen. Man kann es als ein hygienisches Präparat für unsere Zeit bezeichnen.

Entstehung: Ärztekreis des Biologisch-Homöopathischen Krankenhauses, München-Höllriegelskreuth, Leitung Frau Dr. med. Margarethe Hauschka, 1947/1948.

Darreichungsform

1. Injektionslösung
2. Globuli velati

Indikationen

Zurückdrängung eines zu starken Sinnes-Nerven-Prozesses im Stoffwechselgeschehen des Magen-Zwölffingerdarm-Gebietes zugunsten einer Stärkung der ätherischen Aufbautätigkeit im Leberbereich, z.B.

1. Verdauungsschwäche
1.1. Appetitlosigkeit
1.2. Blähungen
1.3. Dyspepsie
1.4. Säureanomalien
1.5. Gastritis
2. Hyperemesis gravidarum
3. Anregung der Leber- und Gallefunktion
4. Übelkeit, Erbrechen

Glandulae suprarenales comp.

Das Präparat Glandulae suprarenales comp. soll die gesamte ätherische Organisation im Stoffwechsel zu intensiver Tätigkeit anregen. Es ist vor allem für die Indikation der Resorptionsschwäche aus dem Darmbereich gedacht und führt hierbei therapeutisch zur Aktivierung des gesamten ätherischen Organismus, besonders im Aufbaugeschehen des Stoffwechselbereiches.

Glandulae suprarenales Gl D7

(Nebennieren):

Die Nebennieren vermitteln das Eingreifen des Seelischen im Stoffwechsel, und zwar so, daß der Substanzaufbau sich unmittelbar anschließt an die Hereinnahme zu Ende gekommener Verdauungstätigkeit in die ätherische Organisation. In der Nierenstrahlung setzt sich die Nierentätigkeit über die Nebennierenfunktion in den Stoffwechselaufbau fort. Die ätherische Organisation wird im ganzen durch Glandulae suprarenales als tierisches Organpräparat angeregt.

Fel Gl D7

(Gallensekret):

Die Gallebildung und -konzentration mit ihrer Wirkung auf den Verdauungsprozeß kann in ihrer Mangelfunktion die Ursache für einen ungenügenden

Nahrungsabbau im Darmbereich sein, vor allem im Dünndarmgebiet. Therapeutisch soll auch die physiologisch wichtige Rückresorption der Gallensäuren über den enterohepathischen Kreislauf angeregt werden. Die Zirkulation der mit der Galle ausgeschiedenen Substanzen, von Gallensäuren, Gallenfarbstoffen und Cholesterin, ist Ausdruck eines aktiven ätherischen Prozesses, welcher durch die Komposition Glandulae suprarenales comp. mit angesprochen werden soll. Die potenzierte Zubereitung der Gallenblasenflüssigkeit begünstigt das Eingreifen des Seelischen in die Verdauungstätigkeit, besonders hinsichtlich der Emulgierung und Verdauung der Nahrungsfette, und aktiviert dadurch die Resorptionsvorgänge.

Lien Gl D7
(Milz):

Die Milz ist das embryonal gebliebene mesenchymale Organ des Matrixgewebes und damit des zu Ende kommenden intermediären Stoffwechsels. Durch die Milz und das die Milz verlassende Blut, das über die Pfortader mit dem Leberstoffwechsel kommuniziert, wird die völlig abgebaute, zur Resorption kommende Nahrung auf ihre physisch-wärmehafte Endstufe gebracht, d.h. die letzte Umwandlung der äußeren Nahrung auf die physische Wärmestufe im Bindegewebe der Organe wird von der Milz bewirkt. Wenn dies nicht geschieht, kann die Resorption bereits in den Darmzotten nicht vollständig gelingen. Eine Aktivierung der Milztätigkeit ist daher ein wesentlicher Faktor bei der Bewältigung der Fremdeinflüsse durch den Stoffwechsel-Ernährungs-Vorgang. Das Wesen der Allergie ist auf das engste mit dem Wesen der Milz und ihrer den Verdauungsrhythmus an die körpereigenen Lebensrhythmen angleichenden Funktion verbunden. Dadurch ist das Präparat Glandulae suprarenales comp. auch geeignet, Überempfindlichkeitsreaktionen therapeutisch zu beeinflussen, denn der Überempfindlichkeit liegt ein nicht völliges Überwinden des Fremdcharakters einer äußeren Substanz zugrunde.

Entstehung: WALA-Ärztekreis, Dr. med. Heinrich Kupfermann, Leitung Frau Dr. med. Margarethe Hauschka, 1951.

Darreichungsform

1. Injektionslösung
2. Globuli velati

Indikationen

Zur Anregung der Resorption der Nahrungsbestandteile, ausgehend vom Dünndarm in Richtung Lymphe und Blut, sowie zur Anregung des intermediären Stoffwechsels, z.B.

1. zur Unterstützung der Behandlung von Verdauungsstörungen, insbesondere von Störungen der Resorption (evtl. im Wechsel mit Lycopodium comp. oder Robinia comp.)

1.1. Dyspepsie

2. allergische Diathese
3. Hypotonie, Erschöpfungs- und Schwächezustände

A: Glandula suprarenalis dextra cum Cupro
B: Glandula suprarenalis sinistra cum Cupro

Karl König hat in seinem Aufsatz über das Problem der „inneren Sekretion" (vgl. Einleitung, Kapitel III) den Thymus dem „Stoffwechselleben" und die Nebennieren dem „Bewegungsleben" zugeordnet. Während er die Thymusdrüse und ihre Funktion im Zusammenhang sieht mit dem chemischen oder Klangäther, sieht er in der Nebennierentätigkeit an erster Stelle die Wirksamkeit des Lichtäthers. Dies gilt insbesondere bei der rechten Nebenniere, die nach König durch ihre Dreiecksform die Qualität des Lichtes morphologisch manifest werden läßt. Dagegen nimmt er an, daß die „mondförmige" linke Nebenniere neben den übrigen ätherischen Kräften vor allem den Chemismus zur Wirksamkeit bringt. Nach Karl König übernimmt die linke Nebenniere teilweise die nachlassende Funktion der Thymusdrüse nach der Pubertät. Die Tatsache, daß beide Nebennieren getrennt zu zwei verschiedenen Präparaten verarbeitet wurden, geht auf den Wunsch von Ärzten zurück, die beide Nebennieren sowohl einzeln als auch gemeinsam verordnen. Sie wünschten, auch die linke Nebenniere mit dem Kupferprozeß pharmazeutisch vereinigt zur Verfügung zu haben.

Glandula suprarenalis dextra bzw. sinistra Gl D7
(rechte bzw. linke Nebenniere):

Das Organpräparat aus der ganzen rechten bzw. linken Nebenniere, d.h. aus Mark- und Rindenbereich, steht in engster Verbindung zur Entwicklung der Nieren und der Gonaden. Diese letztere Beziehung besteht über den mesenchymalen Anteil der Nebennierenrindenanlage. Die Nebennierenrinde geht wie die Gonaden aus dem Coelomepithel und dem benachbarten mesenchymalen Blastem des Embryos hervor, welche die Universalität des Ätherleibes repräsentieren. Die Gonaden nehmen so vor ihrer absteigenden Wanderung die Bildekräfte des Gesamtorganismus in sich auf. Bedeutsam ist in diesem Zusammenhang, daß die Markstränge der Testes aus der gemeinsamen Anlage mit der Nebennierenrinde hervorgehen, so daß es bei Hyperplasie der Nebennieren im weiblichen Organismus durch vermehrte Produktion der androgenen Hormone zur Vermännlichung kommen kann. Die Nebennierenrinde hat somit durch ihre Entstehungsgeschichte aus dem Coelom engste Beziehung zur Niere und zu den Gonaden. Auch von daher ist es folgerichtig, vom Urogenitalsystem zu sprechen.

Das Verhältnis von Niere und Nebenniere zeigt eine Polarisierung hinsichtlich Bildung und Funktion, wie wir sie auch von den Epithelkörperchen (Beziehung zur Lunge) und dem Thymus (Beziehung zum Herzbeutel) ausführten. Es sind dieselben ätherischen Kräfte, die einmal über die Inkretion in die Substanzprozesse unmittelbar hineinwirken (Innenwirkung, Nebenniere), das andere Mal ein eigenes, nach außen gerichtetes Stoffwechselorgan ausbilden (Exkretion, Niere). Von daher ist die enge Beziehung der Nebennierenrinde zur Nierenfunktion über den Natriumprozeß zu verstehen. Ohne im einzelnen auf die unterscheidbaren Hormone der dreischichtigen Nebennierenrinde einzugehen, kann gesagt werden, daß über die Gluko- und Mineralokortikoide die Aufbautätigkeit des ätherischen Organismus gelenkt wird. Die mesenchymale Herkunft weist auf die universelle Tätigkeit der ätherischen Organisation hin, doch ist, wie auch im Natriumprozeß, der Lichtäther führend. So ist es zu verstehen, daß bei Nebennierenrindeninsuffizienz (Addison-Krankheit) Kochsalz eine gewisse Zeit den Ausfall der Nebennierenrindenfunktion kompensieren kann. Es wird deutlich,daß die Nebennierenrindenfunktion aufs engste mit dem Natriumprozeß zusammenhängt und damit wiederum mit der Aufrechterhaltung von Blutvolumen und Blutdruck und mit der Beherrschung des interstitiellen Flüssigkeitsorganismus. Die Polarisierung des Lichtprozesses im Zusammenhang mit dem Natrium-Licht-Geschehen ist wie gesagt ein ähnlicher Vorgang, wie wir ihn in der Besprechung von Thymus und Schilddrüse geschildert haben. Rudolf Steiner spricht von einem eigenen inneren Lichtorganismus, von der „Nierenstrahlung", welche über die Bildung von freiem Lichtäther die Grundlage für das Bewußtseinsleben des „oberen" Menschen abgibt. In der Niere greifen dieselben Kräfte atmend einmal in den Aufbau, zum anderen in das Abbaugeschehen ein. Im Aufbau gebundene lichtätherische Tätigkeit steht in Wechselwirkung mit freier, dem Bewußtsein dienender lichtätherischer Strahlung.

Der neurogene Ursprung des Nebennierenmarkes im engen Zusammenhang mit dem Sympathikus bedingt in besonderer Weise das Freiwerden lichtätherischer und zudem wärmeätherischer Kräfte. Dies entspricht der Bedeutung des Nervensystems überhaupt. Hier werden spiegelbildlich diejenigen Kräfte frei, die im „unteren" Menschen stoffgebunden tätig sind. Auch der Markanteil der Nebennieren ist über den Natriumprozeß wirksam, wie wir es von der Nebennierenrinde bereits ausgeführt haben. So kann z.B. Übertätigkeit sowohl der Rinde als auch des Markes der Nebenniere zur Glykolyse, zur Erhöhung des Blutzuckers und Freisetzung von Wärme führen. Dieselbe Wirkung kann übrigens durch Natriumsalze hervorgerufen werden.

Cuprum metallicum D5
(metallisches Kupfer):

Die Beziehung des Kupferprozesses zur Niere ist nur aus ihrer Entwicklungsgeschichte als ursprünglich von venösen Sinus umhüllte Vornierenbildung zu verstehen. Die Niere verliert bei ihrem Abstieg aus der Kopf-Hals-Region in den extraperitonealen Raum unterhalb des Zwerchfells ihre Venosität. Das arterielle Blut dringt mit zentrifugaler Dynamik in sie ein, man kann im Bild vom „Sündenfall der Niere" sprechen. Das von der psychischen Emotionalität getragene arterielle Blut muß vom chemischen und Lebensäther der Niere wie in einer Schale aufgenommen werden. Dieses aufnehmende, ursprüngliche Mondenprinzip zeigt sich in der Form der Bowmanschen Kapseln. Das Tubulussystem steht in seinem mittleren Teil mit der Rückresorption des Ultrafiltrats unter der Gesetzmäßigkeit des saugenden chemischen und Lebensäthers. Im Bereich des Tubulussystems und des Interstitiums des Nierenmarks dominiert der kühle, „mondenhafte" Lymphzustand. Das Kupfer ist nun als dynamischer Prozeß Träger und Vermittler des Licht-Wärme-Geschehens und der Atmung im venösen Blut und in der Lymphe der Niere. Die astralische und Ich-Organisation greifen über den Kupferprozeß in das organische Flüssigkeitsgeschehen ein. Das aufbauende, lebentragende venöse Blut ist somit Ausdruck und Organ dieser noch ganz mit der „Kühle" und der Blutbildung zusammenhängenden Tätigkeiten und ist dadurch eng mit der Lymphe verbunden.

Das vorliegende Kompositionspräparat ist dann angezeigt, wenn die Niere auf ihre archaische, noch vorwiegend venöse Stufe zurückzufallen droht. Es wird dann Licht- und Wärmeäther nicht in dem Maße frei, wie dies bei der heutigen, hocharterialisierten Niere der Fall sein sollte. Es treten Wärmestauung im glomerulären Bereich der Niere sowie eine allgemeine Licht- und Wärmeempfindlichkeit und Atemnot auf. Die Aufbautätigkeit im intermediären Stoffwechsel leidet Mangel. So ist es zu verstehen, daß das Präparat Glandula suprarenalis dextra bzw. sinistra cum Cupro den darniederliegenden Stoffwechsel, die Resorption aus dem Dünndarm und damit die Assimilationsvorgänge, ausgehend von einer Harmonisierung der Nieren-Nebennieren-Tätigkeit, belebt.

Entstehung: Dres. Margarethe und Rudolf Hauschka, Dr. med. Heinrich Kupfermann, Dr. med. Heinz-Hartmut Vogel, WALA-Ärztekreis, 1955.

Darreichungsform
1. Injektionslösung
2. Globuli velati

Indikationen
Anregung der Atmungstätigkeit des Nieren-Nebennieren-Systems mit sekundärer Verstärkung der Kohlensäureausatmung und Energisierung sowohl der rhythmischen Aufbautätigkeit im venösen System als auch der Drüsentätigkeit im Magen-Darm-Bereich, z.B.

A und B: 1. Störungen des Nieren-Nebennieren-Systems wie Hypotonie, Antriebsschwäche

A: 2. Zur Unterstützung bei allen Verdauungsstörungen im Zusammenhang mit der Leber-Galle-Tätigkeit wie Hepato-Cholecystopathien

B: 3. Zur Unterstützung bei allen Verdauungsstörungen des Magengebietes wie Gastritis, Ulcus ventriculi

4. Verdauungsstörungen im Pankreas- und Zwölffingerdarm-Bereich wie Ulcus duodeni

Glandula suprarenalis sinistra/Mercurius

Die gemeinsame pharmazeutische Zubereitung von Glandula suprarenalis sinistra mit Mercurius vivus wurde ebenfalls auf dem Hintergrund der Darstellung von Dr. med. Karl König über die Drüsen der inneren Sekretion entwickelt. Die „mondförmige" linke Nebenniere wird nach Karl König der Wirksamkeit des chemischen oder Klangäthers zugeordnet. Auch bei der linken Nebenniere ist davon auszugehen, daß alle vier Kräfteorganisationen – Wärmeäther, Lichtäther, chemischer Äther, Lebensäther – wirksam sind, jedoch geführt durch den Chemismus. Deshalb wurde in diesem Präparat das Metall Quecksilber mitverarbeitet, das eine starke Beziehung zum chemischen Äther zeigt.

Glandula suprarenalis sinistra Gl D7
(linke Nebenniere):

Wenn davon gesprochen wurde, daß die Nebenniere die licht- und lebensätherische Organisation in charakteristischer Weise repräsentiert, dann gilt hier auch für den Chemismus, was über den Lichtprozeß gesagt wurde, daß freiwerdende chemische Kräfte an der Gestaltung der Organe mitwirken. Dabei soll darauf hingewiesen werden, daß sowohl das Licht als auch das chemische Element in die Organstrukturen mittels Substanzen wie z.B. die Sterine eingreifen. Diese von den Gluko- und Mineralokortikoiden getragene Funktion entspricht dann dem „oberen Prozeß" der linken Nebenniere. Nach dem „unteren Organismus" hin greift der Chemismus auch in die Nierenorganisation ein und bewirkt dort die mächtige Rückresorption des Ultrafiltrates in das Interstitium, d.h. in den ätherischen Flüssigkeitsprozeß des Nierenmarkes. Ausgeschieden wird dann jeweils nur jene Teilmenge aus dem Ultrafiltrat, die nicht mehr von der ätherischen Organisation aufgenommen werden kann. Die linke Nebennierenrinde dient in diesem Sinne der chemisch-ätherischen, Kräfte verinnerlichenden Aufbautätigkeit. Es steht also die Rückresorption des Ultrafiltrates in Richtung Lymphe und Blut als aufbauende Nierentätigkeit unter der Wirksamkeit des Chemismus.

Es soll mit diesem Kompositionspräparat allgemein auf die Form- und Gestaltprozesse der Eiweißbildung, und zwar über den chemischen Äther, eingewirkt werden. Insuffizienz im Eiweißaufbau, überschießende Eiweißbildung und ein Quellen des Ätherischen sollen über ein ausgewogenes Eingreifen des Astralleibes normalisiert werden. Die linke Nebenniere hat nach Karl König die chemischen Prozesse in sich aufgenommen und wirkt damit gestaltend in das Flüssigkeitsgeschehen des Organismus im allgemeinen. Somit wird auch ihre Wirkung auf die Darmverdauung und auf den Substanzaufbau im intermediären Stoffwechsel verständlich.

Mercurius vivus D14
(Quecksilber):

Das metallische Quecksilber ist unter den Metallen die Substanz, die im Lymphgeschehen wirksam werden kann. Es ist den „untersonnigen Planetenmetallen" in der paracelsischen Medizin zugeordnet. In der Reihe der sieben Hauptmetalle steht es polar dem Stannum gegenüber, welches den Lichtäther im Flüssigkeitsgeschehen zwischen Organgewebe und Blut beherrscht. Mercurius hat dagegen seinen Wirkungsbereich im Lymphsystem, und zwar so, daß im

Extremfalle des Vergiftungsbildes die Lymphe sich als „kaltes Blut" relativ verselbständigt, d.h. teilweise den fließenden Zusammenhang mit dem Blut und dem Wärmegeschehen verliert. Der Wassergehalt des Blutes nimmt zu. Der Eiweißprozeß wird im Stoffwechsel nicht vollständig bewältigt, der Organismus versucht, über die Schleimhäute, auch über die Schweißdrüsen, überschüssiges, nicht bewältigtes Eiweiß auszuscheiden. Vermehrte, auch klebrige Schweiße gehören zum Quecksilber-Bild.

Im Darmgebiet äußert sich Mercurius so, daß es zu einer Schwächung der Verdauung und der Resorption kommen kann, etwa als Krankheitsbild der Colitis ulcerosa. Bei dieser Erkrankung findet im Dickdarm noch ein Verdauungsprozeß nach Art der Dünndarmverdauung statt; der Darminhalt bleibt bis zum Enddarm flüssig, eventuell mit schleimig-blutigen Beimengungen. In dieser Situation hilft Mercurius in potenzierter Form die Dünndarmverdauung zu harmonisieren und wieder an den physiologischen Ort ihrer Wirksamkeit zu verlegen. Das Quecksilber kann sowohl die Form kleiner, abgeschlossener Kügelchen annehmen, als auch sich flächenhaft verteilen und sogar bei Zimmertemperatur schon in erheblichem Maße verdampfen. Es vermittelt also zwischen der innerhalb der Haustren isolierenden, verfestigenden Dickdarmverdauung und der verflüssigenden, amalgamierenden und sich ausdehnenden Dünndarmverdauung. In diesem Sinne ist Mercurius ein Heilmittel für die Colitis ulcerosa.

Entstehung: Dres. Margarethe und Rudolf Hauschka, Dr. med. Heinz-Hartmut Vogel, WALA-Ärztekreis, 1964.

Darreichungsform
Injektionslösung

Indikationen
Stärkung der chemisch-ätherischen Aufbautätigkeit durch Anregung der aufbauenden Nebennierenrindenfunktion einerseits und der Einscheidungstätigkeit im Bereich des Nierenmarkes andererseits, z.B. bei

1. Ernährungs- und Aufbaustörungen in der kindlichen Entwicklung
2. Magersucht
3. Chronische Magen-Darm-Erkrankungen
3.1. Verdauungsschwäche
3.2. Resorptionsstörungen im Bereich der Dünndarmverdauung

Gnaphalium comp.

Die Degeneration des Innenohrs, insbesondere des Gehöranteils der Schnecke, ist in diesem Organ geradezu physiologisch angelegt. Die Ätherisation dieses Organs ist, im Unterschied zu anderen Sinnesorganen wie dem Auge, reduziert, d.h. die periphere Venosität, wie sie dem typischen Sinnesorganbauplan entspricht, ist hier gering. Stattdessen haben wir es mit einer stärkeren arteriellen Blutversorgung beim Innenohr zu tun. Eine zu starke Einwirkung der Atmung über das arterielle Blut und damit ein zu starkes Eingreifen des Seelischen und des Lichtprozesses ist auf der einen Seite für die Funktion des Gehör- und Gleichgewichtsorgans notwendig, andererseits beruht darauf auch die Gefahr eines zu starken Abbaus bis hin zur Sklerose. Nicht zufällig ist das Felsenbein, in das das Innenohr und das Labyrinth eingefügt sind, der härteste, kristalline Kalk im Organismus. Überhaupt ist das kristalline Prinzip oder, in der paracelsischen Sprache das Salprinzip, im Ohr extrem tätig. Der Lebensprozeß muß im Ohr weit bis an die Grenze des Physischen zurückgedrängt werden, damit der Klang- oder chemische Äther als Grundlage des Hörens genügend frei wird. Ich-Organisation und astralische Organisation sind ebenfalls im Ohr weitgehend frei tätig. Diese weitgehende Befreiung der höheren Wesensglieder gibt die Grundlage des Hörvorganges ab.

Um der Tendenz zur Degeneration insbesondere des Hörorgans, an der jedoch auch häufig das Labyrinth insgesamt teilhat, entgegenzuwirken, wurde das Präparat Gnaphalium comp. entwickelt. Die Verwandtschaft des Kalkprozesses zum Chemisch-Ätherischen bildet die Grundlage des Gehörorgans. Dabei ist es bemerkenswert, daß der Kalk seinen erdgeschichtlichen Ursprung in der lemurischen Zeit hat, d.h. jener Erdentwicklungsphase, in der der chemische Äther wirksam wird. Daher war es notwendig, eine Heilpflanze zu finden mit Wirkung auf das zu stark tätige Seelische, die ihrerseits eine besondere Beziehung zum Kalkgeschehen hat. Dies trifft für Gnaphalium leontopodium, das Edelweiß, zu.

Gnaphalium leontopodium e planta tota ferm 36 D13

(Edelweiß, Leontopodium alpinum; Compositae):

Gnaphalium hat durch seinen Standort eine unmittelbare Beziehung zum Kalkhaften, gleichzeitig jedoch zum Hochgebirge. Der flüssigkeitsabweisende Kalk ist also die Grundlage der Edelweißpflanze. Andererseits entwickelt sie in sich den Kieselprozeß, was aus der Behaarung der bis zur Blütenbildung aufsteigenden Blätter hervorgeht. In Richtung Blüte beobachtet man ein zunehmendes Dicklich-Werden, Abblassen und Behaaren der Hochblätter. Der innere Licht-Kiesel-Prozeß in Verbindung mit dem Kalkprinzip entspricht dem Wesen von Gnaphalium.

So kann man, wenn man die Ätherlehre Rudolf Steiners zugrunde legt, sagen, daß die Beziehung der Pflanze zum Kalkhaften darauf hinweist, daß sie in besonderer Weise mit dem Chemisch-, jedoch auch mit dem Lebensätherischen zu tun hat. Diese Kräfte sind gestaltbildend im Edelweiß tätig. Der Kiesel-Licht-Prozeß in der Pflanze wird dagegen relativ frei. Damit ist die Grundlage gegeben für die Wirksamkeit von Gnaphalium in einem Organ, das selbst im Kalkhaften und Chemischen tätig ist, jedoch die Licht- und Wärmekräfte (Astralleib und Ich-Organisation) als Grundlage des Hörens freigibt. Der Kalk bildet die Hülle des Gehörorganes in dem extrem harten, feinkristallinen Felsenbein, zu dessen Bildung der Klang- und Lebensäther sich verdichtet haben. Dagegen ist das fein behaarte Sinnesepithel in der Schnecke Ausdruck für das lichtätherische Eingreifen und Grundlage für die Sinnesorganfunktion.

Stannum metallicum D18
(metallisches Zinn):

Wiederholt wurde Stannum als das Metall geschildert, das kieselverwandt ist. Seine Wirksamkeit spielt sich in der Bindegewebsflüssigkeit ab, die wir mit der pflanzlichen Flüssigkeitsströmung verglichen haben. Der Stannum-Prozeß bezieht sich demnach auf die Gestaltungsvorgänge aus der Gewebeflüssigkeit heraus. Wenn es zu einer Überformung, Verdichtung und schließlich Degeneration von Organbindegewebe kommt, ist dies ein zu starker Licht-Stannum-Gestaltungs-Vorgang. Im Ohr spielen die Endo- und Perilymphe in Schnecke und Bogengängen etwa dieselbe Rolle wie der Liquor cerebrospinalis. Es ist dies eine kristallklare, eiweißarme Flüssigkeit, die weitgehend ihre immanenten ätherischen Kräfte entlassen hat als Grundlage der Bewußtseins- und Sinnestätigkeit.

Mit Stannum in Hochpotenz beinhaltet das Präparat Gnaphalium comp. eine Substanz, die einem zu starken und einseitigen Licht-Form-Prinzip im Flüssigkeitsgeschehen entgegenwirken kann.

Onyx D18
(nat. Kieselsäure mit Spuren von Eisenoxid und Kohlenstoff):

Onyx ist ein Achat, im wesentlichen bestehend aus Chalcedon, d.h. aus kolloidalem Kiesel hervorgegangene, feinkristalline Kieselsäure. Der Kieselprozeß hat allgemein eine Affinität zu den Sinnesorganen, im speziellen kann der Onyx auf das Ohr bezogen werden.

Onyx wurde deshalb gewählt, weil die Ohrbildung aus dem flüssigen Milieu heraus – wie wir auch im Zusammenhang mit der Wirksamkeit von Stannum ausgeführt haben – ein einseitiger, der Sinnesorganbildung entsprechender Lichtprozeß ist. Der Kieselorganismus bildet die Grundlage der Ich-Organisation. Bei der Otosklerose und der Degeneration des Innenohres haben wir es mit einem „Über-Sinnesprozeß" zu tun, d.h. die Wesensglieder werden zu stark frei. Gleichzeitig geht das Organ selbst in einen Salzustand über, der, wenn der Prozeß zu weit fortschreitet, bis zur Degeneration hin führt. Insofern ist Onyx geeignet, eine gewisse Mittellage in diesem Salprozeß im Gehörorgan herzustellen.

Nervus statoacusticus Gl D15
(Hirnnerv VIII, Gehör- und Gleichgewichtsnerv);

Epiphysis Gl D15
(Corpus pineale; Zirbeldrüse);

Corpora quadrigemina Gl D15
(Lamina tecti, Vierhügelplatte);

Medulla oblongata (Ventriculus quartus) Gl D15
(verlängertes Rückenmark);

Cerebellum Gl D15
(Kleinhirn);

Labyrinthus Gl D15
(Labyrinthus membranaceus et osseus, Innenohr):

Die Organpräparate des Innenohrs, einschließlich des Labyrinthes und der Schnecke, zusammen mit dem Nervus statoacusticus, sollen als tierische Organpräparate die ätherische Organisation des Innenohrs beleben.

Epiphysis, Corpora quadrigemina, Medulla oblongata und Cerebellum sind die Hintergrundsorgane, die die Hörbahn in sich aufnehmen und, vor allem im Kleinhirn, zur Koordination mit dem gesamten Bewegungsorganismus bringen. Die Epiphyse, die im Laufe der Entwicklung verkalkt, ist ein Wärme-Sinnes-Organ und hat daher ihrerseits die ätherische Wärmeorganisation weitgehend aus sich befreit. Sie ist das Organ der Ganzheit während der Entwicklung gewesen und hat ihre Verbindung mit der ursprünglichen Wärme-Ich-Organisation an das Gesamtgehirn abgegeben.

Zusammenfassend kann gesagt werden, daß das Präparat Gnaphalium comp. ein spezifisches Mittel ist, um einer beginnenden Degeneration des Innenohres entgegenzuwirken.

Entstehung: WALA-Ärztekreis, Leitung Frau Dr. med. Margarethe Hauschka, 1954.

Darreichungsform
1. Injektionslösung
2. Globuli velati

Indikationen
Belebung einer zu sehr zum Physischen hinneigenden chemisch-ätherischen und lebensätherischen Organisation im Innenohr, z.B. bei
1. Menièreschem Symptomenkomplex
2. Otosklerose (evtl. im Wechsel mit Cimicifuga e rad. D3 und Epiphysis/Plumbum, begleitend Levisticum-Ohrentropfen und Leberbehandlung)

Helleborus/Alumen comp.

Führend in diesem auf Rudolf Steiner zurückgehenden Präparat zur Sterilitätsbehandlung sollte Helleborus niger sein, und zwar deshalb, weil davon ausgegangen wurde, daß es vielfach bei Sterilität nicht zu einer ausreichenden wärme- und lichthaften Ausreifung der Follikel im Eierstock kommt. Dieser Reifeprozeß kann mit einem Blütenprozeß verglichen werden. Das sich dann im Eisprung ablösende Ei ist, wie der Same, die letzte, sich an die Blüte anschließende Vegetationsstufe. Bezüglich der Wesensglieder kommt es bei einer bestimmten Form von Sterilität zu einer Regression oder Involution in der ovariellen Tätigkeit: Wärme (Ich-Organisation) und Licht (seelische Organisation) ziehen sich zu sehr in das Organ zurück.

Damit geht ein dem Physischen überstark unterliegender Lebensprozeß einher. Es sollte deshalb noch eine Substanz dem Präparat beigegeben werden, die die Beziehung zum physischen Organismus herzustellen vermag, jedoch auch auf die Ich-Organisation wirkt. Dies ist die mineralische Substanz Alumen.

Helleborus niger e planta tota ferm 34c D2
(Christrose, Helleborus niger; Ranunculaceae):

Die Christrose ist in den südlichen Kalkalpen heimisch. Die Hahnenfußgewächse zeichnen sich durch einen betonten Flüssigkeitsprozeß aus und ihre

Fähigkeit, im Blattbereich eine außerordentliche Vielfalt von Formverwandlungen zu ermöglichen: von der flüssigkeitsgesättigten, ausgefüllten Blattspreitenbildung beim Scharbockskraut bis zur feinsten Auffiederung der Blätter bei der Küchenschelle. Die Christrose steht mit ihren fingerförmig aufgeteilten Blättern zwischen diesen Polaritäten. Eine wichtige Eigenart von Helleborus ist es, den normalen Pflanzenrhythmus im Jahreslauf zu durchbrechen. Es kommt zu ausdauernden Blättern, was schon ungewöhnlich ist, und zur Blütenbildung der weißen, etwas rosa gezeichneten Christrosen mit einem gelben Staubblattbündel im Tiefwinter. Dabei unterliegt die Blütenbildung jedoch einer eigentümlichen Regression, indem die Kelchblätter in die Blüte mit einbezogen werden, so daß die „Blütenblätter" in Wirklichkeit das Kelchblattprinzip enthalten. Die Blütenblätter im botanischen Sinn bilden dagegen unscheinbare Honigblätter aus. Die Kelchblätter verlieren zunächst ihre grüne Farbe und gehen in ein strahlendes Weiß über. Dieser Vorgang wird jedoch rückläufig, nachdem der eigentliche Blühprozeß sich seinem Ende zuneigt. Die Pseudoblütenblätter verlieren ihre weiße Färbung und fallen auf die Stufe der Kelchblätter zurück, indem sie wieder vergrünen. Dieser Involutionsvorgang ist eine entscheidende Signatur für die Wirksamkeit von Helleborus. Parallel zur Vergrünung findet eine Art vegetativer Stauung im weiteren „wuchernden" Wachstum von Blatt und Blüten statt. Auch hierin äußert sich die zurückgehaltene Metamorphose. Zum anderen ist charakteristisch, daß sich die Blüte nicht am Ende einer Blattmetamorphose entwickelt, sondern auf einem eigenen saftigen Stengel ohne vermittelnde Blattverwandlung eigenständig auftritt.

Die Christrose enthält besonders in ihrer Wurzel digitalisverwandte, herzwirksame Glykoside wie Hellebrin und Helleborin. Die Saponine sind für die starke schleimhautreizende Wirkung verantwortlich: Helleborus wurde auch Schnupfpulvern zugesetzt. Der Gehalt an Glykosiden zeigt die intensive Einwirkung des Licht-Wärme-Geschehens. Es bleibt die Lichteinwirkung jedoch bei der Glykosidbildung im Zuckerbereich. Bei aller Vitalität und Betonung des Flüssigkeitsgeschehens, vor allem im mächtigen schwarzen Wurzelstock und im Blattbereich, ist das Besondere, daß im Blüten- und Blüten-Stengel-Bereich der Lichtprozeß zwar in der Glykosidbildung in das Flüssigkeits- und Bildegeschehen eingreift, es jedoch nicht zu einer vollendeten Blütenbildung kommen läßt. Der Rückfall auf die vegetative Stufe der „Blüte" ist dafür typisch. Das vegetativ-physische Prinzip dominiert über das blütenhaft-generative Prinzip. Dies alles zusammengenommen macht Helleborus geeignet, bei einem organischen Prozeß wie bei der unvollständigen Eireifung therapeutisch wirksam zu werden. Zudem kann man in der Dominanz des chemisch-flüssigen und erdhaften Prinzips und dem dem Sonnenrhythmus entgegengesetzten winterlichen Blühimpuls ein „mondenhaftes" Prinzip wiedererkennen. Auch darin kann die Beziehung zum Eierstock gesehen werden. Beim Helleborus-Bild kommt die Beziehung der Reproduktionsorgane zum Gehirn zum Ausdruck. Was im zentralen Nervensystem an Organbildung durch die chemisch-ätherischen Kräfte stattfindet, entspricht in den Fortpflanzungsorganen dem zyklischen, funktionellen Geschehen. Amenorrhoe und psychotische Entgleisungen, sogar Gehirntumore und Basaliome gehören zum Wirkungsbereich der Christrose. Helleborus kommt auch in Frage bei dem Involutionsgeschehen, das zum Karzinom, speziell im Nerven-Sinnes-Haut-Bereich führen kann. Die antizyklische, sich der Differenzierung widersetzende Wachstumstendenz der Christrose ist hier mit der Geschwulstbildung vergleichbar, welche sich den Verwandlungskräften zwischen „unterem" und „oberem" Menschen entzieht.

Alumen D3

(Alaun, Kalium-Aluminium-Sulfat):

Für das Verständnis und die Bedeutung von Alumen in dem Präparat Helleborus/Alumen comp. mit der Indikation Sterilität bei Frauen bedarf es einer eingehenden Begründung.

Aluminium ist der führende Bestandteil des Feldspates, der als mittleres Glied im Granit zwischen Quarz (Gneis) und Glimmer Aluminiumsilikate bildet. Die fruchtbare Tonerde geht aus der Auflösung des Granites durch Verwitterung aus dem Feldspat hervor. Wir haben es folglich beim Aluminium mit einer vermittelnden Substanz zu tun im Prototyp des Gesteins, dem Urgestein.

Die chemische Eigenschaft des Aluminiums kann dies zeigen, indem es einer starken Base, wie Natronlauge gegenüber wie eine schwache Säure wirkt, Säuren gegenüber jedoch wie eine Lauge. Dieser amphotere Charakter ist typisch für die Mittellage und rhythmisierende Funktion von Aluminium.

Nun ist im besonderen zu beachten, daß Aluminium das Erdelement im Feldspat darstellt. Es hat gleichsam eine Zwischenfunktion zwischen Kalk und Kiesel (Rudolf Hauschka), aber diese Funktion übt Aluminium auf der Erdenstufe aus. Es ist das „Erdenelement" im Feldspat und im Granit.

Dies geht auch aus seiner, wenn auch nur geringen, toxischen Wirkung auf den Menschen hervor: Es kommt zur Austrocknung, insbesondere der Haut, auch der Schleimhäute. Die Haut als dem Kieselorganismus zugehöriges Sinnesorgan verliert die Fähigkeit, Flüssigkeit in sich aufzunehmen, wie dies dem Kiesel als Kolloidbildner zukommt. Die Haut wird spröde, trocken, rissig, ebenso die

Schleimhäute. Der ganze Organismus wird entvitalisiert; die Haare fallen aus, die Nägel werden brüchig, die Haut ist glanzlos, atrophisch. Insbesondere die Wirkung auf die Haut scheint von großer Signifikanz zu sein, da die Haut das Universalorgan des Menschen und Träger insbesondere der Ich-Tätigkeit ist. Im ganzen altert der Organismus, die Lebensprozesse welken, die Patienten sind mager, sie können nicht mehr schwitzen, sie kühlen bis ins Innere aus. Schließlich kann es auch zu sklerotisierenden Hautveränderungen, Bläschen und Geschwüren kommen. Von daher kann man verstehen, daß Alumina oder auch Alaun bei Epitheloiden der Haut, bei Basaliomen infrage kommt.

So kann man sagen, daß der Aluminiumanteil von Alaun die Beziehung herstellt zum physischen Organismus und damit zum Erdenelement, dies jedoch in der Weise, daß auf dieser Elementarstufe Aluminium die Eigenschaft hat, als amphoteres Metall zwischen Säure und Basen die Mitte zu bilden. Dies bietet die Möglichkeit zum Eingreifen der Ich-Organisation.

In seiner Verbindung mit Kalium und Schwefel stellt Aluminium als Alaun die Beziehung zum Stoffwechselorganismus und zu den vegetativen Prozessen (Kalium – Leberstoffwechsel) und insbesondere zum Eiweiß (Schwefel) her. Es wird folglich im Alaun der Lebensprozeß und die Eiweißbildung auf das intensivste an den Organismus gebunden.

Von dieser Situation ist auszugehen, um zu verstehen, daß bei Sterilität insbesondere der weibliche Organismus die Fähigkeit des rhythmischen Eingreifens der seelischen Organisation verlieren kann. Physischer Leib und ätherische Organisation machen sich relativ selbständig. Der Anschluß an den Gesamtorganismus durch die Tätigkeit der Ich-Organisation und damit die Durchwärmung geht verloren. Dies liefert die Verbindung zum Versagen der ovariellen Tätigkeit, wie wir sie im Zusammenhang mit Helleborus beschrieben haben. Wir haben folglich in dem Präparat Helleborus/Alumen comp. ein Grundmittel, um den physischen und ätherischen Organismus wieder anzuschließen an die sogenannten „oberen Wesensglieder" Astralleib und Ich.

Berberis e fructibus ferm 33c D2

(Berberitze, Sauerdornfrucht, Berberis vulgaris; Berberidaceae):

Wiederholt wurde Berberis geschildert als ein dem Lichtprozeß sehr stark ausgelieferter Strauch. Die Lichtwirkung führt bis in die Dornbildung in den Blattachseln und die fehlende Ausreifung des Zuckerprozesses: Die Früchte bleiben extrem sauer. Auch der Eiweißstoffwechsel der Berberitze wird insbesondere in der Wurzel überwältigt; es kommt zur Alkaloidbildung. In dem vorliegenden Präparat wird die Berberis-Frucht gewählt, weil sich hier zeigt, daß der Astralleib gleichsam „gebunden" im vegetativen Prozeß verbleibt und es zu einer einseitigen Astralisierung und Lichtwirkung im pflanzlichen Prozeß kommt (Säurebildung). Übertragen auf den Menschen entspricht dies einer einseitig wirksamen astralischen Tätigkeit,die sich der Einwirkung der Ich-Organisation und der Wärmewirkung entzieht.

An anderer Stelle wurde auf die Bedeutung der Berberitze hingewiesen im Hinblick auf Formschwächen im Schleimhautbereich, z.B. der Nasennebenhöhlen. Die ungenügende Tätigkeit der Ich-Organisation über den Kieselorganismus führt dann zu einer Gestaltlosigkeit.

Zusammenfassung

Die beiden pflanzlichen Bestandteile, Berberis e fruct. und Helleborus niger, wirken, jedoch auf verschiedener Stufe, auf die astralische Organisation. Die Berberitze regt den Astralleib an, sich an die lichtätherischen Kräfte anzuschließen; Helleborus als silberverwandte „Mondenpflanze" wirkt so auf die astralische Organisation, daß sie sich mit den chemischen Kräften verbinden kann.

Alaun wirkt als Mineral – so wie wir es geschildert haben – auf die Ich-Organisation. Auf diese Weise soll der Zusammenhang der Wesensglieder und damit die Belebung des ätherischen und physischen Leibes bewirkt werden, so daß der Hintergrund der Sterilität, insbesondere im Bereich des Ovars, zum Gesunden hin geordnet wird.

Entstehung: WALA-Ärztekreis, Dr. med. Helmut Fisseler, Leitung Frau Dr. med. Margarethe Hauschka, 1954.

Darreichungsform

1. Injektionslösung
2. Globuli velati

Indikationen

Überwindung eines vorzeitig überhandnehmenden Involutionsvorgangs im Ovar durch Stärkung der Ich-Wärme-Organisation, z.B. bei
Sterilität bei Frauen (evtl. im Wechsel mit Ovaria comp.; dazu Sitzbäder mit Solum uliginosum comp., Badezusatz)

Hepar sulfuris comp.

Es bestand das Bedürfnis nach einem Präparat für die Initialbehandlung einer vor allem chronischen Sinusitis, nicht nur der Stirnhöhle, sondern auch der Kiefer- und der Keilbeinhöhlen. Daher wurde die Zubereitung aus allen Nasennebenhöhlen als tierorganischer Präparatebestandteil gewählt. Die tiefe Potenz hat erfahrungsgemäß eine unmittelbare Wirkung auf die Organtrophik, hier aktiviert sie insbesondere die Schleimhautabsonderung. Die chronischen Sinusitiden sind ein Ausdruck für eine Vitalitätsschwäche der Schleimhäute. Es kommt vielfach zur Schleimhautatrophie. Die chronische Entzündung ist der – meist vergebliche – Versuch, den degenerativen Prozeß zu überwinden. Die Nasennebenhöhlenschleimhäute sind vergleichbar mit dem Periost; darin liegt, neben der unmittelbaren Riechfunktion, der „Sinnesorgancharakter" der Schleimhäute der Nebenhöhlen begründet. Aus diesem Grund muß der Behandlung mit Hepar sulfuris später die Therapie mit Quarz (Silicea) folgen, um der Schleimhautatrophie entgegenzuwirken und den chronisch-entzündlichen Prozeß zur Ausheilung zu bringen.

Membrana sinuum paranasalium Gl D5
(Nasennebenhöhlenschleimhaut):

Dem Organpräparat Membrana sinuum paranasalium liegen in der glyzerinhaltigen Grundsubstanz verriebene Anteile aus den einzelnen Nebenhöhlenschleimhäuten zugrunde. In tiefer Potenz regt die hier ohnehin reduzierte ätherische Organisation zu gesteigerter und damit belebender Aktivität an; mithin „fördert" es zunächst die Entzündungstendenz und damit die Absonderung aus den verschiedenen Nasennebenhöhlen.

Hepar sulfuris D5
(Kalkschwefelleber, Calcium sulfuratum Hahnemanni):

Hepar sulfuris als Ursubstanz ist eine Mischung von kristallinischen Kalziumpolysulfiden und Kalziumsulfat. Es handelt sich um ein Präparat, das auf Hahnemann selbst zurückgeht, und zwar wird verriebene Austernschale zusammen mit elementarem sublimiertem Schwefel erhitzt und geglüht. Bei der pharmazeutischen Zubereitung und Potenzierung entsteht Schwefelwasserstoff, wodurch die sulfurische Eigenschaft des Schwefels noch gesteigert wird. Der Kalk hat eine besondere Beziehung zum Eiweißprozeß. Im tierischen Organismus hat er eine vergleichbare Bedeutung mit dem Kiesel im pflanzlichen, vegetativen Kohlehydrat-Zucker-Stoffwechsel. Man kann geradezu von einer „Kalkatmung" im tierischen Organismus und in der Eiweißkonsolidierung sprechen. Daß das Bluteiweiß gerinnen kann, ist eine Kalziumwirksamkeit, ebenso das Eingreifen des Seelischen in den Eiweißprozeß bis herunter auf die physische Ebene. Der Kalk schlägt die Brücke von der unbestimmt-kosmischen Natur des Eiweißes zur individuell-physischen Strukturierung der Organe im Eiweißmilieu. So hat der Kalkprozeß seine Bedeutung bei der Eiweißgestaltung bis hin zur Verdichtung und Zusammenziehung der Muskelfasern bei der Muskelkontraktion.

Die Verbindung des Kalkes mit verschieden intensiven Schwefelanteilen bedeutet für das Präparat die Intensivierung des Sulfur-Eiweiß-Geschehens in Richtung einer Entzündung. Durch den Kalziumbestandteil spielt sich dieser künstliche Entzündungsprozeß auf der physischen Ebene ab. Es wird also der zur Degeneration und zur Ausfällung neigende Eiweißprozeß im Bereich der Nasennebenhöhlen angesprochen. Soweit dies noch möglich ist, wird das Eiweißgeschehen in den ätherischen Organismus wieder eingefügt und verflüssigt. Daher rührt die Wirkung des Präparates bei chronischer Nasennebenhöhlenentzündung im Sinne einer Aktivierung der Absonderung. Das mineralische Kalkschwefelleberpräparat Hepar sulfuris regt die Empfindungs- und Ich-Organisation zu einer verstärkten Bildung und Ausscheidung von schleimiger Flüssigkeit in den Nebenhöhlen an.

Im Hinblick auf den Organbezug kann die pharmazeutische Verbindung von Kalk und Schwefel zu Hepar sulfuris auch so verstanden werden, daß Calcium carbonicum die Schwefelwirkung so beeinflußt, daß sie zu Schleimhaut, Haut und Lymphdrüsen gelenkt wird. Das hinzugefügte Organpräparat Membrana sinuum paranasalium bewirkt dann noch eine weitere Organspezifizierung.

Zusammenfassung

Damit ist das Präparat Hepar sulfuris comp. geeignet, den Organismus bei chronischen Nasennebenhöhlenentzündungen zu einer Überwindung des Krankheitsprozesses durch Aktivierung der sulfurischen Kräfte aufzurufen. Dieser Initialbehandlung sollte eine gezielte Therapie der Schleimhautatrophie durch Silicea folgen, entweder in Form des Einzelmittels Quarz in mittlerer Potenz oder durch das Kompositionspräparat Berberis/Quarz.

Entstehung: Dr. med. Heinz-Hartmut Vogel, WALA-Ärztekreis, 1977.

Darreichungsform
Injektionslösung

Indikationen
Vitalisierung der zur Atrophie neigenden Nasennebenhöhlenmembranen durch Aktivierung der hier tätigen Lebensorganisation und Förderung der Flüssigkeitsbildung und -absonderung durch Anregung der Empfindungs- und Ich-Organisation, z.B. bei
Subakuter und chronischer Sinusitis frontalis, Sinusitis maxillaris, Pansinusitis (evtl. zusammen mit Tunica mucosa nasi Gl D6)

Hepar/Stannum I und II (früher: Hepar/Stannum D4/10 und D15/20)[56]

Ähnlich wie Cor/Aurum liegt Hepar/Stannum in zwei Präparatemodifikationen vor: einerseits mit tiefen Potenzen (Hepar Gl D5, Stannum D9) und andererseits mit höheren Potenzen (Hepar Gl D16, Stannum D19). Für die Wahl der Potenzhöhe gilt der grundsätzliche Gesichtspunkt: Tiefe Organpotenzen sind bei degenerativen Prozessen, hohe Organpotenzen bei entzündlichen Prozessen anzuwenden.

Die allgemeinen Erläuterungen zu den Organ-Metall-Kombinationen finden sich in Kapitel III der Einleitung.

Hepar Gl D5 (A) / D16 (B)
(Leber):

Es wurde wiederholt darauf hingewiesen, daß tierische Präparate eine therapeutische „Antwort" der menschlichen ätherischen Organisation hervorrufen: Bei tiefen Potenzen erfolgt diese im Sinne der Aktivierung der Eigentätigkeit durch Steigerung des spezifischen Leberstoffwechsels; höhere und Hochpotenzen wirken auf den Funktions- und Entzündungsprozeß des entsprechenden Organes hemmend.

---

56) *Zur Deklaration der Potenzhöhe der Bestandteile siehe Einleitung S. 62*

Der spezifische Leberstoffwechselprozeß wird bestimmt durch die führende Rolle, die der chemische Äther im Lebergeschehen spielt. Über die chemisch-saugende Kraft beherrscht die Leber den gesamten interstitiellen Flüssigkeitsorganismus des Menschen. Die Fähigkeit aller Organe, ihre Gewebeflüssigkeit aus dem Blut anzusaugen und aus ihrem interstitiellen Flüssigkeitsprozeß in das Blut wieder zurückzugeben, ist über den Gesamtorganismus ausgebreitete „Lebertätigkeit".[57])

Die Leber selbst leistet dies in extrem einseitiger Weise im Bereich des Pfortadersystems. Das Ergebnis ist die Leberlymphe, welche im einheitlich-monistischen Leberinterstitium des Disseschen Raumes der Leberläppchen gebildet wird. In zweiter und dritter Rangfolge wirken im Leberprozeß der Lebens- und Wärmeäther, und schließlich, als vierte ätherische Kraft, deutlich gegenüber den übrigen Ätherkräften zurücktretend, der Lichtäther, wirksam über den arteriellen Blutstrom der Arteria hepatica, welche nur 20% des Leberblutes ausmacht; auch diese muß sich der zentripetalen, saugenden Kraft des Chemismus unterordnen, indem sie – entgegen ihrer zentrifugalen Eigendynamik – der von außen nach innen strömenden Pfortader folgt und sich in ihren Endgefäßen wie venöse Sinusoide verhält.

Das Präparat Hepar/Stannum entfaltet seine Wirksamkeit insbesondere dann, wenn die gestaltenden, organplastischen Prozesse aus dem noch einheitlichen Flüssigkeits-Chaos des Leberinterstitiums zu stark oder zu schwach wirksam sind. Zu starke, in die Degeneration überleitende Formprozesse erfordern die tiefe Potenz von Hepar/Stannum; zu schwache Gestaltungskräfte und ausufernde, entzündliche Prozesse verlangen die höhere Potenz von Hepar/Stannum.

Charakteristisch ist es, daß sich bei degenerativen Prozessen das venöse Pfortaderblut in der Leber staut. Dagegen verstärkt sich bei der Hepatitis die für die Leber schädliche Arterialisation durch arterielle Gefäßneubildung. Hier beginnt der lichtätherische Prozeß, wie er in der Niere gesund und physiologisch ist, auf die Leber überzugreifen. Der Abbau über die Sauerstoffatmung, ein pathologisch exothermer Stoffwechsel, wird gegenüber dem endotherm chemisch-ätherischen Aufbau relativ zu stark.

---

[57]) *Siehe auch H.-H. Vogel: „Die Leber" – WALA-Schriftenreihe.*

Stannum metallicum D9 (A) / D19 (B)
(metallisches Zinn):

Das „Jupiter-Metall“ Stannum ist wiederholt in seinem Typus charakterisiert worden. Seine „merkuriale“ Beweglichkeit, weich, schmied- und amalgamierfähig zu sein, hält sich nur in einer relativ engen Wärme-Bandbreite aufrecht: unter +13 °C zerfällt Stannum mit Höhepunkt bei –48 °C (Zinnpest), über 161 °C wird Stannum zunächst spröde und kristallin, dabei leicht pulverisierbar; es wird bei 232 °C flüssig, um schließlich bei 2362 °C zu verdampfen. Damit offenbart Zinn eine wesentliche Eigenschaft: sich nur unter ganz bestimmten physikalischen Temperaturbedingungen als typisches Metall, d.h. merkuriell, zu verhalten. Es steht damit dem Quecksilber diametral gegenüber. Quecksilber hält, etwa in dem Bereich, in dem Zinn fest und schmiedbar ist, den flüssigen Zustand aufrecht; es bleibt auch im festen Zustand – bei Temperaturen unterhalb von –39 °C – weich und geschmeidig (Remy, Lehrbuch der Chemie). Die Wärmequalität tritt im Zinn gegenüber der strukturierenden, strahlenden, formenden und austrocknenden Lichtqualität zurück. Die Wärme bleibt dem Zinn immanent, ein Hinweis auf die sulfurische Qualität, die sich in der Brennbarkeit von Zinn nach Erwärmen offenbart.

Die zentrifugale Lichtdynamik im Bereich der Gewebeflüssigkeit ist der Wirksamkeitsbereich des Zinnprozesses, wobei man sagen kann, daß selbst die Bildung der Gewebeflüssigkeit als arterielles, physiologisches Transsudat bereits zum Stannum-Prozeß zu rechnen ist. Diese Lichtverwandtschaft, welche jedoch im Vegetativ-Ätherisch-Flüssigen verborgen wirkt, macht Stannum zum geeigneten Heilmittel bei vorzeitiger und einseitiger Ausgestaltung und Überbetonung des Leber-Zucker-Prozesses. So ist die Stannum-Therapie bei der Leberzirrhose zu verstehen.

Diese Wirkung entfaltet Zinn überall im Organismus, wo es bei der Bildung und Funktion der interstitiellen Gewebeflüssigkeit zu Überformung und Gewebeaustrocknung kommt; Beispiele hierfür sind die Degeneration des Faserknorpels der Zwischenwirbelscheiben, der Turgorverlust der Bänder, des submukösen Bindegewebes, vor allem auch chronisch degenerative Entzündungen im Bereich der Nasennebenhöhlen. So kann auch ein Gelenk- oder Pleura-Erguß, ein Hydrops, ein Aszites der Stannum-Therapie zugänglich sein. Hepar/Stannum ist dann das von der Pathologie her verständliche Heilmittel.

Entstehung: WALA-Ärztekreis, Dr. med. Heinz-Hartmut Vogel, 1975.

Darreichungsform
Injektionslösung

Indikationen

A: Zur Anregung und zum Wiederaufbau einer zu schwachen ätherischen Organisation bei degenerativen Umbauprozessen in der Leber durch Übertätigkeit des Empfindungsorganismus im Zusammenwirken mit überstarker lichtätherischer Formgestaltung, z.B. bei
1. Chronischer Hepatopathie
1.1. Leberzirrhose
1.2. Chronisch persistierender Hepatitis
1.3. Leberinsuffizienz
1.4. Hepatogenem Aszites
2. Zur Basistherapie bei Varikosis und rezidivierender Thrombophlebitis
3. Depressionen

B: Rückführung überschießend ätherisch-entzündlicher Prozesse in eine Gleichgewichtslage bei eventuell gleichzeitig überstark reagierenden Formkräften im Leberbereich, z.B. bei Akuter und chronisch-aggressiver Hepatitis.

Hirudo comp.

Die Zusammensetzung dieses Präparates wurde so gewählt, daß Flüssigkeitsstasen im „unteren" Menschen, d.h. der Beine und des Beckens, von mehreren Seiten aus überwunden werden. Die verschiedenen Bestandteile wirken teils auf die venösen Gefäße (Hamamelis, Aesculus), teils auf das Blut selbst (Hirudo, Pulsatilla), schließlich auf das Lymphsystem (Mercurius vivus), das im Venenbereich, im Unterschied zu den Arterien, stark entwickelt ist und zu Auskühlung und Flüssigkeitsstase in den Venen beitragen kann. Außerdem wurde der gesamte Flüssigkeitsprozeß der Leber in die Präparatewirkung durch Paeonia e radice mit einbezogen.

Das tierische Präparat Hirudo ex animale soll die ätherische Organisation aktivieren, das Metall Mercurius vivus die Ich-Organisation veranlassen, sich stärker im Flüssigkeitsbereich, vor allem im Chemismus, zu betätigen. Die pflanzlichen Präparate wirken auf die astralische Organisation in der oben genannten differenzierten Weise ein.

Hirudo ex animale Gl D7

(Blutegel, ganzes Tier; Hirudo medicinalis):

Der medizinische Blutegel ist ein entfernter Verwandter des Regenwurmes und gehört zum Stamm der Ringel- oder Gliederwürmer (Anneliden). Er ist segmental gebaut und besteht hauptsächlich aus einem zahlreiche Blindsäcke einschließenden „Magendarm". Sein Blutgefäßsystem ist noch verhältnismäßig einfach gebaut: Die beiden Hauptgefäße, von denen eines über und eines unter dem Darm liegt, sind durch einige Querschlingen verbunden. Ein Herz ist noch nicht ausgebildet. Wenn wir von der inneren Organisation des Blutegels ausgehen, sehen wir also, daß sein primitives Blutgefäßsystem noch ganz mit dem Stoffwechselsystem verbunden ist, sich von diesem noch nicht getrennt und emanzipiert hat. Es erinnert diese tierische Bildung an den noch einheitlichen Pfortader-Leber-Prozeß. Verdauungs- und Blutprozeß sind hier noch eng miteinander verbunden.

Die Ätherisation, d.h. die Fähigkeit zur Verflüssigung, vor allem des Blutes selbst, ist ein ursprüngliches Lebergeschehen und entspricht auch der Hirudo-Wirksamkeit. Der Blutegel lebt als Schmarotzer mit Vorliebe in stehenden Gewässern und ernährt sich vom Blut der Säugetiere, die zur Tränke kommen. Zur Verhinderung der Blutgerinnung spritzt er in die Wunde seines Opfers Hirudin ein, eine Substanz, die dem menschlichen Heparin ähnlich ist.

Im Vergiftungsbild kommt es teils zu Blutstasen und Kongestionen, vor allem im venösen Bereich von Kopf und Beinen, jedoch auch zu Blutungen aus dem venösen Gebiet. Hier wären z.B. Nase, Zahnfleisch, Lunge und Rektum zu nennen. Zusätzlich kommt es zu entzündlichen Veränderungen der Haut wie z.B. Furunkel. Die Neigung zu Stauung und diejenige zu Entzündung kommen bei dem hauptsächlichen Anwendungsgebiet für Hirudo, der Thrombophlebitis, zusammen.

Das Tierpräparat regt die ätherische Organisation an, die Lethargie, d.h. die Neigung zu Zähflüssigkeit und Stockung im Blutstrom, zu überwinden. Es muß lediglich dafür gesorgt werden, daß die Hirudo-Wirkung auf die ätherische Organisation des gesamten Venen-, Pfortader- und Lebergebietes eingebettet bleibt in eine rhythmische Aktivierung des Seelischen. Dies soll durch die Pflanzenpräparate geschehen.

Paeonia e radice ferm 33c D3

(Wurzel der Pfingstrose, Paeonia officinalis; Ranunculaceae):

Die Pfingstrose lebt ganz in der Polarisierung zwischen ihren kräftigen, bläulichroten, etwas schwer hängenden und bei der Wildform ungefüllten Blütenköpfen und ihren eigentümlichen verdickten Wurzelknollen. Es ist eine etwas derb anmutende, bäuerliche, buschartige Staude. Sie ist insgesamt eher flüssigkeitsreich; jedoch ist die typischerweise zur allseitigen Ausbreitung neigende wäßrige Kraft der Blätter hier in der Ausbildung von relativ schmalen Blattspreiten zurückgenommen; die Blätter sind von einer linealischen, dem Stengelprinzip verwandten Tendenz mit geprägt. Unterirdisch finden wir bei der Paeonie mächtig aufgetriebene, ausdauernde Knollenbildungen. Es handelt sich dabei um einen sogenannten Wurzelstock oder Rhizom, das heißt um einen unterirdischen, aufgetriebenen Sproßteil. Die Signatur von Paeonia ist bestimmt durch das Eingreifen von Licht- und Wärme-Prozessen im kühlen, „erdhaften" Wurzelbereich. Dafür spricht auch das sich in den Knollen reichlich ablagernde Inulin, eine pflanzliche Stärkeart, die aus polymerisierten Zuckern besteht.

Darin ist die Beziehung zum Leberstoffwechsel zu sehen, der den menschlichen Zucker-Glykogen-Prozeß beherrscht. Die Wirkung der Paeonia-Wurzel richtet sich insbesondere auf den Flüssigkeitsprozeß der Leber. Sie ist auch zur Behandlung von Leberstauungen und Aszites geeignet. Als potenziertes Heilmittel übt die Pfingstrose in der Umkehrwirkung zugleich einen günstigen Einfluß auf eine diabetische Stoffwechsellage aus. Ebenso wirkt sie entwässernd bei Ödemen und fördert damit den Abfluß aus dem venösen Blutbereich, aber auch aus den Venenwänden. Sie wirkt somit der Ausbildung einer Thrombophlebitis und eines Ulcus cruris entgegen. Grundsätzlich ist sie ein allgemeines Varikosemittel und wirksam bei hämorrhoidaler Blutungsneigung. Die Verlagerung des Stengelprinzips in die Erde (inulinhaltiges Rhizom) ist ein Hinweis dafür, daß die Wärme- und Lichtkräfte sich mit dem kühlen Erd-Wurzel-Prinzip verbinden. So ist die Leberwirkung von Paeonia zu verstehen. Die Möglichkeit, Paeonia bei epileptischen Zuständen einzusetzen, kann dadurch verständlich werden, daß bei diesem Krankheitsbild auch in den Venenräumen des Gehirnschädels eine Stauung und ungenügende Kohlensäureabatmung auftritt, welche der Krampfbereitschaft zugrunde liegt.

Hamamelis e cortice ferm 33e D3
(Rinde des virginischen Zauberstrauches, Hamamelis virginiana; Hamamelidaceae):

Der virginianische Zauberstrauch hat seinen zart-gelben Blütenimpuls in den Winter verlegt. Er blüht in Opposition zum Rhythmus des Jahreslaufes, der in der Wärme der Sommerzeit das Blütengeschehen der Pflanzenwelt zur Offenbarung kommen läßt. Hamamelis blüht im Spätherbst oder zur Tiefwinterzeit; wir haben es mit einem von der Kühle geprägten Blütenprozeß zu tun.

Auf der anderen Seite durchdringen die Blütenkräfte die Blätter und die Zweige, besonders die Rinde der Hexenhasel. Die Zweige des baumartigen Strauches sind weich und biegsam, in ihrer Streckung auch ein wenig gewunden. Schält man ein Stück der graubraunen Rinde ab, so kommt ein frisches, gelblichgrünes und silbrig schimmerndes Kambium zum Vorschein. Es enthält, wie auch die Blätter der Hamamelis, reichlich Gerbstoffe und auch ätherische Öle. Daran wird die Verinnerlichung des Blütenprozesses sichtbar: Licht- und Wärmekräfte wurden von dem erdenhaften Organ der Rinde aufgenommen.

Ähnlich wie in dem Präparat Borago comp. wurde auch bei Hirudo comp. Hamamelis hinzugefügt, um die Gefäßwände der Venen, die zur Erschlaffung und Erweiterung neigen, zu straffen. Beim varikösen Symptomenkomplex besteht die sekundäre Tendenz zur Venenwandentzündung und zur örtlichen Thrombose. Dies jedoch bedeutet ein Übergreifen des venösen sulfurischen Prinzips auf die Venenwände. Die „Sommer-Stoffwechsel-Kräfte“ müssen wieder angeleitet werden, sich in der richtigen Weise mit dem „venösen Winterpol“ des Blutkreislaufs zu verbinden. Es soll ein gesundes Gleichgewicht zwischen kühler Erstarrung und warmer Entzündung angeregt werden. Dies entspricht der Wirksamkeit von Hamamelis-Rinde.

Aesculus e semine ferm 34c D3

(Samen der Roßkastanie, Aesculus hippocastanum; Hippocastanaceae):

Der bevorzugte Standort der Roßkastanie ist wichtig für ein Verständnis ihrer Heilwirkung: Sie liebt kühle, feuchte Plätze oder Einschnitte in der Landschaft in der Nähe von Wasserläufen. Dem entspricht die ganze Gestalt der breit ausladenden, wuchskräftigen Roßkastanie. Alles an diesem Baum ist weich, auch das Holz; jedoch ist es nicht sehr elastisch und neigt eher zum Brechen.

Die Kastanien enthalten reichlich Stärke und Bitterstoffe und sind in besonderer Weise Träger chemisch-ätherischer Kräfte, die, vor allem im Gefäßbereich, strukturbildend, gestaltend tätig sind. Rudolf Hauschka vergleicht den in wässeriger Lösung fluoreszierenden Inhaltsstoff Aesculin in seinen Eigenschaften mit dem chemischen Äther.[58]) Die reichlich vorhandenen Saponine, wie das Aescin, wirken ebenfalls gestaltend im Flüssigkeitsbereich: Sie haben nachgewiesenermaßen einen starken kapillarabdichtenden Einfluß.

Die Asche des Samens ist ungewöhnlich reich an Kalium und enthält außerdem Phosphor. Dies kann die ausschwemmende Wirkung der Roßkastanie und ihre innige Beziehung zum Leber-Pfortader-System erklären helfen.

---

[58]) *Vgl. Rudolf Hauschka, Substanzlehre, Kap. 15*

So sehen wir eine überwiegende Beziehung der Roßkastanie zum Flüssigkeitsorganismus, insbesondere zum chemischen Äther, der vorwiegend im Lymphbereich sowohl des venösen Gefäßsystems als auch in der Leber tätig ist. Eine relative Verselbständigung des Lymphprinzips in den Venenwänden, was stets im Zusammenhang mit der Leberfunktion gesehen werden muß, ist der Wirkungsbereich von Aesculus. Durch diese Heilpflanze wird somit über die Wirkung auf die astralische Organisation das Lymph-Venen-System belebt. Es kommt zur Entstauung der Venenwände.

Pulsatilla e floribus ferm 33c D3
(Blüte mit Hüllblättern der Küchenschelle, Pulsatilla vulgaris; Ranunculaceae):

Die Küchenschelle ist ein Hahnenfußgewächs, das in besonderer Weise die Licht-Wärme-Wirksamkeit in sich aufnimmt.

Aus dem dicklichen, ausdauernden Rhizom entspringt ein weicher Stengel, der, wie die ganze oberirdische Pflanze, silbrig flaumig behaart ist. Sowohl die Grundblätter als auch die die Knospe zunächst noch einmal umhüllenden Hochblätter sind vielfach fiederteilig eingeschnitten. So kann man sehen, wie die fein ziselierten, silbrigen Formen des Pulsatilla-Krautes durch die im Frühling stark eingreifenden Luft- und Lichteinwirkungen herausplastiziert werden. Den Blattbereich können wir funktionell dem rhythmischen Bereich, hier vor allem dem Gefäßsystem, zuordnen.

Die Blüte der Küchenschelle hat ebenfalls eine starke Tendenz zur „Verinnerlichung". Es ist eine blauviolette, tief eingestülpte Glocke, die sich dunkel und schwer etwas zur Erde hinneigt. Somit ist Pulsatilla ein Bild für die Eingliederung des Astralleibes, wie sie sich im menschlichen Lebenslauf zur Zeit der Pubertät vollzieht.

Kommt es krankhafterweise zu einem Auseinanderfallen von „oben" und „unten", fällt der venös-ätherische Prozeß aus dem Rhythmischen System heraus und kommt in den Einflußbereich der Erdenschwere, so ist Pulsatilla das Simile. Ihr Arzneimittelbild umfaßt ein Schweregefühl in den Beinen, Stauungen im Lymph- und Venenbereich. Durch die Wärme- und Flüssigkeitsstauung kommt es zu einer Art Pseudoplethora und zu einer Entzündungsbereitschaft im venösen Gebiet. Der Astralleib greift nicht mehr genügend atmend in den unteren Menschen, vor allem über das Venensystem ein. Er kann durch die Küchenschelle die ihm notwendige Anregung erfahren.

Mercurius vivus D14
(natürliches Quecksilber):

Die physikalischen Phänomene des Quecksilbers können Aufschluß geben über die diesem Metall zugrundeliegenden Prinzipien im Sinne der paracelsischen Medizin: Sal, Merkur, Sulfur. Es ist ein flüssiges Metall, wird bei –39 °C fest und geht schon bei +357 °C in den dampfförmigen Zustand über. Seine merkuriale Eigenschaft kommt darin zum Ausdruck, daß es einerseits beim Ausschütten in zahllose selbständige kleine Kügelchen zerfällt, d.h. eine salhafte Tendenz zur Aufsplitterung in viele Tropfen mit eigenem Zentrum zeigt, und daß es andererseits die sulfurische Eigenschaft besitzt, schon bei gewöhnlicher Temperatur in die Verdunstung überzugehen. Seine extreme Oberflächenspannung – weitaus größer als die des Wassers – macht es geeignet, sich in der Fläche auszubreiten. So lebt das beweglich Merkurielle zwischen der punktförmigen Zusammenziehung und der Ausdehnung. Weiterhin kommt seine merkuriale Eigenschaft in der hohen Amalgamierfähigkeit zum Ausdruck, d.h. in der Fähigkeit andere Metalle, wie Gold und Silber, zu lösen.

Mercurius vivus ist unter den Metallen die Substanz, die im Lymphgeschehen wirksam werden kann. In der Reihe der sieben Hauptmetalle steht das Quecksilber, wie in der Einleitung beschrieben, polar dem Stannum gegenüber. Während das „obersonnige" Planetenmetall Stannum den Lichtäther im Flüssigkeitsgeschehen zwischen Organgewebe und Blut beherrscht, hat Mercurius seinen Wirkungsbereich im Lymphsystem, und zwar so, daß im Extremfall des Vergiftungsbildes die Lymphe sich als „kaltes Blut" relativ verselbständigt, d.h. den fließenden Zusammenhang mit dem Blut und dem Wärmegeschehen teilweise verliert.

Quecksilber wurde dem Präparat Hirudo comp. hinzugefügt, um die Ich-Organisation anzuregen, auf den Chemismus innerhalb des Lymphsystems einzuwirken, denn es handelt sich bei der Indikation variköser Symptomenkomplex, Tendenz zur Thrombophlebitis, Hämorrhoiden und Venenstauung im „unteren" Menschen primär um einen Auskühlungsvorgang, der sich in den Venenwänden als Lymphstase bemerkbar macht. Die Entzündung ist dann sekundär. Es handelt sich also um das In-Fluß-Bringen der Lymphe. Dies geschieht durch Mercurius. Vor allem wirkt das Präparat auch hinein in die Lymphbildung und den Lymphfluß der Leber. Als Metall wirkt Mercurius auf die Ich-Tätigkeit in dem genannten Flüssigkeitsbereich.

Zusammenfassend kann gesagt werden, daß das Präparat Hirudo comp. unter Umständen den Einsatz von Borago comp. ergänzt oder ersetzt, vor allem dann, wenn die Lymphstase besonders im Vordergrund des Krankheitsgeschehens steht. Durch tierische, pflanzliche und mineralische Präparatebestandteile wirkt Hirudo comp. gleichzeitig auf die Wesensglieder ätherische, astralische und Ich-Organisation ein und ordnet ihr Zusammenwirken in dem Indikationsgebiet, darüber hinaus jedoch im ganzen Menschen.

Entstehung: WALA-Ärztekreis, Leitung Frau Dr. med. Margarethe Hauschka, 1954.

Darreichungsform

1. Injektionslösung
2. Globuli velati

Indikationen

Zur Anregung der Atmungs- und Wärme-Organisation bei trägem Blutfluß und Auskühlung im Venen-Pfortader-System, z.B.

1. Hämorrhoiden
2. variköser Symptomenkomplex
3. Thrombophlebitis

Hornerz/Cartilago comp.

Es sollte ein Präparat entstehen, das bei vorzeitigen Alterungs- und Ausgliederungstendenzen das Knorpelgewebe wieder an die regenerierenden Ernährungs- und Lebensprozesse anschließt.

Silberhornerz D5
(natürliches Silberchlorid):

Silberhornerz (AgCl) ist seiner Konsistenz nach eine feste, wie Horn schneidbare Substanz, die, wie auch die Namensgebung sagt, an gehärtetes Eiweiß, an Knorpelsubstanz bzw. Horn erinnert. Das Silber als „Mondenmetall" der paracelsischen Medizin steht für eine bestimmte Entwicklungsstufe des Organismus, nämlich den Übergang vom mesenchymalen Bindegewebe zu einem „kalten", nicht unmittelbar an die Blutversorgung angeschlossenen Knorpel- und Sehnengewebe. Im Gegensatz zum Knochengewebe ist die Knorpelsubstanz weitgehend gefäßfrei und wird durch Diffusion ernährt. Ohne diesen urphänomenalen Gesichtspunkt ist die therapeutische Bedeutung von Silberhornerz nicht verständlich.

Wenn die Knorpelsubstanz vorzeitig aus dem Lebenszusammenhang herausfällt, der zwischenzellige Turgor und die Elastizität nachlassen, ist das Präparat Hornerz/Cartilago comp. angezeigt. Interessant ist diesbezüglich der ungewöhnliche Reichtum an Natrium in der zwischenzelligen Knorpelgewebsflüssigkeit. Kochsalz und Silber sind beides Substanzen, welche in unterschiedlicher Verdünnung im Meerwasser enthalten sind und untereinander eine Naturverwandtschaft aufweisen. Beim Knorpel kommt die Entwicklung und Differenzierung aus dem ungeformten Mesenchym frühzeitig zum Abschluß, er bleibt sozusagen dem embryonalen, primitiven Gewebe nahestehend, so daß die weitere Ausformung, die aus dem Mesenchym zum Blut, zur Muskulatur, zum Knochen führt, nicht erfolgt. Damit hat der Knorpel „Nerven-Sinnes-Charakter“, ohne sich jedoch aus dem Zusammenhang des Bewegungsorganismus wie ein ausgesprochenes Sinnesorgan zu lösen. Er bleibt auf einer Stufe stehen, die etwa dem Nucleus pulposus der Zwischenwirbelscheibe vergleichbar ist.

Viscum album (Mali) e planta tota ferm D4
(Mistel vom Apfelbaum, Viscum album; Loranthaceae):

Die Mistel, die wie das Silber dem Evolutionszustand des Mondenprinzips der Erde zuzuordnende „Tierpflanze“ (Rudolf Steiner), begleitet gleichsam als „pflanzliches Silber“ das mineralische Präparat und wirkt auf das Eingreifen des Seelischen in den organischen Prozeß. Ziel ist, daß die abbauende Tätigkeit des Astralleibes im Ätherischen des Knorpelorgans zurückgedrängt wird. Viscum ist ein Grundheilmittel bei der Behandlung chronisch-degenerativer Gelenkerkrankungen.

Cartilago articularis Gl D11
(Gelenkknorpel):

Das Organpräparat des Knorpels wurde wegen seiner wesenseigenen Wirksamkeit dem Präparat hinzugefügt. Bei der Besprechung der Substanz Silberhornerz wurde deren Beziehung zum Knorpel hervorgehoben. Die Wirkung des organisch-tierischen Präparates auf den Ätherleib ist der wichtige Gesichtspunkt für die Wirksamkeit des Gesamtpräparates. Die ätherische Organisation, die sich aus dem physischen Organ zurückzieht, wird durch das tierische Organ angeregt, sich wieder mit dem physischen Prozeß zu verbinden.

Zusammenfassung

So wirkt Silberhornerz als Mineralsubstanz auf die Ich-Tätigkeit, Viscum als pflanzliche Substanz auf den Astralleib, Cartilago als tierische Substanz auf den Ätherleib. Die Wirksamkeit dieser drei Substanzen ergänzt und verstärkt sich gegenseitig in der Heilmittelkomposition.

Entstehung: WALA-Ärztekreis, Dr. med. Heinrich Kupfermann,
Leitung Frau Dr. med. Margarethe Hauschka, 1954.

Darreichungsform

1. Injektionslösung
2. Globuli velati

Indikationen

Wiederanschluß des Knorpelgewebes an die Lebensprozesse bei übermäßigem Abbau von seiten der Empfindungsorganisation durch Überbeanspruchung und vorzeitige Alterung, z.B.

1. als Adjuvans bei der Wirbelsäulenbehandlung mit Disci-Präparaten
2. bei Osteochondrosen
3. bei Arthrosen

Hornerz/Corpus vitreum comp.
Hornerz/Corpus vitreum comp., Einzeldosis-Augentropfen

Der Grundgedanke zu diesem Präparat entspricht der Idee, die zu Hornerz/Cartilago comp. geführt hat, jedoch wurde das Knorpelpräparat durch die Organpräparate Lens cristallina und Corpus vitreum ersetzt. Auch hier liegt der Konzeption der Gesichtspunkt zugrunde, daß im Bereich des Sinnesorgans Auge und insbesondere der lichtbrechenden Medien die Tendenz zum Herausfallen des physischen Organs aus dem Ätherorganismus des Auges besteht. Der fast schon „physikalische Apparat" des Auges unterliegt ohnehin stark der Entvitalisierung, diese Tendenz ist im vorliegenden Fall noch krankhaft gesteigert. Dem soll das Präparat Hornerz/Corpus vitreum comp. entgegenwirken.

Silberhornerz D5 (natürliches Silberchlorid); **Viscum album (Mali) e planta tota ferm D5** (Mistel vom Apfelbaum, Viscum album; Loranthaceae);	siehe Hornerz/ Cartilago comp.

Corpus vitreum Gl D7
(Glaskörper des Auges):

Der durchsichtige Glaskörper ist mesenchymaler Herkunft, seine Substanz entspricht im wesentlichen der Bindegewebsgrundsubstanz und ist als solche organischer Träger des Kiesel-Prozesses und der Ich-Organisation.

Lens cristallina Gl D11
(Augenlinse):

Die Linse ist zudem noch ektodermaler Herkunft und somit organischer Ausdruck eines Nerven-Sinnes-Prozesses. In ihrer Bildung hat sich der Empfindungsorganismus (Astralleib) auf das intensivste und unmittelbar mit der physischen Organisation verbunden. Dadurch ist die „kristalline" Struktur und die Tendenz zur Verhärtung und Entvitalisierung bedingt. Vom Augenkammerwasser her erfolgt nur eine ganz geringe Belebung. So kommt es leicht zur Unelastizität der Linsenkapsel im Alter auf der Grundlage von Eiweißausfällung und -verdichtung, auch als Folge von Cortison-Behandlung. Für dieses Zu-Physisch-Werden spricht auch der hohe Kieselsäuregehalt (3% in der Asche) der Augenlinse im Gegensatz zu Glaskörper und Kammerwasser: In dieser stofflichen, dem kristallinen Zustand der mineralischen Natur vergleichbaren Ablagerung ist der Kiesel schon weitgehend aus dem Lebensprozeß herausgefallen.

Zusammenfassung

Das Präparat Hornerz/Corpus vitreum comp. ist folglich geeignet, bei Katarakt (grauem Star) und Unelastizität der Linsenkapsel eingesetzt zu werden. Darüber hinaus ist das Präparat bei allgemeiner Vitalitätsschwäche des Auges angezeigt.

Entstehung: WALA-Ärztekreis, Dr. med. Heinrich Kupfermann, Leitung Frau Dr. med. Margarethe Hauschka, 1954.

Darreichungsform

1. Injektionslösung
2. Globuli velati
3. Augentropfen

Dosierung und Art der Anwendung

Soweit nicht anders verordnet,

1. Injektionslösung:
1–3 mal wöchentlich jeweils 1 ml subcutan injizieren.

2. Globuli velati:
1–3 mal täglich jeweils 5–10 Globuli unter der Zunge zergehen lassen.

3. Einzeldosis-Augentropfen:
1–2 mal täglich jeweils 1 Tropfen in den Bindehautsack einträufeln.

Indikationen

Anregung der Lebensorganisation bei Entvitalisierung und Zu-Physisch-Werden von Linse und Glaskörper durch degenerative und altersbedingte Augenkrankheiten, z.B.

1.1. Glaskörpertrübung
1.2. Katarakt
2. zur Vitalisierung des Auges (evtl. im Wechsel mit Atropa belladonna e radice D10–D15)

Hypophysis/Stannum

Auch der Komposition Hypophysis/Stannum liegt der von Dr. Karl König dargestellte Zusammenhang der ätherischen Organisation mit den innersekretorischen Drüsen zugrunde (siehe Einleitung, Kapitel VII).

Hypophysis Gl D7

(Hirnanhangsdrüse):

Ebenso, wie vom Gesichtspunkt der Leibesentwicklung die Epiphyse das Modell des physischen Leibes ausformt, so ist die nächste Entwicklungsstufe Aufgabe der Hypophyse: nämlich Wachstum und Ausformung der Organe sowie Erhaltung ihrer Gestalt und Plastizität.

Die Anlage der Hypophyse aus der entodermalen Rathkeschen Tasche (Adenohypophyse, Vorderlappen), dem Mesoderm (Hypophysenmittellappen) und dem ektodermalen Diencephalon (Neurohypophyse, Hinterlappen) weist darauf hin, daß sie, indem sie sich selbst aus allen drei Keimblättern zusammensetzt, mit der Ausgestaltung und Gliederung des ganzen Organismus zwischen Oben und Unten zu tun hat.

Die Adenohypophyse aus dem Entoderm – und dieses ist letzten Endes aus dem Dottersack hervorgegangen – greift in den Stoffpol des Organismus und in die Substanzbildung über den Gesamtorganismus ein. Damit ist die Adenohypophyse das Organ des Wachstums, der Vermehrung der Organsubstanz. Es kommt zur Akromegalie bei Überfunktion der Adenohypophyse.

Der mesenchymale Mittellappen bewahrt weiterhin den Zusammenhang mit der Gesamtanlage des Organismus aus dem Urmesenchym heraus.[59])

Die aus dem Diencephalon ausgestülpte Hypophysentasche (spätere Neurohypophyse) greift in besonderer Weise in den Flüssigkeitsprozeß des Organismus ein und gestaltet aus den interstitiellen Gewebeflüssigkeitsprozessen die Organe. Es ist jener Anteil der Hypophyse, der die Plastizität und Form der Organe bewirkt. Damit hängen auch Störungen im Organaufbau zusammen: mangelnde Organreife, Dysplasien. Erkrankungen der Neurohypophyse verursachen eine Störung im Wasserhaushalt: Bei einer Unterfunktion des Hinterlappens kommt es zum Diabetes insipidus.

Die gesamte Hypophyse kann als ein nach innen gewandtes Licht-Raumes-Organ bezeichnet werden, so wie wir von der Epiphyse sagten, daß es sich um ein nach innen orientiertes Wärmeorgan handelt. Damit kann die Beziehung zu dem Metall Stannum hergestellt werden.

Stannum metallicum D14
(metallisches Zinn):

Das Metall Stannum zeichnet sich dadurch aus, daß es in einem relativ engen Temperaturbereich plastizier- und schmiedbar bleibt. Bei Auskühlung unter +13 °C (Maximum bei –48 °C) beginnt Stannum zu zerfallen, eine Erscheinung, die man als Zinnpest bezeichnet. Bei Erwärmung auf über 161 °C (Maximum bei etwa 200 °C) wird das schmiedbare Metall zunächst spröde und kristallin; es schmilzt bei 232 ° C, um dann erst bei weiterer Temperaturerhöhung auf

[59]) *Vgl. Ausführungen über das Mesenchym von H.-H. Vogel in „Beiträge zu einer medizinischen Menschenkunde", Band 1 und 2, Haug-Verlag, Heidelberg.*

2362 °C zu verdampfen. In mancher Beziehung steht Zinn dem Blei in seinen Eigenschaften nahe; jedoch zeichnet sich Zinn in der genannten Temperaturbreite durch seine außerordentliche Elastizität, Schmiedbarkeit und Ausdehnbarkeit aus. Durch Auswalzen von metallischem Zinn wird Stanniol hergestellt. Auch in seiner Fähigkeit Legierungen zu bilden, ist Zinn ein dem flüssigen Prinzip und in dieser Hinsicht dem Quecksilber nahestehendes Metall. Der Lichtcharakter von Zinn zeigt sich nun in der oben beschriebenen Tendenz, bei Auskühlung und bei Erwärmung auf eine bestimmte Temperatur spröde, kristallin zu werden. Dies sind Eigenschaften, die den verborgenen Lichtcharakter offenbaren. Man kann daher sagen, daß der Lichtprozeß in den Flüssigkeitsprozeß einbezogen ist. Bei allen organischen Vorgängen, die im Flüssigen sich abspielen, jedoch in eine Ausformung hineingeführt werden müssen, wie z.B. bei der Bildung von Gewebestrukturen, bei der Knorpelbildung, der Ausbildung von Sehnen und Bändern, ist der Stannum-Prozeß aus dem Flüssigen heraus wirksam. Übersteigert sich die Ausformung aus dem Flüssigen bis hin zum Turgorverlust, zum Flüssigkeitsverlust, zur Erschlaffung von Bindegewebe bzw. zur Austrocknung und zum Unelastischwerden, so handelt es sich um einen pathologischen Stannum-Prozeß.

Im Sinne der Darstellung von Karl König wird Stannum vom Lichtäther beherrscht. Wir können darin die Brücke sehen zur lichtätherischen Organisation der Hypophyse. Die Komposition Hypophysis/Stannum kann dann angezeigt sein, wenn die Ausformung der Organe in ihre endgültige Form verzögert ist. Das Präparat kann, wenn Dysplasien rechtzeitig erkannt werden, dazu beitragen, daß zusammen mit einer geeigneten orthopädischen Behandlung bei Hüftgelenkdysplasien, Osteogenesis imperfecta, weiter bei Störung im Descensus der Hoden (im Wechsel mit Testes/Argentum), auch bei allgemeiner Bindegewebsschwäche die gestörte Entwicklung nachgeholt wird. In umfassender Weise wird, wie schon angedeutet wurde, der Flüssigkeitsorganismus geformt; so wird auch die Anwendung des Präparates bei Bettnässen verständlich.

Bei der Besprechung des Lichtorgans Hypophysis und des Lichtmetalles Stannum sei erlaubt, einen Blick in die Mythologie zu werfen. Das Zeitalter des Kronos – Saturn wird abgelöst durch das Zeitalter des Jupiter, der auf den Wolken thront und den Blitz zur Erde schickt. Die Fruchtbarkeitskräfte werden in die Erde geleitet. Wachstum und Bildung sind Jupiterprozesse. In der alten paracelsischen Medizin wurde das Metall Zinn ebenfalls dem Jupiter zugeordnet. Die noch schlummernden Bildekräfte werden räumliche Wirklichkeit.[60])

---

[60]) *Vgl. H.-H. Vogel „Das Problem der Immunologie und die Erhaltung der Gestalt" in „Beiträge zu einer medizinischen Menschenkunde", Band 1, Haug-Verlag, Heidelberg.*

Entstehung: Frau Dr. med. Margarethe Hauschka, Dr. rer. nat. Rudolf Hauschka, Dr. med. Heinz-Hartmut Vogel, WALA-Ärztekreis, 1964.

Darreichungsform

1. Injektionslösung
2. Globuli velati

Indikationen

Zur Anregung der gestalt- und organbildenden Kräfte im Organismus, z.B.

1. allgemeine und spezielle Organbildungsschwäche und Entwicklungsstörungen (organische)

1.1. Dysplasie

1.2. Organ-Hypoplasie

1.3. Adipositas

1.4. Hydrozephalus

1.5. unvollständiger Deszensus des Hodens

2. Bettnässerkonstitution

Ignatia comp.

Es sollte ein Präparat entstehen, das in seiner Zusammensetzung geeignet ist, als spezielles Frauenmittel die wesentlichen klimakterischen Beschwerden rationell zu behandeln, und zwar unter dem Gesichtspunkt einer Lockerung vor allem des Ätherleibes im Sinne späthysteroider Erscheinungen.

Durch die Erschöpfung der ovariellen Tätigkeit besteht die Gefahr einer nicht bewältigten Umwandlung von aus den Unterleibsorganen frei werdenden ätherischen Kräften in seelisch-geistige Kräfte, die nun in vermehrtem Ausmaß zur individuellen Verfügung stehen sollen. Es ist das Problem der Frau im Klimakterium.

Ignatia e semine ferm 35b D3

(Ignatiusbohne, Strychnos ignatii; Loganiaceae):

Ignatia ist ein auf den Philippinen heimischer immergrüner rankender Strauch. Aus den unscheinbaren grünen Blütentrauben entwickeln sich orangegelbe, hartschalige Beeren, welche zahlreiche unregelmäßig geformte grauschwarze Samen enthalten. Diese harten und bitteren Samen finden arzneilich

Verwendung. Sie enthalten die alkaloidartigen Krampfgifte Strychnin und Brucin, die ebenso in Nux vomica vorkommen.

Ignatia ist gleichsam die „weibliche“ Form einer nervenwirksamen Pflanze, wie sie innerhalb derselben Pflanzenfamilie der Loganiaceen in Strychnos nux vomica für die männliche Organisation vorliegt. Beide sind auf das Nervensystem bezogene, die ätherische Organisation im Nervenbereich steigernde Heilpflanzen. Ignatia wirkt auf das vegetative Nervensystem, insbesondere im Bereich der Reproduktionsorgane und vor allem bei Lockerung der hier tätigen ätherischen Organisation. Daraus wird verständlich, daß bei dieser Heilpflanze die Gemütssymptome im Vordergrund stehen: Es entsteht ein Hang zu Traurigkeit und zu stillem Kummer, oft als Folge von unglücklichen Erlebnissen oder Kränkungen. Neben nervösen Magenstörungen kann als Folgeerscheinung im oberen Menschen Migräne auftreten. Schwäche, Zittern des Körpers und große Neigung zu Krämpfen als Folge der vegetativen Nervenschwäche sind kennzeichnend. Es ist nicht zufällig, daß die Loganiaceen in ihrer rankenden Wachstumsgebärde eine Beziehung zu einer lunarischen, irrationalen Psyche haben, weil hier ein Vorgang sich verselbständigt, der nicht genügend von der ichhaften Aufrechte durchdrungen ist.

Bryophyllum e foliis ferm 33b D2
(Blatt mit Brutknospen der Keimzumpe, Kalanchoe daigremontiana; Crassulaceae):

Diese Pflanze zeigt in ungewöhnlicher Weise die relative Verselbständigung der Erneuerungs- und Reproduktionskräfte aus dem Blattbereich. Die eigentliche Blüten- und Samentätigkeit ist verkümmert: Die zur Erde hängenden Blütchen verbleiben im Übergang vom grünen zu einem blaßvioletten Farbton und die kleinen Samen sind kaum keimfähig. Die Vermehrungskraft bleibt bei Bryophyllum auf der vegetativen Blattstufe verhaftet. Die sukkulenten, ätherisch gestauten Blätter sind in der Lage, über eine Vielzahl von randständigen kleinen Brutknospen neue Pflanzen hervorzubringen.

Die Signatur von Bryophyllum offenbart gleichsam das Urphänomen der hysterischen Verfassung beim Menschen, wie sie einleitend oben angedeutet wurde. Ätherische Kräfte, die physiologischerweise im Dienste der Organfunktionen, besonders des Unterleibes, stehen müssen, lösen sich und neigen zu einem von den Persönlichkeitskräften nicht ergriffenen Eigenleben. Als Pflanze muß Bryophyllum in dem Kompositionsmittel vom Astralleib bewältigt und überwunden werden. Dies ist der therapeutische Gesichtspunkt von Bryophyllum.

Lachesis D11
(Sekret aus der Giftdrüse des Buschmeisters, Lachesis muta; Crotalidae):

Das Wesen der Schlange ist dadurch gekennzeichnet, daß sich die Astralität des Tieres stärker als sonst üblich im Stoffwechselbereich, vor allem im Pfortader-Leber-System, verankert. Bei Schlangen ist das Leberorgan im Verhältnis zum übrigen Organismus vergrößert, ähnlich wie im menschlichen Embryonalzustand (1/5 des Körpergewichtes). Die linke Lunge ist fast immer bis auf eine rudimentäre Anlage verschwunden; der Stoffwechsel der Nachtphase ist betont (Pfortader-Leber-Funktion). Entsprechend ist der Wärmeorganismus in der Stoffwechseltätigkeit zurückgehalten, die Ausscheidungen gehen zurück; der Astralleib wird nicht genügend frei für Seelisch-Geistiges. Kennzeichnend für Lachesis sind also Auftreten oder Verschlimmerung der Beschwerden durch Unterdrückung einer Sekretion. Dies ist die Situation der Wechseljahre. Es treten Kongestionen auf, die sich in Hitzewallungen zum Kopf und in Bedrängungs- und Einschnürungsgefühlen äußern, und die in warmer Umgebung und durch den Schlaf noch gesteigert werden. Psychisch kann Ängstlichkeit, Eifersucht und Niedergeschlagenheit vorliegen oder auch ein überschießendes Sich-Entladen in Redseligkeit.

Wenn dieses Bild im Klimakterium zusammen mit den Erscheinungen, wie wir sie bei Ignatia und Bryophyllum geschildert haben, auftritt, kann das Präparat Ignatia comp. vor allem auch die psychisch-depressiven Erscheinungen im Klimakterium bessern.

Entstehung: WALA-Ärztekreis, Leitung Frau Dr. med. Margarethe Hauschka, 1953.

Darreichungsform
1. Injektionslösung
2. Globuli velati

Indikationen
Überwindung, Eingliederung und Umwandlung von im Klimakterium freiwerdenden Lebenskräften, z.B. bei
1. klimakterischen Störungen, besonders psychischer Art
2. hysteriformen Syndromen und Verstimmungszuständen

Iris bovis comp., Einzeldosis-Augentropfen

Durch die Iris bovis comp., Augentropfen sollen über eine Belebung der ätherischen Organisation diejenigen Organteile des Auges angeregt werden, welche zur Beweglichkeit des Augapfels beitragen. Hierzu gehören neben der Regenbogenhaut und der Augenlinse der Nervus oculomotorius und der Nervus ophthalmicus, die in ihrer Wahrnehmungsfunktion angeregt werden sollen.

Lens cristallina Gl D5
(Augenlinse):

Die Linse ist vor allem ektodermaler Herkunft und somit organisch einseitiger Ausdruck eines Nerven-Sinnes-Prozesses. In ihrer Bildung hat sich der Empfindungsorganismus intensiv und unmittelbar mit der physischen Organisation verbunden. Dadurch ist ihre „kristalline" Struktur und die Tendenz zur Verhärtung und Entvitalisierung bedingt. – Eine extrem geringe Belebung über das Augenwasser, die Unelastizität der Linsenkapsel im Alter auf der Grundlage von Eiweißausfällung und -verdichtung, auch Folgen von Cortison-Behandlung sind u.a. Indikationen für eine therapeutische Anwendung des potenzierten Linsen-Organpräparates.

Iris (bovis) Gl D6
(Regenbogenhaut);

Nervus oculomotorius Gl D5
(III. Hirnnerv, Augenmuskelnerv):

Die Iris ist mesenchymaler Herkunft. Sie enthält reichlich kollagene Fasern und trennt die vordere von der hinteren Augenkammer. Der muskuläre Anteil wird durch einen Sphinkter und Dilatator gebildet und vom Nervus oculomotorius versorgt. Durch die Verengung und Erweiterung der Pupille kann somit der Lichteinfall in das Auge reguliert werden. In dem Präparat Iris bovis comp. ist zudem der die Akkomodation der Linse bewirkende Ziliarkörper enthalten einschließlich des Trabekelsystems und des Schlemmschen Kanals, deren Funktionen beim Glaukom eingeschränkt sein können.

Nervus ophthalmicus Gl D5
(Augennerv, 1. Ast des Trigeminusnervs):

Als oberer Ast des Nervus trigeminus nimmt der Nervus ophthalmicus die Sensibilität der Hornhaut auf, d.h. er löst auf Druck-, Berührungs- und Temperaturreize den Lidschluß, Abwehrreaktionen und auch den Tränenfluß aus.

Rosae aetheroleum D7
(ätherisches Öl aus den Blütenblättern von Rosen-Arten; Rosaceae):

s. Atropa belladonna e fructibus, Einzeldosis-Augentropfen

Zusammenfassung

Mit dem Präparat Iris bovis comp. wird die innere „Beweglichkeit" des Auges beeinflußt, die sich im Pupillen- und Linsenbereich äußert. Es treten Krankheitserscheinungen auf bis hin zu Deformierung und Pupillen- bzw. Linsenstarre. Auch ist an den Versuch einer Kräftigung der Linsenakkomodation bei Altershypermetropie zu denken. Eine weitere mögliche Indikation für die Iris bovis comp., Augentropfen wäre die Anregung der neuromuskulären Funktion als Begleitbehandlung beim kindlichen Schielen.

Entstehung: Dr. med. Seefried, Dr. med. H.-H. Vogel, WALA-Ärztekreis, 1976.

Darreichungsform

Einzeldosis-Augentropfen

Dosierung und Art der Anwendung

Soweit nicht anders verordnet, 1–2 mal täglich jeweils 1 Tropfen in den Bindehautsack einträufeln.

Indikationen

Zur Belebung der ätherischen Organisation im Auge und zur Anregung der intentionalen Ich-Tätigkeit im Sehvorgang, z.B.

1. Pupillen- und Augenmuskellähmung
2. bei Alterungsprozessen in den vorderen und mittleren Augenabschnitten

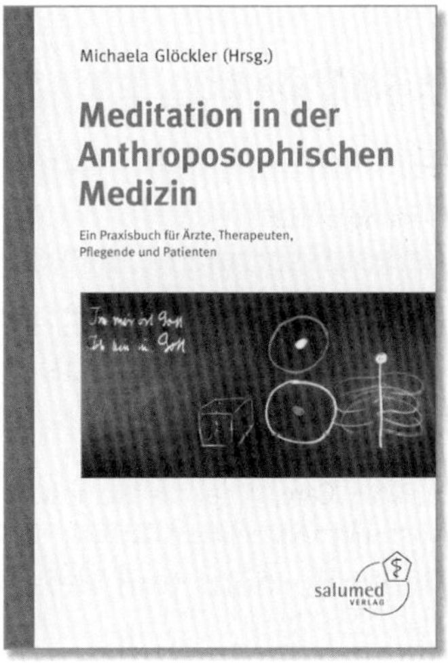

MICHAELA GLÖCKLER (HRSG.)

Meditation in der Anthroposophischen Medizin

Ein Praxisbuch für Ärzte, Therapeuten, Pflegende und Patienten

„Endlich erscheint dieses Buch, in dem Praktikerinnen und Praktiker der anthroposophischen Heilkunde ihre Erfahrungen mit Meditationen darstellen, die Rudolf Steiner zu seinen Lebzeiten für den Dienst am Kranken zur Verfügung stellte. Sie sind sowohl für Patientinnen und Patienten hilfreich als auch zur Hygiene und Stärkung derjenigen, die selbst in Heilberufen arbeiten.

PROF. DR. FRIEDRICH GLASL

280 Seiten · gebunden · 48 €
ISBN: 978-3-928914-40-6

Herausgeberin: Dr. med. Michaela Glöckler, Kinder- und Jugendärztin, bis 2016 Leitung der Medizinischen Sektion am Goetheanum, Dornach (Schweiz)

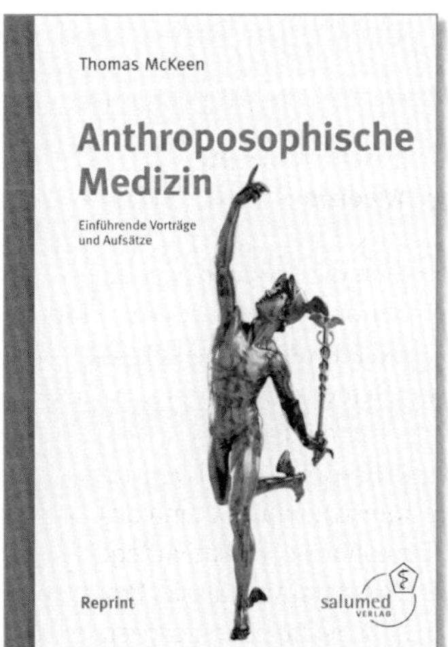

THOMAS MCKEEN

Anthroposophische Medizin

Einführende Vorträge und Aufsätze

Thomas McKeen (1953–1993) inspirierte als Leiter des von ihm gegründeten Anthroposophischen Ärzteseminars an der Filderklinik (heute Eugen-Kolisko-Akademie) in den 1980er-Jahren eine ganze Generation von Medizinern. Seine gut verständlichen Vorträge und Aufsätze sind bis heute spannend zu lesen. Sie eröffnen einen ersten, unkomplizierten Zugang zur anthroposophischen Medizin und Menschenkunde – der Reprint ist für Ärzte, Pharmazeuten, Therapeuten und Pflegende gleichermaßen eine anregende Lektüre!

Reprint · 296 Seiten · gebunden · 48 €
ISBN: 978-3-9815535-9-8

c/o Gemeinschaftskrankenhaus Havelhöhe
Kladower Damm 221 · 14089 Berlin
Tel. +49(0)30/364 313 85 · Fax +49(0)30/364 325 89

salumed VERLAG

Wege der Heilmittelfindung

Heinz-Hartmut Vogel

Wege der Heilmittelfindung

am Beispiel der WALA-Heilmittel-Kompositionen

salumed VERLAG

Kurztitel: Heinz-Hartmut Vogel
Wege der Heilmittelfindung
am Beispiel der WALA-Heilmittel-Kompositionen

Berlin: Salumed Verlag GmbH

ISBN 978-3-9815535-1-2

5. Auflage Band 1 und 2 (Reprint), 1. Auflage 1994

Umschlaggestaltung: Roland Maus

Druck: druckhaus köthen GmbH & Co. KG, Deutschland

Salumed Verlag GmbH
c/o Gemeinschaftskrankenhaus Havelhöhe
Kladower Damm 221
14089 Berlin

Juglans regia comp.

Das Kompositionspräparat Juglans regia comp. wurde zur Begleittherapie bzw. zur Grundbehandlung der Lymphogranulomatose vorgesehen. Da es sich bei den Epitheliomen und Granulomen der Hodgkinschen Erkrankung eigentlich um multiple kleine Pseudo-Organbildungen handelt, muß die Therapie am Bildekräfteleib selbst, im Grundsystem, angreifen. Die höheren Wesensglieder Ich und Astralleib sollen wieder in der ihnen entsprechenden Weise in den noch ungeformten, mesenchymalen Bildeprozeß der Lymphorgane eingebunden werden.

Juglans e foliis et fructibus ferm 33c D6
(Blätter und Früchte des Walnußbaumes, Juglans regia; Juglandaceae):

Es ist die Eigenart des Walnußbaumes, sowohl im Blattbereich, aber auch in der Nuß und im Samenhäutchen blütenverwandte Gerbstoffe zu bilden, die darauf hinweisen, daß sich Luft und Licht und damit die astralischen Umgebungskräfte in besonderer Weise mit dem Chemismus der Nußbaumsäfte verbinden. Dies ist stets der Hintergrund für die Bildung von Gerbstoffen und Gerbsäuren. Jedoch kommt beim Nußbaum die Besonderheit hinzu, daß in der harten, trockenen, unmittelbar dem Samen aufliegenden Nußschale das Erdenelement bis in die Fruchtbildung heraufreicht. Wir haben folglich beim Nußbaum, wenn man die ätherischen Verhältnisse betrachtet, eine direkte Verbindung von Lebens-Erd-Element (Lebensäther), chemischem Flüssigkeitselement (chemischer oder Gestaltäther) und dem Lichtelement, das jedoch in seiner formenden Kraft gleichsam wie von außen wirksam verbleibt. Es kommt nicht zur Säure- oder Giftbildung oder, wie bei anderen Pflanzen, zur Glykosidbildung. Die Walnüsse dienen vielmehr der Ernährung.

Unter Zugrundelegung dieses Bildes kann es verständlich sein, daß Entartungserkrankungen, wie sie die Lymphogranulomatose darstellt, im Lymphsystem therapeutisch mit den aus dem Nußbaum gewonnenen Gerbstoffen günstig beeinflußt werden können: Der pathologische Prozeß, der zur Lymphogranulomatose führt, greift sehr früh in das Grundsystem des Bindegewebsorganismus ein, besonders im Bereich der Lymphknoten und der Milz. Es sind dies die Organe, die den chemischen Äther als führende Grundlage ihrer physiologischen Wirksamkeit haben. Daher ist es auch verständlich, daß ein anderes Organ, das genauso im wesentlichen dem chemischen Äther unterliegt, die Leber, ebenfalls

zu den Prädilektionsorganen für den Morbus Hodgkin gehört. Die Granulombildung, hier das Lymphogranulom, zeigt pathologisch das Auftreten von Riesenzellen. Die einkernigen, aufgetriebenen Hodgkinzellen und die daraus hervorgehenden Sternbergschen Riesenzellen sind im eigentlichen Sinne keine Zellen, sondern Ablösungs- und Auflösungsergebnisse des Retikulum-Systems. Es greift also der zelluläre Prozeß schon in das Retikulum-System ein. Innerhalb des retikuloendothelialen Systems, das wir als eine Einheit im Sinne eines Synplasmodiums auffassen, kommt es zu Verselbständigungserscheinungen. Das frühzeitige und gehäufte Auftreten von Sternbergschen Riesenzellen mit zahlreichen Kernen stellt Frühformen der Zellneubildung dar. Das bedeutet, daß das lockere Bindegewebe im Lymphknotenbereich seine Einheit nicht bewahren kann. Die Tätigkeit der Ich-Organisation muß geschwächt sein, so daß im Bereich des chemisch wirksamen Ätherorganismus vorzeitig die vereinheitlichenden Prozesse nachlassen. Das zelluläre Prinzip beginnt zu wuchern. Die Ausreifung der aus dem Matrixgewebe des Lymphsystems hervorgehenden Zellen ist unvollständig. Vom Gesichtspunkt der anthroposophischen Menschenkunde verselbständigt sich die physische und chemisch-ätherische Organisation. Die höheren Wesensglieder Astralleib und Ich-Organisation greifen nicht in der ihnen gemäßen Weise in den Zellbildungsprozeß ein.

Therapeutisch muß ein solches Heilmittel wirksam sein, welches – wie wir es vom Nußbaum geschildert haben – die physischen und chemischen Kräfte miteinander verbindet. Die Wärmeprozesse, die zur Ölbildung führen, werden gleichsam eingeschlossen und in den flüssig-chemischen und physischen Bereich hereingezogen. Daher kommt es, daß das Öl des Walnuß-Samens gierig Sauerstoff aufnimmt und verharzt. Das Öl bleibt nicht flüssig, es wird dem Festen angenähert. Man kann daher sagen, daß ein Präparat aus Blättern und unreifen Früchten von Juglans regia geeignet ist, einen vergleichbaren innermenschlichen Prozeß therapeutisch zu beeinflussen. Juglans regia kann somit in homöopathischer Dosierung ein Mittel sein, um im Bereich der Lebensprozesse, und hier im besonderen im Bereich des chemischen Äthers des Lymphsystems, eine Verphysizierung, Verhärtung und Verdichtung aufzuheben. Das tellurische Prinzip, das wir oben als wirksam in Juglans regia geschildert haben, führt dazu, daß das zelluläre Geschehen im vereinheitlichenden synplasmatischen Gewebe des retikuloendothelialen Systems vorzeitig zur Geltung kommt. Die Wärme- und Ich-Organisation sind zu schwach, um eine zu intensive Verbindung des Astralischen mit dem Physischen zu verhindern. Die Ausgewogenheit zwischen dem Vereinheitlichen durch die flüssige Grundsubstanz und dem Abschließen im zellulären Geschehen wird durch die Wärme-Organisation gewährleistet.

Dies führt hinüber zur Frage der Wirksamkeit von Stannum in dem Präparat Juglans regia comp.

Stannum metallicum D11

(metallisches Zinn):

Beim Tumorgeschehen trennen sich, wie wiederholt dargestellt wurde, die Wesensglieder physische und ätherische Organisation einerseits und astralische und Ich-Organisation andererseits. Sie verhalten sich, wie es physiologisch in einem Sinnesorgan ist. Die Tumorpathologie ist durch eine Sinnesorganbildung am falschen Ort charakterisiert (R. Steiner).

Stannum wirkt, wie alle sogenannten „obersonnigen" Planetenmetalle, gestaltend, formend auf die vom „unteren" Menschen, d.h. aus dem Stoffwechselbereich ihnen entgegenkommenden, im Aufbau befindlichen Substanzprozesse. Es handelt sich nun darum, durch das geeignete Medikament das Verhältnis von formenden Lichtprozessen und aufbauenden physisch-ätherischen Stoffwechsel-Substanz-Prozessen zu harmonisieren. Dies geschieht insbesondere, wie dargestellt wurde, durch das richtige Eingreifen der Ich-Tätigkeit. Als Metall wirkt Stannum auf das Ich, und zwar insofern, als die Licht-Wärme-Kräfte, die im Stannum wirksam sind, von der Ich-Organisation ergriffen werden können. Dadurch wird die Ich-Tätigkeit aktiviert.

Kalium phosphoricum D5

(Kaliumdihydrogenphosphat):

Durch dieses Präparat wird insbesondere die ätherische und hier wieder die chemisch-ätherische Organisation angesprochen, die den pathologischen Hintergrund für das Lymphogranulom, welches ein Pseudoepitheliom ist, darstellt. Kalium und Kaliumsalze repräsentieren den vegetativen Stoffwechsel im Aufbaugeschehen. Kalium wirkt dynamisch-zentripetal, im Gegensatz zu Natrium, das zentrifugal wirksam ist. Daher die Tendenz des Kaliums, intrazellulär wirksam zu sein. Die Phosphorkomponente in Kalium phosphoricum zeigt nun, daß in diesem Präparat der Licht-Wärme-Prozeß, der physiologisch im Nervensystem vor allem tätig ist, sich zu intensiv mit den aufbauenden Prozessen verbindet. Es kommt dadurch, wenn wir das Prinzip auf den Menschen übertragen, zu einer Art Kurzschluß zwischen Licht-Wärme-Nerven-Geschehen (Phosphor) und Stoffwechsel-Aufbau-Substanz-Geschehen (Kalium). Diese Starre soll gelöst werden, so daß gleichsam zwischen Nerven- und Stoffaufbau-Prozeß die astralische und

Ich-Organisation wieder beweglich rhythmisch tätig sein können.

Dies ist gerade beim Tumorgeschehen, wie wir es beim Lymphogranulom finden, nicht der Fall. Hier wird der Chemismus im Lymphsystem aus dem Zusammenhang mit der Gesamtwärmeorganisation relativ verselbständigt. Auf diesem Hintergrund wird die Anwendung von Kalium phosphoricum bei der Hodgkinschen Erkrankung und bei der Leukämie verständlich.

Entstehung: WALA-Ärztekreis, Dr. med. Heinrich Kupfermann, Leitung Frau Dr. med. Margarethe Hauschka, 1951.

Darreichungsform

1. Injektionslösung
2. Globuli velati

Indikationen

Anregung der Ich-Organisation in ihrer Wirksamkeit in bezug auf den Bildekräfteorganismus innerhalb der lymphatischen Organe, z.B.

1. Begleittherapie bei Lymphogranulomatose (evtl. im Wechsel mit Colchicum comp. bzw. Chrysosplenium comp.)
2. zur Basisbehandlung bei Leukämie

Juniperus/Berberis comp., Kapseln

Von seiten der Ärzteschaft war wiederholt der Wunsch nach einem Präparat geäußert worden, das prophylaktisch und therapeutisch bei Nierensteindiathese einzusetzen ist.

Zwei Gesichtspunkte waren leitend: Zum einen sollte der Wärme-Licht-Prozeß der Nierenrinde (Glomerula, Bowmansche Kapsel, Tubulus-System) angeregt werden mit Pflanzenpräparaten aus der Familie der Umbelliferen: Foeniculi aetheroleum und Anisi aetheroleum. Zum anderen galt es, das ganze Nierengeschehen, vor allem bei der Trennung von Primärharn, auszuscheidendem Harn und rückzuresorbierendem Ultrafiltrat und hinsichtlich des dabei erforderlichen exothermen Wärmeprozesses anzuregen; dem entsprechen die ätherischen Öle Terebinthina aetheroleum rectificatum, Juniperi aetheroleum, Pini pumilionis aetheroleum, Eucalypti aetheroleum sowie Terebinthina laricina und Camphora in homöopathischer Dosierung. Die ätherischen Öle werden nämlich

zum Teil über die Lunge, jedoch auch zum Teil über die Niere ausgeschieden und üben ihre durchwärmende Wirkung in den entsprechenden Organen aus. Die Nierensteinbildung, das vorzeitige Ausfällen mineralischer Substanzen schon im Nierenbecken, ist die Folge einer mangelnden Durchwärmung. (Es ist bekannt, daß im Nierenbecken physiologisch eine deutlich höhere Temperatur vorliegt als im Nierenblut.)

Foeniculi aetheroleum (zu 1% enthalten)
(ätherisches Öl aus Fenchelfrüchten, Foeniculum vulgare; Umbelliferae);

Anisi aetheroleum (1%)
(ätherisches Öl aus Anisfrüchten, Pimpinella anisum; Umbelliferae):

Durch die Herkunft der ätherischen Öle einerseits aus dem Samenbereich, andererseits von Heilpflanzen aus der Familie der Umbelliferen ergibt sich eine Wirksamkeit auf die Wärme-Luft-Atmungs-Vorgänge im glomerulär-tubulären Bereich der Niere. Der Astralleib wird veranlaßt, in die ätherische Niere verstärkt atmend einzugreifen.

Terebinthinae aetheroleum rectificatum (1%)
(gereinigtes ätherisches Öl aus dem Harz von Kiefernarten, besonders Pinus palustris und Pinus pinaster; Pinaceae);

Terebinthina laricina (0,01%) [61])
(Lärchenharz aus dem Stamm von Larix decidua; Pinaceae);

Juniperi aetheroleum (1%)
(ätherisches Öl aus Früchten des Wacholders, Juniperus communis; Cupressaceae);

Pini pumilionis aetheroleum (1%)
(ätherisches Öl aus Nadeln und Triebspitzen der Bergkiefer, Pinus mugo; Pinaceae):

Diese Substanzen haben allgemein als ätherische Öle die oben angegebene durchwärmende Bedeutung bei der Harnbildung. Insbesondere ist Juniperi

---

[61]) *Es handelt sich um eine 10%ige Zugabe der 3. Dezimalpotenz im öligen Medium, welche aber gemäß den Vorschriften des Homöopath. Arzneibuches (HAB) nicht als „Potenz" deklarierbar ist: Das HAB kennt keine öligen Potenzen.*

aetheroleum geradezu ein Spezifikum für die Nierenauskühlung und die ätherische Schwäche des Nierenorgans. Es regt im besonderen die Durchwärmung der Niere, vor allem des Nierenbeckens, an. Bei der Rezeptur kam es vor allem auf die richtige Dosierung des ätherischen Wacholderöls an, welches eine anregende, aber nicht entzündlich reizende Wirkung auf das Nierenparenchym auslösen soll.

Terebinthina aetheroleum rectificatum hat, ebenso wie Terebinthina laricina, eine Beziehung zum Nierengeschehen. Auch diese beiden Präparatebestandteile wirken der Auskühlung und damit der ätherischen Schwäche der Niere entgegen. Besonders das ätherische Öl des Lärchenharzes ist Ausdruck eines Licht-Luft-Wärme-Prozesses in einer Pinacee, die durch ihre Gesamtsignatur insofern aus dem Rahmen der übrigen Pinaceen herausfällt, als sie mit der zunehmenden Licht- und Wärmeeinstrahlung jedes Jahr neue Nadeln bildet. Die Nierenbeziehung ist deutlich, auch insofern, als das ätherische Öl auch über die Niere ausgeschieden wird und bei zu starker Dosierung und Wirksamkeit eine Nieren- und Blasenentzündung hervorrufen kann.

Pini pumilionis aetheroleum stammt aus der in der Bergnatur heimischen Latschenkiefer. Auch Pinus mugo verdichtet in der Bildung des ätherischen Öls und der balsamischen Harze kosmische Licht- und Wärmekräfte. Der Duft ihres durch Destillation gewonnenen ätherischen Öles ist besonders kräftig und herb; es besitzt therapeutisch ebenfalls eine Wärmewirksamkeit.

Eucalypti aetheroleum (zu 2% enthalten)
(ätherisches Öl aus den Blättern des Eukalyptusbaumes, Eucalyptus globulus; Myrtaceae):

Die Gestalt des Eukalyptusbaumes zeigt eine starke Verwurzelung bis zum Grundwasserspiegel hin, aus dem mit großer Intensität das Wasser angesaugt wird. Zugleich wird der Stamm außerordentlich verfestigt, so daß zu der Beziehung zum Wasser aus der Tiefe der Erde die konzentrativen Prozesse des Erdenprinzips wirksam werden. Die Verholzung kann dann vor allem in heißen Zonen bis in die Blüten- und Fruchtbildung hinaufreichen. Es kommt trotzdem zu starker Bildung von Nektar und ätherischem Öl. Eigentümlich ist der Stand der sichelförmigen Blätter, die sich senkrecht in den Verlauf der Sonnenstrahlen einstellen und dadurch das Licht fast ohne Schattenbildung durchlassen. Charakteristisch ist also das von unten nach oben wirkende verhärtende irdische Prinzip, welches sich mit den Umkreis-, Wärme- und Lichtkräften durchdringt, die bis in die Blattregion herunterdringen und dort zur Bildung ätherischer Öle führen. So

ist es verständlich, daß das ätherische Eukalyptusöl besonders dann angezeigt ist, wenn im Atmungs-, Blut- und Gefäßbereich des Organismus sklerotisierende, verhärtende Tendenzen auftreten.

Camphora (0,01%) [62])
(Destillationsprodukt aus dem Holz des Kampferbaumes, Cinnamomum camphora; Lauraceae):

Kampfer wirkt so auf den Astralleib und die Ich-Organisation, daß gleichsam ein Kältereiz ausgeübt wird, der vom Organismus durch eine Gegenregulation der Wärmebildung und der Hinführung innerer Wärme in die Körperperipherie beantwortet wird.

Calamus e rhizoma ferm 33d ∅ (0,01%) [62])
(Kalmus-Wurzelstock, Acorus calamus; Araceae):

Auf die Nierenbeziehung des Kalums wurde bereits in der Beschreibung des Bitter-Elixieres hingewiesen. Sie ist durch den horizontal in feuchtem Boden verlaufenden Wurzelstock gegeben, der etwa Fingerdicke erreicht. Der Licht-Flüssigkeits-Prozeß im menschlichen Organismus wird durch Calamus so angeregt, daß der Astralleib in der Niere, und zwar im Markbereich, den hier wirksamen Chemismus ergreift und durchatmet.

Ölauszug aus Berberidis radix (3%)
(Sauerdornwurzel, Berberis vulgaris; Berberidaceae):

Die kräftig orange gefärbte, alkaloidreiche Berberitzenwurzel, in der das Blüten-Wärme-Element bis in den Wurzel-Kälte-Pol der Pflanze dringt, ist geeignet, die Nierenorganisation wieder in der richtigen Weise an den körpereigenen Wärmeprozeß anzuschließen und die Verhärtungstendenzen im Nierenbereich therapeutisch zu mildern, so daß die ätherische Niere sich dem rhythmischen Eingreifen des Astralischen anschließen und unterordnen kann. Der Nierenbezug von Berberis vulgaris wird auch aus dem Arzneimittelbild deutlich, in dem Nierensteinleiden mit rötlichem Harnsediment und entzündliche Harnwegs- und Nierenerkrankungen genannt werden. Berberis in potenzierter Form ist eines der wichtigsten Heilmittel bei Nierensteinkoliken.

---

[62]) *Es handelt sich um eine 10%ige Zugabe der 3. Dezimalpotenz im öligen Medium, welche aber gemäß den Vorschriften des Homöopath. Arzneibuches (HAB) nicht als „Potenz" deklarierbar ist: Das HAB kennt keine öligen Potenzen.*

Solidago virgaurea ex herba ferm 33c D3 (0,01%) [63])
(Goldrute, Solidago virgaurea; Compositae):

Die Signatur der Goldrute mit ihrer heliotropen Wuchsform und den scharfen, schmalen Blättern weist auf ihre besondere Lichtbeziehung hin; jedoch deutet der auffallende Gehalt an Saponinen zugleich auf ihr Verhältnis zum Wäßrigen. Wiederum haben wir es mit dem Problem der Vermittlung von Licht- und Wasser-Prozeß in der Niere zu tun. Der Astralleib wird angeregt, den Lichtpol der Niere (Nierenrinde, Glomerula) mit dem Nierenmark, in dem die Lymphbildung und Gewebeflüssigkeit vorherrschen, zu verbinden.

Ricini oleum (5%)
(fettes Öl aus Rizinussamen, Ricinus communis);

Jecoris oleum (5%)
(fettes Öl aus der Dorschleber, Gadus morrhua und andere Arten);

Lini oleum (50%)
(fettes Öl aus Leinsamen, Linum usitatissimum);

Weizenkeimöl (20%)
(fettes Öl aus den Keimen von Triticum aestivum):

Die fetten Öle Ricini oleum, Jecoris oleum, Lini oleum und Weizenkeimöl sind nicht nur Trägersubstanzen für die ätherischen Öle, sondern haben eine unterschiedliche anregende Wirkung auf die Motilität von Nierenbecken und Harnleiter. Neben dem milde wirkenden Leinöl regt Rizinusöl die Peristaltik stärker an. Das Dorschleberöl soll als tierisches Produkt auf den trägen Ätherleib im Nierenbereich, vor allem auf die ableitenden Harnwege, anregend wirken, denn auch hier ist es der Wärmeprozeß, der geschwächt ist. In seltenen Fällen kann bei vorliegender Nierensteindiathese die Peristaltik stärker angeregt werden, so daß Beschwerden auftreten können. Dann ist die Dosierung zu reduzieren bzw. das Präparat vorübergehend abzusetzen.

---

[63]) *Es handelt sich um eine 10%ige Zugabe der 6. Dezimalpotenz im öligen Medium, welche aber gemäß den Vorschriften des Homöopath. Arzneibuches (HAB) nicht als „Potenz" deklarierbar ist: Das HAB kennt keine öligen Potenzen.*

Zusammenfassung

Dem Präparat liegt eine Mischung aus fetten und ätherischen Ölen zugrunde; diese wirken anregend und regulierend auf die Motilität der glatten Muskulatur, insbesondere auf die feine Peristaltik der harnabführenden Wege (Nierenbecken, Harnleiter, Blase). Zugleich erfolgt eine intensive Aktivierung der Wärmeprozesse im gesamten Nieren-Blasen-System und eine Förderung der Harnausscheidung. Die Öle wirken dadurch der Nierensteinbildung entgegen und veranlassen womöglich eine Austreibung von Konkrementen schon im Bereich des Nierenbeckens. Entzündungen des Nierenbeckens werden besonders durch die Zubereitungen aus Berberis und Solidago virgaurea beeinflußt.

Juniperus/Berberis comp. dient zur Vorbeugung und zur Therapie der Harnsteinbildung. – Die Einnahme des Öles wird durch die magenlöslichen Gelatinekapseln erleichtert.

Entstehung: Dr. med Heinz-Hartmut Vogel, WALA-Ärztekreis, 1968.

Darreichungsform

Weichgelatinekapseln

Dosierung und Art der Anwendung

Soweit nicht anders verordnet:
1–3 mal täglich vor dem Essen 1–2 Kapseln mit reichlich Flüssigkeit einnehmen.

Indikationen

Zur Anregung der Empfindungs- und Wärmeorganisation im Nierenbereich bei ungenügender Ausscheidungsfunktion, z.B.

1. Schockniere
2. Zystopyelitis
3. Gicht
4. Nierensteine

4.1. Steinkoliken
4.2. Harngries

5. Meteorismus

Kalium sulfuratum-Badezusatz*

Kalium sulfuratum-Badezusatz wurde in den Heilmittelschatz der WALA aufgenommen, um die therapeutischen Möglichkeiten zu erweitern, über die Haut auf den Stoffwechsel zu wirken, und zwar in dem Sinne, daß bei Stoffwechselträgheit, ungenügender innerer Durchwärmung und bei den weiteren angegebenen Indikationen vor allem auch im Leberbereich die Stoffwechseltätigkeit angeregt werden soll.

Kalium sulfuratum (10% in wäßriger Lösung)
(Schwefelleber, Kaliumpolysulfid (roh)):

Die Anwendung des in der Medizin bekannten Kalium sulfuratum als Badezusatz entsprang der Kenntnis der Substanzwirkungen von Kalium und Schwefel und der Wirkungsweise des Salzes aus beiden Komponenten. Durch das Bad soll die Salzwirkung in spezifischer Weise auf den Organismus über die Haut ausgeübt werden, und zwar soll durch die Beziehung des Kaliums zur ätherischen Organisation, insbesondere zur Lebertätigkeit, und durch die Schwefelkomponente der Sulfur im Organismus als Prozeß angeregt werden. Kalium sulfuratum hat somit eine besondere Stoffwechselwirkung. Durch die Anwendung über die Haut homöopathisiert, bringt es eine Gegenregulation in Gang und schwächt ein Überwiegen ätherischer sulfurischer Stoffwechselprozesse ab; der Astralleib kann in die ätherische Organisation besser eingreifen.

Die Eiweißüberempfindlichkeit (Allergie, trockene Ekzeme) und der nicht zu Ende gekommene Eiweißaufbau werden durch die Schwefelkomponente korrigierend beeinflußt. Die zentrifugale Wirksamkeit des Schwefels vom Stoffwechsel in die Peripherie begründet die Anwendung des Präparates bei Hautkrankheiten, jedoch auch bei Acne vulgaris, bei der die Eigenprägung des Eiweißes nicht vollständig gelingt und ein „Überschuß" von nicht ganz körpereigenem „Eiweiß" über die Haut in Form einer Entzündung der Talgdrüsenfollikel ausgeschieden wird.

Ein ähnlicher Vorgang liegt bei der Furunkulose vor. Die Übertätigkeit des Stoffwechsels in der Peripherie der Haut korrespondiert vielfach mit einer Stoffwechselträgheit im Verdauungsbereich, so daß Kalium sulfuratum-Badezusatz

*) *Der Kalium sulfuratum-Badezusatz wird von WALA aus herstellungstechnischen Gründen nicht mehr geliefert. Ein in seiner Wirkung entsprechender Badezusatz kann auf Rezeptur vom Apotheker hergestellt werden, indem 10 g* Kalium sulfuratum pro balneo *in 90 g gereinigtem Wasser unter dem Abzug aufgelöst werden.*

zugleich in den Stoffwechsel und die Darmtätigkeit ordnend eingreift in einer Weise, daß der pathologische Stoffwechsel auf der Haut in sein eigentliches physiologisches Gebiet zurückgeführt wird.

Als mineralische Substanz wirkt Kalium sulfuratum auf die Ich-Tätigkeit; Kalium hat seine besondere Beziehung zum Leberstoffwechsel, zum Glykogenaufbau, zum chemischen Äther (schuppende Haut, Wärmeempfindung in der Haut), auch zum Zucker und damit zum Wärmestoffwechsel der Muskulatur. Wenn dieser zu träge ist, wie bei bestimmten Arten des Muskelrheumatismus, kann Kalium sulfuratum-Badezusatz therapeutisch wirksam sein.

Entstehung: WALA-Ärztekreis, Leitung Frau Dr. med. Margarethe Hauschka, 1953.

Darreichungsform
Badezusatz

Dosierung und Art der Anwendung
Soweit nicht anders verordnet:
Bei Teilbädern, z.B. Fuß-, Hand- oder Sitzbäder, 1–2 Teelöffel auf 2–3 Liter Wasser, für Umschläge 1 Teelöffel auf 1 Tasse lauwarmen Wassers; für Vollbäder 1–2 Eßlöffel auf 1 Vollbad.
Teil- und Vollbäder 1–2 mal wöchentlich;
lokale Umschläge 3 mal wöchentlich bis 1 mal täglich.

Gegenanzeigen: Keine Gegenanzeigen bei bestimmungsgemäßem Gebrauch als Badezusatz. Zu achten ist auf eine mögliche Überempfindlichkeit der Haut bei Ekzematikern und Allergikern.
Nebenwirkungen: nicht bekannt
Wechselwirkungen mit anderen Mitteln: nicht bekannt.

Indikationen
Zur Belebung und Dynamisierung der Wärme-Ich-Organisation, vor allem im Stoffwechsel- bis hinein in den Hautbereich, bei Tendenzen zur Ablagerung und Entzündung, z.B.
1. entzündliche und degenerative Gelenkveränderungen
2. Erkrankungen des rheumatischen Formenkreises
3. trockenes Ekzem
4. Pyodermien (Akne, Abszesse, Furunkulose etc.)
5. Obstipation
6. Phimose-Therapie

Keloid-Gel

Durch die Art der Zusammensetzung soll das Keloid-Gel einer fibrosierenden, kollagenisierenden und wuchernden Narbenbildungstendenz entgegenwirken. Es wurden Vernarbungen ins Auge gefaßt, welche sowohl durch traumatische und chirurgische Eingriffe entstehen, als auch solche, welche Folgezustände chronisch-entzündlicher Bindegewebsprozesse sind.

Hirudo ex animale Gl ∅ = D2 (zu 1% enthalten)
(Blutegel; Hirudo medicinalis):

Hirudo medicinalis in Tiefpotenz soll durch seine dem Heparin entsprechende, fermentativ-auflösende und entzündliche Wirkung eine zu rasche Fibrosierung des Gewebes aufhalten. Der Blutegel sondert mit dem Speichel Hirudin ab, eine Substanz, die fibrinolytisch wirkt und verhindert, daß das Blut während des Saugaktes und später im Darm des Blutegels gerinnt. Diese die Gewebefasern auflösende Wirkung kommt auch hier bei der Salbenanwendung zum Tragen.

Vespa crabro ex animale Gl D3 (1%)
(Hornisse; Vespa crabro):

Vespa crabro enthält fibrinolytische Fermente, die – wie bei Hirudo – in der Lage sind, bereits gebildetes Narbengewebe wieder aufzulösen. Beide Zubereitungen wirken in der niedrigen Potenz intensivierend auf die ätherische Organisation und haben sich bei Narben entzündlicher, traumatischer und operativ bedingter Genese bewährt. Sie kommen auch bei der Dupuytrenschen Kontraktur in Frage, welche durch eine bindegewebig-derbe Verhärtung und Schrumpfung der Palmaraponeurose bedingt ist.

Allium cepa e bulbo ferm 34a ∅ (1%)
(Küchenzwiebel, Allium cepa; Liliaceae):

Allium cepa ruft die astralische Tätigkeit zu erhöhter Aktivität auf. Sie übt auf Haut und Hautbindegewebe in der niedrigen Potenz eine Reizwirkung aus und verhindert damit eine stärkere Gewebeverdichtung.

Cutis (feti) Gl D4 (1%)
(embryonale Haut);

Mesenchym Gl D4 (1%)
(embryonales Bindegewebe):

Cutis (feti) und Mesenchym wirken als embryonale Organpräparate auf die ätherische Organisation von Hautorgan und Bindegewebe, indem sie dort die jugendlichen, regenerativen und plastischen Kräfte aktivieren.

Barium citricum D10 (1%)
(Bariumcitrat):

Barium ist eine Substanz aus der Reihe der Erdalkalien, die den radioaktiven Elementen im periodischen System nahesteht: ein Schwermetall, welches in seinem Charakter zwischen Kalzium und Blei steht. Barium ist ein Mittel, das den Lebensprozeß nicht zur vollen Entfaltung kommen läßt, ein Verhärtungsmittel, vor allem im Bereich des Bindegewebes der Lymphknoten, der Schilddrüse, des Lymphsystems. Damit ist Barium auch ein „Kältemittel". Der Lebensprozeß wird ins Physische, in die Sklerose getrieben. So ist Barium citricum auch geeignet, einem Verhärtungsprozeß im Bindegewebe der Haut zu begegnen.

Polygonatum e radice ferm 33d D2 (zu 1% enthalten)
(Salomonsiegel oder Weißwurz, Polygonatum odoratum; Liliaceae):

Die Salomonsiegel gehören zu den Liliengewächsen. Sie stehen in lichten, trockenen Wäldern und fallen durch ihre bogenförmig geneigten Stengel auf. Die lanzettlichen Blätter sind nach oben zum Licht aufgerichtet, die weißen Blütenglöckchen und die blauschwarzen Beeren dagegen hängend. Im Gegensatz zum großen, sich durch die Schönheit der Gestalt auszeichnenden, vielblütigen Salomonsiegel ist das hier medizinisch verwendete wohlriechende Salomonsiegel kleiner und unscheinbarer, weist aber einen feinen Duft auf.

Es wird die saft- und schleimreiche, weiße Wurzel verarbeitet, die ihre Wirkung im Lichtprozeß des Flüssigkeitsgeschehens der Haut, auch im Nieren-Flüssigkeits-Prozeß entfaltet. So kann man die überlieferte Wirksamkeit bei Verhärtungstendenzen, Narbenbildung in der Peripherie der Haut und in den Sinnesorganen verstehen. Bekannt ist ferner in der Volksmedizin eine harntreibende, sogar blutzuckersenkende Wirkung.

Thuja e summitatibus ferm 33e D6 (1%)
(Triebspitzen des Lebensbaumes, Thuja occidentalis; Cupressaceae):

Der Lebensbaum ist eine Konifere und hat dadurch eine besondere Beziehung zur Peripherie des Organismus, zur Haut, zu den Schleimhäuten und Organüberzügen. Im Unterschied zu den übrigen Koniferen bleibt der Säftestrom und die Vitalität bei der Thuja bis in die in die Breite gehenden Nadeln erhalten. Während Nadelbäume wie Abies (Tanne), Picea (Fichte) und Pinus (Kiefer) in ihren schlanken Nadeln den Lebensprozeß zurückdrängen und damit überformen, breitet sich bei Thuja der Lebensprozeß bis in die Peripherie aus.

Thuja ist deshalb besonders in seiner Wirksamkeit angezeigt bei Wucherungen und Formlosigkeiten im Bereich der Körperperipherie. Bezüglich der Wesensgliederbetrachtung wirkt Thuja einem „wuchernden" ätherischen Organismus nach dem homöopathischen Prinzip entgegen und regt den Astralleib an, insbesondere einem Formloswerden der Peripherie, der Haut und Schleimhäute entgegenzuwirken.

Rosmarini aetheroleum (0,5%)
(ätherisches Öl von Rosmarinblättern, Rosmarinus officinalis; Labiatae):

Das ätherische Öl des Rosmarinstrauches kann mit ätherischem Öl der Nadelhölzer Tanne, Kiefer und Lärche verglichen werden. Ganz dem Wärme-Luft-Element verwandt, hat es eine starke Beziehung zum physischen Leib, zur Peripherie, zur Haut. Die Anwendung von Rosmarinöl auf der Haut regt den Wärme-Sinnes-Prozeß an. Insofern kann Rosmarinöl als Bestandteil von Keloid-Gel einer zu starken Auskühlung und damit Verhärtung des Hautbindegewebes entgegenwirken.

Entstehung: WALA-Ärztekreis, Dr. med. Heinz-Hartmut Vogel, 1966.

Darreichungsform
Gel

Dosierung und Art der Anwendung
Soweit nicht anders verordnet:
1–3 mal täglich auftragen bzw. als Salbenlappen anwenden.

Indikationen

Zurückdrängung der physisch-ätherischen Wucherungsneigung im Bindegewebe der Haut, z. B. bei

1. Narbenwucherungen auf entzündlicher oder traumatischer Grundlage
2. schmerzhafter Knotenbildung nach Thrombophlebitis, Venenverödung und Varikosis

Kieselnahrung mit Pollen

Kieselgur (zu 0,01% enthalten)

(Diatomeenerde aus den Schalen abgestorbener Kieselalgen; Terra silicea purificata):

Für den Kieselgur oder die Kieselerde wird die Schale abgestorbener Kieselalgen pulverisiert. Sie finden sich als fossile Ablagerungen, z.B. in der Lüneburger Heide, in Böhmen und Australien. Im pharmazeutischen Prozeß wird die Diatomeenerde als Milchzuckerverreibung bis zur D4 potenziert.

Der durch eine „primitive" Pflanze gegangene Kieselprozeß wirkt besonders im Bereich des Sinnesprozesses im Organischen, so daß sowohl der Astralleib als auch die Ich-Organisation zur Tätigkeit in der Körperperipherie aufgerufen werden.

Cinis Equiseti arvensis (0,001%)

(Asche aus dem Ackerschachtelhalm, Equisetum arvense; Equisetaceae):

In der Asche des Ackerschachtelhalmes ist wiederum ein Kiesel pflanzlichen Ursprungs enthalten, der hier jedoch nicht durch einen fossilen Naturprozeß, sondern durch die Veraschung im Laboratorium der mineralischen Stufe angenähert wird. So wirkt Cinis Equiseti ebenfalls auf den der Ich-Organisation unterliegenden organischen Sinnesprozeß.

Equisetum arvense gehört zur Gruppe der sporenbildenden, nichtblühenden Pflanzen, wie Bärlapp, Farne und hat als kieselreiche Pflanze eine besondere Beziehung zum Nierenorgan. Der in der Pflanze latent bleibende sulfurische Prozeß, der mit dem Kiesel gemeinsam auftritt (etwa 70% Kiesel in der Asche), ist eine Signatur für einen vergleichbaren latenten sulfurischen Prozeß im Nierenbereich. Wenn sich im Nierengeschehen die sulfurische Wärme, welche durch

„Verbrennung" auf der Grundlage verstärkter Sauerstoffatmung entsteht, staut und dadurch die Nierenabsonderung sistiert, kann das eintreten, was wir im Extremfall beim akuten Nierenversagen beobachten: Die höheren Wesensglieder Ich-Organisation und Astralleib sind mit dem Nierenprozeß, vor allem mit dem Flüssigkeitsgeschehen und der Absonderung, nicht mehr in der richtigen Weise verbunden. Lähmung und Erstarrung, vor allem im mittleren Bereich der Niere, dem Tubulus-System, kann eine Folge sein. Equisetum spricht im Nierengebiet die astralische und Ich-Organisation an und vermittelt deren rhythmisches Eingreifen in diesem Organ.

Sowohl Kieselgur als auch die Asche aus Equisetum haben ihre Beziehung zum organischen Lebens- und Sinnesorganismus im Unterschied zum Quarz, der unmittelbar auf die noch mehr physischen Sinnesorgane wie Auge und Ohr wirkt.

Blütenpollen (5%)

Blütenpollen lösen im Organismus einen Gegenprozeß zum Kiesel aus: Das Sulfur-Eiweiß-Geschehen wird auf das stärkste angeregt und damit der Stoffwechsel-Wärme-Prozeß intensiviert, so daß die geschilderte Pflanzen-Kiesel-Wirkung über die Aktivierung der Ich-Organisation unterstützt wird. Der sulfurische Charakter dieses Präparatebestandteiles kann in seltenen Fällen bei Pollenüberempfindlichkeit und besonders bei höherer Dosierung zu Überempfindlichkeitsreaktionen führen. Es ist sinnvoll, in diesem Fall die Dosis zunächst stark zu reduzieren. – Auf diesem Hintergrund kann die Kieselnahrung therapeutisch geradezu zur Desensibilisierung bei allergischen Reaktionen gegen Blütenpollen eingesetzt werden: Dazu empfiehlt sich eine Einnahme über die Wintermonate in langsam steigender Dosierung.

Anisi aetheroleum (0,05%)

(ätherisches Öl aus Anisfrüchten, Pimpinella anisum; Umbelliferae):

Oleum Anisi wurde in geringer Konzentration dem Präparat beigefügt, um eine spezifische Wirkung auf den Astralleib auszuüben, der angeregt werden soll, im Stoffwechsel über die Niere und auch im Bereich der Pankreas-Funktion stärker tätig zu werden.

Anis hat als Umbellifere in seiner Signatur die besondere Betonung des Luft-Wärme-Geschehens als Typus ausgebildet. Alle Umbelliferen haben damit eine eindeutige Beziehung zum Wärme-Licht-Pol der Niere und damit zum Wärme-Luft-Geschehen in der gesamten Atmungstätigkeit des Organismus. Es ist von

großer Bedeutung, daß die großen Organe wie die Niere auf das innerste Organ des Menschen, das Blut, einen Einfluß haben. Indem der arterielle Blutsprozeß von der Niere ergriffen wird, kommt die Eisenatmung in intensive Berührung mit der astralischen Organisation. Man könnte sagen, das arterielle Blut wird in der Niere in besonderer Weise durchastralisiert. Wenn dies nicht genügend geschieht, kommt es zu einer Anämie, wie dies bei chronischen Nephropathien und Nierenversagen der Fall ist. Die Intensivierung der Nierenatmung ist ein wichtiger therapeutischer Beitrag von Anisi aetheroleum in dem Gesamtpräparat Kieselnahrung mit Pollen.

Entstehung: Dr. med. Heinz-Hartmut Vogel, WALA-Ärztekreis, 1975.

Darreichungsform
Pulver

Dosierung und Art der Anwendung
Soweit nicht anders verordnet:
1–2 mal täglich einen gestrichenen Teelöffel Pulver mit etwas Flüssigkeit einnehmen.

Indikationen
Zur Stärkung der Kiesel-Form-Kräfte in der Körperperipherie und zur Vorbeugung gegen den Elastizitätsverlust der Haut, bei brüchigen Nägeln und Haaren.

Kupfer-Salbe, rot

(Cuprum oxydulatum rubrum 0,4%, Unguentum)

Die Bedeutung der therapeutischen Anwendung des Kupfers über die Haut als Ergänzung zur inneren Anwendung beruht auf der „strahlenden“ Metallwirkung auf die Haut als Sinnesorgan. Die Tatsache, daß das Kupfer sowohl in der Kupfer-Salbe, rot als auch in Cuprum/Nicotiana, Unguentum in eine Vaselingrundlage eingearbeitet ist, begünstigt die von außen in den Organismus einstrahlende Metallwirkung. Im Vordergrund steht die durchwärmende Wirkung des Kupfers. Die Kupferwirkung vermag die Stauung im venösen Blut zu lösen, dieses wieder in Bewegung zu bringen und den Rückfluß zum Herzen anzuregen.

Cuprum oxydulatum rubrum (zu 0,4% enthalten)
(Kupfer (I)-oxid):

Die rote Kupfersalbe soll über das rein metallische Kupfer hinaus eine besondere Beziehung zur Wärmeorganisation herstellen. Als Metall besitzt Cuprum eine Wirkung auf die Wärme-Ich-Organisation im Bereich des venösen Blutgebietes. Das Kupfer stellt die besondere Beziehung des Astralleibes zum Ätherischen her. Es ist der „Atmer" im venösen Blutbereich. Damit im Zusammenhang steht der hohe Kupferspiegel in der Embryonalzeit wie auch im Blut der Mutter während der Schwangerschaft. Über die Anregung der Wärme regt die Kupferwirkung die vegetativen Vorgänge im Organismus an. Diese besondere Beziehung kann aus der Entwicklungsgeschichte der Niere verstanden werden, die im Vornierenstadium noch gänzlich venös von den Venensinus umströmt ist. Erst später in der Ontogenese kommt es zur Arterialisation des Organes. Kupfereinreibungen auf die Niere regen daher den Gewebeatmungsprozeß der Niere an und vermitteln dadurch das Eingreifen des Seelischen. So kann die Kupferwirkung im Nierenbereich bei Nierenstauung einerseits und bei Krampfbereitschaft andererseits verstanden werden. Auch ist so die besondere Wirkung von Kupfer-Salbe bei Veranlagung zu Varikosis und Thrombophlebitis einzuordnen.

Bei Einreibungen der Milz und Leber mit Kupfersalbe ist mit derselben Wirkung zu rechnen: Es erfolgt eine Intensivierung der Gewebeatmung; insbesondere wird der Kohlensäureprozeß in Bewegung gebracht. Über die Anregung der Ich-Tätigkeit und des Astralleibes wird in der Peripherie der Haut und der Extremitäten die Wärmebildung, Wärmezirkulation und die Gewebeatmung angesprochen, besonders die Kohlensäureausatmung belebt. Dies spielt sich im wesentlichen im venösen Schenkel des Blutkreislaufes ab.

Die Kupfer-Sauerstoff-Verbindung Rotkupfererz, welche auch als roter transparenter Kristall natürlich vorkommt, ist gleichsam ein Verbrennungs-, Veraschungsergebnis von Kupferhydroxid bzw. Kupfercarbonat. In diesen beiden letztgenannten Erscheinungsformen steht Kupfer dem Lebensprozeß noch nahe, vergleichbar seiner physiologischen Beziehung zum venösen Blut. Als Oxid wird Kupfer dagegen dem Sal-Zustand angenähert; auf den Organismus übertragen, bedeutet dies Ablähmung, Blockierung des Atemprozesses im Venenblut. Diese Blockierung soll durch die homöopathische Kupferanwendung überwunden werden. In der Praxis ergeben sich der therapeutischen Phantasie weitere Anwendungsgebiete für die Kupfersalbe. Sie hat sich bei Mykosis, beispielsweise der Extremitätenhaut, bewährt. Auch ist es möglich, durch regelmäßige Einreibun-

gen des Dammes im letzten Trimenon der Schwangerschaft einer Episiotomie vorzubeugen.

Entstehung: WALA-Ärztekreis, Leitung Frau Dr. med. Margarethe Hauschka, 1954.

Darreichungsform
Salbe

Dosierung und Art der Anwendung
Soweit nicht anders verordnet:
1 mal täglich bis 2–3 mal wöchentlich als Einreibung oder Salbenauflage anwenden.

Indikationen
Zur Harmonisierung des Verhältnisses der Empfindungsorganisation zum Blut-Stoffwechsel-System bei gleichzeitig bestehender ungenügender Durchatmung der Flüssigkeitsprozesse der Niere mit nicht ausreichender Abatmung der Kohlensäure, z.B.

1. periphere Durchblutungsstörungen
1.1. kalte Extremitäten
1.2. Varikosis
2. atonische Obstipation
3. Spasmen, besonders der glatten Muskulatur
4. Nierenfunktionsstörungen

Lachesis comp.

Es bestand der Wunsch nach einem Heilmittel, das geeignet ist bei akuten infektiösen und auch toxischen Prozessen, seien sie umschriebener oder generalisierter Natur, in der Art einzugreifen, daß die Ausreifung der organbildenden Substanzen und die Absonderung der durch den Lebensprozeß gegangenen Substanzen gefördert wird. Ein komplikationsarmer Heilungsverlauf soll in den Fällen unterstützt werden, in denen nicht unbedingt eine Gabe von Antibiotika notwendig ist.

Das Anwendungsgebiet für Lachesis comp. ist ein breites: Es reicht von örtlichen Rötungen und Eiterungen wie Erysipel, Furunkel, Abszeß, Phlegmonen über organbezogene Infektionen wie Sinusitis, Otitis, Mastitis, Zystitis bis zu generalisierten, septischen, z.B. puerperalen Zuständen. Auch schlechte Wund-

heilung mit ödematöser Schwellung und livider Verfärbung der Haut und Ulcus cruris gehören zum Anwendungsbereich.

Lachesis D11
(Sekret aus der Giftdrüse des Buschmeisters, Lachesis muta; Crotalidae):

Das Gift der Buschmeisterschlange hat eine besondere Beziehung zum Pfortadersystem und den sich hier abspielenden, bis an die Grenze der Toxizität gehenden Eiweißprozessen.

Bei Lachesis muta steigert sich die verflüssigende und auflösende Kraft des Speicheldrüsensekrets bis zur Giftbildung. Es kommt zur Eiweißauflösung und zur Nervenlähmung. Einerseits wirkt das Lachesis-Gift dadurch verzögernd auf die Gerinnungsfähigkeit des Blutes und der Lymphe, es besteht eine vermehrte petechiale Blutungstendenz, andererseits kommt es zur Koagulation des Blutes, zur Thromboseneigung. Bei der rasch einsetzenden Entzündung mit Bindegewebsödem und blauroter Verfärbung in der Umgebung des eindringenden Giftes wird die vegetative Abwehrreaktion gelähmt. Es bildet sich kein Entzündungswall aus Leukozyten, kein Eiter sondern es kommt zur trockenen Gewebsnekrose: ein Bild, das der anaeroben Gasbrandentzündung ähnlich ist. Nicht nur die Speicheldrüsentätigkeit ist gesteigert, sondern die gesamte Verdauungstätigkeit von Magen, Pankreas und Leber.

Das Wesen der Schlange ist dadurch gekennzeichnet, daß sich die Astralität des Tieres stärker, als dies sonst üblich ist, vor allem im Pfortader-Leber-System verankert. Das Leberorgan der Schlangen ist, im Verhältnis zum übrigen Organismus, enorm vergrößert, ähnlich wie dies in der Embryonalzeit der Fall ist. Der Stoffwechsel der Nachtphase mit dem Überwiegen von Pfortader-Leber-Funktion ist betont. Entsprechend ist der Wärmeorganismus in der Stoffwechseltätigkeit engagiert und dort zurückgehalten: Daher ist die Schlange, als wechselwarmes Tier auf äußere Wärme angewiesen. Die Ausscheidungen gehen zurück, die Schlange ist physiologischerweise obstipiert. Entsprechend ist im Krankheitsfall eine Besserung der Beschwerden beim Eintritt von Absonderungen charakteristisch. Die Verdauungskraft ist ins Überdimensionale gesteigert: Riesenschlangen können nach reichlichem Mahl wochen- bis monatelang fasten und sind in dieser Zeit ganz der Verdauung des Opfers hingegeben, das, unzerkleinert verschlungen, „mit Haut und Haaren“ von den Verdauungssäften aufgelöst wird.

Der Astralleib wird nicht genügend frei für die Beziehung zur Umwelt und für seelisch-geistige Funktionen. Die Gliedmaßenbildung und damit die Bewegungsfähigkeit in der Außenwelt ist nach innen zurückgenommen. Schulter- und

Beckengürtel sind bei der Schlange rudimentär und in die Bildung der stark verlängerten Wirbelsäule umgewandelt. Die Rückbildung der rechten Arteria carotis communis bei bestimmten Arten weist, mit dem Verlust oder der nur rudimentären Anlage der linken Lunge, auf die Betonung des vegetativen Pols, der mit der Venosität und Rechtsseitigkeit (rechtsseitige Leber) zusammenfällt. Eigentümlicherweise sind die Symptome des Lachesis-Arzneimittelbildes linksseitig verstärkt.

Atropa belladonna ex herba ferm 33a D3
(Tollkirsche, Atropa belladonna; Solanaceae):

Während das Schlangengift Lachesis im venösen Bereich des Organismus wirkt, die höheren Wesensglieder hier in der aufbauenden Funktion des Stoffwechsels tätig sind und sich nicht aus dem Stoffwechsel lösen, wirkt der Astralleib bei der Belladonna-Wirkung im arteriellen Blutbereich. Es kommt zu einer Blutsbewegung zentrifugal von innen, das heißt vom zentralen Stoffwechselbereich aus, in Richtung Peripherie, vor allem zum kopfbetonten Sinnes-Nerven-System. Das Präparat Lachesis comp. berücksichtigt, daß es bei einer fieberhaften Entzündung wie Phlegmone oder Erysipel zu einem Flüssigkeitsstau im Gebiet der kapillaren Endstrombahn kommt. Wir haben auf der einen Seite einen verstärkten arteriellen Blutanstrom mit heftiger Pulsation, andererseits einen verlangsamten Abfluß mit Stase im venösen Bereich. Dem tragen die beiden Komponenten Lachesis und Belladonna Rechnung.

Hepar sulfuris D7
(Kalkschwefelleber, Calcium sulfuratum Hahnemanni):

Auf der Grundlage anthroposophisch-geisteswissenschaftlicher Hinweise wird die Bedeutung dieses Präparatebestandteiles verständlich. Der Kalk vermittelt „atmend“ das Eingreifen des Astralleibes in den Eiweißprozeß. Das Eiweiß wird dadurch physisch gerinnbar und gestaltet; Flüssigkeit wird dabei abgegeben. Der Schwefel verleiht dem Eiweiß Plastizität, Verwandlungsfähigkeit. Er vermittelt das Eingreifen des Ätherischen in das Stoffliche. Der Ätherleib wird für die Aufnahme von Substanzen vorbereitet.

Bei jeder Entzündung besteht die Gefahr, daß die oberen Wesensglieder, vor allem der Astralleib, im Ätherischen verhaftet bleiben, das heißt sich nicht atmend lösen können. Typische Krankheitsbilder sind das Erysipel und die Phlegmone. Es kommt nicht zur Abszedierung, zur gesunden Eiterbildung und

zur Abscheidung nach außen. Dies wird durch Hepar sulfuris gefördert. Die Ödembildung, Entzündung wird zur Abszedierung, zur Abgrenzung und Reifung der Eiterung hingeführt. Fremdastralität, wie sie mit bakteriellen Infektionen verbunden ist, wird damit ausgeschieden. Zum Beispiel kann bei einer subakuten Otitis media die Abszedierung beschleunigt werden.

Mercurialis ex herba ferm 34c D5
(Waldbingelkraut, Mercurialis perennis; Euphorbiaceae):

Mercurialis perennis wirkt, ähnlich wie Hepar sulfuris, entstauend, Absonderungen fördernd, damit eine Gewebsentzündung zur Sekretion und Eiterbildung (Pus bonum et laudabile) anregend. Das Waldbingelkraut wächst gerne in feuchten, schattigen Buchenwäldern. Der unscheinbare, getrenntgeschlechtliche Blühvorgang tritt ganz zurück zugunsten der rhythmisch ausgebreiteten, bläulich-grün glänzenden Blattfülle. Es besteht eine Wirkung auf die strömenden Körpersäfte, die allgemein in ihrem Fluß angeregt werden. Die vorzügliche wundheilungsfördernde Wirkung ist von alters her bekannt. Insofern kann zum Beispiel Bingelkrautsalbe, auf eine schlecht heilende, insbesondere eitrige Wunde aufgetragen, den gestauten Flüssigkeitsprozeß anregen, so daß durch eine derartige Reinigung der Wundboden für eine Neubildung von Granulationsgewebe vorbereitet wird.

Entstehung: Ärztekreis des Biologisch-Homöopathischen Krankenhauses, München-Höllriegelskreuth, Leitung Frau Dr. med. Margarethe Hauschka, 1950.

Darreichungsform
1. Injektionslösung
2. Globuli velati

Dosierung und Art der Anwendung
Soweit nicht anders verordnet:

Bei akuten und hochakuten toxischen Zuständen:

1. Injektionslösung:
1–2 mal täglich jeweils 1 ml subcutan injizieren.

2. Globuli velati:
2–6 mal täglich jeweils 5–10 Globuli unter der Zunge zergehen lassen.

Bei subakutem Verlauf:

1. Injektionslösung:
1 mal täglich jeweils 1 ml subcutan injizieren.

2. Globuli velati:
1 mal täglich jeweils 5–10 Globuli unter der Zunge zergehen lassen.

Indikationen
Zur Normalisierung und Stärkung der Tätigkeit der Ich- und Empfindungsorganisation bei betonter Einscheidung ausgehend vom Pfortader-Leber-Bereich und ungenügender Ausscheidung im Stoffwechsel, z.B.

1. Septische Prozesse
2. Eitrige Entzündungen wie
2.1 Tonsillitis
2.2 Mastitis
2.3 Adnexitis und andere bakterielle Infekte
3. Schmierig belegte, schlecht heilende Wunden
(evtl. im Wechsel mit Apis/Belladonna und Argentum/Quarz)

Larynx comp.

Das Präparat wurde durch einige Fälle von Stimmbandlähmung angeregt, für die eine geeignete Heilmittelkomposition geschaffen werden sollte. Es wurde davon ausgegangen, daß der Stimmbandlähmung ein degenerativer Prozeß, möglicherweise nach Überanstrengung des Kehlkopfes, zugrunde liegt. In einem Falle handelte es sich um einen Sänger, der inmitten eines Konzertes seine Stimme verlor. Auch liegen Berichte über die erfolgreiche Behandlung operativ bedingter Rekurrensparesen vor.

Nervus laryngeus superior Gl D5
(oberer Kehlkopfnerv);

Nervus laryngeus recurrens Gl D5
(rückläufiger, unterer Kehlkopfnerv);

Nervus vagus Gl D5
(Hirnnerv X);

Larynx Gl D5
(Kehlkopf):

Die den Kehlkopf versorgenden Nerven (Nervus laryngeus superior, Nervus laryngeus recurrens, Nervus vagus) wurden entsprechend der degenerativen Grunderkrankung in niedriger Potenz zusammengefaßt. Das Organpräparat Larynx mit der Stimmbandmuskulatur wurde hinzugefügt. Die Organpräparate wirken, wie dies wiederholt dargestellt wurde, auf die ätherische Organisation, hier speziell des Kehlkopfes und der Kehlkopfnerven. Diese werden belebt, und die Wirkung von Levisticum e rad. wird auf diesen bestimmten Ort gelenkt und konzentriert.

Levisticum e radice ferm 33c D5
(Liebstöckelwurzel, Levisticum officinale; Umbelliferae):

Liebstöckel gehört zu den Umbelliferen, einer Heilpflanzenfamilie, welche man der Nierenorganisation insofern zuordnen kann, als sich in ihrer Gestalt in besonderer Weise das Einwirken des umgebenden Lichtprozesses ausdrückt. Auf einem hohlen, luftgefüllten, längsgerippten Stengel erhebt sich ein bis über 2 m hoher Sproß, welcher sich in mehreren relativ dichten, gelblichen Dolden abschließt. In der Blütenform der Umbelliferen, welche allgemein durch mehr oder weniger zusammengesetzte, sternförmig linear verstrahlende, helle und eben nicht eigentlich farbige Dolden gekennzeichnet ist, wird das sich in die Umgebung verstrahlende und auflösende Licht-Luft-Element anschaubar. Dieselbe Kraft gliedert auch die oft fein gefiederten Blätter der Doldenblütler. Levisticum besitzt relativ grob gezähnte, etwas sukkulente, goldgrüne Blätter, welche einen intensiv würzigen „Maggigeschmack" aufweisen: Die Lichtkräfte wirken hier mit dem chemischen Äther zusammen. Außerdem haben wir es beim Liebstöckel mit einem gelbbraunen aufgetriebenen, mehrköpfigen, scharf aromatischen Wurzelstock zu tun, der im eigentlichen Sinne ein verdickter unterirdischer Stengel ist. In ihm konzentriert sich vom Gesichtspunkt der Ätherlehre der Chemismus, der chemische Äther, der in seiner Aromatisierung und Wirksamkeit der Vitamin B-Bildung entspricht. Aus diesem Rhizom wird die Grundsubstanz zubereitet.

Wenn nun bei dem Krankheitsbild, für das das Präparat gedacht ist, die astralische Organisation in ihrem intensiven Umgehen mit der Luft bei der Atmung die Aufbauprozesse im Kehlkopf überformt, kann es zu einer Erschöpfung der ätherischen Kräfte kommen, und zwar im besonderen der chemisch-ätherischen Kräfte. Die Erschöpfung der Kehlkopfnerven und die Lähmung der Stimmbänder

ist dann eine Folge der Erschöpfung des chemischen Äthers. Die Wirkung auf die astralische Organisation ist damit gegeben, die in ihrem rhythmischen Eingreifen im Kehlkopfbereich abgelöst werden muß. Dies erfolgt durch Liebstöckel, welcher eine Beziehung zu denjenigen Organen hat, in welchen die Wirkungsweise des chemischen oder Klangäthers hervorragt, wie dies im Kehlkopf (Sprachvorgang) und Ohr (Hörvorgang) der Fall ist.

Auf die Beziehung zur Niere wurde hingewiesen. Die Korrespondenz des Sprach- und Gehörorgans mit der Nierenorganisation ist dabei ins Auge zu fassen.

Entstehung: Dr. med. Heinz-Harmut Vogel, Dr. med. vet. Dietrich Wiendieck, WALA-Ärztekreis, 1971.

Darreichungsform

1. Injektionslösung
2. Globuli velati

Indikationen

Überwindung einer Entvitalisierung im Kehlkopfbereich durch rhythmische Wiedereingliederung der Empfindungsorganisation in das zwischen Klangäther und Lichtäther schwingende Atmungsgeschehen, z.B.

1.1. Lähmung des Nervus laryngeus
1.2. Stimmband-Lähmung
2. chronische Laryngitis

Larynx/Apis comp.

Im Vergleich zum Anwendungsbereich des Präparates Larynx comp. muß die Indikation „Lähmung des Nervus laryngeus, Stimmbandlähmung" abgegrenzt werden gegenüber einer teils katarrhalisch oder entzündlich, teils allergisch bedingten vorübergehenden Schwellung und Funktionseinschränkung der Stimmbänder mit Stimmverlust. Dabei mußte berücksichtigt werden, daß bei allergisch-hyperergischen Prozessen der Kehlkopf im besonderen in Richtung der Ödembildung (Quincke-Ödem) und der Erscheinungen des Pseudo-Krupp gefährdet ist. Daher wurden dieselben Bestandteile wie bei Larynx comp., jedoch in mittelhoher Potenz gewählt. Hinzu kamen die beiden Substanzen Bryonia e radice und Apis ex animale, ebenfalls in mittelhoher Potenz.

Nervus laryngeus superior Gl D16
(oberer Kehlkopfnerv);

Nervus laryngeus recurrens Gl D16
(rückläufiger, unterer Kehlkopfnerv);

Nervus vagus Gl D16
(Hirnnerv X);

Larynx Gl D16
(Kehlkopf);

Levisticum e radice ferm 33c D14
(Liebstöckelwurzel, Levisticum officinale; Umbelliferae);

siehe Larynx comp.

Bryonia e radice ferm 33b D14
(Zaunrübe, Bryonia cretica ssp. dioica; Cucurbitaceae):

Die Zaunrübe wurde in das Präparat aufgenommen, um einer interstitiellen Bindegewebsanschoppung im Larynxbereich entgegenzuwirken. Dies ist, wenn wir die Wirksamkeit von Bryonia zugrunde legen, ein ausufernder „Leberprozeß". Das Flüssigkeitsgeschehen wird nicht mehr von der Leber vollständig beherrscht. Wir haben damit in diesem Präparat den Bezug auch zum Leberstoffwechsel hergestellt, da es in vielen Fällen von Larynx-Ödem zu einem Versagen des Flüssigkeitsorganismus kommt. So wird auf dem Hintergrund der anthroposophischen Menschenkunde und Medizin die Kehlkopf-Symptomatik des Bryonia-Arzneimittelbildes verständlich, welche stechend-scharfe Kehlkopfschmerzen, ödematöse Schwellung des submukösen Bindegewebes mit trockener Schleimhautoberfläche und trockenen, krampfhaften Husten beinhaltet.

Apis ex animale Gl D16
(ganze Honigbiene; Apis mellifica):

Während Bryonia e rad. bei Flüssigkeitsstauung im Bindegewebe mit Austrocknung der Schleimhäute wirkt und in der höheren Potenz den Gegenprozeß auslöst, hat Apis ex animale, ebenfalls in mittelhoher Potenz, eine zwar dem Bryonia-Geschehen ähnliche, jedoch wesentlich zu unterscheidende Wirkung dadurch, daß es auch zu einer Wärmestauung im Bindegewebe kommt und sich

die Wirkung in der Bindegewebsgrundsubstanz zeigt, die ödematös schwillt. Bryonia bezieht sich mehr auf die Bindegewebsflüssigkeit, während Apis zur Bindegewebsgrundsubstanz die Verbindung hat. Es entspricht Apis dem Vergiftungsbild des Bienenstiches. Bei Apis ist daher auffällig die besondere Wärmeempfindlichkeit. Bei beiden Präparaten Bryonia und Apis erscheint eine besondere Berührungsempfindlichkeit der Haut; bei Bryonia Lebersymptome wie Durst, bei Apis eher Nierensymptome: Durstlosigkeit und Wärmeempfindlichkeit. – Als pflanzliches Präparat regt Bryonia die astralische Organisation an. Sie soll in den Flüssigkeitsprozeß formend, gestaltend eingreifen. Die Wirkung von Apis ex animale wird dagegen direkt durch die ätherische Organisation beantwortet. Diese wird in ihrer Tendenz zum Entzündlichen und zur Schwellung zurückgedrängt. Die Wirkung ist vielfach eine unmittelbare. Apis kann bis zu einem gewissen Grad einer anaphylaktischen Reaktion vorbeugen bzw. sie beherrschen helfen.

Damit ist Larynx/Apis comp. das geeignete Mittel, um beim Kehlkopfödem sofort wirksam zu sein. Auch bei einem durch Bienen- oder Wespenstich bedingten Quincke-Ödem stellt es das Heilmittel der Wahl dar, welches unter Umständen die intravenöse Gabe von Sympathikomimetika und Kortikoiden ersparen kann.

Entstehung: Dr. med. vet. Dietrich Wiendieck, Dr. med. Heinz-Hartmut Vogel, WALA-Ärztekreis, 1971.

Darreichungsform

1. Injektionslösung
2. Globuli velati

Indikationen

Wiedereingliederung eines sich relativ verselbständigenden Wärme- und Flüssigkeitsorganismus im Kehlkopfbereich, z.B. bei

1. Larynx-Ödem
2. Quincke-Ödem
3. Laryngitis

Lens cristallina/Viscum comp. cum Stanno
Lens cristallina/Viscum comp. cum Stanno, Einzeldosis-Augentropfen

Die Idee des Präparates schließt an die Konzeption der Disci-Präparate an. Es ist dem Präparat Disci/Viscum comp. cum Stanno vergleichbar, jedoch wird statt des Nucleus pulposus und der Zwischenwirbelscheiben das Organpräparat Lens cristallina hinzugefügt. Es soll einer vorzeitigen Unelastizität, Ablagerung von verdichtetem Eiweiß und auch von Kalzium in der Linse entgegenwirken.

Wenn sich die Indikation dieses Präparates auch in erster Linie auf die Linsen- und Glaskörpertrübung bezieht, so besteht doch ein innerer Zusammenhang zu der Pathologie der Wirbelsäule, wie wir sie vor allem auf dem Hintergrund der Entwicklung der Chorda dorsalis und ihrer führenden und induzierenden Bildungsfunktion bei der Aufrichte darzustellen versuchten. Die Auftriebskräfte der Wirbelsäule haben wir mit der Lichtbeziehung der Kieselpflanzen Bambus und Equisetum in Zusammenhang gebracht.

Lens cristallina Gl D7
(Augenlinse):

In den lichtdurchlässigen Medien des Auges tritt das „innere Licht" mit dem äußeren Licht in Beziehung. Ein Nachlassen der Sehkraft ist so gesehen zugleich Ausdruck für ein Nachlassen der Aufrichtekraft im physischen Organismus. Auf diesen gestörten „Lichtstoffwechsel" wirkt Lens cristallina. Wenn der Lichtprozeß im Auge zu stark wird, kommt es zur Verdichtung der Eiweißsubstanzen, zur Verhärtung und zur Ablagerung bis hin zu Kalkausfällungen in der Linse. Der Sehvorgang beruht auf einem „Selbstlos-Werden" des Organs in dem Sinne, als es weitgehend auf eine eigene Stoffwechseltätigkeit verzichtet. Der Blutkreislauf hat sich im Laufe der Entwicklung aus dem Inneren des Augapfels zurückgezogen. In der Folge werden die Hornhaut und der Glaskörper, in äußerster Reduzierung auch die Linse, auf dem Wege der Diffusion durch die Bindegewebsflüssigkeit bzw. durch das zirkulierende Kammerwasser belebt. Das Auge wird also durchlässig für den inneren und äußeren Sehvorgang, ein Prinzip, das in sehr unterschiedlicher Intensität jeder Sinnesorganbildung zugrunde liegt.

Bambusa e nodo ferm D5
(Halmknoten des Bambus, Phyllostachys viridiglaucescens; Gramineae);

Equisetum ex herba ferm 35b D14
(Ackerschachtelhalm, Equisetum arvense; Equisetaceae);

Formica ex animale Gl D6
(rote Waldameise, ganzes Tier; Formica rufa);

Stannum metallicum D5
(metallisches Zinn);

Viscum album (Mali) e planta tota ferm D5
(Mistel vom Apfelbaum, Viscum album, Loranthaceae):

siehe Disci/ Viscum comp. cum Stanno

Der Bambus und der Ackerschachtelhalm sind beide Heilpflanzen, in denen durch den hohen Kieselgehalt ein starker Licht-Form-Prozeß enthalten ist. Kieselsäure wird abgeschieden sowohl in den gläsern harten und hohlen Bambusstengeln als auch in den spröden, lichthaft überformten, schlanken Schachtelhalmen. In homöopathischer Verarbeitung bezieht sich der pflanzliche Kiesel auf die Tätigkeit der Sinnesorgane im menschlichen Organismus, durch deren Durchlässigkeit die Wahrnehmung der Außenwelt ermöglicht wird. Formica als tierische Substanz ist in der Lage, Ablagerungen im Bereich der Bindegewebsfolgeorgane zu überwinden; dem Stannum-Prozeß unterliegt die Flüssigkeitsströmung in Hornhaut, Linse und Glaskörper; Viscum dagegen regt den zugrundeliegenden Wärmeorganismus zu vermehrter Tätigkeit an.

Entstehung: Frau Dr. med. Klara Zupič, WALA-Ärztekreis, 1959.

Darreichungsform
1. Injektionslösung
2. Globuli velati
3. Augentropfen

Dosierung und Art der Anwendung
Soweit nicht anders verordnet:

1. Injektionslösung:
2–3 mal wöchentlich jeweils 1 ml subcutan in die Schulter-Nacken-Gegend injizieren.

2. Globuli:
1–2 mal täglich jeweils 5–10 Globuli unter der Zunge zergehen lassen.

3. Augentropfen:
1 mal täglich jeweils 1 Tropfen in den Bindehautsack beiderseits einträufeln.

Indikationen
Zur Belebung der ätherischen Organisation des Auges bei zu starkem Eingreifen der Empfindungsorganisation mit der Folge eines Zu-physisch-Werdens der lichtbrechenden Medien, z.B.
1. Katarakt
2. Glaskörpertrübung

Levico comp.

Levico comp. wurde im WALA-Ärztekreis konzipiert, um ein tiefgreifendes und verläßliches Heilmittel zur Verfügung zu haben bei sogenannten Eisenmangelanämien, die auf direkte Eisengaben kaum oder gar nicht ansprechen. Dem Präparat liegt der menschenkundliche Gesichtspunkt zugrunde, daß das Eisen als tellurische Substanz auch im menschlichen Organismus seine außermenschlichen Eigenschaften beibehält. Es ist damit die einzige Substanz im menschlichen Organismus, die sich im Inneren so verhält wie in der Natur: Sie ist dem unmittelbaren Zugriff des Sauerstoffs ausgesetzt. Durch das Eisen ist der Mensch „Erdenbürger" geworden.

Levico-Wasser (stark) D2

(mineralhaltiges, vor allem eisen(II)-, kupfer-, schwefel- und arsenhaltiges Quellwasser aus Levico-Vetriolo):

Wir können das Levico-Wasser als ein im Verlauf durch das vielfältige erzdurchsetzte örtliche Urgestein von der Natur beispielhaft zubereitetes und potenziertes Heilmittel ansehen und studieren. Das Quellwasser aus dem Monte Fronte von Vetriolo im italienischen Trentiner Land ist ein für Europa außergewöhnlich starkes, mineralhaltiges Heilwasser. Durch die gelösten und schwebenden Substanzen wird es bei Luftzutritt braun gefärbt, es entfaltet einen kräftigen, sauer-zusammenziehenden Geschmack und eine schweflige Geruchsnote. Das gemeinsame Auftreten von arseniksaurem Kupfer und arseniksaurem Eisen im

Levico-Wasser gibt dem Präparat Levico comp. seine therapeutische Bedeutung als Anämieheilmittel. Das Eisen allein in homöopathischer oder allopathischer Gabe vermag in sehr vielen Fällen Eisenmangelanämien nicht zu beheben. Die Arsen- und Kupferkomponente im Levico-Wasser vermittelt die Eisenwirkung einerseits zum Astralleib (Arsen), der vielfach lethargisch ist, andererseits zur ätherischen und Wärmeorganisation über das Kupfer. Das gemeinsame Vorhandensein von Arsen und Eisen gibt dem Blut und dem Knochenmark als dem Quellort des Blutes die Möglichkeit, sich frei atmend mit dem Eisenprozeß zu verbinden, denn es kommt bei schweren Erschöpfungszuständen, in der Rekonvaleszenz, bei Kreislaufregulationsstörungen und bei Anämien darauf an, den erschöpften Astralleib zu tonsisieren und zu beleben (Arsen). Das ebenfalls gleichzeitige und ausgewogene Auftreten von Kupfer und Eisen, auf das Rudolf Steiner im 12. Vortrag von „Geisteswissenschaft und Medizin“ besonders hingewiesen hat, regt den Wärme- und Atmungsprozeß im Blutätherischen an. Blutneubildung und die Ausschwemmung von zellulären Elementen, von weißen und roten Blutkörperchen, bedürfen einer Atmungsaktivität und Wärmebildung in der ätherischen Organisation. Dies ist der Beitrag vom Kupfer zu der Atmungsfunktion vom unteren Menschen aus. Arsen ist hier die differenzierende, zellbildende Kraft, während das Eisen vom oberen Menschen aus die Atmungstätigkeit übernimmt.

Levico-Wasser als potenzierte „salzartige“ Substanz vermittelt folglich zwischen abbauender Tätigkeit des Astralleibes im Nervenbereich einerseits und dem im „unteren Menschen“ aufbauend tätigen Ätherleib und der Blutbildung andererseits. Das Levico-Wasser ist durch zwei dem Frühjahrs- und Hochsommerlicht besonders verbundene Heilpflanzen ergänzt, wobei Prunus in seiner Wirkung von den Lichtkräften im lebendigen Blutsbereich, Hypericum jedoch von den Lichtkräften im bewußtseinsbildenden Nervenbereich ausgeht.

Prunus spinosa ferm cum Ferro D3
siehe Prunuseisen

Hypericum ex herba ferm 33c D2
(Johanniskraut, Hypericum perforatum; Guttiferae):

Das zur Zeit der hochstehenden Johanni-Sonne gelb blühende Johanniskraut schließt sich – vergleichbar der im Frühjahr blühenden Schlehe – in einseitiger Weise der Lichteinwirkung des Hochsommers auf.

Über einem spindelförmigen Wurzelstock erhebt sich der heliotrope, mit mehreren Kanten versehene, durch einen starken Licht-Kiesel-Prozeß gehärtete Stengel des sogenannten „Hartheus", der in symmetrischer Anordnung die gegenständigen elliptischen Blättchen trägt. Die sternförmigen Blüten mit zahlreichen, gebündelt ausstrahlenden Staubgefäßen sind zu einer Trugdolde angeordnet. Die photosensibilisierende Wirkung von Hypericum geht ganz offensichtlich von den Blütenbestandteilen aus, die aus dem hier gefundenen Hypericin, ätherischen Ölen, Gerbstoffen und Zuckern bestehen. Neben dieser Eigentümlichkeit der Blüteninhaltsstoffe, die bei Pferden und Schafen die „Hartheu-Erkrankung" hervorrufen, sondern auch vor allem die perforiert erscheinenden Blätter aus den in der Randzone dicht gedrängten kleinen Drüsen das Hypericin enthaltende ätherische Öl ab. Das lebhaft rot fluoreszierende Hypericin, welches kristallisiert, kann man als einen bis in die Salform verdichteten Lichtzustand bezeichnen.

Das Wesen der Hypericum-Wirkung bezieht sich insofern auf das zentrale und auch periphere Nervensystem, als das Nervensystem gegenüber dem übrigen vitalen Organismus sämtliche Stoffwechselvorgänge spiegelt und zurückstrahlt. Dabei kommt es zu einer Befreiung und Emanation lichtätherischer *und* lebensätherischer Kräfte aus dem Organismus. Die Hypericum-Wirkung greift folglich in den Exkarnationsvorgang von dem Leben zugrunde liegenden Kräften im Bereich des Nervensystems ein. Im Bereich des Gehirns werden die damit verbundenen intellektuellen, sich vom Lebensprozeß abhebenden Vorgänge verstärkt und übersteigert. Daher zeigt der Patient, der Hypericum benötigt, ein Doppeltes: eine gesteigerte Wachheit einerseits, jedoch in Verbindung mit Verworrenheit andererseits. Dieser Vorgang kann sich soweit steigern, daß das Gefühl des Schwebens, des Abgehoben-Seins vom physischen Leib in Verbindung mit Schwindel, Unsicherheit und dem Gefühl, als ob der Kopf nach oben verlängert wäre, entsteht. Auch im übrigen Organismus, vor allem im Bereich der Haut, auch der Muskulatur und des Blutes (Erythrozyten), kommt es zu einer dem Nervensystem eigenen Übersensibilisierung und zu Gewebeabbau bis zur Nekrose. Die Haut wird empfindlich gegen Licht, Berührung und Druck, es tritt Hitzegefühl ein, Juckreiz und Anästhesien mit Gefühl von Ameisenlaufen. Vielfach wird die Johanniskraut-Wirkung mit der Arsen-Wirkung verglichen. Es ist jedoch ein Sonderaspekt. Während Arsen den Lebensorganismus lähmt und es zur Gewebeerschlaffung, vor allem im Gefäßbereich, kommt, steigert Hypericum den im Nervenbereich sich abspielenden Exkarnationsvorgang der wärmeätherischen, lichtätherischen und lebensätherischen Prozesse. Damit ähnelt die Hypericum-Wirkung eher dem Phosphor. Dieser ist dadurch ausgezeichnet, daß bis in

die physische Stofflichkeit Phosphor spontan Wärme und Licht im Sinne eines Sal-Vorganges abstrahlt, was an der Selbstentzündlichkeit des Phosphors an der Luft sichtbar wird. Die in der Phosphorisierung zum Ausdruck kommenden Lichtvorgänge des Phosphor begleiten in ähnlicher Weise die pathologischen Erscheinungen von Hypericum im Menschen. Man kann daher geradezu von Hypericum als dem pflanzlichen Phosphor sprechen. Für beide Substanzen, Phosphor und Hypericum, sprechen die Empfindlichkeit gegenüber Lichteinwirkung (Photosensibilisierung), jedoch auch die Überempfindlichkeit der Augen, erweiterte Pupillen, das Sehen von Farberscheinungen an den Gegenständen und vor allem bei beiden Mitteln gesteigerte, deliriumartige Bewußtseinszustände bis hin zur somnambulen Wachheit. Von daher ist auch die Wirksamkeit sowohl von Hypericum als auch von Phosphor bei der Behandlung von Enuresis nocturna *und* des Schlafwandelns verständlich. Im ganzen stehen die Gemüts- und Nervensymptome bei Hypericum im Vordergrund.

Auslösend für die Erkrankung sind seelische, aber auch körperliche Erschütterungen, wie Commotio cerebri, Erschütterungen der Wirbelsäule z.B. durch Sturz auf das Steißbein, Operationsschock und schließlich Lädierung peripherer Nerven durch operative Eingriffe mit entweder nachfolgenden Schmerzzuständen oder Lähmungserscheinungen durch Nervenverletzungen, z.B. Trigeminusnervenschmerz nach Zahnextraktion.

Auch depressive Verstimmungen, die mit einer nach Schockereignissen eintretenden Ausdehnung der Wesensglieder im Nerven-Sinnes-System zusammenhängen, werden durch die gesteigerte Lichtwirksamkeit von Hypericum günstig beeinflusst. Bezüglich des Blutorganismus haben wir es mit einem zu starken Blutabbau zu tun. Hypericum vermag daher als Präparatebestandteil in Levico comp. eine Verschiebung des Seelischen aus dem aufbauenden Blutbereich in den abbauenden Nervenbereich zu kompensieren. Der Lichtprozeß, und damit der astralische Organismus, werden im „unteren Menschen“ und im Blutbereich verankert.

Zusammenfassung

Insbesondere durch die Doppelsubstanz des natürlichen Levico-Wassers, arseniksaures Kupfer und arseniksaures Eisen sowie den mineralischen Charakter des Präparatebestandteiles wird die Ich-Tätigkeit und damit die Ich-Organisation bei der Blutbildung angeregt. Die pflanzlichen Bestandteile Prunus spinosa und Hypericum rufen die astralische Organisation zu verstärkter Tätigkeit auf. Nervengeschehen (Empfindungsorganismus) und Blutprozeß (Ich-Tätigkeit) werden in ein harmonisches Verhältnis zueinander gebracht. Dadurch ist Levico

comp. ein sehr zuverlässiges Heilmittel, nicht nur bei Eisenmangelanämien, sondern auch bei schweren Erschöpfungszuständen und weiteren Störungen des Eingreifens der höheren Wesensglieder Ich und Astralleib in den lebendig-physischen Organismus.

Entstehung: WALA-Ärztekreis, Leitung Frau Dr. med. Margarethe Hauschka, 1953.

Darreichungsform

1. Injektionslösung
2. Globuli velati

Indikationen

Anregung der Ich- und Empfindungsorganisation bei der Blutbildung sowie Harmonisierung des Verhältnisses zwischen Nervengeschehen (Empfindungsorganismus) und Blutprozeß (Ich-Tätigkeit), z.B.

1. Hypotonie (evtl. im Wechsel mit Veratrum comp.)
2. Erschöpfungszustände
3. Anämie, latenter und manifester Eisenmangel
4. Zur Nachbehandlung von Grippe und Pneumonie

Levisticum-Ohrentropfen

Ölauszug aus Levistici radix 5%

(Liebstöckel, Levisticum officinale; Umbelliferae):

Wie alle Umbelliferen hat auch Levisticum eine besondere Beziehung zu den Licht-Wärme-Prozessen der Niere, wirkt jedoch auch überall dort im ganzen Organismus, wo Nierenprozesse tätig sind. Einerseits handelt es sich um einen starken, im Blütenschirm sich auffiedernden Blüten-Wärme-Prozeß, zum anderen kommt es zu einem intensiven Eingreifen des Luftelementes, das in dem hohlen Stengel und in der Verfärbung des Stengels in Wurzelnähe zum Ausdruck kommt. Außerdem haben wir es beim Liebstöckel mit einem stark aufgetriebenen Wurzelstock zu tun, der im eigentlichen Sinne ein verdickter unterirdischer Stengel ist. Der Flüssigkeitsprozeß wird im wesentlichen hierhin verlagert (Schleimbildung). Ebenso konzentriert sich vom Gesichtspunkt der Ätherlehre, im Wurzelstock, der Chemismus, der chemische Äther, der in seiner Aromatisierung und Wirksamkeit der Vitamin B-Bildung entspricht.

Damit ist die Wirksamkeit von Liebstöckel als eine „Nervenpflanze" charakterisiert, insofern der Wärme-Licht-Prozeß einerseits und der chemische Äther

andererseits in der einseitig betonten Ausbildung des Wurzelstockes zur Geltung kommt. Es wurde wiederholt darauf hingewiesen, daß der Wurzelbereich der Pflanze eine besondere Beziehung zum Nervengeschehen im Menschen hat. Levisticum ist somit ein spezifisches Heilmittel für jene Krankheitsbilder, die auf einer einseitigen Tätigkeit des Wärme-Licht-Geschehens beruhen und damit auf eine Übertätigkeit des Astralleibes zurückzuführen sind. Der Nerv wird gleichsam zu „trocken". Dies kommt auch in dem Schmerzbild zum Ausdruck: Brennen, Dauerschmerz, Parästhesien. Daraus geht hervor, daß der Lichtprozeß und die Luft-Wärme-Tätigkeit, sowohl in Levisticum als auch im Krankheitsprozeß, übertätig sind. Levisticum ist damit das „Simile" für einen zur Austrocknung und Überformung neigenden Nervenprozeß.

Wenn nun beim Krankheitsbild, für das das Präparat gedacht ist, die astralische Organisation die Aufbauprozesse in dem entsprechenden Organ (den Nasennebenhöhlen, insbesondere dem Mittelohr) überformt, kann es zu einer Erschöpfung der ätherischen Kräfte kommen, und zwar im besonderen der chemisch-ätherischen Kräfte, die wir, wie oben angeführt wurde, der Wirkung des Vitamin B-Geschehens gleichsetzen. Die astralische Organisation wird in ihrem rhythmischen Eingreifen in den Chemismus (Klangäther) im Bereich der Nasennebenhöhlen und des Mittelohrs durch den homöopathisierten Liebstöckel entlastet.

Entstehung: WALA-Ärztekreis, Dr. med. Heinz-Hartmut Vogel, 1966.

Darreichungsform

Ohrentropfen

Dosierung und Art der Anwendung

Soweit nicht anders verordnet:
Mehrmals täglich Watte mit erwärmtem Öl tränken und in den Gehörgang einbringen.

Indikationen

Zur Durchluftung und Durchgestaltung des chemischen Äthers in den Flüssigkeitsprozessen, insbesondere des Kopfbereiches, z.B.

1. Otosklerose
2. Mittel- und Innenohrschwerhörigkeit
3. Otitis media und deren Folgezustände
4. Gehörnervenschädigung

Lien comp.

Die Zunahme allergischer Erkrankungen, insbesondere der Autoimmunkrankheiten, wie zum Beispiel Morbus Crohn, Colitis ulcerosa und Dermatomyositis, die auch im Zusammenhang mit einer toxischen Umweltbelastung des Mesenchyms, der Milz und der aus dem Mesenchym hervorgegangenen Niere gesehen werden muß, war die Veranlassung, ein Heilmittel zu schaffen, welches das Mesenchym über die Ausscheidungstätigkeit der Niere anzuregen vermag. Die Reaktivierung und Entgiftung des Mesenchyms ist das therapeutische Ziel von Lien comp.

Mesenchym Gl D5
(embryonales Bindegewebe);

Lien Gl D5
(Milz);

Renes Gl D5
(Nieren):

Die potenzierten Organpräparate von Mesenchym, Milz und Niere in tiefer Potenz sollen die lethargische ätherische Organisation beleben und dadurch die sich vor allem im mesenchymalen lockeren Bindegewebe vollziehende Umwandlung von stofflicher, substantieller Wärme in freie Wärme anregen und in Bewegung bringen. Dies soll dadurch geschehen, daß das Grundgewebe, das Mesenchym und das noch ursprüngliche mesenchymale Blutorgan Milz in ihrer Eigentätigkeit angeregt werden. Die Milz selbst und in der Fortsetzung ihrer Tätigkeit das interstitielle Bindegewebe müssen Fremdsubstanzen auf die Stufe der physischen Wärme anheben, um sie entweder ausscheidungsreif zu machen und damit dem Wirkungsbereich der Niere zuzuleiten oder sie in die eigene ätherische Organisation aufzunehmen. Diesem inneren Prozeß soll das Präparat Lien comp. dienen, indem, ausgehend von der Funktion des den ganzen Leib durchziehenden Grundgewebes, die menschliche Organisation angeregt wird, ihre Körpersubstanz wahrzunehmen, kräftemäßig zu durchdringen und sich ganz zu eigen zu machen. Lien und Renes haben insofern polare und sich ergänzende Funktionen, als die Milz wie eine Art „Wächter" an der Schwelle der Aufnahme des Nahrungsstromes in den intermediären Stoffwechsel steht, die Nieren dagegen, welche selbst auf fremde, vorwiegend eiweißartige Substanzen hoch-

empfindlich reagieren, ein „Schwellenorgan" auf der Ausscheidungsseite des Stoffwechselmenschen darstellen.

Cichorium e planta tota ferm 33c D14
(Wegwarte, Cichorium intybus; Compositae);

Equisetum ex herba ferm 35b D14
(Ackerschachtelhalm, Equisetum arvense; Equisetaceae):

In Ergänzung der Wirkung von Renes und Lien auf der ätherischen Ebene soll die astralische Organisation durch die Pflanzenpräparate Equisetum arvense und Cichorium intybus so angeregt werden, daß sie sowohl in das Aufbaugeschehen im Stoffwechsel (Milzwirkung von Cichorium) als auch in die Ausscheidungsfunktion des Stoffwechsels (Schachtelhalmwirkung auf die Nieren) rhythmisch gestaltend eingreift. Sowohl in Equisetum als auch in Cichorium findet durch den in beiden Pflanzen vorhandenen Kiesel-Prozeß über die Anregung des astralischen Geschehens im Luft-Atem-Bereich auch die Aktivierung der Ich-Organisation statt.

Aus der Aschenanalyse von Cichorium geht ihre Universalbedeutung für den Stoffwechsel hervor. Es finden sich bis zu 30% Kaliumoxid, 7% Kieselsäure, bis 12% Magnesiumoxid und bis 16% Natriumoxid, was sehr bedeutsam im Hinblick auf den Eiweißstoffwechsel ist. Dazu kommen etwa 2% Eisen und 8% Phosphor. Nun kann man vom Aschegehalt der Cichoriumwurzel das Zusammenwirken der Lebensprozesse in der Wegwarte ablesen. Die Kieselsäure dient bei dieser die Stoffwechseltätigkeit zusammenfassenden, universellen Heilpflanze als Vermittler zum Licht-Wärme-Form-Geschehen. Der hohe Natriumanteil stellt die Brücke für die Wirksamkeit von Cichorium auf den Eiweißbildeprozeß dar, Kalium dagegen weist auf die Wirksamkeit im Zuckerstoffwechsel hin. Eisen und Phosphor haben beide mit dem Blutsprozeß zu tun, wobei Ferrum mehr auf den Blut-Atem-Prozeß, Phosphor dagegen auf den Blutabbauprozeß einwirkt. Die vom Kieselprozeß getragene Ich-Tätigkeit ist es schließlich, die das Grundgewebe mit seinen Einzelfunktionen anschließt an das Gesamtwärmegeschehen im Organismus, an das Blut und an die inneren Organe.

Im Equisetum spielt sich der Kieselprozeß in der Art ab, daß Kieselsäure zunächst im aufsteigenden Säftestrom gelöst wird und dann in der Ausscheidung auf die Stengeloberfläche hin überwunden wird. Equisetum wirkt im Menschen einer Überformung und einer zu starken Lichttätigkeit in der Niere entgegen. Aus der starken Wärmeabstrahlung im Bereich der Niere geht hervor, daß astralische

und Ich-Organisation schon physiologischerweise stark in der Niere tätig sind. Eine ins Krankhafte gesteigerte, abbauende Tätigkeit dieser beiden Wesensglieder wird nun durch Equisetum überwunden. Der latente Sulfurprozeß im Ackerschachtelhalm „befeuert" zudem den Nieren-Eiweiß-Stoffwechsel. Täglich werden über das Ultrafiltrat etwa 50 g Eiweiß in das Tubulussystem abgesondert, „geprüft" und zurückresorbiert. Man kann sagen, daß Equisetum in dem Präparat Lien comp. ganz generell die Verbindung herstellt zwischen Blutsprozeß einerseits und Gewebeflüssigkeitsgeschehen andererseits. Dieser Prozeß spezialisiert sich in der Ultrafiltratbildung in der Niere.

Entstehung: Dr. med. Heinz-Hartmut Vogel, WALA-Ärztekreis, 1977.

Darreichungsform
1. Injektionslösung
2. Globuli velati

Indikationen
Zur Anregung der astralischen und Ich-Organisation im lebendigen Matrix-System des Organismus, z.B.
1. zur Entgiftung und Reaktivierung des Mesenchyms
2. bei allgemeiner Abwehrschwäche

Lien/Plumbum

Die Grundkonzeption der Organ-Metall-Kombinationen ist in der Einführung beschrieben.

Lien Gl D5
(Milz):

Die Milz ist das im Hintergrund des gesamten Organgeschehens wirkende universelle, wenig differenzierte fünfte innere Organ, gleichsam das in seiner Wirkungssphäre alles durchdringende, ursprüngliche Mitte-Organ innerhalb der vier Hauptorgane Herz, Niere, Leber und Lunge. Es ist in seiner Wirkungsweise ein retikuläres, dem Embryonalzustand nahestehendes Organ und gehört sowohl dem Matrixgewebe als auch dem zirkulierenden Blutsystem an. Als rein

mesenchymales Organ mit einem Gewicht von ca. 150 g bewahrt die Milz ihren embryonalen, wenig ausdifferenzierten Status in Gestalt und Funktion. Sie bildet das Zentralorgan des Lymphsystems und darüber hinaus des synplasmatischen, lockeren Bindegewebes des gesamten Organismus. Sie ist damit, neben der Thymusdrüse, das organische Zentrum des Immunsystems sowie der Blutbildung und -mauserung.

In diesem primordialen Organ wird das zufließende arterielle Blut über die Pinselarterien und deren Fortsetzung direkt in das Sinusoidalblut der Milzpulpa ohne ein vermittelndes arterio-venöses Kapillarsystem geführt und mit diesem durchmischt. Die Arteriolen sind bereits wie Venen geschlängelt; sie verlieren also ihren typischen arteriellen Charakter. Ihr Verlauf in Lymphscheiden zeigt die Unterordnung des arteriellen Prinzips in diesem Organ unter das Lymphprinzip. Am Kreislauf nimmt die Milz durch ihr starkes, regulatives Eingreifen in die zirkulierende Blutmenge teil: Sie kann größere Blutmengen speichern und wieder abgeben. Auf dem Hintergrund der kosmisch-ideellen Identität der Kräfte von Saturn und Milz setzt sie den physisch-ätherischen Bildezustand des Synzytiotrophoblasten der ersten Embryonalzeit zeitlebens weiter fort. Ihre Wirksamkeit bezieht sich somit auch auf die physisch-ätherischen Wärmezustände der mesenchymalen Grundsubstanz des gesamten Bindegewebsorganismus, insbesondere des Knochenmarks und des Blutes selbst. Im intermediären Stoffwechsel wird – nach der Resorption der äußeren Nahrung – die letzte Umwandlung der Substanzen auf die physische Wärmestufe im Bindegewebe der Organe von der Milz bewirkt. Das Wesen der Allergie ist dadurch auf das engste mit dem Wesen der Milz und ihrer die Lebensrhythmen beherrschenden und einander angleichenden Funktion verbunden. Ihr Einfluß „versorgt" gleichsam wie ein „kosmisches Herz" im unteren Menschen Pankreas und Leber. Das Pfortaderblut, in welches die Vena lienalis einmündet, steht unter ihrem primären Einfluß.[64])

Plumbum metallicum D29
(metallisches Blei):

Das Blei in der Natur entspricht dem auf der Erde zu Ende gekommenen, kosmischen, physisch-ätherischen Wärmezustand der ersten Evolutionsstufe der Erde. Dies wird von Rudolf Steiner in „Die Geheimwissenschaft im Umriß" beschrieben. Im Blei ist diese erste Phase der planetarischen Entwicklung stoff-

---

[64]) *Vgl. Eugen Kolisko: „Milzfunktion und Plättchenfrage"; H.-H. Vogel: „Das Problem der Immunologie und die Erhaltung der Gestalt", in „Beiträge zu einer medizinischen Menschenkunde" Band 1, II, S. 249.*

lich festgehalten. Blei ist eine durch und durch sulfurische Substanz: In pulverisiertem Zustand ist sie bei geringer Erwärmung an der Luft von selbst entzündlich.

Das Blei schließt die Wärme in sich ein, konserviert sie und verhindert ihre Loslösung und Umwandlung in „freie Wärme" innerhalb der den Lebensprozeß tragenden Ich-Wärme-Organisation des Menschen. So ist die toxische Bleiwirkung auf die roten Blutkörperchen, auf die Blutgefäße und das Knochenmark zu verstehen. Im Bleivergiftungsbild kommt es zu einer Erstarrung des Wärmeprozesses, die Folge sind Auskühlung und Sklerose: Nach einer initialen basophilen Tüpfelung der Erythrozyten tritt Anämie durch Knochenmarksschädigung ein. An den Gefäßen kommt es durch Angiospasmen zur blassen Hypertonie, eventuell mit lokalen Ischämiezeichen. Die Bleiablagerungen in den Organen sind klinisch als Bleisaum am Zahnfleisch erkennbar.

Die Verwendung der Hochpotenz von Blei zu therapeutischen Zwecken entspricht der peripheren Wirksamkeit des Blei-Wärme-Prozesses. Die in Erstarrung befindliche periphere Wärmeorganisation wird wieder in Bewegung gebracht. So wird Blei auch bei der Rachitis in Hochpotenz bzw. als Salbeneinreibung auf die Hinterhauptschuppe eingesetzt, um dem aus der Peripherie sich inkarnierenden Menschenwesen das physisch-ätherische „Tor" zu öffnen, das durch den retardierenden Bleiprozeß gleichsam verschlossen gehalten wird. Bei der Krebserkrankung repräsentiert der Blei-Saturn-Prozeß die Grenze zwischen eigener, von der Ich-Wärme-Organisation ergriffener und geformter Organsubstanz und „fremdbestimmtem", autonomem Karzinom- bzw. Metastasengewebe. Insofern kann Lien/Plumbum zur Prophylaxe einer Metastasenbildung eingesetzt werden.

Entstehung: Dr. med. Heinz-Hartmut Vogel, WALA-Ärztekreis, 1975.

Darreichungsform

Injektionslösung

Indikationen

Überwindung einer Verzögerung im Physisch-Werden der Organe und Förderung der Osteogenese, z.B.

1. Splenomegalie
2. Basistherapie und Adjuvans bei Leukämie, Polyglobulie (Polyzythämie), Plasmozytom
3. Bei Knochenmetastasen und Karzinom (evtl. im Wechsel mit Epiphysis D5/D6 oder Epiphysis/Plumbum)

Lilium lancifolium comp. (früher: Lilium tigrinum comp.)

Lilium tigrinum comp. soll ein umfassend wirksames Mittel für die gynäkologische Praxis sein, und zwar im Hinblick auf das Mißverhältnis zwischen aufbauenden, vegetativen, flüssigen, katarrhalischen Prozessen und dem abbauenden Formgeschehen. Diese beiden Prozesse folgen einander physiologischerweise im rhythmischen Wechselspiel des weiblichen Zyklus.

Lilium tigrinum ex herba ferm 33c D5
(Tigerlilie, Lilium lancifolium; Liliaceae):

Die Tigerlilie zeichnet sich im Unterschied zu anderen Liliengewächsen dadurch aus, daß ihre Zwiebel nicht die sulfurischen Blüten-Licht-Wärme-Kräfte in sich aufnimmt, sondern sich diese Kräfte in der Ausgestaltung der augenfälligen Blütenpracht voll ausleben. Die leuchtend scharlachroten Kronblätter sind mit schwarzvioletten Flecken „getigert" und zurückgerollt. In dem überstarken Sich-Öffnen des Blütenkelches sowie in den mit reichlich purpurrotem Staub versehenen herausragenden Staubgefäßen zeigt sich ein extremes Sich-Veräußern auf der Blütenebene der Tigerlilie. Auf der mittleren Ebene umkreisen für eine Liliacee relativ kurze, schmale Blätter in geringer Formabwandlung von unten nach oben den kräftigen Stengel. In ihren Achseln treten sogenannte „Brutzwiebeln" auf, d.h. schleimige, samenhaltige, außen ebenfalls schwarze kleine Gebilde, aus denen sich die Pflanze in ihrer ostasiatischen Heimat hauptsächlich vermehrt. Auf diese Weise behält Lilium tigrinum, wie alle Liliengewächse, eine starke Beziehung zum Flüssigkeitsgeschehen, sowohl in der unterirdischen Zwiebelbildung als auch in der Ausbildung der Brutzwiebeln, in denen das Flüssig-Schleimige bis in den betonten Blütenbereich getragen wird.

Man kann sagen, daß die Familie der Liliaceen ihren Wirkungsbereich im Urogenitalsystem hat. In der Volksmedizin ist diese Beziehung bekannt. Die Wirksamkeit erstreckt sich auf den rhythmischen Wechsel von Auf- und Abbau der Uterusschleimhaut und die hier auftretenden dysmenorrhoischen Unregelmäßigkeiten. Auch die ungenügende Rückbildung des Uterus nach einer Geburt gehört zu dem Wirkungsbereich der Tigerlilie. Durch ein Überwiegen von vegetativ-quellenden und sulfurischen Kräften kommt es zu entzündlichen Erscheinungen und zum Gefühl des Herabdrängens im Bereich der weiblichen Geschlechtsorgane. Gebärmutterverlagerung, Senkungsbeschwerden, Entzündung von Uterusschleimhaut, Vagina und Ovarien gehören zum Anwendungs-

gebiet. Aus dem Betrachten der Blütengeste wird auch die psychische Situation nachempfindbar, zu der Lilium tigrinum paßt, nämlich hysteroide Verlagerungen mit Mattigkeit, Niedergeschlagenheit, sowie ambivalenten sexuellen Empfindungen. Es besteht eine Verwandtschaft zu den Sepia-Erscheinungen.

Hydrastis e radice ferm D5
(kanadische Gelbwurz, Hydrastis canadensis; Ranunculaceae):

Hydrastis canadensis nimmt in dem Präparat eine eindeutige Beziehung zum vegetativ betonten, flüssig-ätherischen Geschehen des Uterus auf. In der Signatur zeigt sich ein gewisses ätherisches Wuchern in den etwas massigen, fünflappigen Blättern, die etwas an eine Trichterform erinnern. Auch der Wuchs an feuchten, schattigen Standorten mit saftigem Untergrund weist auf ihre Heimat im Vegetativen hin. Besonders ist die Blütenbildung bei der kanadischen Gelbwurz: Die die Blütenhülle ausbildenden, grünlichen Kronblätter fallen mit dem Aufblühen ab, so daß die eigentliche „Blüte" aus einem prominenten Büschel von Staubgefäßen besteht. Die reproduktive Seite des Blütenprozesses ist hier einseitig ausgebildet und durch die abfallenden Kronblätter vom vegetativen, rhythmischen Blattprinzip isoliert.

Die Wurzel von Hydrastis zeigt entsprechend dem betonten ätherischen Prinzip einen horizontalen Verlauf, sie ist gelb gefärbt und enthält mehrere Alkaloide: ein Hinweis für die Durchastralisierung des Wurzelbereiches.

Darin ist die Beziehung zum Unterleibsgeschehen zu sehen. Der Flüssigkeitsprozeß, der vom Blütenimpuls durchdrungen wird, schlägt die Brücke zum Verständnis der astralischen Wirkung im rhythmischen Geschehen des Uterus. Hydrastis wird zum allgemeinen Mittel starker Katarrhe, neben Hals, Magen und Urethra auch insbesondere im Bereich der Gebärmutterschleimhaut. Allgemein kommt es zu Schleimhautkatarrhen mit fädiger, gelber Absonderung, zu Erosionen, Fissuren und unter Umständen zum Uterusprolaps, zu Hämorrhoiden. Diese Indikationen zeigen, daß das rhythmische Verhältnis von Astralleib (Gestaltungsvorgang) und Ätherleib (Quellung des Flüssigkeitsprozesses) gestört ist. Der Astralleib verbindet sich zu tief mit dem ätherischen Geschehen, insbesondere im Bereich des Uterus, so daß der rhythmische Wechsel von Auf- und Abbau gestört ist. Der Aufbau überwiegt und geht in die Entzündung über. Astralleib und Ich-Organisation betätigen sich nicht gestaltend, begrenzend und ordnend, sondern tauchen zu tief in das Stoffwechselgeschehen ein, dies beschleunigt und überwärmt sich, neigt zur Ausuferung und Verselbständigung. So ist der Bestandteil von Hydrastis in Lilium tigrinum comp. verständlich.

Viscum album (Mali) e planta tota ferm D5
(Mistel vom Apfelbaum, Viscum album; Loranthaceae):

Der Mistelbestandteil in diesem Präparat weist darauf hin, daß Lilium tigrinum comp. dann zur Wirksamkeit kommt, wenn das ätherische Organ Uterus sich aus dem Zusammenhang mit dem Gesamtorganismus ausgliedert. Die Indikation von Viscum ist stets dann gegeben, wenn sich ein Organ relativ verselbständigt, was, wie bei der Hydrastis, bis zur karzinomatösen Entartung führen kann. In der Überwindung dieser Tendenz liegt zugleich die Heilung. Die Eingliederung eines physiologisch-organischen Prozesses in den Gesamtorganismus und damit in die Tätigkeit der Ich-Organisation ist der Heilungsprozeß.

Stannum metallicum D5
(metallisches Zinn):

Das Stannum-Metall als Bestandteil dieser Heilmittelkomposition greift in seiner Wirksamkeit in die tiefen Gestaltungsprozesse des Flüssigkeitsgeschehens in der interstitiellen Gewebeflüssigkeit des Uterusorgans ein. Es vermittelt das Eingreifen der Ich-Tätigkeit über den gestaltenden Lichtprozeß im Flüssigen.

Kalium phosphoricum D9
(Kaliumdihydrogenphosphat):

Phosphorsaures Kalium stellt die Beziehung von der Ich-Tätigkeit (Phosphor) zur ätherischen Organisation (Kalium) her, und zwar insbesondere zum chemischen Äther. Kalium ist allgemein im Chemismus der Leber und in den vegetativen zellulären Aufbauprozessen wirksam. Aus diesem Grund ist es ein Heilmittel bei ausgeprägten Schwächezuständen, indem es das Verhältnis von vegetativem Aufbau zu den Nervenprozessen wieder harmonisiert und das vegetative Geschehen von einer vorzeitigen Ablähmung durch die Phosphor-Nerven-Kräfte wieder befreit wird.

In dem vorliegenden Präparat wird die Ich-Tätigkeit veranlaßt sich mit dem physischen Aufbau des Uterusorgans auseinanderzusetzen. Mineralische Substanzen fordern die Ich-Tätigkeit zur Wirksamkeit heraus. Insofern ergänzt Kalium phosphoricum im Chemismus des Organs den Licht-Form-Prozeß von Stannum.

Zusammenfassung

Lilium tigrinum comp. ist somit ein allgemein wirkendes Präparat bei organischer und funktioneller Schwäche im Bereich des Uterusorgans. Es kann auch ein Heilmittel für dysmenorrhoische Beschwerden sein.

Entstehung: WALA-Ärztekreis, Dr. med. Kupfermann, Leitung Frau Dr. med. Margarethe Hauschka, 1951.

Darreichungsform

1. Injektionslösung
2. Globuli velati

Indikationen

Zum harmonischen Ausgleich der im Genitalbereich rhythmisch sich abspielenden Aufbau- und Abbautätigkeit, z.B. bei

1. Adnexitis
2. Metritis
2.1. Endometritis
3. Kolpitis
3.1. Fluor vaginalis

Lycopodium comp.

Es sollte ein Präparat entstehen, das zum einen die Eiweißbildung und den Lymphprozeß an seinem Entstehungsort, der Leber, anregen sollte, zum anderen in der Lage sein sollte, einer Schwächung der ätherischen Organisation der Leber zu begegnen. Diesem Gesichtspunkt sollte in differenzierter Weise durch eine entsprechende Auswahl leberwirksamer Substanzen Rechnung getragen werden.

Lycopodium e planta tota ferm 33e D4
(Bärlapp, Lycopodium clavatum; Lycopodiaceae):

Lycopodium reicht als sporentragende, nicht blütenbildende Moosart weit in die Erdvergangenheit zurück. Was heute eine am Boden kriechende, sich

wenig nach oben erhebende, auf kurzen Stengeln Keulen bildende Pflanze darstellt, bildete im Erdaltertum gewaltige Wälder aus ursprünglichen Bärlapp-Pflanzen ohne tiefe Verwurzelung und ohne Blütenbildung. Die Sporen bilden ein an Schwefel erinnerndes, gelbes Pulver mit einem hohen Aluminiumanteil, das mit hellen Funken (Hexenmehl, Blitzpulver) verbrennt. Neben etwa 15% Aluminium in der Asche findet man wesentliche Anteile an Kalium, Silizium sowie Spuren von Phosphor und Eisen. Daraus geht hervor, daß Lycopodium den Licht- und Wärme-Prozeß (Phosphor und Eisen) mit dem Silizium-Prozeß verbindet. Aluminium ist als Hauptbestandteil des Feldspates das Element der Erdenfruchtbarkeit. So kann man sagen, daß Lycopodium sowohl die Licht-Wärme-Prozesse als auch die Erdenkräfte im Blattbereich in sich vereinigt. Es kommt nicht zur polaren Ausbildung von Wurzeln und Blüten.

In seiner Wirkungsweise als Heilmittel greift Lycopodium in den „frühen", noch ungegliederten Lebensprozeß der Leber ein. Alles wird im Flüssigen gehalten, jedoch so, daß das Erdelement im Chemismus der Leber zur Wirksamkeit gebracht wird. Lycopodium als einseitiger Prozeß bringt die ätherische Organisation vorzeitig zum „Altern". Das Kälteprinzip überwiegt, das Flüssigkeitsgeschehen neigt zur Austrocknung. So wirkt Lycopodium eher wie ein mineralisches Heilmittel und damit bis hinein in die Konstitution. Auskühlung und Austrocknung sind die pathologischen Prozesse, die durch das Heilmittel Lycopodium überwunden werden können. In diesem Sinn ist Lycopodium ein umfassendes Heilmittel in der Leberpathologie: Chronische, auch ikterische Lebererkrankungen sowie trockene Obstipation gehören mit zu seinem Wirkungsbereich. Das Unvermögen, den Salprozeß, d.h. die Mineralisierungskräfte, abzustoßen (schwach ausgeprägte Wurzelbildung) und die sulfurischen Kräfte, die in der späteren Pflanzenwelt zur Blütenbildung führen, nach außen treten zu lassen, kennzeichnen das Lycopodium-Bild, sowohl als Natur- wie auch als Krankheitsprozeß. Dies kommt zum Ausdruck in der Steinbildungstendenz, in der „lithämischen" Konstitution und in dem „trockenen Lymphatismus", d.h. im Unvermögen, Flüssigkeit, z.B. in der Nacht, zu halten, in der Durstlosigkeit trotz Trockenheit. Charakteristisch ist die innere Kälte und das Wärmebedürfnis bei gleichzeitiger Unverträglichkeit von äußerer Hitze und Bettwärme. Das Bedürfnis nach warmen Getränken und warmer Nahrung entspricht der Unfähigkeit, Eigenwärme zu bilden. Auskühlung verschlimmert sämtliche Beschwerden. Damit greift Lycopodium in den Anfang des eigenen Substanzaufbaues jenseits der Darmwand und in die Organbildung im Leberbereich ein. Es ist ein Prozeß, der noch vor der eigentlichen Blutbildung steht.

Berberis e radice ferm 33d D2

(Sauerdornwurzel, Berberis vulgaris; Berberidaceae):

Die Berberitzenwurzel wurde dem Präparat hinzugefügt, um einer Übertätigkeit des Astralischen im Leberbereich zu begegnen. Diese spielt sich vor allem in der Gallebildung, in den abführenden Gallenwegen und schließlich in der Gallenblase ab. Der Ductus choledochus und die Gallenblase selbst sowie die hepatischen Gallengänge sind schon physiologischerweise deutlich gegenüber der restlichen Leber arterialisiert. Die Alkaloidbildung in der orange gefärbten Berberitzenwurzel weist auf eine Übertätigkeit des Astralischen in der Pflanze hin. Bei der Wahl der Wurzel wird die Beziehung des Wurzelprinzips zum Physischen und zum Nervengeschehen aufgegriffen. Die Auskühlung bei der Gallebildung wird durch die therapeutische Wirkung von Berberis vermieden, die zu starke Verbindung des Astralischen mit dem Physischen aufgehoben. Insofern ist die Berberitzenwurzel eine therapeutische Substanz, welche der Steinbildungstendenz im Bereich der Gallenwege begegnen kann. Weiter ist sie ein Heilmittel bei spastischen Krampfzuständen und Motilitätsstörungen in diesem Gebiet.

Die Berberitze, die in ihrer Frucht gleichsam den ganzen Zitronensäurezyklus als Pflanzensäuren in sich vereinigt und bei der es nicht zur Zuckerbildung kommt, zeigt in ihrer Signatur insgesamt die Verwandtschaft zur Arterialisation des Blutes. Insofern ist die Wirksamkeit der Berberitze in dem Präparat Lycopodium auf den arteriellen Anteil der Leber beschränkt.

Carduus marianus e fructibus ferm 36 D3

(Frucht der Mariendistel, Silybum marianum; Compositae):

Carduus marianus greift in ein nächstes Gebiet des Leberprozesses ein, nämlich in den interstitiellen Flüssigkeitsprozeß, in dem sich Wärme, Licht und Chemismus auf das innigste miteinander verbinden. Die Mariendistel ist dadurch gekennzeichnet, daß sie als zweijährige Pflanze im ersten Jahr nur eine weißgeäderte Blattrosette in Boden- und Wurzelnähe bildet. Schon in diesem Stadium sind die saftreichen, kräftigen Blätter in ihrem dornig zugespitzten, verhärteten Rand etwas von der Peripherie her überformt. Im ersten Jahr der Vegetationsperiode wird jedoch das horizontale Blattprinzip, in dem Flüssigkeit und Chemismus vorherrschen, noch nicht vom späteren Blütenbildungsprinzip ergriffen. Mit diesem setzt sich Carduus marianus im zweiten Jahr auseinander. Licht und Wärme greifen tief in den Flüssigkeitsprozeß ein, überformen zunehmend die Blattspitzen, die weiter verhärten, bis hinauf in die Blütenkörbchen, welche von einem dornenberandeten Kelch getragen werden. Wir haben es hier

folglich mit der Auseinandersetzung eines sehr kräftigen ätherischen, flüssigen Prinzips mit dem Wärme-Licht-Prinzip zu tun.

In der Leber muß, wenn sie gesund bleiben will, der Flüssigkeitsprozeß vorherrschend bleiben. Wenn über die Arterialisation Licht- und Form-Kräfte in der Leber zu stark in den interstitiellen Flüssigkeits- und Aufbauprozeß eingreifen, kommt es zu zirrhotischen Erscheinungen und zur Leberverhärtung. Dafür ist Carduus marianus das wesentliche Heilmittel.

Mercurius dulcis D9
(Kalomel, Quecksilber(I)-chlorid):

Mercurius dulcis (Hydrargyrum chloratum mite) ist deutlich und wesentlich von Mercurius solubilis nach Hahnemann (Hydrargyrum oxydulatum nitrico-ammoniatum) zu unterscheiden. Die Quecksilberwirkung spielt sich im Lymphbereich des Organismus ab. Es kommt zu einer Isolierung der Lymphe von den übrigen Säfteströmen, vor allem vom warmen Blut. Ausdruck dafür ist die starke Absonderung von fibrinhaltigen Exsudaten im Darmbereich, sowohl in das Darmlumen selbst (z.B. bei der Colitis ulcerosa) als auch in der Peripherie des Darmes auf den Peritonealüberzug. Auch über die Haut wird klebrig-fibrinöser Schweiß abgesondert. So versucht sich der Organismus von einem überschießenden, nicht genügend in den Gesamtorganismus integrierten Eiweißprozeß zu befreien. Im Leberbereich spielt sich etwas Vergleichbares ab. Die Absonderung der Galle aus dem Blut durch die Leberzellbälkchen ist in diesem Sinn ein Merkurprozeß. Mercurius dulcis regt in tieferen Potenzen diesen Vorgang an. Somit wirkt Mercurius dulcis auf den Lymphorganismus der Leber entquellend, entstauend. Als Metall regt es die Ich-Organisation an, sich über die Wärme mit dem Organ auseinanderzusetzen, so daß der sich verselbständigende Lymph-Merkur-Prozeß sich wieder in den Gesamtwärmeorganismus einfügt.

Natrium sulfuricum D9
(Natriumsulfat):

Der Präparatebestandteil Natrium sulfuricum ist nur verständlich, wenn man bedenkt, daß die Eiweißbildung mit dem Natriumprozeß zusammenhängt. Über das Natrium greift der Astralleib und über dessen Vermittlung die Ich-Organisation in den Eiweißbildevorgang ein. Die Eiweißbildung verdankt der organisierenden Kraft von Ich und Astralleib ihr Entstehen. Die „höheren Wesensglieder" halten die Prinzipien der Lebenselemente zusammen, die sich beim Eiweißzerfall in Kohlenstoff, Stickstoff, Sauerstoff und Wasserstoff verselbständigen.

Der Schwefel übernimmt im Eiweiß die plastische Funktion. Als sulfurische Substanz vermittelt er das Eingreifen des Astralischen im ätherischen Geschehen. Weiter ist der osmotische Druck der zwischenzelligen Flüssigkeiten, der dem Gasdruck gleich ist, vom Natriumprozeß abhängig. Die Eiweißbildung wird folglich in der Leber durch Natrium sulfuricum gelenkt, so daß auch durch diesen Präparatebestandteil die Ich-Tätigkeit und der Astralleib angeregt werden, in der Art, wie es für die Leber typisch ist, mit dem Flüssigkeitsgeschehen und dem Lichtprozeß in diesem Organ verbunden zu bleiben.

Zusammenfassung

Lycopodium comp. ist damit ein umfassendes Präparat, um die Eigentätigkeit der Leber gegenüber einer vorzeitigen Degeneration anzuregen. Vor allem wirkt das Präparat einem Nachlassen des Flüssigkeitsgeschehens im Leberbereich entgegen. Der sich abschwächende Eiweißprozeß wird wieder an die Tätigkeit der „oberen Wesensglieder" Ich und Astralleib gebunden.

Entstehung: WALA-Ärztekreis, Dr.med. Heinrich Kupfermann, Leitung Frau Dr. med. Margarethe Hauschka, 1952.

Darreichungsform

1. Injektionslösung
2. Globuli velati

Indikationen

Zur Anregung der Aufbautätigkeit der Empfindungs- und Ich-Organisation im Leber-Galle-Bereich bei Austrocknung und Degeneration, z.B.

1. Leber- und Gallendysfunktion
1.1. Cholecystitis, Cholangitis
1.2. Hepatitis, Fettleber
2. zur Entgiftung bei chronischen Stoffwechselstörungen (evtl. im Wechsel mit Glandula suprarenalis dextra cum Cupro)
3. bei Tumorkachexie (im Wechsel mit Aquilinum comp. oder Conchae comp.)
4. Obstipation

Magnesit/Mamma comp.

Aufgrund eines Gespräches, das Herr Dr. med. Rolf Baecker mit Vertretern des WALA-Ärztekreises führte, entstand dieses Kompositionspräparat zur Behandlung der Mastopathia cystica und der Präkanzerose der Mamma. Ursächlich liegt der Mastopathia cystica eine Formschwäche im Bereich der Milchdrüsengänge zugrunde. Jede Zystenbildung ist bereits der pathologische Ausdruck einer falschen Sinnesorganbildetendenz (vgl. Rudolf Steiners Ausführungen über das Karzinom). Im Bereich des Bindegewebes der Mamma kommt es an der Stelle der durchgeformten Bindegewebsstruktur, welche durch die Tätigkeit der von dem Kiesel-Wärme-Prozeß getragenen Ich-Organisation aufrecht erhalten wird, zur Aussonderung und Ansammlung von Gewebeflüssigkeit, die den Anschluß an den Blutsprozeß über das venöse und arterielle System verliert. Dieser Flüssigkeitsprozeß stellt eine Art Verselbständigung und Physisch-Werden eines „pflanzlich-ätherischen" Lebensprozesses dar. Auf diesem Hintergrund wurden die Präparatebestandteile gewählt.

Mamma Gl D5
(Milchdrüse):

Durch das Organpräparat Mamma soll über die Wirkung des tierischen Organs die ätherische Organisation angeregt werden. Sie soll dadurch die Wesensglieder Astralleib und Ich wieder in sich aufnehmen. Es ist durch die Plattenthermographie bekannt, daß über einem Mamma-Tumor vermehrt Wärme abgestrahlt wird, d.h. das Organ kann die Eigenwärme nicht mehr halten. Sie wird in die Peripherie abgegeben. Durch die therapeutische Wirkung des Organpräparates in tiefer Potenz kann die Eigenwärme wieder vermehrt in dem betreffenden Organ gebunden werden.

Hypophysis Gl D5
(Hirnanhangsdrüse):

Das Organpräparat der Hirnanhangsdrüse wurde hinzugefügt, um den inneren Licht- und Formprozeß über eine Anregung der Hypophysentätigkeit im Organismus zu beleben. Die Hypophyse wird als dasjenige übergeordnete Organ betrachtet, das die vom „oberen" Menschen ausgehenden Bildekräfte, d.h. den Formpol des Organismus, verstärkt. Im besonderen reguliert die Hirnanhangs-

drüse das Zusammenspiel der hormonell aktiven Drüsen und damit auch derjenigen Gewebe, deren Trophik von einer hormonellen Stimulation abhängig ist. Auf diesem Hintergrund ist die Beziehung zur Brustdrüse zu sehen. Allgemein ist die Hypophyse das bleibende Organ, dem die Ausformung, die Plastizität, die Vollendung der Organgestalt unterliegt.

Funiculus umbilicalis Gl D5
(Nabelschnur):

Das Präparat aus der Nabelschnur ist geeignet, den organischen Kieselprozeß ganz allgemein zu beleben. Als Organpräparat wirkt es ebenfalls auf die ätherische Organisation, indem die Tendenz zur Bindegewebsverhärtung überwunden werden soll. Mit Funiculus umbilicalis wird der universelle Kieselprozeß aus der embryonalen Periode zur Wirksamkeit gebracht. Die Nabelschnursulze unterliegt gegen Ende der Embryonalzeit einem Physisch-Werden der mesenchymalen Grundsubstanz: Eine Gallerte, die Whartonsche Sulze, entsteht.

Ein vergleichbarer Verhärtungsprozeß droht auch dem Bindegewebe in der Mamma bei der zystischen Entartung. Die Ausscheidung von Fibrin und die Bindegewebsverhärtung ist ein verwandtes Geschehen, wie wir es, gleichsam physiologisch, bei der Nabelschnurbildung vor uns haben. Der Gehalt an abgelagerter Kieselsäure in der Nabelschnur entspricht etwa dem Gehalt an Kieselsäure im Korium der Haut. Es sollen mit diesem Präparat die Gestaltungskräfte im Bereich der Haut und des Hautbindegewebes angeregt werden. Die Milchdrüse wird in diesem Zusammenhang und von der Art ihrer Entstehung her als Hautanhangsdrüse aufgefaßt.

Viscum album (Mali) e planta tota ferm D4
(Mistel vom Apfelbaum, Viscum album; Loranthaceae):

Da die Mastopathia cystica zu den Präkanzerosen zu zählen ist (in erheblichem Umfang maligne Entartung), mußte zur Behandlung und Malignomprophylaxe Viscum Mali dem Präparat beigegeben werden. Die Mistel ist die Pflanze, die durch ihre Sonderstellung in der Pflanzenwelt zum Ausdruck bringt, daß es gleichsam zu einer „pathologischen“ Naturbildung kommt, in welcher die ganze Pflanze im Keimblattstadium verharrt. Ihre Eigenwilligkeit zeigt sie weiter dadurch, daß sie sich dem Jahressonnenrhythmus entgegenstellt: Ausreifen der

Früchte im Tiefwinter, Blühen im Spätwinter gegen das Frühjahr. Als ausdauernde Pflanze zeigt sie eine auffallende Autonomie. Sie bildet selbst Chlorophyll im Schatten. Die Mistelbeeren, die eine besondere Rolle auch bei der pharmazeutischen Zubereitung spielen, enthalten eine schleimige Substanz, die stofflich in bezug auf ihre Schleimzucker an die organische mesenchymale Grundsubstanz erinnert.

Die pharmakologische Wirkung der Mistel zeigt sich im lockeren Bindegewebe, wo wir auch den Ausgangspunkt der Entartung sehen. Dieses wird durch die proliferative Wirkung der Mistel auf das Bindegewebe zur Bildung von Grundsubstanz angeregt. Die Bindegewebsgrundsubstanz ist die organische Grundlage der ätherischen Organisation, von der aus die spezifische zelluläre Differenzierung ausgeht. Viscum album wirkt also von der Peripherie aus auf die Zelle so, daß die Tendenz zur degenerativen und karzinomatösen Entartung und zur Entdifferenzierung aufgehalten werden kann.

Apis ex animale Gl D5
(Honigbiene, ganzes Tier;Apis mellifica):

Als tierisches Präparat wirkt Apis unmittelbar auf die ätherische Organisation, in dem vorliegenden Falle der Mamma. Wir haben es beim Bienengift mit einem hochsulfurischen „Eiweiß-Wärme-Gift" zu tun. Das Bienengift greift unmittelbar in den mesenchymalen Prozeß ein und bringt die mesenchymale Grundsubstanz zur Quellung; gleichzeitig kommt es zur Wärmestauung. Die relative Verselbständigung eines sehr ursprünglichen, noch embryonalen Zustandes ist die Folge der Bienengiftwirkung. Das Bienengift enthält heparinartige Substanzen, Histamin und Hyaluronidase. Das sind Fermente, die in der Lage sind, die Gewebestrukturen und das Eiweiß aufzulösen. Dieser Prozeß kann im Pathologischen so weit gehen, daß sich die wässrige Phase vom Eiweiß trennt. Es kommt zur Zystenbildung. Charakteristischer Angriffspunkt für die Apis-Wirkung ist vor allem auch das Ovar und darüber hinaus die Mamma im Zusammenhang mit der ovariellen Tätigkeit im rhythmischen Auf- und Abbauprozeß, wie er sich im Zyklus der Frau abspielt. Gewebeproliferation und -abbau sind beides gefährdete Übergangsstadien im Hinblick auf Entartungsmöglichkeit. Als Heilmittel wirkt Apis sowohl auf den gestauten Wärmeprozeß als auch auf die Verselbständigung von Bindegewebsflüssigkeit ein. Beides kommt wieder in Bewegung und findet den Anschluß an das Blut und den Gesamtorganismus. Bezüglich des erstarrten Wärmeorganismus kann Apis also auch als ein Krebsheilmittel angesehen werden.

Magnesit D7
(natürliches Magnesiumkarbonat):

Magnesit ist die einzige mineralische Substanz, die dem Präparat beigefügt wurde, um eine tiefgreifende Wirkung auf die Ich-Tätigkeit auszuüben. Mineralische Substanzen, die dem Körper eingefügt werden, müssen von der Ich-Tätigkeit, die im Physisch-Wärmehaften wirkt, überwunden werden. Letzten Endes ist es die Ich-Organisation, die bei organischen Entartungsvorgängen versagt; denn sie ordnet den Zusammenhang der Wesensglieder: physische, ätherische und seelische Organisation.

Nun ist Magnesium als Erdalkalimetall und als Mineral dem physischen Wärmegeschehen zugänglich, jedoch so, daß Magnesium als salhafte Substanz seine immanente Wärme- und Lichtqualität bei chemischen Vorgängen, z.B. in seiner Verbindung zu Sauerstoff, jedoch auch zur Kohlensäure, an die Peripherie abgibt. Unter Salprozeß verstehen wir einen chemischen Vorgang, bei dem die „Imponderabilien", d.h. die chemischen, Licht- und Wärme-Kräfte einer Substanz frei werden; unter Sulfur verstehen wir solche Substanzen, die auch bei chemischen Umsetzungen, vor allem bei der Oxydation, ihre Wärme behalten oder sogar Wärme in sich aufnehmen. Wir sprechen dann von endothermen Prozessen.

Bezüglich des Entartungsvorganges beim Mamma-Ca, jedoch auch bei der Präkanzerose der Mastopathia cystica, haben wir es mit einem pathologischen „Salprozeß" zu tun, d.h. es werden die immanenten Bildekräfte, vor allem die astralische und Wärme-Organisation, relativ frei. Sie sind nicht mehr genügend in dem Organ selbst aktiv tätig. Durch Magnesit wird so auf die Ich-Tätigkeit gewirkt, daß sie veranlaßt wird, sich wieder mit dem Organ stärker zu verbinden, dies vor allem auf der physischen Ebene. Durch das Karbonat wird die im Organ gestaute lethargische Kohlensäureatmung zur Kohlensäureabatmung angeregt. Es ist charakteristisch für das Malignom und die Präkanzerosen, daß der Atmungsstoffwechsel mit Sauerstoffaufnahme und Kohlensäureabgabe nicht mehr genügend wirksam ist. Der Zustand ist einer Art Erstickung auf der geweblichen Ebene vergleichbar. Die Kohlensäureausatmung und damit der Atemrhythmus des Seelischen wird, neben der Aktivierung der Ich-Organisation, ebenfalls in Bewegung gebracht, und zwar so, daß der Zuckerprozeß im organischen Stoffwechsel, hier der Milchdrüse, einbezogen wird in die organische Wärmebildung, die ihrerseits wieder dem Ich die Grundlage zur Wirksamkeit abgibt.

Zusammenfassend kann gesagt werden, daß das Präparat Magnesit/Mamma comp. geeignet ist, prophylaktisch und therapeutisch eingesetzt zu werden, wenn ein degenerativer Prozeß, wie er der Mastopathia cystica zugrunde liegt, wieder aufgelöst werden soll. Interessant ist diesbezüglich, daß die auf die ganze Brustdrüse ausgedehnte zystische Mastopathie viel häufiger zur Entartung neigt als das lokalisierte Fibrom.

Entstehung: Dr. med. Rolf Baecker, WALA-Ärztekreis, 1969.

Dareichungsform

1. Injektionslösung
2. Globuli velati

Indikationen

Zur Vereinheitlichung der im Bereich der Milchdrüsen sich auseinandergliedernden Sinnes- und Stoffwechselfunktionen, z.B. Mastopathia chronica cystica

Magnesium phosphoricum comp.

Der Konzeption des Präparates lag der Gedanke zugrunde, durch je eine mineralische, pflanzliche und tierische Substanz das Wesensgliedergefüge im Skelett- und Herzmuskelbereich bei bestimmten zur Verhärtung und Verkrampfung neigenden Krankheitszuständen zu ordnen.

Cinis Avenae cum Magnesio phosphorico D5
(Asche von gekeimten Haferkörnern mit Zusatz von Magnesiummonohydrogenphosphat):

Magnesiumphosphat ist in diesem Präparatebestandteil einerseits als mineralischer Zusatz, andererseits aus pflanzlicher Herkunft in der Haferasche enthalten, wobei der Veraschungsvorgang auch als ein Mineralisierungsprozeß angesehen werden kann. Magnesium phosphoricum regt als mineralische Substanz die Ich-Tätigkeit an, und zwar insbesondere im Hinblick auf den lichtätherischen Prozeß, der einseitig verstärkt abbauend, bindegewebsverhärtend, die Struktur des Organs überbetonend wirksam ist. Außerdem hat Magnesium phosphoricum insofern einen Bezug zum Herzorgan, als es sowohl den „pflanzlich-vegetativ-

diastolischen" Prozeß des rechten, wie den „phosphorisch-Ich-haften" Impuls des linken Herzens miteinander vereint, d.h. das Herz in seiner ausgleichenden Funktion zwischen systolischem und diastolischem Prinzip unterstützt. Beide Substanzen – Magnesium und Phosphor – unterliegen vorwiegend dem Sal-Prozeß: Magnesium befreit in seiner Wirksamkeit den Licht-Wärme-Prozeß (Zucker-Wärme-Bildung in der Glykolyse) und das in heftigem, blitzartigem Vorgang. Dies wird bei der Oxydation des Magnesiums unter Freisetzung extrem hellen Lichtes sichtbar. Es bereitet somit das Eingreifen des astralischen Lichtes in der Muskelkontraktion vor. Phosphor gibt sowohl seine innere Wärmepotenz, als auch seine Lichtkräfte langsam an die Peripherie ab. Es vermittelt nachfolgend das Eingreifen des Ich-Wärme-Prinzips in den Bewegungsvorgang. Magnesium phosphoricum greift also über den Zuckerstoffwechsel in die Muskulatur ein, in die Skelettmuskulatur, in die Herzmuskulatur, jedoch auch in die muskuläre Wandung der arteriellen Gefäße. Therapeutisch wird so das Eingreifen der Ich- und Empfindungsorganisation in den Vorgang der Muskelkontraktion angesprochen, die Tonisierung der Muskulatur wird ausgeglichen.

Formica ex animale Gl D7
(rote Waldameise, ganzes Tier; Formica rufa):

Formica soll das verstärkte Eingreifen des Atemprozesses im Ätherischen abmildern und dadurch den Abbau organischer Substanz bis ins Physische hinein regulieren. Ablagerungen werden behoben und Stoffwechselprodukte zur Ausscheidung gebracht.

Arnica e planta tota ferm 33c D2
(Arnika, Arnica montana; Compositae):

Arnica montana wirkt als Heilpflanze auf die rechte Auseinandergliederung des Flüssigkeitsstromes zwischen kapillarem und venösem Endstromgebiet auf der einen Seite, sowie interstitieller Gewebeflüssigkeit und Lymphe andererseits. Eine Stagnation dieses sich dem vegetativen Zustand annähernden Flüssigkeitsstromes und damit ein Herunterfallen in Richtung auf die physisch-mineralisierende Ebene findet sich nicht nur bei äußeren Verletzungen. Die Bindegewebsflüssigkeit staut sich vergleichbar im Herzen in den Krankheitszuständen, die dem Herzinfarkt vorausgehen. Auch der Gelenk- und Weichteilrheumatismus gehören von diesem Gesichtspunkt her mit zum Anwendungsgebiet der Arnika.

Entstehung: Ärztekreis des Biologisch-Homöopathischen Krankenhauses, München-Höllriegelskreuth, Dr. med. Kurt Schauer; Leitung Frau Dr. med. Margarethe Hauschka, 1950.

Darreichungsform

1. Injektionslösung
2. Globuli velati

Indikationen

Harmonisierung des rhythmischen Eingreifens der Empfindungsorganisation durch Ausgleich und Abmilderung einer verstärkten Einatmung gegenüber der Ausatmung und Ausscheidung in Herz- und Skelettmuskulatur z.B. bei

1.1. Muskel- und Weichteilrheumatismus
1.2. Myalgien und Muskelkrämpfen
1.3. Myogelosen, auch mit peripheren Kreislaufstörungen
2. Angina pectoris (im Wechsel mit Cactus comp. II oder Strophanthus/Nicotiana comp.)
3. Vertebragenen Syndromen und Nervenirritationen anderer Ursache
4. Zuständen allgemeiner Erschöpfung bzw. herabgesetzter Leistungsfähigkeit

Magnesium sulfuricum/Ovaria comp.

Herr Dr. Baecker ging von den Bedürfnissen seiner frauenärztlichen Praxis aus. Er suchte nach einem Präparat zur Behandlung der ovariellen Präkanzerosen. Dazu rechnete er auch die zystische Entartung des Ovars. Auch die chronischen Parametritiden, die nicht zur Ausheilung gelangen, wurden dazu gerechnet.

Die Präparatebestandteile wurden so gewählt, daß das besondere Verhalten der Wesensglieder bei Präkanzerosen im Ovar berücksichtigt werden sollte. Hierbei kommt es zu einer Anstauung von Bindegewebsflüssigkeit im Ovar mit Vergrößerung des gesamten Eierstockes und gleichzeitig zu einer Wärmestauung, was sich in einem gestörten Zyklus mit verzögerter Ovulation und unrhythmischen, einmal verzögerten, und dann wieder vorzeitigen Menses äußert. Es ist dies dann ein Anzeichen dafür, daß das Ovar in seinem 28-tägigen Mondrhyth-

mus nicht eingeordnet ist in den Gesamtorganismus, d.h. in das ausgewogene Verhältnis der „unteren" Fortpflanzungstätigkeit zum „oberen" Sinnesmenschen. Der Zusammenhang zwischen hypophysärer und ovarieller Tätigkeit geht teilweise verloren. Die mittlere Organisation des Menschen und die im Sinne der Mitte-Funktion tätigen Drüsen der inneren Sekretion – hier vor allem Schilddrüse und Nebennieren – werden in die obere bzw. untere Organisation zurückgenommen; die Mitte versagt.

Hypophysis Gl D4
(Hirnanhangsdrüse);

Ovaria Gl D4
(Eierstöcke):

Aus dem oben genannten Grunde wurden zunächst die Organpräparate Hypophysis und Ovaria in das Präparat aufgenommen, beide in tiefer Potenz, um die Funktion bzw. die ätherische Organisation in diesen beiden Organen und ihre gegenseitige Wechselwirkung anzuregen.

Stannum metallicum D8
(metallisches Zinn):

Die einseitige Tätigkeit der Hypophyse sollte über den Bestandteil Stannum – ein Metall mit Wirkung auf die Ich-Organisation – in die letztere wieder eingeordnet werden. Es wurde wiederholt darauf hingewiesen, daß Stannum als Metall korrespondiert mit der Hypophysentätigkeit. Es ist der substantielle Träger von Lichtkräften im flüssigen Bereich.

Drei Präparatebestandteile sollen nun die mittlere Organisation in Bewegung bringen:

Apis ex animale Gl D3
(Honigbiene, ganzes Tier, Apis mellifica);

Arnica e planta tota ferm 33c D1
(Arnika, Arnica montana, Compositae);

Magnesium sulfuricum D4
(Magnesiumsulfat):

Wiederum haben wir es mit drei verschiedenen Kräftewirkungen zu tun:

1. dem tierischen Präparat Apis ex animale mit Wirkung auf den Wärmeäther,
2. einer Pflanze, Arnika, mit Wirkung auf die astralische Organisation,
3. Magnesium sulfuricum, ein mineralisches Salz mit Wirkung auf die Ich-Tätigkeit.
   Dieses Magnesiumsalz der Schwefelsäure wurde gewählt, um den nicht genügend freiwerdenden Licht-Wärme-Prozeß im Ovar anzuregen. Magnesium wurde an anderer Stelle dargestellt als das Erdalkalimetall, das seiner Natur nach seine Licht- und Wärmeenergie, z.B. bei der Oxydation, in blitzartiger Weise freigibt. Die Verbindung mit dem Schwefelelement zeigt nun, daß dieser die Wärme und das Licht freigebende Prozeß, wie er bei der Ovulation im Eierstock vonstatten geht, angehalten wird durch die sulfurische Komponente, die die Wärmefreigabe nicht zuläßt. Es wird durch diesen Präparatebestandteil die Ich-Organisation so aktiviert, daß sie die Trennung von sulfurischem Aufbau im Ovar und salhafter Wärmefreigabe bewirkt. Das rhythmische Wechselgeschehen im weiblichen Zyklus wird reguliert.

Damit wird der mittlere Mensch auf das intensivste angesprochen.

Funiculus umbilicalis Gl D4
(Nabelschnur):

Hinzu tritt noch das Organpräparat der Nabelschnur und der hier immanente universelle Kieselprozeß. Im Funiculus umbilicalis wird bis zur Geburt das mesenchymale Bindegewebe der Whartonschen Sulze auf einer bildsamen, embryonalen Stufe gehalten, dabei gleichzeitig intensiv von den Kiesel-Form-Kräften durchsetzt. Das Präparat bewirkt dadurch eine Belebung der ätherischen und Wärme-Kiesel-Tätigkeit im menschlichen Organismus ganz allgemein und im besonderen dann auch im Ovar.

Bryonia e radice ferm 33b D2
(Zaunrübe, Bryonia cretica ssp. dioica; Cucurbitaceae):

Die Tatsache, daß der Flüssigkeitsorganismus im Menschen von der Leber „gesteuert" wird, sollte mit Berücksichtigung finden, da die Fernwirkung der Leber auf alle Flüssigkeitsvorgänge in die außerhalb der Leber liegenden Organe gelenkt wird. Im Ovar kommt es – und dies ist eine wichtige Überlegung gewe-

sen – zu einer Stagnation der Bindegewebsflüssigkeit, d.h. zur interstitiellen Flüssigkeitsanschoppung. Dies entspricht dem Bryonia-Arzneimittelbild, wie es physiologisch in der Leber vorliegt. Die zystische Entartung des Eierstockes und die hier isolierte, nicht mehr in den Lebensprozeß einbezogene Gewebeflüssigkeit wird sowohl über Apis als auch über Bryonia therapeutisch entscheidend beeinflußt.

Vespa Crabro ex animale Gl D3
(Hornisse, ganzes Tier; Vespa crabro):

Vespa crabro, die ganze Hornisse, entspricht als Heilmittel gleichsam der Apis-Wärme-Wirkung im physischen Bereich. Pathologisch liegt eine Situation vor, in der es bereits zur Bindegewebsverhärtung und Fibrinabsonderung im Ovar selbst kommt. Hier ist Vespa crabro ein entscheidendes Therapeutikum. Vespa crabro wirkt als tierisches Präparat auf die ätherische Organisation, wenn sie bereits dem physischen Degenerationsgeschehen verfällt. Während die Biene im Luft-Wärme-Bereich lebt und die Blütensubstanzen Pollen und Honig sowie das Wachs in ihrem Bau zur Lebensgrundlage macht und damit diese Substanzen auf die physische Stufe trägt, jedoch dabei dem Wärmeelement verbunden bleibt, kommt es bei der Hornisse zu einer völligen Hinwendung zur physisch-stofflichen Welt: Das Material des Hornissenbaues wird aus der noch grünen Rinde junger Bäume genommen. Es ist, im Unterschied zum Wachs des Bienenstockes, bereits auf dem Wege, aus dem Lebensprozeß ausgeschieden zu werden. Als fleischfressendes Insekt hat sich die Hornisse weit von der Lebenswelt der Biene entfernt; die astralische Natur der Hornisse kommt darin zum Vorschein. Man könnte sagen, es kommt zu einer Art Kurzschluß zwischen Astralität und physischer Organisation bei dieser Tierbildung.

Dies ist jedoch ein organischer Vorgang, wie er im Menschen sich abspielt, wenn das lebendige Bindegewebe sklerotisiert, vernarbt. Dann ist Hornissengift therapeutisch angezeigt. Dies ist die Indikation von Hornisse in dem Präparat Magnesium sulfuricum/Ovaria comp., weil davon ausgegangen wird, daß sich in dem Wärmeorgan des Ovars im Zustand der Präkanzerose die Tendenz zum Physischen bereits abzeichnet.

Viscum album (Mali) e planta tota ferm D4
(Mistel vom Apfelbaum, Viscum album; Loranthaceae):

Viscum Mali ist das pflanzliche Präparat bei allen Involutionserkrankungen einschließlich des Karzinoms. Da Magnesium sulfuricum/Ovaria comp. in erster

Linie zur Behandlung der Präkanzerosen bis hin zur malignen Entartung gedacht ist, wurde auch hier Viscum Mali hinzugefügt, da dadurch der Wärmeprozeß im Bindegewebe angeregt wird und die proliferativen Vorgänge geordnet werden. Viscum Mali wurde an verschiedenen Stellen bereits dargestellt.

Entstehung: Dr. med. Rolf Baecker, WALA-Ärztekreis, 1969.

Darreichungsform
1. Injektionslösung
2. Globuli velati

Gegenanzeigen: Überempfindlichkeit gegen Bienengift
Nebenwirkungen: Die tiefen Potenzen von Apis ex animale und Vespa crabro ex animale können lokale Reizungen verursachen, deshalb intramuskuläre Injektion.
Wechselwirkungen mit anderen Mitteln: nicht bekannt

Indikationen
Zur Anregung der Wärmeorganisation im Ovar und deren Wiedereingliederung in den Gesamtwärmeorganismus, z.B.
1. Ovarial-Zysten
2. zur Ovarialtumor-Prophylaxe

Majorana comp., Gelatum

Es bestand der Wunsch, mit einem Präparat für die gynäkologische Praxis in umfassender Weise die differenzierten Lebensfunktionen im Bereich der weiblichen Reproduktionsorgane zu stärken. Dem sollen pflanzliche Bestandteile dienen, die die Tätigkeit des Empfindungsorganismus in diesem Bereich sowohl im Hinblick auf die Ich-Wärme-Organisation als auch auf die ätherisch-rhythmische Säfteorganisation in ein ausgewogenes Verhältnis setzen. Die Ich-Organisation sollte durch ein hier wirksames Metall (Argentum colloidale) und einen bis ins Physische hinein auflösenden Teerabkömmling (Kreosotum) in ihrer harmonisierenden Funktion angeregt werden.

Zunächst wurden die Präparatebestandteile 1968 in die Darreichungsform von Vaginaltabletten eingearbeitet, bis dann 1973 die Konzeption des Gelates auf der Grundlage von Pflanzenschleimen entstand.

Majorana ex herba ferm 33c ∅ (zu 1% enthalten)

(Majoran, Origanum majorana; Labiatae):

Der einjährige Majoran, ursprünglich im Süden Europas beheimatet, ist hier in der Hauptsache als Gewürzpflanze bekannt. Die gedrungene Pflanze besitzt einen vierkantigen, unten mit warmem Rot überlaufenen Stengel. Die vierkantige Form ist immer Signatur lebensätherischer Kräfte. Die kleinen ovalen Blättchen sind kreuzgegenständig und schieben sich nach oben eng zusammen. Aus ihren Blattachseln entspringen die rasch vergänglichen, kleinen und weißen Blütenkrönchen. Majorana erscheint als eine auf engem Raum zusammengezogene, intensiv balsamisch-würzig durchsetzte Pflanze.

Während die Labiaten Rosmarin und Lavendel und deren ätherische Öle eine besondere Beziehung zum Sinnes- Nerven-System haben (Rosmarin – Sinne; Lavendel – Nerven), greift das bei Majoran vor allem in den Samen gebildete fette Öl und auch das ätherische Öl des Krautes stärker in den Stoffwechselbereich und in den Bereich der Reproduktionsorgane ein. Dieser wird durchwärmt und dadurch in seiner Funktion an den Gesamtorganismus und den Blutprozeß angeschlossen. Es ist also die besondere Wärmequalität des fetten Öles und auch des ätherischen Öles des Majorans, die einer Auskühlung der Unterleibsorgane entgegenwirkt. Rudolf Steiner hat auf die Anwendung von Majoran als Heilmittel bei Gebärmutterschwäche hingewiesen.

Thuja e summitatibus ferm 33e D1 (1%)

(Triebspitzen vom Lebensbaum, Thuja occidentalis; Cupressaceae):

Der Lebensbaum hat als Nadelholzgewächs eine Beziehung zur Peripherie des Organismus, zu Häuten und Schleimhäuten. Im Pflanzenbildungsprozeß ist Thuja dadurch gekennzeichnet, daß der quellende Lebensprozeß bis in die sich seitlich verbreiternden Nadeln und die kaum verholzenden, Nadeln tragenden Verzweigungen vordringt. So ist verständlich, daß Thuja bei physisch-ätherischer Wucherung und Dysplasien in der Peripherie der Schleimhaut und der Haut, bei der sykotischen Konstitution nach Hahnemann wirksam ist. Das allgemein „Saturn-Wärme-Hafte“ der Nadelhölzer erfährt in der Thuja eine starke Modifikation durch die „Mondenkräfte“. In starker Konzentration löst das ätherische Öl (Thujon) einen Abort bzw. eine Eklampsie aus; auch sind entzündliche Erscheinungen an der Niere aus dem Arzneimittelbild bekannt. Der „Mondenbaum unter den Nadelgewächsen“ richtet sich in seiner Wirkung besonders auf die Urogenitalorgane.

Somit geben Majorana und Thuja, ergänzt durch Lilium tigrinum, dem Präparat die Wirkungsrichtung auf die Reproduktionsorgane, d.h. die Vaginalschleimhaut und die Portio, sowie auf die Funktion des Uterus.

Lilium tigrinum ex herba ferm 33c D1 (1%)
(Tigerlilie, Lilium lancifolium; Liliaceae):

Die Tigerlilie entfaltet als Liliengewächs ihre Wirkung im Urogenitalbereich dadurch, daß diese Pflanze die Zwiebelbildung in Form von Brutzwiebeln bis in die Blütenebene heraufnimmt und damit die Signatur eines ineinandergreifenden Licht- und Flüssigkeits-Schleim-Prozesses zeigt. Licht-, Flüssigkeits- und Wärme-Prozeß sind eng miteinander in Verbindung. In potenzierter Form kann die Tigerlilie dadurch wäßrig-warme Entzündungen in den weiblichen Unterleibsorganen überwinden helfen, vor allem auch dann, wenn nach einer Geburt die Rückbildung des Uterus nicht vollständig erfolgt.

Echinacea e planta tota ferm 33c ∅ (1%)
(blaßblütiger Sonnenhut, Echinacea pallida; Compositae):

Echinacea wurde aus der indianischen Volksmedizin in die europäische Phytotherapie übernommen. Die ausdauernde Staude zeichnet sich durch einen beständigen und starken Blütenprozeß aus, jedoch ist das Verhältnis zum Wäßrigen so, daß die Blätter von Sproß und Blütenkranz turgorlos und etwas schlaff herabhängend erscheinen. Die Blattmetamorphose ist gering. Der Sonnenhut hat eine Beziehung zum Kieselprozeß, welche an der rauhen Blatt- und Stengelbehaarung und den harten, spitzen Scheibenblüten des „Igelkopfes" sichtbar wird.

Im menschlichen Organismus setzt sich die Kieselwirkung im interstitiellen Bindegewebe fort, der Gewebe-Form-Prozeß wird angeregt und der Turgor gestärkt. Beides sind Prozesse, welche der Steigerung der immunologischen Abwehr zugrunde liegen. Als Komposite hat Echinacea eine besondere Beziehung zur Wärme und damit zu den sulfurischen Prozessen des Stoffwechsels. Sie regt die Eigentätigkeit des Stoffwechsels im Organismus an, steigert die Wärmebildung, insbesondere wirkt sie auf die Bindegewebsfunktion und hier auf die Immunabwehr, die Leukozytenproliferation wird angeregt.

Calendula ex herba ferm 33c ∅ (1%)
(Ringelblume, Calendula officinalis; Compositae):

Die Ringelblume gehört ebenfalls zu den dem Element der Wärme zugehörigen Körbchenblütlern. Vom arteriellen Blutsprozeß her begünstigt sie die Wundheilung an Haut und Schleimhäuten: Auf einem sauberen Grund regt sie die Neueinsprossung von arteriellen Kapillaren und die Bildung von Granulationsgewebe an.

Kreosotum D4 (1%)
(Destillationsprodukt aus Buchenholzteer):

Durch den pharmazeutischen Herstellungsprozeß wird die Zellulose des Buchenholzes zunächst verkohlt, dann durch Destillation in einen mineralisierenden Blütenprozeß getrieben. Man muß sich vorstellen, daß die therapeutische Wirkung auf das Eiweiß im menschlichen Organismus einer nekrotisierenden „Entzündung" entspricht. Kreosotum ist somit eine tiefgreifend wirkende Substanz bei entzündlichen Vorgängen, die zum Chronischen neigen und gleichzeitig in den Eiweißzerfallsprozeß führen; entzündlich zersetzende, auch juckende Prozesse, Meno- und Metrorrhagien, Zervix-Katarrhe und -Erosionen bis zum Uterus-Karzinom sind Indikationen für Kreosotum.

Argentum colloidale D4 (1%)
(kolloidales Silber):

Das Metall Silber greift in die „merkuriale" Tätigkeit von Haut und Schleimhaut ein, d.h. der Übergang vom Aufbau zum Abbau und umgekehrt wird gestärkt. Der Argentum-Prozeß wirkt im ätherischen Aufbau auf der Stufe des Lebensäthers so, daß Gestaltungsvorgänge vorzeitig zum Abschluß kommen. Die Abschnürung eines Lebensvorganges, gleichsam die Tendenz zur Sequestrierung, auch zur Reproduktion, wird durch Silber in potenzierter Form auf das gesunde Maß zurückgeführt, d.h. die Einordnung erfolgt in die Ganzheit des Organismus. Sowohl entzündliche, reaktive Vorgänge als auch eine zu starke Überformung des Organs werden durch Silber reguliert. Die Ich-Organisation greift wieder ordnend in die physisch-ätherische Organisation ein.

Eucalypti aetheroleum (0,2%)
(Ätherisches Öl von Eukalyptus-Blättern Eucalyptus globulus; Myrtaceae);

Rosmarini aetheroleum (0,1%)
(Ätherisches Öl von Rosmarin-Blättern, Rosmarinus officinalis; Labiatae);

Salviae aetheroleum (0,1%)
(Ätherisches Öl von Salbeiblättern und -stengeln, Salvia officinalis; Labiatae);

Thymi aetheroleum (0,1%)
(Ätherisches Öl von Thymianblättern und -blüten, Thymus vulgaris; Labiatae):

Diese ätherischen Öle sollen in differenzierter Weise die durchwärmende Wirkung von Majorana ex herba unterstützen. Salviae aetheroleum leitet die Sekretion zur Niere ab. Salvia zeigt eine starke Wirkung im physischen Bereich. Das ätherische Thymianöl regt die Durchwärmung im Lymphbereich an. Hier spielt sich die Wirksamkeit im Ätherischen ab. Rosmarini aetheroleum wirkt dagegen auf die Wärme-Sinnes-Tätigkeit (Wirkung vergleichbar den Harzen der Koniferen). Eucalypti aetheroleum erzeugt schließlich eine Wärmewirkung im Blutbereich.

Acidum lacticum (0,3%)
(Milchsäure):

Acidum lacticum stellt die Beziehung zur physiologischen Milchsäurebildung her als Ausdruck einer gesunden Tätigkeit des Astralleibes. Auf das Scheidenmilieu und seine physiologische mikrobielle Besiedelung (Döderlein-Flora) wirkt die Milchsäure normalisierend und bildet dadurch eine Grundvoraussetzung für den Heilungsprozeß in diesem Organgebiet.

Entstehung: WALA-Ärztekreis, Dr. med. Rolf Baecker (Frauenarzt), 1973/74.

Darreichungsform
Gelat

Dosierung und Art der Anwendung
Soweit nicht anders verordnet, 2–3 mal wöchentlich bis 1–2 mal täglich intravaginale Anwendung durch das beiliegende Dosierröhrchen.

Indikationen
Zur Anregung der Empfindungsorganisation, sich mit dem ätherisch-flüssigen Geschehen im weiblichen Genitalbereich rhythmisch-atmend zu verbinden, bei gleichzeitiger Anregung der Ich-Wärme-Organisation, z.B.
1. Kolpitis
2. Vulvitis
3. unspezifischer Fluor
4. zur Mit- und Nachbehandlung bei spezifischer Therapie in der Vagina und an der Portio

Malvenöl (= Malva comp., Oleum)

Das Malvenöl ist ein Präparat zur äußeren Anwendung in Form von Einreibungen oder Massagen, welches aus pflanzlichen Ölauszügen, teils aus der ganzen Pflanze, teils aus Blüten besteht. Die Wirkung sollte auf die Stoffwechseltätigkeit gerichtet sein und auf eine in diesem Bereich sich abspielende, pathologische Einwirkung des Astralleibes in das vegetative Nervensystem. Das Öl hat sich auch bei schlecht gedeihenden, unruhigen und schwächlichen Säuglingen bewährt.

Ölauszug aus Hypericum, Herba rec. (zu 12,5% enthalten)
(Johanniskraut, Hypericum perforatum; Guttiferae):

Hypericum kann in seiner Signatur als „pflanzlicher Phosphor" bezeichnet werden. Der harte, kieselige Stengel (Hartheu), der lichtgelbe Blütenprozeß weisen auf stärkste Licht-Form-Kräfte in der Pflanze hin; von daher ist es verständlich, daß Hypericum eine spezifische Beziehung zum Nervensystem und vor allem zu geschädigten Nerven hat, auch psychische Symptome im Sinne einer „Lockerungserscheinung" nach physischen Schockereignissen spielen eine Rolle, insbesondere nach Erschütterung der Wirbelsäule und des Kopfes, z.B. durch Sturz. Wichtig ist in diesem Präparat die Bedeutung von Hypericum für die „psychosomatischen" Erscheinungen der depressiven Verstimmung, der Unruhe, der Schlaflosigkeit. Dies sind alles unter Umständen Folgen von Erschütterungen und Schockzuständen. Hypericum folgt in seiner Wirkung der „Herausforderung" des Astralleibes, der durch seine Lichtbeziehung sich dann auch der Ich-Organisation aufschließt.

Ölauszug aus Malvae flos (12,5%)
(Malvenblüten, Alcea rosea; Malvaceae):

Die Urform der bunten Gartenmalven, die Stockrose oder Stockmalve, die hier in engerem Sinne als Heilpflanze in Betracht kommt, trägt stattliche Blütenkerzen, deren Farbe vom Purpur-Rötlichen bis ins Schwarze variiert.

Die Bedeutung der Malvenblüte in ihrer Beziehung zum Stoffwechselgeschehen liegt in der Eigentümlichkeit dieser Pflanze, die durch mächtige Schleimbildung der Verholzung und damit dem Zu-physisch-Werden entgegenwirkt. Die dichte samtige Behaarung der Stengel und der fünflappigen Blätter ist ein Hinweis auf die Beziehung zum Kiesel, die Schleimbildung spricht für einen starken Chemismus in der Pflanze.

Im Hinblick auf die menschliche Organisation ist damit die Beziehung zum Ätherischen, zu dem Prozeß des Lösens und Flüssigbleibens gegeben. Eine Verdichtung, die zu stark ins Physische führt, wird vermieden; es ist die Heilwirkung in der Durchwärmung des Flüssigkeitsprozesses des Organismus von der Peripherie aus zu sehen. Wiederum wird die astralische Tätigkeit von der Haut aus angeregt, sich mit dem Flüssigkeitsgeschehen besser zu verbinden. Dies stellt eine Gegenwirkung gegenüber den Folgen einer vorausgegangenen Lockerung dar.

Ölauszug aus Pruni spinosae flos (12,5%)
(Schlehenblüten, Prunus spinosa; Rosaceae):

Die plötzlich hervortretende, strahlend weiße Blütenbildung im Frühjahr an dem noch unbeblätterten harten und schwarzen Strauch und der mächtige Lichtprozeß bis hinein in die Hartholz- und Dornbildung sind der Hinweis für die spezifische Wirksamkeit dieser Heilpflanze auf einen das Ätherische überwältigenden, überstarken astralen Lichtprozeß. In der Schlehe kommt es zu einer intensiven Einwirkung und zu einem Aufsteigen der verhärtenden Tendenz der Erde. Das Auseinanderfallen von Blatt-Flüssigkeits- und Blüten-Licht-Wärme-Prinzip ist typisch für diese Pflanze.

Die Wirkung der Schlehe liegt darin, ein unrhythmisch gewordenes Verhältnis seelisch atmender Tätigkeit mit den strömenden Flüssigkeitsprozessen zu harmonisieren. Im Krankheitsgeschehen werden die Extreme der Überformung einerseits und der Lethargie des Lebensprozesses andererseits überwunden. Äußerlich angewendet ist sie bei Erschöpfung, Eßunlust, Depression und in der Rekonvaleszenz hilfreich, indem sie den seelisch-leiblichen Zusammenhang ausgleicht und lichthaft impulsiert. Organisch stärkt sie die Licht-Form-Kräfte im

Bluts- und Bindegewebsbereich, sie wird bei Anämie, bei Narbenschrumpfungen, bei Striae distensae und zur Gewebestraffung in der Schwangerschaft eingesetzt.

Ölauszug aus Sambuci umbella (12,5%)

(Holunderblüten, Sambucus nigra; Caprifoliaceae):

Die Verwendung des weißen, tellerförmigen und süß duftenden Blütenschirmes (Umbella) soll die Wärme und den Lichtprozeß des Holunders therapeutisch zur Wirksamkeit bringen. Der Holunder offenbart eine paradoxe Kräftestruktur: zum einen die starke Durchluftung von Blüte und Stengelmark, die Hinwendung zum Wärme-Licht-Geschehen der Umgebung (vergleichbar auch den Umbelliferen), zum anderen die zähe Lebenskraft, sich auch auf steinig-trockenem Boden zu behaupten. Die Verbindung von Licht, Luft, Wärme zum Physischen und damit die „Verwandtschaft" zu einer pathologisch verstärkten Hinwendung des astralischen Geschehens zum physischen Leib – unter Verdrängung des Ätherischen – ist das Wesentliche an Sambucus, was zur Aufnahme in das Präparat Malva comp., Oleum, geführt hat. Nicht zu übersehen ist damit auch die Wirkung im Nierenbereich. Auch das Nierenorgan ist dadurch gefährdet, daß unter Umgehung der rhythmischen Mitte der Astralleib eine zu starke Verbindung mit dem physischen Organ eingeht. Darauf beruht letzten Endes die Indikation dieses Präparates: bei Erschöpfung und Schwächung der Lebens-Bildekraft. Der schwarze Holunder bringt in starkem Maße die Wärmeprozesse in Gang und regt die Ausscheidungen an. Bei Erkältungskrankheiten wirkt er durchwärmend und schweißtreibend. Er wird auch bei rheumatischen Beschwerden eingesetzt.

Ölauszug aus Tiliae flos (12,5%)

(Lindenblüten, Tilia platyphyllos und Tilia cordata; Tiliaceae):

Der Lindenbaum verbindet sich nicht in so starkem Maße mit dem mineralischen Erdenelement. Er kann ein sehr hohes Alter erlangen, bleibt aber dabei weniger tief verwurzelt und in seinem Holz deutlich weicher und plastischer, eine Eigenschaft, deretwegen er von den Bildschnitzern sehr geschätzt wird. Im Kohlenhydrat-Stoffwechsel von Tilia entstehen Schleimstoffe, die den Baum bis in den Bast der Rinde durchsetzen. Solche Schleimstoffe finden wir häufig, wenn sich eine Pflanze der Tendenz zur Verfestigung, Mineralisierung und Verholzung widersetzt und dieser mit der Kraft der Auflösung begegnet. Die Blätter und die frühsommerliche Blütenfülle bleiben ganz in einem grün-gelben, hellen Farbton.

Die Linde und insbesondere die Lindenblüten offenbaren einen starken Bezug zum Nierenorgan und darüber hinaus zum Urogenitalsystem im Ganzen. Der betäubende, auch berauschende Duft einer in voller Blüte stehenden Linde wird besonders von dem Organ Niere aufgenommen, welches im innerorganischen Gesamtgeschehen dem Geruchsorgan seine Empfindlichkeit verleiht: Die Sensibilität, u.U. Überempfindlichkeit gegenüber Gerüchen ist stets auch ein Hinweis auf eine Nierendisposition (vgl. Hinweise Rudolf Steiners). Daher sind „Nierenpflanzen" in ihrer Symptomatologie sehr häufig dann angezeigt, wenn Geruchsüberempfindlichkeit besteht. Auch Geruchshalluzinationen weisen auf die Nierenfunktion hin. Dies alles sind Symptome astraler Lockerung. Die Linde bringt in diesem Sinne die Ausscheidung und Schweißbildung in Gang, zudem fördert sie über die Stoffwechselanregung die Schlafbereitschaft.

Geranii aetheroleum (0,4%)
(ätherisches Öl aus Blättern von Geranium- und Pelargonium-Arten; Geraniaceae):

Das ätherische Geraniumöl soll die übrigen Auszüge in sich aufnehmen, zusammenfassen und durch seinen dem Rosenöl verwandten Duft in ihrer Gesamtwirkung befestigen.

Zusammenfassend kann gesagt werden, daß durch das Präparat Malva comp., Oleum das träge Flüssigkeitsgeschehen durchluftet werden soll, vor allem im Bereich des peripheren Bindegewebes und der Muskulatur. Die Stoffwechselorgane wie Nieren und Darm werden zu einer ungestörten Aufbautätigkeit angeregt, und so wird das Ineinanderwirken von Nervlich-Seelischem mit Flüssig-Ätherischem in den richtigen Ausgleich gebracht. Die dem Erschöpfungszustand zugrundeliegende überstarke freie Seelentätigkeit wird überwunden und wieder in das organische Geschehen integriert.

Entstehung: WALA-Ärztekreis, Frau Dr. med. Margarethe Hauschka, 1952.

Darreichungsform
Öl

Dosierung und Art der Anwendung
Soweit nicht anders verordnet:
1–2 mal täglich einreiben oder zu Massagen verwenden.

Indikationen

Zur Anregung der Empfindungsorganisation im Luftorganismus und in ihrem Verhältnis zu den Flüssigkeitsprozessen in den Körpersäften, z.B.

1. zur perkutanen Anregung des Stoffwechsels bei schwächlicher Konstitution
2. in der Rekonvaleszenz
3. bei Nervosität, Überarbeitung und Schlaflosigkeit (evtl. im Wechsel mit Lavandula, Oleum aeth. 10%)

Medulla comp.

Der Rezeptur von Medulla comp. liegt der Gedanke zugrunde, daß bei der Indikation multiple Sklerose, für die das Präparat in erster Linie gedacht ist, eine sklerotische Überformung und schließlich Narbenbildung in den Nervenscheiden des Rückenmarks vorliegt. Es wurden deshalb neben der Leitsubstanz Medulla spinalis (tota) Substanzen gewählt, die in den Bindegewebsprozeß und seine Beziehung zum Blut so eingreifen, daß einer Überformung und einem Abbau in den Myelinscheiden als den Hüllen des Neurons entgegengewirkt wird.

Medulla spinalis (tota) Gl D7
(Rückenmark):

Durch die Zubereitung des Organpräparates aus dem gesamten Rückenmark soll der sich hier abspielenden Erschöpfung des Wärmeprozesses im Bindegewebe entgegengewirkt werden. Wie wiederholt dargestellt wurde, regen tierische Präparate die ätherische Organisation an.
Solange der Krankheitsprozeß bei der MS noch eine deutliche entzündliche Aktivität zeigt, empfiehlt es sich 1–2 mal wöchentlich zusätzlich das Einzelmittel Medulla spinalis (tota) Gl D30 zu verabreichen.

Arnica e planta tota ferm 33c D19
(Arnika, Arnica montana; Compositae):

Arnika wurde für dieses Präparat gewählt, um auf den venösen Prozeß, der im entzündlichen Schub der multiplen Sklerose bis zur Stase betont ist, einzuwirken. Arnica montana reguliert besonders das Verhältnis der Venosität zum Bindegewebe. Als Kieselpflanze, die jedoch zugleich eine starke Beziehung zum Vegetativen in ihrem Sproß zeigt, ist Arnika auch hier geeignet, auf die rhythmischen Verhältnisse und Strukturen im Blut-Bindegewebs-Bereich einzuwirken,

um die Zirkulationsstauung und die Betonung der Venosität zu überwinden. Die mitverarbeitete Wurzel stellt im speziellen den Bezug zum zentralen Nervensystem her.

Aurum metallicum D9
(metallisches Gold):

Aurum ist unter den sieben Hauptmetallen die Substanz, die die Kräftewirksamkeit der vier Flüssigkeitssysteme mesenchymale Grundsubstanz, Bindegewebsflüssigkeit, Lymphe und Blut, vor allem arterielles Blut, in sich vereint. Es sind dies die Kräfte des Lebensäthers, des Chemismus, des Lichtes und der Wärme. Insbesondere bezieht sich die Aurum-Wirksamkeit auf die Bindegewebsflüssigkeit und das Mesenchym einerseits und auf eine Anschoppung von arteriellem Blut andererseits. Die Wirkung von Aurum auf degenerative Prozesse im Bindegewebe ist damit gegeben, vor allem dann, wenn es sich um eine Kongestion von Bindegewebsflüssigkeit und die Tendenz zur Ausfällung von Bindegewebsgrundsubstanz handelt. Dieser Prozeß ist ein allgemeiner Bindegewebsprozeß, der auch bei der multiplen Sklerose eine Rolle spielt. Zugleich wirkt Aurum auf die rhythmischen Prozesse in den Organen über die Aktivierung der übergeordneten Tätigkeit der Ich-Organisation.

Stibium metallicum D7
(Antimon):

Im Gegensatz zu Aurum, welches seine Wirksamkeit im Bindegewebsbereich bis hinein in das Blut entfaltet, bezieht sich die Wirkung von Stibium auf den Eiweißprozeß. Es werden die Kräfte gefördert, die im Blut und in den anderen eiweißhaltigen Gewebeflüssigkeiten die Formkräfte in sich aufnehmen. Stibium ist, obwohl es in den Gewebeflüssigkeiten und im Bluteiweiß wirksam ist, eine sulfurische Substanz, die den Anschluß an die in der Wärme wirkenden Formkräfte herstellt. Rudolf Steiner unterscheidet im Blut-Eiweiß-Geschehen zwischen albuminisierend-auflösenden und antimonisierend-formenden Prozessen. Wir haben somit mit dem potenzierten Antimon die Möglichkeit, auf die Ich-Kräfte im Eiweißgeschehen so einzuwirken, daß sie sich mit dem Eiweißaufbau verbinden können. Auf das Blut bezogen bedeutet dies, daß Gerinnungsunfähigkeit oder Verzögerung der Gerinnung des Blutes durch Antimon reguliert wird. Der Kalkprozeß im Blut kann dann von der Ich-Tätigkeit ergriffen werden. Antimon soll in dem Präparat Medulla comp. die Wärme-Form-Kräfte im Eiweiß-

geschehen anregen. Als Metall wirkt es auf die Ich-Tätigkeit; diese wird in das Flüssigkeitsgeschehen des Aufbaus hineingezogen und wirkt dort ordnend und rhythmisierend.

Cornu cervi D7
(Cervus elaphus, Hirschgeweih):

Das Hirschgeweih besteht chemisch vor allem aus Apatit (Kalziumkarbonat/-phosphat) und wurde gewählt, um den Kalkprozeß im Sinnesbereich zu beeinflussen. Die Bildung des Geweihs ist ein Ausdruck eines über die Peripherie des Schädels in den Raum hinausreichenden Sinnesprozesses. Zugleich handelt es sich um eine äußerst dichte Knochenbildung ohne Mark. Das jährliche rhythmische Abwerfen des Geweihs und seine Neubildung in hundert Tagen zeigt die Eingliederung der Geweihbildung in die ätherische Organisation. So ist der spezifische tierische Apatitkalk aus der Geweihbildung geeignet, den Auskühlungsprozeß bis in die physische Degeneration der Myelinscheiden aufzuhalten. Die spiralige Anordnung des Myelins kann eine Signatur sein für die Formtendenz, die im Kalk selbst wirksam ist und sich in der Spiralbildungstendenz und Schneckenbildung äußert.

Der Kalk schlägt die Brücke zwischen dem Astralleib und dem Eiweiß auf der physischen Stufe. In der Evolution folgt der Kalk dem Kiesel auf jener Stufe, wo die Bildung des Eiweißes im Zusammenhang mit der Anlage des Seelischen in der Tierbildung stattfindet. Der Kalk ist dann auch im Organischen, insbesondere in der Muskulatur, der „Atmer“, der das Eingreifen und Lösen des Astralischen bei der Bewegung auf der physischen Ebene ermöglicht. Die Muskelkontraktion ist ein Verdichtungs- und Lösungsprozeß im Eiweiß.

Zum Verständnis der Bedeutung von Cornu cervi ist darauf hinzuweisen, daß bei der Bildung des Geweihs aus dem „Rosenkranz“ des Schädels und über dem hochvitalen, stark arterialisierten Bast (Periosteum) die Epiphysentätigkeit wirksam ist. Sie beherrscht die Wärmeprozesse im physischen Bereich und hält bei erhöhter Tätigkeit die Gonadenentwicklung zurück. Bei der Entwicklung des Geweihs in hundert Tagen ruht die Spermienreifung. Nach Ausbildung des Geweihs und Eintrocknung des Bastes setzt unmittelbar die Spermienreife wieder ein. Es kommt wieder zur Geschlechtsreife, zur Brunst. Zirbeldrüse und Schilddrüse spielen dabei eine Rolle. So ist es verständlich, daß Cornu cervi tief in den Lebensprozeß eingreifen kann und einem zu starken astralischen Einfluß im Zusammenhang mit dem Kalkprozeß im Nerven-Sinnes-Bereich entgegenzuwirken vermag.

Der marklose, dichte und kristalline Aufbau des Hirschgeweihs aus Apatit weist darauf hin, daß die Geweihbildung eine intensive Verbindung zwischen Aufbauprozessen (Kalzium) und Nervenprozeß (Phosphor) darstellt. Auf der physischen Ebene kommt es zu einer Art „Kurzschluß", zu einer „Sinnesorganbildungstendenz". Der geweihtragende Hirsch ist über sein Geweih sensibel für seine Orientierung im Raum. Damit entspricht die Geweihbildung stofflich einer Übertätigkeit des Astralischen bis hinein in die physische Substanzbildung, jedoch im Bereich der Nerven-Sinnes-Region. Hier finden wir eine Entsprechung zu den bei der multiplen Sklerose vor allem im Rückenmark auftretenden Degenerationsherden, welche klinisch neben den sensiblen und motorischen Ausfällen auch vor allem zu einer Beeinträchtigung der räumlichen Wahrnehmung mit dadurch bedingter Gangunsicherheit führen.

Betula e cortice ferm 33e D9
(Weißbirkenrinde, Betula pendula; Betulaceae):

Die Birkenrinde in mittelhoher Potenz soll der „Rindenbildung" im Bereich der Myelinscheiden entgegenwirken. Die Birkenrinde ist reich an Mineralsalzen. Der starke Eiweiß- und Zuckerprozeß der Birke gliedert sich auf in einen zur Eiweißverdichtung führenden, in die Blattbildung übergehenden und in die Blätter einmündenden Flüssigkeitsstrom sowie in die mineralisierende Absonderung von Salzen in die Rinde (Natrium, Kalium, Kalzium). Dies ist typisch für die Birke.

Im pathologisch-organischen Geschehen des Organismus kann es ebenfalls zu einer vorzeitigen Auseinandergliederung von Sal- und Sulfur-Geschehen kommen. Dies ist bei der multiplen Sklerose der Fall. Es kann folglich mit einer homöopathischen Potenz von Birkenrinde diesem pathologischen Prozeß entgegengewirkt werden und das Bindegewebe von Stoffwechselendprodukten entlastet werden. Dies ist umso wichtiger, als es bis heute ungewiß ist, ob es sich bei der multiplen Sklerose um einen viralen Kälte-Abbau-Prozeß handelt oder um eine Autoaggressionskrankheit. Auf alle Fälle muß die Wärmebildung in den Nervenscheiden angeregt werden.

Zusammenfassung

Im ganzen ist das Präparat geeignet, sowohl einem entzündlichen, vor allem schubweisen Geschehen im Bereich der Nervenscheiden des Rückenmarks als auch einem zu starken Abbau im Intervall des Krankheitsverlaufes entgegenzuwirken. Die einzelnen Präparatebestandteile wirken auf die Gesamtorganisation:

Medulla spinalis (tota) auf die ätherische Organisation, Arnika und Betula auf die astralische Organisation in differenzierter Weise, Aurum und Stibium metallicum auf die Ich-Organisation. Cornu cervi regt als tierisches Kalkpräparat die ätherische Organisation im Sinnesbereich an. Als Einzelmittel setzen wir bei der MS Xanthokon ein.

Entstehung: Klinisch-therapeutisches Institut Arlesheim, Leitung Frau Dr. med. Ita Wegman, 1935.

Darreichungsform
1. Injektionslösung
2. Globuli velati

Indikationen*)
Zur Ordnung der Wesensgliedertätigkeit im Bereich des Zentralnervensystems und des Rückenmarkes bei entzündlichem und degenerativem Geschehen in den Nervenscheiden, z.B.
1.1. Multiple Sklerose
1.2. andere organische Rückenmarkserkrankungen (Poliomyelitis, M. Little, Myasthenia gravis, Syringomyelie)

Melissa/Sepia comp.

Das Bedürfnis der Ärzte nach einem sehr allgemein wirksamen Präparat zur Behandlung klimakterischer Beschwerden war der Ausgangspunkt.

Chamomilla e radice ferm 33c D2
(Wurzel der echten Kamille, Chamomilla recutita; Compositae):

Die Kamille zeigt in ihrem Blüten-Blatt-Wurzel-Verhältnis und in der Art der feinen Auffiederung der Blattspreiten bis hin zur reinen „Blattnervenausformung“ sowie durch den hohlen Blütenboden und die feine Verwurzelung die vorherrschende Tätigkeit und Einwirkung des Astralischen aus der umgebenden Licht-Luft-Sphäre; damit ist die Beziehung zum astralischen Geschehen im menschlichen Organismus gegeben: Die Kamille wirkt vermittelnd und ausgleichend zwischen Sinnes-Nerven-System und Nierengeschehen.

**) siehe auch Dr. med. H.-H. Vogel, Multiple Sklerose – ein Krankheitsverlauf, Merkurstab 4, 1990.*

Kamille ist als Heilmittel nicht nur für Kinder und Frauen im gebärfähigen Alter geeignet, sondern kann auch bei den Umstellungsvorgängen im Klimakterium eine wesentliche Hilfe sein. In dem vorliegenden Präparat Melissa/Sepia comp. soll die Kamillenwurzel insbesondere den übersteigerten Nervenprozeß, die Erregbarkeit, die Übersensibilität über eine Stärkung und Beruhigung des Nieren-Nerven-Verhältnisses beheben. Die Gesamtkomposition entwickelt ihre Wirksamkeit vor allem dann, wenn es zu den „nierenbedingten" Einschlafstörungen mit unaufhörlich kreisenden Gedanken und Einschlafzuckungen kommt.

Melissa ex herba ferm 33c D2
(Melisse, Melissa officinalis; Labiatae):

Die erfrischend duftende Zitronenmelisse bildet vor allem den rhythmischen Blattbereich aus, in den auch die kleinen weißen Lippenblüten heruntergezogen sind; dabei ist die Form der zartgrünen Blätter auf rhythmische und harmonische Weise vom Rand her gezähnt. Das ätherische Öl der Melisse, das, wenn auch in Spuren, in den wässerigen Auszug übergeht, unterscheidet sich von den ätherischen Ölen der übrigen Labiaten (Rosmarin, Lavendel, Salbei, Thymian) durch seine Wirksamkeit im Blatt-Flüssigkeits-Bereich der Pflanze. Es teilt sich intensiv dem Flüssigkeitsprozeß mit. Daneben sind auch Bitterstoffe, Gerbstoffe und Schleime enthalten. Dadurch ist die Melisse besonders geeignet, Wärme- und Licht-Luft-Prozeß im Ätherisch-Flüssigen zur Wirksamkeit zu bringen.

Darauf beruht die beruhigende Wirkung der Melisse und ihre Verwandtschaft zur Wirksamkeit des Kupfers. Man könnte die Melisse als „pflanzliches Kupfer" bezeichnen; daher rührt auch die entkrampfende, beruhigende Wirkung über den Nierenprozeß. Wenn sich der Astralleib nicht genügend mit der Niere und darüber hinaus mit dem ganzen Urogenitalsystem rhythmisch verbindet, d.h. die Nierenatmung und Sauerstofftätigkeit in der Überwindung des Kohlenstoffs zu schwach ist, dann ist sowohl die Melisse als auch Kupfer ein Heilmittel. Die Niere wird gleichsam ihrer ursprünglichen Form eines venös umströmten Organes angenähert. Dies entspricht auch der pathologischen Situation, die der Anwendung des Präparates zugrundeliegt: die Verselbständigung ätherischer Kräfte, die sich im Gesunden vor allem im venösen Bereich entfalten. Das Dominieren der Venosität gehört zum Krankheitsgeschehen. Die Volksmedizin und die Phytotherapie kennen die krampflösende, leicht beruhigende und auch blähungstreibende Wirkung der Melisse, welche sie zur Anwendung bei nervösen Magen-Darm-Störungen und Herzbeschwerden, sowie bei Unruhe und

leichten Fällen von Schlaflosigkeit geeignet macht. Die astralische Organisation kann hier durch die Heilmittelwirkung der Melisse wieder in entsprechender Weise der ätherischen und venösen Grundlage des unteren Menschen angenähert werden.

Sepia Gl D7

(Sekret des Tintenbeutels vom Tintenfisch; Sepia officinalis):

Die große Bedeutung des Heilmittels Sepia e secreto in dem Präparat Melissa/ Sepia comp. bedarf einer Begründung. Das Krankheitsbild, für das das Präparat gedacht ist, besteht in schweren organischen und psychischen Verlagerungen, vor allem im Klimakterium. Das Wesensbild einer Molluske, des Tintenfisches, kann hier geradezu ein Modell sein für das Simile-Prinzip und für die Verwandtschaft von Natur- und Krankheitsprozeß. Im Tintenfisch und seinen Verwandten haben wir gleichsam eine pathologische Verselbständigung der hochentwickelten Sinnesorganisation bereits auf der niedrigen Stufe der Mollusken, die erdgeschichtlich in der ursprünglichen Eiweißbildung stehengeblieben sind. Es ist dies die Zeit der Ablösung der Pflanzenerde durch die Beseelung des organischen Lebens auf der Erde, d.h. die lemurische Zeit. Im mineralischen Bereich tritt etwa in der gleichen Zeit zum Kieselprozeß der Kalkprozeß.

Bei Sepia wird die Molluskenstufe überschritten, es kommt zur Ausbildung des hochentwickelten Sinnesorgans Auge und zu einer extremen Einprägung astralischen Lebens, so daß das ganze Tier die Tendenz zur vorzeitigen Sinnesorganbildung hat und damit dem Kopfwesen verfällt. Wir haben es mit den Cephalopoden zu tun. Der Stoffwechselanteil, der durchaus eine gewisse Hochentwicklung in Leber, Pankreas, Niere, Herz, Darm, männliche und weibliche Reproduktionsorgane zeigt, ist trotzdem in seiner Ausformung reduziert; Darm, Geschlechtsorgane, Harnwege münden in eine gemeinsame Kloake. Diese jedoch nimmt ihrerseits engen Kontakt mit dem umgebenden Meerwasser auf, das geradezu zu einem Teil des Sepia-Wesens wird. In diesen sogenannten Mantelsack mündet auch der Ausführungskanal der Tintendrüse. Auch die Kiemen ragen in die Mantelhöhle hinein, werden vom Meerwasser umspült. An der Bauchseite findet sich eine trichterförmige Verengung der Mantelsackhöhle, so daß durch Zusammenpressen des Mantelsackes Wasser durch die düsenartige Verengung nach vorne ausgestoßen werden kann. Dadurch kann der Tintenfisch sich blitzartig rückwärts bewegen. Gleichzeitig stößt er dann – als physischen Ausdruck der „Angst" – die das Meerwasser trübende Tintenflüssig-

keit aus. In diesem Teil des Organismus ist die Molluske noch ganz archaisch-lemurisch.

Nimmt man zum Phänomen Tintenfisch noch die Beziehung zum Kupfer hinzu, das sich im Melanin, an dem Farbwechsel und Farbspiel der Haut, sowie im besonderen im Tintenbeutelsekret zeigt, dann wird deutlich, daß Sepia ein „Simile" für denjenigen Menschen sein kann, bei dem es zu einer Disharmonie im „oberen" und „unteren" astralischen Geschehen kommt. Wenn, vor allem im Urogenitalsystem, die Venosität dominiert und einerseits der Astralleib sich mit den hier tätigen Ätherkräften zu sehr verbindet, andererseits er im „oberen" Menschen im Sinnesorganbereich entsprechend frei wird, dann treten Zustände ein, die von der Mitte her, vom hochorganisierten Rhythmischen System und der hier besonders wirksamen Ich-Organisation nicht mehr harmonisiert werden können.

Es entwickelt sich das Sepia-Bild, wie es die Homöopathie sehr ausführlich und treffend schildert. Der Kranke wird von Tiefenkräften überwältigt, die im Gesunden organisch gebunden bleiben. Zu wenig gestaltende Tätigkeit im „unteren" und Überwachheit im „oberen" Menschen bilden die Grundlage für das seelisch-leibliche Krankheitsbild. Man könnte von der menschlichen psychischen Veränderung her vergleichsweise Sepia als „tiergewordene Angst" bezeichnen und die Lebensweise der Sepia als von der übrigen Tierwelt isoliert ansehen. Ähnlich wie die Spinne im Luftraum, lebt die Sepia im Wasser, diesem hingegeben, jedoch gegenüber ihrer Lebensumwelt abweisend – gleichsam vereinsamt. Dieses psychische Verhalten gehört wesentlich zum Krankheitsbild, für das das Präparat Melissa/Sepia comp. konzipiert wurde.

Lachesis D11
(Sekret aus der Giftdrüse des Buschmeisters, Lachesis muta; Crotalidae):

Die Eigenschaften von Lachesis ergänzen das Sepia-Bild im Hinblick auf die Verlagerung der psychisch-astralen Wirksamkeit in den Pfortader-Leber-Stoffwechsel hinein. Auch hier ist vom Prinzip her dasselbe zu beobachten, was wir vom Wesen der Sepia ausführten, daß der Astralleib einerseits zu tief in das Pfortadersystem des Stoffwechsels eintaucht und sich auf der anderen Seite zu weit im Sinnes-Nerven-Bereich löst. Diese Disharmonie liegt dem Krankheitsgeschehen, für das das Präparat gedacht ist, zugrunde. Der rhythmische Ausgleich zwischen tiefem, bis an die Grenze des Toxischen gehendem Stoffwechsel und freiem Seelenleben gelingt nicht. Giftstoffe reichern sich einerseits vermehrt im Blut an; andererseits findet sich psychisch ein Nach-innen-gewendet- und

Eingeschlossen-Sein mit Angst und Niedergeschlagenheit sowie erregten, überschießenden Entladungen. Lachesis stärkt und belebt als Arznei die ätherische Organisation des Chemismus im Leber-Pfortader-Bereich gegenüber der „Vergiftung" durch den einseitig wirksamen Astralleib. Dadurch findet auch die seelische Situation Entlastung.

Aconitum e tubere ferm 33c D9

(Wurzelknolle des blauen Eisenhutes, Aconitum napellus; Ranunculaceae):

Aconitum napellus ist ein „Kältemittel", das im Vergiftungsbild zunächst Schüttelfrost, Trockenheit von Haut und Schleimhäuten, Verengungen der arteriellen Gefäße bis hinein ins Nierengefäßsystem bewirkt, wodurch es vorübergehend zur Anurie kommt. Die Wirkungsrichtung im arteriellen Gefäßbereich von „außen nach innen" weist darauf hin, daß das Aconit-Bild einem zu starken Eingreifen des Astralleibes im Sinne der Überformung entspricht. Dies ist ein Prozeß, der sich unmittelbar an die Tätigkeit des Nervensystems anschließt. Insofern ist Aconitum napellus auch ein „Nervenmittel", d.h. es ist geradezu ein Spezifikum bei der Trigeminus-Neuralgie. Auch hier handelt es sich um ein unmittelbares, heftiges Eingreifen des Empfindungsorganismus auf der Grundlage der Auskühlung.

In dem Präparat Melissa/Sepia comp. übernimmt Aconitum napellus therapeutisch jenen einseitigen Sinnes-Nerven-Prozeß, der „von oben" in das mittlere Rhythmische System, den arteriellen Gefäßbereich bis in das Nierengebiet hinein, zu stark formend eingreift. Dem entspricht das weiter oben ausgeführte Auseinanderfallen von „Oben" und „Unten", von Nerven-Sinnes-System und vegetativen Prozessen im Bereich des Urogenitalsystems. Dem überstarken Eingreifen des Astralleibes im oberen Menschen entspricht beim Eisenhut eine Schwäche in den Ausscheidungsfunktionen des unteren Menschen: Zum Arzneimittelbild gehören Kongestionen in den weiblichen Geschlechtsorganen sowie unterdrückte Regelblutung durch Kälte oder durch einen Schrecken. Hier ist durch das Aconit-Bild auch die Situation des Klimakteriums mit angesprochen.

Zusammenfassung

Die Pflanzenpräparate des Heilmittels Melissa/Sepia comp. greifen in differenzierter Weise in die verschiedenen Organbereiche ein, in denen der Astralleib übertätig ist. Die tierischen Präparate Sepia und Lachesis wirken dagegen unmittelbar auf die ätherische Organisation ein, stärken diese in ihrer organischen Eigentätigkeit gegenüber einem Überwältigtwerden durch die astralische Organi-

sation, und zwar im besonderen im Organbereich des Urogenitalsystems (Sepia) und des tiefen Stoffwechselgeschehens im Pfortader-Leber-Bereich (Lachesis).

Entstehung: WALA-Ärztekreis, Dr. med. Heinrich Kupfermann, Leitung Frau Dr. med. Margarethe Hauschka, 1951.

Darreichungsform
1. Injektionslösung
2. Globuli velati

Indikationen
Überwindung einer zu stark in Nerven- und Stoffwechsel-Bereich auseinanderfallenden Tätigkeit der Empfindungsorganisation, z.B. bei
1. klimakterischen Beschwerden wie Reizbarkeit, Erschöpfung, depressiver Verstimmung, Schlaflosigkeit, Schwindel, Herzstörungen, Hitzewallungen
2. Unterfunktion der Unterleibsorgane

Melissenöl (Melissa comp., Oleum)

Im Krankenhaus wurde ein Präparat für spastische Zustände in Abdomen und Unterbauch und für Meteorismus benötigt. Die pflanzlichen Erdnußölauszüge in dieser Zusammensetzung sollten das Präparat geeignet machen, den Wärmeorganismus über die Haut anzuregen. Die Einreibung oder Massage mit Melissa comp., Oleum, folgt dabei am besten dem Verlauf des Dickdarms, d.h. dem Uhrzeigersinn.

Ölauszug aus Melissae herba (zu 49% enthalten)
(Melisse, Melissa officinalis; Labiatae):

Unter den ätherischen Ölen der Labiaten nimmt dasjenige der Melisse eine besondere Stellung ein: Ihr aromatisches ätherisches Öl wird in den Blättern gebildet. Das Blattprinzip der Pflanze hat eine unmittelbare Beziehung zum menschlichen Gefäß- und Kreislauf-System. Bei der Melisse handelt es sich bevorzugt um den Einfluß auf die venöse Blutseite. Von dort aus wirkt die Melisse in den Flüssigkeitsorganismus, vor allem des unteren Menschen, hinein, indem

sie diesen durchwärmt und belebt. Insofern wird Melissa als ein dem Kupfer vergleichbares Heilmittel verständlich, welches beruhigend und entkrampfend bei Unterleibsspasmen wirkt.

Ölauszug aus Majoranae herba (49%)
(Majoran, Origanum majorana; Labiatae):

Vom Majoran als Gewürz ist die durchwärmende Wirkung auf die Verdauungsorgane bekannt. Der Ölauszug aus Majoran mit dem ätherischen Öl greift tiefer als die Melisse in den Stoffwechsel ein, bis hinein in den Bereich der Reproduktionsorgane. Der Astralleib wird hier angeregt, sich in diesem Organbereich atmend an das Rhythmische System anzuschließen. Er wird dadurch aus einer zu starken Verbindung mit den Organen dieses Bereichs herausgelöst, durch die gleichzeitig erfolgende Anregung des Wärmeprozesses.

Carvi aetheroleum (0,3%)
(ätherisches Öl aus Kümmelfrüchten, Carum carvi; Umbelliferae);

Foeniculi aetheroleum (0,3%)
(ätherisches Öl aus Fenchelfrüchten, Foeniculum vulgare; Umbelliferae):

Auszüge aus den Samen von Kümmel und Fenchel regen im Rindenbereich der Niere den Wärme- und Licht-Prozeß in den Glomerula an, d.h. die Atmungstätigkeit und das Eingreifen des Seelischen im Nierenbereich wird gefördert. Damit hängt die „Entluftung“ des Magen-Darm-Bereichs und die Entkrampfung im Uterusgebiet zusammen. Die Niere, die im besonderen den Astralleib atmend in sich aufnimmt, hat nach Rudolf Steiner eine „entluftende“ Tätigkeit, durch welche sie den Luftorganismus bis hinein in den Magen-Darm-Bereich beherrscht. Carvi aetheroleum und Foeniculi aetheroleum regen in differenzierter Weise den Nierenprozeß an: Kümmelöl wirkt hierbei verstärkt bis in die physischen Stoffwechselvorgänge im Nierengebiet, Fenchelöl dagegen mehr im Licht-Luft-Wärme-Prozeß der Niere.

Zusammenfassend kann gesagt werden, daß durch die Samenöle der Umbelliferen und die Ölauszüge der verwendeten Labiaten der Empfindungsorganismus angeregt wird, sich primär über die Nierenorganisation, sekundär über den Magen-Darm-Bereich mit der Lebensorganisation stärker rhythmisch zu verbinden.

Entstehung: Ärztekreis des Biologisch-Homöopathischen Krankenhauses, München-Höllriegelskreuth, Leitung Frau Dr. med. Margarethe Hauschka, 1952.

Darreichungsform
Öl

Dosierung und Art der Anwendung
Soweit nicht anders verordnet, 1–2 mal täglich Einreibungen des Bauches oder zur Verwendung bei Massagen.

Indikationen
Anregung der Entluftung im Nieren- und Magen-Darm-Bereich bei Neigung zu Koliken und Spasmen im Bereich der Unterleibsorgane, z.B.

1.1. Meteorismus
1.2. Roemheldscher Symptomenkomplex
1.3. Stoffwechselschwäche
1.4. zu Leibmassagen bei Obstipation
2. Dysmenorrhö

Mercurialis comp., Suppositorien

Der WALA-Ärztekreis wünschte ein Präparat zur Behandlung eines im Analgebiet und im submukösen rektalen Bindegewebe sich abspielenden Entzündungsvorganges. Die Rezeptur wurde in Anlehnung an die Mercurialis-Heilsalbe entwickelt.

Es liegt der Gesichtspunkt zugrunde, daß der Rektumbereich durch eine ektodermale Einstülpung in der Embryonalzeit entsteht und dort das Verdauungs-Stoffwechsel-Geschehen zugunsten eines physiologischen „Sinnesprozesses" zurücktritt. Vergleichbar den großen Sinnesorganen wie Mund, Nase und Augen liegt hier eine in Plexus-Form ausgestaltete, gesteigerte Venosität vor: der Plexus venosus rectalis mit seinem inneren und äußeren Anteil. Die Entstehung und Abatmung von Kohlensäure in der Sinnesorgan-Peripherie ist verbunden mit der Freisetzung lebendiger Energie als Grundlage der Sinnestätigkeit. Im Übergang vom Mastdarm zum Anus findet also der Anschluß an die ektodermale Haut- und Sinnesschicht statt.

Andererseits ist dieser Bereich auch auslaufend vom Stoffwechselgeschehen durchsetzt: Die Schleimhaut des Mastdarmes ist mit besonders tiefen drüsigen Krypten ausgestattet, die immer noch einige Schleim sezernierende Becherzellen enthalten. Von den Sinus und Falten der Pars analis recti gehen des weiteren schlauchförmige Epithelgänge aus, die sich in die Submukosa einsenken und als Homologa der bei Säugern hochentwickelten Proktodäaldrüsen angesehen werden. Sie tragen nach der Mündung vielfach eine Auskleidung von hochprismatischem oder sogar mehrschichtigem plattenförmigem Epithel und gehen in der Tiefe teilweise in Drüsenkammern über.

In diesem beschriebenen Spannungszustand zwischen beginnender Sinnes-Nerven-Tätigkeit und auslaufender Stoffwechseltätigkeit liegt die Gefahr und Disposition zu überschießenden Stoffwechsel-Gegenprozessen am Darmausgang, die sich als Entzündung von Hämorrhoiden bis zur Thrombophlebitis und Periproktitis, sogar Fistelbildung mit der typischen Sinnesüberempfindlichkeit bei pathologischen Prozessen in dieser Region zeigt.

Mercurialis und Allium cepa sind geeignet, die sich sulfurisch stauende Entzündung des Darmausganges zu konzentrieren und an die Oberfläche zu ziehen. Stibium repräsentiert die Sinnes- und Durchgestaltungsseite dieses Heilmittels. Die Mercurialis-Zäpfchen sind im Gegensatz zu den Quercus comp. Suppositorien weniger für die überwiegende Bindegewebserschlaffung und -degeneration in Verbindung mit der hämorrhoidalen Stauung geeignet, sondern speziell für die Entzündung der Hämorrhoiden und der umgebenden Enddarmregion.

Mercurialis ex herba ferm 34c ∅ (2%)	siehe Mercurialis-Heilsalbe
Allium cepa e bulbo ferm 34a ∅ (0,4%)	
Calendula ex herba ferm33c ∅ (0,8%)	

Stibium metallicum D3 (zu 1% enthalten)
(Antimon):

Als Metall regt Antimon die Ich-Organisation im organisch-flüssigen Bereich an. Entzündlich-destruktive Vorgänge, d.h. auch Fissuren, Ulzerationen, Schleimhautdefekte werden durch Antimon über die Ich-Tätigkeit geformt; das Gewebe bekommt Struktur. Stibium ist eine im „kosmischen“ Zustand verharrende sulfurische Substanz, doch mit besonderer Beziehung zum Flüssigkeitsorganismus. Es vermittelt die Formkräfte im entzündlichen, zur Auflösung tendierenden Gewebeprozeß.

Entstehung: WALA-Ärztekreis, 1957.

Darreichungsform
Suppositorien

Dosierung und Art der Anwendung
Soweit nicht anders verordnet, 1–3 mal täglich, am besten vor dem Schlafen, jeweils 1 Zäpfchen in den Mastdarm einführen.

Indikationen
Zurückdrängung eines einseitigen ätherischen Quellungsvorganges durch Anregung der Tätigkeit der Ich- und Empfindungsorganisation, z.B.
1. Entzündliche Hämorrhoiden
2. Periproktitis und periproktitischer Abszeß
3. Fissura ani

Mercurialis-Einzeldosis-Augentropfen

Das Präparat Mercurialis-Augentropfen wurde entwickelt, um durch diese Applikationsform die allgemeine Wirksamkeit der Mercurialis-Pflanze im Bereich des Bindegewebes am Auge zur Anwendung bringen zu können. Das Flüssigkeitsgeschehen im Bindegewebe soll durch Mercurialis zwischen den Extremen der Flüssigkeitsverarmung und -konzentration in eine „merkuriale" Beweglichkeit gebracht werden.

Mercurialis ex herba ferm 34c D3
(Frühjahrsbingelkraut, Mercurialis perennis; Euphorbiaceae):

Das Waldbingelkraut ist eine im zeitigen Frühjahr mit Blatt und Blüte den Erdboden durchbrechende Pflanze, welche sich ganz in dem bläulich-silbern schimmernden und sulfurisch-scharf schmeckenden, saftigen Blattbereich auslebt. Sie ist eine von alters her bekannte Wundpflanze und hat zur Absonderungstätigkeit im Flüssigkeitshaushalt eine besondere Beziehung. Die Signatur von Mercurialis weist auf ihre Wirksamkeit im Flüssigkeitsgeschehen des submukösen Bindegewebes und des Koriums der Haut hin. Wenn es hier zu Flüssigkeitsstauungen, ungenügender Abszedierung, Neigung zur Erstarrung des Bindegewebes kommt, ist Mercurialis angezeigt. So ist auch die Indikation bei sonst thera-

pieresistenten Bindehautkatarrhen des Auges zu verstehen. Die Absonderung wird angeregt; es kann sogar vorübergehend zu Eitererscheinungen und deren Ausscheidung kommen. Dies ist bereits ein Zeichen für die therapeutische Wirksamkeit. Ein weiteres wichtiges Anwendungsgebiet ist das bei Kontaktlinsenträgern und auch allgemein immer häufiger auftretende trockene Auge, welches zu Reizerscheinungen bis hin zur Keratokonjunktivitis sicca führen kann. Auch im Rahmen des autoimmunologisch bedingten Sjögren-Syndromes wird die Bindehauttrockenheit überwunden.

Rosae aetheroleum D7
(ätherisches Öl aus den Blütenblättern von Rosen-Arten; Rosaceae):

siehe Atropa Belladonna, Augentropfen

Entstehung: Ärztekreis des Biologisch-Homöopathischen Krankenhauses, München-Höllriegelskreuth, Leitung Frau Dr. med. Margarethe Hauschka, 1955.

Darreichungsform
Augentropfen

Dosierung und Art der Anwendung
Soweit nicht anders verordnet:
1–3 mal täglich bis zweistündlich 1 Tropfen in den Bindehautsack einträufeln.

Indikationen
Zur Anregung der Flüssigkeitsabsonderung im Bereich des Auges und der Tränendrüse bei Schwäche der Empfindungsorganisation in diesem Gebiet, z.B.
1.1. Bindehautreizung, eitrige Konjunktivitis
1.2. Conjunktivitis sicca, Tränenmangel
2. Hämorrhagien im Bereich des Bulbus oculi

Mercurialis-Heilsalbe (Mercurialis comp., Unguentum)

Die Heilpflanzenauszüge von Mercurialis perennis, Calendula officinalis und Allium cepa regen in differenzierter Weise den Astralleib an, sich intensiver mit den ätherischen und Flüssigkeitsprozessen zu verbinden und die überschießenden ätherischen Entzündungsreaktionen abzumildern. Die Eiterbildung, -sekretion und -absonderung wird angeregt.

Mercurialis ex herba ferm 34c ∅ (zu 0,5% enthalten)
(Frühjahrsbingelkraut, Mercurialis perennis; Euphorbiaceae):

Das Waldbingelkraut gehört zu den ältesten bekannten Heilpflanzen überhaupt und war dem Heilgott Merkur geweiht. Es lebt in Kolonien in feuchten, schattigen Buchenwäldern oder Talgründen. In seiner Gestaltung ist es ganz durch ein sulfurisch geprägtes Blatt-Stengel-Prinzip charakterisiert. Über dem vielverzweigten, knotig gegliederten Rhizom erhebt sich in kreuzgegenständiger Anordnung eine den Stengel in seiner ganzen Länge bekleidende, bläulich-grüne Blattfülle, in der die endständigen zweigeschlechtlichen Blütenähren fast untergehen. Der Geruch der ovalen, feingezähnten Blätter ist stechend, dumpf und etwas betäubend; sie enthalten die giftigen, flüchtigen Abbauprodukte Methylamin und Trimethylamin und reichlich Saponine. Bei Luftzutritt entsteht ein blauer Farbstoff namens Cyanohermidin.

Therapeutisch kann Mercurialis als eine Art pflanzliches Quecksilber angesehen werden. Seine merkuriell-sulfurische Wirkung bezieht sich vor allem auf die Darmdrüsentätigkeit, aber auch auf die Schleimhäute im übrigen Organismus, die in ihrer Sekretbildung angeregt werden. Bei Phlegmonen, nicht zur Eiterung und zur Sekretion kommenden flächenhaften Wunden, regt Mercurialis die Verflüssigung und schließlich die Absonderung entzündeten Gewebes an. So kommt es zu einer Entstauung und Entlastung der oberflächlichen Haut und vor allem des subkutanen Bindegewebes, der Entzündungsprozeß wird nach außen abgeleitet.

Calendula ex herba ferm 33c ∅ (2%)
(Ringelblume, Calendula officinalis; Compositae):

Calendula regt als Komposite den Wärmeprozeß, vor allem im arteriellen Blutbereich, an. Dadurch wird bei einer entsprechend vorbereiteten Wunde die Granulation eingeleitet.

Was bei der Ringelblume auffällt, ist das kräftige, krautige Wachstum und ein unerschöpfliches Kommen und Vergehen der leuchtenden, orangefarbenen Blüten von Mai bis November. Die strotzende Wachstumskraft, welche die Pflanze auf Schutthalden und Steinhaufen gedeihen läßt, lebt sich aber stets in einer von der Blütenregion her geordneten Weise aus, sie entartet nicht zu wildem Wuchern. Es entsteht der Eindruck, daß die ganze Pflanze unter einem im Wärme- und Lichthaften wesenden hohen Ordnungsprinzip steht. Dies kommt in den dichten, harmonisch geordneten Korbblüten zum Ausdruck. Physischer Abdruck davon sind die ätherischen Öle, Saponine und karotinähnlichen Farbstoffe. Der Gehalt an Harzen verleiht der „Totenblume" eine Klebrigkeit und einen balsamischen Geruch, der an Zerfall, Verwesung und Mumifikation erinnern kann.

So kann man den Eindruck haben, daß die Ringelblume in bildhafter Weise das auslebt, was als entsprechendes Krankheitsgeschehen beim Menschen die Anwendung von Zubereitungen aus Calendula verlangt: zum Zerfall neigendes Gewebe nach Verletzung, Haut- und Schleimhautdefekte, schlecht heilende Wunden, die des von Ich-Organisation und Astralleib durchdrungenen heilenden Aufbaues durch die Bildekräfte-Organisation bedürfen.

Von Wärme-Licht-Kräften impulsiertes Sprossen arterieller Kapillaren in Haut und Unterhaut bewirkt die Bildung von Granulationsgewebe und gliedert die aus der höheren Gesamtordnung herausgefallenen Teile wieder in den gesunden Zusammenhang ein; wo dies nicht möglich ist, werden absterbende Gewebeteile aufgelöst und erneuert.

Allium cepa e bulbo ferm 34a ∅ (1%)
(Küchenzwiebel, Allium cepa; Liliaceae):

Die Küchenzwiebel vereinigt ausgeprägte sulfurische Eigenschaften in den schwefelhaltigen ätherischen Zwiebelölen (Alliine) mit einer sukkulenten Stauung der knospenartig in Bodennähe verharrenden, Zucker und Schleim anreichernden Blattelemente. Während die inneren Zwiebelblätter milchig-durchsichtig und feucht sind, trocknen die bräunlichen Hüllblätter in Richtung Peripherie aus, behalten an ihrer Innenseite aber immer noch einen perlmuttartigen, silbernen Schimmer.

Als Liliengewächs beherrscht Allium cepa den Licht-Luft-Prozeß im Flüssigkeitsgeschehen der Niere, jedoch darüber hinaus in allen „Nieren"-, d.h. Ausscheidungsprozessen der Organe, insbesondere des „unteren Menschen". Wir haben es folglich mit einer intensiven Durchwärmung zu tun, dann jedoch auch

mit Gestaltungs- und Ausscheidungsvorgängen im Flüssigkeitsgeschehen. In den Präparaten Mercurialis comp., Unguentum und Suppositorien, wird hierdurch der Astralleib angeregt, sich über die Wärme mit den hier pathologisch ablaufenden Entzündungsprozessen sowie den verstärkten schleimigen und katarrhalischen Absonderungsvorgängen auseinanderzusetzen und eine Abschwellung herbeizuführen.

Zusammenfassung

Mercurialis-Heilsalbe eignet sich also bei verzögerter Wundheilung und bei alten, dystrophischen Wunden wie Ulcus cruris zur Anregung der Heilung. Da die Salbe eine gewisse therapeutisch beabsichtigte Zug- und Reizwirkung ausübt, soll sie nicht auf frische, offene Wunden aufgetragen werden. Weiter regt sie die Bildung und Absonderung von Eiter an, z.B. bei Abszessen, Furunkeln, Karbunkeln, Panaritien und Phlegmonen.

Entstehung: Ärztekreis des Biologisch-Homöopathischen Krankenhauses, München-Höllriegelskreuth, Leitung Frau Dr. med. Margarethe Hauschka, 1947/48.

Darreichungsform

Salbe

Dosierung und Art der Anwendung

Soweit nicht anders verordnet, Mercurialis-Heilsalbe 1–3 mal täglich, gegebenenfalls als Salbenverband auftragen.

Gegenanzeigen: frische, offene Wunden
Nebenwirkungen: in seltenen Fällen können Hautreizungen auftreten
Wechselwirkungen mit anderen Mitteln: nicht bekannt

Indikationen

Zur Intensivierung der Tätigkeit des Empfindungsorganismus im ätherisch-flüssigen Lebensprozeß bei ungenügender „Reifung" eines Entzündungsprozesses im Bereich von Haut und Unterhaut, z.B.

1. Reinigung und Reifung von Furunkeln und Abszessen
2. entzündete Varizen und Hämorrhoiden
3. Herpes zoster
4. eitrige, schlecht heilende Wunden
5. Ekzeme

Mesenchym/Calcium carbonicum comp.

Das Präparat Mesenchym/Calcium carbonicum comp. ist nach seiner Zusammensetzung aus Kalk von der Eichenrinde in Verbindung mit den vier eiweißbildenden Hauptorganen zuzüglich Pancreas und Mesenchym geeignet, regulierend sowohl bei einer Eiweißüberempfindlichkeit und allergisch-exsudativen Diathese als auch bei dystrophischen Erscheinungen einzuwirken. Auch Erschöpfungs- und Rekonvaleszenzzustände, ernährungsbedingte Schwächezustände sprechen auf das Mittel gut an.

Pulmo Gl D5
(Lunge);

Cor Gl D5
(Herz);

Hepar Gl D5
(Leber);

Renes Gl D5
(Nieren);

Mesenchym Gl D5
(embryonales Bindegewebe);

Pancreas Gl D5
(Bauchspeicheldrüse):

Die vier meteorologischen Organe Pulmo, Cor, Hepar und Renes haben nach Rudolf Steiner mit der Eiweißbildung zu tun. In Verbindung mit dem Organpräparat Mesenchym sollen sie die ätherische Organisation in ihrer noch undifferenzierten Tätigkeit bei der Eiweißbildung anregen. Die für die Gesundheit notwendige, individuell geprägte Eiweißbildung vollzieht sich also ausgehend vom bindegewebigen Grundsystem durch die jeweils differenzierte Mitarbeit der vier großen Organe. Das Mesenchym mit seiner von Schwefelverbindungen durchsetzten Grundsubstanz repräsentiert die aus dem Umkreis herein bildenden

Kräfte der Organe und damit den Universalcharakter des Eiweißes. Sie stehen mit der Milzfunktion in engem Zusammenhang. Die Lunge trägt zur Eiweißbildung die Kräfte des Kohlenstoffes und des die irdischen Zentralkräfte verkörpernden Lebensäthers bei. Die physische Natur des Eiweißes wird also von der Lunge vorgebildet. Die Leber hängt mit dem Stickstoff als dem Träger des tierischen Wesens zusammen, sie verkörpert die Eiweißbildung im speziellen Sinn. In der Harnstoffbildung trägt sie wesentlich zur Entgiftung und Ausscheidung der Eiweißsubstanzen bei. Zahlreiche enzymatisch vermittelte Eiweißumwandlungsmöglichkeiten stehen der Leberchemie zur Verfügung. Die Niere dagegen als Organ der Sauerstofftätigkeit konsolidiert die Eiweißstofflichkeit, indem sie die noch kosmische Substanz an die irdische Leiblichkeit heranführt und dadurch individualisiert. 50 g Eiweiß werden täglich von der Niere „gesichtet" und geprägt, indem sie im Ultrafiltrat zunächst ausgeschieden und dann wieder rückresorbiert werden. Das Herz vollendet die Eiweißbildung insofern, als sie durch dessen Tätigkeit auf die Wärmestufe gehoben wird. Die Bauchspeicheldrüse faßt noch einmal die Tätigkeit der vier Hauptorgane bei der Eiweißbildung zusammen. Dies kommt im Tag-Nach-Rhythmus des zentralen, der Ich-Organisation zugeordneten Stoffwechselorgans zum Ausdruck und in seiner in Amylase, Trypsin, Lipase und Bikarbonat vierfach zusammengesetzten Sekretbildung.

Quercus e cortice cum Calcio carbonico D12
(Eichenrindendekokt, potenziert in einer wäßrigen Lösung von Kalziumkarbonat aus Eichenrinden-Asche; Quercus robur; Fagaceae):

siehe Calcium carbonicum/Cortex Quercus

Entstehung: Dr. med. Heinz-Hartmut Vogel, WALA-Ärztekreis, 1970/71.

Darreichungsform
Injektionslösung (1ml, 10 ml)

Dosierung und Art der Anwendung
Soweit nicht anders verordnet:

1 ml: 2 mal wöchentlich bis 1–2 mal täglich 1 ml subcutan injizieren.

10 ml: 1 mal wöchentlich bis 1 mal täglich 10 ml intramuskulär injizieren.

Indikationen

Wiedereingliederung des körpereigenen Eiweißes in die stoffumwandelnde und gestaltbildende Organtätigkeit, besonders im Kalk- und Eiweiß-Stoffwechsel und Wiederanschluß an das den ganzen Organismus durchziehende Grund- oder Immunsystem, z.B. bei

1. allergischer Diathese bei Eiweißstoffwechselstörungen
1.2. allergischem Ekzem bei Eiweißüberempfindlichkeit
2. Dystrophie
3. Kalkstoffwechselstörungen

Meteoreisen/Phosphor/Quarz

Mit Meteoreisen/Phosphor/Quarz sollte ein Heilmittel geschaffen werden, das therapeutisch und prophylaktisch dann eingesetzt werden kann, wenn sich nach differentialdiagnostischem Ausschluß anderer hochfieberhafter Erkrankungen das charakteristische Bild der Grippe zeigt: Bei oft sehr schwerem Krankheitsgefühl bestehen relativ geringfügige lokale Befunde.

Es wurde davon ausgegangen, daß die verschiedenen Grippeformen mit den Symptomen des Sinnes-Nerven-Systems, den Symptomen von Atmung, Herz und Kreislauf innerhalb des Rhythmischen Systems sowie dem Hervortreten von Magen-Darm-Symptomen aus dem Bereich des Stoffwechsel-Gliedmaßen-Systems mit einem universellen, dem Grippe-Wesen entsprechenden Heilmittel behandelt werden sollten.

Das Wesen der Grippe

Man kann im Krankheitsgeschehen der Grippe den Ausdruck des Urphänomens des Krankhaften beim Menschen überhaupt sehen. Auch wenn die Symptome dieser systemischen Erkrankung einmal bei der Nerven- und Kopfgrippe vorwiegend den Sinnes-Nerven-Bereich betreffen, ein anderes Mal im Rhythmischen System, d.h. im Bereich der Atemwege auch mit Beteiligung von Herz und Kreislauf, ein drittes Mal mit starken Magen-Darm-Erscheinungen bei der sogenannten „Bauchgrippe“ stattfinden, so spielt sich die Grippe doch insgesamt in jener tiefen Schicht des Organismus ab, die die Einheit des Gesamtorganismus und der einzelnen Organsysteme bewahrt. Es handelt sich um das humoral-zelluläre Grundsystem, das „innere Milieu“ nach Pischinger oder – in der Sprache der Anthroposophie – die ätherische Organisation, die sich des Matrix-

Grundsystems bedient. Das Gefühl des Zerschlagenseins, der erschöpfenden Schwäche, der Ausbruch der Erkrankung in Verbindung mit Schüttelfrost und raschem, hohem Fieberanstieg weisen auf eine Allgemeinerkrankung hin, auch wenn die einzelnen Großsysteme in Sonderheit hervortreten können. Die Dreigliederung der menschlichen Organisation ist dann gestört; die Ordnung, beruhend auf der die Ganzheit gewährleistenden „Ich-Organisation“, ist zutiefst beeinträchtigt.

Die Disposition zur Grippe sowie ihr vielfach endemischer Charakter können ein Hinweis dafür sein, daß das Verhältnis der Innenorganisation zur Umwelt durch Zivilisationseinflüsse oder atmosphärische Schwankungen einer Störung und einem Ungleichgewicht unterliegt. Wie kaum eine andere Krankheit offenbart damit die Grippe das Verwobensein der menschlichen Lebensorganisation und der in ihr tätigen Ich-Organisation in ein korrespondierendes Verhältnis zur Umwelt. Das Auftreten von Viren ist Ausdruck für die Beeinträchtigung der Anpassungsvorgänge des Organismus an die oben angeführten Umweltbedingungen. Die „Einheit“ in der Dreigliedrigkeit der menschlichen Organisation ist bei der Grippe nicht mehr gewahrt. Es kommt zu einer relativen Auseinandergliederung der leiblich-seelischen Organisation. Das übergeordnete Prinzip der Ich-Organisation durchdringt nicht mehr genügend von der Mitte aus den „oberen Menschen“ (Sinnes-Nerven-System) und den „unteren Menschen“ (Stoffwechselsystem). Die mittlere Organisation mit Atmung, Herz- und Kreislauftätigkeit ist dann überlastet. Der Wärme-Organismus tritt in der Ausbildung von Fieber über die ihm zugehörigen, durch die Organisation des Blutkreislaufs gebildeten „Ufer“. Daher kommt es im mittleren Bereich, vor allem der Atemwege, jedoch auch des Herzens und des Kreislaufs zu schweren Krankheitserscheinungen. Auf der relativen „Verselbständigung“ der Lebenspole bzw. der mittleren Organisation beruht das Krankheitsbild der Grippe mit seinen drei Haupterscheinungen:

1. Nervengrippe:

Kälteschauer, sehr hohes Fieber, Kopfkongestion, neuritische und neuralgische Erscheinungen sowohl im Kopfbereich als auch im Bereich der Rückenmarksnerven, extremes Gefühl der Schwäche und des Zerschlagenseins in allen Gliedern und im Rücken, im extremen Fall Lähmungserscheinungen.

2. Lungen-Herz-Grippe:

wie oben Fieber, dazu Herzstiche, Herzklopfen, Herzbeklemmungen, Herzrhythmusstörungen, abwechselnd rascher und verlangsamter Puls, Beklemmungsgefühl, Angst, Frösteln, wechselnde Röte und Blässe im Gesicht, Blut-

andrang von der Lunge zum Herzen, Gefahr der Pneumonie und Myokarditis; Extremitäten kalt.

3. Darmgrippe:

Fieber, Brechreiz, Übelkeit, Koliken, Durchfälle, Tenesmen.

Diese Krankheitserscheinungen, die auch ineinander übergreifen können, haben eine Universalschwäche des mesenchymalen Grundsystems als Ursache. Die rasche Erschöpfung der Leukozytenfunktion im Blut, d.h. eine Lymphopenie nach anfänglicher Leukozytose, weist auf den Zusammenhang mit einer Schwäche des Immunsystems hin.

Auf diesem Hintergrund entstand das Präparat Meteoreisen/Phosphor/ Quarz in seiner durch die spezifischen mineralischen Bestandteile bedingten dreifachen Wirkungsrichtung.

Ferrum sidereum D11
(Meteoreisen; kobalt- und nickelhaltiges Eisen aus Meteoriten):

Auf dem Hintergrund der der Grippe zugrunde liegenden Schwächung der Ich-Tätigkeit, d.h. der im Wärmeorganismus durch das Ich aufbauenden „Ich-Organisation", soll in dreifacher Weise das Wiedereingreifen des „Ich" begünstigt werden. Das Blut ist nach anthroposophisch-menschenkundlicher Anschauung Träger des sich individualisierenden und im Physisch-Organischen sich manifestierenden Geistwesens des Menschen, das im Bewußtsein des einzelnen Menschen als „Ich" in Erscheinung tritt.

Das irdische Eisen (Ferrum metallicum) ist nach dieser Auffassung Träger der versammelnden und konzentrierenden, vereinigenden Kräfte der Wärme und des Lichtes auf der Stufe des Chemismus. Wir haben es bei der Eisenwirkung im Blut mit dem Ineinandergreifen der peripheren Wärmekräfte (Ich-Tätigkeit) und der Lichtkräfte (seelische Organisation) zu tun auf der Stufe des Chemismus, der über den chemischen Äther im Eiweiß des Blutes wirksam ist. Das Eisen regt damit die „höheren Wesensglieder" seelische und Ich-Organisation an, bis auf die Stufe des physischen Organismus herunterzuwirken und „befestigt" ihr Eingreifen im Blut- und Kreislauf-Geschehen sowie in der Rhythmik der Herztätigkeit.

Das Meteoreisen (Ferrum sidereum) enthält als siderisches, „kosmisches" Eisen eine wechselnde Menge von Nickel und Kobalt und entspricht, wenn es in höheren Potenzen gegeben wird, dem im Blut bei der Grippeerkrankung nicht genügend verhafteten Ich-Wesen. In der anthroposophisch erweiterten Medizin

spielt Meteoreisen, vor allem in hoher Potenz (D20, D30), eine besondere therapeutische Rolle. Ferrum sidereum vermag dem sich aus der Wärmeperipherie des Organismus in das Blut verkörpernden Ich-Wesen eine Inkarnationshilfe zu geben.

Dem geschwächten Eisenprozeß im Blut und dem letzten Endes der Grippe zugrunde liegenden, vor allem im Blut sich abspielenden inneren Kältegeschehen entspricht das häufig nach Schüttelfrost einsetzende hohe Fieber. Dies ist der Versuch des Organismus, wieder den Anschluß an die in der Wärme sich konsolidierenden und auslebenden Ich-Kräfte herzustellen. Es handelt sich also darum, die Inkarnation des Ich-Wesens durch Meteoreisen zu unterstützen.

Phosphorus D5
(gelber Phosphor):

Während das Meteoreisen die Inkarnation des Ich-Wesens im Blut fördern soll, wirkt der Phosphor im Nervenbereich. Es hängt mit dem Wesen des Phosphors zusammen, daß er als wärme- und energiereiche Substanz die ihm immanenten Lichtqualitäten sehr leicht an der gewöhnlichen Luft unter begieriger Aufnahme von Sauerstoff in Form einer weißen Flamme an die Peripherie abgibt. Phosphor ist danach bei aller immanenten sulfurischen Qualität eine in den Sal-Zustand überführende elementare Kraft. Daher hat Phosphor in der Physiologie des Organismus, insbesondere des Nervensystems, und hier wiederum in den Kernsubstanzen und den Lipiden des Nervensystems, die Funktion, die in die Substanz vom Stoffwechselaufbau her eingegangenen Kräfte, vor allem der Wärme und des Lichtes, im Nervenbereich abzugeben als Grundlage von Wahrnehmung und Bewußtsein. Es handelt sich also beim Phosphorgeschehen im Nervensystem um einen Exkarnationsprozeß, der, wenn er sich z.B. im Zustand der Grippe steigert, zu einer hochgradigen nervlichen Erschöpfung führt. Zum Phosphorgeschehen gehört die nervliche, bis zur Neurasthenie sich steigernde Schwäche, die sich auch beim sonst gesunden Menschen in einer raschen geistigen Erschöpfbarkeit äußert. Bei der Grippe haben wir es, neben dem im Blutgeschehen sich abspielenden, sekundär einsetzenden Blut-Wärme-Prozeß, mit einer extremen nervlichen Erschöpfung und einem gesteigerten Abbau im „oberen" Menschen zu tun. Bei der Nervengrippe ist das Sauerstoffbedürfnis gesteigert, die Sinnesempfindungen verschärft, das Bewußtsein auf der einen Seite erhöht, die Konzentrationsfähigkeit jedoch weitgehend herabgesetzt. Das gesteigerte Sauerstoffbedürfnis zeigt sich in der intensivierten Atmung und dem Bedürfnis nach frischer Luft. Durch Phosphor wird diesem pathologischen

Nervenabbauprozeß entgegengewirkt. In der Prophylaxe der Grippe, jedoch auch in der Therapie, hat fast immer dieser im Nervenbereich sich abspielende „Exkarnationsvorgang" eine ganz wesentliche Bedeutung. Wird durch die Schwächung der Ich-Tätigkeit im Blut eine völlige Antriebslosigkeit bewirkt, der das Meteoreisen entgegenwirken soll, so kommt es im Nervenbereich und über das Nervengeschehen zur Erschöpfung der Lebensprozesse bis hin zum subjektiven Gefühl der Kraft- und Energielosigkeit. Das Sal-Geschehen, das physiologisch im Nerven-Sinnes-System wirksam ist, nimmt überhand und breitet sich über den peripheren Nervenmenschen aus.

Es kommt unter Umständen bis zur Lähmung. Demgegenüber ist das Bewußtsein oft zunächst gesteigert und übererregt bis hin zu flüchtigen, sich verselbständigenden Vorstellungsbildern, Grippephantasien. Ausdruck dafür ist weiter die nächtliche Unruhe und Schlaflosigkeit. Diesem ganzen Symptomenbild entspricht der homöopathisierte Phosphor-Prozeß.

Quarz D11

(Bergkristall, Kieselsäureanhydrid):

Auf der Grundlage anthroposophisch-medizinischer Menschenkunde kommt dem Quarz als Prozeß im Organismus die Funktion zu, Träger der Ich-Organisation zu sein. Und zwar spielt sich dieser Form- und Strukturprozeß im Organismus in der Wärme ab, die die Aufgabe hat, Ausdruck, Träger und Bewirker der in die physische Form hineinführenden Ich-Tätigkeit zu sein. Organische Grundlage der wärmeätherischen Organisation, die sich mit den übrigen Ätherkräften bis hin zum Lebensäther im Ätherleib vereinigt, ist das Mesenchym und die den ganzen Organismus durchziehende und vereinheitlichende mesenchymale, zwischen Sol- und Gel-Zustand sich bewegende Grundsubstanz. Wiederholt wurde darauf hingewiesen, daß durch die Schleimzucker und die hoch energiereichen, mit den Zuckern verwandten übrigen nachgewiesenen Elemente (Hyaluronsäure, Chondroitinschwefelsäure und andere Mukopolysaccharide) der Grundsubstanz eine bedeutendere Funktion zukommt, als ihr bisher zugeschrieben wurde. Die Verwandtschaft der Zucker überhaupt zur Ich-Tätigkeit ist ein wesentlicher Aspekt für das Verständnis der Ich-Wirksamkeit im Wärmegeschehen des Organismus. Durch den Kieselprozeß wird die im Organismus vom sulfurischen Stoffwechsel her gebildete Wärme umgewandelt in „Wärme, die den Bewußtseinsvorgängen zugrunde liegt". Nach Rudolf Steiner hat der Kieselprozeß gegenüber dem Kohlenstoffprozeß eine universalisierende Wirksamkeit, wodurch die stofflich inkarnierte Wärme (Sulfur, Kohlenstoffprozeß)

den Anschluß findet an die überindividuellen und damit universellen Ich-Kräfte des Menschen. Damit wird im Blut die Verbindung hergestellt zu den über das Eisen wirkenden Inkarnationskräften. Man kann von einer inneren Verwandtschaft des Kieselprozesses mit dem Zuckergeschehen im Bindegewebe des Organismus sprechen. Bei der Grippe geht die Schwäche bis tief in das Matrixgewebe und hier in die Umwandlungskräfte der Wärme hinein. Die Stabilisierung des „Formleibes" hängt mit der Funktion der im Zucker wirkenden Wärmekräfte im Grundgewebe des Organismus zusammen. Dies ist auch der „topographische Ort", wo die Immun- und Gestalterhaltungsvorgänge stattfinden. Hier spielt sich der bei der Krankheit geschwächte Kieselprozeß ab. Durch Quarz in homöopathischer Form wird die Ich-Tätigkeit im Grundsystem des Organismus aktiviert und einer hier vor sich gehenden tiefen Auskühlung, einem Wärmeverlust entgegengewirkt.

Zusammenfassung

Die in dem Präparat Meteoreisen/Phosphor/Quarz zusammengefaßten Substanzprozesse wirken im ganzen auf die Ich-Organisation, jedoch in differenzierter Weise. Meteoreisen bezieht sich auf die Blutwärme, Phosphor auf den bei der Grippe übertätigen Phosphor-Abbau-Prozeß im Nervensystem, Quarz (Silicea) auf das Grundsystem des Organismus, das im mesenchymalen Zuckerprozeß sich abspielende, den gesamten Organismus vereinheitlichende Flüssigkeitssystem der mesenchymalen Grundsubstanz. Die Grippe wird aufgefaßt als ein Versagen der Ich-Organisation, wodurch es zunächst zu einem den ganzen Organismus ergreifenden Sal-Prozeß kommt. Die Antwort auf diese Schwächung ist das vom Blut ausgehende überschießende Wärme-Fieber-Geschehen. Das Präparat Meteoreisen/Phosphor/Quarz wirkt nun der Schwäche der mesenchymalen ätherischen Grundlage des Organismus entgegen (Quarz). Die Ich-Organisation wird gestärkt. Gleichzeitig wird der überschießende Blut-Wärme-Prozeß und der damit zusammenhängende Versuch, Anschluß an die in die Peripherie ausgewichene Ich-Tätigkeit zu finden, durch Meteoreisen harmonisiert. Der im Nervensystem ebenfalls sich abspielende Exkarnationsvorgang und die damit zusammenhängende extreme Schwäche (übersteigerter Sal-Prozeß) soll durch Phosphor eingedämmt werden. Damit ist Meteoreisen/Phosphor/Quarz eine den Gesamtorganismus ordnende therapeutische Substanz, die gerade auch prophylaktisch und in den Anfangsstadien der Grippe eingesetzt werden kann. Bei der weiteren Differenzierung der Grippetherapie nach Nerven-, Herz-, Kreislauf- und Stoffwechsel-System ist an weitere Mittel zu denken, wie z.B. Nervensymp-

tome: Gelsemium; Herzsymptome: Aconitum; Stoffwechsel-/Lebersymptome: Bryonia, Eupatorium; Darmsymptome: Arsen, Rhus toxicodendron.

Entstehung: WALA-Ärztekreis, Frau Dr. med. Margarethe Hauschka, 1954.

Darreichungsform
1. Injektionslösung
2. Globuli velati

Indikationen
Zur Wiederherstellung der ordnungsgemäßen Gliederung des Gesamtorganismus durch Stärkung der Ich-Organisation im Rhythmischen System, z.B.
1. Grippe (auch zur Prophylaxe)
2. anhaltende Schwäche nach schweren Erkrankungen
3. allgemeine Erschöpfung

Mundbalsam-Gelee
Mundbalsam flüssig

Auf Wunsch vieler Zahnärzte und auch Kinderärzte nach einem spezifisch wirksamen Präparat bei Gingivitis, Stomatitis und Parodontose-Erscheinungen wurde dieses Präparat konzipiert.

Antimonit D4 [65])
(Grauspießglanz):

Durch Antimon sollte im Sinne des Wesensbildes dieser Substanz der Blut-Eiweiß-Prozeß in Richtung Verstärkung der Formkräfte angeregt werden. Das in seinem Substanzprinzip noch kosmische Metall, welches nach Rudolf Steiner die Wirkung von Mond, Venus und Merkur zusammenfaßt, ist geeignet, das in seiner kosmisch-allgemeinen Bildung verharrende Eiweiß zu individualisieren und zu stabilisieren. Die Schwefelkomponente im Antimonit (Grauspießglanz) vermittelt die Antimon-Wirkung im ätherisch-flüssigen Bereich. So übt Antimonit in niedriger Potenzierung eine blutstillende Wirkung aus und vermindert die Neigung zu Schleimhautblutungen bei Parodontose und anderen Entzündungszuständen der gut vaskularisierten Mundschleimhaut.

---

[65]) *Potenzangabe für Mundbalsam-Gelee*

Quarz D20 [66])
(Bergkristall, Kieselsäureanhydrid):

Quarz wirkt, als Träger der Ich-Organisation im Physischen und im Wärmebereich, auf das Bindegewebe belebend und zugleich straffend. In Verbindung mit Belladonna und Silbernitrat hat er sich in Form des Präparates Silicea comp. bei Entzündungen im Kopfbereich bewährt. Für den Mundbalsam wurde entsprechend des meist weniger akuten Zustandsbildes und der längeren Anwendungsdauer die Potenzierungsstufe dieser drei Bestandteile etwas herabgesetzt.

Atropa belladonna ex herba ferm 33a D13 [66])
(Tollkirsche, Atropa belladonna; Solanaceae):

Belladonna soll durch ihre Wirkung auf den Astralleib den überschießenden Entzündungsprozeß im Ätherischen zurückdrängen. Blutandrang zum Kopf und zur Peripherie, sowie pulsierende Schmerzen, gehören zu ihrem Erscheinungsbild.

Argentum nitricum D19 [66])
(Silbernitrat):

Argentum nitricum wirkt als Salz der Salpetersäure der Schleimhautzerstörung und Ulzeration entgegen. Bei konstitutioneller Schwäche der Mundschleimhaut und des submukösen Bindegewebes kann es zu einem unrhythmischen Eingreifen des Astralleibes in das Ätherische kommen; der Astralleib greift entweder zu wenig oder zu heftig in den Flüssigkeitsprozeß ein. Im letzteren Falle kommt es zu Ulzerationen. Auch an Aphthenbildung in der Mundhöhle ist gedacht.

Echinacea e planta tota ferm 33c D3 [66])
(blaßblütiger Sonnenhut, Echinacea pallida; Compositae):

Echinacea wurde hinzugefügt, um die besondere Wirkung dieser Komposite in das Präparat einzubringen, nämlich die Anregung zur Bildung und Ausschwemmung von Leukozyten und damit die Stimulation der unspezifischen Abwehr. Die örtliche Widerstandskraft des Gewebes wird durch den Zusatz vom Sonnenhut verstärkt.

---

[66]) *Potenzangaben für Mundbalsam-Gelee*

Rosae aetheroleum (zu 0,05% enthalten)[67])
(ätherisches Öl aus den Blütenblättern von Rosen-Arten; Rosaceae):

Das ätherische Rosenöl regt den Wärme-Licht-Prozeß an und rhythmisiert das Eingreifen des Seelischen ausgehend vom Blutsprozeß.

Zusammenfassung

Das Präparat Mundbalsam umfaßt durch seine differenzierten mineralischen Bestandteile und deren Wirkung auf die Ich-Organisation zugleich die teils zu heftige, teils zu geringe Tätigkeit des Seelischen im Krankheitsprozeß, auf den das Präparat wirken soll. Das belebend wirkende Rosenöl ist mit der regenerierenden, die Widerstandskraft der Gewebe erhöhenden Wirkung der Echinacea-Pflanze vereint. Sowohl überschießender Entzündung (Belladonna) als auch Degeneration mit der Zerstörung des Gewebes (Quarz, Argentum nitricum) wird entgegengewirkt und das Ganze in eine „merkuriale Mittellage" zurückgeführt (Antimonit).

Darreichungsform

1. Gel
2. Lösung

Dosierung und Art der Anwendung

Soweit nicht anders verordnet:

1. Mundbalsam-Gelee:
mehrmals täglich (besonders vor der Nachtruhe) auf Schleimhaut und Zahnhälse aufbringen. Bei Druckbeschwerden durch die Zahnprothese diese vor dem Einsetzen mit Gel bestreichen.

2. Mundbalsam flüssig:
mehrmals täglich unverdünnt auf die Schleimhaut aufbringen oder mit warmem Wasser verdünnt zu Mundspülungen verwenden.

Entstehung: Dr. med. Heinz-Hartmut Vogel, WALA-Ärztekreis, 1967.

---

[67]) *Gehaltsangabe für Mundbalsam flüssig*

Indikationen
Harmonisierung des Verhältnisses von Lebens- und Empfindungsorganisation durch die Ich-Organisation und Überwindung einer Formschwäche im Bereich der Mundschleimhaut mit überschießender ätherischer Auflösungstendenz einerseits bzw. mit einseitiger Übertätigkeit der Empfindungsorganisation bei nekrotisierenden Erscheinungen andererseits, z.B.

1. Katarrhalische und ulzeröse Stomatitis und Gingivitis (Aphthen und Parodontitis)
2. Reizzustände durch Zahnprothesen
3. Hyperästhesie der Zähne

Myristica sebifera comp.

Argentum nitricum D19
(Silbernitrat):

Argentum nitricum stellt als Salz die Verbindung von lebensätherischem und astralem Geschehen her. Alle Stickstoffträger repräsentieren das Luftelement, in dem der Astralleib tätig ist. Die enge Verbindung von Argentum mit dem Stickstoff in dem Präparat Argentum nitricum ist ein „Simile" für ein zu intensives Hereinwirken astraler Kräfte in die lebensätherische Organisation. Eine Erstarrung und Lähmung des rhythmischen Eingreifens des Astralleibes in die ätherische Organisation wird durch Argentum nitricum überwunden. Es kommt wieder zur freien Atemexkursion zwischen Luftelement und Flüssigkeitselement. So ist es zu verstehen, daß Argentum nitricum in homöopathischer Dosierung ein entscheidendes Therapeutikum bei Ulzerationen der Schleimhäute und destruktiven Entzündungsprozessen ist. Es ist überall dort angezeigt, wo es zu entzündlich-destruktiven Prozessen im Schleimhautbereich des Mundes, der Atemwege, des Magen-Darm-Bereiches kommt. Durch die höhere Potenz spricht Argentum nitricum vor allem akutere Krankheitssituationen an. Als Metallverbindung wirkt Argentum nitricum aktivierend auf die Ich-Tätigkeit und veranlaßt diese, ordnend im organischen Prozeß und im Ineinandergreifen der übrigen Wesensglieder wirksam zu werden.

Kalium bichromicum D5
(Kaliumdichromat):

Der Kalium-Prozeß wirkt im sulfurischen Chemismus der Leber substanzbildend und verdichtend als pflanzlicher Aufbauprozeß. In dem Präparat Myristica sebifera comp. wird der Bezug der chronischen Sinusitis zur Leber berücksichtigt. Es handelt sich gleichsam um ein Flüssigkeitsgeschehen, vor allem im Stirnhöhlenbereich, und hier wiederum besonders rechtsseitig, das von der Leber nicht mehr organisiert werden kann.

Es soll also durch das Kaliumpräparat ein „Flüssigkeitsvorgang an falscher Stelle" auf die Leber zurückgeführt werden. Das Chromsalz des Kaliums stellt eine Beziehung des Flüssigkeits-Leber-Prozesses zum Atmungsgeschehen her, wie es sich typischerweise im Nasennebenhöhlenbereich abspielt. Die Nasennebenhöhlen werden im übrigen bei der Ausatmung belüftet. Das Chrom, ein „Bruder des Eisens" (Rudolf Hauschka), hat, wie das Eisen selbst, eine starke Beziehung zum Luft-Sauerstoff-Element; es härtet das Eisen im Chromstahl. Kalium bichromicum ist damit eine Substanz, bei der im Krankheitsprozeß sowohl eine chronische gesteigerte Absonderung im Nasennebenhöhlenbereich verstärkt als auch zugleich eine Gewebeaustrocknung und -sklerosierung bewirkt wird. Kalium bichromicum ist vor allem bei chronisch werdender Rhinitis und Sinusitis mit verstopfter Nase, stinkendem Geruch, zäher Pfropfenbildung bis hin zur Schleimhautulzeration hilfreich.

Myristica sebifera, succus e cortice D3
(Talgmuskatnußbaum, Saft aus der Rinde von Myristica sebifera = Virola sebifera; Myristicaceae):

Die auf den westindischen Inseln heimische Myristica sebifera wurde von Herrn Dr. Krause ausgewählt als eine der Muskatnuß verwandte, vor allem in der Volksmedizin überlieferte Heilpflanze. Der Saft aus der Rinde, ein Exkret der Pflanze, ist ein saurer Schleim, der an der Luft erstarrt. Er ist gleichsam eine Signatur für eine pathologische Schleimbildung, die sich bis zur Membranbildung verhärtet und im Bereich der Schleimhaut zu Ulzerationen führt. So ist es zu verstehen, daß Myristica sebifera neben akut entzündlichen und eitrigen Prozessen auch geeignet ist, bei Ozäna angewandt zu werden, d.h. bei extremer Austrocknung der Nasenschleimhaut und der Nasennebenhöhlen. Der pflanzliche Schleim stellt die Beziehung zum ätherischen Kalium-Leber-Prozeß einerseits und zum astralischen Atmungsgeschehen andererseits her.

Zusammenfassung

Das Präparat Myristica sebifera comp. berücksichtigt den einer chronischen Sinusitis zugrunde liegenden Verdichtungs- und Austrocknungs-Prozeß der Nase und der Nasennebenhöhlen und ein Zurückdrängen des bis in den Flüssigkeitsprozeß der Nebenhöhlen verdichtend vordringenden Leberprozesses (Kalium bichromicum). Gleichzeitig wird einer unphysiologischen Austrocknung und Tendenz zur Schleimhautulzeration entgegengewirkt (Argentum nitricum, Myristica sebifera).

Darreichungsform

1. Injektionslösung
2. Globuli velati

Dosierung und Art der Anwendung

Soweit nicht anders verordnet:

1. Injektionslösung:
1–3 mal wöchentlich bis 2 mal täglich jeweils 1 ml subuctan zwischen Schulter und Nacken injizieren.

2. Globuli velati:
1–3 mal täglich jeweils 5–10 Globuli unter der Zunge zergehen lassen.

Gegenanzeigen: Überempfindlichkeit gegen Kalium bichromicum
Nebenwirkungen: nicht bekannt
Wechselwirkungen mit anderen Mitteln: nicht bekannt

Entstehung: Dr. med. Hans-Heinrich Krause, WALA-Ärztekreis, 1969.

Indikationen

Auseinandergliederung des Luft-Atem-Prozesses und des im Nasennebenhöhlenbereich übertätigen Leber-Flüssigkeits-Prozesses, z.B. bei Sinusitis, besonders bei eitrigen Formen.

Nasenbalsam
Nasenbalsam mild

Von mehreren Ärzten wurde der Wunsch an die WALA herangetragen, ein lokal anzuwendendes Therapeutikum für akute und chronische Nasen- und Nasennebenhöhlenkatarrhe zu entwickeln. Der WALA-Ärztekreis hat daraufhin den Nasenbalsam konzipiert. Führend war der Gesichtspunkt, das Nasen- und Nasennebenhöhlengebiet zu ätherisieren und damit einer Schleimhautatrophie entgegenzuwirken. Diese wird vor allem durch ein zu starkes Eingreifen des Astralleibes bewirkt. Chronische Nasenschleimhautkatarrhe entstehen als Reaktion auf einen beginnenden atrophischen Prozeß, gelegentlich handelt es sich um eine Folge von HNO-Eingriffen bei Nasenpolypen und Nasenschleimhauthypertrophie.

Berberis e fructibus ferm 33c ∅ (zu 10% enthalten)
(Sauerdornfrucht, Berberitze, Berberis vulgaris; Berberidaceae):

Die Berberitze konzentriert in der Frucht zahlreiche Pflanzensäuren, welche vor allem dem Zitronensäurezyklus angehören. Die Zuckerbildung ist verhindert, der Wärmeprozeß in der Fruchtbildung zurückgedrängt zugunsten einer zu starken Säure-Licht-Wirkung. So ist auch die Bildung von Vitamin C zu verstehen. Polypenbildung und Schleimhauthypertrophie im Nasen- und Nasennebenhöhlenraum entsprechen dem Bild der nicht zur Sonnen-Wärme-Reife kommenden Fruchtbildung. Der Wärme-Form-Prozeß ist zu schwach, wenn es zu Wucherungen in dem genannten Bereich kommt. Die Sauerdornfrucht hilft speziell, allergisch-hyperergische Prozesse wie den Heuschnupfen zurückzudrängen.

Äthanolischer Auszug aus Prunus spinosa, Fructus (5%)
(Schlehenfrüchte, Prunus spinosa; Rosaceae):

Die Schlehenfrucht zeigt ebenfalls eine nicht genügende Wärmeausreifung. Die herb adstringierende Wirkung des Fruchtfleisches ist, ergänzend zur sauren Berberitzenfrucht, geeignet, einen Wucherungsprozeß im Nasen- und Nasennebenhöhlengebiet zurückzudrängen.

Silicea colloidalis (0,5%)
(kolloidale Kieselsäure):

Silicea colloidalis ist, wie alle Kieselpräparate, eine im Bindegewebe wirksame Substanz. Der Kiesel vermittelt die im Stoffwechselbereich im Zusammenhang mit dem Kohlenstoff-Prozeß gebildete Wärme über den intermediären Stoffwechsel im interstitiellen Bindegewebe in Richtung Sinnes-Nerven-Dynamik. Die Stoffwechselwärme wird umgewandelt in freie „Energie", welche als Grundlage der Sinnes-Nerven-Tätigkeit, der Empfindung und des Bewußtseins dient. Quarz ist der Träger und Vermittler der Ich-Organisation über die Wärme bis herein in den physischen Bereich.

Es sind die degenerativen Prozesse im Bereich des lockeren interstitiellen Bindegewebes in Verbindung mit einem Wärme- und Energieverlust, die der Quarzwirkung als Heilmittel zugänglich sind. So ist es zu verstehen, daß Quarz dann angezeigt ist, wenn das submuköse Bindegewebe und der hier wirksame Wärmeorganismus erstarrt und es zur chronischen Auskühlung und Atrophie kommt. Chronische Entzündungen sind dann der Versuch, die geschilderte Wärmeumwandlung von der „Stoffwechselwärme" zur „Sinneswärme" zu ermöglichen. So soll Silicea in dem Präparat Nasenbalsam seine Wirkung im submukösen Bindegewebe des Nasen- und Nasennebenhöhlengebietes entfalten, und zwar im Sinne einer Aktivierung des Wärmeprozesses und damit einer Überwindung der Bindegewebsatrophie. Durch die Anregung des Wärmeleibes kann auch die Neigung zu wiederholten Erkältungskrankheiten gemildert werden.

Balsamum peruvianum (0,5%)
(Perubalsam, Balsam von Myroxylon balsamum; Leguminosae):

Der sogenannte „Wundbalsam" entsteht durch Einschneiden der Rinde und Anschwelen des in Zentralamerika beheimateten Baumes. Der Perubalsam stellt eine dunkelbraune, ölige Flüssigkeit von aromatischem, vanilleartigem Geruch dar mit einem kratzenden, schwach bitteren Geschmack. Balsamum peruvianum entfaltet seine spezifische Wirkung im zur Atrophie neigenden Bindegewebe, z.B. bei schlecht heilenden Wunden, im Nasenbereich bei Neigung zu Schrundenbildung, Schorfbildung, bei Austrocknung wie bei Ozäna.

Cajeputi aetheroleum (2,5%)
(ätherisches Öl aus Blättern und Zweigspitzen von Melaleuca-Arten, Kajeput-Baum; Myrtaceae);

Eucalypti aetheroleum (2,5%)
(ätherisches Öl aus Eucalyptus-Blättern; Myrtaceae):

Beides sind ätherische Öle, die in ihrer intensiv durchwärmenden Wirkung die Auf- und Abbauprozesse im Nasenbereich ordnen. Die Durchblutung des submukösen Bindegewebes wird angeregt. Allerdings ist es bekannt, daß dauernde Anwendung von ätherischen Ölen auf den Schleimhäuten zu einer Austrocknung und Degeneration führt, so daß wir für längerfristige Anwendung, bei vorbestehender Schleimhautschwäche sowie bei Kindern die Anwendung von Nasenbalsam mild, welcher keinen speziellen Zusatz von ätherischen Ölen enthält, empfehlen. Im übrigen zeigt die Erfahrung, daß bei behinderter Nasenatmung von Säuglingen häufig schon ein Tropfen Muttermilch oder physiologische Kochsalzlösung genügen, um die Schleimhäute wieder zum Abschwellen zu bringen. – Ein weiteres Anwendungsgebiet für den Nasenbalsam stellt die Entwöhnung bei Mißbrauch von ephedrinhaltigen Schnupfenpräparaten dar. (Evtl. zusätzlich innerliche Gabe von Nux vomica)

Entstehung: WALA-Ärztekreis, Dr. med. Heinz-Hartmut Vogel, Leitung Frau Dr. med. Margarethe Hauschka, 1962.

Darreichungsform
Salbe

Dosierung und Art der Anwendung
Soweit nicht anders verordnet, mehrmals täglich, besonders abends, ggf. auch nachts in die Nase einführen und/oder im Bereich des Naseneingangs auftragen.

Gegenanzeigen: nicht bekannt
Nebenwirkungen: allergische Reaktion auf Perubalsam ist möglich
Wechselwirkungen mit anderen Mitteln: nicht bekannt.

Indikationen
Zum Ausgleich des Zusammenwirkens von Empfindungsorganisation (Sinnesempfindung) und physisch-ätherischer Organisation im Bereich der Schleimhäute des Nasen-Rachen-Raumes und der Nebenhöhlen bei Abgrenzungsschwäche zwischen Außeneinwirkungen und Eigentätigkeit, z.B.

1.1. akute und chronische Nasenschleimhautkatarrhe
1.2. Schleimhautwucherungen

1.3. Atrophie, Trockenheit und Reizbarkeit der Schleimhaut
1.4. Heuschnupfen (auch prophylaktisch)
1.5. als Adjuvans bei Nebenhöhlenaffektionen
Nasenbalsam mild ist vor allem für Säuglinge und Kinder sowie bei besonderer Empfindlichkeit und Tendenz zur Atrophie der Schleimhäute geeignet.

Nervennahrung auf Honiggrundlage

Die Nervennahrung stellt eine hygienisch-therapeutische Komposition dar, die ausgehend von der dreigliedrigen Ordnung des menschlichen Organismus besonders das Zusammenspiel und das Ineinanderwirken von aufbauenden Stoffwechselprozessen, die von einer Anregung durch die zugeführte Nahrungssubstanz ausgehen, und abbauenden, die Bewußtseinsgrundlage darstellenden Nervenprozessen berücksichtigt. Die einzelnen Bestandteile werden in niedriger Verdünnung in Waldhonig eingearbeitet. Durch diese Zubereitung wird besonders der Anschluß zum wärmegetragenen Zucker-Bluts-Geschehen hergestellt. Die Nervennahrung hat sich bei Schwächezuständen in der Rekonvaleszenz oder durch nervliche Überbeanspruchung in jedem Lebensalter bewährt, speziell auch zur Kräftigung von stillenden Müttern.

Cichorium e planta tota ferm 33d ∅ (zu 0,01% enthalten)
(Wegwarte, Cichorium intybus; Compositae):

Die Zichorie als Bestandteil des Präparates spielt eine führende Rolle in dieser Rezeptur, da sie gleichsam den gesamten Stoffwechsel anzuregen vermag. Sie ist nicht nur lebender Träger des pflanzeneigenen Kalium-Prozesses, sondern vereinigt in sich auch das Natriumgeschehen, den Phosphor, den Kiesel und einen Anteil an Bitterstoffen. Cichorium setzt den Milzprozeß im Pfortader-Leber-Bereich fort. Der Organismus und insbesondere der Stoffwechsel findet Anschluß an den physischen Wärmestoffwechselvorgang, den die Milz repräsentiert. Von der Wirksamkeit der Bitterstoffe im Verdauungstrakt erstreckt sich die Heilmittelwirkung der Wegwarte über den Milz-, Pfortader- und Leberbereich bis hin in die von den Kieselkräften durchstrahlte menschliche Peripherie.

Spinacia e radice ferm ∅ (0,01%)
(Spinatwurzel, Spinacia oleracea; Chenopodiaceae):

Dem Spinat wird ein Eisengehalt zugesprochen, welcher in der Asche nachgewiesen ist. Die Wurzel bildet ein Saponin, das stets ein Hinweis ist für die besondere Beziehung zum ätherisch-flüssigen Geschehen. Wir haben durch das Eisen folglich den Atemprozeß auf einem über das typische Pflanzenwesen hinausgehenden Bildezustand; in diesem Zusammenhang fällt der ungewöhnlich hohe Chlorophyllanteil der kräftig dunkelgrünen Blätter auf. Man kann sagen, daß Luft- und Licht-Element sich mit dem Ätherisch-Flüssigen in besonderer Weise verbinden. Auch ein Anteil von Phosphor sowie der Eiweißgehalt des Spinatblattes weisen auf einen über das reine Pflanzen-Blatthafte hinausgehenden Prozeß hin. So ist die Wirkung von Spinacia auf die Blutbildung verständlich, die in der kräftigen rosaroten Färbung der Wurzel auch zum Ausdruck kommt. Ein farbiges Blüten-Licht-Wärme-Element durchdringt hier den Wurzelbereich. Durch die Pflanzenwurzel wird sowohl die Hinneigung des Blutes zum Nervenbereich angesprochen als auch die den physischen Nervenaufbau anregende Kraft des Blutes.

Oxalidis herba (0,05%)
(Sauerklee, Oxalis acetosella; Oxalidaceae):

Die Oxalsäure, die in feinster Verteilung vor allem im Blattbereich des Sauerklees tätig ist, ist ein Ausdruck für das Eindringen des Astralischen aus dem Blütenbereich bis in die Blattregion, jedoch ohne die starke Geste der Alkaloidbildung. Die Wirksamkeit des Seelischen im Ätherischen ist der Wirkungsbereich von Oxalis. Wenn im Organismus die ätherische Organisation lethargisch wird, die Atmung sich im Organischen erschöpft, dann ist Oxalis ein Heilmittel. Der Astralleib wird angeregt, sich in atmender Weise besser mit dem Ätherischen zu verbinden.

Urticae herba (0,125%)
(große Brennessel; Urtica dioica; Urticaceae):

Urtica dioica ist ein wesentlicher Bestandteil des Präparates. Sie kann geradezu als allgemeines Grundheilmittel angesehen werden: Urtica dioica hat eine elementare Beziehung zum Eiweißprozeß, den sie in sich entwickelt und eingliedert in die Substanzprozesse von Kiesel, Eisen und Schwefel. Diese drei in der Brennessel wirksamen Substanzen sind locker miteinander verbunden, so daß

die Urtica in ihrer Heilmittelwirksamkeit verwandtschaftliche Beziehung zeigt zu den entsprechenden Systemen im menschlichen Organismus: Nerven-Sinnes-System (Kiesel), Stoffwechselsystem (Schwefel), Rhythmisches System (Eisen). Die therapeutische und hygienische Bedeutung der Brennessel beruht also auf ihrer ausgewogenen „Dreigliedrigkeit".

Salviae folium (0,125%)
(Salbeiblätter, Salvia officinalis; Labiatae):

Die Salbeiblätter mit dem darin ausgeschiedenen ätherischen Salbeiöl nehmen unter den Labiaten und deren ätherischen Ölen eine besondere Stellung ein: Salbei hat eine besondere Beziehung zum physisch-ätherischen Organismus und zu dem hier wirksamen „Lebensäther". Man kann sagen, Rosmarinöl zeigt eine Beziehung zum Sinnesorganismus, Lavendelöl zum Nervensystem, Melisse zu den Flüssigkeitsprozessen, vor allem zum venösen Blut, Salbei zur Haut, zur Schweißdrüsentätigkeit und zum Nierensystem. Der Kalziumanteil in der Pflanzenasche weist auf den Zusammenhang der Salbeiwirksamkeit mit dem physischen Organismus hin. Der Kalkprozeß im Organismus wird durch Salbei im Lebenszusammenhang gehalten. Die Tatsache, daß die Salbeiblätter winterhart sind und daß der kleine Strauch gerade in der kalten Jahreszeit besonders frisch und aufrecht erscheint, weist ebenfalls auf die Wirksamkeit des Lebensätherischen hin.

Salbei im Präparat Nervennahrung auf Honiggrundlage regt den Astralleib an, sich mit der ätherischen Organisation, und sogar bis herunter auf den Kalkstoffwechsel in der physischen Ebene, auseinanderzusetzen.

Fragariae folium und wäßriger Auszug aus Fragaria, Fructus rec. (0,125% bzw. 0,5%)
(Walderdbeere, Fragaria vesca; Rosaceae):

Die Walderdbeere, die in der Nervennahrung durch ihre Blätter und Früchte vertreten ist, greift als Rosacee in den Blutprozeß ein. Man kann sagen, alle Rosengewächse haben mit der Blutbildung zu tun.

Als Standort bevorzugt die Erdbeere den feuchten, schattigen Boden; sie pflanzt sich über den unterirdischen Stengel (Rhizom) in der Horizontalen fort, treibt an oberirdischen Ausläufern sich rasch verwurzelnde Blattsprossen aus und zeigt so ihre besondere Hinneigung zum flüssig-ätherischen Bereich und damit zur Leber. Der Leberorganismus beherrscht das ätherisch-flüssige Element im Gesamtorganismus.

Neben dieser ätherischen Signatur bewältigt die Pflanze den Eisenprozeß. Dieser dynamisierte Eisenprozeß stellt die Beziehung zum vermittelnden Blutgeschehen her (Rudolf Steiner). Außerdem nimmt sie den Kiesel in sich auf, der substantiell in den dreigeteilten, endständigen Blättern und in den peripheren Nüßchenfrüchten nachweisbar ist. Darin kommt zum Ausdruck, daß die Erdbeere sich zugleich den kosmischen Einflüssen öffnet, Gestaltungskräfte und damit den Lichtprozeß in sich aufnimmt und diese mit dem Erdenprinzip im Flüssigkeitsbereich vereint. Darauf beruht die anregende Wirkung von Fragaria (Blatt und Frucht) im Lebergeschehen und ihre die Blutbildung fördernde Eigenschaft.

Die Tatsache, daß es in nicht seltenen Fällen zu allergischen Hauterscheinungen kommt, zeigt die zentrifugal wirkenden Prozesse der Fragaria: Die Samen werden in den Nüßchenfrüchten auf die Oberfläche der aus dem anschwellenden Fruchtknoten entstehenden Scheinfrucht verlagert. Der Wärmeprozeß in der Pflanze,und damit eine gewisse sulfurische Tendenz, wird bis in die Peripherie getragen, daher rühren die Hauterscheinungen.

Pollenwaben (1%)
(Bienenwaben mit eingelagerten Blütenpollen):

Der eiweißreiche Pollenstaub vereinigt in sich den Blütenprozeß auf der stofflichen Ebene. Es handelt sich dabei um eine hochsulfurische ätherisierte Substanz, die unmittelbar auf den Stoffwechsel wirkt. Die lethargisch gewordenen Wärmebildungsprozesse, vor allem in der Leber, werden angeregt. Zu achten ist jedoch auf eine mögliche Empfindlichkeit der Nierenorganisation gegenüber Polleneiweiß. Die Wirksamkeit von Fragaria wird durch Pollen intensiviert.

Apis regina Gl ∅ = D2 (0,1%)
(Zelle der Bienenkönigin mit Larve und Futtersaft):

Die Nahrungssubstanz der Bienenkönigin enthält in konzentriertester Form Eiweiß, Zucker und Fermente, die geeignet sind, die physische Organisation vom Stoffwechsel her aufzubauen. Das Nervensystem ist der besondere Wirkungsbereich von Apis regina, welche vor allem die Anregung und Vitalisierung des Stammhirnbereiches bewirkt.

Kalium carbonicum e cinere Fagi (0,001%)
(Kaliumkarbonat aus Buchenholzasche; Fagaceae):

Kalium carbonicum aus Buchenholzasche, d.h. Pottasche, hat seinen Wirkungsbereich ebenfalls in der Leber. Kalium beherrscht den Chemismus der Leber und den Substanzaufbau (Glykogen) im Leberzellgeschehen. Es wirkt im Chemismus der Leber und der Muskulatur und im gesamten Zellstoffwechsel substanzbildend und -verdichtend. Kalium carbonicum e cinere Fagi, das „pflanzliche Alkalimetall", verstärkt die übrigen Präparatebestandteile in Richtung Vitalisierung und Verlebendigung. Kalium carbonicum ist gleichsam der Vermittler der ätherischen Lebensprozesse im Hinblick auf das Eingreifen der Ich-Tätigkeit im Aufbau des Glykogens und seiner Umwandlung in Zucker.

Natrium carbonicum (0,001%)
(Natriumkarbonat-Monohydrat):

Der Flüssigkeitsprozeß, d.h. das Eingreifen der „oberen Wesensglieder" Ich und Astralleib im merkurialen Geschehen der interzellulären Flüssigkeit, wird durch Natriumsalze vermittelt. Das Element Natrium stellt die Beziehung zum Lichtprozeß her, es beherrscht die osmotischen Verhältnisse in sämtlichen Flüssigkeiten des Organismus und zeigt damit seine Licht- und Luft-Verwandtschaft. Dieser Bestandteil wirkt als Mineral sowohl auf die Ich-Organisation als auch auf den Astralleib. Beide werden zur Aktivität aufgerufen.

Conchae (0,01%)
(Austernschalenkalk, Kalziumkarbonat von Ostrea edulis):

Der Kalk aus der Austernschale entfaltet seine Wirksamkeit im Lymphsystem des Organismus. Der Kalk, der durch einen tierischen Organismus hindurchgegangen ist, wirkt insbesondere auf die ätherische Organisation – diese gestaltend – und darüber hinaus auf die Ich-Tätigkeit. Dadurch wird das Lymphsystem belebt und durchwärmt.

Cinis Avenae cum Magnesio phosphorico (0,001%)
(Asche von gekeimten Haferkörnern mit Magnesiummonohydrogenphosphat):

Die Magnesiumwirksamkeit entfaltet sich im Leberstoffwechsel, jedoch mit Wirkungsrichtung auf das Herz. Es ist ein Sal-Prozeß, der im Zusammenhang mit dem Zuckerstoffwechsel wirksam wird. Als phosphorsaures Salz nimmt es insbe-

sondere die Beziehung zum Licht-Nerven-Geschehen auf. Die aus der Asche von angekeimten Haferkörnern gewonnene Zubereitung wirkt sowohl auf die Ich-Organisation als auch auf den Astralleib. Die Entbindung von Licht und Wärme aus dem Stoffwechselbereich wird durch Magnesium phosphoricum gefördert, daher die Bedeutung dieses Präparatebestandteiles auf die Nerventätigkeit und das sich im Nervenprozeß entfaltende Bewußtsein.

Vivianit (0,001%)
(natürliches Eisen (II)-phosphat):

Phosphorsaures Eisen wurde dem Präparat hinzugefügt, um den Licht-Nerven-Prozeß im Atmungs-Blut-Bereich anzuregen, und zwar wirkt das mineralische Präparat auf die Ich-Tätigkeit. Auf diese Weise regt phosphorsaures Eisen das Einwirken des Ich-Wärme-Prozesses im Blutbereich an. Das Eisen als Repräsentant des Blutgeschehens betont die Verankerung der Ich-Tätigkeit im physisch-mineralischen Bereich des Blutes, die Phosphorkomponente betont die Ich-Tätigkeit als Licht-Wärme-Prozeß.

Entstehung: WALA-Ärztekreis, Dr. med. Margarethe Hauschka und Dr. Rudolf Hauschka, 1962. Die ersten Anregungen zu diesem Präparat gehen auf die Zusammenarbeit von Dr. med. Margarethe Hauschka, Dr. Rudolf Hauschka und Dr. med. Ita Wegman zurück.

Darreichungsform
medizinischer Honig

Dosierung und Art der Anwendung
Soweit nicht anders verordnet:
1–2 mal täglich, am besten morgens und abends, jeweils 1 gestrichenen Teelöffel Nervennahrung in lauwarmer Flüssigkeit einnehmen. Hinweis: Diabetiker müssen den angegebenen Zuckergehalt beachten.

Indikationen
Zur Anregung der Umwandlung von aufgenommener Nahrung in Nervensubstanz und zum Aufbau des physischen Gehirns und des Nervensystems, z.B.
1. Rasche Ermüdbarkeit
2. Schwäche der Regenerationskräfte
3. Anregung des Eisenprozesses im Blut

Nervus opticus comp., Einzeldosis-Augentropfen

Wenn der Astralleib, seiner Tendenz folgend, sich zu stark mit der physischen Organisation im Gehirn-Nerven-Bereich verbindet, kommt es zur Degeneration. Für Abbauerscheinungen im Bereich der Netzhaut und des Sehnervs selbst wurde das Präparat Nervus opticus comp. geschaffen.

Retina et Chorioidea Gl D5
(Netz- und Aderhaut);

Nervus opticus Gl D5
(Hirnnerv II (Sehnerv)):

Nervus oculomotorius Gl D5
(Hirnnerv III (Augenmuskelnerv));

Corpora quadrigemina Gl D5
(Vierhügelplatte):

Durch die zusammenfassende Wirkung dieser vier Organpräparate soll die ätherische Organisation im Nervenbereich des Auges selbst, d.h. in der Netzhaut, über die eigentlichen Nervenbahnen bis hin zu der regulierenden Vierhügelplatte belebt werden.

Arnica e planta tota ferm 33c D14
(Arnika, Arnica montana; Compositae):

Arnika in mittelhoher Potenz wirkt auf die astralische Organisation im Bereich des Blut-Nerven-Systems. Die Arnika repräsentiert als ganze Pflanze den Blüten-, Blatt- und Wurzel-Prozeß und zeigt eine besondere Beziehung zum Kiesel. Durch den die Ich-Organisation ansprechenden Kiesel-Prozeß ist sie in der Lage, rhythmisierend zwischen vernösem Blut und Nervenaufbau wirksam zu werden. Degenerative Prozesse, Folgen von Verletzungen und Schockzuständen können durch die ausgleichende Wirkung der Arnika am Übergang vom Blut zum Nerven der Heilung zugeführt werden.

Rosae aetheroleum D7
(ätherisches Öl aus den Blütenblättern von Rosen-Arten; Rosaceae):

siehe Atropa belladonna, Eizeldosis-Augentropfen

Entstehung: Dr. med. Heinz-Hartmut Vogel; WALA-Ärztekreis. 1976.

Darreichungsform
Einzeldosis-Augentropfen

Dosierung und Art der Anwendung
Soweit nicht anders verordnet, 1–2 mal täglich jeweils 1 Tropfen in den Bindehautsack einträufeln.

Indikationen
Zur Anregung der Lebensorganisation im Bereich der Sehbahn, z.B. bei degenerativen Prozessen der Retina und des Nervus opticus

Nicotiana comp.

Diesem Präparat liegt der anthroposophisch-menschenkundliche Gesichtspunkt zugrunde, daß die Niere das Organ ist, in dem das Eingreifen des Astralischen und damit des Luftorganismus in besonderer Weise vorherrschend ist. Luftmangel, Atemnot sind unter diesem Aspekt Nierensymptome. Auch vermehrtes Auftreten von Luft im Bereich des Magens und des Darmes als gastrokardialer Symptomenkomplex weist auf eine Mangeltätigkeit der Niere hin. So ist die Zusammensetzung der Heilmittelkomposition aus Nicotiana, Chamomilla und Carbo Betulae zu verstehen. Alle drei Substanzen sollen in differenzierter Weise das Eingreifen des Seelischen im Nierengebiet und damit die Ein- und Ausatmungstätigkeit des Astralleibes verstärken. Durch die mineralische Eigenschaft von Carbo Betulae wird darüber hinaus die Tätigkeit der Ich-Organisation ebenfalls vorwiegend im Nierenbereich angeregt.

Nicotiana e foliis ferm 33b D9
(Blätter der Tabakpflanze, Nicotiana tabacum; Solanaceae):

Der Pflanzenbildeprozeß der im Blattbereich wuchernden Nicotiana tabacum und das vor allem im Blattbereich sich anreichernde Alkaloid Nikotin entstammen einem verstärkten Eingreifen des Astralischen in der Tabakpflanze. Das Blattprinzip korrespondiert – im Unterschied zur Blüten- und Wurzelbildung – mit dem Gefäßsystem des Organismus. Nicotiana e foliis entfaltet ihre Wirksamkeit im arteriellen Blutbereich, sie verursacht dort einen erhöhten Gefäßtonus bis hin zu einer Einengung des Lumens der arteriellen Gefäße, besonders der Nierengefäße. Mit der Übertätigkeit des Astralischen im arteriellen System hängt gleichzeitig eine extreme Auskühlung zusammen. Der Wärmeorganismus zieht sich zusammen; die Peripherie wird kalt, es kommt zum akuten Vergiftungsbild, zum Kreislaufkollaps und zur Facies hippocratica, ähnlich dem Veratrum-Bild. Psychisch setzen Angst und Atemnot ein; die periphere Durchblutung, jedoch auch die Herz-, Kopf- und Nierendurchblutung werden herabgesetzt. Die Spastik setzt sich in den Bereich der glattmuskulären Hohlorgane fort: Darmkrämpfe, Brennen und bronchiales Asthma gehören mit zum Tabacum-Bild.

Chamomilla e radice ferm 33c D2
(Wurzel der echten Kamille, Chamomilla recutita; Compositae):

Die Kamille ist durch ihre starke Luft-Licht-Beziehung gekennzeichnet, bei gleichzeitig hochentwickelter Körbchenblüte und damit starker Wärmebildung. Der Blütenboden ist durchluftet, die Blattspreiten sind bis zu den „Blattnerven" durchformt; der wässerige Anteil wird im Blattbereich weitgehend zurückgedrängt. Die Signatur der Kamille ist somit ein deutliches Naturbild des innermenschlichen Verhältnisses von Nerventätigkeit, Empfindung und Bewußtsein einerseits zu Nierentätigkeit, Nierenatmung und Ausscheidung andererseits. Die Psyche verselbständigt sich beim unbeherrschten Chamomilla-Patienten, das arterielle Gefäßsystem wird empfindlich, labil, die Psyche ängstlich, unruhig, launenhaft, an hysteroide Zustände erinnernd.

In dem Präparat Nicotiana comp. übernimmt die Kamillenwurzel jene Symptomatik, die sich im Wärme-Luft-Geschehen des arteriellen Systems als labiler Zustand niederschlägt. Die Krampfbereitschaft, Durchfallneigung, Wärmeempfindlichkeit sind als Nierensymptome zu verstehen. Durch Chamomilla e rad. wird insbesondere der Nervenprozeß im Sinne des Kamille-Bildes an die Gesamtwärmeorganisation des Menschen angeschlossen. Der Labilität des

leiblich-seelischen Atmungsvorganges zwischen Nervengeschehen und Nierenorganprozeß wird entgegengewirkt.

Carbo Betulae D19

(Kohle aus dem Holz der Weißbirke, Betula pendula; Betulaceae):

Mit Carbo Betulae greift der Empfindungsorganismus in die Tiefe des psychosomatischen Geschehens der Niere ein. Mangelnde Atmungs- und Sauerstofftätigkeit, ungenügende Verbrennung, vor allem der Kohlehydrate und des Zuckers, sowie unvollständige Ausatmung der Kohlensäure sind Zeichen für ein ungenügendes Eingreifen der Ich-Organisation und über diese des Astralleibes im Nierenbereich. Ausdruck dafür ist die auftretende Atemnot, die Überladung des Kreislaufes mit Kohlensäure bei ungenügender Ausatmung, dazu die mangelhafte Wärmeregulation. Carbo Betulae ist vor allem auch dann angezeigt, wenn der Organismus nicht genügend Wärme abgeben kann bei gleichzeitiger Wärmeempfindlichkeit. Der Sauerstoffprozeß in der Niere ist ungenügend. Die Ätherisation der sich bei gesunder Nierentätigkeit bildenden Kohlensäure und die Lichttätigkeit der Niere sind geschwächt. Über den Carbo-Prozeß wird damit das Eingreifen des Seelischen im Nieren- und Blut-Geschehen angeregt. Dabei regt Carbo vegetabilis die Ausatmung aus dem venösen Blutbereich an. Es ist also die Kohlensäurebildung und deren Abatmung (ihre Ätherisierung) das Ergebnis der Nierentätigkeit. Atemnot und mangelnde Tonisierung vor allem des venösen Gefäßsystems gehören zum Carbo-Bild. Daher kann Carbo Betulae in mittelhoher und hoher Potenz (D30) das Eingreifen des Astralleibes in der Nierenfunktion anregen. Bei orthostatischer Hypotonie wird der Blutdruck stabilisiert. Daher ist Carbo auch häufig angezeigt bei Krampfaderbildung, venösen Stasen und Hämorrhoiden. Sichtbarer Ausdruck dafür ist die meist livid- bläuliche Verfärbung des Gesichtes, vor allem der Lippen im Unterschied zu Nicotiana tabacum.

Carbo Betulae ist dann angezeigt, wenn die Niere die Tendenz hat, auf die Stufe der venösen Vorniere zurückzufallen. Die Nierenkanälchen sind vor Einsetzen der Arterialisation (z.B. Fische) noch von venösen Sinus umströmt. Man kann von einem Rückfall der Niere in den archaischen, vorarteriellen Zustand sprechen.

Das Verständnis für die Carbo-Wirkung wird vertieft, wenn man bedenkt, daß die Kohle das Ergebnis eines Sonnen-, Wärme- und Licht-Prozesses ist. Im Diamanten verdichten sich Licht und Wärme zur härtesten Erdensubstanz. Die aus der vergehenden Pflanzensubstanz sich bildende Kohle gehört damit zu den

sulfurischen Substanzen, die die Imponderabilien Wärme und Licht in sich verdichtet haben. Mit dem Carbo-Prozeß erreicht die Ich-Tätigkeit den tiefsten Punkt des Organismus. Die Auflösung des Kohlenstoffes und seine Umwandlung in ätherisierte Kohlensäure ist damit Ausdruck der tiefsten Ich-Inkarnation im Nierenbereich. Die stoffliche Wiederauflösung und die damit verbundene Befreiung des Seelischen im Zusammenhang mit der Freigabe von Licht und Wärme erfolgt über die Kohlenstoffumwandlung. – Der pharmazeutische Prozeß der Herstellung von Carbo vegetabilis ahmt gleichsam den pathologischen Nierenprozeß nach: Das Holz verschwelt, es kommt jedoch nicht zu einer vollständigen Verbrennung. – In der Birkenkohle wirkt außerdem noch Kalium carbonicum therapeutisch mit, dem die Umwandlung des Zuckers in Glykogen in der Leber zugeordnet ist. Damit greift Carbo vegetabilis über die Anregung der Ich-Organisation in die physisch-ätherischen Stoffwechselprozesse, vor allem in den Venenbereich des Organismus ein.

Zusammenfassung:

Nicotiana comp. ist somit ein Heilmittel für eine allgemeine Nierenschwäche, die sich in ungenügender Veratmung der durch die Nahrung aufgenommenen Substanzen, insbesondere der pflanzlichen Nahrungsbestandteile bis hin zum Zucker, äußert. Tonusverlust im gesamten arterio-venösen Gefäßbereich mit Hypotonie und Kollapsneigung einerseits und ungenügender seelischer Auftrieb, Auskühlung des Organismus, Atemnot, pathologische Luftbildung im Magen-Darm-Bereich andererseits sind die pathologischen Zustände, für die Nicotiana comp. ein umfassendes Heilmittel darstellt.

Entstehung: Ärztekreis des Biologisch-Homöopathischen Krankenhauses, München-Höllriegelskreuth, Dr. med. Heinz-Hartmut Vogel; Leitung Frau Dr. med. Margarethe Hauschka, 1948.

Darreichungsform

1. Injektionslösung
2. Globuli velati

Dosierung und Art der Anwendung

Soweit nicht anders verordnet,

1. Injektionslösung:

2 mal wöchentlich bis 1–2 mal täglich jeweils 1 ml subcutan in den Oberbauch oder in die Nierengegend injizieren.

2. Globuli:
2–6 mal täglich jeweils 5–10 Globuli unter der Zunge zergehen lassen.

Indikationen

Harmonisierung der rhythmischen Atmungstätigkeit des Empfindungsorganismus durch Belebung der lichtätherischen Organisation im Nierengebiet, z.B.

1.1. Meteorismus
1.2. spastische Kolitis bzw. Reizkolon
1.3. gastrokardialer Symptomenkomplex (Roemheld)
2. Herzarrhythmie
3. zur Basisbehandlung bei Asthma bronchiale und Asthma cardiale (evtl. im Wechsel mit Citrus e fructibus/Cydonia e fructibus D2/2)

Nierentonikum

(Betula/Juniperus, Extractum saccharatum)

Es sollte ein allgemein anzuwendendes Mittel entstehen, das als „hygienisches Heilmittel" bei ungenügender Ausscheidung über die Nieren als unspezifisches Präparat angewandt werden kann. Die in Zunahme befindlichen Nierenerkrankungen, welche oft zu einem spät erkannten chronischen Nierenversagen führen, sollten durch Auszüge aus Birkenblättern und Wacholderfrüchten frühzeitig therapeutisch günstig beeinflußt werden. Mit der ungenügenden Nierentätigkeit hängen ebenfalls die unter dem Oberbegriff „Rheuma" zusammengefaßten gestörten intermediären Eiweißstoffwechselprozesse zusammen.

Wäßriger Auszug aus Betula, Folia rec. [68])

(Weißbirkenblätter, Betula pendula; Betulaceae):

Die Birke zeichnet sich durch einen starken Flüssigkeitsstrom von den flachen Wurzeln bis in den stark durchlufteten und beweglichen Blattbereich aus. Die Wasserverdunstung über die Blätter ist bei der Birke besonders groß. Der

[68]) *100 g Nierentonikum sind der gemeinsame wäßrige Auszug mit Zucker aus 10 g Birkenblättern und 3 g Wacholderfrüchten.*

Eiweißreichtum der Blätter, der zu einer „lederartigen" Festigkeit des Blattes führt, ist ein Hinweis dafür, daß die Birke den Eiweißprozeß nicht – wie es bei anderen Pflanzen geschieht – vorzugsweise in die Frucht trägt, sondern bereits im Blattbereich in die Blattstrukturen einbaut und dort ablagert. Man kann so verstehen, daß ein Auszug aus Birkenblättern auf das dem Blattprinzip entsprechende Gefäßsystem wirkt und den hier sich abspielenden Eiweißprozeß beleben kann. Die Empfindlichkeit der Niere auf fremdes Eiweiß und auch auf eigene Eiweißabbauprodukte aus dem Stoffwechsel kann durch den Birkenblätterauszug therapeutisch günstig beeinflußt werden, daher auch die Wirkung von Birkenblättern bei rheumatischen Erkrankungen. Das Präparat regt den intermediären Eiweißstoffwechsel an und führt Eiweißabbauprodukte aus dem Bereich der Bindegewebsflüssigkeit über das Blut zur Ausscheidung über die Niere. Im ganzen wird die Nierentätigkeit beginnend im Bindegewebsbereich bis hin zur eigentlichen Nierenausscheidung angeregt.

Wäßriger Auszug aus Juniperi fructus [69])
(Früchte des Wacholders, Juniperus communis; Cupressaceae):

Juniperus ist ein schmal gewachsener, wintergrüner Strauch mit nadelförmigen, zugespitzten Blättern und schwarzblauen Beeren, welche im Laufe von zwei Jahren ausreifen und als Gewürz Verwendung finden. Als Standort bevorzugt er Magerrasen und Heide. Der Wacholder und insbesondere seine Früchte sind geprägt durch starke wärmeätherische Bildekräfte, die auch den Nadelholzgewächsen ihren strengen Charakter verleihen. Bei großer Vitalität und Bedürfnislosigkeit verbindet sich der Wacholder einerseits mit der Erde in seiner harten Verwurzelung, andererseits mit dem Licht- und Wärme-Element der Atmosphäre. In dem ätherischen Öl des Wacholders kommt, stärker noch als im Rosmarin, die Vereinigung von Wärmehaftem und Erdhaftem zum Ausdruck.

Daher greift das ätherische Wacholderöl, wenn es überdosiert eingenommen wird, tief in den Nierenprozeß ein, was unter Umständen bis zur Entzündung und Gewebezerstörung mit Blutungen führen kann. Wir haben folglich im ätherischen Öl der Früchte das Luftelement, jedoch in stärkster Verbindung mit der verdichteten, konzentrierten Wärme. In seiner Wirkungsweise auf die Niere regt der Wacholderbeerenauszug die Tätigkeit der Glomerula und die intensive

[69]) *100 g Nierentonikum sind der gemeinsame wäßrige Auszug mit Zucker aus 10 g Birkenblättern und 3 g Wacholderfrüchten.*

Durchwärmung bis hinein in das Nierenbecken an. Zu beachten ist, wie oben angegeben wurde, daß die vorgeschriebene Dosierung eingehalten wird. Das gilt vor allem für nierenempfindliche Patienten.

Die Erfahrung hat gezeigt, daß bei Einschlafstörungen, die mit der Niere in Zusammenhang stehen, abendliche Gaben von Nierentonikum über die Anregung der Nierentätigkeit schlaffördernd wirken.

Entstehung: Dr. med. Heinz-Hartmut Vogel, Dr. rer. nat. Rudolf Hauschka, WALA-Ärztekreis, 1967/68.

Darreichungsform
Sirup

Dosierung und Art der Anwendung
Soweit nicht anders verordnet, 2–3 mal täglich 1 Teelöffel Sirup unverdünnt oder mit wenig Wasser verdünnt einnehmen.
Hinweis für Diabetiker: 1 Teelöffel (5 ml) entspricht 0,2 BE

Indikationen
Zur Anregung der Empfindungs-Atmungs-Organisation und der Ich-Wärme-Organisation im Nierenbereich bei Stoffwechselerkrankungen, die zur Ablagerung und degenerativen Veränderung führen, z.B.
1. sklerotische Erkrankungen
1.1. Gicht
1.2. Rheumatismus
1.3. Arteriosklerose
2.1. zur Förderung der Nierenausscheidung
2. Nieren- und Blasenschwäche
2.3. Enuresis nocturna
3. Ekzem

Nux vomica/Nicotiana comp.

Mit dem Kompositionspräparat Nux vomica/Nicotiana comp. für die Indikation Koliken mit Meteorismus, sowie Colon irritabile und drohender Ileus sollte ein Heilmittel entstehen, das in differenzierter Weise das Eingreifen der seelischen Organisation über das Magen-Darm-Gebiet anregt. Im Vergleich zu

Nicotiana comp. sind diesem Akutmittel noch Nux vomica und Renes hinzugefügt. Dabei wurde davon ausgegangen, daß die Nierenorganisation stets dann zu berücksichtigen ist, wenn es sich um Bildung pathologischer Luft in den Hohlorganen, vor allem des Magen-Darm-Bereichs, handelt. Der Luftorganismus steht unter der Herrschaft des Empfindungsorganismus. Dieser anthroposophisch-menschenkundliche Gesichtspunkt ist bei der Entstehung des Präparates führend gewesen. Wenn sich die Empfindungsorganisation aus einem Organ stärker löst, wie dies physiologisch der Fall ist im oberen Bereich des Magen-Darm-Traktes, von der Mundhöhle bis zum Magen und im Endgebiet im Bereich des Rektums, dann wird das betreffende Organ, wie hier der Magen und Darm, empfindlich in bezug auf die Tätigkeit des Seelischen im psychosomatischen Geschehen des Stoffwechsels. Schmerz tritt auf infolge einer örtlich organisch noch gebundenen, aber relativ zu freien Bewußtseinstätigkeit. Die Störung der Darmmotilität, sei es als Spasmus oder Atonie, ist dann Folge des nicht mehr rhythmischen Eingreifens der seelischen Atmungsorganisation. Der Krampf bedeutet eine Überaktivität, die Atonie dagegen eine Lethargie der astralischen Organisation.

Nux vomica e semine ferm 35b D7
(Brechnuß, Strychnos nux vomica; Loganiaceae):

Nux vomica ist eine Heilpflanze, welche eine eindeutige Beziehung zum Zentralnervensystem zeigt. Im Vergiftungsbild und durch die Wirkung von Strychnin wird die physiologische Nerventätigkeit gesteigert. Es kommt zu einer Erhöhung und Verschärfung des Bewußtseins und unter Umständen zum Übergreifen der zentralen Nerventätigkeit auf den ganzen Organismus mit der Wirkung der Auskühlung und Reizbarkeit insbesondere der Stoffwechselorgane, des Magens, des Darms und auch der Nierentätigkeit (Nierenkoliken, Zystitis). Nux vomica ist eine dem zentralen Nervensystem und den Bewußtseinsvorgängen entsprechende Substanz. Der neurasthenische seelische und nervliche Zustand entspricht dem Nux vomica-Bild. Daher ist es vorwiegend ein „männliches" Mittel, jedoch ist es auch dann geeignet, wenn der nicht nervlich betonte Organismus, auch der weibliche, durch Streßsituationen überfordert wird. Dann kann sich ein Bild entwickeln, dem Nux vomica entspricht: Der seelische, nervliche Prozeß greift vor allem auf jenen Bereich des Stoffwechsels über, der den Übergang bildet vom bewußten zum unbewußten Stoffwechsel, d.h. auf Schlund, Ösophagus und Magen. Die vegetativen Vorgänge in diesen Organen werden folglich abgelähmt. Es kommt zum Bild der Kolik, zu Meteorismus, zu Reizungen,

vor allem des Magens. Sodbrennen und Aufstoßen von Luft bis zum Brechreiz entstehen. Andererseits benötigt der auf diese Weise nervlich überforderte Stoffwechselorganismus starke Reize wie Nikotin, Koffein, Alkohol und Gewürze, um wieder belebt zu werden. So entsteht ein Circulus vitiosus, in welchem durch eine hastige Lebensweise und durch den Mißbrauch von Genußmitteln die Lebenskräfte in den genannten Stoffwechselorganen geschwächt werden. Daher kann die Brechnuß ein Heilmittel sein bei akut auftretenden Schleimhautentzündungen im Magen-Darm-Trakt, bei Krämpfen und sogar Blutungen in dieser Region.

Nicotiana e foliis ferm 33b D9
(Blätter der Tabakpflanze, Nicotiana tabacum; Solanaceae):

Während Nux vomica ihre Wirkung im Bereich des Zentralnervensystems entfaltet und als Heilmittel den Empfindungsorganismus auf seine physiologische Organtätigkeit im „oberen" Menschen zurückführt, greift Nicotiana tabacum in die Rhythmische Organisation ein und bewirkt als Heilmittel die Lösung der zu intensiven Verbindung des Seelischen mit dem Ätherischen im Bereich der rhythmischen Funktion des Gefäßsystems. Im Vergiftungsbild bewirkt Nicotiana tabacum einen Dauerspasmus im arteriellen Gefäßbereich; als Heilmittel löst es die seelische Organisation in diesem Bereich und befreit das Rhythmische und Gefäßsystem aus der Übertätigkeit des Seelischen. Die Atmung wird bis hinein in die Motilität der Darmtätigkeit befreit. So kommt es zu einem harmonischen Ausgleich zwischen oberer nervlicher und unterer vegetativer Tätigkeit.

Chamomilla e radice ferm 33c D2
(Wurzel der echten Kamille, Chamomilla recutita; Compositae):

Während Nicotiana tabacum im besonderen ihre Tätigkeit im arteriellen Gefäßsystem der Niere entfaltet und das rhythmische Eingreifen des Seelischen fördert, ist Chamomilla e rad. ein Spezifikum für den rhythmischen Ausgleich zwischen Nerven- und Nierentätigkeit. Deshalb wurde die Kamillenwurzel gewählt, weil das Wurzelpräparat in besonderer Weise auf die Nerventätigkeit, hier über die Nierenorganisation, wirkt. Die Erregbarkeit des arteriellen Gefäßsystems ist der Funktionsbereich der Kamille. Die Empfindlichkeit ist in diesem Gebiet gesteigert, die wechselnde Erregung der arteriellen Gefäße augenfällig, dies in Verbindung mit Unruhe, Hast und gesteigerter Sensibilität. Krämpfe der abdominellen Hohlorgane, auch in Verbindung mit Durchfällen, gehören zum Anwendungsbereich von Chamomilla.

Carbo Betulae D19
(Kohle aus dem Holz der Weißbirke, Betula pendula; Betulaceae):

Carbo Betulae wurde dem Präparat hinzugefügt, weil es sich bei der angegebenen Indikation vielfach um einen bis zur Grenze der Belastbarkeit führenden Streß auch des Kreislaufs handelt. Dann ist Carbo Betulae eine wichtige Substanz, da es insofern zum Kreislaufversagen kommen kann, als die Niere ihre „verbrennende“ Funktion nicht mehr ausreichend erfüllt. Es kommt zur Überlastung des Kreislaufs mit Kohlensäure, diese wird auch nicht mehr vollständig abgeatmet. Der arterielle Kreislauf wird gleichsam in das venöse Geschehen einbezogen. Es erfolgt eine innere „Erstickung“. Die Lippen verfärben sich als Zeichen der Ansammlung von nicht abgeatmeter Kohlensäure bläulich. Der Blutdruck sinkt ab. Dies ist der Wirkungsbereich von Carbo Betulae in höherer Potenz. Die gleichzeitige Wirkung auf die „Entluftung“ im Magen-Darm-Bereich ist eine Begleiterscheinung der Wirkung von Carbo auf die Nierenorganisation.

Wiederholt wurde darauf hingewiesen, daß die Nierenfunktion auf einer intensiven Durchseelung und Durchatmung dieses Organs beruht. Lufthunger, Sauerstoffmangel, Bedürfnis nach frischer Luft sind aus anthroposophisch-menschenkundlicher Sicht „Nierensymptome“. Darüber hinaus beherrscht die Nierenorganisation auch die innere Atmung bis hin zum Auftreten von pathologischer Luft im Magen-Darm-Bereich. Bekannt ist der Spontanmeteorismus bei beginnendem Nierenversagen. Auch in solchen Fällen ist eine Hochpotenz von Carbo Betulae das sofort wirkende Heilmittel.

Renes Gl D6
(Nieren):

Das Organpräparat Renes soll die pflanzlichen Bestandteile des Präparates Nux vomica/Nicotiana comp. auf das führende Organ für den ganzen Indikationsbereich hinleiten. Wie dargestellt wurde, beherrscht die Nierenorganisation über die Atmungstätigkeit des Empfindungsorganismus die gesamte Luftorganisation des Menschen. Durch eine Anregung der ätherischen Nierentätigkeit soll bewirkt werden, daß der Empfindungsorganismus wieder in physiologischer Weise in die Nierenorganisation eingreifen kann. Die Pflanzenbestandteile wirken, wie es geschildert wurde, in unterschiedlicher Weise auf die seelische Organisation ein.

Zusammenfassend ist zu sagen, daß Nux vomica/Nicotiana comp. dann angezeigt ist, wenn durch Zivilisationsbelastung, durch Streß das Nervensystem überfordert wird und der vegetative Organismus über eine zu starke Nervenbelastung in seiner Eigentätigkeit behindert oder unterdrückt wird. Es kommt zur Auskühlung, insbesondere in den Übergangszonen des Verdauungstraktes von halbbewußter zu unterbewußter Stoffwechseltätigkeit. Vor allem das Magengebiet ist von den Krankheitserscheinungen betroffen. Der Magen als astrales Organ in seiner Säurebildung wird von uns in diesem Zusammenhang als ein Fernorgan der Nierentätigkeit angesehen.

Entstehung: Dr. med. Heinz-Hartmut Vogel, Dr. med. vet. Dietrich Wiendieck, WALA-Ärztekreis, 1971.

Darreichungsform

1. Injektionslösung
2. Globuli velati

Dosierung und Art der Anwendung

Soweit nicht anders verordnet, meist akute Fälle, dann

1. Injektionslösung:
1–2 mal täglich jeweils 1 ml subcutan injizieren.

2. Globuli velati:
bis zu halbstündlich jeweils 5–10 Globuli unter der Zunge zergehen lassen.

Indikationen

Wiedereingliederung eines über die physiologische Grenze hinausgehenden Nerven-Bewußtseins-Vorganges im Bereich der Stoffwechselprozesse von Magen-Darm-Trakt und Nieren, z.B. bei

1. Kolik
2. funktionellem Ileus

Oleum camphoratum comp.

Die zusammengefaßte Wirkung verschiedener ätherischer Öle sollte in umfassender Weise einen erschöpften Wärmeorganismus zur Tätigkeit anregen, vor allem dann, wenn der periphere Kreislauf versagt. Die ätherischen Öle, die in dem Präparat vereinigt sind, greifen in unterschiedlicher Weise in die Wärmeverhältnisse der Organe ein.

Terebinthinae aetheroleum rectificatum (zu 0,5% enthalten)
(gereinigtes ätherisches Öl aus dem Harz von Kiefer-Arten, besonders Pinus palustris und Pinus pinaster; Pinaceae):

Das Terpentin wird vor allem über die Niere ausgeschieden, jedoch auch über die Lunge. Beide Organe werden dadurch intensiv durchwärmt, der Wärmeorganismus an dieser Stelle zur Tätigkeit angeregt. Kreislaufversagen, Absinken des Blutdrucks, extreme Auskühlung der peripheren Haut mit Ausbruch von kaltem Schweiß sind Symptome, die dadurch ausgelöst werden, daß Ich-Organisation und Astralleib sich aus dem Nierenprozeß zurückziehen. Dies ist häufig die Folge von Schockereignissen, von Operationen und gehört zu den typischen Komplikationen der Pneumonie, besonders im Stadium der Entfieberung. Das Eingreifen von Ich-Organisation und Astralleib im Nierenorganismus und damit im peripheren Kreislauf wird von Terebinthinae aetheroleum reguliert.

Pini aetheroleum (0,5%)
(ätherisches Öl aus Nadeln und Triebspitzen der Kiefer, Pinus sylvestris; Pinaceae):

Das ätherische Öl der Pinie verstärkt die Wirkung von Terebinthinae aetheroleum, indem es sich im besonderen mit dem Licht-Luft-Element verbindet, was auch in dem Vitamin C-Reichtum der jungen Kiefernnadeln zum Ausdruck kommt. Die Lichtwirkung in Verbindung mit dem Wärmeelement entspricht dem Eingreifen des Astralleibes im arteriellen Blutsystem. Die nicht ausreichende zentrifugale arterielle Kreislauftätigkeit wird durch das ätherische Öl von Pinus sylvestris angeregt. Die Pinie gilt unter den Nadelbäumen als der Vertreter des „Marsprinzips", welcher über die Vermittlung der Eisentätigkeit den arteriellen Blutstrom anregt.

Eucalypti aetheroleum (0,5%)
(ätherisches Öl aus den Blättern des Eukalyptusbaumes, Eucalyptus globulus; Myrtaceae):

Eucalypti aetheroleum übt die tiefstgreifende Wirkung im Wärmebereich des Organismus aus. Eucalyptus globulus verbindet sich mit seinen sehr tiefen Wurzeln in besonderer Weise mit der Erde und den Wasseradern. Er hat folglich diese Doppelbeziehung zum Wässrigen und Erdhaften. Im Unterschied zu den übrigen Myrtengewächsen kommt es in dem heißen australischen Klima zu einer kräftigen Verholzung bis hinein in den Blütenbereich. Man kann also sagen, daß das ätherische Eukalyptusöl geprägt ist durch die Beziehung zum Physisch-Irdischen mit gleichzeitiger starker Bewältigung des Wässrigen. Die Gerbstoffbildung zeigt zugleich die Wirksamkeit des Astralischen. So ist es verständlich, daß das Eukalyptusöl die Ich-Organisation im Hinblick auf ihr Eingreifen bis ins Physische stärkt; daher rührt auch die leicht fiebersenkende Wirkung von Eukalyptus. Bei extremer Erschöpfung und Versagen des Kreislaufs kann deshalb das ätherische Eukalyptusöl die Ich-Tätigkeit im Physischen konsolidieren.

Camphora (11%)
(Destillationsprodukt aus dem Holz des Kampferbaumes, Cinnamomum camphora; Lauraceae):

In dem Präparat Oleum camphoratum comp. nimmt der Kampfer eine besonders wichtige Stellung ein: Kampfer ist kein eigentliches ätherisches Öl, obwohl er – wie ein solches – durch Wasserdampfdestillation aus dem Holz des mächtigen, bis zu 5 m dicken Kampferbaumes gewonnen wird, der in den Bergwäldern von Indochina, Formosa, Japan, aber auch in Ägypten, Sizilien und dem Süden der USA wächst. Der knorrige, lindenähnliche Baum weist auf eine starke Erdbeziehung hin. Der Blütenprozeß gerät unter die Herrschaft der Erden-Sal-Kräfte. Als Destillationsprodukt aus dem Holz bleibt zunächst das Kampfer-„Öl" zurück; anschließend wird im Sublimationsverfahren der ölig-wärmehafte Anteil von dem kristallin-salartigen, jedoch zugleich luftverwandten Kampfer getrennt. Dieser eigentliche Kampfer kristallisiert in scharf schmeckenden, brennenden und kühlenden Kristallen, die sofort an der Luft sublimieren. Darin liegt die übergangslose Salnatur: Das Luftig-Astrale ist verbunden mit dem Tellurisch-Kristallinen.

Diese Tatsache, zusammen mit der die Gefäße und Muskulatur (Herz) lähmenden, jedoch das zentrale Nervensystem erregenden Arzneiwirksamkeit,

offenbart die Kälte-Erden-Nerven-Beziehung des Kampfers. Darauf reagiert der Organismus durch eine starke Gegenwirkung der Ich-Tätigkeit. Die Peripherie wird durchwärmt als Reaktion auf die homöopathisch dosierte Kampferwirkung. Der Astralleib wird dabei aus seiner lähmenden und kältenden Tätigkeit verdrängt. Die Ich-Organisation greift in den physischen Wärmeprozeß ordnend ein. So ist Kampfer in dem Präparat Oleum camphoratum comp. das Kreislauf- und Kollapsmittel mit besonderer Beziehung zur Lunge, die ihrerseits ständig die Tendenz in sich trägt, als „Erdenorgan" auszukühlen.

Zusammenfassend kann gesagt werden, daß das Präparat Oleum camphoratum comp. dann zur Anwendung kommen kann, wenn der Wärmeorganismus extremer Auskühlung unterliegt und damit die physische Organisation den Anschluß an die ätherische Organisation verliert.

Die verwendeten Öle stellen durch ihre in der Flüchtigkeit zum Ausdruck kommende Luft- und Wärme-Qualität die Beziehung der Ich-Organisation zur Empfindungsorganisation her. Der Kampfer wirkt dann, wenn die physische Organisation überhand nimmt und die Ich-Organisation zur Tätigkeit aufgerufen werden soll. – Wegen der Erdnußölgrundlage ist Oleum camphoratum comp. nur zur intramuskulären Injektion geeignet. Es ist bei der Behandlung der Pneumonie unentbehrlich, da es den Kreislaufkomplikationen vorzubeugen vermag. Vom Beginn der Erkrankung an bis zur vollständigen Entfieberung sollte es in der Dosierung von bis zu 2 x 2 Ampullen täglich gespritzt werden. Dadurch kann auch das vorzeitige Absinken der Temperatur mit der gefährlichen gleichzeitigen Pulsbeschleunigung verhindert werden. Ergänzend kommen zur Kreislaufbehandlung bei Lungenerkrankungen Veratrum und Tartarus stibiatus in Frage.

Entstehung: WALA-Ärztekreis, Leitung Frau Dr. med. Margarethe Hauschka, 1958.

Darreichungsform

Ölige Injektionslösung

Dosierung und Art der Anwendung

Soweit nicht anders verordnet, 1–2 mal täglich bis 1 mal wöchentlich jeweils 1 ml intramuskulär injizieren.

Gegenanzeigen: nicht bekannt
Nebenwirkungen: Gelegentlich kann es zu schmerzhaften Reizungen an der Einstichstelle kommen.
Wechselwirkungen mit anderen Mitteln: nicht bekannt

Indikationen
Zur Anregung der Wärme-Ich-Organisation bei Verselbständigung der physischen Organisation im Zirkulationssystem, z.B.
1. Kreislaufschwäche, besonders bei fieberhaft-entzündlichen Erkrankungen der Atmungsorgane wie
1.1. Pneumonie
1.2. Pleuritis
1.3. Lungenstauung
1.4. Emphysem

Oleum Petrae comp.

Petroleum rectificatum (zu 20% enthalten)
(Petroleum):

Petroleum findet sich als Ablagerung im Schichtengestein und stammt hauptsächlich aus der Epoche des Tertiär. Bei der Entstehung von Oleum Petrae hat sich in der Natur ein Mineralisierungsprozeß abgespielt, der lebendige tierische Substanz durch Einschluß und Ablagerung in der Erde einem Auskühlungsvorgang unterwarf. Was für die Pflanze durch einen Erstickungsprozeß die Steinkohlebildung bedeutet, ist für das tierische Eiweiß-Element das Steinöl.

Eine entsprechende innermenschliche Pathologie besteht nun darin, daß vor allem bei der Arthrosis deformans die Knorpelbildung einer unphysiologischen Auskühlung und Degeneration unterliegt, die ätherische Organisation sich zurückzieht und die Mineralisierung, d.h. die Kalkablagerung bei der Bildung nicht mehr dem Einfluß der Ich-Wärme-Organisation unterliegt. Ein Herausfallen von Knochensubstanzen aus dem Lebenszusammenhang durch einen kältenden Mineralisierungsvorgang findet statt. Oleum Petrae soll in seiner Wirkung über die Haut das „Simile“ dieses Vorgangs sein. - Alle Substanzen, die über die Haut angewandt werden, unterliegen einem Homöopathisierungsvorgang. Vor allem soll die Ich-Organisation in der Tiefe des betroffenen Gelenkes zur

Wirksamkeit gebracht werden. Sie greift in den physischen „Wärme-Kälte-Prozeß" ein. So ist die therapeutische Wirkung von Oleum Petrae zu verstehen, welche sich im übrigen auch auf chronische Entzündungen von Haut und Schleimhaut erstreckt.

Phosphorus (0,01%)
(gelber Phosphor):

Phosphor ist eine hochsulfurische, an Wärmeenergie reiche Substanz, die jedoch einem Salprozeß unterliegt. Im Organismus hat der Phosphorprozeß die Aufgabe, aus den Stoffwechselvorgängen, vor allem dem Zuckerstoffwechsel Licht und Wärme zu entbinden, so daß die Ich-Organisation im Physischen wirksam werden kann. Im Nervensystem führt dieser Vorgang zur Bewußtseinsbildung, im Bewegungsorganismus zur Intentionalität der Bewegung. In dem vorliegenden Präparat soll der Phosphor die Brücke schlagen zum Eingreifen der Ich-Tätigkeit in den „Sinnesprozeß" des Gelenkes. Der Nervenbildungsprozeß geht dem Verknöcherungsprozeß als eine Art physiologische Abkühlungsreaktion voraus. Insofern ist Phosphor auch ein Knochen-Gelenk-Heilmittel.

Camphora (4%)
(Destillationsprodukt aus dem Holz des Kampferbaumes, Cinnamomum camphora; Lauraceae):

Beim Kampfer handelt es sich um eine extrem „kalte" Substanz. Er führt die Wärme in den physischen Bereich und wirkt in substantieller Dosierung auf den Organismus zunächst erkältend. Erst im Gegenprozeß wird die Ich-Tätigkeit im physisch-mineralischen Bereich zur Aktivität aufgerufen. Durch den stofflichen Anteil von Kampfer und Erdöl in Oleum Petrae comp. kann es in seltenen Fällen bei überempfindlichen und allergischen Patienten zu Hautreizungen kommen.

Cera flava (5%)
(Bienenwachs):

Cera flava ist nicht nur ein Arzneiträger, sondern soll durch seine Beziehung zur äußeren Haut vor allem die Verbindung zu den fettigen Substanzen der Haarbalgdrüsen herstellen und den Kieselprozeß über die Haut anregen. Das Bienenwachs hinterläßt nach dem Auftragen des Öles einen feinen, die Haut umgebenden Schutzfilm.

Amygdalae oleum (70%)
(fettes Öl aus Süßmandeln, Prunus dulcis; Rosaceae):

Im Gegensatz zu den anderen Massageölen ist die Grundlage für Oleum Petrae comp. nicht das Erdnußöl. Das pflanzliche Mandelöl hat ebenfalls eine therapeutische Bedeutung, indem es die Verbindung von Ich-Wärme-Organisation und astralischer Organisation in seiner Eigenschaft als pflanzliches Produkt anregt. Als Angehörige der Familie der Rosaceen hat die Mandel und somit auch das fette Öl des Mandelkerns eine Beziehung zum Blutprozeß. Insofern bringt das Mandelöl über die Haut eine das Blut-Wärme-Geschehen anregende Wirkung. Dies ist bei der angegebenen Indikation der Arthritis und Arthrosis deformans eine wesentliche Bedingung zur Überwindung des im Gelenkbereich sich abspielenden Kälteprozesses.

Entstehung: WALA-Ärztekreis, Dr. med. Ernst Deterding, 1965.

Darreichungsform
Öl

Dosierung und Art der Anwendung
Soweit nicht anders verordnet, tägliche Einreibungen bei guter Warmhaltung.

Indikationen
Zur Belebung der Formkräfte und der Wärmeorganisation durch Anregung der Ich-Tätigkeit in den Gelenken, z.B. bei

1. Arthrosis deformans
2. Arthritis im subakuten Stadium.

Organum quadruplex

Es sollte ein wirksames Präparat entstehen zur Behandlung schwerer Dystrophien sowie Zuständen nach „Verbrauchskrankheiten" und Kachexie.

Pulmo Gl D7
(Lunge);

Cor Gl D7
(Herz);

Hepar Gl D7
(Leber);

Renes Gl D7
(Niere):

Es wurde davon ausgegangen, daß die Eiweißbildung ein Ergebnis der Tätigkeit der großen inneren Organe ist. Rudolf Steiner spricht von den „meteorologischen Organen“, die in ihrer ätherischen Organisation den Lebensprozeß im Menschen bewahren, der in der äußeren Luft innerhalb der Evolution der Erde zu den im Luftbereich vorhandenen Elementen Kohlenstoff, Wasserstoff, Stickstoff und Sauerstoff geführt hat. Es liegt der Idee des Präparates Organum quadruplex folglich der Gedanke zugrunde, daß diese vier Eiweißelemente ursprünglich dem äußeren lebenden Prozeß entsprachen, der auch in den Organen Lunge, Herz, Leber, Niere in verwandelter Form der Eiweißbildung zugrunde liegt. Die Eiweißsynthese geht beim Menschen zunächst aus dem interstitiellen Flüssigkeits- und Lymphprozeß der großen Organe hervor, die eigentliche stoffliche Synthese des Eiweißes findet in der Leber statt. Der Begriff „meteorologische Organe“ ist so zu verstehen, daß sich im äußeren Luftraum der Erde in den meteorologischen Erscheinungen im Luftelement und seiner Zusammensetzung ein außermenschlicher, jedoch auf der physischen Ebene vergleichbarer Prozeß abspielt. Die großen innermenschlichen Organe sind Träger von Kraftsystemen, wie sie sich in der äußeren Natur in den vier Elementen, jedoch auf der physisch-stofflichen Ebene zeigen. Die Eiweißbildung und die im Eiweiß ebenfalls auftretenden vier Elemente Wasserstoff, Stickstoff, Sauerstoff, Kohlenstoff entsprechen nach anthroposophisch-menschenkundlicher Anschauung den vier Organen, wobei eine Zuordnung vom Kohlenstoff zur Lunge, vom Stickstoff zur Leber, vom Sauerstoff zu den Nieren und vom Wasserstoff zum Herzen besteht. Nach unserer Auffassung ist also jedes der vier großen Organe in spezifischer Weise an der Eiweißbildung beteiligt, wie wir es ausführlich in der Einleitung und auch in der Monographie zu Mesenchym/Calcium carbonicum comp. beschrieben haben.

Bei gestörtem, vor allem ungenügendem Eiweißaufbau, bei Dystrophie und Kachexie kann die Eiweißbildung durch Anregung der vier meteorologischen Organe in Gang gebracht werden. Dem soll die Vereinigung der homöopathisierten Organsubstanzen von Leber, Nieren, Lunge, Herz in einem einheitlichen Präparat dienen. Die tierischen Organpräparate wirken auf die ätherische Organisation, speziell auf die Funktion der homologen menschlichen Organe, deren Eigentätigkeit sie anregen. Ein unzureichender Aufbau der hochdifferenzierten

und individualisierten Eiweißsubstanz kann sich körperlich nicht nur in allgemeinen Schwäche- und Mangelzuständen äußern. Es können darüber hinaus besonders an der Haut und im Gemütsleben pathologische Folgezustände in Form von Ausschlägen, Verstimmungen bis hin zu Wahnvorstellungen auftreten. Eine Konsolidierung der Eiweißbildung bis herunter auf die physisch-stoffliche Ebene hat dann zur Folge, daß die Grenzbildung zwischen eigener Leiblichkeit und Umwelt sowie zwischen Leib und Seele wieder in der richtigen Weise erfolgen kann.

Entstehung: Ärztekreis des Biologisch-Homöopathischen Krankenhauses, München-Höllriegelskreuth, Leitung Frau Dr. med. Margarethe Hauschka, 1948.

Darreichungsform
1. Injektionslösung
2. Globuli velati

Indikationen
Zum Aufbau des individuell-spezifischen Eiweißes aus den Kraftzentren der vier Hauptorgane bei Empfindlichkeit gegenüber Fremdeiweiß, z.B.
1. Mangelhafter Eiweißaufbau bei Unterernährung und in der Rekonvaleszenz; Eiweißaufbaustörungen
2. Ernährungsstörungen
3. Anämien
4. Dystrophien
5. Allgemeine Schwäche- und Erschöpfungszustände
6.1. Akne
6.2. Ekzeme und andere Hautaffektionen
7. Zur Organ-Therapie in der Psychiatrie

Ovaria/Argentum

Das Präparat Ovaria/Argentum soll die Reihe der Kompositionen von innersekretorischen Drüsen mit adäquaten Metallen vervollständigen. Der ätherische Organismus mit seiner Gliederung in die sieben Lebensprozesse wurde von Karl König auf die sieben endokrinologischen Hauptdrüsen bezogen. Die Wirksamkeit dieser sieben Organpräparate sollte durch den der Drüse zugehörigen Metallprozeß verstärkt werden – beim Eierstock ist das entsprechende Metall das Silber.

Ovaria Gl D7
(Eierstöcke):

Die Gonaden, insbesondere das Ovar, stehen unter der Wirksamkeit in erster Linie des Wärmeäthers, in zweiter Linie des Lebensäthers. Diese nehmen den Lichtäther und chemischen Äther in sich auf. Die Betrachtung der Embryonalentwicklung, soweit sie heute fortgeschritten ist, zeigt uns, daß die Entstehung der Ovarien auf früheste Bildeprinzipien im Embryo zurückgeht. In unmittelbarer Fortsetzung der Befruchtung des Eies und der Gesamtkeimanlage des sich entwickelnden Organismus finden wir die Urkeimzellen im Bereich des entodermalen Dottersackes und der Allantoisanlage. Wir sprechen von einer sich durch die Generationen fortsetzenden Keimbahn. Die Urkeimzellen wandern dann in die eigentliche Gonadenanlage an der Urogenitalfalte ein, die wie die Nebennierenrinde aus dem Coelom hervorgegangen ist und somit mesenchymale Natur hat. Der enge Zusammenhang der Entwicklung zwischen Nebennierenrinde und Gonaden ist damit gegeben. Wir haben somit in der Anlage der Gonaden die Urkeimzellen aus dem primären embryonalen Mesenchym zur Zeit der ersten Leibesanlage (Trophoblastenstadium), die wir anschließend unter der Wirksamkeit der Hypophyse sich männlich oder weiblich differenzieren sehen. Des weiteren ist für die Gonadenentwicklung die enge Beziehung zum kaudalen Entoderm wichtig. Von der Gonadenanlage selbst beteiligen sich an der Entwicklung das oberflächliche Coelomepithel oder Keimepithel und das lokale mesenchymale Blastem. Damit sind die Gonaden aus der Gesamtanlage des Organismus hervorgegangen.

Die frühzeitige Heraussonderung der Gonaden aus dem sich weiter entwickelnden Organismus kann als ein „Mondenprozeß“ aufgefaßt werden, d.h. aus einer Ganzheit löst sich wiederum ein das Ganze repräsentierender Teil ab, verselbständigt sich und begründet die Möglichkeit, daß sich der gesamte Organismus reproduziert. Das Reproduktionsleben unterliegt damit einer besonderen „kosmisch-planetarischen“ Kraft, dem Prinzip der Wiederholung, der Verselbständigung, eben dem Mondenprinzip.

Argentum metallicum D5
(metallisches Silber):

Bei der Besprechung des Silbers und seiner „Natur“ wurde wiederholt darauf hingewiesen, daß in der Reihe der Metalle das Silber dem Blei polar gegenübersteht. Während das Blei in seiner therapeutischen Verwendung die Wärme in sich bewahrt und konsolidiert bis auf die physische Stufe, werden die Wärmekräfte

und auch die ätherischen Kräfte des Lichtes und des Chemismus bis zu einem gewissen Grad durch den Silberprozeß freigesetzt. Führend bleibt beim Silber der Zusammenhang mit dem Lebensäther. Damit bekundet es in seinen wesentlichen Eigenschaften, daß es sich selbst als Substanz vor allem mit den Zentralkräften verbindet. Es bedeutet, daß dieses Metall sich im besonderen aus seinem eigenen Entstehungsprozeß herausgelöst und verselbständigt hat. Daher ist das Silber geeignet, „selbstloser" Träger organischer Entwicklung zu sein. Seine Bedeutung ist dann die oben beschriebene Fähigkeit und die Tendenz, einen Gesamtlebens- und Entwicklungsprozeß zu verselbständigen, zu individualisieren.

Zusammenfassung

Das Präparat Ovaria/Argentum ist dann angezeigt, wenn das Ovar sich nicht voll entwickelt bis hin zur Fähigkeit der Follikelbildung und der rhythmischen Ausreifung eines Eies in der Pubertät. In der Reihe der sieben Drüsen mit innerer Sekretion stehen sich – entsprechend der Reihe der sieben Metalle – im Hinblick auf die ätherische Organisation Epiphyse und Ovar gegenüber. Während über die Epiphyse der Wärmeäther in der physischen Leibesanlage wirksam ist, ist zwar im Ovar ebenfalls der Wärmeäther tätig, er nimmt jedoch den Gegenpol der ätherischen Organisation, den Lebensäther, in sich auf und vereinigt damit auch den Licht- und chemischen Äther in sich, so daß sich ein ganz neuer Organismus bilden kann. Der 28-Tage-Rhythmus der Follikelreifung ist ein weiterer Ausdruck für die oben angeführte „planetarische" Mondenbeziehung des Ovars und für die Bedeutung, die wir dem potenzierten Silber als dem „Mondenmetall" in dem Präparat Ovaria/Argentum beimessen.

Entstehung: WALA-Ärztekreis, Leitung Frau Dr. med. Margarethe Hauschka, 1954; 1964 – Wiederaufnahme durch Dr. med. Heinz-Hartmut Vogel.

Darreichungsform

1. Injektionslösung
2. Globuli velati

Indikationen

Anregung des ganzheitlich ätherischen Bildeprozesses im Ovar bei ungenügender Ausreifung des Organs, z.B.

1. Unterfunktion der Ovarien
1.1. Amenorrhö
1.2. klimakterische Ausfallserscheinungen (Bei Hysterie im Wechel mit Bryophyllum e fol. D3, D6 und evtl. Ignatia comp.)

Ovaria comp.

Es sollte ein Mittel geschaffen werden, das einer verfrüht einsetzenden Unterfunktion der Ovarien entgegenwirkt. Im Unterschied zu dem Präparat Ovaria/Argentum ist noch Apis regina mit in diese Heilmittelkomposition aufgenommen.

Ovaria Gl D7 (Eierstock):	siehe Ovaria/Argentum
Argentum metallicum D5 (metallisches Silber):	

Apis regina Gl D5
(Zelle der Bienenkönigin mit Larve und Futtersaft):

Apis regina repräsentiert für den Gesamtbienenorganismus die Keimzelle und das „Embryonalstadium". Das Wärmewesen des Bienenstockes hat eine Beziehung zum Ovar. Das, was im Bienengift (Apisinum) der Arbeitsbienen gesondert auftritt und durch die eiweißauflösenden Fermente Histamin, Hyaluronidase, Heparin als Eiweiß- und Wärmegift bezeichnet werden kann ist in der ganzen Biene wesenhaft wirksam. Daher wird auch in Apis-Präparaten das ganze Tier als Apis ex animale verarbeitet und potenziert und nicht nur das isolierte Apisinum.

In dem Präparat Ovaria comp. ist die Bienenköniginzelle mit Larve und Futtersaft verarbeitet, so daß wir es hier mit einer gesteigerten Wirkung des Bienenprinzips zu tun haben. Die Wirkung von Apis regina auf Gewebeentartung und besonders auf Zysten des Ovars ist typisch für diese Beziehung. Die Bienenköniginzelle ist deshalb geeignet, in Ergänzung zum Organpräparat Ovaria den Eierstock zu ätherisieren, und zwar insbesondere über die Anregung der organischen Wärmebildung.

Entstehung: WALA-Ärztekreis, Leitung Frau Dr. med. Margarethe Hauschka, 1954.

Darreichungsform
1. Injektionslösung
2. Globuli velati

Indikationen

Stabilisierung der Verbindung von Wärme- und Lichtäther mit Lebens- und chemischem Äther zur „Nachreifung" eines unterentwickelten Eierstockes bei Hypogonadismus, insbesondere in Pubertät und Klimakterium, z.B. bei

1. zu häufiger oder zu seltener Regelblutung
2. Hypomenorrhö und Amenorrhö
3. Dysmenorrhö
4. zu frühem Klimakterium
5. klimakterischen und präklimakterischen Beschwerden (evtl. im Wechsel mit Pulsatilla e flor. D4 – D6)

Pancreas/Argentum

Aus den Erfahrungen bei der Behandlung akuter und subakuter Pankreatitiden wurde das Präparat konzipiert. Man kann sagen, daß in neuerer Zeit das Organ Pankreas hohen, vor allem auch psychischen Belastungen ausgesetzt ist. Die Bauchspeicheldrüse ist ein Mitte- und Mittlerorgan zwischen Leber und Gallenblase einerseits und Milz andererseits.

Pancreas Gl D16

(Bauchspeicheldrüse):

Durch das Organpräparat ergibt sich eine Wirkung auf die ätherische Organisation der Bauchspeicheldrüse, die wir als universales, im besonderen der Ich-Organisation dienendes Organ des Stoffwechsels bezeichnen. Schockereignisse, die stark in die Biographie einwirken, können die Bauchspeicheldrüse in ihrer ätherischen Grundlage so belasten, daß es zu einer entzündlichen Überreaktion in dem Organ kommt. Inwieweit hierbei immunologische Vorgänge eine Rolle spielen, muß offen gelassen werden. Bei diesem drüsigen Organ mit starker Flüssigkeitsabsonderung nach außen in den Zwölffingerdarm (ca. 1,5 l pro Tag) ist bereits im physiologischen Bereich die ätherische Organisation stark beansprucht. Absonderungen sind eine Folge des Eingreifens des Seelischen in die Flüssigkeitsorganisation.[70])

---

[70]) *Vgl. Heinz-Hartmut Vogel „Die Bauchspeicheldrüse" – WALA-Schriftenreihe.*

Argentum metallicum D19
(metallisches Silber):

Während die Pankreas-Organsubstanz in der mittleren Potenz einer Übertätigkeit des ätherisch-flüssigen Organs in den entzündlichen Prozessen entgegenwirken soll, liegt Argentum metallicum in einer etwas höheren Potenz vor. Durch Argentum soll die übermäßige Tätigkeit vor allem des Lebensäthers und auch des chemischen Äthers zurückgedrängt werden. Als Metall wirkt Argentum über die Ich-Organisation auf die rhythmische Tätigkeit des Organs Pankreas. Darüber hinaus wird durch das potenzierte Silber eine zu starke Lösung des Seelischen aus der Drüse als Schockfolge verhindert.

Es gehört zu den wesentlichen Eigenschaften des Silbers, daß es bei seiner Entstehung die inneren Bildekräfte weitgehend nach der Perpherie entlassen hat, wodurch seine besonderen physikalischen Eigenschaften wie gute Leitfähigkeit für Wärme und Elektrizität sowie seine Spiegeleigenschaft bedingt sind. Als „Mondmetall“ ist es dann wirksam, wenn sich in einem Organ eine unphysiologische Trennung von physisch-ätherischer und seelischer Organisation ergibt. Beim Silber kommt es darüber hinaus zu einem Übergang ursprünglicher ätherischer Bildekräfte in die Peripherie. Darauf beruht die oligodynamische Wirkung des Silbers und seine bakteriziden Eigenschaften. Auch die Beziehung zum Nervensystem beruht auf einer „Entlassung“, einer Befreiung von Bildekräften, die dort zu der Bildung eines physiologischen „Phantoms“ führen.

Damit ist Argentum ein geeignetes Heilmittel bei entzündlichen und auch bei fremdätherischen infektiösen Prozessen, wenn es dabei zu einer ätherischen Erschöpfung des Organs kommt. Die Ich-Organisation greift unter der Silberwirkung wieder ordnend in die physisch-ätherische Organisation ein.

Zusammenfassung

Pancreas/Argentum kann damit ein Spezifikum bei akuten, subakuten und auch chronischen Entzündungen der Bauchspeicheldrüse sein.

Entstehung: WALA-Ärztekreis, Dr. med. Heinz-Hartmut Vogel, 1975.

Darreichungsform

Injektionslösung

Indikationen

Zur Wiederzusammenführung von physisch-ätherischer Organisation mit der Tätigkeit der Ich- und Empfindungsorganisation, z.B. bei akuter und subakuter Panreatitis mit Verdauungsschwäche

Pancreas/Equisetum

Das Präparat Pancreas/Equisetum wurde geschaffen, um ein spezifisches Heilmittel zur Verfügung zu haben zur Behandlung von Eiweißstoffwechselstörungen, welche im Zusammenhang mit einer chronischen Nierenfunktionsschwäche und Eiweißausscheidung über den Urin, z.B. beim nephrotischen Syndrom, stehen. Folgeerscheinungen einer Eiweißstoffwechselstörung, wie nässendes Ekzem bei exsudativer Diathese, auch alternierend mit Asthma bronchiale, können das Indikationsgebiet für Pancreas/Equisetum sein.

Pancreas Gl D4

(Bauchspeicheldrüse):

Das Pankreas als zentrales Stoffwechselorgan steht unter dem besonderen, übergeordneten Einfluß der Ich-Organisation. Das zeigt sich darin, daß bei einer Pankreaserkrankung als Frühsymptom eine Verdauungsschwäche bezüglich der Kohlehydrate mit einer Erhöhung der Blutamylase auftritt. Der Zucker ist das Stoffwechselkorrelat der Ich-Wärme-Organisation. Als drüsiges Organ, hervorgegangen aus dem Dottersack des sich entwickelnden Entoderm, ist es, vergleichbar mit der Lunge, der „Außenwelt“ ausgesetzt. Durch seine intensive fermenthaltige Sekretion vervollständigt es im wesentlichen den Abbau und die Verflüssigung der äußeren Nahrung, so daß diese in den Chymus übergehen kann, aus dem sich dann der von neuem ätherisierte Chylus in den Darmzotten ergibt. Die Grenze zwischen der inneren und äußeren Welt muß in der rechten Weise aufrecht erhalten werden. Dies ist eine Leistung der Ich-Organisation. Auf der einen Seite hat die Bauchspeicheldrüse durch das Trypsin und andere proteolytische Enzyme Anteil am Eiweißabbau. Eine vollständige Zergliederung und eine Entledigung des Fremdcharakters ist Voraussetzung für eine Aufnahme in den eigentlichen innermenschlichen Stoffwechsel jenseits der Darmbarriere. Auf der anderen Seite teilt diese Drüse ihren Einfluß auch der aufbauenden Seite des Eiweißstoffwechsels mit.

Das Organpräparat der Bauchspeicheldrüse in tiefer Potenz soll über die Anregung der ätherischen Drüsenfunktion Einfluß nehmen auf die Eiweißbildung, jedoch so, daß das Eiweiß im Sinne der in ihm wirkenden Ich-Organisation konsolidiert wird.

Equisetum ex herba ferm 35b D5
(Ackerschachtelhalm, Equisetum arvense; Equisetaceae):

Es wird davon ausgegangen, daß Equisetum eine besondere Beziehung zur Niere und ihrer Tubulustätigkeit hat und der Kieselprozeß im Ackerschachtelhalm die Tätigkeit der vom Kieselprozeß getragenen Ich-Organisation in der Niere auf ihr gesundes Maß zurückführen kann. So ist es verständlich, daß Equisetum dann wirksam wird, wenn es sich um einen intensiven „Sinnesprozeß" im Nierengewebe handelt. Die Niere, die ohnehin einem starken Strukturelement unterliegt, kann dann ihrer Lebenstätigkeit in der Beherrschung des Flüssigkeitsgeschehens nicht mehr gerecht werden. Aufgrund einer nicht mehr genügend harmonisierenden und rhythmisierenden Ich-Tätigkeit kommt es gleichzeitig zu einem zu starken Abbau über die astralische Organisation. Degenerationserscheinungen, wie wir sie beim chronischen Nierenversagen kennen, sind die Folge. Dadurch wird der das Organ durchströmende Eiweißfluß von der Niere nicht mehr bewältigt. Die gesunde Niere resorbiert praktisch die Gesamtmenge des filtrierten und im Ultrafiltrat erscheinenden Eiweißes (50 g/24 h). Diese Tätigkeit ist im vorliegenden Krankheitsfall geschwächt: Das Eiweiß wird nicht mehr vollständig in das Blut zurückgenommen und dafür vermehrt über den Harn ausgeschieden.

Dies ist die Situation, für die das Präparat Pancreas/Equisetum geschaffen wurde. Es wird folglich nicht nur die Niere über Equisetum beeinflußt, sondern auch über das Pankreas der innere Eiweißprozeß, aus dem heraus letzten Endes die Fermente gebildet werden. Schon hier, im Vorstadium der Pankreasfunktion, soll im Eiweiß die vom Kiesel getragene Ich-Organisation gestärkt werden.

Pancreas/Equisetum ist damit ein Präparat, das tief in den Stoffwechselaufbau einwirkt, insbesondere in das Eiweißgeschehen, insofern das Eiweiß in der Nierenorganisation individualisiert werden muß. Das Präparat kann dann eingesetzt werden, wenn das Eiweiß nicht vollständig von den Wesensgliedern durchdrungen wird und von der Niere nicht gehalten werden kann. Eiweißausscheidungen über die Niere bei Glomerulonephritis und nephrotischem Syndrom sind daher Indikationen für Pancreas/Equisetum. Weiter sprechen auch solche

(vor allem nässende) Ekzeme auf dieses Heilmittel an, welche in einer feineren Störung des Eiweißstoffwechsels ihre Ursache haben.

Entstehung: WALA-Ärztekreis, 1964, Dr. med. Margarethe Hauschka, Dr. med. Heinz-Hartmut Vogel.

Darreichungsform
1. Injektionslösung
2. Globuli velati

Indikationen
Zur Anregung der Ich-Tätigkeit im Eiweißaufbau, besonders im Nierenbereich, z.B.
1. nässendes Ekzem
2. gestörter Eiweißaufbau
   (zusammen mit Silicea coll. comp., Gelatum)

Pancreas/Meteoreisen

Dem Präparat Pancreas/Meteoreisen liegt der Gedanke zugrunde, daß das Pankreas als zentrales Stoffwechselorgan unter dem besonderen Einfluß der Ich-Organisation steht. Eine Schwäche dieses Organs, dem der fermentative Abbau der Nahrung unterliegt, bedarf in besonderer Weise der Vermittlung zwischen ätherischer und astralischer Tätigkeit durch die Ich-Organisation. Zudem soll das Organpräparat Pancreas in tiefer Potenz die ätherische Organisation der Bauchspeicheldrüse beleben und kräftigen.

Pancreas Gl D5
(Bauchspeicheldrüse):

In der embryonalen Entwicklung geht das drüsige Pankreas aus dem Entoderm hervor. Das ehemalige Dottersackepithel stülpt sich ein, und wir unterscheiden zwei Anlagen für die künftige Bauchspeicheldrüse: eine dorsale Anlage, die sich als Pankreasschwanz bis zum Milzhilus erstreckt und die Mehrzahl der innersekretorischen Langerhansschen Inseln enthält, und eine ventrale Anlage, die den mehr exkretorisch betonten Kopfbereich ausbildet. Die Ausführungs-

gänge der Verdauungsfermentdrüsen münden über den Ductus pancreaticus in den Zwölffingerdarm ein, so daß, ähnlich wie bei der Lunge, eine Beziehung zur „Außenwelt" bestehen bleibt. Durch ihre intensive Sekretion ist die Bauchspeicheldrüse wesentlich am Abbau und an der Verflüssigung der äußeren Nahrung beteiligt, so daß diese in den Chymus übergehen kann, aus dem sich dann der von neuem ätherisierte Chylus in den Darmzotten ergibt. Die Grenze zwischen innen und außen im Verdauungsprozeß sowie im Seelischen muß aufrecht erhalten werden. Dies ist eine Leistung der Ich-Organisation.

Wenn sich bereits in der kindlichen Entwicklung durch Schockerlebnisse und intellektuelle Überbeanspruchung diese Grenzziehung zwischen innen und außen nicht stabilisiert, kann es zu einem Versagen des Pankreas kommen. Auch der kindliche Diabetes kann in diesem Lichte gesehen werden. Überhaupt dürften chronische Hast und Schockereignisse in unserer Zeit öfter Auslöser für Krankheitszustände sein, in denen das Ich nicht mehr Herr über die Organfunktionen ist. Die Bauchspeicheldrüse oder auch die Niere können derart angegriffen werden. So kann man bei Schockfolgezuständen wie Erschöpfung, Depression, sogar bei Albuminurie mit gleichzeitiger Nephropathie und bei chronischen Ekzemen an die Gabe von Pancreas/Meteoreisen denken. [71])

Ferrum sidereum D19
(Meteoreisen; vor allem kobalt- und nickelhaltiges Eisen aus Meteoriten):

In den Eisenmeteoren kommt das Eisen mit einer kleinen Beimischung seiner chemisch verwandten „Brüder" Kobalt und Nickel vor. Therapeutisch wird Ferrum sidereum von der anthroposophisch erweiterten Medizin eingesetzt, um die Ich-Organisation in ihrem Wirkungsbereich, dem Blut, stärker zu verankern. Durch die Verbindung mit dem Organpräparat wird die Wirkung der Ich-Tätigkeit zudem noch besonders auf die Bauchspeicheldrüse gelenkt und dort konsolidiert.

Während das tellurische Eisen die Grundlage abgibt für die Ich-Tätigkeit im physischen Bereich, d.h. die Brücke schlägt von der in der Wärme wirkenden Ich-Organisation zum physischen Blutgeschehen, soll Meteoreisen in hoher Potenz

---

[71]) *Vgl. Heinz-Hartmut Vogel „Die Bauchspeicheldrüse" – WALA-Schriftenreihe.*

der Ich-Wärme-Organisation die Inkarnation im ätherischen Bereich ermöglichen. Das noch kosmische Eisen kann eine bessere Verankerung des Ich-Wesens im Ätherischen vermitteln.

Zusammenfassung

Wir haben es folglich bei der Therapie mit dem Präparat Pancreas/ Meteoreisen vor allem mit einer Schwäche im Aufbau und in der Entwicklung des kindlichen Organismus und mit deren Folgezuständen zu tun. Es kann gleichzeitig als Prophylaktikum bei einer entsprechenden Organschwäche dienen.

Entstehung: WALA-Ärztekreis, Dr. med. Margarethe Hauschka, Dr. med. Heinz-Hartmut Vogel, 1975.

Darreichungsform

Injektionslösung

Indikationen

Zur Stärkung der Ich-Tätigkeit im Stoffwechsel, z.B.

1. chronische Pankreasinsuffizienz
2. Adjuvans bei jugendlichem Diabetes und schweren Erschöpfungszuständen
3. bei Zustand nach Schock im Wechsel mit Argentum/Rohrzucker und/oder Oxalis e planta tota D3 (D6)

Pandanus comp.

Das Präparat geht auf einen Hinweis Rudolf Steiners zurück, der zur Behandlung des Glaukoms eine Luftwurzel und die Anwendung von kohlensaurem Kalk aus „Knochenerde“ empfahl. Es soll einen Ausatmungs- und Lösungsprozeß der höheren Wesensglieder Ich und Astralleib im Augenbereich begünstigen.

Pandanus e radice aeria ferm 33c D5

(Schraubenbaum, Pandanus utilis; Pandanaceae):

Es wurde Pandanus, ein Schraubenbaumgewächs, gewählt, gleichsam eine Vorstufe der Palmengewächse. Er bildet Luftwurzeln, die aus dem Stamm des Baumes austreten, sich dem Boden zuwenden und dort verwachsen. Es ist die

Frage, ob diese sogenannten Luftwurzeln den Typus voll repräsentieren, da sie nicht rein im Luftelement verbleiben, sondern eine gewisse Beziehung zum Erdreich hergestellt wird.

Zu der Wahl der Pandanusluftwurzel führte der Gedanke, daß das Glaukom als Krankheitsprozeß im Kopfbereich einerseits dem Wurzelprinzip der Pflanze entspricht. Andererseits kann in der Steigerung des Augeninnendrucks eine Übertätigkeit des Seelischen und damit des Luftelementes gesehen werden. Die Stauung des Astralleibes in seiner atmenden Funktion wird der Glaukombildung zugrundegelegt.

Calcium carbonicum e cinere ossium D5
(Kalziumkarbonat aus Knochenasche):

Calcium carbonicum ist dann angezeigt, wenn aus dem Flüssigkeitsprozeß heraus die Ausatmung durch die Empfindungsorganisation unvollständig ist. Auch hier kommt es zur Stauung durch ungenügende Ausatmung. Die Herstellung dieses Präparatebestandteils geht so vor sich, daß Kalziumkarbonat in einem komplexen pharmazeutischen Vorgang angereichert wird: Kalbsknochenstücke werden einem intensiven Verbrennen und Verglühen unterzogen. Die Knochenasche wird dann vollends bis zu einer krümeligen, erdartigen Konsistenz verrieben. Ein Teil der Karbonate ist infolge des Verbrennungsprozesses jetzt in Oxide übergeführt. Dieser Vorgang ist dem Brennen von Kalk vergleichbar. Der pharmazeutische Prozeß wird nun vervollständigt durch Aufschlämmen der Asche in Wasser und Einleiten von Kohlensäure und abschließendes Aufkochen, so daß nach einer Zwischenstufe von gelöstem doppelt kohlensaurem Kalk ein Niederschlag in Form einer Kristallhaut aus dem neu gebildeten Calcium carbonicum entsteht. Dies ist die wirksame Substanz im Hinblick auf den Ausatmungsprozeß.

Entstehung: Ärztekreis des Klinisch-Therapeutischen Instituts, Arlesheim, Leitung Frau Dr. med. Ita Wegman, 1930.

Darreichungsform

1. Injektionslösung
2. Globuli velati

Indikationen
Zur Lösung von Ich- und Empfindungsorganisation aus der physisch-organischen Grundlage im Augenbereich, z.B. als Adjuvans bei Erhöhung des Augendruckes.

Parametrium/Echinacea comp.

Herr Dr. Baecker wünschte ein Präparat für seine frauenärztliche Praxis, das geeignet war, sowohl in akuten Fällen von Parametritis und Adnexitis als auch bei chronischem Verlauf wirkungsvoll eingesetzt zu werden.

Tuba uterina Gl D5 und D11
(Eileiter);

Parametrium Gl D5 und D11
(Uterusbindegewebe);

Ovaria Gl D5 und D11
(Eierstöcke):

Bei seiner Rezeptur bediente sich Dr. Baecker der Organpräparate, und zwar so, daß die infrage kommenden Organe des Parametriums und der Adnexe sowohl in einer tiefen als auch in einer mittelhohen Potenz eingesetzt werden sollten. Damit wurde die Absicht verfolgt, den degenerativen Bindegewebsprozeß der Adnexe bei chronisch-entzündlichem Verlauf zu beleben. Andererseits sollte einer subakuten Entzündung durch mittelhohe Potenzen begegnet werden. Im einzelnen sind Parametrium (Uterusbindegewebe), Ovaria (Eierstock) und Tuba uterina (Eileiter) enthalten.

Antimonit D7
(Grauspießglanz, nat. Antimon(III)-sulfid):

Der Grauspießglanz sollte den zu intensiven und zur Verdichtung und Verhärtung führenden Eiweißprozeß so beeinflussen, daß er wieder den Anschluß findet an die Blutwärme und die ätherische Organisation im Unterleib. Das Metall Antimon wirkt im innermenschlichen Eiweißprozeß der Gewebeflüssigkeiten und des Blutes so, daß die Formkräfte bis hin zur Gerinnungsfähigkeit des Blutes angeregt werden. Darüber hinaus wirkt die Schwefelverbindung des Antimons unmittelbar auf die Stoffwechselaufbautätigkeit und auf die Eiweißbildung selbst. Antimon ist eine sulfurische, „kosmisch" gebliebene Substanz (Rudolf Steiner), die sich den Erdenverhältnissen entzieht, wie es zum Beispiel aus ihren diamagnetischen Eigenschaften ersichtlich ist. Als Metall wirkt sie auf die Ich-Tätigkeit, den Wärmeorganismus, und bewirkt dort das Eingreifen der Ich-Tätigkeit in das Eiweißgeschehen. Die Schwefelkomponente schlägt die Brücke zur ätherischen Organisation, zum Stoffwechselgeschehen, zur Eiweißausformung.

Echinacea e planta tota ferm 33c D2
(blaßblütiger Sonnenhut, Echinacea pallida ; Compositae):

Echinacea e planta tota wurde dem Präparat aus den Erfahrungen mit dieser Pflanze bei darniederliegender Abwehrlage hinzugefügt. In der Volksmedizin ist Echinacea bekannt als Heilmittel bei ungenügender Infektabwehr, bei reduzierter Leukozytenbildung (Leukopenie) und mangelnder Wärmereaktion. Der Kieselprozeß, der sich in der rauhen Behaarung des Stengels zeigt, kommt in dieser Pflanze zur Wirksamkeit. Echinacea hat daher ihre besondere Bedeutung bei der Aktivierung des lockeren Bindegewebes und des hier sich abspielenden immunologischen Geschehens. Als Pflanze wirkt Echinacea unmittelbar auf die astralische Organisation. Diese wird stärker im Stoffwechselprozeß des Organbindegewebes zur Tätigkeit aufgerufen.

Zusammenfassend ist zu sagen, daß das Präparat Parametrium/Echinacea comp. nach seiner Zusammensetzung und Wirksamkeit auf die Wesensglieder: Ich-Organisation (Antimonit), astralische Organisation (Echinacea) und ätherische Organisation (Organpräparate) geeignet ist, die Tendenz zur Auskühlung und Degeneration im Bereich der Adnexe aufzuhalten und diese Organe zu beleben und chronische Entzündungen, die stets ein Versuch der Heilung sind, zu ordnen und zu normalisieren.

Entstehung: Dr. med. Rolf Baecker, WALA-Ärztekreis, 1973.

Darreichungsform
Injektionslösung

Indikationen
Stabilisierung des schon im physiologischen Zustand labilen lebendigen Gleichgewichts zwischen Entzündung, Auflösung, Durchwärmung einerseits und Verhärtung, Formgebung, Auskühlung andererseits im Bereich der weiblichen Adnexe, z.B. bei akuter und chronischer Adnexitis, Parametritis

Parathyreoidea comp.

Es sollte ein Präparat entstehen für die durch die modernen Zivilisationseinflüsse in Zunahme befindliche Übererregbarkeit von Bewegungsorganismus und Kreislaufgeschehen.

Glandulae parathyreoideae Gl D7
(Epithelkörperchen, Nebenschilddrüse):

Das Organpräparat Glandulae parathyreoideae, das der Gesamtkomposition den Namen gegeben hat, soll im Übergang von einer tiefen zu einer mittleren Potenz regulativ auf die Nebenschilddrüsentätigkeit wirken. Diese hat zum einen ihre Bedeutung für den Kalkstoffwechsel: Es kommt zur Osteoporose bzw. Osteodystrophie bei Übertätigkeit der Nebenschilddrüsen. Auf der anderen Seite vermittelt sie das Eingreifen des Astralleibes über den Kalkprozeß in die Eiweißbildung und -ausformung. Damit hat die Nebenschilddrüse mit der Muskulatur und deren Kontraktionsfähigkeit zu tun. Bei der Unterfunktion der Nebenschilddrüsen kommt es zu tetanischen Krampfanfällen mit der typischen „Pfötchenstellung" der Extremitäten und gesteigerter neuromuskulärer Erregbarkeit. Als Organpräparat wirkt das Nebenschilddrüsenpräparat auf die ätherische Organisation, macht diese beweglich und für die höheren Wesensglieder astralische

und Ich-Organisation aufnahmefähig. Die astralische Organisation wird wieder zu einem rhythmischen Eingreifen und Lösen in der Muskelbewegung veranlaßt und der Krampfzustand so überwunden.

Skorodit D5
(natürliches Eisenarsenat):

Bei diesem Präparatebestandteil kommen die beiden Komponenten Eisen und Arsen zur unmittelbaren natürlichen Vereinigung. Was im Organismus funktionell-rhythmisch aufeinander wirken soll, nämlich das Blut-Eisen-Geschehen und das Nerven-Arsen-Geschehen ist in diesem Präparat gleichsam „kurzgeschlossen". Der Nervenprozeß überformt den Blutprozeß. Wir haben damit das „Simile" für einen Vorgang, der sich zum Beispiel in der Tetanie niederschlägt. Der Astralleib greift einerseits nicht tief genug in die ätherische Organisation ein, andererseits löst er sich auch nicht genügend. Es entsteht ein Krampfzustand. Die beiden Komponenten Arsen und Eisen wirken auf die höheren Wesensglieder: Eisen vor allem auf die Ich-Tätigkeit, Arsen dagegen mehr auf den Astralleib. Im besonderen beeinflußt das mineralische Präparat Skorodit die Ich-Funktion.

Saccharum Sacchari D9
(Rohrzucker aus dem Stengel von Saccharum officinalis; Gramineae):

Dieser Präparatebestandteil wurde gewählt, um die Wirksamkeit einer Graminee, d.h. einer Pflanze in ihrer Beziehung zum Astralleib und zur Ich-Organisation, mit einzubeziehen. Die Gramineen haben im allgemeinen eine besondere Beziehung zum Kiesel, so auch das Zuckerrohr; jedoch ist darüber hinaus im Zuckerrohr der in allen Gramineen veranlagte Zuckerprozeß extrem im Stengelbereich gesteigert. Die Wirksamkeit auf die Ich-Organisation ist damit gegeben und die Überwindung eines einseitig gewordenen organischen Prozesses, der hier der Indikation des Präparates zugrunde liegt. Über den Rohrzucker wird die Tätigkeit der Ich-Organisation im mittleren Blut-Gefäß-Bereich, welcher sich bis in die Muskulatur hinein fortsetzt, angesprochen.

Entstehung: WALA-Ärztekreis, Dr. med. H. Wolf, Leitung Frau Dr. med. Margarethe Hauschka, 1958.

Darreichungsform

1. Injektionslösung
2. Globuli velati

Dosierung und Art der Anwendung
Soweit nicht anders verordnet:

1. Injektionslösung:
In akuten Fällen 1–3 mal täglich, bei Langzeitbehandlung 1–3 mal wöchentlich jeweils 1 ml subcutan injizieren.

2. Globuli velati:
1–3 mal täglich jeweils 5–10 Globuli unter der Zunge zergehen lassen.

Indikationen
Harmonisierung der durch die Ich-Organisation angeregten rhythmischen Atmungstätigkeit der Empfindungsorganisation im Nervenbereich einerseits und im Blutbereich andererseits, z.B. bei
1. latenter Tetanie, nicht organisch bedingten tetaniformen Zuständen
2. vegetativer Dystonie
3. Schockfolgen
(evtl. im Wechsel mit Calcium carbonicum/Cortex Quercus)

Parathyreoidea/Aurum

Im Rahmen der Entwicklung der Kombinationspräparate von Drüsen der inneren Sekretion und Metallen wurde auch das Präparat Parathyreoidea/Aurum konzipiert. Auch dieser Zubereitung liegen die Gesichtspunkte zugrunde, die Dr. med. Karl König in seinem grundlegenden Aufsatz über das Problem der „inneren Sekretion" dargestellt hat und auf welche wir in der Einleitung zu dieser Präparategruppe ausführlich verwiesen haben.

Glandulae parathyreoideae Gl D7
(Epithelkörperchen):

Mit der Entwicklung der Nebenschilddrüsen, die meist zu viert hinter der Schilddrüsenkapsel im Bindegewebe liegen, kommt die absteigende Entwicklung der Drüsen mit innerer Sekretion und deren Wirksamkeit zu einem Tiefpunkt und Ende, d.h. die ätherische Organisation findet nach der Ausbildung von Wärme-, Licht- und chemischem Äther einen Abschluß in der vierten Entwicklungsstufe mit dem Lebensäther.

Schematisch zusammengefaßt finden wir also folgende Entwicklungsreihe:

erste Phase	– Epiphyse	– Wärmeäther	– (Epiphysis/Plumbum)
zweite Phase	– Hypophyse	– Lichtäther	– (Hypophysis/Stannum)
dritte Phase	– Thyreoidea	– chem. Äther	– (Thyreoidea/Ferrum)
vierte Phase	– Parathyreoidea	– Lebensäther	– (Parathyreoidea/Aurum)

Mit der Funktion der Parathyreoidea kommt die Entwicklung des Organismus auf der physischen Stufe an.

Die Entwicklung der Flüssigkeitssysteme:
erste Phase – Mesenchym und mesenchymale Grundsubstanz,
zweite Phase – Bindegewebsflüssigkeit,
dritte Phase – Lymphe,
führt in der vierten Phase zur Blutbildung und zum geschlossenen Blutkreislauf. Karl König spricht deshalb im Zusammenhang mit der Funktion der Epithelkörperchen vom „Zirkulationsleben".

Entwicklungsgeschichtlich bedeutsam ist es, daß sich die Epithelkörperchen in der Gegend der dritten und vierten Schlundtasche entwickeln, etwa auf gleicher Höhe mit der Lungenanlage. Die Schlundtaschen sind Ausstülpungen des Kiemendarms aus dem Entoderm, das ein Folgeorgan des Dotterbläschens ist. Der Dotter seinerseits ist – im Gegensatz zum Amnionbläschen – der Substanz*bildung,* dem Stoffpol des Organismus, zugeordnet. Die Tatsache, daß auch die Lungenanlage im Bereich der vierten Schlundtasche aus dem Kiemendarm hervorgeht, weist auf einen gemeinsamen Ursprung hin.

Über das Epithelkörperchenhormon (Parathormon) ergreift der Lebensäther den Kalkprozeß. Er ist dann wiederum der Vermittler zu den höheren Wesensgliedern Ich und Astralleib. Die Stofflichkeit wird auf die Erdenstufe heruntergeführt. Das noch gleichsam kosmisch-flüssige Eiweiß wird strukturiert und entwässert, so daß es konzentrierter, verdichteter, physischer wird. Der Kalk wird im Zusammenhang mit der Lungenatmung am physiologischen Ort des Knochenskeletts eingelagert und bewirkt dessen Mineralisation. Die Epithelkörperchen lenken also über den Lebensäther den Kalkprozeß so, daß der physische Leib die Formkräfte bis hin zur Knochenbildung in sich aufnehmen kann. Auf der anderen Seite kommt es zur Ausbildung der Lunge als ebenfalls physisch-tellurisches Organ. Sie vermag durch die Einatmung der physischen Luft, vor allem des Sauerstoffs und des Stickstoffs, den ihr im Blut entgegengeführten Kalkprozeß der Atmung einzugliedern. Der Kalk wird vom Lungen-

organismus aus mit der Atmung und die astralische Organisation mit dem Eiweiß verbunden.

Wir haben es also auch hier, ähnlich wie wir es bei der Schilddrüse und der Ausbildung des Sprachorganismus geschildert haben, mit einem polaren Prozeß, ausgehend von dem noch einheitlichen Bildekräfteleib in der Embryonalzeit, zu tun: mit einer nach „innen" gebildeten endokrinen Drüse (Epithelkörperchen) und einem mit der Organbildung der Lunge zusammenhängenden nach „außen" gerichteten Organbildeprozeß. Das beiden übergeordnete Prinzip ist das Wesen des Kalkes.

Der Zusammenhang der Erregbarkeit der Muskulatur und der Muskelkontraktion mit dem Kalziumprozeß ist bekannt. Mit der Kontraktion der Muskelfasern steigt der ionisierte Kalkspiegel in der Gewebeflüssigkeit des Herzens; man kann geradezu von einer „Kalkatmung" sprechen.

Die Übertätigkeit der Epithelkörperchen, d.h. aber eine zu freie Tätigkeit des Lebensäthers, führt zu einer Entkalkung des Knochens (Osteopathia cystica Recklinghausen), zum Anstieg des Blutkalkspiegels und schließlich zum Ausfällen von Kalk in der Niere (Nephrolithiasis, Nephrokalzinose). Eine Unterfunktion der Epithelkörperchen läßt den ionisierten Kalk in den Gewebeflüssigkeiten und im Blut absinken. Der Lebensäther kann den Kalk nicht im Stoffwechselgeschehen halten, es kommt zur Tetanie, der Blutkalkspiegel sinkt ab. – Man kann aus der Pathophysiologie der Nebenschilddrüsenveränderungen ein Verständnis dafür finden, daß dieser Doppelvorgang – Über- und Unterfunktion der Nebenschilddrüsen – mit der, wie es Karl König darstellt, lebensätherischen Organisation zusammenhängt. Man kann genauso von den Zentralkräften sprechen, die über das Kalkgeschehen in sämtlichen Geweben die Konsolidierung des Eiweißes bis hin zur Knochenbildung bewirken. So ist der Zusammenhang von Epithelkörperchen und Lungenprozeß verständlich. Der Blutkreislauf schließt sich, die Individualisierung des Blutes ist möglich. Träger dieser konzentrativen Bildetendenz in den Gewebeflüssigkeiten, insbesondere im Blut, ist der Kalk. Durch die Lungenatmung wird das Blut physisch und irdisch gemacht, die Erdenstufe der Inkarnation ist erreicht.

Nur nebenbei kann auf den Phosphor-Licht-Prozeß im Zusammenhang mit dem Kalkgeschehen hingewiesen werden. Lebensäther und Lichtäther müssen zusammenwirken, um den Wesensgliedern Astralleib und Ich die Möglichkeit zu geben, auf der Stufe des Physischen (Knochenbildung) tätig zu werden. Lichtbestrahltes Ergosterin und das sogenannte Vitamin D wirken gleichsinnig wie das Parathormon. Die parathyreogene Tetanie kann deshalb auch durch Kalzium und durch die genannten Substanzen kompensiert werden.

Dabei zeigt sich, daß die Nebenschilddrüsen ein weitgehend autonomes Organ darstellen, das unabhängig von anderen Drüsen, vor allem unabängig von der Hypophyse, das Gleichgewicht des Kalkstoffwechsels im Blute hält. Das kann ein Hinweis sein für die Selbständigkeit dieses Drüsenorgans in der Mitte des Organismus.

Unter der normalen Nebenschilddrüsentätigkeit wird das Kalzium über den Darm aufgenommen und in der Niere rückresorbiert und gleichzeitig Phosphor über die Niere ausgeschieden. Damit hat die Nebenschilddrüse auch ihre große Bedeutung bei der Aufrechterhaltung des Säure-Basen-Gleichgewichts, das gleichzusetzen ist mit einer Harmonisierung zwischen ätherischer und astralischer Organisation.

Zusammenfassend kann gesagt werden, daß die Nebenschilddrüsen im allgemeinen vierfach angelegt sind (siehe oben: Entstehung in der dritten und vierten Schlundtasche links und rechts). Die beiderseits paarweise angelegten Epithelkörperchen weisen, wie die Doppelbildung der Lunge, auf das stärkere Eingreifen des Seelischen hin. Der Astralleib legt „seine" Organe vorwiegend bilateral symmetrisch an. [72])

Aurum metallicum D9
(metallisches Gold):

Im Gold sind die paracelsischen Prinzipien Sal, Sulfur und Merkur vereinigt. Man kann außerdem sagen, daß im Gold die Wirksamkeit der sogenannten obersonnigen Planetenmetalle Blei, Zinn und Eisen auf die irdische Stufe, d.h. in den Bereich der Schwere und Dichte, heruntergetragen wird. In der Reihe der sieben Metalle ist Gold bezeichnenderweise das am weitesten der Schwere verfallene Metall (Dichte von Gold 19,3; Quecksilber 13,6; Blei 11,3; Silber 10,5; Kupfer 9,0; Eisen 7,9; Zinn 7,3 g/cm3).

Ebenso kann man vom Gesichtspunkt der ätherischen Kräfte sagen, daß die Lebensprozesse Wärme, Licht, Chemismus im Gold auf die irdische Stufe heruntergetragen werden. Die Entwicklung geht stufenweise durch die verschiedenen Erdenverkörperungen vom Wärme- über den Licht- und chemischen Äther zum Lebensäther. Nach Rudolf Steiner kommen die Zentralkräfte des Lebensäthers auf der Erdenstufe der planetarischen Entwicklung zur Wirksamkeit. Es ist dies der Entwicklungsschritt der mineralischen Verfestigung der Erde; entsprechend kommt es zur Knochenbildung im Menschen.

---

[72]) *Vgl. Heinz-Hartmut Vogel „Beiträge zu einer medizinischen Menschenkunde", Band 1, II, S. 423 ff. und Band 2, S. 152 ff.*

Wenn wir die Hauptwirksamkeit des Goldes dem Lebensäther zuordnen, soll damit gesagt werden, daß sich die Goldwirksamkeit auf der physisch-mineralischen Ebene im besonderen zeigt. Als Repräsentant des Metallischen steht Gold in der Mitte der Evolutionsreihe, die im Merkuriellen die Prinzipien Sal und Sulfur in sich vereinigt.

Man kann also im Laufe der Evolution von Verdichtungs- und Konzentrationsschritten sprechen, die von der Peripherie (Plumbum) bis zu einer Mitte und zum Umschlagspunkt der Lebensprozesse (Aurum) führen. Im „unteren Menschen" werden wiederum dieselben ätherischen Kräfte vom Kupfer über das Quecksilber zum Silber stufenweise verfügbar gemacht, aber hier im Gegensatz zum „oberen Menschen" für den Aufbau und Stoffpol des Organismus.

Bezüglich der Flüssigkeitsprozesse im Organismus ist es die mesenchymale Grundsubstanz, die auf der physischen Stufe Wärme, Licht, Chemismus und schließlich den Lebensäther undifferenziert und einheitlich in sich zur Wirksamkeit bringt. Aus der Grundsubstanz des Mesenchyms wird die Leibesform des Organismus aufgebaut und die mineralischen Substanzen der Gewebeflüssigkeit, vor allem Kalzium, Magnesium und Phosphorverbindungen werden zunächst in der Schwebe gehalten. Dort, wo sich Mineralisches in das Gewebe einlagert, wie im Knochen, geschieht es aus der Grundsubstanz heraus. Auf dieser Stufe wirkt auch Aurum.

Wenn auf der mittleren Ebene des Zirkulationslebens im Zusammenhang mit dem Auftreten des Lebensäthers (siehe Epithelkörperchen und Auftreten des Kalkes) der gesamte Organismus den tiefsten physischen Punkt erreicht, ist dies im Sinne der obigen Darstellung ein „Goldprozeß". Das Aurum-Bild in der Homöopathie spiegelt dies wider: Kongestion des arteriellen Blutes und der Gewebeflüssigkeit im Herzen, aber auch in anderen Organen sowie Verhärtung des Bindegewebes bis zur Sklerose und zur pathologischen Einlagerung von Kalk. Wir finden beispielsweise Aortensklerose, Koronarsklerose, degenerative Prozesse im Bereich der Gelenke. Es wird also überall dort, wo sich das Gewebe ohnehin dem physischen Zustand annähert, wie im Knorpel, in den Sehnen und in den elastischen Geweben der Gefäße, der Aurum-Prozeß bis ins Pathologische hinein wirksam.

Zusammenfassung

Das Präparat Parathyreoidea/Aurum kann dann ein wertvolles Heilmittel sein, wenn sich entweder das Blut und die Kreislaufprozesse gegenüber dem übrigen Organismus relativ verselbständigen (Aurum-Bild) oder der Lebensäther und die Regulation des Kalkstoffwechsels nicht mehr beherrscht werden. Die Indika-

tion ist vor allem dann gegeben, wenn das ganze psychosomatische Bild von Aurum, wie es auch die Homöopathie kennt, in Erscheinung tritt. Darüber hinaus ist das Präparat indiziert bei Kalkstoffwechselstörungen im Sinne einer Unter- und Überfunktion der Nebenschilddrüse. Wesentlich zum Verständnis des Präparates ist die Tatsache, daß wir uns mit dieser Drüse auf der Stufe des physischen Leibes befinden mit der Gefahr der Überindividualisierung, vor allem des Kreislaufs, und mit den entsprechenden psychischen Symptomen der Überbewertung des Eigenseins.

Entstehung: Dr. med. Margarethe Hauschka, Dr. rer. nat. Rudolf Hauschka, Dr. med. Heinz-Hartmut Vogel, 1964.

Darreichungsform
1. Injektionslösung
2. Globuli velati

Indikationen
Wiederanschluß der auf der physisch-mineralischen Ebene sich abspielenden Tätigkeit der Ich-Wärme-Organisation (Kalkprozeß) an die im Blut frei bewegliche Ich-Wärme-Organisation, z.B.
1. tiefgreifende Störungen im Rhythmischen System
2. Tetanie
3. vegetative Dystonie

Passiflora/Avena comp., Suppositorien
Passiflora/Avena comp., Suppositorien für Kinder

In der Klinik bestand das Bedürfnis nach einem allgemein anzuwendenden Präparat bei Einschlafstörungen. Es wurden Präparatebestandteile gewählt, die auch in der Volksmedizin im einzelnen bei Schlaflosigkeit bewährt sind und zu der gut resorbierbaren Anwendungsform der Suppositorien verarbeitet werden können.

Passiflora ex herba ferm 33c ∅ (zu 0,2% enthalten)
(Passionsblume, Passiflora caerulea; Passifloraceae):

Die in Mittelamerika heimische Passionsblume kann man so anschauen, daß es sich einerseits um eine Kletterpflanze handelt, die von sich aus keinen aus der eigenen Kraft standfesten Stengel bilden kann, die jedoch andererseits in ihren älteren Trieben verholzt und ausdauernd ist. Passiflora zeigt damit ihre Beziehung zum Wässerigen und Erdhaften. Auf der anderen Seite nimmt die bis zu 9–10 m lange Kletter- und Schlingpflanze den Lichtprozeß auf, indem sie sich in ihrem in einer Spiralform windenden Wachstum dem Licht- und Luftraum der Umgebung zuwendet.

Die Heilwirkung von Passiflora bezieht sich vor allem auf Lockerungszustände im Bereich der Unterleibsorgane, daher die besondere Indikation bei hysteroiden Zuständen. Passiflora wird gerne wegen ihrer beruhigenden Eigenschaft ohne jegliche unangenehme Folgeerscheinung eingesetzt, die Anwendung erstreckt sich auch auf leichtere Schmerz- und Krampfzustände und Bewegungsunruhe.

Avena e planta tota ferm 33c ∅ (1%)
(Hafer, Avena sativa; Gramineae):

Verarbeitet wird die ganze frische Pflanze im Stadium der Milchreife der Früchte. Der Hafer hat durch seine stark aufgefiederte Blüten- und Fruchtstände eine besondere Beziehung zur Wärme der Umgebung und ist gegenüber den übrigen Getreidearten im Samen außerordentlich eiweißreich. Auf der Wärmeaktivität und dem Eiweißreichtum beruht seine starke, auch reizende Wirkung auf die Nierenorganisation. Im Volksmund heißt es von einem übererregten Menschen: „Dich hat der Hafer gestochen!“ Einschlafstörungen, die im Zusammenhang mit der Nierentätigkeit stehen und starke Erregbarkeit, Einschlafzuckungen sowie Wärmeempfindlichkeit aufweisen, werden besonders durch Hafer günstig beeinflußt. Der Astralleib greift tiefer in die aus- und einscheidende Nierenorganisation ein; es kommt dadurch zur nervlichen Beruhigung. Im Hafer haben wir folglich die Wirksamkeit des Wärme-Zucker-Prozesses einerseits und des energiereichen Eiweißprozesses andererseits. Zu achten ist auf eine Wärmeempfindlichkeit der Patienten, bei denen unter Umständen die Haferkomponente in der Urtinktur nicht günstig wirkt. Bei ihnen liegt eine überstarke Nierenempfindlichkeit vor, die sich auch anamnestisch erfragen läßt und bei der die Übererregbarkeit und die Schlafstörung unter Umständen Avena sativa in potenzierter Form (z.B. in Avena comp.) erfordert.

Humulus ex herba et fructibus ferm 34d ∅ (1%)
(Hopfen, Humulus lupulus; Moraceae):

Auch der Hopfen ist in der Volksmedizin ein Beruhigungs- und Schlafmittel, auch er hat eine Beziehung zu den Funktionen des Astralleibes in den Reproduktionsorganen. Im pathologischen Bild kommt es zu „Lockerungserscheinungen" in diesem Gebiet: Der Astralleib löst sich, der Ätherleib folgt nach. Die Folge ist eine Übersteigerung der im Gebiet der Unterleibsorgane frei werdenden und das Bewußtsein erfüllenden astralischen Kräfte. Sie verhindern das Einschlafen, da auch Übererregbarkeit der Geschlechtsorgane besteht. Die beruhigende Wirkung von Hopfen beruht dann darauf, daß der Astralleib sich wieder mit der organischen Aufbautätigkeit, vor allem in der Nacht, verbindet. Dadurch wird das Nervensystem und das Bewußtsein von der Übertätigkeit des Seelischen befreit. Auch Hopfen ist ein krautiges Schlinggewächs und damit in seiner Signatur der Passiflora vergleichbar. Der rechtswindende rauhe Stengel ist mit Klimmhaaren versehen und trägt neben den grobgezähnten, mehrlappigen Blättern zweihäusige Blüten- und Fruchtstände. Aus den weiblichen Hopfenzapfen läßt sich ein gelbes, klebriges, Lupulin genanntes Pulver herausklopfen, das als solches in der Vergangenheit für die genannten Indikationen Verwendung fand.

Valeriana e radice ferm 33c ∅ (1%)
(Baldrian, Valeriana officinalis; Valerianaceae):

Valeriana bevorzugt ruhige, zuvilisationsferne Standorte an Bachufern oder in feuchten Wiesen. Beim Aufblühen vergrößert sich die zunächst aus dichtgedrängten, weiß-rosa-farbenen Knospen bestehende Trugdolde zu einem kugeligen, luftigen Gebilde. Arzneilich verwendet wird die aromatisch riechende Wurzel.

Der Baldrian hat eine spezifische Wirkung auf den Organismus, indem Ätherleib und Astralleib sich vor allem aus dem Nierengebiet lösen können und ein Gefühl der Ausdehnung, entweder im ganzen Körper oder des Kopfes hervorrufen. Damit hängt auch zusammen, daß unter der Baldrianwirkung die Menschen nachts besser zu sehen vermeinen. Es sind Wirkungen, die Ähnlichkeit haben mit den Lockerungszuständen, die von Cannabis bekannt sind. Wenn die Einschlafstörungen von ähnlichen Erscheinungen begleitet sind wie Unruhe, Schwindel, Überwachheit, Gliederzittern und Mattigkeit, dann ist Baldrian ein sehr gutes Einschlafmittel, jedoch ist auch hier auf die Dosierung zu achten. Überdosierung kann den Lockerungszustand verstärken. Dies trifft besonders für die gelegentlich vorhandene Baldrianüberempfindlichkeit zu.

Im ganzen ist zu sagen, daß sehr viele Einschlafstörungen darauf beruhen, daß Ich und Astralleib sich nicht aus dem Nervensystem lösen können, weil sich aus dem Stoffwechsel- und Organbereich des unteren Menschen abends bei Ermüdung und Erschöpfung partiell ätherische und astrale Kräfte lösen und das Bewußtsein durch die aufsteigenden Bilder erfüllen und beunruhigen. Das Gleichgewicht zwischen abbauender, nerven-sinnes-artiger und aufbauender, stoffwechselgemäßer Tätigkeit der Empfindungsorganisation, d.h. das Verhältnis zwischen Wachen und Schlafen, ist gestört. Häufig besteht ein Zusammenhang zu den Nieren als der „Umschaltstelle" dieser polaren Kräftefunktion.

Bei vielen Einschlafstörungen klagen die Patienten über Einschlafzukkungen. Der Astralleib kann sich vom Organischen nicht lösen, er ist im Einschlafvorgang nerven-sinnes-artig im Bewegungsmenschen „verfangen". Das Gähnen ist ein Symptom für die Bereitschaft der Niere, den Astralleib wieder stoffwechselgemäß in sich aufzunehmen.

Entstehung: Ärztekreis des Biologisch-Homöopathischen Krankenhauses, München-Höllriegelskreuth, Leitung Frau Dr. med. Margarethe Hauschka, 1957.

Darreichungsform

Suppositorien für Erwachsene und Kinder

Dosierung und Art der Anwendung

Soweit nicht anders verordnet, bei Einschlafstörungen abends 1 Zäpfchen in den Mastdarm einführen. Dies kann im Laufe der Nacht wiederholt werden.

Indikationen

Zur harmonischen Eingliederung der Ich- und Empfindungsorganisation bei einseitiger Verhaftung im Nervensystem mit gesteigertem Bewußtsein und Lockerungszuständen im Nieren- und Unterleibsbereich, z.B.

1. Schlaflosigkeit jeglicher Genese
2. Unruhezustände

Passiflora comp.

Mit diesem Präparat wird die Einschlafproblematik auf doppelte Weise angegangen: ausgehend von der Leberfunktion mit Passiflora und in bezug auf die Nierentätigkeit mit Salix vitellina. Als dritter pflanzlicher Präparatebestandteil wurde Crataegus hinzugefügt, um eine vom Herzen ausgehende Stoffwechselunruhe auszugleichen. Es ist die Wiederherstellung eines ausgewogenen Verhältnisses zwischen Nerven-, Herz- und Nierentätigkeit Voraussetzung für einen ungestörten Einschlafvorgang.

Passiflora ex herba ferm 33c D2

(Passionsblume, Passiflora caerulea; Passifloraceae):

Die Passionsblume ist eine in Mittelamerika heimische, bis 10 m lange, ausdauernde rankende Pflanze, deren ältere Triebe zur Verholzung neigen. Aus den mit korkenzieherartigen Ranken versehenen Achseln der dreigelappten Blätter entspringen etwa 8 cm große prächtige, helle Blüten. Die aus einem dichten, mehrreihigen Fadenkranz bestehende Nebenkrone kann an eine Dornenkrone erinnern und hat der Pflanze den Namen gegeben.

Die Signatur von Passiflora als Schlinggewächs weist darauf hin, daß der Helio- und Geotropismus zugunsten der Fähigkeit, als ausdauernde Kletterpflanze an Wänden hochzuranken, aufgegeben wurde. Dies ist ein Ausdruck für die ihr immanente Tendenz, dem sie beherrschenden Flüssigkeitsprozeß bis in die wellenförmige Wachstumsform zu folgen.

Auf dieser Eigentümlichkeit beruht die Beziehung zu verwandten Vorgängen im menschlichen Flüssigkeitsorganismus. Wiederholt wurde darauf hingewiesen, daß horizontales Wachstum als Betonung des Blattprinzips einem Bildeprozeß entspricht, der sich in der Leber morphologisch und physiologisch ausprägt. Die Erfahrung, die die Volksmedizin mit Passiflora gemacht hat, daß sie beruhigend, krampflösend und den natürlichen Schlaf fördernd wirkt, bedarf eines neuen Verständnisses. Interessant ist, daß die Wirkung vor allem dann überliefert ist, wenn die Leber, z.B. durch chronischen Morphium- oder Alkoholmißbrauch, in ihrer Ätherität geschwächt ist und sie vermehrt den physischen Gesetzen bis zur Zirrhose verfällt. Diese eigentümliche, besondere Wirkung auf eine Leberschädigung steht im Vordergrund der Passiflora-Wirksamkeit. – Der natürliche Einschlafvorgang beruht auf einem „Untertauchen" der Wesensglieder seelische Organisation und Ich-Wärme-Organisation im Leberbereich. Natürliche Müdig-

keit und Übergang vom Tagesbewußtsein in den Traum- und Schlafzustand ist die Begleiterscheinung. Einschlafstörungen können nun darauf beruhen, daß die ätherische Leberorganisation geschwächt ist und diesem natürlichen Einschlafvorgang entgegensteht. Durch Passiflora kann dem Auseinanderfallen von physischer und ätherischer Organisation im Leberbereich entgegengewirkt werden. Passiflora ist daher hilfreich bei den Folgen von nervöser Unruhe und Reizbarkeit des Nervensystems.

Crataegus e foliis et fructibus ferm 33d D2
(Blätter und Früchte des ein- und zweigriffeligen Weißdorns, Crataegus monogyna und laevigata; Rosaceae):

Crataegus wurde dem Präparat hinzugefügt, um einem aus dem „unteren" Menschen verstärkt aufsteigenden Stoffwechselprozeß und einem übermäßigen venösen Blutanstrom zum Herzen entgegenzuwirken. Herzunruhe, Herzaktionsbeschleunigung sind die Folge einer zu intensiven Beeinflussung der Herztätigkeit von der Stoffwechselseite her. Es kommt zu Einschlafstörungen auch durch eine zu starke Gegenregulation in der Herztätigkeit. Es handelt sich dann darum, diese Stoffwechselwirkung insbesondere über das rechte Herz und die diastolische Herzaktion aufzufangen. Dies gelingt durch das potenzierte Weißdornpräparat. Es ist insbesondere die Frucht, die als potenziertes Präparat den venösen Blutanstrom zum Herzen dämpft, während die Blätter im Gefäßbereich bis hin zur Regulierung des Gefäßtonus im Körper- und besonders Koronarkreislauf wirken. Eine zu starke Blutfülle, vor allem im Bereich der Koronarien, wird durch Crataegus harmonisiert. Crataegus ist deshalb ein geeignetes Mittel, um den übermäßig betonten Stoffwechselprozeß im Herzen zurückzudrängen und so die Voraussetzung für einen ungestörten Einschlafvorgang zu schaffen.

Salix vitellina e cortice et foliis ferm 33d D2
(Blätter und Rinde der Dotterweide; Salix vitellina; Salicaceae):

Rinde und Blätter der Dotterweide wurden in das Präparat mit aufgenommen, um die der Nierenorganisation innewohnende Sensibilität und Erregbarkeit herabzudämpfen. Beim Einschlafen muß zunächst die ätherische Organisation der Stoffwechselorgane die Tätigkeit der höheren Wesensglieder Ich- und astralische Organisation in sich aufnehmen. An die Stelle des auf der Grundlage

des Nerven-Sinnes-Geschehens sich entwickelnden Tagesbewußtseins tritt die sich beim Einschlafen im ganzen in der Stoffwechselfunktion ausdehnende ätherische Organisation. Die Niere ist für das Schlafbewußtsein das Organ, über das der Mensch aufwacht: Die Atmung vertieft sich, der Sauerstoffbedarf wird erhöht, wenn die Niere ihre Tätigkeit etwa gegen 3 Uhr morgens beginnt. Wenn die Niere nicht genügend durchwärmt ist, kann sie dem Einschlafprozeß nicht folgen. Salix ist nun das geeignete Mittel, das eine besondere Beziehung zur Nierenorganisation hat und hier als Giftwirkung eine Auskühlung hervorruft. In potenzierter Form wirkt Salix der Nierenunterkühlung entgegen, die Erregbarkeit der Niere wird herabgesetzt, und sie folgt so in der ihr physiologischen Weise dem rhythmischen Wechsel von Wachen und Schlafen.

Zusammenfassend kann man sagen, daß das Präparat Passiflora comp. in dreifacher Weise das Einschlafen fördert: einmal über die Anregung der Lebertätigkeit im Sinne des am Abend einsetzenden endothermen Stoffwechselprozesses (Passiflora), zum zweiten über die Beruhigung der Herztätigkeit, die vielfach vom Stoffwechsel her beschleunigt ist und das Einschlafen verhindern kann (Crataegus), und drittens über die Herabsetzung der Nierenempfindlichkeit und -auskühlung (Salix).

Entstehung: Dr. med. Heinrich Kupfermann, WALA-Ärztekreis, Leitung Frau Dr. med. Margarethe Hauschka, 1954.

Darreichungsform

1. Injektionslösung
2. Globuli velati

Dosierung und Art der Anwendung

Soweit nicht anders verordnet:

1. Injektionslösung:
In akuten Fällen 1 mal täglich, bei Langzeitbehandlung 3 mal wöchentlich jeweils 1 ml subcutan injizieren.

2. Globuli velati:
In akuten Fällen 2–3 mal täglich, bei Langzeitbehandlung 1 mal täglich jeweils 5–10 Globuli unter der Zunge zergehen lassen. Bei Schlafstörungen ist das Präparat eine Stunde vor dem Schlafengehen und eventuell in einer zweiten Gabe am Nachmittag anzuwenden.

Indikationen
Zur harmonischen Eingliederung der höheren Wesensglieder beim Einschlafen, d.h. zur Förderung einer Lösung aus dem Nervensystem und eines Eintauchens in den Stoffwechselbereich, z.B. bei
Schlaflosigkeit bei vegetativer Dystonie; bei nervöser Unruhe, Herzneurose

Passiflora-Nerventonikum

(Passiflora comp., Extractum saccharatum)

Auf Grundlage der Präparate Passiflora/Avena comp., Suppositorien, und Passiflora comp., Ampullen und Globuli, wurde Passiflora-Nerventonikum in Sirupform entwickelt. In der Zusammensetzung der Präparatebestandteile ist es identisch mit Passiflora/Avena comp., Suppositorien, jedoch ergänzt durch Auszüge aus blühendem Johanniskraut, Crataegus-Früchten, sowie Weidenrinde mit Blättern entsprechend dem „oberen", „mittleren" und „unteren" Menschen.

Wäßriger Auszug aus Passiflora, Herba rec. (5%)
siehe Passiflora comp.

Wäßriger Auszug aus Avena, Herba rec. (40%)

Wäßriger Auszug aus Humulus, Herba et Fruct. rec. (15%)

Wäßriger Auszug aus Valeriana, Rad. rec. (15%)

} siehe Passiflora/Avena comp.

Wäßriger Auszug aus Crataegus, Fructus rec. (20%)
(Weißdorn, Früchte, Crataegus laevigata und Crataegus monogyna; Rosaceae):

Weißdorn, und zwar die Weißdornfrucht, wurde deshalb dem Präparat hinzugefügt, weil sich Einschlafstörungen so gut wie immer auch in der Herz- und Kreislauftätigkeit als Unruhe, häufig als Herzklopfen und pulsbeschleunigte Herztätigkeit niederschlagen. Blutandrang zum Herzen aus der unteren Hohlvene und vor allem aus dem Leberbereich, führt zur Herzbeklemmung und häufig auch zu pektanginösen Beschwerden in Verbindung mit Pulsbeschleunigung. Crataegus-Früchte entsprechen in ihrer Wirksamkeit dem Blutzustrom zum Herzen. Dieser wird durch Crataegus in der Arzneimittelwirkung „ersetzt". Damit wird das Herz in seiner Eigentätigkeit gegenüber dem Blutanstrom entlastet. Außerdem ist bekannt, daß Crataegus auf die Koronarien erweiternd wirkt. Das Herz wird in seiner Autonomie gestärkt.

Hypericum ex herba ferm 33c D2 (0,5%)
(Johanniskraut, Hypericum perforatum; Guttiferae):

Das um die Johannizeit gelb blühende Hypericum wird wegen seines zähen, kieselhaltigen Stengels auch „Hartheu" genannt. Hypericum ist ein Nervenmittel, man kann es auch als eine Art pflanzliche Phosphor-Substanz auffassen. Im Gegensatz zu den bisher genannten Heilpflanzen, die unverdünnt als Zuckersirup verarbeitet werden, setzen wir das Johanniskraut und die Weiden als Tiefpotenz dem Sirup zu. Erschütterungen seelischer und körperlicher Art, Nervenverletzungen, besonders Stauchungen und Erschütterungen der Wirbelsäule und des Kopfes sind die Indikationsbereiche für Hypericum. Psychisch gehört zur Hypericum-Wirksamkeit die phosphorverwandte Empfindlichkeit des Bewußtseins und die nervlich-neurasthenische Überempfindlichkeit. Eine gewisse Lockerung der Wesensglieder im Sinnes-Nerven-Bereich gehört weiterhin zum Hypericum-Bild. Daher ist auch Hypericum durchaus geeignet, depressive Verstimmungen, die mit neurasthenischen Erscheinungen im Zusammenhang stehen, günstig zu beeinflussen.

Salix e cortice et foliis ferm D2 (0,5%)
(Rinde und Blätter von den Weidenarten Salix purpurea – Purpurweide, Salix viminalis – Korbweide, Salix vitellina – Dotterweide; Salicaceae):

Dieser Präparatebestandteil wird hergestellt aus den drei genannten Weiden. Alle Weidengewächse zeichnen sich dadurch aus, daß sie auf der einen Seite stark durchlichtet und durchluftet sind, jedoch gleichzeitig kühle Standorte und den wasserreichen Untergrund bevorzugen. Wir finden sie vorwiegend an Bächen. Nach der Eiszeit bildeten sie an den Gletscherbächen Pioniere der wieder beginnenden Vegetation. Dieser Doppelprozeß und das vor allem in der Weidenrinde in feinster Verteilung auftretende Salicin, das im Organismus in Saligenin und D-Glukose gespalten wird und durch Oxydation des Saligenins die kristalline Salicylsäure entstehen läßt, sind Ausdruck der Auskühlung und der Verbindung zum physisch verdichtenden Element. Diese Beziehung zu Kühle und Verfestigung findet sich sowohl in der Weidensignatur, als auch bei dem der Weide als Heilmittel bedürftigen Menschen, was sich in der Auskühlung der Gewebe äußert, die schon physiologisch dem Mineralischen sich annähern, wie Sehnen, Bänder und Gelenke. Die Beziehung zur Niere geht ebenfalls aus der Signatur der Weiden hervor. Der lichthaft-arterielle Nierenrinden-Prozeß wird mit dem „kühlen" Lymphgeschehen im Nierenmark verbunden. Die beruhigende Wirkung des Weidenbestandteiles in Passiflora-Nerventonikum hängt mit diesem

Nierenbezug zusammen. Viele Einschlafstörungen beruhen auf einer nicht genügenden Durchwärmung, anders ausgedrückt, auf einer Auskühlung des Nierenorgans. Dem wirkt Salix entgegen.

Zusammenfassend kann gesagt werden, daß das Präparat Passiflora-Nerventonikum einerseits die den Einschlafstörungen zugrunde liegenden Lockerungszustände des „unteren" Menschen günstig beeinflußt (Passiflora, Avena, Valeriana, Humulus), auf der anderen Seite eine Überempfindlichkeit des Nervensystems (Hypericum) vermindert und schließlich beruhigend auf die Herztätigkeit (Crataegus) wirkt. Die Niere als empfindliches Stoffwechselorgan wird durch das Weidenpräparat dahingehend „beruhigt", daß der Astralleib beim Einschlafvorgang sich über die Nierentätigkeit aus dem Nervensystem lösen kann.

Entstehung: WALA-Ärztekreis, Leitung Frau Dr. med. Margarethe Hauschka, 1958.

Darreichungsform
Sirup

Dosierung und Art der Anwendung
Soweit nicht anders verordnet:

Bei Schlafstörungen: Etwa 1/2 Stunde vor dem Schlafengehen 1–3 Teelöffel Sirup in warmem Wasser einnehmen.

Bei nervöser Unruhe: 3 mal täglich 2 Teelöffel Sirup unverdünnt oder mit Wasser verdünnt einnehmen.

Hinweis: Diabetiker müssen den angegeben Zuckergehalt beachten:
1 Teelöffel (5 ml) entspricht 0,2 BE.

Indikationen
Zur Lösung der Empfindungsorganisation aus ihrer Verhaftung im Sinnes-Nerven-Bereich durch Anregung und rhythmische Verankerung des Seelischen im Nierengebiet, z.B.
1. Schlafstörungen aller Art
2.1. Erregungszustände
2.2. Herzbedingte Unruhezustände
3. vegetative Beschwerden

Periodontium/Silicea comp.

Das Präparat Periodontium/Silicea comp. entstand aus dem Bedürfnis von Zahnärzten nach einem Präparat zur Behandlung der Parodontose in der entzündlich-reaktiven Phase. Ausgegangen wurde von dem bereits 1935 im Klinisch-Therapeutischen Institut unter Leitung von Frau Dr. Ita Wegman entstandenen Präparat Silicea comp. Dieser Heilmittelkomposition, welche als solche in das Präparat Periodontium/Silicea comp. eingegangen ist, lag der Gedanke zugrunde, daß eine akute und subchronische Entzündungsbereitschaft im Kopfgebiet darauf beruht, daß der Wärmeorganismus im Bereich der Sinnesorgane und auch der im Kopfgebiet Stoffwechselfunktionen übernehmenden Organe wie Lymphorgane, Speicheldrüsen, Schleimhäute einem verstärkten Wärmeverlust und damit einer Tendenz zur Degeneration unterliegt. Dem wirkt der im Licht- und Wärmeprozeß tätige Kiesel entgegen. Auf die Kieselwirksamkeit und die durch diese vermittelte Ich-Tätigkeit in den Formprozessen der Gewebe wurde wiederholt hingewiesen.

Quarz D21

(Bergkristall, Kieselsäureanhydrid):

Der Kiesel vermittelt im Bindegewebe das Eingreifen der Ich-Tätigkeit über die Ich-Organisation, die sich des Siliciums in der Wärme und im physischen Bereich bedient (Rudolf Steiner). Damit ist Quarz in potenzierter Form das Heilmittel zur Aktivierung des Bindegewebes und der hier wirksamen, frei werdenden Formkräfte. Sie sind bei der Wiederherstellung und Erhaltung der Organgestalt entscheidend.

Argentum nitricum D20

(Silbernitrat):

Argentum nitricum ist dann therapeutisch wirksam, wenn der organische Lebensprozeß und insbesondere der Lebensäther dadurch geschwächt sind, daß die astralische Organisation zu intensiv in diesen Prozeß eingreift. Auch dieser Präparatebestandteil ist geeignet, den dann einsetzenden Kälteprozeß zu überwinden. Das Gewebe wird wieder elastisch; die innere Gewebeatmung wird in ihre rhythmische Funktion zurückgeführt.

Atropa belladonna ex herba ferm 33a D14
(Tollkirsche, Atropa belladonna; Solanaceae):

Atropa belladonna ist dann von Bedeutung, wenn die reaktive Entzündung aus dem Blutbereich in die Sinnesorgansphäre übergreift. Der arterielle Blutanstrom und damit ein verstärkter Sauerstoff-Atem-Prozeß wird in dem betroffenen Organ durch die heilende Wirkung der Tollkirsche überwunden.

Maxilla (feti) Gl D16
(Oberkiefer, embryonal);

Mandibula (feti) Gl D16
(Unterkiefer, embryonal);

Gingiva Gl D16
(Zahnfleisch);

Periodontium Gl D16
(Wurzelhaut):

Das Präparat Silicea comp. wurde durch die Organpräparate Maxilla (feti), Mandibula (feti), Gingiva und Periodontium ergänzt und dadurch in der Richtung seiner Wirkung spezifiziert. Dem liegt der Gesichtspunkt zugrunde, daß die genannten Organpräparate die differenzierten Träger der im Kiefer-Zahn-Bereich sich abspielenden Lebensprozesse sind. Der Parodontose liegt primär ein degenerativer Prozeß zugrunde, d.h. es kommt zur Entvitalisierung des Zahngebietes einschließlich des Kiefers; daher rührt die Osteoporose im Kiefer und der Schwund der Gingiva und des Kieferknochens selbst. Es kommt darauf an, dieses Gebiet neu zu ätherisieren und die ätherische Organisation zu verstärken, so daß der fortschreitende Verlust des Stützgewebes aufgehalten werden kann. Dies gelingt durch die tierischen Organbestandteile, wie wiederholt dargestellt wurde. Insbesondere kommt dem Periodontium eine Aufgabe zu, die dem Quarzprozeß auf der Ebene des Lebensprozesses entspricht. Die Funktion des Periodontiums ist im Zahnwurzelbereich dieselbe, wie sie an anderem Ort dem Periost zukommt. Hier sind die Formkräfte tätig, die, wenn sie nachlassen, durch den Kieselprozeß angeregt werden können. Die Ich-Organisation kann dann wieder eingreifen. Entsprechend dem reaktiv-entzündlichen, akuten Stadium der Parodontopathie sind die Organpräparate im Gegensatz zu dem für den primär chronischen Krankheitsprozeß gedachten Präparat Periodontium/Stannum comp. hier in mittelhoher Potenz enthalten.

Zusammenfassung

Damit ist das Präparat Periodontium/Silicea comp. geeignet, die Bildevorgänge im Zahn-Kiefer-Bereich, die wir im weiteren Sinne zu dem Sinnes-Nerven-Gebiet rechnen, auf ihre gesunde Funktion zurückzuführen. Durch organische, pflanzliche und mineralische Bestandteile werden in gesunder Weise die Wesensglieder zur Tätigkeit angeregt, so daß die entzündliche Überreaktion sowohl im Bereich der Wurzelspitze und der angrenzenden Alveole (Pulpitis, Abszeß- und Granulombildung) als auch im Bereich des Zahnfleisches (Gingivitis, eitrige Zahntaschen) überwunden werden kann. Im Akutstadium trägt zur Heilung wesentlich eine vegetarische (eventuell pürierte), rohkostreiche Diät bei, welche den Organismus für die therapeutische Kieselwirkung empfänglicher macht.

Entstehung: Dr. med. Heinz-Hartmut Vogel, WALA-Ärztekreis, 1977.

Darreichungsform

Injektionslösung

Dosierung und Art der Anwendung

Soweit nicht anders verordnet:
2 mal wöchentlich bis 1 mal täglich 1 ml subkutan oder in die Mundschleimhaut-Umschlagsfalte submukös injizieren.

Indikationen

Zur Anregung der Form- und Wärme-Prozesse bei einem Überhandnehmen des Sinnes-Nerven-Geschehens im Stoffwechsel-Bereich des Zahnhalteapparates, z.B. Parodontose im reaktiv-entzündlichen Stadium.

Periodontium/Stannum comp.

Die Konzeption des Präparates Periodontium/Stannum comp. geht von dem Gedanken aus, daß sich im Kiefer-Zahn-Bereich sowie im gesamten Kopf-Nerven-Sinnes-Gebiet physiologisch die seelische und Ich-Organisation tendenziell aus der Aufbautätigkeit des Stoffwechsels herauslösen. Wenn dieser Prozeß sich pathologisch steigert, kommt es im Kiefer-Zahn-Bereich zur Parodontose.

Im Zusammenhang mit dem Präparat Periodontium/Silicea comp. wurde die entzündliche Phase der Parodontopathie angeführt, die ein – meist vergeblicher – Versuch des Organismus ist, durch Steigerung der Stoffwechseltätigkeit die sich im Kiefer- und Zahnfleischgebiet abspielende Regression aufzuhalten. Diesem Prozeß der ursächlich zugrunde liegenden Degeneration soll Periodontium/Stannum comp. entgegenwirken. Der Einsatz des Präparates erfolgt deshalb zumeist nach Abklingen der chronisch-entzündlichen Phase.

Maxilla (feti) Gl D5
(Oberkiefer, embryonal);

Mandibula (feti) Gl D5
(Unterkiefer, embryonal);

Gingiva Gl D5
(Zahnfleisch);

Periodontium Gl D5
(Wurzelhaut):

Die Organpräparate Maxilla (feti) und Mandibula (feti) in tiefer Potenz sollen in diesem Gebiet die ätherische Organisation anregen und damit auch den inneren Stoffwechselvorgang im Knochen beleben. Dasselbe gilt für Gingiva und Periodontium. Insbesondere soll Periodontium in tiefer Potenz den hier sich abspielenden „strukturierenden" Kieselprozeß ansprechen und so die Formkräfte stärken, welche sich von der Wurzelhaut aus bis in den Zahn und Kieferknochen erstrecken.

Hypophysis Gl D7
(Hirnanhangsdrüse):

Im Gegensatz zu Periodontium/Silicea comp. sind diesem Präparat Hypophysis und Stannum hinzugefügt. Hypophysis ist das innersekretorische Drüsenorgan, dem die inneren Lichtprozesse unterworfen sind. Unterfunktion der Hypophyse bedeutet Hypoplasie. Dies gilt vor allem für die Adenohypophyse.

Übertätigkeit der Hypophyse führt zur Akromegalie. Beides sind dysplastische Prozesse. Das Organpräparat Hypophysis soll hier speziell die „plastischen" Vorgänge im Mund- und Kieferbereich beleben. Als tierisches Organ regt es, wie verschiedentlich dargestellt wurde, die ätherische Organisation an. Dadurch kommt es unter anderem zu einer Intensivierung der Verknöcherungstätigkeit in Ober- und Unterkiefer und zu einer Anregung der Trophik von Zahnfleisch und Mundschleimhaut.

Stannum metallicum D14
(metallisches Zinn):

Stannum hat seinen Wirkungsbereich als kieselverwandtes Metall in den Bindegewebsflüssigkeitsprozessen des Organismus, auch im Mundbereich. Es ist, zusammen mit der Hypophyse, eine wirksame Substanz zur Anregung der Gestaltung der in den betreffenden Organen sich abspielenden lebentragenden Flüssigkeitsprozesse. Degenerative Vorgänge in diesem Bereich, Austrocknung und Bindegewebsdegeneration mit Flüssigkeitsverarmung des Bindegewebes sind Stannum-Prozesse.

Entstehung: Dr. med. Heinz-Hartmut Vogel, WALA-Ärztekreis, 1977.

Darreichungsform
Injektionslösung

Dosierung und Art der Anwendung
Soweit nicht anders verordnet:
2 mal wöchentlich bis 1 mal täglich 1 ml subkutan oder in die Mundschleimhaut-Umschlagsfalte submukös injizieren.

Indikationen
Zur Überwindung einer überstarken Abbautätigkeit von seelischer und Ich-Organisation im Mund- und Kieferbereich mit fortschreitender Regression und Degeneration, z.B. zur Nachbehandlung der Parodontose (nach Abklingen der Entzündung evtl. zusammen mit Mesenchym/Calcium carbonicum comp.)

Petasites comp.
Petasites comp. cum Quercu
Petasites comp. cum Veronica

Diese drei Präparate sind entstanden im Zusammenhang mit Plantago-Bronchialbalsam und Pulmonium-Hustensaft zur Behandlung katarrhalischer und spastischer Erkrankungen im Bronchialbereich. Das ursprüngliche Präparat Petasites comp., bestehend aus Petasites, Plantago und Picea wurde später durch die Eichenrinde bzw. den Ehrenpreis ergänzt. Petasites comp. cum Quercu bzw. cum Veronica berücksichtigen speziell die morgendliche bzw. abendliche Krankheitssituation besonders beim jugendlichen und kindlichen Asthma bronchiale.

Petasites e radice ferm 33c D2
(Pestwurz, Petasites hybridus; Compositae):

Charakteristisch ist für die Pestwurz die dreifache, sehr ausgeprägte Gliederung in Blütenstand, großflächige Blattbildung und mächtigen Wurzelstock, von dem horizontal Wurzelausläufer ausgehen. Diese Signatur sowie der Standort an Wasserläufen weist darauf hin, daß Petasites eine intensive Wasserbeziehung eingeht. Auch die Blätter, die zwar gestielt, jedoch mit fast runder, weit ausgebreiteter Blattspreite aus den Rhizomen direkt entspringen, zeigen dadurch ihre eindeutige Beziehung zum Flüssig-Ätherischen bzw. zum Chemismus der Pflanze. Wir haben somit eine ausgesprochene Gliederung von starkem, durch die Körbchenblüte repräsentiertem Wärmegeschehen, Wasserbeziehung im Blattbereich und Erdbeziehung in der mächtigen flüssigkeitsreichen Wurzel.

Die Beziehung zur Lunge ist verständlich, wenn man bedenkt, daß die Lunge als „Erdenorgan" bei der Pneumonie dem Flüssigkeitsprinzip unterliegt und Petasites den Flüssigkeitsprozeß bis zur Schleimbildung in der Wurzel treibt. Die Durchluftung tritt zurück, wie überhaupt der Luft-Licht-Prozeß in der Pflanze sich auf die Bildung von ätherischen Ölen, Inulin und Harzen beschränkt. Allenfalls ist noch ein Glykosid, das in der Wurzel gefunden wird, ein Hinweis für die bis in den Wurzelbereich vordringende Lichttätigkeit. Mit diesen aus dem Lichtelement heraus gebildeten Substanzen steht die krampflösende Wirkung der Petasites-Wurzel in Zusammenhang.

Plantago e foliis ferm 34c D2 [73])
(Spitzwegerich, Plantago lanceolata; Plantaginaceae):

Die schmalen, parallelnervigen und spitz zulaufenden Blätter von Plantago lanceolata entspringen in einer Rosette direkt am Boden und erinnern in ihrer Gestalt an die Liliengewächse; die unscheinbare Blüte erhebt sich dagegen auf einem eigenen Stengel deutlich über den Blattbereich.

Die innere Verwandtschaft zum pathologischen Prozeß im Lungen-Bronchial-Bereich bezieht sich auf die starke Lichtwirkung in der langen Blattbildung und die dabei aus dem Wurzelstock einheitlich entspringende Blattrosette. In der Blattanordnung ist also die Vereinigung von Licht- und Flüssigkeits-Element in unmittelbarer Verbindung mit den Wurzel-Erd-Kräften wirksam. Die Lunge bzw. die Bronchien werden vom Flüssigkeitsgeschehen, das sich relativ verselbständigt, überwältigt. Luft-Atmungs-Prozeß und Blutprozeß werden nicht mehr auseinandergehalten. Dem entspricht die Signatur von Plantago, welcher beim Krankheitsbild der exsudativen Bronchitis den Licht-Atem-Prozeß im Lungenbereich anzuregen vermag.

Abies e summitatibus ferm 33d D2
(Triebspitzen der Weißtanne, Abies alba; Pinaceae):

Die Weißtanne ist eine Repräsentantin der Koniferen. Der Wärmeprozeß hat sich in der Tanne im Blattbereich in den überformten Nadeln und im dort auftretenden ätherischen Öl verdichtet, so daß die Eigenwärme den Winter überdauert. Die Nadeln fallen nicht, wie bei der Lärche, jährlich ab. Das ätherische Öl von Abies, das bis in die Triebspitzen vordringt, zeichnet sich durch seine Beziehung zum Physischen aus, d.h. das Wärmeelement und das physische Element sind im ätherischen Öl der Tanne vereinigt.

Daher rührt die besondere Wirkung der Tanne auf die Peripherie des physischen Leibes, auf die Sinne und die Haut. Auch die Schleimhäute der Lunge, die in engen Kontakt mit der Außenluft treten, werden durch die Zubereitung aus Abies-Triebspitzen erreicht und die hier tätige Ich-Organisation gekräftigt. Auf diese Weise kann der pathologisch dominierende Flüssigkeitsprozeß im Lungen-Bronchien-Bereich durch Aktivierung der physisch-ätherischen Wärme zurückgedrängt werden. Die Gliederung der Lunge in Luft-Licht-Bereich, in Wärme-

---

[73]) *D3 bei den ...cum Quercu- und ...cum Veronica-Präparaten*

bereich und physische Lunge innerhalb des Bindegewebsprozesses wird wieder hergestellt. Die Durchwärmung von Lunge und Atemluft bis herunter auf die physische Ebene wird durch die Triebspitzen der Weißtanne angeregt.

Quercus e cortice, Decoctum D3
(Eichenrinde, Quercus robur und Quercus petrae; Fagaceae):

Das pharmazeutische Prinzip des Dekoktes wurde gewählt, um vor allem die in der Eichenrinde selbst noch wirksamen aromatischen Substanzen in Bewegung zu bringen und die Rinde aus ihrer extremen Erdhaftigkeit herauszuheben. Die Gerbsäuren sind die hier vor allem wirksamen Substanzen. Hinzu kommt der Eichenrindenkalk. Die Wirkung der Gerbsäuren auf das Eiweiß in Richtung Gerbung und Ausfällung wird durch das potenzierte Präparat zwar aufrechterhalten, jedoch in die flüssig-ätherischen Prozesse des Organismus eingeführt. Der pflanzliche Kalk wirkt über die Anregung der astralischen Organisation auf den vorzeitig zu Ende kommenden innermenschlichen Eiweißaufbau. Eiweißüberempfindlichkeit kommt dadurch zustande, daß entweder das Eigeneiweiß nicht bis zur Organausreifung geführt wird oder das Fremdeiweiß nicht völlig überwunden wird. Beides sind Voraussetzungen für Eiweißallergien. Petasites comp. wurde somit ergänzt durch die Eichenrinde, um damit im besonderen auf das Eiweißgeschehen und die Überempfindlichkeit gegenüber Eiweiß bei Eiweißallergien in Begleitung des Asthma bronchiale einwirken zu können.

Veronica officinalis e planta tota ferm 33c D2
(Ehrenpreis, Veronica officinalis; Scrophulariaceae):

Veronica officinalis als Heilmittel zur Behandlung des Asthma bronchiale bedarf einer besonderen Erläuterung. Aus der Signatur von Veronica geht hervor, daß diese Pflanze sich dadurch auszeichnet, daß sowohl in dem ständig aufeinanderfolgenden Bilden und Vergehen der himmelblauen Blüten (ähnlich, wie es bei der Wegwarte der Fall ist) als auch in dem ausdauernden, unter der Bodenoberfläche sich horizontal hinziehenden Wurzelstock, aus dem ein 20–30 cm langer, ebenfalls am Boden hinziehender Sproß entspringt, sich die Betonung des horizontal-wässrigen, dem Chemismus hingegebenen Pflanzenprozesses zeigt. Wir haben diese Signatur wiederholt dann gefunden, wenn eine Pflanze, auch im menschlichen Organismus, eine besondere Beziehung zum Wässrigen und zum Chemismus, d.h. aber auch zur Leber, zeigt. Aus den Blattachseln tritt auf eigenen Stengeln der sich zum Licht erhebende, traubenförmige Blütenstand hervor.

Damit ist gezeigt, daß der Lichtprozeß in der Pflanze wirksam wird, was auch aus dem Auftreten von Glykosiden hervorgeht. Dies bedeutet eine geringe lichtastrale Wirkung in der Gestalt der Pflanze, jedoch wird das Licht-Stengel-Prinzip im Sproß in bezug auf die Substanzbildung umgewandelt in die Glykosidbildung. Alkaloide würden darauf hinweisen, daß sich das Seelische stärker mit dem Chemisch-Ätherischen verbindet. Auf der anderen Seite ist die Wurzelbildung stark zurückgenommen. Von dem horizontal dahinziehenden Wurzelstock gehen relativ zierliche, kleine Wurzeln in die Erde. Interessant ist, daß auch der bodennahe Sproß aus seinen Knoten, wenn er den Boden berührt, kleine Würzelchen bildet. Damit ist ausgesprochen, daß er über eine große Vitalität verfügt und jederzeit in der Lage ist, sich neu zu verwurzeln.

Was besagt die Pflanzenmorphologie für ihre Wirkung? Sie besagt, daß die Pflanze unter der Wirksamkeit des Flüssigkeitsprozesses und den damit verbundenen chemischen Kräften zwar steht, jedoch der Lichtprozeß im senkrechten Blütenstand fast ein Eigenleben entfaltet. Allerdings wird die Blütenbildung vom vital Sprossenden ständig überwältigt, so daß man von einem Wechselspiel zwischen Licht-Wärme-Prozeß einerseits (Blütenbildung) und sprossendem Leben (Blattbildung; horizontales Rhizom) andererseits sprechen kann.

Die Auseinandergliederung von vegetativem und Blütenleben ist ein Hinweis für die therapeutische Wirksamkeit von Veronica, die darin besteht, daß dem „Atmungsbereich" der Pflanze, dem Blattbereich, sich der formende und gestaltende Blütenpol gegenüberstellt. Beim Asthma bronchiale haben wir es mit einer ähnlichen „Trennung" von Flüssigkeits-Prozeß und Atmungs-Luft-Licht-Prozeß zu tun. Sie gliedern sich im Bronchialbereich auseinander, so daß die astralischen Kräfte überstark in der Spastik vom „oberen" Menschen aus wirksam werden, andererseits die vegetativen Prozesse, die sich selbst überlassen sind, in der Lunge überhand nehmen. Eine Entrhythmisierung zwischen astralischen und ätherischen Prozessen liegt dem Asthma bronchiale zugrunde. Veronica kann dann geradezu ein „Natursimile" sein für einen solchen Prozeß. Daß auch die Wurzel einbezogen ist in den horizontalen Flüssigkeitsprozeß, betont diesen Gesichtspunkt.

Wenn man den Gedanken hinzunimmt, daß die Lunge als „Erdenorgan" unter der Bildetätigkeit des Tellurischen steht, sie ihrem Wesen nach der Auskühlung zuneigt und in dem Heilmittel Veronica sich das Blatt-Flüssigkeits-Prinzip bis in den Wurzelstock hinein ausdehnt – oder umgekehrt, das Wurzel-Erden-Prinzip in den Flüssigkeits-Blatt-Prozeß hineinragt – dann kann man die „Verwandtschaft" dieses Pflanzenprozesses mit dem überschießenden exsudativen Flüssigkeitsgeschehen im Lungenbereich verstehen.

Zusammenfassung

Das Präparat Petasites comp. bewirkt allgemein die Auseinandergliederung von seelischer und Ich-Organisation einerseits und ätherisch-physischer Organisation andererseits im Lungenbereich. Das nicht rhythmische Eingreifen der „oberen Wesensglieder" in dem Blutprozeß der Lunge wird reguliert und damit eine Beeinträchtigung der Atmung in diesem Gebiet überwunden.

Die beiden Präparate Petasites comp. cum Quercu und Petasites comp. cum Veronica stellen ein weiterentwickeltes, einheitliches Präparat zur Behandlung der Lunge dar, wenn das rhythmische Ineinandergreifen von Licht-Atem-Geschehen (seelische Organisation) und die Hereinnahme der äußeren Luft in das Innere nicht durch die Eigenwärme im Luft-Atem-Geschehen miteinander in Beziehung gebracht werden können. Es kommt zu einer pathologischen „Kopfbildungstendenz", wobei sich die astralische Organisation gegenüber dem ätherischen, vitalen Blutsprozeß abhebt. – Petasites comp. cum Quercu soll am Morgen gegeben werden, Petasites comp. cum Veronica am Abend. Der Sinn dieser Wechselapplikation beruht darauf, daß der Präparatebestandteil Quercus e cortice, Decoctum, besonders geeignet ist, den Zustand der Bronchialschleimhäute und der Bronchialmuskulatur am Morgen zu beeinflussen. Von der Nacht her ist die Schleimbildung im allgemeinen verstärkt. Mit dem Aufwachen droht der Spasmus der Bronchialmuskulatur wieder einzusetzen. Dem soll Quercus und der in der Eichenrinde wirksame Kalk- und Gerbsäureprozeß entgegenwirken. Dagegen soll Veronica am Abend der Lungenauskühlung begegnen und die dann einsetzende Trennung von seelischer und ätherischer Organisation begleiten. Der Übergang zum Schlaf ist ein Rhythmusproblem insofern, als das Seelische sich aus seiner Bindung an das Leibliche lösen muß. Es besteht dann die Gefährdung, daß das Ätherische über seine Schranken tritt und seine quellende Tätigkeit über das normale Maß hinausgeht. Veronica hilft, diese Auseinandergliederung zwischen ätherischer und astralischer Organisation in harmonischer Weise zu vollziehen. In diesem rhythmischen Wechsel der beiden Präparate liegt die besondere therapeutische Bedeutung.

Entstehung:

Petasites comp.: Ärztekreis des Biologisch-Homöopathischen Krankenhauses, München-Höllriegelskreuth, Leitung Frau Dr. med. Margarethe Hauschka, 1948.

Petasites comp. cum Quercu/cum Veronica: WALA-Ärztekreis, Dr. med. Herbert Spannnagel, Leitung Frau Dr. med. Margarethe Hauschka, 1960.

Darreichungsform

1. Injektionslösung: nur von Petasites comp.
2. Globuli velati

Dosierung und Art der Anwendung

Soweit nicht anders verordnet,

1. Injektionslösung:
Meist akute Fälle, dann 1–3 mal täglich, bei Langzeitbehandlung 2–3 mal wöchentlich jeweils 1 ml subcutan injizieren.

2. Globuli velati:
In akuten Fällen 1–2 stündlich bei Langzeitbehandlung 1–3 mal täglich jeweils 5–10 Globuli unter der Zunge zergehen lassen.

Indikationen

Zur Harmonisierung der rhythmischen Einordnung der Empfindungs- und Ich-Organisation in die Lebens- und physische Organisation bei Zuständen der flüssigen Quellung, der Spastik und Auskühlung im Lungenbereich, z.B. bei

1.1. Bronchitis: akute und chronische, auch spastische Formen
1.2. Bronchopneumonie
2. Asthma bronchiale und seine Vorstadien: Petasites cum Quercu morgens, im Wechsel mit Petasites cum Veronica abends

Phytolacca comp.

Phytolacca e radice ferm 33c D1

(Wurzel der Kermesbeere, Phytolacca americana; Phytolaccaceae):

Die Kermesbeere (Phytolacca), die dem Gesamtpräparat den Namen gegeben hat, ist ein in der Volksmedizin Nordamerikas seit langem bekanntes Heilmittel. Sie wird dann angewandt, wenn sich die seelische Organisation aus dem Gebiet des Stoffwechsels zu sehr herauslöst und der Gesamtorganismus auskühlt, insbesondere wenn gleichzeitig, ausgehend vom „oberen" Menschen, der Astralleib den Abbau, der im Nervensystem physiologisch ist, auf den übrigen Organis-

mus ausdehnt. Es kommt dann zu kaltem Schweiß, zur Auskühlung vor allem des Rachenringes. Im Gegenprozeß versucht der Organismus durch gesteigerte entzündliche Reaktionen, vor allem an den Schleimhäuten des Kopfes, diesen Vorgang zu kompensieren. Die tief blaurote, wie gelackte, rechtsbetonte Entzündung des Rachenringes ist das Bild der Phytolacca-Wirksamkeit. Die Kermesbeere zeichnet sich durch ihre perennierende, kräftige, rosafarbene Pfahlwurzel aus, aus der im Frühjahr die krautige, bis 3 m hohe Pflanze hervorgeht. Die traubigen, rosafarbenen Blütenstände, die zunächst heliotrop aufgerichtet sind, neigen sich dann der Erde zu. Die starke Rotverfärbung der Zweige und die – ähnlich wie bei Belladonna – schwarzvioletten Beeren mit nierenförmigen Samen können ein Hinweis für das starke Eingreifen des Blütenprinzips bis hin zur Alkaloidbildung sein. Im übrigen wird auf die saponinhaltige Wurzel verwiesen. Die Tatsache, daß in der Volksmedizin Phytolacca als Wurmmittel, bei Kachexie und Karzinom verwandt wurde, beruht auf dem vor allem im Lymphbereich sich abspielenden Kälteprozeß, für den Phytolacca als Heilmittel eingesetzt wird. In der Homöopathie ist der Bezug zur Brustdrüse (Abstillen; Mastitis) bekannt.

Sambucus ex umbella ferm 33c D2
(Holunderblüten, Sambucus nigra; Caprifoliaceae):

Die Holunderblüten wurden dem Präparat hinzugefügt, um das „biologische Terrain" für die Therapie vorzubereiten. Die Nierenorganisation wurde wiederholt so dargestellt, daß, von ihr ausgehend, der rhythmische Atmungsprozeß im ganzen Organismus beeinflußt werden kann. Wenn bei einer Neigung zu chronisch-rezidivierenden Tonsillitiden der Organismus der ständigen Auskühlung unterliegt, dem die Entzündungsbereitschaft entgegenwirkt, kann durch Belebung der Nierentätigkeit und das intensivere Eingreifen des Seelischen in diesem Gebiet dem einseitigen Abbau, der stets vom Nervensystem ausgeht, wirksam begegnet werden. Dem dient im besonderen der Holunder.

Plantago e foliis ferm 34c D2
(Spitzwegerich, Plantago lanceolata; Plantaginaceae):

Der Spitzwegerich entfaltet seine Wirksamkeit im Bereich der oberen Luftwege bis hinein in die Bronchien. Er ist das Pflanzenheilmittel zur Überwindung eines einseitigen, vom Vegetativen ausgehenden, überschießenden exsudativen Flüssigkeitsgeschehens im Bereich der Bronchialschleimhäute.

Argentum nitricum D9
(Silbernitrat):

Während die oben angeführten pflanzlichen Bestandteile des Präparates Phytolacca comp. durch ihre Wirksamkeit auf die seelische Organisation das Verhältnis zwischen vegetativem, physischem, organischem Geschehen (Auskühlung, überschießender Flüssigkeitsprozeß) und Atmungs-Nerven-Prozeß harmonisieren, wirkt die salpetersaure Verbindung des Silbermetalles, Argentum nitricum, auf die Ich-Organisation, und zwar so, daß auf der physisch-ätherischen Ebene der Wärmeprozeß intensiviert wird. Argentum nitricum entfaltet seine Wirksamkeit im Bereich des physisch-ätherischen Organaufbaues. Auskühlung, ätherische Erschöpfung, Kachexie, Marasmus sind dann Krankheitszustände, für die Argentum nitricum als Heilmittel infrage kommt. Der einseitig degenerative, einer zu starken seelischen Tätigkeit unterliegende Lebensprozeß wird durch die verstärkte Tätigkeit der Ich-Organisation überwunden.

Zusammenfassung

Wir haben es somit bei dem Präparat Phytolacca comp. mit einem Heilmittel zu tun, das dann angezeigt ist, wenn der Organismus dazu neigt, einer ständigen Auskühlung, d.h. einem den ganzen Organismus ergreifenden Nervenprozeß zu unterliegen. Es kommt einerseits zur Entvitalisierung, andererseits ständig zu reaktiven Entzündungen, vor allem in den Atemwegen einschließlich ihres Lymphbereichs.

Entstehung: WALA-Ärztekreis, Dr. med. Hans-Heinrich Krause, 1978.

Darreichungsform

Globuli velati

Indikationen

Förderung des rhythmischen Eingreifens der Empfindungsorganisation in den Lymph-Flüssigkeits-Prozeß der oberen Luftwege und Harmonisierung der Wechselwirkung der Empfindungsorganisation zwischen Kopf- und Nierenbereich, z.B. bei katarrhalischen Entzündungen besonders bei toxischer Schädigung der Schleimhäute im Bereich der oberen Atemwege (Laryngitis), von Pharynx und Tonsillen.

Plantago-Bronchialbalsam

Plantago lanceolata, der Spitzwegerich, hat dem Präparat seinen Namen gegeben. Es sollte ein auf Lunge und Bronchien insbesondere bei katarrhalischen Erscheinungen wirksames, äußerlich anzuwendendes Heilmittel entstehen. Ursprünglich wurden die wirksamen Bestandteile in eine Bienenwachsauflage eingebettet.

Cera flava (zu 15% enthalten)
(Bienenwachs):

Das Bienenwachs ist heute in eine Salbengrundlage eingearbeitet. Es spielt insofern eine therapeutische Rolle, als es, dem Blütenprozeß entstammend und dem Talgdrüsensekret verwandt, Wärme- und Lichtkräfte vermittelt. Die Haut wird wie mit einer dünnen, wärmenden Schutzschicht aus Bienenwachs überzogen.

Plantago e foliis ferm 34c D1
(Spitzwegerich, Plantago lanceolata; Plantaginaceae):

Der Spitzwegerich ist eine anspruchslose, an Wegrändern häufig anzutreffende Pflanze. Die lanzettförmigen, parallelnervigen Blätter sind zu einer grundständigen Rosette angeordnet, stehen aber im Gegensatz zum breiten Wegerich meist aufrecht. Neben einer gewissen Menge an beruhigenden und reizmildernden Schleimstoffen enthalten sie ein aus der Lichtwirksamkeit heraus gebildetes Glykosid (Aucubin), Gerbstoffe und Kieselsäure. Das Aucubin hat im übrigen auch antibiotische Eigenschaften und verhindert das Schimmeln eines Plantago-Sirupes. Der Spitzwegerich ist folglich in seiner Blattsubstanz blütenhaft geprägt, während die eigentliche, an einem längeren Stil von der Blattrosette abgesetzte Blüte klein, fast farblos, unscheinbar und im Ausdruck ganz zurückgenommen erscheint.

Bei der Lunge haben wir es mit einem Organ zu tun, das – wenn wir von der Durchblutung absehen – in seiner organischen Bildung auf der einen Seite dem Bildeprinzip des Astralleibes (extreme Durchluftung und Gestaltung des Lungengewebes), auf der anderen Seite der ätherisch-physischen, also lebensätherischen Bildekraft folgt. Diese beiden Bildeprinzipien treffen in der Lunge unmittelbar aufeinander. Der mittlere Flüssigkeitsbereich tritt im gesunden Lungengewebe weitgehend zurück. Die Wirkung von Plantago kann folglich verstanden werden

als ein Prinzip, das bei der katarrhalischen Entzündung im Lungen-Bronchial-Bereich des mittleren Menschen dann angezeigt ist, wenn sich der Flüssigkeitsprozeß in der Lunge in pathologischer Weise verselbständigt. Er wirkt dann schleimhautberuhigend, hustenreizmildernd, resorptionsfördernd und entzündungswidrig.

Drosera e planta tota ferm 33c D3
(Sonnentau, Drosera rotundifolia; Droseraceae):

Der Sonnentau ist eine kleine, geschützte Pflanze, die verstreut im Hochmoor zu finden ist. Ihre Farbe ist von blassem, oft etwas rötlich überlaufenem Grün, das durch eine mangelnde Chlorophyll-Bildung bedingt ist. Mit feinen Adventivwürzelchen befestigt sich Drosera oberflächlich im Schlamm oder an Nachbarpflanzen. Im Gegensatz zu dem verkümmerten Wurzelprinzip übersteigert Drosera geradezu das Blütenprinzip. Zusätzlich zu den endständigen, weißen Blütentrauben durchdringt die hier bis ins Animalische vorstoßende Blütenkraft die runden, lang gestielten, rosettenförmig am Boden gehaltenen Blätter, die am Rand von senkrecht stehenden Tentakeln umsäumt sind. Hier scheidet der Sonnentau Tröpfchen eines klebrigen Sekretes aus. Das durch das Sekret und die umgreifenden Tentakel gefangene Insekt wird durch eiweißspaltende Enzyme angedaut. Die Blätter resorbieren dann Peptone als eine Art tierische „Zusatzernährung“. Wir sehen hier also eine für das Pflanzenreich ungewöhnliche Astralisierung.

In ihrer Wirkung zeichnet sich die Drosera bei zu starker Absonderung von Sekret im Bronchial-, Alveolar- und Bronchiolenbereich der Lunge durch eine antispastische Wirkung auf die Bronchialmuskulatur aus; daher rührt auch die Verwendung von Drosera bei Keuchhusten. Beim Keuchhusten haben wir eine pathologische Verbindung von zu heftiger astralischer Tätigkeit im Bronchialbereich einerseits und einer dem Stoffwechsel verwandten Exsudation andererseits. Dies entspricht dem Bild einer Bronchiolitis.

Petasites e radice ferm 33c D1
(Pestwurz, Petasites hybridus; Compositae):

Die Pestwurz ist mit Vorliebe an feuchten, waldigen Plätzen oder Uferrändern angesiedelt, wo sie einen etwas modrigen, fade-schleimigen Geruch in die Umgebung verströmt. Ihr helles, knolliges Rhizom setzt sich in lange, recht

oberflächliche Wurzelausläufer fort, die sich entlang von Wasserläufen ausbreiten. Im zeitigen Frühjahr brechen ab der zweiten Vegetationsperiode zuerst die dicken Blütenknospen aus dem Erdreich. Ein fleischiger, dicker und hohler Stengel erhebt sich, der über den kleinen fleischfarbenen Hochblättern einen blaß-purpurnen, fast schmutzig anmutenden Traubenblütenstand ausbildet. Die später auswachsenden, rundlich-herzförmigen Blätter gehören zu den größten Blättern der Pflanzenwelt.

Ähnlich wie bei Tussilago farfara, dem verwandten Huflattich, entwickelt sich die Pestwurzblüte bereits im März direkt aus dem Wurzelstock, ohne Vermittlung des Blattelements. Es besteht eine Spannung zwischen sulfurischem Blütenprozeß und dem salhaften Wurzelprozeß, die sich in der für Petasites typischen Krankheitssituation der ohnehin zum Physischen hinneigenden Lunge äußert: Auf der einen Seite kommt es zur Temperaturerhöhung und zum Fieber im Zusammenhang mit einer tiefsitzenden Bronchitis oder Pneumonie; andererseits greift der Astralleib nerven-sinnes-artig zu tief bis in die physische Organisation ein, was zu hartnäckigen Spasmen in den Luftwegen, aber auch im Magen- und Gallebereich führt.

Weiter gehört zu den Symptomen des von altersher bekannten Petasites-Bildes Verschleimung und verstärkte Sekretion im Bereich der Bronchien, ein Überquellen des Flüssigkeitsorganismus, das über eine verstärkte Schweißsekretion und Diurese abgeleitet wird. Dieser Flüssigkeitsbezug zeigt sich ebenso in der Pflanze in den weit in die Peripherie ausladenden Blättern und in dem horizontalen Verlauf der Wurzelausläufer.

Terebinthina laricina (5%)
(Lärchenharz aus dem Stamm von Larix decidua; Pinaceae):

Terebinthina laricina ist der durch Verwundung aus dem Lärchenstamm gewonnene dickflüssige trübe Balsam, der bis zu 80% aus verschiedensten Harzen besteht.

Die Harzbildung kann so verstanden werden, daß zunächst Wärme-Licht-Kräfte in die pflanzliche Substanz in der Bildung von ätherischen Ölen einfließen. Über diese Zwischenstufe kommt es durch Oxydation zu einer weitergehenden Auskühlung, Verdichtung und Verhärtung bis zur Harzbildung. Wenn die Wärme-Licht-Wirksamkeit in einem Organ – hier in der Lunge – zu intensiv ist und zu verdichtenden und verhärtenden Prozessen führt, zu einer der Harzbildung vergleichbaren Erstarrung, kann Terebinthina laricina heilsam sein.

In bezug auf die Lunge hat Terebinthina laricina dieselbe Bedeutung, wie es im Zusammenhang mit dem Auge, der Niere und dem Blasengebiet ausgeführt wurde. Die Lunge hat die besondere Tendenz zur Auskühlung und damit zur Fibrosierung des außerordentlich feinen, lockeren, perialveolären und peribronchiolaren Bindegewebes. Bei langanhaltender Bronchitis besteht stets die Gefahr der Lungenemphysembildung mit einem Unelastisch-Werden des Lungenbindegewebes. Diesem Prozeß wirkt Terebinthina laricina entgegen.

Durch die 5%ige Konzentration von Terebinthina laricina kommt es zudem noch zu einer wärmeanregenden und leicht hautreizenden Wirkung des Plantago-Bronchialbalsams.

Camphora (2%)
(Destillationsprodukt aus dem Holz des Kampferbaumes, Cinnamomum camphora; Lauraceae):

Kampfer wird aus den Holzspänen des südländischen Kampferbaumes durch Destillation gewonnen und anschließend durch Sublimation gereinigt. Er bildet weiße, durchscheinende, fettig glänzende Kristalle, die leicht etwas zusammenklumpen und sich an der Luft unter scharfem Geruch verflüchtigen. Er wird schon lange verwendet zur Anregung von Kreislauf und Atmung bei Kreislaufschwäche und auch besonders bei Pneumonie und anderen Atemwegserkrankungen. Äußerlich angewendet, wirkt er ebenfalls hyperämisierend, das heißt, die Ich-Wärme-Organisation im Blutbereich wird durch die Kampfer-Wirksamkeit bis in die Körperperipherie geordnet und gestärkt. Camphora ist ein Simile für eine in der Körperperipherie zur salhaften Erstarrung und extremen Auskühlung neigende periphere Wärmeorganisation. Die Wärme wird ans Physische herangeführt und verwandelt sich in Kälte. Diese Kältestarre kann durch Camphora in therapeutischer Zubereitung überwunden werden.

Eucalypti aetheroleum (0,5%)
(ätherisches Öl aus den Blättern des Eukalyptusbaumes, Eucalyptus globulus; Myrtaceae):

Ein hervorstechendes Merkmal des Eukalyptusbaumes ist seine starke Verwurzelung bis zu dem in seiner australischen Heimat oft tiefliegenden Grundwasserspiegel hin, aus dem mit großer Intensität das Wasser angesaugt und bei bestimmten Arten bis in 150 m Höhe getragen wird. Zugleich wird der Stamm

außerordentlich verfestigt, so daß zugleich mit der Beziehung zum wässrigen Element die konzentrativen Prozesse des verhärtenden Erdenprinzips wirksam werden. Die Verholzung kann dann, vor allem in heißen Zonen, bis in die Blütenbildung hinaufreichen. Es kommt trotzdem zu starker Bildung von Nektar und ätherischem Öl in den holzbüchsenartigen Blüten. Die an wohlduftendem ätherischem Öl besonders reichen, ledrigen Blätter haben eine eigentümliche Ausrichtung im Raum: Die Blattspreiten stellen sich bei älteren Pflanzen in die Senkrechte und sind sichelförmig zur Erde hin gekrümmt. Dadurch lassen sie das Licht fast ohne Schattenbildung bis zur Erde durch.

Zur Erstarrung, Abkühlung führende Erdenkräfte und Wärme-Licht-Prozesse durchdringen sich also beim Eukalyptus gegenseitig stark; der blüten-wärmehafte Prozeß der Bildung ätherischen Öls, der von der Blüten- in die Blattregion heruntergezogen wird, unterliegt der Auskühlung durch die Erdenkräfte. So wird die fiebersenkende Wirkung von Eucalyptus globulus verständlich. Eine übersteigerte fieberhafte Reaktion der Ich-Wärme-Organisation auf eine vorangegangene Auskühlung, besonders im Blut-Atmungs-Bereich, wird durch den Eucalyptus-Einfluß abgemildert.

Thymi aetheroleum (0,5%)
(ätherisches Öl von Blättern und Blüten des Thymians, Thymus vulgaris; Labiatae):

Aus der Signatur von Thymus vulgaris kann abgeleitet werden, daß die Pflanze neben ihrem Wärmebezug einen starken Chemismus entwickelt, was sie zur Gewürzpflanze macht: Wir kennen ihre scharf-würzige, brennende, erwärmende Note. Auf ihrer chemischen Kraft beruht auch ihre Eigenständigkeit gegenüber sehr trockenen Böden, in die sie sich mit einer starken Pfahlwurzel einsenkt. Der Blütenprozeß dringt in Gestalt von kleinen, rosafarbenen Lippenblüten bis in die Blattachseln vor. Die Blätter stehen stufenförmig in Rosettenform um den verhältnismäßig harten Stengel. In dieser kreisförmigen Blattanordnung verbirgt sich ebenfalls ein Blütenelement. Der Wärme-Blüten-Prozeß ergreift also die Pflanze bis in den vegetativen Sproß und verbindet sich mit dem Chemismus der Pflanze. Von daher ist die Beziehung des Thymians und seines ätherischen Öles zum Lymphsystem zu verstehen, das ebenfalls im besonderen dem chemischen Äther unterliegt.

Thymi aetheroleum ist besonders dann als Heilsubstanz geeignet, wenn Organe, die, wie die Lunge, ohnehin der Auskühlung unterliegen, vom Blut aus

ungenügend durchwärmt sind und es zu einer relativen Verselbständigung der Lymphtätigkeit, zur Flüssigkeitsabsonderung und Schleimbildung kommt.

Zusammenfassung

Plantago-Bronchialbalsam ist somit geeignet, das Verhältnis von astralischer Organisation und dem unter Einfluß des Ätherleibes betonten Blutandrang in der Lunge zu ordnen. Damit wird die Tendenz zur Spastik, besonders bei chronischem Verlauf der bei Asthma begleitend auftretenden Bronchitis günstig beeinflußt. Der Licht- und Wärme-Prozeß im Lungenbereich wird in seiner Einseitigkeit korrigiert. Plantago-Bronchialbalsam eignet sich auch gut zur prophylaktischen Anwendung.

Entstehung: WALA-Ärztekreis, Frau Dr. med. Elisabeth Wrede, 1958.

Darreichungsform

Salbe

Dosierung und Art der Anwendung

Soweit nicht anders verordnet, wird ein 2–3 cm langer Salbenstrang im akuten Falle morgens und abends auf Brust und Rücken eingerieben; bei chronischer Bronchitis 2–3 mal wöchentlich einreiben und mit Wolle warmhalten.

Gegenanzeigen: nicht bekannt
Nebenwirkungen: Eine Überempfindlichkeit auf Kampfer, Lärchenharz und ätherische Öle ist in Einzelfällen möglich.
Wechselwirkungen mit anderen Mitteln: nicht bekannt

Indikationen

Ordnung des Verhältnisses zwischen Empfindungs- und Lebensorganisation im Bronchial- und Lungenbereich. Überwindung des verstärkten Blutandranges und der Neigung zur Spastik, z.B.

1. Husten
2. Bronchialkatarrh
3. Asthma-Bronchitis
4. Keuchhusten

Platinum chloratum/Pancreas comp.

Aufgrund der Rezeptur von Herrn Dr. med. Deterding sollte ein Präparat entstehen, das geeignet ist, bei bestimmter neuropathischer Konstitution mit degenerativer Auswirkung auf die Zentraldrüse des Stoffwechsels, die Bauchspeicheldrüse, und bei den daraus sich ergebenden Folgen der Insulinbildungsschwäche und des juvenilen Diabetes eingesetzt zu werden.

Platinum chloratum D5

(Hexachloroplatinsäure):

Platin wurde gewählt, weil es die Qualitäten von Silber und Gold einerseits und von den zur Eisengruppe gehörenden Metallen Eisen und Nickel andererseits in sich vereint. Es steht im periodischen System der Elemente in der zu Ende gehenden Verdichtungsphase vor Aurum in der Periode 4 a.

Konstitution und Veranlagung zum frühkindlichen Diabetes hängen mit einer Auseinandergliederung der Wesensglieder zusammen. Ich-Wärme-Prozesse treten zurück, der Astralleib dominiert, was sich in einem Ich-Organ wie der Bauchspeicheldrüse so auswirkt, daß vor allem die inneren Wärmestoffwechsel- und Zuckerprozesse abgelähmt werden. Das Metall, das im merkuriellen Bereich einem solchen pathologischen Prozeß am nächsten kommt, ist das Platinum.

Auch im homöopathischen Arzneimittelbild hat Platin einen ausgesprochenen Bezug zur Bauchspeicheldrüse; neben weichen Stühlen, die auf eine ungenügende Verdauung hinweisen, beobachtet man eine subjektbezogene, oft verstandesmäßige, eindrucksvolle Persönlichkeitsentwicklung – wie sie wiederum für den Diabetiker typisch ist.

Platinum chloratum wurde in diesem Zusammenhang gegenüber Platinum metallicum der Vorzug gegeben, weil der Rhythmus zwischen Abbau- und Aufbautätigkeit der Pankreasdrüse im Vordergrund zu stehen scheint. Rudolf Steiner hat für die Tätigkeit im Rhythmischen System die Metallsalze angegeben, im Gegensatz zu dem Metallum naturale mit Stoffwechselwirkung und dem Metallum praeparatum (Metallspiegel) mit Wirkung auf das Nerven-Sinnes-System. [74])

---

[74]) *Vgl. Bindel/Blickle „Zahlengesetze in der Stoffeswelt und in der Erdenentwicklung" sowie WALA-Veröffentlichung 1964 „Zur Behandlung der Pankreas-erkrankungen unter Neueinführung des Platin (nach Dr. Deterding)".*

Pancreas Gl D7
(Bauchspeicheldrüse):

Das Organpräparat regt, wie alle tierischen Organe, die ätherische Organisation in ihrer organspezifischen Tätigkeit an.

Die Bauchspeicheldrüse kann als das zentrale Organ der Ich-Organisation im Stoffwechsel angesehen werden. Die Ich-Organisation lebt dort in den Polaritäten von Tag- und Nachtstoffwechsel, von Verdichtung und Auflösung, von Insulinzell- und Glukagonzellfunktion. Auch liegt eine Doppelorientierung des Organs vor: zum einen nach „außen" in der Fermentabsonderung in das Duodenum, zum anderen nach „innen" durch die Hormonabsonderung in das Blut. Das Pankreas erscheint wie eine Zusammenfassung aller Stoffwechselfunktionen, wobei sich die vier Ätherkräfte in den Substanzen des alkalischen Bauchspeicheldrüsensekretes widerspiegeln: Der Lebensäther steht in Beziehung zu den mineralischen Salzen, der chemische Äther löst durch das Trypsin die ihm verwandten Eiweiße auf. Ebenso gibt es eine Affinität zwischen Lichtäther und Amylase, zwischen Wärmeäther und Lipase. [75])

Cichorium e planta tota ferm 33c D2
(Wegwarte, Cichorium intybus; Compositae):

Die Wegwarte könnte als das Universaltherapeutikum für den Stoffwechsel bezeichnet werden (Rudolf Steiner). In der Asche von Cichorium finden sich charakteristischerweise u.a. zwei Substanzen, nämlich Phosphor (8%) und Kiesel. Cichorium ist damit eine Pflanze, die eine besondere Beziehung zur Ich-Organisation des Menschen zeigt. Ihre Wirksamkeit beginnt in der Milz, und nur sekundär hat sie mit einer vor allem überschießenden Gallebildung zu tun. In der Anwendung der Zichorie bei Hyperbilirubinämie durch vorzeitigen Abbau der roten Blutkörperchen sehen wir die Wirksamkeit auf eine nicht in der richtigen Weise im Blut eingegliederte Ich-Organisation. Bei dem Präparat Platinum chloratum/Pancreas comp. kommt besonders die Wirkung der Wegwarte auf die Bauchspeicheldrüse in Betracht: Über eine Anregung der exokrinen Fermentausscheidung wird eine Stärkung der Darmverdauung erreicht.

---

[75]) *Siehe auch Heinz-Hartmut Vogel „Die Bauchspeicheldrüse" – WALA-Schriftenreihe.*

Oxalis e planta tota ferm 34b D2
(Sauerklee, Oxalis acetosella; Oxalidaceae):

Die Bildung der Oxalsäure im Sauerklee, insbesondere in den Blättern, weist auf eine in dieser Pflanze wirksame Sondertätigkeit des Astralischen im blatthaft-wässerigen Bereich hin. Auch im menschlichen Organismus kommt es zur Bildung von geringen Mengen Oxalsäure sowie auch von Ameisensäure. Oxalsäure und Ameisensäure haben polare Eigenschaften. Im Gegensatz zu der flüchtigen, sich leicht mit dem Luftelement verbindenden Ameisensäure neigt die Oxalsäure in ihrer Tendenz zur Auskristallisierung aus der Lösung zum Salhaften, zur Erstarrung. In der Oxalsäurewirkung kommt es zu einer Wechselwirkung zwischen astralischen und ätherischen, besonders lebensätherischen Kräften.

Oxalis kommt besonders dann zur therapeutischen Anwendung, wenn sich der Astralleib im Ätherischen staut und es nicht mehr zu einer genügenden seelischen Ausatmung kommt. Dann ist Oxalis auch ein Spasmenmittel, vor allem im Nierensystem.

In dem vorliegenden Präparat soll Oxalis die Ausatmung des Astralleibes aus der Bindung an den Ätherleib in der Bauchspeicheldrüse bewirken, so daß die Übertätigkeit des Astralleibes im Ätherischen aufgehoben und das Eingreifen der Ich-Organisation begünstigt wird. Das gesunde Pankreas sollte vor allem unter dem beherrschenden und ordnenden Einfluß der Ich-Organisation stehen.

Carbo Betulae D5
(Kohle aus dem Holz der Weißbirke, Betula pendula; Betulaceae):

In dem Präparat Platinum chloratum/Pancreas comp. soll Carbo Betulae in potenzierter Form die Befreiung des Organismus von einer Beladung mit Stoffwechselprodukten (vor allem Kohlensäure) anregen; zu dem Arzneimittelbild gehören Zyanose und Verlangen nach frischer Luft. Carbo Betulae ist eine Substanz, die über die Nierenorganisation das Eingreifen des Astralleibes begünstigt und damit die pathologische, zur Degeneration führende astralische Tätigkeit im Pankreasbereich auf die Nierentätigkeit lenkt.

Entstehung: WALA-Ärztekreis, Dr. med. Heinz-Hartmut Vogel, Dr. med. Ernst Deterding, 1964.

Darreichungsform
1. Injektionslösung
2. Globuli velati

Dosierung und Art der Anwendung
Soweit nicht anders verordnet:

1. Injektionslösung:
1 mal täglich jeweils 1 ml subcutan injizieren. Die Kontrolle des Blutzuckerspiegels bei der Verordnung von Platinum chloratum/Pancreas comp. ist notwendig, da es zu einer Senkung des Blutzuckerspiegels kommen kann. Dann sollte das Präparat evtl. in selteneren Gaben dosiert werden, z.B. 2 mal wöchentlich.

2. Globuli velati:
1–2 mal täglich jeweils 5–10 Globuli unter der Zunge zergehen lassen.

Indikationen
Zur Eingliederung der Ich-Organisation in die abbauenden fermentativen Stoffwechselvorgänge im Pankreas-Zwölffingerdarm-Bereich, z.B. bei
1. Pankreasdysfunktion und -fermentschwäche
2. Begleittherapie bei Diabetes mellitus

Primula comp.

Die Rezeptur zu Primula comp. geht auf Rudolf Steiner zurück. Sie führte zu dem Präparat Cardiodoron der Firma Weleda. Frau Dr. Ita Wegman ließ es im Laboratorium des Klinisch-Therapeutischen Instituts Arlesheim nach derselben Rezeptur, jedoch nach dem rhythmischen Pflanzenansatzverfahren – Wärme-Asche, Licht-Asche – herstellen. In Fortsetzung dieses pharmazeutischen Verfahrens ohne Verwendung von Alkohol wurde Primula comp. in das Heilmittelverzeichnis der WALA aufgenommen.

Primula e floribus ferm 33c D2
(Blüten der echten Frühlingsschlüsselblume, Primula veris; Primulaceae):

Die Frühlingsschlüsselblume weist in ihrer Morphologie eine intensive Verbindung des wässerigen Blattprinzips mit dem kräftigen, kurzen Wurzelstock auf, von dem die eigentlichen zahlreichen Wurzeln ausgehen. Zum anderen betont sie das Stengelprinzip, indem aus dem Zentrum der Blattrosette ein zielstrebig nach der Sonne strebender Stengel hervorgeht, der eine gelbe Blütendolde trägt.

Was bedeutet dies? Die Betonung des Stengelprinzips wurde wiederholt als ein in der Pflanze stark wirksamer Lichtprozeß bezeichnet. Dieser drückt sich bei der Schlüsselblume in einem recht langen, blattlosen, dünnfilzig behaarten Stengel aus, jedoch auch in der starken Aderung der im übrigen fleischigen und ebenfalls behaarten, an den Rändern etwas eingerollten Blätter. Auch das Rhizom, mit dem die Blattrosette verbunden bleibt, ist letzten Endes ein unterirdisches Stengelprinzip. In dem warmen Goldton der Blütenfarbe kommt uns ebenfalls eine frühlingshafte Lichtqualität entgegen. Demgegenüber kommt in der am Boden verharrenden Blattrosette durch die vom Rand her kaum durchgestalteten Blattspreiten der Flüssigkeitsprozeß, der vom Chemismus der Pflanze beherrscht wird, zum Ausdruck. Die Auseinandergliederung von Blüten- und Stengelprinzip einerseits und Blatt-Wurzel-Prinzip andererseits ist eine Signatur, die die Primula als Heilpflanze kennzeichnet, indem diese beiden Prozesse Wärme-Licht- und Flüssigkeits-Wurzel-Geschehen auseinandergenommen und polarisiert sind.

Wenn sich ein vergleichbarer Prozeß im Menschen abspielt, d.h. wenn Wärme-Licht-Ätherisches und Chemisch-Lebens-Ätherisches auseinanderfallen, ist dies Pathologie. Es wird daher bei der phytotherapeutischen Anwendung von Primula besonders auf rheumatische und andere Ablagerungserkrankungen hingewiesen. Die Polarität von Entzündlichem einerseits und Lithämischem andererseits weist auf den verwandten Naturprozeß in der Primula hin. Die entzündlichen Prozesse entsprechen der sich isolierenden Stengel-Blüten-Bildung, während die rheumatische, zum Physischen hin tendierende Verhärtung zu dem sich vereinseitigenden Wurzel-Prozeß gehört.

In der Pflanze werden Substanzen wie Vitamin C und Harze gefunden, die darauf hinweisen, daß der Lichteinfluß (Vitamin C) weit in die Pflanze hineinwirkt und auch die Wärme sich zu Harzen, vor allem im Wurzelbereich, verdichtet. Auf der anderen Seite kommt es zur Saponinbildung, die stets ein Ausdruck für eine intensive Auseinandersetzung von Licht- und chemischem Äther ist. Zum Verständnis der Primula-Wirkung ist noch darauf hinzuweisen, daß sich in der Wurzel Salicylsäure in Form von Salicylsäureester findet. Dies bedeutet ebenfalls, daß der Blüten-Wärme-Impuls mittels dieser Substanz bis in die Kältezone der Pflanze, die Wurzel, vordringt und hier der Auskühlung und Mineralisierung unterliegt. Die Schlüsselblume zeigt also folgende Besonderheit in ihrer Bildung: Die Trennung von Blüten-Wärme-, Licht-Stengel-Prozeß einerseits und Blatt-Wurzel-Prinzip andererseits, die sie in ihrer Gestalt deutlich zeigt, überwindet sie zugleich in ihren substanzbildenden Prozessen: Es kommt zur Saponinbildung; blütenhafte Substanzen (Harze, Salicylate) durchdringen die Pflanze bis in den Wurzelbereich.

Wenn nun die Primula in einem Herzheilmittel Verwendung findet, wird insofern mit ihrer Wirkung gerechnet, als durch Zivilisationseinflüsse die Gefahr besteht, daß die chemisch-ätherischen Kräfte des rechten und die Licht-Wärme-Prozesse des linken Herzens nicht mehr im Herzen selbst harmonisiert werden können. Es handelt sich um einen im Herzen sich abspielenden pathologischen Doppelprozeß, um das Auseinanderfallen und die einseitige Betonung der im rechten Herzen bestehenden Verbindung von Ich und Astralleib mit der Substanzbildung einerseits und der im linken Herzen vorhandenen Befreiung der höheren Wesensglieder unter Entbindung von Licht- und Wärmekräften andererseits. Die Schlüsselblume ist weiterhin dann therapeutisch hilfreich, wenn das Herz aus der Peripherie zu stark belastet wird: von der Leberseite her, dies entspricht bei der Primel dem ungewöhnlichen Eiweiß-Flüssigkeits-Prozeß in der Blattrosette; von der Nierenseite her durch ihre starke Betonung des Lichteinflusses, der sich im Stengelprinzip äußert. Wiederholt wurde dargestellt, daß das Herz die polaren Prozesse des Leberchemismus und des Licht-Nieren-Prozesses zum Ausgleich bringen muß. Dies wird von Primula veris begünstigt.

Onopordum e floribus ferm 33c D2
(Blütenköpfe der Eselsdistel, Onopordum acanthium; Compositae):

Disteln zeigen in ihrer Signatur die Doppelwirksamkeit kräftiger, sukkulent-wäßriger Blattspreitenbildung einerseits und von der Peripherie her einstrahlender, in dornig harten Blattspitzen auslaufender Lichtwirksamkeit andererseits. Diese Polarität ist wesentlich.

Onopordon findet eine therapeutische Verwendung dann, wenn die Leber in ihrer auch anatomisch engen nachbarschaftlichen Beziehung zum rechten Herzen einem zu starken formenden Licht-Luft-Prozeß unterliegt und ihre saugende Kraft nachläßt. Die Distelwirkung – nicht nur der Eselsdistel, sondern auch der Mariendistel – auf die Leber beruht darauf, daß der Flüssigkeitsprozeß der Leber einer zu intensiven Wirkung der Atmungstätigkeit und damit auch des Sauerstoffprozesses unterliegt. Der interstitielle Gewebeflüssigkeitsprozeß verliert dann seine Plastizität. Bei chronischer Einwirkung einer derartigen zu starken Arterialisation kommt es dann schließlich zur zirrhotischen, degenerativen Veränderung des Lebergrundgewebes. Diese Tendenz ist es, die durch Onopordon in stato nascendi ständig überwunden werden muß. Ausdruck für den überstarken Lichtprozeß in Onopordon ist die Verhärtung der Blattspitzen bis herauf in den dornigen Kelch der Blütenregion. Es wird also der starke Wärme-Licht-Prozeß in der Pflanze durch ihre originäre plastische Vitalität ausgeglichen und

gerade noch kompensiert. Im Bildeprozeß der Eselsdistel kommt es zu einer Belebung des überstark eingreifenden Verhärtungsimpulses. Entsprechend befreit in dem Herzpräparat Primula comp. Onopordon vor allem das rechte Herz und seine diastolisch-„saugende“ Kraft von einem Übergreifen eines zu starken Licht-Atem-Geschehens.

Onopordon und Primula stellen in dieser Heilmittelkomposition eine Polarität dar, die dann durch die Hyoscyamus-Wirkung verbunden und im besonderen noch durch Conchae ergänzt wird.

Die kosmische Himmelsschlüsselblume, durch die die Frühlingskräfte wieder neu in die irdische Pflanzenwelt eingreifen können, steht der massiven, mannsgroßen, ganz irdischen Eselsdistel entgegen, die sich mit einer langen Pfahlwurzel fest im Boden verankert und dem hellen, warmen und trockenen Sommer mit der ihr eigenen Lebenskraft trotzt. Primula trennt durch ihren langen Blütenstengel, der sich über die bodenständige Blattrosette erhebt, Wärme-Licht- und wäßriges Erdgeschehen, während Onopordon diese Kräfte vereinigt: Die Blätter sind dornig zugespitzt und den Stengel begleitet ein doppeltes, ebenfalls verhärtetes Flügelblatt. Im menschlichen Herz-Kreislauf-System finden wir die Onopordon- und die Primula-Situation wieder: Das freie Strömen des Blutes wird durch ein rhythmisches Herauslösen und Wiedereingreifen der höheren Wesensglieder in seinem Fluß modifiziert. Das freie Strömen des Blutes im Gebiet der feinen Kapillaren geht über in ein Angesaugt-Werden vom Leberbereich her. Im Herzen erfährt der Blutfluß eine Stauung, um schließlich für einen Moment ganz angehalten zu werden vor einer erneuten Beschleunigung. In diese wechselnde Blutströmung greifen Primula und Onopordon regulierend ein.

Hyoscyamus ex herba ferm 33d D3

(Bilsenkraut, Hyoscyamus niger; Solanaceae):

Die Signatur von Hyoscyamus zeigt, ähnlich und vergleichbar mit Belladonna, das tiefe Eingreifen des Astralischen in den vegetativen Prozeß. Dafür ist Ausdruck der bis in die Blattachseln herunterdringende Blüten- und Fruchtstand und die geradezu an das tierische Element erinnernde Ausgestaltung der Blätter, die wie hängende Flügel einer Fledermaus vom Stengel stiellos abstehen. In der Bildung der Alkaloide Hyoscyamin, Atropin, Scopolamin kommt die Überwältigung der Pflanze durch das Eingreifen des Astralischen zum Ausdruck.

In der Wahl von Hyoscyamus als Bestandteil für ein „Herzheilmittel“ kommt zum Ausdruck, daß das Herz aus der Peripherie des Organismus belastet werden

kann, und zwar dann, wenn durch wiederholte Schockereignisse ätherische und astralische Organisation sich aus den Reproduktionsorganen relativ ablösen und von der mittleren, rhythmischen Organisation bewältigt werden müssen. Es kann dann zu einer übermäßigen Belastung des Herzens kommen, wenn der „untere Astralleib" und die „oberen" astralischen Wirkungen über das Nervensystem und die Atmung unmittelbar in der Herzregion aufeinandertreffen. Es entsteht Herzunruhe, Arrhythmie, wechselweise Tachykardie und Bradykardie. Die psychischen Symptome, die diese Herzempfindlichkeit begleiten, sind Angstzustände, Pendeln zwischen Lachen und Weinen, mangelndes Situationsbewußtsein, Kritiklosigkeit, Mißtrauen. Die Herzkräfte selbst, d.h. die seelischen und körperlichen harmonisierenden, ausgleichenden Kräfte, sind zu schwach. Daß die astralische Organisation auch im übrigen Organismus nicht mehr organisch gehalten ist, geht u.a. aus den Gliederzuckungen beim Einschlafen (Nierensymptom) hervor. Der Präparatebestandteil Hyoscyamus berücksichtigt insbesondere die heute verbreiteten Zivilisationsschäden infolge von schweren Schockereignissen.

So ist die Konzeption von Primula comp. in erster Linie darauf gegründet, daß von einem Auseinandergliedern der differenzierten ätherischen Organisation und der astralischen Organisation ausgegangen wird. Dem entsprechen in verschiedener Weise die pflanzlichen Präparatebestandteile Primula, Onopordon und Hyoscyamus.

Conchae D9

(Austernschalenkalk, Kalziumkarbonat von Ostrea edulis):

Die Muschel, eine auf der Entwicklungsstufe des Lymphsystems stehenbleibende Molluske, vermag ihre Vitalität dadurch zu erhalten, daß sie die Astralisierung mit Hilfe des Kalkgeschehens in ihrem Eiweiß ständig durch Abscheidung des Kalkes überwindet. Es ist Conchae das Urmittel für die Beherrschung des Lymphsystems und der Eiweißbildung.

Conchae wurde dem von Rudolf Steiner angegebenen Originalpräparat hinzugefügt, um mit diesem tierischen Präparat auf die sich verselbständigende ätherische Organisation im Lymphbereich einzuwirken. Alle Quellungszustände, vor allem Auskühlung des Organismus und Verselbständigung des Lymphgeschehens im Blutbereich, sollen durch Calcium carbonicum (Conchae) therapeutisch beeinflußt werden. Die ätherische Organisation, die sich der astralischen und Ich-Organisation entzieht, soll wiederum in der richtigen Weise über

die Beherrschung des Kalkprozesses von seiten des Astralleibes durchatmet und an die Ganzheit des Wärmeorganismus angeschlossen werden. Wir haben es beim Muschelkalk sowohl mit einem mineralischen Heilmittel mit seiner Wirkung auf die Ich-Tätigkeit, als auch mit einem tierischen Präparat (tierischer Kalk) mit der Wirkung auf die ätherische Organisation zu tun. Dadurch wird das Lymphsystem belebt und durchwärmt. Durch die Hinzunahme von Conchae wird vor allem die Unruhe, die den ganzen Organismus bei Störungen des mittleren Systems ergreifen kann, beeinflußt und besonders die abendlichen Einschlafstörungen gebessert.

Zusammenfassend kann gesagt werden, daß das Präparat Primula comp. geeignet ist, insbesondere bei Zivilisationsschäden die Eigentätigkeit des Herzens freizumachen von einseitiger Belastung aus der Peripherie. Es ist damit ein ausgesprochen hygienisches und den Zivilisationsschäden begegnendes Präparat.

Entstehung: Das Präparat Primula comp. ohne Conchae wurde bereits 1928 im Ärztekreis um Frau Dr. med. Ita Wegman im Klinisch-Therapeutischen Institut, Arlesheim hergestellt. In den Arzneimittelschatz der WALA wurde es 1952 übernommen und 1965 durch Conchae ergänzt: WALA-Ärztekreis, Frau Dr. med. Margarethe Hauschka, Dr. med. Heinz-Hartmut Vogel.

Darreichungsform

1. Injektionslösung
2. Globuli velati

Indikationen

Zur Überwindung der polaren Kräfte aus dem Stoffwechsel- und Sinnes-Nerven-Geschehen, die in der Herztätigkeit zum Ausgleich kommen sollen, z.B.

1. Herzrhythmusstörungen
2. Tachykardie (Basedow)
3. Herzneurose
4. nach Myokardschaden
5. orthostatische Dysregulation
6. Neigung zu Ohnmachtsanfällen
7. aufbauendes Herz- und Kreislaufmittel bei Erschöpfungszuständen, in der Rekonvaleszenz

Primula/Convallaria comp.

In dem Präparat Primula/Convallaria comp. sollte die Rezeptur, die auch dem Präparat Primula comp. zugrunde lag, durch vor allem über die Niere wirksame pflanzliche Kreislaufmittel ergänzt werden: Scilla maritima und Convallaria majalis. Weiterhin wurde das Organpräparat Cor und, wie in Primula comp., Conchae hinzugefügt. Es bestand also die Absicht, die herz-hygienische Wirkung von Primula comp. zu ergänzen durch ein gezieltes Eingreifen in die Nierentätigkeit, um von hier aus auf den Kreislauf und das Herz einzuwirken, wenn der spezifische Nierenprozeß, d.h. die lichtätherische Wirkung im Kreislaufgeschehen, zu schwach ist.

Hyoscyamus ex herba ferm 33d D3

Onopordum e floribus ferm 33c D2

Primula e floribus ferm 33c D2

Conchae D9

} siehe Primula comp.

Scilla e bulbo ferm 33b D2
(Meerzwiebel, Urginea maritima; Liliaceae):

Die Liliengewächse sind dadurch gekennzeichnet, daß sie in der Zwiebelbildung, teilweise auch in Knollen- oder Wurzelstockbildung, den Blatt-Flüssigkeits-Prozeß stauen und in Richtung Erd-Wurzel-Bereich heruntertragen. Diese Durchdringung schließt ein intensives Eingreifen des Blütenprozesses, d.h. der hier wirksamen Licht-Wärme-Prozesse, ein. Das bedeutet, daß es im Erdbereich zu einer Konzentration der in der typischen Pflanze auseinandergegliederten Blüten-, Blatt- und Wurzelprozesse kommt. Die therapeutische Wirksamkeit von Scilla maritima ist zu verstehen, wenn man bedenkt, daß es im „unteren" Nierenpol, d.h. im Interstitium des Nierenmarkes, schon physiologischerweise zu einem intensiven Konzentrationsvorgang bei der Rückresorption des Ultrafiltrates kommt. Die Niere kann so verstanden werden, daß sie in sich polarisiert ist in den glomerulären arteriellen Blut-Wärme-Pol und den im Nierenmark konzentrierten Lymph-Pol. Das Besondere der Nierenleistung liegt darin, daß sich Wärme- und Lichtkräfte rhythmisch verbinden mit einem ungewöhnlich ausgeprägten, in den Nieren sich abspielenden Flüssigkeitsprozeß in der Ultrafiltratbildung und seiner Rückresorption.

Die Liliaceen zeichnen sich als Pflanzentypus dadurch aus, daß Licht und Wärme sich in besonderer Weise in der Morphologie der Pflanze und im Säftestrom auswirken. Die Sukkulenz, die wäßrige Stauung des im Knospenstadium erdnah festgehaltenen Blattelementes einerseits und der Einfluß der Licht-Wärme-Kräfte auf den Flüssigkeitsprozeß der Pflanze mit Bildung entzündlich-scharfer, schwefelhaltiger, flüchtiger Substanzen andererseits sind der Typus der Liliaceen. Ein Auseinanderfallen des oberen und unteren Nierenpoles ist ganz allgemein der Wirksamkeitsbereich der Liliengewächse (vgl. Veratrum). Die Meerzwiebel ist gleichsam das „Natursimile" für einen durch die Nierenfunktion nicht vollständig bewältigten und dadurch sich verselbständigenden Lymph-Flüssigkeits-Prozeß im zirkulierenden Blut. Neben den steroidalen, digitalisähnlichen Glykosiden (Scillaren) enthält Scilla Schleimzucker wie Glucogalactane und Polyfructosane, Substanzen, die die Fähigkeit haben, Wasser an sich zu binden. Im Arzneimittelbild kommt es dann zu einer ungenügenden Ultrafiltratbildung und zu einer Flüssigkeitsanschoppung im Niereninterstitium. Die Ausscheidung in der Niere geht zurück, die Abtrennung, d.h. vorübergehende Aussonderung des Ultrafiltrates aus dem Blut, gelingt nicht vollständig. In diesen Prozeß greift therapeutisch die Meerzwiebelwirkung ein. Es sind die oben erwähnten sulfurischen und lichthaften Kräfte, die zur Wirksamkeit kommen. Die potenzierte Zubereitung aus dem Bulbus Scillae, einer rosafarbenen, bis kindskopfgroßen Zwiebelbildung, kann die geschilderte unvollständige Trennung von Blut-Wärme-Prozeß einerseits und von Gewebeflüssigkeit andererseits, deren Bildung als Ultrafiltrat in der Niere besonders ausgeprägt ist, überwinden. Die pathologische Ödembildung zeigt sich vorwiegend in den unteren Extremitäten und im Abdomen, nicht im Gesicht. Therapeutisch wird das zirkulierende Blutvolumen entlastet, die Ausscheidung kommt in Gang. Darauf beruht die „Kreislaufwirkung" von Bulbus Scillae.

Convallaria e planta tota ferm 33c D2
(Maiglöckchen, Convallaria majalis; Liliaceae):

Ein Kennzeichen des Maiglöckchens besteht darin, daß es bei dieser Liliacee zwar nicht, wie bei Bulbus Scillae, zur Ausbildung einer Zwiebel kommt, aber zu einem flüssigkeitsreichen Rhizom, das sich unter der Erdoberfläche fast horizontal ausbreitet. Der Wurzelstock setzt sich dann im oberirdischen Sproßwachstum der Pflanze fort. Daraus geht hervor, daß der Wurzelstock noch einbezogen ist in den Sproß-Stengel-Anteil der Pflanze. Der Standort in der kühlen, jedoch aufgehellten Waldlichtung, kann ebenfalls ein Hinweis sein für das Hereindringen der

von der Erde ausgehenden Kühle bis in den blütentragenden Stengel hinein. Man kann also beim Maiglöckchen einen im Vergleich zur Meerzwiebel umgekehrten Bildeprozeß feststellen: Meerzwiebel: Verlagerung des sulfurischen Blütenprozesses in die Zwiebel, Maiglöckchen: Erdenprinzip heraufdringend in Stengel- und Blütenregion.

Die im Maiglöckchen sich bildenden herzwirksamen Glykoside sind denen des Fingerhuts, der Meerzwiebel und des Adonisröschens verwandt. Die Besonderheit des Convallaria-Glykosides beruht auf der Tatsache, daß das Convallatoxin und seine Verwandten teilweise in kristalliner Form auftreten, d.h. sich der sulfurischen Wirksamkeit entziehen und in den Einflußbereich der Kältewirkung der Wurzel geraten. Andererseits spielt der Gehalt an Saponinen eine große Rolle, wodurch zum Ausdruck kommt, daß der in den Glykosiden sich niederschlagende Lichtprozeß eine intensive Verbindung zum Flüssigkeitsgeschehen, d.h. zum Chemismus der Pflanze, eingeht. Die Wirksamkeit ist besonders dann gegeben, wenn der Organismus zu sehr den flüssig-chemischen und auskühlenden Prozessen unterliegt, d.h. die Durchwärmung der Organe, vor allem der Niere, von der Blutwärme her nicht mehr gelingt.
Damit ergänzt Convallaria vom „Kältepol" des Nierenmarkes aus die Wirkung auf den renalen Flüssigkeitsprozeß von Bulbus Scillae.
Die periphere Wirkung von Convallaria und Scilla setzt sich vom Zentrum der Nierenfunktion auf den übrigen Organismus fort. Man kann davon sprechen, daß sich in jedem Organ ein jeweils abgewandelter Nierenprozeß abspielt, so auch im Herzen. Diesen gilt es bei der Therapie mit dem Präparat Primula/Convallaria comp. zu entlasten.

Cor Gl D7
(Herz):

Das Organpräparat Cor wurde dem Präparat beigefügt, um die Herzbeziehung der übrigen Bestandteile zu betonen. Cor im Bereich der tiefen Potenzen wirkt auf die ätherische Herzorganisation dynamisierend.

Entstehung: Dr. med. Gerhard Suchantke, aus dem Ärztekreis des Klinisch-Therapeutischen Instituts, Arlesheim, Leitung Frau Dr. med. Ita Wegman, 1957.

Darreichungsform
1. Injektionslösung
2. Globuli velati

Dosierung und Art der Anwendung
Soweit nicht anders verordnet,

1. Injektionslösung:
zur Akutbehandlung 2 mal täglich jeweils 1 ml subcutan injizieren, längerfristig 2 mal wöchentlich bis 1 mal täglich injizieren.

2. Globuli velati:
2–5 mal täglich jeweils 5–10 Globuli unter der Zunge zergehen lassen.

Indikationen
Zur Überwindung der polaren Kräfte aus dem Stoffwechsel- und Sinnes-Nerven-Geschehen, die in der Herztätigkeit zum Ausgleich kommen sollen, mit besonderer Berücksichtigung einer zu schwachen Nierentätigkeit, z.B.
1. Herzarrhythmie
2. Herzmuskelinsuffizienz
3. als Adjuvans bei Basedow

Primula-Muskelnähröl (Primula comp., Oleum)

Benötigt wurde ein bei Muskeldystrophie und -atrophie einzusetzendes, die Muskeltätigkeit und den Muskelaufbau förderndes Präparat. Es kommen Schädigungen infrage infolge längerer Ruhigstellung als Inaktivitätsatrophie beziehungsweise Morbus Sudeck, weiterhin Muskelatrophien infolge neurologischer und muskulärer Erkrankungen.

Voraussetzung für ein Verständnis dieser Heilmittel-Komposition ist eine geisteswissenschaftliche Anschauung über Muskelbildung und Bewegung. Das Muskelgeschehen vermittelt in dem Spannungsverhältnis von Nerven- und Blutprozeß. Es umfaßt die durch die zur Ruhe gekommene Entwicklung der Nerven mögliche Impulsierung und Steuerung der Bewegung sowie die die Form und Ruhe ständig sprengen wollende, zu ungezügelter Bewegung drängende Blutsdynamik. Bildhaft gesprochen entsteht der Muskel aus geronnenem Blut; das Myoglobin des rotgefärbten Skelettmuskels ist dem Blut-Hämoglobin nahestehend. Auch hier ist es der Ruhe-Form-Nerven-Impuls, der die Bildung und Ausformung des Muskelorgans aus dem strömenden Blut in Gang bringt. Nerven- und Blutskräfte durchdringen sich im Bewegungsmenschen ständig.

Im Falle einer Denervation des Muskels fallen diese beiden polaren Prozesse auseinander. Wir beobachten Faszikulation und Atrophie. Bei der Faszikulation handelt es sich um ständige, nicht kontrollierte und koordinierte Spontanbewegungen der einzelnen Muskelfasern; ohne den fehlenden übergeordneten Impuls, der aus der Ganzheit des Organismus erfolgt, ist keine zielgerichtete Bewegung möglich. Andererseits regt der in den Synapsen sich rhythmisch auf den Muskel übertragende Nervenimpuls auch die Trophik, d.h. die substantielle Ausgestaltung des Muskelgewebes an.

Dieses Sich-Druchdringen von Nerven- und Blutskräften war Gedankengrundlage für die Konzeption von Primula-Muskelnähröl, dessen Bestandteile nun geschildert werden.

Ölauszug aus Hypericum, Herba rec. (zu 10% enthalten)
(Johanniskraut, Hypericum perforatum; Guttiferae):

Es wurde das blühende Johanniskraut gewählt, da es eine besondere Beziehung zur Nerventätigkeit entfaltet. Hypericum, auch „Hartheu“ genannt, ist eine in der sonnengelben Blüte dem Licht sich in einseitiger Weise aufschließende Pflanze, es betont zugleich in seinem besonders in getrocknetem Zustand auffällig harten Stengel den Kieselprozeß. Man kann Hypericum auch als „pflanzlichen Phosphor“ bezeichnen. Wie dieser betont auch die Pflanze den Phosphor-Nerven-Prozeß im Sinne der hier sich abspielenden „Exkarnation“ von Wärme und Licht. Der Ölauszug wird in Glasgefäßen am Licht der Sommersonne gewonnen. Das Erdnußöl färbt sich durch das zunächst dunkelviolett erscheinende ätherische Öl, das aus den Blüten und den Öldrüsen der Blätter austritt, während des Auszugs blutrot an.

Erschütterungen seelischer *und* körperlicher Art, Nervenverletzungen, besonders Stauchungen und Erschütterungen der Wirbelsäule und des Kopfes sind Indikationsbereiche für Hypericum. Als Bestandteil für Primula comp. wurde die Anwendung von Hypericum nach operativen Eingriffen mit Nervenschädigung und als Heilmittel bei Erschütterungen des Nervensystems, z.B. des Großhirns und der Medulla, vor allem ins Auge gefasst. Einen weiteren Gesichtspunkt für die Anwendung von Hypericum perforatum gibt uns Rudolf Steiner, der es aufgrund seiner „primär gelben Blüten“ zur Bekämpfung von Organ-Unterernährung im Rhythmischen System angibt. Zu diesen Organen gehört ja auch die Muskulatur, die sich aus den segmental-rhythmisch angeordneten Myotomen im mittleren Bereich des Embryos entwickelt.

Ölauszug aus Primula Flores (45%)
(Blüten der echten Schlüsselblume, Primula veris; Primulaceae):

Zur Signatur der Primula veris gehört die Bildung einer bodenständigen Rosette aus hellgrünen, plastischen und saftigen Blättern über einem kräftigen kurzen Wurzelstock. Diesem entspringt übergangslos der lange blattlose Schaft, der die zwischen Leichte und Schwere balancierenden, von einem luftig aufgeblasenen Kelch umhüllten, goldgelben Blüten trägt. Hier offenbart die Pflanze die ihr innewohnenden polaren Bildeprinzipien: Einerseits zeigt sie das Verharren des wässerig-chemischen Elementes an der Erde durch die Blattrosettenbildung und den Wurzelstock. Andererseits findet sich, davon abgesetzt, ohne Blattmetamorphose, ein starker Lichtprozeß, der in den wie unmittelbar aus den Frühjahrssonnenstrahlen herausgebildeten Blüten zur Wirksamkeit kommt.

Auf die menschliche Organisation übertragen heißt dies, daß das Blut-Muskel-Geschehen, das die Beziehung zum Nerven-Licht-Prozeß verliert, wieder mit diesem durch die rhythmische Massage oder Einreibung in die richtige Beziehung gebracht wird und dadurch die Muskeltätigkeit eine Anregung erfährt. Primula veris gehört neben Hypericum und Hornklee übrigens auch zu den von Rudolf Steiner für die Organernährung im mittleren Menschen angegebenen Heilpflanzen.

Quarz (0,1 ppm)[76])
(Bergkristall, Kieselsäureanhydrid):

Bei der genannten Indikation soll durch den Kiesel die Ich-Tätigkeit im dystrophischen Muskelbereich bzw. in der zur Atrophie übergehenden Muskulatur angeregt werden. Der Kiesel ist Träger der Ich-Organisation im physischen und Wärmeorganismus.

Quarz ist die Substanz, die eine spezifische Beziehung zum Bindegewebe besitzt. Die Fähigkeit des Bindegewebes und seiner Grundsubstanz, mit der Gewebeflüssigkeit umzugehen, diese zu gestalten und den Gestaltungsprozeß auf das jeweilige Organ zu übertragen, ist beim Quarz-Arzneimittelbild geschwächt; der Kieselprozeß wird nicht in seiner Lebensfunktion gehalten. Es kommt zu einer Atrophie des Bindegewebes, zu einem Wärme- und Formverlust.

---

[76]) *Es handelt sich um die in öligem Medium hergestellte 4. Dezimalpotenz der Ausgangssubstanz (1%iges Quarz, Oleum); diese Potenzierung kann jedoch nach dem Homöopathischen Arzneibuch nicht deklariert werden, da dieses ölige Potenzen nicht kennt.*

Das Arzneimittelbild der Homöopathie zeigt die charakteristischen Symptome der Kieselwirksamkeit: Bindegewebsschwäche, Wärmeverlust, Kältegefühl, Dystrophie, Assimilationsschwäche; die Sinnes-Nerven-Tätigkeit dominiert gegenüber dem Substanzaufbau.

Myocardium Gl

(Herzmuskel):

Myocardium bildet die organische Grundlage für die Wirksamkeit der oben genannten Bestandteile in Primula comp., Oleum. Es vermittelt als organische Substanz die Wirksamkeit im ätherischen Bereich der Muskulatur und regt hier die ätherische Organisation an.

Die muskelbildende Tätigkeit steht als mittleres System zwischen dem Blut-Wärme-Prozeß und dem in die Ruhe überführenden Nerven-Prozeß. Es wurde hier das zwischen unbewußter glatter Muskeltätigkeit der inneren Organe und willkürlich impulsierter Skelettmuskulatur vermittelnde Herzmuskelgewebe gewählt, welches durch seinen eiweißhaltigen Gewebesaft besonders die plastische Ausformung des erkrankten Muskelgebietes anregen kann. Wir sehen den Herzmuskel als eine Art Urmuskel an.

Hyoscyamus ex herba ferm 33d (10 ppm) [77])

(Bilsenkraut, Hyoscyamus niger; Solanaceae):

Die Signatur von Hyoscyamus zeigt, vergleichbar und noch stärker als Belladonna, das tiefe Eingreifen des Astralischen in den vegetativen Prozeß. Die klebrigen, schmutzigfarbenen Blüten, beziehungsweise die ausgetrockneten, mit kleinen schwarzen, wie verbrannt erscheinenden Samen gefüllten Kapseln, drängen sich Stufe für Stufe in die Blattachseln. In der Bildung der Alkaloide Hyoscyamin, Atropin, Scopolamin kommt die Überwältigung der Pflanzensubstanz durch das Eingreifen des Astralischen zum Ausdruck.

Hyoscyamus wirkt primär auf die astralische Organisation, d.h. pflanzliche Heilmittelzubereitungen müssen von der seelischen Organisation und der Atmungstätigkeit überwunden werden und aktivieren damit den Empfindungsorganismus. Beim starken Pflanzengift des Bilsenkrautes kommt es zu einer

---

[77]) *Es handelt sich um die in öligem Medium hergestellte 4. Dezimalpotenz der Ausgangssubstanz (Hyoscyamus ex herba ferm 33d). Diese Potenzierung kann jedoch nach dem Homöopathischen Arzneibuch nicht als solche deklariert werden.*

Lockerung des Seelischen und des Ätherischen. Hyoscyamus, als Bestandteil von Primula-Muskelnähröl, wurde dem Präparat hinzugefügt, um die Lockerung des Ätherleibes zu beheben bzw. den Astralleib im Muskelsystem zu veranlassen, sich wieder entsprechend mit dem Ätherischen zu verbinden. So wird die Besserung der Muskelzuckungen und -krämpfe verständlich, die zum Arzneimittelbild von Hyoscyamus gehören und die durch das potenzierte Bilsenkraut ausgeglichen werden. Diese Überwindung erfolgt aus den Herzkräften des mittleren Menschen; Hyoscyamus wird von der geisteswissenschaftlich erweiterten Medizin als eine „Herzheilpflanze“ angesehen in dem Sinn, wie wir es in Primula comp. und Primula/Convallaria comp. beschrieben haben.

Rosmarini aetheroleum (0,3%)
(ätherisches Öl von Rosmarin-Blättern, Rosmarinus officinalis; Labiatae):

Das ätherische Öl des Rosmarinstrauches könnte verglichen werden mit demjenigen der Nadelbäume Tanne, Kiefer und Lärche. Durch seine Verwandtschaft mit dem Wärme-Luft-Element hat es über die Ich-Organisation eine starke Beziehung zum physischen Leib, zur Peripherie, zur Haut und zu den Sinnesprozessen. Die äußere Anwendung von Rosmarinöl regt den Wärmeprozeß und damit die Zirkulation an. Es wirkt auf die peripheren Sinnesprozesse und bekämpft somit auch eine Auskühlung und damit Verhärtung von der Körperperipherie her im Bindegewebe von Unterhaut und Muskulatur.

Zusammenfassend kann gesagt werden, daß das Präparat Primula comp., Oleum aufgrund seiner Zusammensetzung dann angezeigt ist, wenn sich im Bewegungsorganismus, sei es durch Überanstrengung oder lang anhaltende Ruhigstellung, der in der Muskulatur rhythmisch ineinandergreifende Blut- und Nervenprozeß auseinandergliedert. Durch lang anhaltende Inaktivität und Ruhigstellung drohen der Wärme-Blut- und Nerven-Sinnes-Prozeß auseinanderzufallen. Es kommt zur Lähmung, wofür die Myasthenia gravis ein typisches Beispiel darstellt. Diese beiden Prozesse wieder rhythmisch zu einer fließenden, weder durch Lähmung geschwächten noch durch Spastik unterbrochenen Bewegung zu verbinden, soll durch die Anwendung vom Primula-Muskelnähröl unterstützt werden.

In einem übergeordneten Sinn bewirkt Primula-Muskelnähröl eine Stärkung des Bewegungsmenschen von den Kräften der mittleren Organisation her und eignet sich daher auch zu Einreibungen bei Herzschwäche.

Entstehung: Ärztekreis des Klinisch-Therapeutischen Instituts, Arlesheim, Leitung Frau Dr. med. Ita Wegman, 1935.

Darreichungsform
Öl

Dosierung und Art der Anwendung
Soweit nicht anders verordnet:
Entweder 1–3 mal täglich Einreibung der betroffenen Muskelpartien oder bei Langzeitbehandlung 2 mal wöchentlich als Massageöl.

Indikationen
Zur Anregung der rhythmischen Tätigkeit von Empfindungs-Atmungs- und Ich-Wärme-Organisation im polaren Geschehen von Nerven- und Blutprozeß im Bereich der Muskulatur, z.B.

1. Muskelschwäche, Lähmung nach Apoplexie
2. Muskelatrophien infolge neurologischer und primär muskulärer Erkrankungen, wie auch nach langer Ruhigstellung
3. Sudeck-Syndrom (im Wechsel mit Arnika-Salbe)
4. für Herzmassagen bei Herzmuskelschwäche

Prunuseisen

Prunus spinosa cum Ferro geht auf eine Rezeptur aus der Zeit der Zusammenarbeit von Frau und Herrn Dr. Hauschka mit Frau Dr. Ita Wegman am Klinisch-Therapeutischen Institut in Arlesheim zurück. Dieses Präparat und seine pharmazeutische Zubereitung ist später in das Präparat Levico comp. eingegangen.

Prunus spinosa ferm cum Ferro D6

(Blüten und Triebspitzen des Schlehdorns, Prunus spinosa; Rosaceae; Auszug in Gegenwart von Hämatit):

Um dem Eisen die Aufnahme in die ätherische Organisation des Menschen zu ermöglichen, wurde als pflanzliche Substanz Prunus spinosa hinzugegeben. Gewählt wurden Schlehentriebspitzen und -blüten. Diese werden in wässerig-

fermentativem Ansatz in Gegenwart von fein verriebenem Hämatit (Bluteisenstein) ausgezogen. Die Wirkung der Schlehe auf die ätherische Organisation sollte die Brücke bilden für die Eisenwirksamkeit. In der Schlehe kommt es zu einer intensiven Einwirkung der verhärtenden Tendenz der Erde, die der Stengelbildung verbunden bleibt; es kommt zur extrem harten Verholzung und zur Stauchung der Seitentriebe als Dornbildung. Die Blüten brechen im Frühjahr bereits vor der Blattbildung auf. In der zunehmenden Frühjahrshelligkeit „explodiert" ein Blütenprozeß, der in seiner schneeweißen, nach außen sich verströmenden Lichtfülle das schwarze, sparrige Gehölz umgibt. Das Auseinanderfallen, die Spannung zwischen Erde-Flüssigkeits- und Blüten-Licht-Wärme-Prinzip ist typisch für die Schlehe. Als Heilmittel wirkt sie der Polarisierung von lebendig-physischen und seelisch-ichhaften Kräften im Blutbereich entgegen.

Zwischen Blüten- und Blattprozeß greift die Eisenatmung ein. Die sphärische Anordnung des dreiwertigen Eisens im Hämatit ist ein Hinweis auf die zentripetale, von der Peripherie zum Zentrum hin wirksame „Marsnatur" des Eisens. Man findet im Hämatit auf diese Weise eine vorwiegend sphärische Struktur, dagegen im Markasit eine strahlige, zentripetale Kristallisation. Diese Kristallisationsformen zwischen Zentrum und Peripherie einer Sphäre sind Hinweis darauf, daß das Eisen im Blut ein Vermittler der Inkarnation, des Wärmeprinzips, ist. Der Wärme im Physischen bedient sich die Ich-Organisation. Die Verbindung der Hämatitwirksamkeit mit dem Schlehenprozeß ermöglicht die Aufnahme des Eisens darüber hinaus in die ätherische Organisation.

In der späten Reifung der Schlehenfrucht mit ihrem herb-säuerlichen, zusammenziehenden Fruchtfleisch einerseits und der sehr frühen, vorzeitigen Blüte andererseits zeigt die Schlehe eine extreme Zurückhaltung des Wärmeprinzips. Wie alle Rosaceen hat auch Prunus spinosa eine unmittelbare Beziehung zum Blutsystem, jedoch so, daß die Eigenwärme des Blutes zurückgehalten wird; der Lichtprozeß dominiert. In der Verbindung mit Hämatit entsteht ein Präparat, das den Wärmeprozeß im Blut in Bewegung bringt. Eisenwirksamkeit wird angeschlossen an die ätherische Organisation und über diese an die im Blut wirksame Licht-Wärme-Tätigkeit von Astralleib und Ich.

Dadurch können Schwächezustände verschiedener Ursache wirksam behandelt werden, sei es im Sinne der Überwindung einer Blutarmut durch Anregung des Blut-Eisen-Prozesses, sei es im Sinne der Harmonisierung eines infolge einer Lebensschwäche überschießenden und ungelenkten Längenwachstums, besonders wenn damit eine konstitutionelle, mit dem Eisenprozeß zusammenhängende organische Schwäche des Erdenorgans Lunge in Verbindung steht. Gemeinsam ist diesen Anwendungsgebieten die Anregung des Blut-Eisen-

Prozesses in dem den Wachstumsprozeß tragenden und die Organvitalität erhaltenden Lebensleib.

Entstehung: Ärztekreis des Klinisch-Therapeutischen Instituts, Arlesheim, Leitung Frau Dr. med. Ita Wegman, 1935.

Darreichungsform

1. Injektionslösung
2. Globuli velati

Indikationen

Zur Anregung einer intensiveren Verbindung der Empfindungsorganisation und Ich-Organisation mit dem lebendigen Blut und arteriellen Gefäßbereich bei Schwäche der oberen Wesensglieder oder ätherischer Erschöpfung, z.B.

1. Anämie
2. Habitus phthisicus
3. Zu starkes Längenwachstum bei Kindern
4. Allgemein in der Rekonvaleszenz (evtl. im Wechsel mit Phosphor D8)

4.1. Zur Nachbehandlung von Grippe und Pneumonie

5. Hypotonie

Pulmo/Ferrum

In bezug auf die allgemeinen Gesichtspunkte zu den Organ-Metall-Kombinationen verweisen wir auf das einleitende Kapitel. In dem Präparat Pulmo/Ferrum sollte ein spezifisches Präparat zur Behandlung der Pneumonie zur Verfügung stehen. Es wurde davon ausgegangen, daß es bei der Pneumonie nach einer Unterkühlung im Lungenbereich als Gegenwirkung zu einem verstärkten Anstrom arteriellen Blutes in die Lunge kommt. Dieser pathophysiologische Prozeß bedingt das Anschoppungsstadium und kann bereits zu Beginn einer Pneumonie zu bedrohlichen Kreislaufbelastungen führen. Der Eisenprozeß im arteriellen Blut droht sich zu verselbständigen und aus der „Herrschaft“ der Ich-Organisation zu geraten.

Ferrum metallicum D7
(Eisen):

Stets handelt es sich bei der Beurteilung eines pathologischen Prozesses – hier des Eisen-Lungen-Prozesses – darum, zu erkennen, wieweit sich ein physiologischer Prozeß relativ verselbständigt. Dem wird mit dem entsprechenden geeigneten Eisenpräparat in potenzierter Form begegnet. Bei Pulmo/Ferrum soll der arterielle Blut-Eisen-Atmungs-Prozeß in seinem unter Umständen zu intensiven Eindringen in die Lungenatmung zurückgedämmt werden. Das Eisen zeichnet sich unter den Metallen dadurch aus, daß es in stofflicher Konzentration in die irdische Leibesbildung aufgenommen wird. Es findet sich in Form von Speicher und Serum-Eisen und hat im Hämoglobin der roten Blutkörperchen Anteil an der stofflichen Grundlage der Blutatmung. Durch die Eisenwirkung verbindet sich also die Atmungs-Empfindungs-Organisation unmittelbar mit der physischen Organisation , welche in der Lunge ihr Zentrum besitzt.

Pulmo Gl D16
(Lunge):

Die Lunge wird von Rudolf Steiner als ein dem Prinzip „Erde" unterliegendes Organ geschildert. Wie kein anderes inneres Organ ist die Lunge der Außenwelt und dem physischen, „mineralischen" Luftraum ausgesetzt. Sie nimmt diesen in sich herein. Die Lunge ist ein aufs intensivste durchluftetes Raumorgan. Die Luftkapazität beträgt beim Erwachsenen je nach Übungszustand 3–6 Liter bei einem reinen, blutfreien Lungengewebegewicht von 100 g! Die Lungenbläschen sind gleichsam zur Form geronnene Oberflächen einer ursprünglichen „Tropfenbildung" aus Bindegewebsflüssigkeit und Bindegewebsgrundsubstanz, ausgehend vom entodermalen Lungenblastem. Die Lungenanlage unterliegt zunächst der dichotomen Sprossung mit einer Bildetendenz von innen nach außen. Es entsteht ein drüsenartiges, festes Gewebe, in welches sich erst sekundär die für die Luft vorbestimmten Hohlräume einprägen. Die Lungenbildung folgt damit der im Luftraum gestaltenden Wirksamkeit des Astralleibes, der sich im Lungenblastem mit dem merkurialen Bildeprinzip des Drüsenbaues verbindet.

Es gibt im wesentlichen zwei Krankheitstendenzen der Lunge: das Überwältigtwerden des Lungenorgans vom Stoffwechselpol her, wobei der drüsige Charakter der Lunge in der Entzündung überbetont wird; auf der anderen Seite das Überhandnehmen des Formpoles, der ohnehin in der Lunge dominant ist und die Gefahr in sich birgt, die Lunge in die bindegewebige Erstarrung, in die Überformung, das Lungenemphysem und die Lungenfibrose überzuführen.

Das Organpräparat Lunge in mittelhoher Potenz wurde gewählt, um den „ausufernden" physischen Lungenprozeß wieder anzuschließen an die „ätherische Lunge". Der Flüssigkeitshaushalt der Lunge soll wieder an die normalen Verhältnisse herangeführt werden. Wiederholt wurde darauf aufmerksam gemacht, daß die Organpräparate ihre Wirkung auf die ätherische Organisation entfalten. In einer mittelhohen Potenz kann davon ausgegangen werden, daß das Pulmo-Präparat die ätherische Grundlage des Lungenorgans in ihrer Überreaktion auf ein natürliches Maß zurückführt. In diesem Sinn ist Pulmo/Ferrum ein Grundheilmittel für die Behandlung der Entzündung im broncho-alveolären Bereich.

Entstehung: Dr. med. Heinz-Hartmut Vogel, WALA-Ärztekreis, 1975.

Darreichungsform
Injektionslösung

Indikationen
Zur Überwindung eines in der Lunge einseitig werdenden Blut-Atmungs-Wärme-Prozesses, z.B.
1. Pneumonie
2. Bronchopneumonie
3. Bronchiolitis

Pulmo/Mercurius

Der Rezeptur von Pulmo/Mercurius liegt der Gedanke zugrunde, daß die Aleveolarbildung der Lunge und die Pathologie von der alveolären zur perialveolären, interstitiellen Pneumonie bis zur Lungenfibrose und zur Ausbildung eines Lungenemphysems, im Extremfall einer Wabenlunge, ein pathologischer Mercurius-Prozeß ist. Dies bedarf der Begründung.

Pulmo Gl D5
(Lunge):

Das potenzierte Organpräparat Pulmo in tiefer Potenz soll der Vitalisierung und dem bindegewebigen Aufbau der alveolären Lungen dienen. In der Monographie zu Pulmo/Ferrum wurde die embryonale Entstehung dieses Organs als

Ausstülpung aus dem entodermalen Darmrohr zu einem zunächst drüsig dichten, parenchymatösen Organ beschrieben, welches erst sekundär durchluftet wird. Diesem Bildeprinzip entspricht in der äußeren Natur das Metall Quecksilber.

Mercurius vivus D14
(Quecksilber):

Die physikalischen Eigenschaften des Quecksilbers können etwas über seinen Typus aussagen: Als einziges der sieben Hauptmetalle ist es unter den Temperaturverhältnissen der Lebensprozesse der Erde fließend. Wie das Wasser bildet es aus seiner flüssigen Natur heraus Oberflächen mit einer gegenüber dem Wasser höchsten Oberflächenspannung. Dies ist eine Bedingung für die Tendenz, beim Ausgießen – wie Wasser – kleinste, tropfenförmige Quecksilberkügelchen zu bilden, die jedoch dazu neigen, bei Berührung wieder zu einem Ganzen zusammenzufließen. Eine dritte physikalische Erscheinungsform ist die Kapillarisation und die darin zum Ausdruck kommende Neigung, sich in der Steigfähigkeit wie ein Gas auszudehnen und bereits bei gewöhnlicher Temperatur zu verdampfen bzw. flüchtig zu werden. In dieser Eigenschaft tritt dann auch seine hohe Giftigkeit zutage.

Wir haben damit drei Bildetendenzen:

1. Tropfenbildung:
   Das Quecksilber folgt dem Element Erde in der Bildung kleinster Kügelchen mit eigenem räumlichem Zentrum. Es neigt dazu, sich zu individualisieren, d.h. sich zu einer eigenen selbständigen räumlichen Einheit mit eigenem Zentrum abzuschließen.

2. Das Quecksilber hat die Tendenz, Oberflächen zu bilden (Oberflächenspannung). Damit zeigt es eine Verwandtschaft zum Element Wasser und zum Prinzip der Lösungsfähigkeit, die in der Amalgamierung anderer Metalle wie Silber, Gold zum Ausdruck kommt.

3. In der Kapillarisation und der gesetzmäßigen Ausdehnung in strenger Abhängigkeit von der Temperatur und im Verdunsten bei gewöhnlicher Zimmertemperatur äußert es seine Beziehung zum Element Luft.

Die merkuriale Qualität des Quecksilbers beruht auf der „Empfindlichkeit“ gegenüber den elementaren Kräften „Erde“ und „Luft“. Beiden Elementen möchte es sich angleichen, was nur verständlich ist, wenn man berücksichtigt, daß im Quecksilber auch die Wärme, das Element „Feuer“ immanent ist. Wir haben somit im Quecksilber die Elemente Erde, Wasser, Luft und Feuer vereinigt auf der Stufe des Wässerigen. In der Sprache des Paracelsus sind die Prinzipien Sal (Erde) und Sulfur (Wärme) vereinigt im mittleren Merkur als Wasser- und Luft-Element. Damit haben wir einen Schlüssel zum Verständnis der Quecksilberwirksamkeit.

In der Reihe der sieben Hauptmetalle Pb, Sn, Fe, Au, Cu, Hg, Ag steht das Quecksilber dem Zinn gegenüber. Der Bedeutung, die dem Stannum-Prozeß für die Licht-Luft-Qualität der Bindegewebsflüssigkeit zukommt in seiner Zuordnung zum vegetativen, „pflanzlichen“, interzellulären Flüssigkeitssystem, entspricht polar der Chemismus, das Auftreten des Eiweißes, dessen Strukturierung und Zugehörigkeit zum Merkur-Prozeß. Auffällig ist, daß in dem Temperaturrahmen, in dem Stannum als plastisch-festes Metall auftritt und jenseits dieser Grenzen kristallin erstarrt, Mercurius flüssig bleibt. Bei –39° C wird Quecksilber fest (Zinnpesthöhepunkt bei minus –48° C). Der Siedepunkt von Quecksilber liegt bereits bei 357° C, während Zinn zum Verdampfen 2270° C benötigt. Erst beim Festwerden fügt sich Quecksilber im Hinblick auf seine Leitfähigkeit gegenüber der Elektrizität und der Wärme in die oben angeführte Reihe der sieben Metalle ein.

Die geschilderten besonderen Eigenschaften des Quecksilbers offenbaren Kräftezustände der Erde, die entwicklungsgeschichtlich vor ihrer Mineralisierung liegen: Nach Rudolf Steiner gehört Mercurius zur lemurischen Epoche der Erde als Wiederholung des „alten Mondenzustandes“.

Auf das Erdenorgan Lunge bezogen, weisen die Quecksilbereigenschaften auf die Lungenentwicklung in der Embryonalzeit und die Ausbildung der Lungenbläschen hin, die zunächst noch nicht entfaltet, sondern, wie oben geschildert wurde, von feinster Bindegewebsflüssigkeit und Grundsubstanz erfüllt sind. Das „merkuriale Prinzip“ wirkt gestaltend bei der drüsigen Lungenbildung, wobei es erst mit der Geburt zur Entfaltung der Lungenbläschen und zur Vermittlung zwischen interstitieller „Lymphe“ und Blut einerseits und Alveolarluft andererseits kommt. Die dem Merkurprozeß immanente Wärme verhindert das Festwerden der „alveolären Tropfenbildung“ während der Lungenentwicklung. Mit Einsetzen der Lungenatmung bleiben gleichsam die Oberflächen der Alveolen als Basalmembranen mit dem Schutzfilm des Surfactant stehen.

Im Zusammenhang mit der Lungenentwicklung und mit dem Beginn des Erdenlebens bei der Geburt setzt die Mineralisierung ein mit dem organischen Abscheiden des Kalkes (Knochenbildung) und der Verinnerlichung der Wärme (Knochenmark, Blutbildung). Obwohl die Lungen sich nach außen der physisch gewordenen Luft öffnen, bleiben sie selbst funktionell auf der vorangegangenen merkurialen Entwicklungsstufe stehen. Im Gegensatz dazu entspricht die ausgewachsene Lunge vom Gesichtspunkt ihrer gewordenen Erdengestalt dem Eisen-Prinzip. Wir können damit das immer im Werdezustand begriffene Bildeprinzip der Lunge mit dem Wesensbild des Quecksilbers vergleichen. Bis in die Pathologie hinein können die Eigentümlichkeiten des Quecksilbers im Lungenbereich wiedererkannt werden, vor allem dann, wenn die Alveolarsepten sich auflösen und es zu großlumigen Emphysemblasen und Bronchiektasen kommt. Mercurius ist jedoch auch dann angezeigt, wenn in den Stadien der akuten und subakuten Alveolitis und Bronchiolitis die Basalmembranen der Alveolen quellen und durchlässig werden. Die Alveolen füllen sich dann mit mukösem Exsudat. Wir haben es mit einem Rückfall auf die Entstehungszeit der Drüsenlunge zu tun. In diesem Stadium einer Pneumonie kann Pulmo/Mercurius ebenfalls angezeigt sein, im allgemeinen wird man dann jedoch auf das Präparat Pulmo/Tartarus stibiatus zurückgreifen (siehe dort).

Zusammenfassend kann gesagt werden, daß Pulmo/Mercurius vor allem dann angezeigt ist, wenn infolge einer chronischen perialveolären interstitiellen Entzündung der Lunge das Formelement der alveolären Septen der Lungenbewegung nicht mehr standhält und der Übergang in die Emphysembildung und Wabenlunge droht. Im frühen Stadium der akuten Alveolitis ist Pulmo/Mercurius weniger angezeigt. Bei der Gefahr des Septenverlustes im sich chronifizierenden Krankheitsverlauf kann jedoch Pulmo/Mercurius neben der eigentlichen Behandlung der Lungenentzündung durch die Präparate Pulmo/Ferrum und Pulmo/Vivianit comp. frühzeitig in Frage kommen. Hingewiesen werden soll weiter auf Stannum als den Gegenspieler von Merkur. Bei einer perialveolären Bindegewebsverhärtung, bei der Lungenfibrose ist differentialtherapeutisch zu entscheiden, ob man Stannum und/oder Quarz in mittleren Potenzen therapeutisch einsetzen will.

Entstehung: Dr. med. Heinz-Hartmut Vogel, WALA-Ärztekreis, 1975.

Darreichungsform
Injektionslösung

Indikationen
Zum Wiederanschluß des sich verselbständigenden Eiweiß-Lymph-Prozesses an das Blut-Wärme-Geschehen im Alveolarbereich, z.B.

1. Pneumonie
2. Bronchopneumonie und Folgezustände
3. Bronchiolitis, Bronchitis
4. Lungenemphysem, Atrophie und Elastizitätsverlust der Alveolar-Scheidewände

Pulmonium-Hustensaft

Die Zusammensetzung von Pulmonium-Hustensaft ist ein Beispiel dafür, wie aus einem neuen Verständnis der Signatur der Pflanzen und aus einem inneren Verständnis des Pathologischen Präparate entstehen können, deren Bestandteile bereits in der Volksmedizin, oft bis ins Altertum zurückreichend, als Heilmittel bekannt sind.

Wäßriger Auszug aus Picea, Summitates rec. (zu 15% enthalten)
(Triebspitzen der Rotfichte, Picea abies; Pinaceae):

Die den Winter überdauernden Nadeln der Fichte offenbaren – auch in ihrem Gehalt an ätherischen Ölen und Vitamin C – die starke Konzentration und Verinnerlichung der wärme- und lichtätherischen Kräfte. Die ätherischen Öle der Nadelholzgewächse haben einen differenzierten Bezug zum menschlichen Organismus, so Picea (Fichte) auf die Atmungsorgane, Juniperus (Wacholder) und Larix (Lärche) auf die Nieren. Die zu schwachen licht- und wärmevermittelten Formkräfte in den Bronchien, vor allem den Schleimhäuten, werden durch den Auszug aus Fichtennadelspitzen gestärkt. Auch ist hier zu beachten, daß der Astralleib durch diesen Pflanzenbestandteil aus seiner Lethargie herausgeholt und aktiviert wird.

Wäßriger Auszug aus Plantago, Folia rec. (35%)
(Spitzwegerich, Plantago lanceolata; Plantaginaceae):

Plantago lanceolata gilt als wirkungsvoller als Plantago major, der breitblättrige Wegerich. Hier zeigt die Signatur der Wuchsform etwas von dem Wesen dieser Pflanze: Aus einem kräftigen Wurzelstock gehen in einer Rosette gleichzeitig die lanzettförmig aufgerichteten, spitz auslaufenden Blätter hervor; in ihrer Mitte erhebt sich, vergleichbar mit Taraxacum oder Primula veris, ein blattloser, blütentragender Stengel. Sowohl in der Form der schmalen, parallelnervigen Blätter als auch in dem aufrechten Stengel drückt sich die Zurückhaltung und Beherrschung des Vegetativen durch einen intensiven Lichtprozeß aus. Auf die Lichtverwandtschaft weist im übrigen auch der Standort hin, denn der Spitzwegerich kann auf trockenem, ja heißem und abgetretenem Grund gedeihen. Wir haben also auch hier eine Pflanze, die darauf hinweist, daß sich überwiegend Lichtkräfte mit dem vegetativ Sprossenden auseinandersetzen und sich durchsetzen. In bezug auf die Therapie wird die Wirkung von Picea in typischer Weise verstärkt, indem sich der Licht-Form-Prozeß im Atemgeschehen des Organismus gegenüber den Flüssigkeitsprozessen durchsetzt.

Petasites e radice ferm 33c D3 (1%)
(Pestwurz, Petasites hybridus; Compositae):

Wir haben es bei der Pestwurz mit einer ungewöhnlichen Heilpflanze aus der Familie der Körbchenblütler zu tun. Sie zeichnet sich auf der einen Seite durch einen starken Wärme-Blüten-Prozeß aus, indem sie nach dem Kompositen-Typus zahlreiche Einzelblütchen zu einer Gesamtblüte wie in einem kleinen Korb zusammenfaßt. Gleichzeitig hat sie im Gegensatz zu vielen anderen Kompositen die Affinität zum Wasser. Sie zeichnet sich durch eine mächtige Wurzelbildung und durch Blätter aus, die, wie etwa bei der Sumpfdotterblume, wenn sie den Wurzelstock verlassen, alle Anzeichen des Wässerigen, Ausgebreiteten, Rundenden und Spreitenbildenden an sich tragen. Sie gehören zu den größten Blättern der mitteleuropäischen Flora. Der etwas dickliche, blütentragende Stengel, der direkt aus der Wurzel hervorgeht, zeigt in den kleinen, blassen Hochblättern eine gewisse Blattverwandlung von unten nach oben. Als Polarität zur aufgetriebenen Wurzel und zum Wässerigen kommt es dann zu einem mächtigen, fleischfarbenen Blütenstand, der bereits im Winter angelegt wird und im zeitigen Frühjahr hochschießt, noch bevor es zur neuen Blattbildung kommt. Diese Plötzlichkeit im Wachstum und die Polarisierung in Blüten- und Wurzel-

Prozeß ist eine wichtige Signatur. Wir haben in der Wirkungsweise auf der einen Seite die Verschleimung, die wässerige Komponente, und, gleichsam aus dem Gleichgewicht geraten, demgegenüber den sehr plötzlichen und verfrühten Blüten-Wärme-Prozeß, entsprechend dem Entzündungsvorgang und der spastischen Komponente.

Im Bereich der Lunge entsteht insofern eine Anfälligkeit im Sinne dieses Auseinanderfallens von Flüssigkeits- und Wärme-Prozeß, als die Lunge ein kühles Organ, ein „Erdenorgan" ist und in sich selbst, in ihrer Gestaltbildung, gleichsam in ihrem mittleren, rhythmischen System, eine Schwäche zeigt. Das Luftelement und das physisch-irdische Element begegnen sich unmittelbar im Bereich der Lungenalveolen, der kleinen Bronchien und im feinen Lungenbindegewebe um die Alveolen und die Bronchioli. Die Neigung der Lunge zur Lungenfibrose zeigt diese Polarisierung in Atmungsgeschehen und physische Organbildung.

Der außergewöhnlich hohe Gehalt an ätherischem Öl in der Wurzel von Petasites weist auf eine weitere besondere Beziehung zum Lungen-Atmungs-Bereich hin, wenn man die Lunge unter dem Aspekt des „Erdenorgans" ansieht. Das an sich flüchtige, ätherische Öl bildet kleine Kristalle, bleibt also nicht im Luft-Wärme-Bereich der Blüte allein tätig, sondern gerät unter die Herrschaft des Wurzel-Erden-Prinzips. Eine pathologische Verfestigung im Lungenbereich, mangelnde Durchwärmung, ungenügende Durchluftung können deshalb durch das Wurzelpräparat wieder Anschluß an den merkurialen Lebensprozeß finden. Das macht es auch verständlich, daß durch den Anteil von Petasites in Pulmonium-Hustensaft dieses Heilmittel geeignet ist, begleitend bei Lungentuberkulose eingesetzt zu werden.

Entstehung: Ärztekreis des Klinisch-Therapeutischen Instituts, Arlesheim, Leitung Frau Dr. med. Ita Wegman, 1937.

Darreichungsform

Sirup

Dosierung und Art der Anwendung

Soweit nicht anders verordnet:
Kleinkinder 3–4 mal täglich jeweils 1 Teelöffel, größere Kinder und Erwachsene 3–4 mal täglich jeweils 2–3 Teelöffel Sirup in warmem Wasser einnehmen, in akuten Fällen zweistündlich.
Hinweis für Diabetiker: Diabetiker müssen den angegebenen Zuckergehalt beachten; 1 Teelöffel (5 ml) entspricht 0,2 BE.

Indikation

Zur Regulierung der Lungen- und Bronchialfunktion bei Disharmonien zwischen Lebens- und Empfindungsorganisation mit katarrhalisch-entzündlichen Absonderungen und spastischen Zuständen, z.B.

1. sekretfördernd und schleimlösend bei
1.1. Bronchitis
1.2. Bronchopneumonie
1.3. Pneumonie
1.4. Asthma bronchiale
2. Als Adjuvans bei Lungentuberkulose

A: Pulmo/Tartarus stibiatus I (früher: Pulmo/Tartarus stibiatus D4/8)[78]
B: Pulmo/Tartarus stibiatus II (früher: Pulmo/Tartarus stibiatus D15/8)[78]

Ähnlich wie Cor/Aurum und Hepar/Stannum liegt Pulmo/Tartarus stibiatus in zwei Modifikationen vor. Für die Wahl der Potenzhöhe des Organpräparates gilt auch hier der Gesichtspunkt: Tiefe Organpotenzen wirken therapeutisch bei degenerativen Prozessen, hohe Organpotenzen bei entzündlichen, „überschießenden" Prozessen.

Pulmo Gl D5 („A") bzw. D16 („B")
(Lunge):

Das Organpräparat in tiefer Potenz in Pulmo/Tartarus stibiatus I soll bei chronisch-destruktiven Vorgängen im Lungenbindegewebe im Bereich der Alveolen und Bronchiolen die ätherische Organisation der Lunge stabilisieren und beleben. Bei der vorliegenden Indikation Lungenemphysem, besonders bei chronischer asthmatoider Bronchitis, besteht die Gefahr des Zu-physisch-Werdens des Lungenbindegewebes. Das Organpräparat Pulmo in tiefer Potenz soll daher die Eigentätigkeit der Ätherorganisation, die der Lunge zugrunde liegt, anregen und einer weiteren Auskühlung und Degeneration durch das in der Lunge ohnehin stark einwirkende Formprinzip entgegenwirken.

---

[78]) *Zur Deklaration der Potenzhöhe der Bestandteile siehe Einleitung S. 62*

In Pulmo/Tartarus stibiatus D15/8 ist das Organpräparat der Lunge dagegen in mittelhoher Potenz enthalten. Es ist für krankhafte Zustände der ödematösen und entzündlichen Überreaktion im Lungenbindegewebe gedacht, in denen das Organ vom Stoffwechselpol her überwältigt wird und sich dadurch wieder seinem embryonalen drüsigen Charakter nähert.

Tartarus stibiatus D7 (A und B)
(Kalium-Antimonyltartrat, weinsaures Kalium):

Der Präparatebestandteil Tartarus stibiatus ist ein Komplexpräparat von ähnlicher Bedeutung wie das auf Rudolf Steiner zurückgehende Präparat Kalium aceticum cum Stibio. In beiden Präparaten wird auf einen pathophysiologischen Prozeß Bezug genommen, der sich zum einen im Venenbereich abspielt (Kalium) und darüber hinaus im besonderen im Blut-Eiweiß-Geschehen und in der Lymphe (Antimon). Die Weinsäure in Tartarus stibiatus schlägt in ihrer Eigenschaft als Säure die Brücke zur astralischen Organisation. Im besonderen soll die Weinsäure den im Blutsystem wirkenden Astralleib zu einer erhöhten Tätigkeit aufrufen, so daß der überquellende Lymph- und Flüssigkeitsprozeß durch die astralische Organisation gehalten und geformt wird. Ein Einbruch von Gewebeflüssigkeit und serösem Exsudat in die Alveolen ist ein übermäßiger, in den Lungenbereich vordringender „Leberprozeß". Die Formkräfte im Blut, die sich bei einer Pneumonie unter Umständen als zu schwach erweisen und die auf ein Versagen der Ich-Organisation zurückgehen, sollen durch das Antimon zur Mittätigkeit aufgerufen werden.

Wir haben damit in dem Präparat Tartarus stibiatus eine mehrfache Wirksamkeit: Der überbordende Leberprozeß im Lungenbereich wird zurückgedrängt (Kalium), der Astralleib wird zu erhöhter Tätigkeit aufgerufen (Weinsäure), die Ich-Organisation kommt zur Wirksamkeit über das Antimon.

Die Indikation von Tartarus stibiatus ist auf dem Hintergrund der Wirksamkeit dieses Präparates dann gegeben, wenn im akuten Zustand der Pneumonie, etwa zwischen dem vierten bis sechsten Tag des Krankheitsverlaufes, Flüssigkeit aus dem Blutbereich erneut und vermehrt in die Alveolen eindringt, jedoch auch, wenn es bei chronischem Verlauf zu einer Übersekretion in die emphysematisch veränderte Lunge bzw. in die bronchiektatisch erweiterten Bronchioli kommt. Beide pathologischen Prozesse sind dann typische Indikationen für Tartarus stibiatus in der tiefen Potenz. Ergänzend ist zu bemerken, daß Tartarus stibiatus – vor allem bei der Pneumonie – ein unter Umständen entscheidendes „Kreislauf-

mittel" ist. Bei absinkenden Temperaturen und erneutem Eindringen von Gewebeflüssigkeit in die Alveolen haben wir es mit einem Versagen der Ich-Wärme-Organisation zu tun. Es droht ein Lungenödem. Dafür ist Tartarus stibiatus (mit ähnlicher Wirkung wie Veratrum album) das Heilmittel.

Entstehung: Dr. med. Heinz-Hartmut Vogel, WALA-Ärztekreis, 1975.

Darreichungsform
Injektionslösung

Indikationen
Zur Anregung der Gestaltbildung und zur Überwindung eines pathologischen Einströmens von Flüssigkeit in den Lungen-Luft-Bereich, z.B.

A:
1. Lungenemphysem, besonders infolge einer
2. chronischen Asthmabronchitis

B:
1. drohendes Lungenödem
2. Pneumonie, Bronchopneumonie
3. akute und subakute obstruktive Bronchitis

Pulmo/Vivianit comp.

Es bestand der Wunsch, neben dem Präparat Pulmo/Ferrum zur Behandlung der Pneumonie ein weiteres Typenmittel für jene Krankheitsfälle zur Verfügung zu haben, bei denen eine spezifische Eisenwirkung im Sinne des phosphorsauren Eisens (Vivianit) angezeigt ist. Es sind dies die Patienten, die schon zu Beginn einer Pneumonie Anzeichen der Erschöpfung mit großer nervlicher Schwäche und Erregbarkeit zeigen, und die konstitutionell dem leptosomen bzw. asthenischen Habitus entsprechen. Es handelt sich um Patienten, die schon im Anschoppungsstadium einer Pneumonie und vor allem im Stadium der roten Hepatisation zu hellroten Blutungen neigen.

Pulmo Gl D16
(Lunge):

Das Organpräparat Pulmo wurde wegen seiner Wirkung auf die ätherische Lungenorganisation gewählt: In der mittleren Potenzhöhe beeinflußt es vor allem die akuten exsudativen Prozesse.

Bei der Lunge handelt es sich schon physiologischerweise um ein empfindliches Organ gegenüber Unterkühlungen, denn sie nähert sich in der Art ihres Aufbaues dem physischen Element an. So hat sie leicht die Tendenz, aus dem Wärme- und Flüssigkeitszusammenhang herauszufallen, was dann reaktiv zu einer Pneumonie führen kann. Wir unterscheiden zwei grundsätzliche Erkrankungsmöglichkeiten der Lunge: einmal den Rückschritt in Richtung auf die embryonale Lunge, die eine sich zunächst drüsenhaft entwickelnde entodermale Aussprossung darstellt. Hier sehen wir den Zusammenhang zur Entzündung der Lunge, in der es nach einem flüssigen Exsudationsstadium zur Verdichtung als Hepatisation, sogar als Karnifikation kommen kann. Der Gegenpol zur Pneumonie wäre eine zu weit fortschreitende Entwicklung und Durchluftung der Lunge, welche zu Krankheitsbildern wie Lungenfibrose und Emphysem führt.

Tartarus stibiatus D7
(Kaliumantimonyltartrat, Brechweinstein):

Der Brechweinstein ist ein Doppelsalz der Weinsäure, das durch die Verbindung der Säure mit Kalium und Stibium entsteht. Er wurde früher häufig als Brechmittel verwendet und als „Pockensalbe" zur Erzeugung pustulöser Ausschläge.

In homöopathischer Zubereitung wird Tartarus stibiatus geschätzt zur Behandlung schleimreicher Bronchialkatarrhe bis hin zur Pneumonie, insbesondere bei Kindern und alten Leuten. Er ist geeignet, der bei diesen Patienten zu erwartenden Kreislaufschwäche, etwa am fünften, sechsten Tag bei vorzeitiger Temperatursenkung zu begegnen. Es handelt sich um ein Nicht-durchhalten-Können des Fiebers durch den Wärmeorganismus mit verstärktem Flüssigkeitseinstrom in die Alveolen in Fortsetzung des Leber-Rechtsherz-Geschehens. Es besteht die Gefahr des Lungenödems. Der periphere Kreislauf wird geschwächt, differentialtherapeutisch ist auch an Veratrum zu denken.

Weiter wird durch Tartarus stibiatus der Prozeß der Lösung der Hepatisation und das Herausbefördern und Abhusten des Sekrets angeregt.

Bryonia e radice ferm 33b D5
(Zaunrübe, Bryonia cretica ssp. dioica; Cucurbitaceae):

Bryonia wurde hinzugefügt, da bei einer Pneumonie das interstitielle Bindegewebe und der Pleuraüberzug recht häufig eine Flüssigkeitsanschoppung bei trockener Oberfläche der serösen und der Schleimhäute aufweisen. Es besteht die Gefahr der zunächst trockenen, reibenden Begleitpleuritis und der interstitiellen Flüssigkeitsanschoppung in der Lunge mit schmerzhaftem, trockenem Husten und wenig zähem Auswurf. Es kommt dann nicht nur zu den entsprechenden atemabhängigen Schmerzen im Bereich der Pleura, sondern auch zu Atemnot und Kreislaufversagen. Bei diesem Symptomenkomplex ist die Zaunrübe hilfreich, vor allem bei reizbar verstimmten Patienten, die am liebsten in Ruhe gelassen werden wollen. Auch ist großer Durst infolge der Flüssigkeitsverschiebung aus dem Blut kennzeichnend.

Vivianit D7
(natürliches Eisen(II)-phosphat):

In Vivianit liegt mit der Verbindung von Eisen und Phosphor ein Heilmittel vor, das in seiner Doppelwirksamkeit einem zu intensiven Einwirken des Phosphor-Geschehens (Nervensystem) auf das Blut (Eisen-Prozeß) entspricht. Wenn schon von der asthenischen Konstitution her der Nerven-Phosphor-Prozeß überwiegt, sind abbauende und gewebezerstörende Prozesse im Blut vorherrschend. Bei einer Pneumonie ist der Eisen-Blut-Prozeß dann zusätzlich geschwächt. Dies kann sich in einer verstärkten Blutungsneigung in die Alveolen hinein und in blutigem Sputum zeigen. Die im Blut vorhandene Eisenwirkung wird durch den Phosphor dahingehend modifiziert, daß sie einen Ausgleich zwischen Nerven- und Blutsystem herstellt und das Verhältnis von Nerven- und Blutprozeß ordnet. In seiner Arzneimittelwirkung ist das natürlich vorkommende Vivianit mit dem in der homöopathischen Medizin gebräuchlichen Ferrum phosphoricum (Eisen(III)-phosphat) vergleichbar, welches durch chemische Reaktion zwischen Eisenchlorid und Natriumphosphat hergestellt wird. Vor allem bei überempfindlichen Menschen mit Neigung zu Kongestionen, Abmagerung und Erschöpfung bei weichem und wenig gespanntem Puls erfährt der Blut-Kreislauf-Prozeß bei der Pneumonie eine Anregung, Kräftigung und Befreiung von überstark abbauenden und lähmenden Nervenprozessen, das Allgemeinbefinden und der Schlaf bessern sich.

Zusammenfassend kann über Pulmo/Vivianit comp. gesagt werden, daß es ein Pneumoniemittel ist, das besonders eine geschwächte Wärmeentwicklung mit großer Erschöpfung und neurasthenischer Konstitution und dadurch die Gefahr des Kreislaufversagens berücksichtigt. Das Organpräparat Pulmo soll einen überschießenden ätherisch-flüssigen Prozeß im Lungenbereich zurückdämmen. Der pflanzliche Präparatebestandteil Bryonia regt die astralische Organisation an mit dem Ziel, ebenfalls einen über seine Ufer tretenden Flüssigkeitsprozeß (Leberprozeß) auf sein gesundes Maß zurückzuführen. Die mineralischen Substanzen Tartarus stibiatus und Vivianit wirken, wie dies dargestellt wurde, in spezifischer Weise auf die Ich-Tätigkeit.

Entstehung: Frau Dr. med. Margarethe Hauschka, Dr. med. Heinz-Hartmut Vogel, 1971.

Darreichungsform
Injektionslösung

Indikationen
Ableitung eines sich in der Lunge zentrierenden arteriellen Blut-Wärme-Prozesses in die Peripherie und Aktivierung der im Blut wirksamen Ich-Organisation, z.B. bei

1. Pneumonie
2. Bronchitis

Quarz/Nicotiana

Dem Präparat liegt der Gesichtspunkt zugrunde, daß sich bei Varikosis, Ulcus cruris bzw. Neigung zur chronischen Thrombophlebitis die Wesensglieder Ich-Organisation und astralische Organisation im Gefäßbereich, insbesondere im Venensystem, tendenziell verhalten wie in einem Sinnesorgan, d.h. sich aus dem aufbauenden Organzusammenhang weitgehend lösen. Es kommt zu einer Erstarrung des Bindegewebes in den Wänden der großen Venen, jedoch auch zu Thromboseneigung dadurch, daß der lebendige, die Ich-Organisation tragende Quarz-Prozeß nicht mehr genügend auf der venösen Aufbauseite des Blutes tätig ist. Andererseits bewirkt eine relative Herauslösung des Seelischen in diesem

Bereich eine Auskühlung in den im Venensystem locker-spiralig verlaufenden Gefäßmuskeln. Es kommt zur Volumenverringerung im Gefäßlumen, zur Verhärtung, zur Unelastizität der Venenwände. Diesem Prozeß wirkt die Heilmittelkomposition Quarz/Nicotiana entgegen.

Quarz D9

(Bergkristall, Kieselsäureanhydrid):

Silicea wurde bereits an anderer Stelle in ihrer Wirkung im Bindegewebe der Organe dargestellt. In den großen Venengefäßen ist das interstitielle Bindegewebe relativ kieselreich im Vergleich zu den Arteriengefäßwänden. Der geordnete Flüssigkeitsaustausch im Bindegewebe der Venen ist unter anderem auch eine Funktion des Kieselprozesses. Wärme wird durch den lebendigen Kieselprozeß, welcher die Grundlage der Ich-Organisation ausbildet, beweglich gehalten. Stoffwechselwärme wird über den Kieselprozeß im Bereich des Bindegewebes frei und bildet die Grundlage der Formkräfte. Dieses Gleichgewicht zwischen stofflich gebundenen und von der Leibesgrundlage befreiten Wärmekräften innerhalb der Ich-Wärme-Organisation ist das Gebiet der Kieselwirksamkeit.

Nicotiana e foliis ferm 33b D5

(Blätter der Tabakpflanze, Nicotiana tabacum; Solanaceae):

Nicotiana e fol. ist geeignet, dem Auskühlungsprozeß und der geweblichen Erstarrung im Gefäßbereich, hier im Bereich der Venen, entgegenzuwirken. Die Blätter von Nicotiana tabacum und die Nikotinwirkung beziehen sich insbesondere auf die Gefäße. Charakteristisch ist die Beziehung vor allem zu den Nierengefäßen und zum arteriellen System. Nicotiana hat aber generell eine Gefäßwirkung auch im Bereich der Venenwände, und zwar dann, wenn die Elastizität der Venenwände abnimmt und die Auskühlung und Erstarrung der Venenwandmuskulatur im Vordergrund stehen. Dies entspricht dem Nicotiana-Prozeß. Die Wirkung auf den Astralleib ist durch dieses Präparat gegeben. Bei der angegebenen Indikation besteht die therapeutische Aufgabe darin, die seelische Organisation zu veranlassen, sich wieder rhythmisch mit dem Organ, hier mit den Venen und Venenwänden, zu verbinden. Abbau bedeutet stets zu intensive Wirkung von „außen“. Die Auskühlung in der Gefäßmuskulatur und damit ihre Erstarrung wird durch die Wirkung der potenzierten Tabakspflanze überwunden.

Zusammenfassung

Damit ist Quarz/Nicotiana geeignet, einem chronischen Auskühlungsprozeß im Venenbereich entgegenzuwirken. Die Verhärtung der Venenwände, jedoch auch die Tendenz zur Thrombosierung des Venenblutes sind die Folge eines zu starken Eingreifens von Ich-Organisation und astralischer Organisation im Venenbereich von außen. Dies entspricht einer Wirksamkeitstendenz der Wesensglieder, wie sie im Nervensystem gesund ist. Durch Quarz/Nicotiana sollen beide, Ich-Organisation (Quarz) und seelische Organisation (Nicotiana), veranlaßt werden, sich am Aufbauprozeß des Venengebietes wieder intensiver zu betätigen.

Entstehung: WALA-Ärztekreis, Leitung Frau Dr. med. Margarethe Hauschka, 1954.

Darreichungsform

1. Injektionslösung
2. Globuli velati

Indikationen

Wiederanschluß an die Wärmeorganisation im Gebiet der lymphreichen Gefäßwände der großen Venen vor allem der unteren Extremität, z.B. bei

1. Ulcus cruris
2. Varikose (evtl. im Wechsel mit Borago comp.)

Quarz/Oxalis comp.

Frau Dr. Günczler wünschte aufgrund ihrer Arbeit mit Krebs-Patienten in Wien über ein Präparat zu verfügen, das geeignet sein sollte, in der Karzinomprophylaxe, jedoch auch als Begleittherapie bei manifesten Tumoren eingesetzt zu werden. Ausgangspunkt war die Erfahrung, daß die Patienten vielfach ein sogenanntes verändertes „Organgefühl" in dem vom Tumorgeschehen bereits ergriffenen bzw. bedrohten Organ angaben. Nach ihrer Auffassung, und dies konnte auch von anderer Seite bestätigt werden, haben Patienten häufig, ehe ein Karzinom manifest wird, eine Empfindung in dem Organbereich, das sie nicht anders beschreiben können, „als ob das Organ nicht zu ihnen gehörte".

Weiter war ihr der Zusammenhang zwischen Trauma und Karzinom, besonders beim Mamma-Karzinom, wichtig. Durch eine Angabe Rudolf Steiners wurde Dr. Günczler zu eigenen Beobachtungen angeregt, die ergaben, daß bei zahlreichen Brustkrebs-Patientinnen ein oft innerhalb des Jahres vor Ausbruch des Tumors erfolgtes äußeres Trauma vorlag bzw. eine nur schwer verarbeitete seelische Belastung zu erfragen war. Diese physische oder psychische Schocksituation kann zum Anlaß werden, daß die höheren Wesensglieder den festen Zusammenhang zu den organischen Stoffwechselprozessen verlieren. (Es gibt eine Veröffentlichung der vollständigen Arbeit Dr. Günczlers im Merkurstab, 3/1991).

Der Vorschlag, Nicotiana, Oxalis und Quarz jeweils in hohen Potenzen zu kombinieren, war das Ergebnis der Überlegungen zu der beschriebenen Situation.

Nicotiana e foliis ferm 33b D29
(Blätter der Tabakpflanze, Nicotiana tabacum; Solanaceae):

Es wurde davon ausgegangen, daß Nicotiana in erster Linie die seelische Organisation ansprechen sollte, und zwar dann, wenn diese sich aus dem belebten Organgebiet relativ löst. Die Wirkung von Nicotiana bezieht sich insbesondere auf die Lähmung der Gewebeatmung als Folge des nicht mehr genügenden rhythmischen Eingreifens des Seelischen in dem Organgebiet. Das Tumorgeschehen ist unter anderem dadurch gekennzeichnet, daß der Sauerstoff-Atem-Prozeß nachläßt und das entartete Organ auf die archaische Gewebeatmungsstufe der Milchsäuregärung zurückfällt. Die Blätter der Tabakpflanze können hier die Sauerstoffatmung, die Durchblutung und Durchwärmung des tumorkranken oder tumorgefährdeten Organs wieder in der richtigen Weise anregen.

Oxalis e planta tota ferm 34b D29
(Sauerklee, Oxalis acetosella; Oxalidaceae):

Oxalis sollte insbesondere den in der ätherischen Organisation tätigen Astralleib ansprechen, und zwar ebenfalls dann, wenn sich – wie bei Nicotiana ausgeführt wurde – die seelische Organsiation aus der ätherischen Verbindung löst.

Die Bildung von Kleesäure durch Oxalis acetosella stellt eine Stockung des inneren Kohlenhydratverbrennungsprozesses der Pflanze dar. Die Oxidation kann nicht vollständig bis zu Kohlensäure und Wasser erfolgen, sie bleibt auf der Oxalsäurestufe stehen. Diese Stockung im Atmungsprozeß ist mit der Atmungsstörung der Schocksituation oder des Tumorgeschehens vergleichbar.

Rudolf Steiner hat Oxalis speziell für Folgezustände von Schock und anhaltendem Kummer angegeben. Die Lebenskräftesituation wird an sich gestärkt und in ihrem Zusammenhalt mit der astralischen Organisation gefördert. Darauf kann uns die im Wurzelbereich noch ätherisch gestaute Pflanze mit ihren im Blattbereich befindlichen Säureablagerungen, welche an die astralischen Kräfte appellieren, hinweisen.

Quarz D29

(Bergkristall, Kieselsäureanhydrid):

Durch die Hochpotenz von Quarz soll die sich ebenfalls aus dem betroffenen Organgebiet lösende Ich-Organisation angeregt werden, sich wieder mit dem Organ, und zwar insbesondere mit dem Organbindegewebe und dem sich hier abspielenden physischen Wärmegeschehen zu verbinden.

Im ganzen handelt es sich darum, die Tendenz zur „Sinnesorganbildung" (Rudolf Steiner) beim Karzinom, d.h. die Loslösung der Atmungs-Ich-Organisation von der physisch-ätherischen Organisation, therapeutisch zu überwinden. Dem Sinnesprozeß entspricht die Wahl der Hochpotenzen.

Zusammenfassung

Damit ist Quarz/Oxalis comp. geeignet, zur Prophylaxe und zur Begleitung einer Karzinombehandlung eingesetzt zu werden. Besonders ist das Präparat für Zustände nach körperlichen oder seelischen Schocksituationen gedacht, welche zur Karzinombildung prädisponieren können. Durch die hohe Potenzierung sind in der Regel seltene Gaben ausreichend.

Entstehung: WALA-Ärztekreis, Frau Dr. med. Maria Günczler, 1968.

Darreichungsform

1. Injektionslösung
2. Globuli velati

Indikationen
Zur Überwindung einer partiellen Herauslösung der höheren Wesensglieder durch Schockereignisse und einer dadurch ausgelösten Gefährdung für eine maligne Erkrankung, d.h. bei Hinweisen auf Wärmeverlust und Wärmestarre im Physischen und Resignation in der seelischen Verfassung, z.B. bei Zustand nach Schock, Trauma („Organgefühl"), insbesondere auch mit Abdominalbeschwerden.

Quercus comp., Unguentum

Es sollte ein Salbenpräparat entstehen zur Unterstützung der Gestaltungstätigkeit bei chronischen Hämorrhoidalbildungen aufgrund einer Gewebeformschwäche. Aus diesem Grunde wurde Quercus-Dekokt als Hauptbestandteil gewählt.

Quercus e cortice, Decoctum ∅ (zu 20% enthalten)
(Eichenrinde, Quercus robur und Quercus petraea; Fagaceae):

Die mächtige aufgeworfene Rindenbildung und der hohe Kalkgehalt der Rinde (über 80% in der Asche) zeigen das starke Eingreifen der Erdenkräfte und machen die Wirksamkeit der Zubereitung aus der Eichenrinde auf Krankheitsprozesse verständlich, bei denen der ätherische Organismus die physische Organgestalt nicht mehr voll im Lebensprozeß tragen kann. Eine besondere Beziehung zu Haut und Schleimhäuten ist vorhanden. Die starken Gerbsäureanteile haben ihrerseits eine verdichtende, physifizierende Wirkung auf das Eiweißgeschehen. Beides zusammen macht das Präparat geeignet zur Verwendung bei einer Schwäche des Blut-Wärme- und des Lebensprozesses, bei einem zu starken „In-die-Schwere-Fallen" des submukösen Bindegewebes der Rektal- und Analregion bis hin zum Analprolaps. Auch Fissuren, Blutungen werden dann günstig beeinflußt. Der Kalk ist bei der Eiche durch einen pflanzlichen Prozeß gegangen, er ist dadurch verwandelt und dem Lebensprozeß angenähert. Als pflanzlicher Kalk wirkt er, wie alle pflanzlichen Präparateanteile, aktivierend auf den Astralleib.

Hamamelis e foliis ferm 33d ⌀ (0,5%)
(Blätter des virginischen Zauberstrauches, Hamamelis virginiana; Hamamelidaceae):

Zusätzlich zu den in der Monographie von Quercus-Hämorrhoidalzäpfchen beschriebenen Eigentümlichkeiten und Anwendungsmöglichkeiten spielt bei dem Präparat Quercus comp., Unguentum die Beziehung der Hamamelis zur Haut eine Rolle. Die Zaubernuß ist wegen ihrer regenerierenden und auch durchblutungsfördernden Eigenschaften in der Kosmetik bekannt. Zudem hat sie eine ausgesprochen wundheilungsfördernde Wirksamkeit, insbesondere auf alle Folgeschädigungen der Haut, die von einer venösen Insuffizienz herrühren. Alle Übergänge von der einfachen Stauungsdermatitis bis zum offenen Ulcus cruris wären hier zu nennen.

Borago e foliis ferm 34b ⌀ (0,5%)
(Borretschblätter, Borago officinalis; Boraginaceae):

Diese für die Behandlung von venösen Stasen oder von Venenthrombosen bzw. Thrombophlebitis verwendete Pflanze ist dadurch charakterisiert, daß sie eine eindeutige, bis ins Stoffliche führende Beziehung zum Kiesel-Prozeß hat, die sie in der dichten Behaarung des Blatt-Stengel-Bereichs und in ihrer Neigung zur Verwurzelung in kieselhaltigem Boden ausdrückt. Sie ist zum Beispiel in der Gegend des Meeresstrandes, soweit er noch durchfeuchtet ist, zu finden. Die Blätter sind haarig, zum Massigen neigend, ähnlich wie das Symphytum-Blatt. Wir haben also den Kiesel-Prozeß im mittleren System ausgeprägt, so daß von diesem Gesichtspunkt aus eine Beziehung hergestellt wird zu Gefäßveränderungen, die in der Gefäßwand eine bindegewebige Verdichtung, wie bei der Thrombophlebitis, zeigen. – Die größeren venösen Gefäße weisen, im Unterschied zur Arterienwand, reichlich lockeres Bindegewebe zwischen den spiralig verlaufenden Faserbündeln der Gefäßmuskulatur auf. Auch sind die Venenwände lymphreicher als die Arterienwände. – Wir haben also hier in der Gefäßwand der Venen ein doppeltes: auf der einen Seite Lockerung in der Wandbildung, Flüssigkeitsreichtum, auf der anderen Seite hohe Elastizität, Beweglichkeit und Spannungswechsel, dies mehr als in der arteriellen Gefäßwand. Der dreifach gegliederte Pflanzentypus ist bei Borago also derart ausgestaltet, daß das schleimhaltige, flüssigkeitsreiche, vegetative Blattprinzip vom Kieselprozeß durchstrahlt ist. Auch die kleinen Blütensternchen des sogenannten Gurkenkrautes bleiben mit ihrer himmelblauen Farbe ganz im Bereich der Kühle. Es besteht also eine innere Verwandtschaft zu dem dem Blattbereich verwandten Gefäßsystem der Venen.

Pathologische Prozesse wie Erschlaffung des Hämorrhoidalplexus bis hin zur Bindegewebsschwäche des Anus selbst, zum Analprolaps, bieten einen Hinweis für die Indikation von Borago, der in der Strukturbildung, vor allem im Bindegewebe der Gefäße, wirksam ist.

Als pflanzliches Präparat wirkt Borago auf den Astralleib, besonders in den venösen Gefäßwänden und hier im Aufbau des Gefäßbindegewebes. Als Kieselpflanze regt Borago außerdem die Ich-Organisation an. Die Bitterstoffe stellen die Beziehung zum Chemismus der Leber her.

Zusammenfassung

Das Präparat Quercus comp., Unguentum, ist durch seine Zusammensetzung geeignet, einen gestörten Atmungsprozeß im venösen Bereich mit Tendenz zur Sekretbildung der Haut und dadurch bedingter mangelnder Durchatmung – besonders im Gebiet der unteren Extremitäten – wieder ins Gleichgewicht zu bringen und zu harmonisieren. Es regt mit den ausgesuchten pflanzlichen Bestandteilen außerdem den Empfindungsorganismus an, sich im Endbereich des Darms, vor allem im dortigen Venen-Hämorrhoidalplexus, zu betätigen.

Entstehung: WALA-Ärztekreis, 1954.

Darreichungsform

Salbe

Dosierung und Art der Anwendung

Soweit nicht anders verordnet, die Salbe 1-3 mal täglich auftragen oder als Salbenverband anwenden.

Indikationen

Zur Harmonisierung eines gestörten Atmungs- und Gestaltungsprozesses im venösen Bereich mit der Tendenz zur Sekretbildung von Haut, Schleimhaut und Unterhaut, insbesondere auch bei Stauungserscheinungen, z.B.

1. Variköser Symptomenkomplex
1.1. Ulcus cruris
1.2. Stauungsekzeme
2. Hämorrhoidalleiden
3. Dermatitiden

Quercus-Hämorrhoidalzäpfchen

Die Besonderheit dieses Präparates, die auch zu der Namensgebung geführt hat, besteht in dem Zusatz von Eichenrindendekokt. Die Suppositorien verdanken ihre Entstehung einem Bedürfnis der Ärzte nach einem wirksamen Präparat bei der in unserer Zeit zunehmenden Formschwäche in dem stark venös versorgten Enddarm- und Analbereich. Bei Hämorrhoiden, bei Schließmuskelschwäche und Analprolaps sollte ein Präparat zur Anwendung kommen, das vor allem über das venöse Blutsystem des Pfortader-Leber-Gebietes seine Wirksamkeit entfaltet. Denn die Indikationen, für die das Präparat gedacht war, weisen auf eine Leberschwäche, vor allem hinsichtlich der saugenden Lebertätigkeit, hin. Die Erschlaffung des Analbereiches, der Rektalschleimhaut, der Hämorrhoidalvenen und der Muskulatur sollte über eine Vitalisierung des Leberprozesses überwunden werden.

Quercus e cortice, Decoct. ∅ (zu 10% enthalten)

Borago e fol. ferm 34b ∅ (0,5%)
siehe Quercus comp., Ungt.

Hamamelis e foliis ferm 33d ∅ (0,5%)
(Blätter des virginischen Zauberstrauches, Hamamelis virginiana; Hamamelidaceae):

Die Hamamelis, auf deutsch auch Hexenhasel oder Zaubernuß genannt, kann in ihrer Beziehung zum venösen Gefäßsystem nur verstanden werden, wenn die botanischen Eigentümlichkeiten Berücksichtigung finden. Der Strauch ist ursprünglich in Nordamerika beheimatet, wo er seine Beziehung zum flüssigen Element in einer Vorliebe für feuchte Laubwälder oder Bachläufe ausdrückt.

Seiner Gestalt nach ähnelt er unserer einheimischen Haselnuß. Die Wurzelbildung ist nicht sehr tief und ausgeprägt. Beim Schneiden sind die Blätter der Hexenhasel relativ trocken und ledrig. Ein feiner säuerlicher, aromatischer und gleichzeitig herb zusammenziehender Geruch entströmt. Er weist auf den Gehalt an ätherischen Ölen und Gerbstoffen hin. Die Blattform unterscheidet sich von der Haselnuß derart, daß der gewellte Blattrand weniger gleichförmig ausgebildet ist und freier ausschwingt. Stengelnahe beobachtet man beispielsweise oft eine Ausbuchtung der Blattkontur nach der einen oder anderen Seite, während die

jeweils gegenüberliegende Seite zurücktritt. Hier ist eine Qualität in der Form des Blattes sichtbar in Erscheinung getreten, die innermenschlich der rhythmischen Funktion im Gefäßbereich, besonders dem Spielen der Bewegung auf der venösen Seite, entspricht. Der Blutfluß im venösen System erfährt eine Anregung, das venöse Blut wird wieder in das lebendige Strömen aufgenommen.

Es kommt zu einer Besserung der Hamamelis-Symptomatik, das heißt der gestauten, juckenden und schmerzenden, knotig hervortretenden Venen, die dunkles Blut absondern können. So ist es zu verstehen, daß Hamamelis eine günstige Wirkung ausübt auf venöse Stasen, wie sie bei Hämorrhoiden vorliegen.

Aesculus e semine ferm 34c ∅ (0,5%)
(Samen der Roßkastanie, Aesculus hippocastanum; Hippocastanaceae):

Der Standort der Roßkastanie gehört zur Signatur: Kühle, Feuchte, Einschnitt in der Landschaft in der Nähe von Wasserläufen. Dem entspricht die gesamte starke Wuchsform der Roßkastanie. Alles an diesem Baum ist sehr weich, auch das Holz, jedoch ist es nicht sehr elastisch, eher zum Brechen neigend. Hervorzuheben ist beim Samen der Kohlehydrat-Stärke-Reichtum und der Gehalt an Bitterstoffen. Die Kastanie ist im besonderen Maße Träger der chemisch-ätherischen Kräfte, die, vor allem im Gefäßbereich, strukturbildend und formstabilisierend tätig sind. Man hat das fluoreszierende Aesculin gefunden, dessen Eigenschaften man mit dem chemischen Äther vergleichen könnte (Rudolf Hauschka). Diese Hinweise mögen ausreichend sein für das Verständnis der Wirksamkeit von Aesculus im Bereich des Pfortader-Leber-Systems und im Verhältnis von Venenwand und Venenblutströmung. Die Formkräfte in diesem Bereich werden durch Aesculus aufgerufen. In dem Präparat Quercus comp., Suppositorien wird, über die Anregung des Astralleibes, der Flüssigkeitsprozeß, insbesondere in den Venenwänden, besser durchgestaltet.

Carduus marianus e fructibus ferm 36 ∅ (0,5%)
(Frucht der Mariendistel, Silybum marianum; Compositae):

Im Samen finden wir eine Erscheinungsform, in der sich die Pflanze, hier die Mariendistel, weitgehend ihrer äußeren Erscheinung entledigt hat und ihre potentielle künftige Entwicklung in der Samenbildung konzentriert und veranlagt. Er hat damit etwas mit der Wärme in der physischen Erscheinungsform zu tun.

Disteln, insbesondere die Mariendistel, zeigen in ihrer Signatur die Doppelwirksamkeit kräftiger sukkulenter Blattspreitenbildung einerseits und von der Peripherie her einstrahlender Lichtwirksamkeit andererseits. So sind die großen, weiß gezeichneten Blätter von Carduus einerseits plastisch-sukkulent und kräftig in der Fläche ausgebreitet. Zum anderen läuft der Blattrand in harte und spitze Stacheln aus; es ist eine überstarke Formkraft, die sich über die Stengelblätter bis in den stacheligen Blütenkorb hinein fortsetzt. Diese Polarität ist für die Distel-Signatur wesentlich. Auch die Tatsache, daß im ersten Jahr der Vegetation die Blätter als Rosette am Boden sitzenbleiben, ist ein Hinweis auf die Dominanz des Blatt-Flüssigkeits-Prozesses. Erst im zweiten Jahr überwindet Carduus die Rosettenform und entfaltet sich zur mannshohen Pflanze.

Man kann aus diesen Bildeprinzipien die Beziehung zum Vegetativ-Wäßrigen im Menschen finden, und zwar zu der besonderen Krankheitssituation, in der der in der Leber zusammengefaßte Flüssigkeitsorganismus zurückgedrängt wird von seiten eines Formprinzips, das der Leber selbst fremd ist. Wenn in der Leber die chemischen und wärmeätherischen Kräfte durch eine zu starke Arterialisation und die im arteriellen Bereich wirksamen Licht- und astralen Kräfte zurückgedrängt werden, dann entwickelt sich das Bild, das der Signatur der Mariendistel entspricht. Es kommt zu Umbauvorgängen in der Leber, die sich bis zur Leberzirrhose fortsetzen können. Der Rückstau in den Pfortaderbereich wirkt sich bis tief in den Stoffwechsel und in den Hämorrhoidalvenenbereich aus. Die Mariendistel hat daher in diesem Präparat die Funktion, vom Pfortader-Leber-Bereich her den Blutrückstrom zu stärken. Als Pflanzensamen kann sie der Gefahr einer zu starken Verdichtung, einem zu starken Physisch-Werden der Leber entgegenwirken, es kommt zu einer Wiederaufnahme in den der Leber immanenten Wärmeprozeß.

Zusammenfassung

In den Quercus-Hömorrhoidalzäpfchen liegt eine Komposition von fünf Heilpflanzen vor, die in differenzierter Weise auf das Kräfteverhältnis des Astralleibes zu den ätherischen Kräften einwirken. Aesculus hebt den Wirkungsbereich des chemischen Äthers hervor. Im venösen Gefäßbereich bewirkt Hamamelis eine Anregung der rhythmischen Strömungsverhältnisse, Quercus überwindet durch den Kalkprozeß die Tendenz des Gewebes, zu sehr der physischen Schwere zu verfallen, und die Kieselwirkung von Borago trägt zu einer Durchdringung mit Formkräften in diesem Bereich bei. Carduus schließt die Heilmittelwirksamkeit an die zentrale Pfortader-Leber-Funktion und ihren immanenten Wärmeprozeß an.

Entstehung: WALA-Ärztekreis, Leitung Frau Dr. med. Margarethe Hauschka, 1956.

Darreichungsform
Suppositorien

Dosierung und Art der Anwendung
Soweit nicht anders verordnet:
1–2 mal täglich jeweils 1 Zäpfchen in den Mastdarm einführen.

Indikationen
Harmonisierung des Kräfteverhältnisses zwischen Empfindungs- und Lebensorganisation im venösen System des Pfortader- und Dickdarmbereichs durch Zurückdrängung des gesteigerten Flüssigkeitsgeschehens und Förderung der Ausatmung, z.B. bei

1. Hämorrhoiden
2. Analprolaps
3. chronisch entzündlichen Veränderungen der Anal- und Rektalhaut

Renes/Argentum nitricum

Während dem Präparat Renes/Cuprum ein pathologischer „Rückfall" des Wärme-Licht-Prozesses der arterialisierten Niere in den venösen Zustand der Vorniere zugrunde liegt, entspricht das Präparat Renes/Argentum nitricum einer übersteigerten „Lymphniere", d.h. einem einseitig gesteigerten Flüssigkeitsprozeß im „unteren" Nierenpol.

In Renes/Cuprum liegen Organpräparat und Metall in einer durch einen gemeinsamen Potenziervorgang hergestellten niedrigen Potenzstufe vor. Dieses Heilmittel ist vor allem bei der Behandlung langwieriger degenerativer Nierenerkrankungen, wie nephrotisches Syndrom und chronische Nephritis bzw. Pyelonephritis hilfreich.

In Renes/Argentum nitricum liegt eine höhere Potenzstufe vor, die das Präparat zur Anwendung bei akuter und subakuter Nephritis bzw. Pyelonephritis geeignet macht.

Renes Gl D16
(Nieren):

In dem retroperitonealen Nierenorgan liegt eine Vereinigung zweier Polaritäten durch eine im Laufe der Entwicklung schwächer werdende Mitte vor.

Die Nierenrinde, der „obere" Nierenpol, ist mit arteriellem Blut versorgt, welches dem rechtwinklig gebogenen Gefäßverlauf der Arteriae arcuatae folgt und die eng gewundenen Gefäßknäuel in den zwei Millionen Nierenkörperchen mit hoher Geschwindigkeit durchströmt. Bei der Bildung des Primärharns in der Bowmanschen Kapsel wird unter hohem Druck eine große Flüssigkeitsmenge abgesondert, unter Befreiung von Licht- und Wärmekräften. Wir haben es mit einem exothermen Vorgang zu tun, einer Verdichtung, Veratmung und „Verbrennung" von Substanz, die Grundlage für unsere persönliche Vereinzelung und Individualisierung im Sinne der gegenwärtigen Erdensituation geworden ist.

Die zwischen arteriellem Blut und Lymphflüssigkeit vermittelnde Venosität hat sich im Laufe der Phylogenese mehr und mehr zurückgebildet zugunsten einer zwischen Sekretion und Rückresorption „atmenden" Flüssigkeitstätigkeit.

Der „untere" Nierenpol, d.h. das Nierenmark, besteht aus einer Vielzahl auf- und absteigener Tubuli, die schließlich in das Sammelrohrsystem der Papillen einmünden. Das Ultrafiltrat ist zunächst eine lebendige Flüssigkeit und in seiner Zusammensetzung dem Plasma und der interstitiellen Lymphe vergleichbar.

Im Krankheitsfall kann es zu einer verstärkten Tätigkeit und zu einem Überwiegen der chemisch- und lebensätherischen Prozesse im „unteren" Nierenpol kommen. Die Durchatmung und Durchwärmung, die vom „oberen" Nierenpol ausgeht, läßt in unserer Zeit häufig nach. Das Ringen um ein zeitgemäßes Fortschreiten unserer Individualisierung und um die Überwindung der Subjektivität schlägt sich bis in die organische Grundlage nieder. Die „kühle Lymphniere" dominiert über die „warme Blutniere". Die Niere wird im Ganzen anfällig für Fremdastralität, es ist der Boden für eine Infektion, beispielsweise der harnableitenden Wege, gegeben.

Argentum nitricum D19
(Silbernitrat):

Im Silbernitrat liegt eine Salzbildung von Silber mit der Salpetersäure vor. Es ist zum ersten aus einem Metallprozeß hervorgegangen, dem die elementare Kraft des Lebensäthers, d.h. die zentralisierende Kraft der Erde und der im Flüssig-Wäßrigen beheimatete chemische Äther als Bildeprinzipien immanent sind.

Licht- und Wärmeäther hat das Silber in seiner kosmologischen Bildung von sich getrennt. Dadurch ist es sensibel für deren äußere Wirksamkeit geworden. Lichteinwirkung kann über eine photochemische Reaktion Silbersalze schwärzen, dies ist die Grundlage der Schwarzweißfotografie. Zum Wesensbild des Silbers gehört des weiteren seine Affinität zum Luft-Stickstoff-Element. In flüssigem Zustand nimmt es in größerem Ausmaß Luft in sich auf, die es beim Erkalten und Festwerden unter „Spratzen" und Kraterbildung wieder abgibt. Es entsteht ein Bild, das einer „Mondlandschaft" ähnlich sieht.

Zweitens zeigt das Silber seine Verwandtschaft zum Wasser insbesondere als Salz der Salpetersäure ($AgNO_3$), indem sich bei 100° C in 100 ml Wasser über 1000 g Silbernitrat lösen!

Drittens besteht beim Silber die Tendenz, sich unter Lichteinwirkung aus seinen Verbindungen zu lösen, abzusondern und zu isolieren. Dies tritt in dem einzigartigen Phänomen der Liesegangschen Ringe in Erscheinung: Es kommt zu einer (räumlich-)rhythmischen Ausfällung metallischen Silbers in einer Chrom-Gelatine-Lösung. In all den geschilderten Eigenschaften zeigt sich die „Mondnatur" des Silbers.

Silber und Silbernitrat haben – neben dem Nervensystem – vor allem eine starke Beziehung zu den Organen des Urogenitalbereichs. Es wird eine Schwellung und Schmerzen im Nierenlager angegeben, sowie eine Entzündung der ableitenden Harnwege und unwillkürlicher bzw. brennender Harnabgang. Argentum nitricum entspricht als potenziertes Salz im Menschen dem pathologischen Prozeß einer starr gewordenen Verbindung des im Luftelement wirkenden Seelischen (Astralleib) mit der organisch-ätherischen Lebensgrundlage. Es kommt dann entweder zur Quellung (Entzündung) des Flüssigkeitsprozesses in dem Nierenorgan und/oder zur zerstörenden Fokuswirkung, d.h. zur Ulzeration, z.B. im Magen-Zwölffingerdarm-Bereich.

Die Anfälligkeit gegenüber dem Eindringen von Fremdastralität und Fremdätherität ist die Folge einer ungenügenden Durchatmung, Durchseelung und Durchwärmung des „unteren" Nierenpoles.

Zusammenfassung

Renes/Argentum nitricum ist damit ein typisches Heilmittel für einen pathologischen Nierenprozeß, bei dem die Rhythmik zwischen „oberer" Niere (Wärme-Licht-Atem-Pol) und „unterer" Niere (Kälte-Lymph-Flüssigkeits-Pol) gelähmt ist, so daß der Astralleib und die Ich-Organisation nicht mehr regulativ, d.h. ein- und ausatmend in die untere Niere eingreifen. Es kommt zu den oben geschilderten pathologischen Erscheinungen.

Entstehung: Dr. med. Heinz-Hartmut Vogel, WALA-Ärztekreis, 1975.

Darreichungsform
Injektionslösung

Indikationen
Anregung der von der „arteriellen“ Nierenrinde ausgehenden Durchwärmung und Durchseelung des „lymphatischen“ Nierenmarkes z.B. bei

1. akuter und subakuter Nephritis
2. Pyelonephritis
   bei hochakut-fieberhaftem Verlauf evtl. im Wechsel mit Argentum nitricum comp. und Renes D30 (D20)

Renes/Borago comp.

Es wurde der Wunsch an die WALA herangetragen nach einem Präparat zur Behandlung der Folgezustände von akuter Lymphangitis und der Begleitödeme bei Tendinitis, Insertionstendopathien sowie Lymphstasen nach radikaler Lymphknotenentfernung und Röntgenbestrahlung. Dabei wurde davon ausgegangen, daß das umgebende und betroffene Bindegewebe und der sich im interstitiellen Bindegewebe abspielende Flüssigkeitsaustausch durch die genannten pathologischen Vorgänge geschädigt ist mit der Folge der Abflußstörung der Lymphe und der Bindegewebsflüssigkeit. Entsprechend sollte durch Anregung des organischen, im Bindegewebe wirksamen Kieselprozesses das der Degeneration unterliegende Organbindegewebe vitalisiert werden. Dem sollten die Organpräparate Funiculus umbilicalis, Bindegewebe, Mesenchym und Ductus thoracicus dienen.

Funiculus umbilicalis Gl D5
(Nabelschnur):

Das Nabelschnurpräparat wurde gewählt, um den tierisch-organischen Kieselprozeß in dem Präparat zur Wirksamkeit zu bringen (Kieselgehalt in der Asche: 0,5%). Bei chronischer Lymphangitis und als Folge von Bestrahlungen kommt es im Bereich der Lymphgefäße zur Fibrinabsonderung und dadurch zu

bindegewebiger Sklerose, zur Einengung und unter Umständen zum Verschluß des Lumens. Durch das organische Kieselpräparat soll dieser Prozeß rückgängig gemacht werden. Mit Funiculus umbilicalis wird ein universeller Kieselprozeß aus der embryonalen Periode zur Wirksamkeit gebracht. Die Nabelschnur, vor allem die Nabelschnursulze (Whartonsche Sulze), unterliegt gegen das Ende der Embryonalzeit einem Physischwerden der mesenchymalen Grundsubstanz. Die Ausscheidung von Fibrin mit nachfolgender Bindegewebsverhärtung ist dem Geschehen verwandt, das wir physiologisch bei der Nabelschnurbildung vor uns haben.

Bindegewebe Gl D5
(Bindegewebe):

Dieser Präparatebestandteil soll unmittelbar auf den degenerativen Bindegewebsprozeß einwirken, so daß der hier sich abspielende Flüssigkeitsaustausch zwischen Blutkapillaren und Interstitium einerseits und Lymphbildung und Lymphabfluß andererseits wieder funktionsfähig wird.

Mesenchym Gl D5
(embryonales Bindegewebe):

Das Organpräparat Mesenchym soll das lockere Bindegewebe aktivieren. In der mesenchymalen Grundsubstanz spielen sich letzten Endes die Flüssigkeitsaustauschprozesse im Bindegewebe ab. Diese gilt es in ihrem Pendeln zwischen Sol- und Gel-Zustand zu beleben.

Ductus thoracicus Gl D5
(Brustmilchgang):

Der Brustmilchgang repräsentiert den Typus der Lymphgefäße generell. Durch den Ductus thoracicus strömt aus dem Gesamtorganismus, aus sämtlichen Organen, insbesondere auch aus der Haut, die Lymphe – täglich bis zu 2 l. Er mündet in die linke Vena subclavia ein. Es ist zu erwarten, daß durch das Organpräparat Ductus thoracicus das Lymphgefäßsystem in seiner Elastizität und Strömungsbeweglichkeit angeregt wird.

Renes Gl D5

(Organpräparat von der gesamten Niere):

Das Organpräparat der Niere wurde deshalb hinzugefügt, weil der interstitielle „Lymphstrom", d.h. die Ultrafiltratrückresorption, in der Niere wie in keinem anderen Organ gesteigert ist. Im Sinne der anthroposophischen Menschenkunde unterliegt die Rückresorption von Flüssigkeit ins Interstitium, und von hier teilweise in das Lymphsystem, teilweise in das abfließende Kapillargebiet, dem chemischen Äther. Die Nierenkapillaren sind im übrigen noch hocharteriell. Es wird also der größte Teil des gebildeten Primärharns durch die Nierenfunktion wieder in das Interstitium und Kapillargebiet zurückgenommen. Diese chemisch-ätherische Wirkung findet ihre Fortsetzung durch die Funktion der Leber, die auf sämtliche Flüssigkeitssysteme eine saugende Wirkung ausübt.

Borago e foliis ferm 34b D5

(Blätter des Borretsch, Borago officinalis; Boraginaceae):

Borago ist ein wichtiger Bestandteil des Gesamtpräparates Renes/Borago comp. Die Signatur des Borretsch weist darauf hin, daß im Flüssigkeitssystem sowohl der Pflanze (saftreiche, behaarte Blätter) als auch im venösen Gefäßsystem, insbesondere in den Venenwänden, der Lymphprozeß betont ist und zur Konsolidierung der Gefäßwände eines hier wirksamen Formprinzipes bedarf. Dies ist der Kiesel-Prozeß, der beim Borretsch das wäßrige Milieu der Blätter durchstrahlt.

Wiederholt wurde darauf hingewiesen, daß bei den Venenwänden, vor allem der großen Beinvenen (Vena femoralis, Vena saphena magna), die Venenwandmuskulatur gegenüber dem Bau der Arterienwand aufgelockert ist und einen spiraligen Verlauf nimmt. Das interstitielle Bindegewebe der Venenwände ist locker und lymphreich. Die großen Venen führen im Interstitium ihrer Gefäßwand Lymphkapillaren. Der Präparatebestandteil Borago e fol. soll nun im besonderen auf den interstitiellen Flüssigkeitsprozeß der Venen entwässernd und gestaltend einwirken und die Wiederaufnahme der interstitiellen Gewebeflüssigkeit des Körpers in den venösen Rückstrom des Blutkreislaufes fördern.

Cuprum aceticum D5

(Kupfer(II)-acetat):

Die Wirksamkeit von Cuprum aceticum erstreckt sich auf das venöse System, in dem die Sauerstoffkonzentration und der Sauerstoffaustausch zurück-

treten. Es kommt zu einer physiologischen Anreicherung von Kohlendioxyd. Dies hängt damit zusammen, daß das venöse Blut im Ganzen den im Stoffwechselbereich substanzbildend wirkenden Wesensgliedern des Menschen unterliegt, d.h. daß – vom Gesichtspunkt der ätherischen Organisation aus – Lebens- und chemischer Äther führend tätig sind. Licht- und Wärmeäther werden in die Substanzbildung aufgenommen. Es entsteht ein Verhältnis unter den ätherischen Kräften, wie es mit der Lebersituation vergleichbar ist. Vom Gesichtspunkt der paracelsischen Terminologie handelt es sich um einen „sulfurischen" Prozeß.

Cuprum aceticum spricht die intensive Verbindung des Seelischen (Säurewirkung) mit der ätherischen Organisation an, wie sie einem überstarken venösen Prozeß eigen ist. Das venöse Blut nimmt, wie oben dargestellt wurde, den gesamten Lymphstrom des Organismus in sich auf. Eine Dominanz der Lymphe im Blut (Lymphämie) scheint bei der Indikation, für die Renes/Borago comp. gedacht ist, gesteigert. Das „kalte Blut" der Lymphe nimmt zu, das rote Blut kühlt aus. In Cuprum aceticum haben wir die Verbindung einer Säure (Essigsäure) mit dem Metall Kupfer, dessen innere Verwandtschaft zum venösen System deutlich gemacht werden sollte. Bezüglich der pathologischen venösen Stase handelt es sich darum, die seelische Organisation aus ihrer zu intensiven Bindung an die ätherische Organisation herauszulösen. Die Ausatmung des Astralleibes, und damit auch der Kohlensäure, soll angeregt werden. Dies ist die Bedeutung von Cuprum aceticum.

Zusammenfassung

Das Präparat Renes/Borago comp. regt durch seine Organbestandteile die ätherische Organisation in spezifischer Weise an, den Anschluß an den Wärmeorganismus und das Blut zu finden. Dadurch sollen der interstitielle Gewebeflüssigkeitsprozeß, das heißt das physiologische Gewebetranssudat und seine Rückresorption, und der Lymphstrom belebt werden. Durch die pflanzliche Zubereitung aus Borago wird die astralische Organisation im venösen Gefäßbereich angeregt. Cuprum aceticum soll als mineralische Substanz über die Ich-Organisation zurückwirken auf die zu enge Verbindung des Seelischen mit dem Ätherischen. Wir haben damit ein Präparat, das geeignet ist, den Lymphprozeß über das venöse Blut an die gesamtätherische Organisation und den Wärmeorganismus wieder anzuschließen.

Entstehung: WALA-Ärztekreis, Dr. med. Heinz-Hartmut Vogel, Dr. med. vet. Dietrich Wiendieck, 1971.

Darreichungsform

1. Injektionslösung
2. Globuli velati

Indikationen

Durchlichtung, Durchwärmung und Durchgestaltung der Nieren- und Lymphtätigkeit sowie Wiederanschluß des sich verselbständigenden Lymphstromes an die Blutwärme, z.B. bei

1. Lymphstase, Lymphödem
   (Evtl. im Wechsel mit Viscum Mali e planta tota D15 (D8–D6) und Nodi lymphatici Gl D6 bzw. mit Sansevieria ex herba D4–12)

Renes/Cuprum

Das Präprat Renes/Cuprum gehört zu der Gruppe der bereits in der Einleitung allgemein besprochenen Organ-Metall-Kombinationen.

Renes Gl D5

(Organpräparat von der gesamten Niere):

Renes in tiefer Potenz soll die lichtätherische Organisation der Niere anregen und stärken, wenn ihre Funktion als „Verbrennungs- und Wahrnehmungsorgan" für auszuscheidende Abbauprodukte des Stoffwechsels aus dem Blut versagt und sie als Organ im ganzen der Starre und schließlich der Degeneration verfällt. Anzeichen dafür können sein: Erhöhung von Kreatinin, Harnstoff und Harnsäure; Störung des Säure-Basen-Gleichgewichts; Atemnot; anhaltende Erhöhung des diastolischen Blutdrucks über 100 mm Hg; Anämie, die durch Eisengaben nicht zu beeinflussen ist; Absinken des spezifischen Gewichts des Urins bei Rückgang der Diurese.

Wiederholt wurde die Niere als dualistisches Organ geschildert, das das Gleichgewicht zu halten hat zwischen Rinde und Mark, d.h. zwischen glomerulärem, arteriellem Stauungsprinzip (Rinde) und interstitieller Rückresorption des Ultrafiltrates und der Lymphbildung (Mark). Arterielles Blut und seine durch exotherme O_2-Atmung impulsierte zentrifugale Dynamik einerseits sowie Lymph-

bildung und „kalte“, dem chemischen Äther unterliegende, träge, zentripetale Strömung andererseits stehen sich ohne ein vermittelndes venöses Kapillarsystem gegenüber. Der rhythmische Ausgleich zwischen arterieller und lymphatischer Dynamik erfolgt in der Niere nicht durch ein mittleres venöses Kapillargebiet, sondern im Tubulussystem in der Absonderung des Ultrafiltrates und in der Rückresorption in das Blut. In der Niere haben wir einen extrem gestalteten „exsudativen Bindegewebsflüssigkeitsprozeß“.

Wenn dieser polare Prozeß zwischen arterieller Stauung (Lichtprozeß – Wärmepol) und Lymphbildung (Chemismus – Kältepol) gestört ist, zeigt sich das Versagen des Gleichgewichts in einer ungenügenden Verbrennungsleistung, vor allem der Kohlenhydrate. Das interstitielle, beim Gesunden noch immer hocharterialisierte Blut der Vasa efferentia aus den Glomerula nimmt dann mehr venösen Charakter an. Der CO_2-Spiegel steigt an, die O_2-Differenz zwischen zufließendem und abfließendem Nierenblut vergrößert sich. Der venöse Pol des Kreislaufs dringt in die Nieren vor. Es entwickelt sich das Kupferbild der Niere, ein Rückfall auf die Entwicklungsstufe der Vorniere mit gesteigertem O_2-Bedürfnis und Wärmestauung. Klinisch zeigt sich ein Bedürfnis nach kühler, frischer Luft. Dies ist die Indikation für das Präparat Renes/Cuprum, welche sich vor allem bei den Folgezuständen von Entzündungsprozessen im Nierenparenchym und im ableitenden Kelch-Harnwege-System in Form von organischer Degeneration und Funktionsschwäche äußert.

Cuprum metallicum D7

(metallisches Kupfer):

Das Kupfer stellt die besondere Beziehung des Astralleibes zum Ätherischen her. Es ist der „Atmer“ im venösen Blutbereich. Über die Anregung der Wärme regt es auch die vegetativen Vorgänge an. Die „Verwandtschaft“ des Kupfer-Prozesses zur Niere ist nur aus ihrer Entwicklungsgeschichte als ursprünglich von venösen Sinus umhülltes Organ im Stadium der Vorniere zu verstehen. Die Niere verliert bei ihrem Abstieg aus der Kopf-Hals-Region in den extraperitonealen Raum unterhalb des Zwerchfells ihre Venosität. Das arterielle Blut dringt mit zentrifugaler Dynamik in sie ein („Sündenfall der Niere“). Das von der psychischen Emotionalität getragene arterielle Blut muß vom chemischen und Lebensäther („Mondenprinzip“) der Niere wie in einer Schale innerhalb der Bowmanschen Kapsel aufgenommen werden. Das Tubulussystem steht dann in seinem mittleren Teil bei der Rückresorption des Ultrafiltrates unter der Gesetzmäßigkeit des saugenden chemischen und Lebensäthers.

Das Kupfer ist als allgemeiner dynamischer Prozeß Träger und Vermittler des Licht-Wärme-Geschehens und der Atmung im venösen Blut. Die astralische und Ich-Organisation greifen über den Kupfer-Prozeß in das organische Flüssigkeitsgeschehen ein. Das aufbauende, lebentragende venöse Blut ist somit Ausdruck und Organ dieses noch ganz mit der „kühlen“ Lymphe und der Blutbildung zusammenhängenden Kupferprozesses. Innerhalb des organischen Nierenprozesses steht die „verinnerlichende“ Rückresorption des Ultrafiltrates im Bereich der Nierenschleifen unter der Kupfer-Gesetzmäßigkeit. Das kohlensäurereichere venöse Blut entspricht dem erhöhten Serum-Kupferspiegel, wie es z.B. im embryonalen und mütterlichen Blut während der Schwangerschaft auftritt. Ungenügende CO_2-Ausatmung führt zur Asphyxie, zu venöser Kongestion in der Peripherie, zu dem Bild, wie es von Grauvogl im Zusammenhang mit der carbonitrogenen Verfassung schildert. Die Therapie ist dann potenziertes Kupfer. Differentialtherapeutisch kommt auch Carbo vegetabilis in Frage.

Zusammenfassung

Renes/Cuprum ist dann ein Heilmittel, wenn an die Stelle der Arterialisation im Nierenbereich eine für die Nachniere unphysiologische Venosität tritt. Die Niere unterliegt in dem Fall einem entwicklungsgeschichtlich zurückliegenden Atem- und Kreislauftypus, wie er der Lymphatmung der Mollusken entspricht. Eine mangelhafte „Beseelung“ des Nierenorgans kann dann in der Art zu einer Verschiebung innerhalb des menschlichen Wesensgliedergefüges führen, daß die Empfindungsorganisation im Lungen-Bronchial-Bereich vermehrt eingreift und dort zur spastischen Verengung führt. In diesem Sinn gehört Renes/Cuprum mit zur Basisbehandlung bei Asthma bronchiale und kann auch besonders beim Status asthmaticus gegeben werden.

Entstehung: Dr. med. Heinz-Hartmut Vogel, WALA-Ärztekreis, 1975.

Darreichungsform

Injektionslösung

Indikationen

Zur Anregung der spezifischen Nierentätigkeit, z.B.

1. Nephropathie:

1.1. nephrotisches Syndrom (mit Equisetum D15, Viscum Mali D15 bzw. Equisetum/Viscum)

1.2. degenerative Folgezustände nach Glomerulonephritis, Pyelonephritis
1.3. Nierenversagen
2. Basistherapie bei Asthma bronchiale
3. Innere Unruhe

Renes/Equisetum comp.

Aus der Praxis wurde der Wunsch an die WALA herangetragen, ein Heilmittel zur Behandlung des akuten, aber auch des chronischen Nierenversagens herzustellen, dies vor allem auch im Zusammenhang mit immunologischen Erkrankungen, wie Lupus erythematodes visceralis mit dem Hauptsymptom eines fortschreitenden Nierenversagens bis hin zur Dialysebedürftigkeit. Der Konzeption des Präparates lag der Gedanke zugrunde, daß sich beim Nierenversagen die seelische Organisation aus der ätherisch-physischen Niere vermehrt herauszieht und dann, wie es eigentlich der Sinnesorganfunktion entspricht, von außen abbauend tätig ist. Es sollte also die seelische Organisation wieder in einen rhythmischen Kontakt mit dem Nierenorgan gebracht werden. Die obige Symptomatik ist die Folge vieler, oft unbemerkter Schockereignisse, die das „psychosomatische Verhältnis" von Seelenorganisation und Niere lockern. Dabei kommt es zunächst zu einer Lymphstase im Interstitium des Nierengewebes, das sich bildende Ultrafiltrat und die Lymphe fließen nur mangelhaft ab und es resultiert daraus eine Anurie.

Apis ex animale Gl D31

(Honigbiene, ganzes Tier; Apis mellifica):

Als Schockfolge kommt es also in der Niere zu einem interstitiellen Ödem. Die ätherische Niere verliert den Anschluß an die astralische und Ich-Organisation; die Flüssigkeitsstauung im Niereninterstitium ist die Folge. Der Abfluß des rückresorbierten Ultrafiltrates und der Lymphe ist ungenügend. Harnverhaltung bzw. Anurie ist die weitere Folge.

Durch Apis ex animale in hoher Potenz wird die ätherische Organisation in der Niere aus ihrer Lethargie befreit und an die rhythmische Atmungstätigkeit und Wärmeabgabe wieder angeschlossen. Als tierisches Organ wirkt Apis auf die ätherische Organisation, vor allem dann, wenn es sich um einen hyperergisch-

allergischen Prozeß handelt. Wiederholt wurde darauf hingewiesen, daß Apis eine besondere Beziehung zu den Nieren und zu den Glomerula in der Nierenrinde hat wie auch zu den Ovarien, den Meningen und den serösen Häuten. In der Homöopathie ist die Wirkung von Apis auf entzündliche Prozesse, wie Glomerulonephritis und Zystopyelitis, bekannt.

Allein durch Apis ex animale in Hochpotenz kann es bei akut einsetzender Anurie, aber auch bei ständiger ungenügender Ausscheidung zu einer sofortigen erhöhten Urinbildung und -ausscheidung kommen.

Renes Gl D6
(Nieren):

Da es sich bereits um einen beginnenden degenerativen Prozeß der Niere handelt, wurde das Organpräparat in relativ niedriger Potenz hinzugefügt. Es soll die ätherische Nierenorganisation beleben.

Equisetum ex herba ferm 35b D14
(Ackerschachtelhalm, Equisetum arvense; Equisetaceae):

Equisetum ist die wesentliche Heilpflanze zur Behandlung degenerativer Nierenerkrankungen. Ihre Verwandtschaft zum Nierengeschehen beruht auf der Tatsache, daß die Vorniere selbst auf der Stufe eines ursprünglichen, in der Entwicklung weit zurückreichenden Flüssigkeitsorganismus stehen geblieben ist. Das Tubulussystem setzt die Vornierenanlage fort. Die Flüssigkeitsbildung, d.h. Ultrafiltratproduktion, tritt in der Nierenfunktion an die Stelle des venösen Blutsystems, das in der Gesamtorganisation zwischen arteriellem Blut und Lymphe vermittelnd die eigentliche Blut- und Wärmeorganisation bildet. In der Niere, wie sie heute beim erwachsenen Menschen ausgebildet ist, fällt diese Mitte aus und wird ersetzt durch den rhythmischen Tubulusprozeß, der sich an die überwiegend arterielle Blutversorgung der Niere und die Lymphbildung anschließt.

Equisetum ist eine ursprüngliche, „primitive“ Pflanze. Sie erreicht noch nicht die Blütenbildung, und die Blattanlagen sind extrem reduziert auf die gezähnten Stengelscheiden. Jedoch lebt sie in starker Beziehung zum Formelement in Gestalt der Anreicherung von Kiesel, der in *Opalform* an der spröden äußeren Oberfläche des Sprosses ausgeschieden wird. Der Schwefelgehalt zeigt das Verharren des Wärmeprozesses in der Pflanze. Der Blütenprozeß ist auf der Schachtelhalmstufe noch im Sproß eingegliedert.

In der mittleren Potenz soll Equisetum in dem Präparat sowohl die astralische als auch die Ich-Organisation aus ihrer übermäßig abbauenden Tätigkeit befreien, so daß es zu einer harmonischen Verbindung der höheren Wesensglieder mit der ätherischen Niere kommt. Equisetum ist also der Präparatebestandteil, der einer zu starken Durchlichtung (Kiesel) und Wärmestauung (Schwefel) in der Niere entgegenwirkt.

Viscum album (Mali) e planta tota ferm D14
(Mistel vom Apfelbaum, Viscum album; Loranthaceae):

Viscum Mali e planta tota, die Mistel vom Apfelbaum, ebenfalls in mittlerer Potenz, wurde hinzugefügt, um eine meist schon in Gang befindliche Bindegewebsdegeneration der Niere aufzuhalten. Viscum regt den Bindegewebsprozeß an und wirkt damit der der Indikation meist zugrunde liegenden vorzeitigen Degeneration des Nierenorgans entgegen.

Diese Wirkung auf das Bindegewebe und das retikuloendotheliale System im Mesenchym, ausgehend vom Wärmeorganismus, ist als die übergeordnete Mistelwirkung anzusehen. Es kommt zu einer Temperaturerhöhung und zur Vermehrung der weißen Blutkörperchen im Blut selbst und in dem erkrankten Organ. So ist verständlich, daß die Mistel ein geeignetes Mittel ist zur Behandlung der der Entzündung entgegengesetzten klassischen Involutionskrankheiten, von der Alterssklerose, den „Abnutzungserkrankungen“, der Organdeformierung, der Lethargie des Stoffwechsels mit ungenügender Ausscheidung, der gutartigen Hyperplasien bis zum Malignom. Der „kalt“ verlaufende Nierendegenerationsprozeß wird durch Viscum wieder in ein akutes, reaktives Stadium übergeführt; die Kräfte der höheren Wesensglieder werden organisch verinnerlicht und mittels des Wärmeorganismus wieder in die Gesamtordnung aufgenommen. Die Nierenstoffwechselvorgänge werden aktiviert, die Absonderung von Primärharn wird wieder angeregt. So fügt sich Viscum in das Wirkungsspektrum dieser Heilmittelkomposition ein.

Veratrum e radice ferm 33c D5
(weißer Germer, Veratrum album; Liliaceae):

Das Verhältnis Lichtorganisation zu Flüssigkeitsorganisation in der Niere ist bei dem vorliegenden Indikationsgebiet insofern gestört, als beide Prozesse sich voneinander trennen. In der Niere kommt es zur ödematösen Flüssigkeitsstauung (siehe oben), die astralische Organisation greift nicht mehr genügend in das

Nierengeschehen ein. Das entspricht dem Vergiftungsbild von Veratrum album. Es kommt zu einem Versagen der Nierenfunktion mit Ausbildung einer Schockniere und Versiegen der Harnproduktion. Eine allgemeine große Schwäche besteht, die sich beim Aufstehen noch verschlechtert. Der Blutdruck sinkt plötzlich ab, der Puls wird schwach. Der Patient fühlt sich eisig kalt, eventuell zeigt er Schüttelfrost. Kalter Schweiß bricht aus, und es besteht eine Ohnmachtsneigung.

Durch Veratrum wird der Lichtprozeß und damit das Eingreifen des Astralischen in den Flüssigkeitsprozeß der Niere angeregt. Veratrum verstärkt hier die Equisetum-Wirkung in dem gleichen Sinn, besonders wird die „Atmungsfunktion“ der Niere und ihre Sauerstofftätigkeit angesprochen.

Zusammenfassend ist zu sagen, daß das Präparat Renes/Equisetum comp. durch seine Zusammensetzung geeignet ist, die Wesensglieder in dem Nierenorgan zu ordnen, d.h. die auseinandergefallenen Tätigkeiten von seelischer und Ich-Organisation einerseits sowie ätherischer Organisation andererseits werden wieder in eine gesunde Beziehung zueinander gebracht. Das rhythmische Ein- und Ausatmen wird angeregt. Apis und Renes wirken auf die ätherische Organisation belebend und dynamisierend, Equisetum auf die seelische Organisation, jedoch über diese auch auf die Ich-Organisation (Kieselprozeß) so, daß die pathologisch verstärkte Tätigkeit des Astralischen und der Ich-Organisation auf ihr gesundes Maß zurückgenommen wird. Viscum Mali ordnet das Verhältnis von Atmungstätigkeit (astralische Organisation) und Flüssigkeitsgeschehen im Bindegewebe (ätherische Organisation). Veratrum ist das pflanzliche Heilmittel, das dann seine Wirksamkeit entfaltet, wenn durch wiederholte Schockereignisse astralische und ätherische Organisation sich in der Niere trennen und es auf der einen Seite zu Kollapserscheinungen, auf der anderen Seite zur Verselbständigung des Flüssigkeitsgeschehens in der Niere kommt. Es ist dann der dem pathologischen Nierengeschehen verwandte Naturprozeß.

Entstehung: Dr. med. vet. Dietrich Wiendieck, Dr. med. Heinz-Hartmut Vogel, WALA-Ärztekreis, 1971.

Darreichungsform

1. Injektionslösung
2. Globuli velati

Indikationen

Zur rhythmischen Wiedereingliederung der seelischen und Ich-Organisation in das Nierengebiet, besonders nach Schockereignissen, z.B. bei Anurie
1. Harnverhalten
2. akutem Nierenversagen

Retina comp.

Das Präparat Retina comp. hat bis auf den Bestandteil Secale cornutum dieselbe Zusammensetzung wie das Präparat Galenit/Retina comp. und wirkt als eine Art Grundheilmittel dem Brüchig- und Durchlässigwerden der Gefäße im Augenhintergrund entgegen. Es ist verwandt mit den Präparaten Secale/Retina comp. und Secale/Bleiglanz comp., welche zusätzlich zum Mutterkorn noch Nicotiana und Birkenrinde beinhalten, d.h. eine deutliche Wirkung auf angiospastische Zustände zeigen.

Terebinthina laricina D9

(Lärchenharz aus dem Stamm von Larix decidua; Pinaceae):

Das Lärchenterpentin soll in dem Präparat den zur Erstarrung und Unbeweglichkeit neigenden Lichtprozeß im Auge, hier im besonderen in der Retina, wieder an den sich im Auge in der Sinnesfunktion ohnehin physiologisch stärker lösenden Astralleib anschließen. Man muß sich den Sehvorgang so vorstellen, daß die höheren Wesensglieder Ich und Astralleib im Außenraum mit dem gesehenen Objekt vorübergehend Verbindung aufnehmen. Die Netzhautdegeneration ist sowohl die Folge eines erstarrenden Wärmeprozesses, als auch eines unbeweglichen Licht-Atem-Prozesses, welcher durch therapeutische Anwendung dieser harzigen Substanz wieder belebt und rhythmisiert werden kann.

Retina et Chorioidea Gl D11
(Netz- und Aderhaut):

Netz- und Aderhaut sind in einem Präparat vereinigt, da die Degeneration der Gefäßhaut nicht von der übermäßigen Nerventätigkeit der Netzhaut zu trennen ist, die ebenso einem verstärkten Abbau verfällt. In dem Präparat ist stets auch ein Teil des Sehnervs mit verarbeitet. Die Wirkung auf die ätherische Organisation des Auges, wie sie allen tierisch-organischen Präparaten zukommt, ergänzt die beiden anderen Bestandteile Lärchenharz und Bleiglanz.

Galenit D19
(natürliches Bleisulfid):

Bleiglanz ist in dem Präparat Retina comp. das führende Heilmittel, um einen Sklerosierungsprozeß der Augenarterien therapeutisch zu beeinflussen. Der Wärmeprozeß, der sich im Blei substantiiert hat, wird auf die Stufe des Irdisch-Mineralischen heruntergeführt und „konserviert". Blei ist somit eine sulfurische Substanz, welche sich jedoch durch eine Wärmestarre auszeichnet. Der Wärmeprozeß kommt nicht in Bewegung.

Dies entspricht dem pathologischen Bild der Gefäßsklerose, z.B. bei diabetischer Verhärtung der Augengefäße bei der Retinopathia diabetica. Die Schwefelkomponente vermittelt das Eingreifen des Wärmegeschehens in den physisch-ätherischen Eiweißprozeß des Auges. Auch der Ätherleib wird im Krankheitsprozeß unbeweglich, starr und lethargisch. Insofern ist Bleiglanz in dem vorliegenden Präparat therapeutisch ein Spezifikum zur Befreiung des Wärmeprozesses im Auge.

Entstehung: Dr. med. Ilse Knauer, Dr. med. Heinz-Hartmut Vogel, WALA-Ärztekreis, 1974.

Darreichungsform
Injektionslösung

Indikationen
Überwindung einer Wärmestarre in der Blutversorgung des Auges durch Belebung der Ich-Wärme-Organisation, z.B. bei degenerativen Prozessen der Netzhaut.

Rhus toxicodendron comp.

Es sollte ein Präparat entstehen, das in umfassender Weise einem übersteigerten Kälteprozeß im Nerven-Sinnes-Bereich entgegenwirkt. Dem entspricht die Zusammensetzung der Komposition, welche eine Heilwirkung auf verschiedene Schmerzzustände neuralgischer, myalgischer und karzinomatöser Art zeigen kann.

Aconitum e tubere ferm 33c D5

(Wurzelknolle des blauen Eisenhutes, Aconitum napellus; Ranunculaceae):

Der blaue Eisenhut bevorzugt einen gebirgigen, kühlen, auch feuchten Standort. Seine fleischig-festen Wurzelknollen sind rübenförmig, am oberen Ende knollig verdickt. Neben der diesjährigen Knolle, welche in den Sproß übergeht, bildet sich bereits eine Nährstoffe sammelnde Tochterknolle für die folgende Vegetationsperiode aus. Der Stengel der kräftigen Pflanze ist aufrecht und fest. Er ist von hahnenfußartigen, fiederteiligen, bläulich-grünen Blättern umgeben und wird von einem dichtblütigen, tiefblauen Blütenstand gekrönt. Die weitgehend geschlossenen, an einen Helm erinnernden Einzelblüten haben zu dem Namen „Sturmhut" geführt.

Die ganze Pflanze ist von einer Reihe Alkaloid-Gifte wie Aconitin, Hypaconitin, Mesaconitin und Neopellin durchsetzt. Aconitum, eine der stärksten Giftpflanzen, ist seiner eigentümlichen Wirkung nach ein Kältemittel. Typisch für die Aconit-Wirkung ist, daß im allgemeinen ein Zustand besonderer Vitalität vorausgeht. Das Krankheitsbild entwickelt sich am frühen Abend, vor Mitternacht; es kommt zu plötzlicher Eiseskälte, zu Schüttelfrost, extremer Austrocknung der Haut und der Schleimhäute, Angstzuständen: ein Bild äußersten Kälteeinbruches und extremer Nerventätigkeit. Das arterielle Gefäßsystem wird von außen ergriffen, die Arteriolen werden verengt; es kommt schließlich zur Sistierung der Harnbildung, zur Anurie.

So ist Aconit ein typisches „Simile" für einen übersteigerten neuralgischen Nervenprozeß, vor allem im Gesichtsbereich (Trigeminus-Neuralgie). Die Anfälle treten überraschend, „wie aus heiterem Himmel", vor allem nachts auf. Es kommt zum Gegenprozeß aus dem Stoffwechsel-Blut-Bereich mit raschem Fieberanstieg, zu einer Auseinandersetzung zwischen Nerven- und Blut-Prozeß, zum „Aconit-Fieber".

Rhus toxicodendron e foliis ferm 33d D5

(Giftsumachblätter, Toxicodendron quercifolium; Anacardiaceae):

Eine charakteristische Gebärde dieses in Nordamerika beheimateten Strauches besteht darin, daß Rhus toxicodendron sich stark in der Erde verwurzelt, jedoch so, daß sich unterirdische, rhizomartige Ausläufer bilden, aus denen in der näheren Umgebung zahlreiche neue Triebe aus dem Erdboden sprossen. Die starke Erdbeziehung ist ein typisches Merkmal. Ein anderes Merkmal ist der gewundene Stengel und vor allem die tief in den Blatt-Stengel-Bereich eindringenden Blüten. Die starke Erdbeziehung zeigt sich auch darin, daß es bei Berührung eines Zweiges mit einem Stein oder auch der Rinde eines Baumes sofort zu neuer Verwurzelung kommt. Dieser Hinweis scheint uns wichig, um deutlich zu machen, daß Rhus toxicodendron mit seiner intensiven Beziehung zur Erde ihren Kälteprozeß in sich aufnimmt. Darin sehen wir die Beziehung zum Nervensystem.

Wir haben somit in Rhus toxicodendron neben Aconit (Nervenwirkung in das Gefäßsystem hinein) eine unmittelbar auf den Nervenprozeß, vor allem auf den Nervenzerfall, wirkende Giftpflanze. Die Kältebeziehung geht auch daraus hervor, daß Besserung dann vielfach eintritt, wenn der Körper wärmebildend in Bewegung ist. Verschlimmerung bei Kälte ist charakteristisch. Insofern ist Rhus toxicodendron eine ausgesprochene und typische Nervenpflanze. Zum Arzneimittelbild gehören Schmerzzustände neuralgischer und rheumatischer Art. An der Haut treten schmerzhafte, nässende und blasenbildende Ausschläge auf. Die nächtliche Unruhe, Durchfälle und Blähungen weisen darüber hinaus auf den Nierenbezug von Rhus toxicodendron hin.

Gnaphalium leontopodium e planta tota ferm 36 D3

(Edelweiß, Leontopodium alpinum; Compositae):

Das Edelweiß wächst im Hochgebirge oberhalb der Baumgrenze vor allem auf kalkhaltigem Grund in unmittelbarer Berührung mit dem Felsgestein. Der walzenförmige Wurzelstock geht in ein Kraut über, welches sich durch filzigweiche, silbergraue Blätter auszeichnet. Die nicht saftig grünen, sondern trocken grauen, an der Oberfläche in die Auffaserung gehenden Blätter können als wurzelhaft geprägt angesehen werden. Diese Blätter werden in Form einer Hochblatt-Rosette in die Höhe der Blüte getragen, wo sie das aus mehreren kleinen, gelben Blütenkörbchen bestehende Zentrum der „Blüte“ umstrahlen. Die Edelweiß-„Blüte“ besteht also vor allem aus einem Hochblatt-Kranz. Es wird der

Wurzel- und der Blattprozeß in die Blütenregion heraufgetragen. Bevorzugt ist das Kalkgebirge, jedoch auch das Urgestein, das im Feldspat ebenfalls Kalk aufweist.

Man kann, wenn man die Ätherlehre Rudolf Steiners zugrundelegt, annehmen, daß in dem Edelweiß der Lebensäther dominiert. Bei Nervendegenerationserkrankungen, insbesondere bei Neuralgien, kann davon ausgegangen werden, daß die ätherische Organisation im Nerven vor allem durch einen wiederholten Kälteschock beeinträchtigt ist. Dies ist dann der Wirkungsbereich, das „verwandte Prinzip" des Heilmittels Leontopodium alpinum. Von Rudolf Steiner stammt der Hinweis auf die therapeutische Anwendung des Edelweiß bei Otosklerose. Auch diese kann als ein Abbauprozeß im Sinnes-Nerven-System verstanden werden.

Gelsemium e radice ferm 35b D3
(gelber Jasmin, Gelsemium sempervirens; Loganiaceae):

Der wilde Jasmin gehört zu den in den Tropen beheimateten Loganiaceen. Die gelb blühende, viele Meter hohe Schlingpflanze bevorzugt als Standort das Flußufer. Arzneiliche Verwendung findet der alkaloidhaltige Wurzelstock. In dem rankenden Wachstumsverhalten kommt zum Ausdruck, daß der Helio- und Geotropismus zugunsten der Horizontalen verlassen wird. Dies ist stets ein Ausdruck für eine stärkere Wirksamkeit der chemisch-ätherischen, wässerigen Prozesse. Auf das Nervensystem bezogen heißt dies, daß die chemischen Kräfte, die zentripetal wirksam sind und in der Pflanze sich auf die Wurzel hin orientieren, im Menschen in den Nerven die übrigen Ätherkräfte, Lichtäther und Wärmeäther, zurücktreten lassen. Unter diesem Gesichtspunkt muß Gelsemium als Pflanze und als Heilmittel gesehen werden.

Wir haben es wiederum mit einer Tendenz zur Auskühlung, eben im Nervensystem, zu tun und mit einer Licht-Form-Schwäche. Das Lähmungsbild weist auf die Betonung des Zentralnervensystems und des Rückenmarknervensystems hin. Die Lähmung schreitet von oben nach unten fort. Das Gelsemium-Bild erinnert klinisch auch an eine Kinderlähmung. Auch hier ist vielfach die absteigende Lähmung zu beobachten, bis schließlich die Atemlähmung eintritt. Schwere Nervengrippen mit lähmungsartigen Schwächezuständen der oberen und schließlich der unteren Extremitäten sind Gelsemium-Erscheinungen. Insofern kann das Präparat Rhus toxicodendron comp. mit den übrigen Bestandteilen auch dann eingesetzt werden, wenn eine Nervengrippe von Lähmungen und Schmerzzuständen begleitet ist.

Mandragora officinarum e radice ferm 34d D5
(Alraunenwurzel, Mandragora officinarum; Solanaceae):

Die Mandragora mit dem sehr giftigen Mandragora-Alkaloid weist in ihrer Signatur – vergleichbar mit Bryonia – auf eine besonders eigentümliche und einseitige Wurzelbildung hin. Die Alraunenwurzel erinnert vielfach in ihrer Gestalt an das verzerrte Bild eines Gnoms. Bei Mandragora kommt es zu einer intensiven Verbindung des astralischen Blütenprozesses mit der ganzen Pflanze, jedoch im besonderen mit der Wurzel. Vom Gesichtspunkt der Ätherlehre Rudolf Steiners ist es der Lebens- und chemische Äther, der in der Wurzel bei Mandragora so tätig ist, daß er den astralischen Blütenprozeß in sich aufsaugt und mit Hilfe ihres starken Chemismus die Alkaloidbildung bewirkt. Auch im menschlichen Organismus wirkt Mandragora als Gift, so daß hier der Astralleib und, ihm nachfolgend, die Ich-Tätigkeit auf das intensivste in die ätherischen Aufbaukräfte des unteren Menschen hereingezogen werden. So ist es zu verstehen, daß in der Volksmedizin seit jeher die Alraune als Aphrodisiakum angesehen wurde. Im unteren Menschen, im Leberbereich, wirkt Mandragora vereinheitlichend, sulfurisch, so daß die höheren Wesensglieder im Stoffwechselbereich untergetaucht sind. Gleichzeitig werden die höheren Wesensglieder im oberen Menschen relativ frei und die Phantasiekräfte gesteigert bis hin zu Halluzinationen, wie es im Vergiftungsbild von Mandragora beschrieben ist. Verständlich ist so auch, daß man in der Volksmedizin Mandragora als Beruhigungsmittel verwenden konnte, weil die Mandragora-Alkaloide das Bewußtsein im Nervenbereich lockern.

Auf eine weitere wichtige Signatur der Mandragora sei neben der mächtigen, wie Gliedmaßen gebildeten Wurzel hingewiesen, nämlich auf die Tatsache, daß der Blattstand in Wurzelnähe verharrt und eine mächtige, fast fleischige, sukkulente Rosette bildet, in deren Zentrum die relativ kleinen Blüten angesiedelt sind. Wir haben wiederholt auf diese Besonderheiten hingewiesen, einmal auf die Rosettenbildung als Signatur des Wässerig-Chemischen, zum anderen auf das tiefe Eindringen des Blütenprinzpis in den Blattbereich.

In dem Präparat Rhus toxicodendron comp. ist mit Mandragora eine besondere Nervensituation therapeutisch angesprochen, d.h. die Tatsache, daß sich im Nerven, vor allem bei Neuralgien, der Astralleib auf der einen Seite einatmend in den Nervenscheiden zu tief mit der chemisch-ätherischen und physischen Nerventätigkeit verbindet, andererseits ausatmend im Neuron sich vom Lebensprozeß des Nervs etwas zu weit löst. Schmerz entsteht dadurch, daß der Astralleib zwischen Ein- und Auftauchen, d.h. gleichsam zwischen „Schlafen und Wachen“

verharrt. Der Rhythmus ist insofern gestört, daß der Astralleib auf sich selbst zurückgewiesen ist, der Schmerz entsteht.

Granit D9
(Quarz, Feldspat und Glimmer enthaltendes Urgestein):

Im Granit kommt es zum ersten zu einer gewissen Emanation vor allem lebensätherischer Kräfte, die in die Gesamtbildung des Granits eingegangen sind. Das Nervensystem selbst ist auf dem Wege des Zerfalls. Bewußtsein kann nur entstehen durch Substanzzerfall der Nervengrundlage, die in der Nacht wieder aufgebaut werden muß. Dem Schmerzcharakter von Rhus toxicodendron comp. liegt ebenfalls ein zu intensiver Nervensubstanzzerfall zugrunde. Dem soll durch Granit begegnet werden. Granit repräsentiert als „Urgestein" (Goethe) das Wesen des Mineralischen überhaupt, mit besonderer Wirksamkeit des Kiesels, der in den drei charakteristischen Granitformationen Quarz – Feldspat – Glimmer das vereinheitlichende Prinzip darstellt. Das Freiwerden der Bildekräfte, die einmal den Granit gebildet haben, ist dem Freiwerden ätherischer, astraler und Ichgemäßer Kräfte im menschlichen Organismus verwandt. Das Bewußtsein ist dann im Sinne des ganzen Menschen gesund, wenn die Kieselkräfte am Freiwerden der oben angeführten ätherischen Kräfte im Nervenbereich beteiligt sind. Mit dem Kiesel ist stets die Ich-Organisation verbunden.

Zusammenfassend kann gesagt werden, daß das Präparat Rhus toxicodendron comp. in möglichst umfassender Weise das Schmerzphänomen, das sich als Neuralgie zeigt, erfaßt. Eine Neuralgie ist, im Unterschied zu einer Neuritis, ein tiefgreifender, degenerativer Vorgang. Auskühlung, d.h. „Übernervenbildung", liegt der Neuralgie zugrunde. Die pflanzlichen Präparate wirken so auf die astralische Organisation, daß sie sich aus einer zu intensiven Verhaftung und damit abbauender Tätigkeit aus dem Nervenbereich lösen kann. In Rhus toxicodendron comp. ist der Zerfallsprozeß im Nervenbereich, und zwar im Kerngeschehen des Nervs bei viralen Erkrankungen in erster Linie betroffen. In Aconit wird der arterielle Blutprozeß, der ebenfalls der Auskühlung unterliegt, erreicht. Gnaphalium löst die astralische Organisation aus dem lebensätherischen Prozeß heraus. Gelsemium und Mandragora beziehen sich in erster Linie auf den Chemismus, d.h. auf den chemischen Äther, der wesentlich am Nervenaufbau mitwirkt. In der Überwindung gerade dieser beiden Einseitigkeiten liegt ein wesentlicher Wirksamkeitsprozeß des Gesamtpräparates. Man kann also sagen, daß die

verschiedenen ätherischen Kräfte im Nerven durch das Präparat angesprochen werden. Stets handelt es sich darum, daß die astralische Organisation wieder in ein rhythmisches Verhältnis zur ätherischen Organisation gelangt.

Entstehung: WALA-Ärztekreis, Dr. med. Heinrich Kupfermann, Leitung Frau Dr. med. Margarethe Hauschka, 1954.

Darreichungsform
1. Injektionslösung
2. Globuli velati

Dosierung und Art der Anwendung
Soweit nicht anders verordnet:

1. Injektionslösung:
In akuten Fällen 1–2 mal täglich, bei Langzeitbehandlung 2 mal wöchentlich, jeweils 1 ml subcutan injizieren.

2. Globuli:
In akuten Fällen 3–6 mal täglich, bei Langzeitbehandlung 1 mal täglich, jeweils 5–10 Globuli unter der Zunge zergehen lassen.

Indikationen
Zur Lösung der im Nervenbereich übertätigen Empfindungsorganisation aus der zu engen Verbindung mit der physisch-ätherischen Organisation, z.B.
1. Neuralgien
1.1. Trigeminusneuralgie
1.2. Supraorbitalneuralgie
1.3. Okzipitalneuralgie
1.4. Interkostalneuralgie
1.5. Brachialgie
1.6. Ischialgie
2. Myalgien
3. Nervenschmerzen bei Tumor-Metastasen

Robinia comp.

Gedacht war an ein Präparat, das die astralische Tätigkeit in ihrem Verhältnis zwischen Nervensystem und Stoffwechsel, insbesondere im Hinblick auf die Eiweißverdauung des Magens, normalisieren sollte. Es wurde davon ausgegangen, daß der Magen im besonderen Maße der astralischen Funktion unterliegt, was bedeutet, daß dieser gleichsam als „Erfolgsorgan" der Nierenfunktion aufgefaßt wird. Die Niere verstehen wir als dasjenige Organ, welches hauptsächlich von der astralischen Organisation geprägt und regiert wird. Aus diesem Grunde sind die einzelnen Präparatebestandteile in erster Linie unter dem Aspekt betonter astralischer Tätigkeit zu sehen, dies jedoch im Zusammenhang mit der ätherischen Organisation, wie sie im Magenbereich und in der weiteren Verdauung organbildend wirkt.

Robinia e cortice ferm 33e D3

(Rinde der Robinie, Robinia pseudacacia; Leguminosae):

Robinia ist ein knorriger, Dornen bildender Baum, der vor allem in der Rinde, aber auch in den Blättern Alkaloide und reichlich Eiweißsubstanz bildet. Die Beziehung zum Stickstoff und zur Eiweißbildung gehört zu der Gesamtfamilie der Leguminosen. Die Stickstofftätigkeit ist gesteigert bis zur Alkaloidbildung, hier die Toxalbumine Robin und Phasin. Es kommt zu ungiftiger Glykosidbildung, zur Entstehung von Gerbstoffen und Harz. Robinia zeigt neben der Astralisierung (Stickstoffeingliederung) eine intensive Lichtwirkung (einerseits Glykoside, andererseits Dornbildung in den Zweigen).

Der aus dem Stickstoff hervorgehende Eiweißprozeß sowie die Alkaloid- und Glykosidbildung schlagen die Brücke zur astralischen Tätigkeit im Hinblick auf das Eingreifen des Seelischen im Ätherischen, insbesondere im licht- und chemisch-ätherischen Geschehen. Nur so ist es verständlich, daß eine zu starke astrale Tätigkeit im Magenbereich zu Übersäuerung, d.h. zur Hyperazidität mit allen klinischen Folgen führt. Der Luftprozeß ist gestört, es kommt zu Luftaufstoßen, zu Singultus, zu Erbrechen; der ganze Magen-Darm-Bereich ist übersäuert. Das Auftreten von Säuren ist stets ein Ausdruck einer Übertätigkeit des Astralischen im Chemismus des Organismus. Man kann sagen, daß Robinia ein Spezifikum ist für die Übertätigkeit des Astralleibes im Verdauungstrakt mit Betonung der Magentätigkeit. Diese äußert sich durch eine Übersäuerung des Magensaftes und eine überschnelle, unzureichende Eiweiß- und auch Stärkeverdauung. Für diese Krankheitszustände ist Robinia pseudacacia geeignet; es ist unter

Umständen sinnvoll, bei einer entsprechenden Disposition eine Behandlung über längere Zeit durchzuführen.

Nux vomica e semine ferm 35b D9

(Brechnuß, Strychnos nux vomica; Loganiaceae):

Bei Nux vomica handelt es sich, wie bei allen Loganiaceen, um eine eindeutig nervenbezogene Wirksamkeit. Strychnin erzeugt Spasmenbereitschaft durch eine überschießende Nerventätigkeit. Wenn Robinia pseudacacia die astralische Tätigkeit gleichsam „vom unteren Menschen" aus im Arzneimittelbild verstärkt hat, so werden fast dieselben Symptome bei Nux vomica über das Nervensystem ausgelöst, vor allem über das vegetative Nervensystem. Die Sinne sind überwach, der Mensch nervlich und über die Sinne reizbar. Man kann sagen, der ganze Mensch, jedoch insbesondere das Verdauungssystem, steht unter einer einseitigen Betonung nervlich bewußter Tätigkeit. Der Organismus wird im ganzen durch den überstarken Nervenprozeß kühl, jedoch greift der Nerven- und astralische Prozeß wesentlich stärker, als dies durch Robinia geschieht, in das arterielle System bis in den Nierenbereich ein. Das kann in mancher Hinsicht an Aconit erinnern.

Die Verbindung des Seelischen mit dem Ätherischen geschieht vor allem über den Wärmeprozeß, der in die physische Organisation wie hineingepreßt erscheint. Man versteht das Nux vomica-Bild nicht, wenn man nicht die starke Energie, die vom Astralleib ausgeht und den Wärmeorganismus ergreift, berücksichtigt. Alle Prozesse verlaufen heftig, intensiv und überschreiten dadurch die Grenze des Physiologischen. Im Ganzen wird die ätherische Organisation wie beengt und unterdrückt. Daher rührt das Bedürfnis nach stark gewürzter Nahrung zur Anregung der Stoffwechseltätigkeit.

Das Präparat Robinia comp. mit dem Bestandteil Nux vomica ist deshalb besonders dann geeignet, wenn Sodbrennen, Brechreiz und Übelkeit, Verdauungsschwäche sowie Übererregbarkeit des Nervensystems zusammentreffen und mit ausgesprochenen Streßerscheinungen durch die Lebensweise begründet sind.

Nicotiana e foliis ferm 33b D5

(Blätter der Tabakpflanze, Nicotiana tabacum; Solanaceae):

Nicotiana tabacum wurde dem Präparat hinzugefügt, um damit die zu starke Wirksamkeit des Astralischen im Gefäßbereich zu überwinden. Es wurde

an anderer Stelle dargestellt, daß das Tabakalkaloid und die potenzierten Tabakblätter zu einer Einengung und „Kontraktion" des peripheren Wärmeorganismus führen. Der Organismus wird vom Gefäßsystem, und zwar vom arteriellen Gefäßsystem her, ausgekühlt, die Wärmebewegung vom Stoffwechsel in den Nervenbereich behindert und gelähmt, die Gewebeatmung von der Niere her eingeschränkt. Atemnot und Angst treten auf. In bezug auf die Magen-Darm-Symptome kommt es zu spastischen Zuständen. Das Krankheitsbild wechselt zwischen Spastik und Atonie.

Argentum nitricum D5
(Silbernitrat):

Durch Argentum nitricum soll mit einem tiefgreifenden mineralischen Heilmittel das zu starke Eingreifen des Seelischen in die ätherische Organisation (vor allem in die lebensätherischen Kräfte) überwunden werden. Im salpetersauren Silber kommt es zu einer Art Kurzschluß eines Luftelementes (Salpetersäure) und eines flüssig-ätherischen Elementes, repräsentiert durch Argentum. Dadurch ist Argentum nitricum geradezu das „Simile" für eine zu intensive Verbindung von Seelischem und Ätherischem in einem Organ, das besonders anfällig ist für das rhythmische Eingreifen des Seelischen im Stoffwechselbereich, wie der Magen. Er stellt den Übergang von bewußt gesteuerter Stoffwechseltätigkeit in der Mundverdauung und im Schluckvorgang zur unbewußten Verdauung her. Daher ist der Magen dasjenige Organ, das besonders dann durch Über- oder Untertätigkeit reagiert, wenn das Bewußtsein überbeansprucht und der Astralleib über das Sinnes-Nerven-System überreizt wird.

Natrium phosphoricum D9
(Natriummonohydrogenphosphat):

Natrium ist wiederum eine Substanz, welche ihren besonderen Wirkungsbereich im Nierengebiet hat, jedoch auch eine große Bedeutung entfaltet bei der Eiweißbildung. Natrium ist als Elektrolyt die Substanz, die im extrazellulären Raum die Verbindung herstellt zwischen physisch-ätherischer Organisation und astralischer und Ich-Tätigkeit. Insbesondere greift der Astralleib in den Flüssigkeitsprozessen über das Natrium ein und verursacht durch seine Licht-Luft-Verwandtschaft den osmotischen Gewebedruck, der dem Gasdruck gleich ist. Wir sehen damit die besondere Beziehung zum astralen Geschehen im Flüssigen, dort auch zum Eiweißgeschehen.

Durch phosphorsaures Natrium wird die Beziehung hergestellt zur Ich-Tätigkeit, und zwar so, daß durch das Präparat Natrium phosphoricum ein zu intensives Eingreifen der astralischen und Ich-Organsiation im Flüssigkeitsgeschehen zurückgedrängt werden soll. Denn dem pathologischen Geschehen, für das Robinia comp. konzipiert wurde, liegt zugleich ein zu heftiges Eingreifen der Ich-Tätigkeit bis hin zur Gewebezerstörung bei der Ulkusbildung zugrunde. Im Arzneimittelbild wird Natrium phosphoricum für Zustände und Beschwerden durch Übersäuerung genannt. Saures Aufstoßen und Erbrechen sowie ein saurer Geschmack gehören mit zu den Leitsymptomen.

Sowohl Argentum nitricum als auch Natrium phosphoricum wirken insbesondere als mineralische Substanzen auf die Ich-Tätigkeit, jedoch in der geschilderten unterschiedlichen Tiefe und Beziehung zur differenzierten ätherischen Organisation.

Zusammenfassung

Das Präparat Robinia comp. ist damit mit seiner Wirkung auf die astralische Organisation und die Nierentätigkeit geeignet, im Magen als dem „Erfolgsorgan" der Niere zu bewirken, daß der Astralleib hier auf seine rhythmische Ein- und Ausatmungstätigkeit zurückgeführt und die ätherische Magenorganisation entlastet wird.

Entstehung: WALA-Ärztekreis, Dr. med. Heinrich Kupfermann, Leitung Frau Dr. med. Margarethe Hauschka, 1952.

Darreichungsform

1. Injektionslösung
2. Globuli velati

Indikationen

Zur Rückführung der einseitig verstärkten Tätigkeit des Empfindungsorganismus aus dem Stoffwechselgebiet in seine originäre Organtätigkeit im Nerven-Sinnes-Bereich durch Stärkung der rhythmischen Funktionen im Magen-Darm-Gebiet, z.B.

1.1. Ulcus ventriculi
1.2. Ulcus duodeni
1.3. hyperazide Gastritis
1.4. Sodbrennen
1.5. nervöse Magenbeschwerden (evtl. im Wechsel mit Glandula suprarenalis sinistra cum Cupro)

Roseneisen

Entsprechend dem Präparat Prunuseisen liegt bei Roseneisen ebenfalls die Kombination einer Eisenverbindung mit einem Rosengewächs vor, und zwar in der Form, daß der verriebene Bluteisenstein zusammen mit der Edelrose in einem gemeinsamen Auszug nach dem WALA-Verfahren bearbeitet wird. Die Rose ist für die Geschichte der WALA insofern von Bedeutung, als an ihr in den zwanziger Jahren in Arlesheim durch Dr. Rudolf Hauschka und Dr. Ita Wegman das rhythmische Pflanzenauszugsverfahren entwickelt wurde. Die Blutwirksamkeit der roten Rose wird durch die Eisenkomponente spezifisch mit dem Lungenorgan in Verbindung gebracht.

Rosa ferm cum Ferro D3

(Edelrose, Rosa, bes. dunkelrote Teehybriden; Rosaceae. Auszug in Gegenwart von Hämatit):

Die rote Rose als Repräsentant der Rosaceen wurde gewählt, um den Typus in seiner höchsten Manifestation, der Edelrosenblüte, zur Wirksamkeit zu bringen.

Alle Rosengewächse zeichnen sich durch eine besondere Beziehung zum Blut und zu den im Blut wirkenden Formkräften aus. Die verwandte Blutwurz (Tormentilla) zeigt eine blutstillende Wirkung und auch eine Anregung des Wärmeprozesses im Blut selbst. Neben der gerinnungsfördernden Eigenschaft weist die Nelkenwurz (Geum urbanum) eine Heilwirkung bei katarrhalischen Entzündungen der Darmschleimhaut auf. Während die Schlehe (Prunus spinosa) und der Weißdorn (Crataegus) aus dem Blutsprozeß heraus die Licht- und Lebenskräfte anregen bzw. die Herzfunktion konsolidieren, greifen die Walderdbeere (Fragaria vesca) sowie auch die Aprikose (Prunus armeniaca) mittels ihres Spurengehaltes an Kobalt fördernd in die Blutbildung ein und sind daher zur Anämiebehandlung geeignet. Aus dieser kurzen Schilderung ist ersichtlich, daß sich die Wirkung der Heilpflanzen unter den Rosaceen um das Zentrum des menschlichen Blutes herum gruppiert und modifiziert.

Der Edelrosenstrauch nimmt zwischen den bodennahen Kräutern und den Sträuchern eine Mittestellung ein. Er ist einerseits durch kräftige Wurzeln und verholzende Stengel fest mit dem irdisch-mineralischen Element verbunden, andererseits öffnet sich die reich gefüllte, rote Blüte in ihrer ganzen Fülle dem Licht- und Wärmeraum der Umgebung. Im Blütenduft vermischt sich auf harmonische Weise eine süße mit einer herb durchdringenden Komponente.

Erd- und Himmelskräfte begegnen sich in dieser Pflanzengestalt in vollkommenem Ebenmaß, wovon auch das rhythmisch durchgeformte Laubblatt Ausdruck ist. Die Edelrose steht insofern dem Menschen außerordentlich nahe, als sie eine Zuchtform aus dem persischen Kulturzeitraum darstellt, welche sich durch menschliche Zähmung und Kultivierung – die sich ja auf jeder Pfropfgrundlage wiederholt – zu einer hygienischen und Heilmittelwirkung gesteigert hat.

Wie bei allen Rosengewächse belebt der Rosenblütenauszug das Blut und die Blutbildung im menschlichen Organismus als Träger der Ich-Organisation. Die Rose verstärkt an sich schon den Eisenprozeß im roten Blut. Wir verstehen die Edelrosenblüte als eine Naturverwandtschaft zur Beseelung und Durchwärmung der ätherischen Organisation im Blutgeschehen. So wird ihre Wirkung bei Erschöpfung und auch bei Dystrophie im Kindesalter nachvollziehbar.

Für das Präparat Roseneisen wird nun zur Verstärkung des Rosen-Blut-Eisen-Prozesses ein gemeinsamer siebentägiger Auszug der entsprechend zubereiteten Blüte in Gegenwart von Bluteisenstein durchgeführt.

Das Mineral Hämatit (nat. Eisen(II)-oxid)wurde gewählt, da seine Signatur noch den im tellurischen Eisen nachwirkenden kosmischen Eisenprozeß in der schalenförmigen Anordnung des Minerals zum Ausdruck bringt. Die sphärische Gestaltung des Hämatits ist ein Hinweis auf die zentripetale, von der Peripherie zum Zentrum hin wirksame „Marsnatur“ des Eisens und soll den noch ätherischen oder „kosmischen“ Eisenprozeß im Blut ansprechen. Dies sind Hinweise darauf, daß das Eisen im Blut ein Vermittler der Inkarnation, des Wärmeprinzips ist. Bei der angegebenen Indikation handelt es sich darum, daß das Blut im Lungenbereich sich nicht physisch stabilisiert. Der physische Eisenprozeß ist zu schwach. Der Wärme im Physischen bedient sich die Ich-Organisation.

Bei der Indikation, für die das Präparat Roseneisen gedacht ist, kommt es zu einer sulfurisch-stoffwechselhaften Auflösungstendenz des Blutes im Lungenbereich, unserem Erdenorgan, zu Entzündungserscheinungen im Bereich der Luftwege und des Lungenparenchyms. Die Formkräfte Licht und Wärme als freie Gestaltungskräfte, die sich mit der physischen Organisation in der Lunge verbinden, sind zu schwach. Der Rosenblütenansatz zusammen mit Hämatit soll nun zu einem Heilmittel werden, das diesem pathologischen Blutsprozeß in der Lunge entgegenwirkt und die Licht-Form-Kräfte wieder in der entsprechenden Weise zur Wirksamkeit kommen läßt.

Entstehung: Frau Dr. med. Margarethe Hauschka, WALA-Ärztekreis, 1953.

Darreichungsform

Globuli velati

Indikationen
Zum Ausgleich eines unrhythmischen Aufeinandertreffens von ätherischer und astralischer Organisation und von Auflösungserscheinungen im Lungenorgan im Zusammenhang mit einer Schwäche im Blutbereich, z.B. als Adjuvans bei

1. akuter und chronischer Bronchitis
2. Bronchopneumonie
3. Lungen-Tuberkulose

Roseneisen/Graphit

Der gemeinsame Ansatz eines Metalles mit einer Pflanze, wie etwa beim Präparat Prunuseisen, geht auf eine Besprechung des Ärztekreises um Frau Dr. Ita Wegman in Arlesheim zurück. Frau Dr. Hauschka hat diese Anregung aufgegriffen und die Rezeptur angegeben. Ihr lag der Gedanke zugrunde, daß der Blutprozeß im Lungenbereich bei Lungenorganschwäche, die bis zur Phthise und manifest werdenden Tuberkulose gehen kann in den Stoffwechselbereich zurückgenommen werden muß. Andererseits soll die Lunge als „Erdenorgan" durch den Eisenprozeß gestärkt werden. Der arterielle Blutanstrom zur Lunge ist ein Ferrum-Prozeß, was auch bei der Pneumoniebehandlung mit Eisen in potenzierter Form zur praktischen Anwendung kommt.

Auf die Bedeutung des Eisens im Zusammenhang mit der Individualisierung des Menschen in seinem Blutsystem hat Rudolf Steiner aufmerksam gemacht. Das Eisen in seiner irdischen Form schließt das im allgemeinen und im kosmischen Zustand verharrende Ich an die physische Leiblichkeit in der Blutwärme an. Es ist die Inkarnationssubstanz und die einzige metallische Substanz, die im Menschen ebenso wirksam ist wie in der äußeren Natur. Das Eisen schlägt diesbezüglich die Brücke zwischen individualisierender Ich-Tätigkeit und dem Zusammenhang der menschlichen Entwicklung mit der Evolution des Erdorganismus. Der Eisenprozeß im Menschen mit seinen verschiedenen Repräsentanten in Serumeisen, Hämoglobineisen und Depoteisen schließt den Blutkreislauf in sich ab und begrenzt das geistige Wesen des Menschen innerhalb einer individuellen, eigenständigen Seinsweise.

Im Blute wirkt neben der Wärme als Träger der Ich-Organisation der atmende Mensch, d.h. der im Blut beweglich ein- und ausatmende Astralleib. Besonders ist es das arterielle Blut, das so ergriffen wird. Schwankungen der Blutbewegung bis hinein in die arterielle Durchblutung der Nieren, aber auch des Herzens und insbesondere der Lunge gehören zum Eisenprozeß.

Rosa ferm cum Ferro D5
siehe Roseneisen

Graphites D14
(Graphit, blättrig-kristalliner Kohlenstoff):

Graphit, als Kohlenstoffmodifikation zwischen Kohle und Diamant, ist gleichsam der merkurielle Kohlenstoffprozeß. Er nimmt die Mittelstellung ein zwischen dem Diamanten, dem einseitigen Sal-Zustand des Kohlenstoffes, und der Kohle als der sulfurischen Kohlenstoffvariante. Die Graphit-Eigenschaften, z.B. wie Öl als Schmiermittel dienen zu können, zeigen damit eine merkurialvermittelnde Fähigkeit. Im Organismus stellt Graphit die Beziehung zum Lymphsystem her. Als ursprünglicher sulfurischer Träger des Wärme- und Lichtprinzips (Sulfurcharakter des Kohlenstoffes) verstärkt der Kohlenstoff in der Graphitform im Organismus den Lymphprozeß und bewirkt dessen relative Isolation gegenüber dem Bindegewebe und der hier sich bildenden und abfließenden Lymphe. Die Trägheit des interstitiellen Flüssigkeitsprozesses ist damit ein Graphit-Geschehen. Konstitutionell kommt es zu einer Auskühlung des Organismus, dabei zur Neigung zu chronischen Lymphknotenverdickungen, zur Stoffwechselträgheit, zur mangelnden Wärmefreigabe mit der Tendenz zur Adipositas. Im Graphit-Bild kommt eine Trennung und nicht genügende Umwandlung zwischen Lymph- und Blutprozeß zum Ausdruck. Die Durchlichtung des Organismus ist zu schwach. Wärme- und lichtätherische Kräfte werden im Organismus zurückgehalten. Die Umwandlung in freie Wärme wird nicht geleistet. Insofern ist Graphit geeignet, bei der angegebenen Indikation den zu schwachen Licht-Wärme-Prozeß anzuregen. Die Formkräfte im Blut, vor allem, wie oben dargestellt wurde, im Lungenbereich, werden frei und der Flüssigkeitsprozeß zwischen Bindegewebe, Lymphe und Blut kommt wieder in den rechten Fluß.

Zusammenfassend kann gesagt werden, daß das Präparat Roseneisen/Graphit ein Grundmittel sein kann bei einer phthisischen Diathese, jedoch auch dann, wenn ganz allgemein die mittlere Organisation, d.h. der Übergang von Stoffwechselwärme in freie seelische Wärme, zu schwach ist. Es vermittelt zwischen Stoffwechsel-Lymph-Geschehen einerseits und Blut-Wärme-Geschehen andererseits. Dies gilt im besonderen für den Lungenbereich.

Entstehung: Frau Dr. med. Margarethe Hauschka, WALA-Ärztekreis, 1954.

Darreichungsform

1. Injektionslösung
2. Globuli velati

Indikationen

Zum Ausgleich von Stoffwechsel-Lymph-Geschehen und Blut-Wärme-Geschehen im Lungenbereich, z.B.

1. als Adjuvans bei Tuberkulose
2. Asthma bronchiale
3. Anämie
4. Lymphogranulomatose (im Wechsel mit Juglans regia comp. und Chrysosplenium comp.)
5. zur Nachbehandlung von Masern, Pertussis und Pleuritis
6. Appetitlosigkeit der Kinder und Laktations-Anämie
7. Weitere Erschöpfungs- und Schwächezustände

Rosmarinus comp.

Dem Präparat liegt der Gedanke zugrunde, daß sich gerade beim jugendlichen Diabetes mellitus der organisch-ätherische Bildevorgang vor allem im Inselteil der Bauchspeicheldrüse von der Einwirkung der Wesensglieder Ich und Astralleib trennt. Das Organ kommt nicht zur Ausreifung und verfällt einer vorzeitigen Degeneration. Die Kompositionsbestandteile Rosmarin, Bernstein in ätherischem Rosmarinöl und Silber sollen das Wesensgliedergefüge wieder ordnen, besonders im Sinne des richtigen Eingreifens der wärmehaften Ich-Organisation in die erstarrten physischen Prozesse. Es kommt zu einer Stärkung der Wärmeprozesse, was sich auch in einer Stabilisierung des Kreislaufs äußern kann.

Rosmarinus ex herba ferm 33d D5
(Rosmarin, Rosmarinus officinalis; Labiatae):

Rosmarin, der dem Präparat seinen Namen gab, wurde von Rudolf Steiner bei Diabetes mellitus empfohlen. Als immergrüner, verholzender Strauch findet er sich in mediterranen Gebüschformationen. Trocken-steiniger Boden und warm durchsonnte Luft ist seine Umgebung. Auffallend sind die nadelförmigen,

winterharten, lederartigen, dunkelgrünen Blätter. In der Geste des Zusammenziehens offenbart sich die von außen formende Wirkung der kosmischen Wärme- und Licht-Kräfte. Die zart blaßblauen Lippenblüten, welche intensiv von Bienen beflogen werden und Honig bilden, dringen tief in den Blattbereich herunter. Die Labiatenblüte kommt dem Wärmewesen der Biene in ihrer Form geradezu spiegelbildlich entgegen, so daß es verständlich erscheint, daß der Bienenbesuch eine Sympathiegeste des Rosmarinstrauches in der ständigen Nektarneubildung anregt. Dabei ist der von den konzentrierenden Kräften stark geformte Strauch von einem würzigen, kampferartigen, „kühlenden" Geruch umgeben.

Rosmarin, und zwar sowohl ätherisches Rosmarinöl als auch die Zubereitung aus der Pflanze, hat eine eigentümliche Beziehung zur Sinnesorganisation im Ganzen und damit zum Wärmeorganismus im Physischen. Man könnte eine gewisse Verwandtschaft sehen zu den ätherischen Ölen der Koniferen, insbesondere der Tanne (Abies alba). Das intensive, herb-würzige, erfrischende ätherische Öl findet sich bei Rosmarinus officinalis hauptsächlich im Blattbereich und weist auf den die ganze Pflanze bestimmenden, vereinheitlichenden Wärmeprozeß hin. Das flüssig-spreitende Prinzip der Blattregion wird durch diese Kräfte zurückgedrängt, wie es auch für die Nadelholzgewächse typisch ist.

Nach geisteswissenschaftlicher Auffassung liegt dem Diabetes eine ungenügende Wirksamkeit der Ich-Organisation im Physischen, d.h. im Wärmegeschehen, zugrunde. Der physische Leib droht sich zu verselbständigen. Substanzaufbau und -abbau, insbesondere der Kohlenhydrate, sind gestört bzw. gehemmt. Das Ich, das über die Wärme im Physischen tätig ist, kann die Umwandlung des aufgenommenen Zuckers in körpereigenes Glykogen nicht leisten. Es müßte den Wärmeprozeß im Zucker bewältigen, seine Verdichtung über den Chemismus der Leber bis hinunter in den Lebensäther bewirken. Hier besteht die Beziehung zu Argentum metallicum. Die Folgeerkrankungen, wie der Zerfall des schon im Physiologischen dem Abbau unterliegenden Nervensystems, der vermehrte Abbau im Gefäßbereich, vor allem im arteriellen System, jedoch auch im Blut selbst bis zur Thromboseneigung sollen durch das Präparat therapeutisch beeinflußt werden. Es stellt ein Heilmittel zur Grundbehandlung der Zuckerkrankheit dar. Die Synthese von zentralisierenden Erdenkräften und auflösenden, vereinheitlichenden, kosmischen Wärme-Luft-Prozessen kennzeichnet die umfassende, universelle Heilwirkung von Rosmarin, vor allem in seiner harmonisierenden, ordnenden Bedeutung bei allen rhythmisch ablaufenden Prozessen, wie Blutzirkulation, Atmung, Rhythmisierung der Nieren-, der Leber-Galle-Tätigkeit und schließlich Rhythmisierung der Eierstock-Tätigkeit – insbesondere bei

Hypo- und Oligomenorrhö und dysmenorrhoischen Beschwerden (cave Gravidität). Damit bezieht sich die Rosmarinwirkung auf den universellen, die differenzierten Organprozesse aufeinander beziehenden Wärmeorganismus, der die Grundlage bildet für die von Rudolf Steiner so genannte Ich-Organisation.

Sucht man die Wirksamkeit von Rosmarin auf den physischen Organismus, so sind es Sinnesmensch und Sinnesorganisation, die durch Rosmarin angeregt werden. Dies gilt sowohl für die Sinnestätigkeit des Haut-Wärme-Sinnes als auch für den Geschmacks- und Lebenssinn. Sie bilden im physisch-leiblichen Bereich die ätherische Grundlage für die Ich-Tätigkeit. So ist auch der Hinweis Rudolf Steiners verständlich, der Rosmarin zur Behandlung des Diabetes mellitus empfiehlt.

Succinum in Oleo Rosmarini D5
(Auszug von Bernstein-Harz in ätherischem Rosmarinöl):

Das Harz des Bernsteins ist durch einen jahrtausendelangen „Kälteprozeß“ gegangen und dadurch dem tellurischen Prinzip angenähert. Jedes ätherische Öl unterliegt einem Oxydationsvorgang, wenn es über längere Zeit dem Luftsauerstoff ausgesetzt ist. Wir sprechen von „Verharzen“. Der Bernstein hat diesen Prozeß noch weiter ins Extrem getrieben. Es ist also gewissermaßen das ursprüngliche, luft-wärme-hafte Element der lebenden Pflanze „versteinert“, konserviert.

In diesem Vorgang zeigt die äußerste Entfernung vom Ursprung eine innere Verwandtschaft zur Trennung des lebenden Ich-Wärme-Prozesses im Menschen von der Physis. Dieses Auseinanderfallen liegt dem Diabetes zugrunde. Die Wiederauflösung des Bernsteins in Rosmarinöl ahmt gleichsam die Überwindung der Trennung nach. Durch die potenzierte Form dieses Präparates findet der physische Leib Anschluß an die Ich-Tätigkeit. Der lebendige, ursprüngliche Harzprozeß muß in Vorzeiten durch weitgehenden Luftabschluß in die Verdichtung geraten sein. Die Mineralisierung des Luft-Wärme-Prinzips des ursprünglich ätherischen Öles ist bei diesem Vorgang das Wesentliche.

Argentum metallicum D29
(metallisches Silber):

Die Hochpotenz von Silber schlägt die Brücke zum Lebensäther. Zugleich ist sie das „Simile“ der Abtrennung eines ätherischen Geschehens von der Ganzheit des Lebensprozesses, sei es in einer Pflanze, sei es im menschlichen Organismus. Argentum repräsentiert einen zu Ende gekommenen Lebensvorgang. Das Bilde-

prinzip, das dem Metall zugrunde liegt, hat sich von der Substanz getrennt, ein Vorgang, wie er physiologisch dem Nervenprozeß zugrunde liegt. Insofern kann Silber unter die Sal-Substanzen gerechnet werden.

In unserem Präparat schlägt Silber die Brücke zum Lebensäther und chemischen Äther der Bauchspeicheldrüse. Zusätzlich ist die Gabe eines Pankreas-Organpräparates in Tiefpotenz möglich. Als Metall wirkt das Silber auf die Ich-Tätigkeit und vermittelt so das Eingreifen des Ich im physisch-ätherischen Bereich. Darauf beruht die Wirksamkeit von Rosmarinus comp. beim Diabetes mellitus.

Entstehung: WALA-Ärztekreis, Dr. med. Rust, Leitung Frau Dr. med. Margarethe Hauschka, 1954.

Darreichungsform
Injektionslösung

Indikationen
Wiederherstellung und Stabilisierung des richtigen Verhältnisses von Ich-Organisation zu physisch-ätherischer Organisation im „Ich-Organ" des Stoffwechsels, des Pankreas, z.B. bei
1. Diabetes mellitus
2. Kreislaufdysregulation

Rosmarinus/Prunus comp., Gelatum

Von seiten gynäkologisch tätiger Kollegen bestand der Wunsch, über ein Präparat zu verfügen, das geeignet sein sollte, die Haut bei Mykosen im äußeren Genitalbereich, vor allem nach intensiver chemotherapeutischer Behandlung, zu regenerieren. Besonders sollte die Bereitschaft zur Allergie behoben werden. Mit diesem Ziel wurden der Komposition auch die im Präparat Urtica comp. enthaltenen Bestandteile beigegeben. Der Anwendungsbereich für Rosmarinus/Prunus comp., Gelatum liegt insbesondere in der Gynäkologie – sowohl im extragenitalen (Brust) als auch im genitalen Bereich.

Äthanolischer Auszug aus Prunus spinosa, Fructus (zu 15% enthalten)
(Früchte der Schlehe, Prunus spinosa; Rosaceae):

Die therapeutische Bedeutung der Schlehe liegt darin, daß sie helfen kann, ein unrhythmisch gewordenes Verhältnis von seelisch atmender Tätigkeit und strömenden Flüssigkeitsprozessen zu harmonisieren. Der Astralleib soll veranlaßt werden, sich wieder in gesunder Weise mit der ätherischen Organisation zu verbinden. Haut und insbesondere Schleimhautbindegewebe werden tonisiert und in ihrer Lebensgrundlage ätherisiert. Bei längerer Anwendung wird zusätzlich das Bindegewebe von Unter- und Lederhaut gestrafft.

Rosmarini aetheroleum (0,85%)
(ätherisches Öl von Rosmarin-Blättern, Rosmarinus officinalis; Labiatae);

Lavandulae aetheroleum (0,425%)
(ätherisches Öl von Lavendel-Blüten, Lavandula angustifolia; Labiatae);

Salviae aetheroleum (0,136%)
(ätherisches Öl aus Salbei-Blättern, Salvia officinalis, Labiatae);

Die ätherischen Öle üben eine differenzierte Wirkung auf die Haut als Sinnesorgan (Rosmarini aetheroleum), als Nervenorgan (Lavandulae aetheroleum), als Ausscheidungsorgan (Salviae aetheroleum) aus. Als Substanzen, welche von Pflanzen aus der Familie der Labiaten gewonnen werden, besitzen sie eine starke Wärmewirksamkeit und haben dadurch eine gewisse antimikrobielle Eigenschaft. Durch diese anregende therapeutische Wirkung kann bei gereizter Haut zu Behandlungsbeginn ein vorübergehendes Gefühl des Brennens und der Kühle auftreten, welches von der selteneren Reizung bei Überempfindlichkeit auf ätherische Öle zu unterscheiden ist.

Cutis (feti feminini) Gl D4 und D8
(embryonale Haut, weibliches Tier);

Pars fetalis (Placenta) Gl D4
(Mutterkuchen, fetaler Teil);

Funiculus umbilicalis Gl D4
(Nabelschnur);

Anus Gl D4 und D8
(After);

Pudendum femininum Gl D4 und D8
(weibliche Schamteile):

Die Tiefpotenz, die jeweils für die Organpräparate Cutis (feti feminini), Pars fetalis (Placenta), Funiculus umbilicalis, Anus und Pudendum femininum gewählt wurde, soll so auf die ätherische Organisation dieses Gebietes wirken, daß eine Wiederbelebung erfolgt nach eingreifender vorangegangener Therapie, wie Spülung, Chemotherapie oder antibiotische Behandlung. Die Erfahrung hat gezeigt, daß Tiefpotenzen der entsprechenden Organzubereitung die Stoffwechseltätigkeit des homologen Organs anregen. Die gleichzeitige Anwendung mittlerer Potenzen von Cutis (feti femininum), Anus und Pudendum feminini ist geeignet, eine chronische und chronisch-rezidivierende, entzündliche Gewebereaktion aufgrund der vorangegangenen Schädigung therapeutisch abzumildern und die Gestaltungskräfte in diesem Organbereich zu verstärken.

Funiculus umbilicalis wurde wegen seiner universellen Bedeutung als mesenchymaler Abkömmling aus der Embryonalzeit und seinem hier verstärkt wirkenden Kieselprozeß als Bestandteil gewählt. Das ebenfalls kieselhaltige Organpräparat Pars fetalis (Placenta) gehört zu der entodermalen Stoffwechselseite des Keimes und repräsentiert das mütterlich nährende Element. Es wurde dem Präparat beigegeben, um den hier wirksamen universellen Bildeprozeß mit therapeutischer Wirkung auf das bleibende Grundsystem (Immunsystem) und somit auf die in diesem Gewebe sich abprägende Ich-Organisation zu berücksichtigen.

Urtica urens ex herba ferm 33c D2
(kleine Brennessel, Urtica urens; Urticaceae);

Stannum metallicum D8
(metallisches Zinn);

Conchae D8
(Austernschalenkalk, Kalziumkarbonat von Ostrea edulis):
siehe Urtica comp.

Entstehung: Dr. med. Rolf Baecker, Dr. med. Heinz-Hartmut Vogel, WALA-Ärztekreis, 1974.

Darreichungsform
Gelatum

Dosierung und Art der Anwendung
Soweit nicht anders verordnet: 1–3 mal täglich dünn auftragen

Indikationen
Zur Stärkung der Lebensorganisation nach eingreifenden Therapien mit den Folgen eines Zu-physisch-Werdens der Organe und zur Anregung der Wärmeverhältnisse bei chronisch-entzündlichen und atrophischen Veränderungen im äußeren Genital-Anal-Bereich, z.B.

1. nach spezifischer Behandlung von Genitalmykosen bzw.
2. Genital-Trichomoniase
3. nach chemotherapeutischer Behandlung bakterieller Kolpitiden und Vulvitiden
4. Crauroris vulvae
5. Pruritus vulvae et ani
6. allergische Hautreaktion im Vulvabereich
7. bei allergischem Ekzem und Exanthem an der Brustwarze und im Warzenhof

Sabal/Solidago comp.

Die Ärzte des Wala-Ärztekreises wünschten ein wirksames Präparat zur Behandlung der im Alter zunehmend häufigen gutartigen Prostatahypertrophie und chronischen Prostatitis. Es sollte die Erfahrung der traditionellen Volksmedizin mit der Einsicht in die altersbedingten Veränderungen der Prostata vom Gesichtspunkt anthroposophischer Menschenkunde in Übereinstimmung gebracht werden. Das Prostataadenom und die häufig gleichzeitig auftretende chronische Prostatitis – ein zumeist vergeblicher Selbstheilungsversuch, der Geschwulstbildung entgegenzuwirken – sind ein Zeichen für ein vorzeitiges Nachlassen der Formkräfte in diesem Gebiet. In etwa 30% der Fälle kommt es gleichzeitig zu einer karzinomatösen Veränderung, ausgehend von der Außendrüse.

Die physiologische Auskühlung im Prostata-Blasen-Gebiet ist verursacht und verstärkt durch ein Nachlassen des ätherischen Gesamtorganismus und der in ihm wirkenden Wesensglieder der seelischen und Ich-Organisation. Dieser

Vorgang beginnt vielfach schon um das 50. Lebensjahr. Eine Verstärkung dieser physiologischen Tendenz führt zu der geschilderten Erkrankung.

Die beiden Pflanzen Sabal serrulata und Solidago virgaurea, die dem Präparat den Namen gegeben haben, haben sich in der überlieferten Volksmedizin bereits im Altertum bei der Behandlung von degenerativen Prozessen im Urogenitalsystem, vor allem von Niere und Prostata, bewährt.

Sabal serrulata e fructibus ferm 35b D3
(Früchte der Zwergpalme, Serenoa repens; Palmae):

Sabal serrulata gehört zu der Nähr- und Nutzpflanzenfamilie der Palmengewächse. Es ist eine Zwergpalme, die im gemäßigten Klima Nordamerikas beheimatet ist. Ihre spitz zulaufenden, teilweise scharfrandigen Fächerblätter gehen über einen angedeuteten stacheligen Blattstiel in den niedrigen, gedrungenen Stamm über. Die vegetativen Kräfte werden deutlich in die Stammbildung hereingezogen und hier gestaut. Der Lichtprozeß dringt in das ausgeprägte Blattprinzip ein. In den Blattachseln reifen an Rispen die dunkel-purpurfarbenen, elliptischen, etwa 3 cm langen Beeren. Sie sind einsamig und haben einen öligbrennenden Geschmack. Die ausgereiften, getrockneten Früchte sind das Ausgangsprodukt für die Herstellung der Grundsubstanz. Auch bei diesen Beeren ist es auffällig, daß sie sich nicht über den Blattbereich erheben, sondern in der Palmenkrone verhaftet bleiben. – Auf der anderen Seite kommt es nicht zu einer tiefen Verwurzelung, sondern zu einem horizontal sich ausbreitenden Rhizom. Stofflich findet sich eine Eiweißanreicherung im Blattbereich, aber keine Giftbildung. Wir haben folglich nebeneinander starke Lichteinwirkung bis zum Auftreten von Stacheln sowie das Hervortreten und die Betonung des Flüssigkeitsprozesses und Verstärkung der Eiweißbildung. Aus der Signatur der Pflanze kann man schließen, daß sich die Auseinandergliederung von Frucht-Blüten-Prozeß und Blatt-Wurzel-Prinzip nicht vollständig vollzieht. Beides ist in der Pflanze Sabal serrulata noch miteinander verbunden.

Die Wucherung des Drüsenorgans Prostata und die häufig gleichzeitig bestehende Entzündung können als ein der Pflanzensignatur vergleichbares Bild angesehen werden. Durch eine zu starke Verbindung der Licht-Wärme-Kräfte mit der Prostata kommt es zu chronisch-entzündlichen Prozessen, die zu einer Schwellung und zunächst gutartigen Geschwulstbildung führen können. Sabal löst diese zu intensive Verbindung von wärme- und lichtätherischen Kräften mit der organischen Grundlage, so daß dieser Kräftezusammenhang wieder ein loserer wird, so wie es der männlichen Konstitution und dem zunehmenden Alter entspricht.

Solidago virgaurea ex herba ferm 33c D2
(Goldrute, Solidago virgaurea; Compositae):

Die Signatur der echten Goldrute kann zum Verständnis der in der Volksmedizin tradierten Wirksamkeit von Solidago im Urogenitalsystem beitragen. Einerseits ist die endständige Blütenrispe, bestehend aus zahlreichen Blütenkörbchen mit hellgelber Färbung, ein Hinweis auf einen starken Licht-Wärme-Blüten-Prozeß. Andererseits repräsentiert das ausgeprägte Stengelprinzip mit leicht behaarten, schmalen, spitz zulaufenden Blättern den Lichtprozeß; das gilt besonders für die Fortsetzung des Stengelprinzips in den fast horizontal verlaufenden knotigen Wurzelstock mit seiner Saponinbildung. Die letztere Tatsache ist stets ein Hinweis auf ein intensives Wechselspiel zwischen Licht-Wärme-Prozeß und Flüssigkeits-Wurzel-Prozeß. Saponine vermitteln zwischen luftigem und wäßrigem Element.

Die Auseinandergliederung dieser beiden Prinzipien in Solidago kann ein Verständnis vermitteln für eine ähnliche Auseinandergliederung von Wärme-Licht- und Flüssigkeits-Substanz-Prozessen im Menschen, und zwar in der Niere, jedoch auch im Bereich der Reproduktionsorgane, insbesondere im Bereich von Blase, Harnleiter und Prostata. Steinbildungen, aber auch entzündliche Reaktionen im Urogenitalsystem sind das Indikationsgebiet für Solidago.

Für die Kräftewirksamkeit von Solidago spricht auch der Standort in kühlen, aber von Lichtungen durchzogenen Wäldern mit eher trockenem Untergrund. So stehen Goldruten oft entlang von steinigen Waldwegen. Solidago bewältigt folglich durch den starken, ihm eigenen Flüssigkeitsprozeß eine eher trockene Umgebung, vor allem den trockenen Untergrund. Ausdruck für diese Fähigkeit ist der Saponingehalt im Wurzelstock und Stengel. Der oben angegebene horizontale Rhizomverlauf weist, wie wiederholt dargestellt wurde, auf die Dominanz des Flüssigen und des chemischen Äthers hin.

Populus tremula e foliis ferm 33d D3
(Blätter der Zitterpappel, Populus tremula; Salicaceae):

Die Zitterpappel wurde dem Präparat hinzugefügt, da der Blattauszug (dies gilt auch für eine pharmazeutische Zubereitung aus den Rindenanteilen) eine starke „astralisierende" Wirkung auf die Nieren-Blasen-Organisation ausübt. Dies hängt damit zusammen, daß die Zitterpappel als Weidengewächs eine besondere Beziehung zum Nierensystem hat, jedoch auch zu den harnabführenden Organen, d.h. zum Harnleiter, zur Blase selbst und auch zur Prostata. Die in

den Blättern und Rinden nachgewiesenen Substanzen Flavon, Glykoside und Salicin (Glykosid und Ester der Salicylsäure) regen, wie das Salicin in den Weiden, die intensivere Einwirkung des Seelischen in dem genannten Gebiet an. Ausdruck dafür ist die Erfahrung, daß der Harnsäurespiegel im Blute herabgesetzt wird. Das Salicin wirkt in den Weidenpräparaten auskühlend, insbesondere im Nieren-Blasen-Trakt, so daß davon ausgegangen werden kann, daß die seelische Organisation sich in diesem Gebiet stärker mit dem physischen Organ verbindet. Dies ist auch der Nachteil der Langzeitbehandlung mit Salicylsäurepräparaten (Schleimhautschäden im Magen-Darm-Trakt, Harnsäureretention, Gerinnungshemmung).

Weitere Inhaltsstoffe sind ätherische Öle und Harze, die aus einem Blüten-Wärme-Prozeß in der Zitterpappel entstanden sind.

Bezogen auf die Pathologie der Prostata entspricht die Wirkungsweise von Populus tremula primär einer nicht mehr genügenden Durchwärmung dieses Organs mit der Folge der Entartung. Interessant ist, daß die Rinde von Populus tremula in substantieller Gabe antihelminthisch wirkt. Dies weist darauf hin, daß hier der Lichtprozeß bis in die physische Substanzbildung (Glykosidbildung) eindringt, worauf die auskühlende Wirkung beruht.

Berberis e radice ferm 33d D2
(Sauerdornwurzel, Berberis vulgaris; Berberidaceae):

Die Wahl der Berberitzenwurzel geht von dem Gedanken aus, daß ganz allgemein Wurzelanteile der Heilpflanzen eine unmittelbare Beziehung haben zum Nervenbereich des Organismus, zur „Kopfbildungstendenz“. Bei der Berberitze liegt das Besondere vor, daß sie stark der Einwirkung des sie umgebenden Lichtes unterliegt. Dies ist an der Umwandlung der Langtriebblätter in Dornen und an den grannig gezähnten Kurztriebblättern des Strauches ersichtlich, ebenso an der intensiven Bildung von Pflanzensäuren in den scharlachroten Beeren. Die Durchwärmung und die Zuckerbildung in der Fruchtreifung tritt zurück, es bleibt bei der Einwirkung des Lichtprinzips im Zusammenhang mit dem Luftelement, das in der Pflanzenumgebung Begleiter und Träger des seelischen Elementes ist. Wir haben also die Dominanz des Lichtprozesses in der geschilderten Signatur. Die verschiedenen Pflanzensäuren der Berberitzenfrucht können in einem Zusammenhang gesehen werden mit der Säurebildung im menschlichen Stoffwechsel, z.B. im Zitronensäurezyklus.

Demgegenüber kommt es interessanterweise hauptsächlich in der Wurzel, aber auch in der Rinde, zur Alkaloidbildung. Dies zeigt ein Überwältigtwerden

des Pflanzeneiweißprozesses durch eine bis in die Wurzel hineinwirkende Blütenbildungstendenz, was wiederum das Hereindringen des umgebenden Luft-Seelen-Elementes bedeutet. Damit kommt es zu einer – in der anthroposophischen Terminologie – starken Astralisierung der Wurzel. Bezüglich der Heilmittelwirksamkeit weist dies auf eine verstärkte Organbildungstendenz im Sinne der Nervenbildung hin. Dabei spielt sich diese intensive Verbindung und Vereinigung von Blüten- und Wurzelhaftem zunächst im vegetativen Geschehen einer Pflanze ab.

Auf den Menschen übertragen, liegt ein vergleichbarer Prozeß dem Prostataadenom zugrunde. Eine Drüse erstarrt, verfestigt sich durch Nervenwirkung im Stoffwechselbereich, es kommt gleichsam zu einer „Kopfbildungstendenz". Hier liegt der Wirkungsbereich der Berberitzenwurzel auf die Prostatahypertrophie und auch auf die Myombildung im weiblichen Organismus.

Magnesit D11
(nat. Magnesiumkarbonat):

Im Magnesit liegt eine natürliche Magnesiumverbindung mit der Kohlensäure vor, das bedeutet die enge Verbindung eines Sal-Prozesses mit Kohlensäure, einer Endstufe des abbauenden Kohlenhydratstoffwechsels.

Das Magnesium hat eine physiologische Beziehung zum Zuckerstoffwechsel und zur Freisetzung von Licht- und Wärmeenergie im Stoffwechselgeschehen, z.B. bei der Wärmebildung im Zusammenhang mit der Muskelbewegung. Dann ist Magnesium eine phosphorähnliche Substanz. Wir haben es also bei Magnesit mit der Bildung eines Lichtprozesses und der im Zusammenhang mit dem Lichtstoffwechsel sich bildenden Kohlensäure zu tun, die einerseits als physisch gewordene Kohlensäure abgeatmet werden muß, andererseits mit der Kohlensäureausatmung Lichtenergie freisetzt, die dem Organismus zur Verfügung steht. Wenn dieser Prozeß sich im Stoffwechselgeschehen nicht regelrecht abspielen kann und sich dadurch die Lichtkräfte stauen, nicht frei werden, dann ist Magnesit als „natürliches Simile" als Heilmittel einzusetzen.

Magnesit – der einzige mineralische Bestandteil des Gesamtpräparates – regt die Ich-Organisation an bezüglich der ungenügenden Ausatmung in dem betroffenen Organ (Prostata), wo es sonst zur Auskühlung, Erstarrung und Gewebehypertrophie kommt. Der Lichtprozeß, vertreten durch Magnesium, und der durch Magnesium intendierte Sal-Sinnes-Prozeß wird pathologischerweise im physisch-ätherischen Bereich zurückgehalten. Magnesit ist, wie alle Karbonate,

geeignet, den Ausatmungsprozeß bis herunter auf die physische Ebene (Kohlensäureausatmung) anzuregen.

Thuja e summitatibus ferm 33e D9
(Triebspitzen des Lebensbaumes, Thuja occidentalis; Cupressaceae):

Alle Koniferen und auch die Cupressaceen sind dadurch ausgezeichnet, daß sie den peripheren Wärmeprozeß bis in die Nadeln hineintragen. So entsteht in den Nadeln eine Dauerform der Blätter. Die Wirkung der Koniferen ist daher vor allem auch in der organischen Peripherie der äußeren Haut, der inneren Häute, in den Organüberzügen und Schleimhäuten zu suchen. Es wirkt jedoch dieser Wärme-Sinnes-Prozeß bis hinein in das betreffende Bindegewebe.

Thuja, der Lebensbaum, zeichnet sich gegenüber den anderen Nadelgewächsen dadurch aus, daß der vegetative Lebensstrom bis in die Peripherie der Nadeln vordringt, diese werden flach und breiten sich etwas in der Fläche aus. Auch die grünen Zweigspitzen werden noch in den Flüssigkeitsprozeß einbezogen, so daß sich vegetativer Prozeß und formender Peripherie-Wärme-Prozeß vermischen. Sie gehen ineinander über.

Wucherungen von Haut und Schleimhäuten, von den Organüberzügen, die sich von der Organperipherie bis in das Bindegewebe eines Organs als Formschwäche auswirken, sind das Anwendungsgebiet von Thuja. Unmittelbar käme Thuja infrage bei der Polypenbildung, jedoch auch dann, wenn Drüsengewebe, vor allem im Bereich der Ausführungsgänge, zu wuchern beginnt. Die Zellerneuerungsprozesse werden im Arzneimittelbild von Thuja verstärkt. Es kommt zur Proliferation. In homöopathischer Dosierung ist Thuja geeignet, der Neigung zur Wucherung in der Prostata entgegenzuwirken.

Zusammenfassend ist zu sagen, daß das Präparat Sabal/Solidago comp. als Ergänzung oder alternativ zu den Prostatapräparaten Berberis/Sabal comp. oder Berberis/Prostata comp. besonders dann angezeigt ist, wenn die Prostatahypertrophie vergesellschaftet ist mit einer Prostatitis, was sehr häufig der Fall ist. Dann sind vor allem Solidago virgaurea und auch Sabal serrulata e fruct. wirksam. Die astralische Organisation wird angesprochen, und der sowohl entzündliche als auch degenerativ-verhärtende Prozeß durch die Befreiung der seelischen Organisation aus dem Organ in ein gesundes Verhältnis zu den Formprozessen gebracht. Thuja hat in gewisser Weise eine Doppelwirkung, einmal in Richtung auf die Tendenz zur Wucherung, andererseits aber auch in bezug auf die Hyper-

trophie des Ätherischen, was gleichzeitig zur Entzündung führen kann. Magnesit greift am tiefsten in den Organbildeprozeß ein, indem im physischen Bereich und der hier notwendigen Umwandlung von stofflicher in energetische Wärme substantielle Lichtwirkung in freie Ausatmungstätigkeit über die Ich-Organisation angeregt wird.

Entstehung: WALA-Ärztekreis, Dr. med. Heinrich Kupfermann, Leitung Frau Dr. med. Margarethe Hauschka, 1951.

Darreichungsform

1. Injektionslösung
2. Globuli velati

Indikationen

Zur Anregung der nachlassenden Form- und Atmungskräfte im Prostatagebiet, z.B. bei Prostatahypertrophie

Salbei-Dragees

Das Präparat wurde aufgebaut auf dem Hintergrund des Arzneimittels Pulmonium-Hustensaft. Es sollte ein Präparat entstehen, das geeignet ist, auf breiter Grundlage Erkältungskrankheiten und Katarrhe der oberen Luftwege therapeutisch zu beeinflussen. Die therapeutisch wirksamen Bestandteile sind Plantago lanceolata, Salbei und Picea. Durch Zusätze ätherischer Öle von Salbei, Thymian, Eukalyptus und Pfefferminze soll der Luft-Wärme-Prozeß im Lungenbereich den hier tätigen Astralleib beleben.

Wäßriger Auszug aus Plantago, Folia recentes

(Spitzwegerich, Plantago lanceolata; Plantaginaceae):

Die Signatur von Plantago lanceolata kann ein Hinweis sein auf einen tief mit der Pflanze verbundenen Lichtprozeß, wofür die scharfrandigen, schmalen, spitz zulaufenden Blätter ein Ausdruck sind, ebenso auf einen intensiven Flüssigkeits-

prozeß, indem der Blattsproß direkt rosettenartig aus dem Wurzelstock hervorgeht. Dies ist ganz allgemein ein Ausdruck für die Wirksamkeit des wäßrigen Prinzips in der Pflanze. Zugleich weist auch die Stengelbildung mit der endständigen Blüte – das Blattprinzip übergehend – auf einen betonten Lichtprozeß hin.

Übertragen wir diese Signatur auf das Indikationsgebiet von Plantago lanceolata, dann bedeutet es ein pathologisches, gleichsam kurzgeschlossenes Verhältnis von astraler Wirksamkeit und wäßrigem Prozeß. Der Astralleib löst sich nicht genügend aus dem Ätherisch-Flüssigen heraus. Als Pflanzenpräparat wirkt Plantago auf die seelische Organisation. Diese muß den einseitigen pflanzlichen Bildeprozeß überwinden. Dabei wird der pathologische Prozeß wie eine „Zweitkrankheit" (Hahnemann) mit überwunden.

Wäßriger Auszug aus Picea, Summitates recentes
(Triebspitzen von der Rotfichte, Picea abies; Pinaceae):

Picea vereinigt in sich die Wirksamkeit des Lichtprozesses (hoher Vitamin C-Gehalt) und der Wärme. Die überdauernden Nadeln offenbaren in ihrem Gehalt an ätherischen Ölen und Vitamin C die starke Konzentration des Wärme- und Lichtätherischen. Die ätherischen Öle der Nadelholzgewächse (wie Lärche, Wacholder usw.) haben durchaus einen differenzierten Bezug zum menschlichen Organismus, so Picea auf die Atmungsorgane, Juniperus (Wacholder) auf die Nieren. Die Wirkung bei Picea bezieht sich auf den Luft- und Wärmeorganismus. Die zu schwachen Formkräfte in den Bronchien, vor allem den Schleimhäuten, werden durch den Auszug aus Fichtennadeln gestärkt und in ihrer Tätigkeit angeregt. Der Kälteeinbruch im Bereich der oberen Luftwege und auch der Lunge wird überwunden. Der Astralleib wird durch diesen pflanzlichen Bestandteil aus seiner Lethargie herausgeholt und aktiviert.

Wäßriger Auszug aus Salvia, Folia recentes und Salviae aetheroleum
(Salbeiblätter und ätherisches Öl aus Salbeiblättern, Salvia officinalis; Labiatae):

Der Salbei nimmt, u.a. im Hinblick auf sein ätherisches Öl, eine besondere Stellung unter den Labiaten ein: Salbei hat eine ihm eigentümliche Beziehung zum physisch-ätherischen Organismus und zu dem hier wirksamen Lebensäther.

Man kann sagen, Rosmarinöl hat die Beziehung zum Sinnesorganismus, Lavendelöl zum Nervensystem, Melisse zu den Flüssigkeitsprozessen, vor allem

zum venösen Blut, Salbei zur Haut, zur Schweißdrüsentätigkeit und zum Nierensystem.

Der Kalziumanteil in der Pflanzenasche von Salbei weist auf die Richtung der Wirksamkeit, den physischen Organismus, hin: Der Kalkprozeß wird in seinem Lebenszusammenhang gehalten. Die Tatsache, daß die Blätter der Pflanze auch im Winter beständig sind, deutet ebenfalls auf die Wirksamkeit des Lebensätherischen hin.

Salbei regt den Astralleib an, sich mit der ätherischen Organisation bis herunter auf die physische Ebene (Kalkstoffwechsel) auseinanderzusetzen. Eine zu starke Exsudation der Schleimhäute, oder allgemeiner gesagt: der Luft-Wärme-Prozeß, im physischen Bereich wird durch Salbei beherrscht. Auch die Tendenz von Kehlkopfkatarrhen, in chronischen Verlauf überzugehen, ist ein Wirkungsfeld von Salvia officinalis.

Eucalypti aetheroleum
(ätherisches Öl aus Eukalyptusblättern, Eukalyptusbaum, Eucalyptus globulus; Myrtaceae):

Ein hervorstechendes Merkmal des Eukalyptusbaumes ist seine starke Verwurzelung bis zu dem in seiner Heimat Australien oft tiefliegenden Grundwasserspiegel. Von dort wird mit großer Intensität das Wasser angesaugt und bei bestimmten Arten bis in 150 m Höhe hinaufgetragen. Zugleich wird der Stamm außerordentlich verfestigt, so daß zugleich mit der Beziehung zum Wasser die konzentrativen Prozesse des Erdenprinzips aus der Tiefe der Erde wirksam werden. Die Verholzung kann dann – vor allem in heißen Zonen – bis in die Blütenbildung hinaufreichen. Es kommt trotzdem zu starker Bildung von Nektar und ätherischem Öl in den holzbüchsenartigen Blüten. Das letztere wird jedoch vorrangig in den ledrigen Blättern gebildet. Eigentümlich ist auch die Ausrichtung der Blätter: die Blattspreiten stellen sich bei älteren Pflanzen in die Senkrechte und sind sichelförmig zur Erde hin gekrümmt. Dadurch lassen sie das Licht fast ohne Schattenbildung bis zur Erde durch.

Zur Erstarrung, Abkühlung führende Erdenkräfte und Wärme-Licht-Prozesse durchdringen sich also beim Eukalyptus gegenseitig stark; der blüten-wärmehafte Prozeß der Bildung ätherischen Öls, der von der Blüten- in die Blattregion heruntergezogen wird, unterliegt der Auskühlung durch die Erdenkräfte. So wird die fiebersenkende Wirkung verständlich. Auch wird erklärbar, daß das ätherische Eukalyptusöl besonders dann hilfreich ist, wenn im Atmungs-, Blut- und

Gefäßbereich des Organismus Auskühlungstendenzen auftreten, die von der Ich-Organisation im Gegenzug im Wärme-Entzündungs-Geschehen wieder der höheren Ordnung des Gesamtorganismus unterstellt werden, aus der sie sich herauszulösen drohten.

Thymi aetheroleum
(ätherisches Öl von Thymian-Blättern und -Blüten, Thymus vulgaris; Labiatae):

Aus der Signatur von Thymus vulgaris kann abgeleitet werden, daß die Pflanze in sich einen starken Chemismus entwickelt, was sie zur Gewürzpflanze macht (scharf-würzig, brennend, erwärmend). Auf ihrer chemischen Kraft beruht auch ihre Eigenständigkeit gegenüber extrem trockenen Böden, in die sie sich mit einer starken Pfahlwurzel einsenkt. Diese stirbt im zweiten Vegetationsjahr ab und macht einem verzweigten Wurzelwerk Platz, in dem sich gerne Ameisen ansiedeln. Der Blütenprozeß dringt bis in die Blattachseln vor. Die Blätter stehen stufenförmig in Rosettenform um den verhältnismäßig harten Stengel. Der Wärme-Blüten-Prozeß ergreift die Pflanze bis in den vegetativen Sproß und verbindet sich mit dem Chemismus der Pflanze. Von daher ist die Beziehung des ätherischen Öles und des Thymians zum Lymphsystem zu verstehen, das ebenfalls im besonderen dem chemischen Äther unterliegt.

Thymi aetheroleum ist besonders dann als Heilsubstanz geeignet, wenn Organe, die, wie die Lunge, ohnehin der Auskühlung unterliegen, vom Blut aus ungenügend durchwärmt sind und es zu einer relativen Verselbständigung der Lymphtätigkeit, zur Flüssigkeitsabsonderung und Schleimbildung kommt.

Menthae aetheroleum
(ätherisches Öl aus Blättern und Zweigspitzen der Pfefferminze, Mentha piperita; Labiatae):

Das Pfefferminzöl zeichnet sich gegenüber den wichtigsten anderen Labiatenölen – wie Rosmarin-, Lavendel-, Thymian-, Salbeiöl – dadurch aus, daß es in seiner Beziehung zum Wärmehaften trotzdem die Wärme in die Kühle trägt und hier besonders den Bezug zum physischen Organismus herstellt. So besteht auch eine Beziehung der Pfefferminze zum Wässerigen, indem sie einen trägen Flüssigkeitsprozeß, vor allem in der Leber, aber auch in der Gallebildung, aktiviert. Pfefferminzöl hat dort therapeutisch seine Bedeutung, wo Flüssigkeitsstockung, Aus-

kühlung, Zu-physisch-Werden vorliegen. Daß es auch wirksam ist bei gleichzeitig bestehenden Krämpfen und Blähungen, ist zu verstehen, weil das Luft-Wärme-Flüssigkeits-Geschehen durch das ätherische Öl in die Kühle gedrängt wird, Astralleib und Ich-Tätigkeit sich aus dem Organbezug herauslösen und dadurch von außen Spasmen bewirken.

Zusammenfassung

Das pathologische unmittelbare Aufeinandertreffen von Atmungsprozeß (Auskühlung) und Blut-Wärme-Prozeß, d.h. das Ineinanderwirken von seelischer und ätherischer Organisation, wird vor allem im Bereich der Lunge, der oberen Luftwege und des Kehlkopfes harmonisiert. Dem dient vor allem Plantago. Der Wärme- und Lichtprozeß wird in besonderer Weise durch die ausgesuchten ätherischen Öle angeregt, so daß der rhythmische Atemprozeß zwischen Sinnes-Nerven-Geschehen und Blutgeschehen zur freien Tätigkeit kommen kann.

Entstehung: Wissenschaftliche Mitarbeiter der WALA, 1964.

Darreichungsform

Dragees

Dosierung und Art der Anwendung

Soweit nicht anders verordnet:
In akuten Fällen stündlich, bei Langzeitbehandlung 3–5 mal täglich bis 1 stündlich jeweils 1 Dragee im Mund zergehen lassen.

Indikationen

Zur Anregung und Regulierung der freien Tätigkeit des rhythmischen Atemprozesses zwischen Sinnes-Nerven- und Blutgeschehen durch Harmonisierung des Ineinanderwirkens von Lebens- und Empfindungsorganisation im Lungen-Kehlkopfbereich, z.B.

1. Heiserkeit
2. Husten
3. Bronchialkatarrh
   (sekretionsfördernd, schleimlösend)

Salix/Rhus comp.

Das Präparat stellt eine Erweiterung des „Arlesheimer Präparates" Aquilinum comp. dar. Dieses Präparat aus dem Jahre 1936 sollte einer Verdauungsschwäche begegnen, sei es auf der Grundlage einer ungenügenden Gallebildung und Schwäche des Leber-Zucker-Stoffwechsels, sowie eines mangelnden Einflusses der Nierentätigkeit auf die Magen-Darm-Verdauung. Die Darmtätigkeit selbst, d.h. das Eingreifen der astralischen Organisation in die Produktion von Verdauungssäften in Magen und Darm, jedoch auch in die Motilität in diesem Bereich sollte durch die Farne angeregt werden.

In dem vorliegenden Präparat Salix/Rhus comp. spielen die Farne dieselbe Rolle: Pteridium aquilinum, Filix mas und Scolopendrium finden Verwendung. Bei der vorliegenden Indikation Gärungs- und Fäulnisdyspepsie mit Neigung zur Diarrhö wird nun ein weiterer menschenkundlicher Aspekt dem Präparat zugrunde gelegt. Die vorliegende Darm- und Verdauungsschwäche beruht auf einer Übersteigerung des Nervengeschehens und damit einer Auskühlung sowohl über den Nervenprozeß (Rhus tox., Nux vomica) selbst, der unmittelbar in den Stoffwechsel hineinwirkt, als auch indirekt über den Nierenprozeß (Weiden und Aconitum) sowie über den Leberprozeß (Bryonia). Die Folge der Überwältigung des Stoffwechsels durch das Nervengeschehen, die Übertätigkeit der astralischen Organisation, die den Nervenprozeß im Stoffwechselgeschehen überbetont, führt zu der vorliegenden Verdauungsschwäche. Die Assimilation ist reduziert, die Dissimilation überwiegt. Das klinische Bild zeigt Durchfall, Austrocknung, Auskühlung und Erschöpfung.

Pteridium aquilinum e foliis ferm 34c D3
(Adlerfarn, Pteridium aquilinum; Hypolepidaceae);

Filix mas e radice ferm 33c D3
(Wurmfarn, Dryopteris filix-mas; Aspidiaceae);

Scolopendrium e foliis ferm D3
(Hirschzunge, Phyllitis scolopendrium; Aspleniaceae):

Die Farne, welche noch nicht die Stufe der Blütenbildung erreicht haben, repräsentieren einen ätherischen Prozeß auf einer einfachen pflanzlichen Stufe, der im menschlichen Organismus der Dünndarmverdauung entspricht. Der Chymus wird im Dünndarmgebiet beim Durchgang durch die Darmzotten zum

Chylus verwandelt, d.h. zu einer Flüssigkeitssubstanz, die zwischen physischer, jedoch bereits verflüssigter und abgebauter Nahrung einerseits und Lymphe andererseits steht. Bezüglich der weiteren inneren Verdauung kommt es für einen Teil der resorbierten Nahrungssubstanzen zunächst noch nicht zur Blutbildung. Nach dem Durchgang durch die Cisterna chyli und die hier anschließenden Lymphknoten wird die aus der Verdauung resultierende Flüssigkeit im Ductus thoracicus der aus dem übrigen Organismus anströmenden Lymphe angenähert. – Die Anregung der Dünndarmverdauung, insbesondere die erste Durchmischung mit den Verdauungssäften, hat das Eintauchen des Seelischen in diesen Sekretionsvorgang zur Voraussetzung. Die bei der Indikation vorliegende Verdauungsschwäche beruht auf einer ungenügenden Durchwärmung und Durchseelung der hier tätigen ätherischen Organisation, insbesondere des chemischen Äthers. Hier greift das Farnpräparat mit seiner Wirkungsweise ein.

Salix e cortice et foliis ferm D3
(Rinde und Blätter von den Weidenarten Salix purpurea – Purpurweide; Salix viminalis – Korbweide; Salix vitellina – Dotterweide; Salicaceae):

Salix purpurea, viminalis und vitellina haben ihren Wirkungsbereich im Nierengebiet und in den hier sich abspielenden Flüssigkeitsprozessen, insbesondere der Absonderung des Primärharnes und der Harnausscheidung.

Die Weiden sind dadurch ausgezeichnet, daß sie als knorrige Bäume oder Sträucher einen feuchten, kühlen Standort an Bachrändern bevorzugen, welchen sie entwässern und zugleich befestigen. Nach der Eiszeit waren die Weiden Pionierpflanzen entlang der abfließenden Gletscherbäche. Als zweihäusige Gewächse blühen sie im zeitigen Frühjahr. Botanisch unterscheiden sich die drei genannten Weidenarten nur durch feine Einzelheiten, z.B. in der Blattgestalt. Die Blätter sind insgesamt lichthaft lanzettlich zugespitzt, an der Oberseite lebhaft grün, unterseits bläulich silbern und im Jugendstadium behaart. Eine Besonderheit weist die gelblich überlaufene Rinde auf: Sie enthält neben Gerbstoffen das Phenolglycosid Salicin. Die Weiden tragen also ihren Blüten-Wärme-Prozeß bis in die Wurzel und die Rinde in Form von Salicin herunter. Dies ist Abdruck eines pflanzlichen Auskühlungsvorganges.

Das Salicin wird dann im menschlichen Organismus in Saligenin und D-Glukose gespalten; durch Oxydation des Saligenins entsteht die pharmakologisch wirksame Salicylsäure. Die Salicylsäure ist eine Substanz, die als Säure die astralische Wirksamkeit auf der Pflanzenstufe repräsentiert unter Einbeziehung der Wärme, die jedoch der Abkühlung unterliegt. (Die Salicylsäure tritt als isolierte

Säure kristallin auf, das heißt, sie führt unmittelbar in den kalten und physischen Zustand hinein.) Dadurch ist die Weide in der Lage, dem Einfluß der vom feuchten Grund ausgehenden kalten Nässe standzuhalten und sie zu überwinden.

Auf die Indikation Diarrhö, Gärungs- und Fäulnisdyspepsie bezogen, wird der Nierenprozeß, das Eingreifen des Seelischen in die Nierentätigkeit angeregt, insbesondere bezüglich der Überwindung des Zu-physisch-Werdens und Auskühlens der Niere. Die Entluftungsfunktion der Niere wird angeregt und dem Auftreten von pathologischer Luft im Magen-Darm-Bereich und der falschen Entwässerung des Organismus über den Darm entgegengewirkt.

Rhus toxicodendron e foliis ferm 33d D4
(Giftsumachblätter, Toxicodendron quercifolium; Anacardiaceae):

Auch Rhus toxicodendron ist ein „Kältemittel". Während Salix den Kälteprozeß in der Niere überwindet und seine therapeutische Wirkung auf den Darm über die Niere entfaltet, wirkt Rhus toxicodendron unmittelbar über das Nervensystem. Dieses wird erregt, die Nerventätigkeit setzt sich auf den Stoffwechselbereich fort. Die Auskühlung des „unteren" Menschen beruht darauf, daß auch im vegetativen Nervensystem die astralische Organisation übertätig wird. Es kommt zu Koliken, zur Auftreibung des Leibes mit Blähungen, Durchfall, vielfach mit Blut und Schleim, also zum Bild der Dysenterie. Die Wirkung von Rhus auf die Niere ist intensiver als bei Salix. Der Urin geht zurück, ist vielfach hochkonzentriert; die Verschlimmerung bei kaltem, feuchtem Wetter, wie bei Salix, ist charakteristisch. Es dominiert eindeutig die Übertätigkeit des Nervensystems, vor allem auch ausgehend von den Zentren der peripheren Nerven. Charakteristisch ist die Wirkung bei viralen Erkrankungen wie den Herpesformen, die dann vor allem auftreten, wenn der Organismus extrem auskühlt (Viren können sich nur bei niedriger oder Untertemperatur auf Grund von Kernmutation und Kernzerfall entwickeln).

Aconitum e tubere ferm 33c D4
(Wurzelknolle des blauen Eisenhutes, Aconitum napellus; Ranunculaceae):

In ganz anderer Weise als die „Kältemittel" Salix und Rhus toxicodendron greift Aconit über das Nervensystem in den Organismus ein, gleichsam von außen nach innen. Er entfaltet seine Wirksamkeit auch zunächst in der Auskühlung, jedoch im arteriellen Blutbereich. Hier wirkt er über die Gefäßwände, diese verengend, bis hinein in die arterialisierte Niere, so daß es zur Anurie kommen

kann. Es wird also auch wiederum der Nierenorganismus unter eine extreme Wirkung des Astralischen gestellt, so daß von daher, vergleichbar mit der Wirkung von Rhus toxicodendron, die Darmtätigkeit beeinflußt wird: Es kommt zu Koliken, zur Tympanie, hochgradiger Berührungsempfindlichkeit des Leibes, choleraartigen Stühlen, Kollapsneigung, Angst; auch hier häufig Verschlimmerung nachts, ähnlich wie bei Rhus toxicodendron. Wichtig ist bei Aconit, daß die pathologischen Erscheinungen oftmals überraschend auftreten, auch die Darmerscheinungen, z.B. durch Aufregungen, Schreck.

Atropa belladonna e fructibus ferm 33a D4
(Tollkirschenfrucht, Atropa belladonna; Solanaceae):

Gleichsam polar zu Aconit entfaltet Atropa belladonna ihre Wirksamkeit zwar auch im arteriellen System, jedoch vom Blutstrom selbst ausgehend, aus der Tiefe des Stoffwechsels zentrifugal in Richtung Sinnes-Nerven-System, Haut- und Kopfbereich. Im Hinblick auf die Tätigkeit der astralischen Organisation bleibt die Belladonna-Wirkung dem Blutprozeß und der im Blut wirksamen Wärme verbunden, jedoch wird sie in die Peripherie geführt. Der Puls ist dann weich, es kommt zu warmer Schweißbildung im Gegensatz zu Aconit, dessen Wirkung nervlicher Art ist, was zur Trockenheit von Haut und Schleimhäuten führt. Der Stuhl ist dysenterisch, der Leib ebenfalls aufgetrieben, die Nierenwirkung bis zur Anurie führend. Belladonna bewirkt in der Niere nicht wie Aconitum eine Gefäßverengung, sondern vielmehr eine glomeruläre, arterielle Blutanschoppung, vergleichbar einer Entzündung.

Atropa belladonna ist deshalb dem Präparat hinzugefügt worden, um den arteriellen Gegenprozeß zum primären Nervenprozeß zu kompensieren. Mit der Zubereitung aus der Frucht wird der Bezug zum Blutsprozeß noch verstärkt.

Nux vomica e semine ferm 35b D4
(Brechnuß, Strychnos nux vomica; Loganiaceae):

Unter dem Gesamtbild von Nux vomica könnten die mit der Auskühlung des Organismus einhergehenden Heilpflanzen, wie sie oben geschildert sind, zusammengefaßt werden. Es ist das Mittel, das dann infrage kommt, wenn sich die seelische Organisation (Astralleib), vom Nervensystem ausgehend, gleichsam kurzschlußartig mit den Stoffwechselvorgängen, insbesondere im Bereich des Magens, jedoch auch der Nieren, verbindet. Es liegt zunächst ein durchaus ausgewogenes Verhältnis zwischen aufbauender und nervlich-formender Tätig-

keit des Seelischen vor, jedoch neigt der Nux vomica-Patient zur extremen Steigerung der Bewußtseins- und Nerventätigkeit unter Inanspruchnahme der lebensorganischen Grundlage. Dadurch wird der gesamte Stoffwechsel, vor allem die Verdauung, aber auch die Nierentätigkeit, in seiner eigenen Funktion beeinträchtigt. Die Patienten benötigen immer stärkere Stoffwechselreize. Es entsteht ein Circulus vitiosus. Bei einseitiger Inanspruchnahme bewußter Seelentätigkeit, sei es beruflich, im Studium, in der Schule, kann sich dieser „Streßzustand" entwickeln. Der Magen reagiert mit umgekehrter Peristaltik, Luftaufstoßen, Säureerbrechen, Koliken. Bei der Verdauung ergeben sich Neigung zu Spasmen im gesamten Darmbereich, vor allem auch im Dickdarm abwechselnd spastische Obstipation und Durchfälle, nach Stimulantien Dyspepsie.

Bedeutsam ist die Paradoxie im Hinblick auf die Wärmeregulation: auf der einen Seite heiß, jedoch sofort nach Aufdecken kalt, fröstelnd. Man wird auf die Nierensymptomatik verwiesen, die darin besteht, daß Empfindlichkeit gegen Wärme besteht. Ein typisches Nux vomica-Symptom ist folgendes: Die Patienten decken sich auf; es kommt dabei jedoch zu einer Auskühlung, so daß die Haut sich kalt anfühlt, der Patient jedoch subjektiv über Hitze klagt.

Bryonia e radice ferm 33b D3

(Zaunrübe, Bryonia cretica ssp. dioica; Cucurbitaceae):

Mit Bryonia e rad. wird der Leberprozeß in den Wirkungsbereich des Präparates Salix/Rhus comp. einbezogen. Dies war notwendig, da der gesamte Flüssigkeitshaushalt letzten Endes von der Leber gesteuert wird, während die Luftorganisation bis hin zur Gasbildung im Magen-Darm-Bereich mit der Nierentätigkeit aufs engste zusammenhängt.

Die Leber entwässert den Darm, dies insbesondere im Bereich des Dickdarms, während die Niere noch einen Einfluß auf die Flüssigkeitsprozesse von Magen und Dünndarm hat. Was der Blüten-Frucht-Prozeß in der Bryonia andeutet, indem er sich in die Wurzel verlagert und dort zu einem „Wurzelhydrops" entwickelt, spielt sich physiologisch auch in der Leber ab. Die Leber saugt Flüssigkeit an und bildet in ihrem Interstitium im Bereich der Leberläppchen eine Art physiologischen Hydrops. Dies ist bis in die nach außen aufgetriebene polygonale Form der Leberzellen hinein sichtbar. – Greift dieser Prozeß auf den übrigen Organismus über, so kommt es im Bindegewebe zu einer Bindegewebsflüssigkeitsanreicherung bis hin zu Anasarka. Die Schleimhäute werden trocken. Es kann jedoch die Flüssigkeit im Gewebe nicht mehr gehalten werden, sie fällt aus dem Lebensprozeß heraus, wäßrige Stühle können dann die Folge sein.

Durch das Arzneimittel Bryonia wird folglich der Leberprozeß aktiviert und Flüssigkeit aus dem Darmbereich wieder organisiert und rückresorbiert.

Stibium metallicum D6
(Antimon):

Das einzige im Präparat enthaltene Metall mit Wirkung auf die Ich-Organisation ist Antimon. Es ist davon auszugehen, daß bei der Indikation, für die Salix/Rhus comp. gedacht ist, sich nicht nur die Luftorganisation und der Flüssigkeitsorganismus verselbständigen, sondern daß auch das in den organischen Flüssigkeiten wie ein feiner Schleier enthaltene, lebende Eiweiß, welches das „Wasser" organisiert, versagt. Die Formkräfte des Eiweißes werden zu schwach. Dies hängt damit zusammen, daß die „antimonisierenden Kräfte" (Rudolf Steiner) sich zurückziehen. Es sind dies jedoch die Wärme- und Ich-Kräfte, die im Eiweiß formend und den Lebensprozeß bewahrend wirksam sind. Der Verdauungsprozeß ist von seiner Qualität her nicht nur auflösend, sondern zugleich ätherisierend und mit Form durchsetzend. Dies ist ein Stibium-Prozeß. Wir wissen, daß im Vergiftungsbild Stibium die Gerinnungsfähigkeit des Blutes herabsetzt. In homöopathischer Dosierung von D6 an aufwärts kann Stibium gerinnungsfördernd wirken. Dies hängt damit zusammen, daß die Ich-Organisation veranlaßt wird, sich mit dem Lebensprozeß zu verbinden, wodurch dann über den Kalk und die Gerinnungsfaktoren sich das Eiweiß im Blut, z.B. bei Blutungen, zum Blutkuchen stabilisiert. Insofern ist Stibium geeignet die Ich-Organisation und damit auch die Wärmeregulation im Stoffwechsel zur Tätigkeit aufzurufen. Im Dünndarmchymus kann über die konsolidierende und gestaltende Antimon-Wirkung eine Austrocknung, Befestigung und Konzentration des Darminhaltes in Richtung Dickdarm gefördert werden.

Zusammenfassend kann gesagt werden, daß die Idee für das Präparat Salix/Rhus comp. in erster Linie mit einer Auskühlung des Organismus und einer Dominanz des Nervenprozesses rechnet, wodurch der „untere" Mensch nicht mehr genügend durchseelt, durchwärmt wird. Dies spielt sich jedoch auf der Stufe der Chymus-Chylus-Bildung ab, d.h. auf einer noch primitiven, zwischen physischer und ätherischer Substanzbildung sich abspielenden Verdauungsstufe. In dieser Situation wirken besonders die Farne. Die Einbeziehung der vor allem nierenwirksamen Substanzen und der im Blut sich abspielenden Prozesse ergänzen auf der Blutebene die Wirksamkeit der Farne (Salix, Rhus, Aconitum

und Atropa belladonna). Die Blut- und Nierenfunktion wird vervollständigt durch die Einbeziehung der Lebertätigkeit (Bryonia). Nux vomica steht in gewisser Weise über der Gesamtwirksamkeit durch seine extrem einseitige Wirkung über den „oberen" Menschen, d.h. über das Nervensystem.

Entstehung: WALA-Ärztekreis, Leitung Frau Dr. med. Margarethe Hauschka, 1954.

Darreichungsform

1. Injektionslösung
2. Globuli velati

Indikationen

Wiedereingliederung einer sich verselbständigenden Ich-Organisation in die Flüssigkeitsprozesse des Darmes, die in bezug auf das Verhältnis von astralischer und ätherischer Tätigkeit auf eine archaische Stufe zurückgefallen sind, z.B. bei

1. Diarrhö

1.1. Gärungs- und Fäulnisdyspepsie

1.2. Sommerdiarrhö der Säuglinge
(evtl. im Wechsel mit Enzian-Magentonikum, Nicotiana comp. oder Bolus alba comp.)

Sambucus comp.

Mit diesem Präparat sollte ein Heilmittel zur Belebung und Rhythmisierung der Nierenatmung geschaffen werden. Das Klimakterium ist eine Situation, in der es durch die sich aus dem Unterleib befreienden Kräfte zunächst zu einer überschießenden Wärmebildung und zu einem Wärmestau kommen kann. Dem liegt eine Schwäche der Nierenfunktion zugrunde, deren Aufgabe es ist, die Körperwärme organisch einzuordnen. Folglich wird vermehrt Wärme abgegeben. Zudem ist die Regulation der Flüssigkeitsausscheidung über die Harnbildung unzureichend. Die Schweißdrüsen übernehmen in den anfallsweisen Schweißausbrüchen ersatzweise einen Teil der Nierentätigkeit.

Sambucus ex umbella ferm 33c D5
(Trugdolden mit Blüten vom Holunder);

Sambucus e medulla ferm 35a D5
(Mark der Zweige vom Holunder, Sambucus nigra; Caprifoliaceae):

Der Holunder zeigt in seiner Blütenbildung, jedoch auch in Stamm und Ästen die Wirksamkeit des Luft-Licht-Prozesses. Die Blütendolden erinnern an die Schirmblütler (Umbelliferen). Der Luft-Licht-Umkreis und der Wärmeprozeß wird von der Pflanze aufgenommen und bis zur Wurzel im lockeren, lufthaltigen Mark heruntergetragen. Darauf beruht die besondere, den Umbelliferen vergleichbare Beziehung von Blüten und Mark zur Nierentätigkeit. Zum anderen zeigt Sambucus eine zähe Lebenskraft, sich auch auf steinig-trockenem Boden zu behaupten. Die Verbindung von Licht, Luft und Wärme zum Physischen und damit die Verwandtschaft zu einer pathologisch verstärkten Hinwendung des astralischen Geschehens zum physischen Leib – unter Verdrängung des Flüssig-Ätherischen – ist das Wesentliche an Sambucus. Nicht zu übersehen ist damit die Wirkung im Nierenbereich und die vermehrte Schweißneigung. Auch das Nierenorgan ist dadurch gefährdet, daß unter Umgehung der rhythmischen Mitte der Astralleib eine zu starke Verbindung mit dem physischen Organ eingeht.

Zur Signatur des flach wurzelnden Holunders mit seinem weichen Holz gehört im besonderen die Ausbildung einer luftigen, süß duftenden Trugdolde, welche diätetisch zu Sirupen mit durchwärmender, lösender und ausscheidungsfördernder Wirksamkeit verarbeitet wird. Der Licht-Luft-Prozeß wirkt beim Holunder bis in den Stengel und hält dort die Holzbildung zurück; das durchluftete Mark erscheint. Den Flüssigkeitsprozeß durchzieht hier der Luftprozeß bis hin zu einer gewissen Austrocknung des Markes. Man kann sagen, der Flüssigkeitsprozeß wird zurückgedrängt. In dem Mark als einem Mittelzustand wird die harmonische Verbindung zwischen Verholzungsvorgang und Blütenbildung anschaulich.

Ein ähnlicher Mittelzustand muß fortwährend in der Niere aufrecht erhalten werden, nämlich zwischen dem in der Nierenrinde sich abspielenden Blut-Wärme-Prozeß und dem „kühlen" Flüssigkeitsgeschehen im Nierenmark. Wenn dies auseinanderfällt, tritt ein Zustand ein, wie er für Sambucus geschildert wurde; es kommt zu Stauungen. Mit Hilfe von Sambucus kann die Empfindungsorganisation in den polaren Wärme- und Flüssigkeitsprozeß rhythmisierend und

ausgleichend eingreifen. Der Indikation, für die das Präparat gedacht ist, liegt nicht nur eine Lockerung des Astralleibes im Urogenitalsystem zugrunde, sondern es besteht auch die Gefahr der ätherischen Verdichtung und des Abbaus in diesem Gebiet: Myombildungstendenz und Ovarialzysten gehören mit zum Anwendungsbereich. Sambucus ex umbella und Sambucus e medulla haben damit eine tiefgreifende und sich ergänzende therapeutische Wirkung.

Terebinthina laricina D7
(Lärchenharz aus dem Stamm von Larix decidua; Pinaceae):

Auf die Nierenwirksamkeit des Lärchenharzes wurde in der Beschreibung von Berberis/Sabal comp. hingewiesen. Die Lärche wird zur Kennzeichnung eines wichtigen Wesenszuges gern als die „Birke“ unter den Nadelhölzern bezeichnet. Es kommt darin zum Ausdruck, daß die starke Licht- und Wärmewirksamkeit sich hier zu dem Harz verdichten. Der Licht-Wärme-Prozeß hat die Tendenz, dem physischen, verfestigenden Prinzip zu verfallen. Damit kann Terebinthina laricina in potenzierter Form einem starken Abbau in den Nieren und im Urogenitalbereich entgegenwirken.

Entstehung: WALA-Ärztekreis, Leitung Frau Dr. med. Margarethe Hauschka, 1957.

Darreichungsform
1. Injektionslösung
2. Globuli velati

Dosierung und Art der Anwendung
Soweit nicht anders verordnet:

1. Injektionslösung:
In akuten Fällen 1–2 mal täglich, bei Langzeitbehandlung 2–3 mal wöchentlich jeweils 1 ml subcutan injizieren.

2. Globuli velati:
In akuten Fällen bis zweistündlich, bei Langzeitbehandlung 1–3 mal täglich jeweils 5–10 Globuli unter der Zunge zergehen lassen.

Indikationen

Anregung der Tätigkeit der Empfindungsorganisation in den Nierenprozessen, z.B. bei

1. klimakterischen Störungen mit Hitzewallungen und übermäßiger, auch nächtlicher Schweißsekretion
2. katarrhalischen und allergischen Erkrankungen der oberen Luftwege

Sanguinaria comp.

Dem Präparat lag die Idee eines Migränemittels zugrunde, das auf den ganzen Menschen nach der Gliederung Sinnes-Nerven-System, Rhythmisches (Blut-)System und Stoffwechselsystem hin orientiert war. Es lehnt sich an das Präparat Ferrum/Sulfur comp. an, dessen Konzeption auf Angaben Rudolf Steiners zurückgeht (siehe auch Rudolf Steiner/Ita Wegman „Grundlegendes für eine Erweiterung der Heilkunst").

In dem vorliegenden Präparat werden Schwefel und Eisen als Einzelmittel, wie in dem Präparat Ferrum/Sulfur comp. enthalten, ersetzt durch die Verbindung Ferrum sulfuricum ($FeSO_4$). Das „Migränemittel" wird dadurch wesentlich modifiziert; es gilt für ein Krankheitsgeschehen, bei dem der Wärme-Blut-Prozeß aus dem Hauptstoffwechselorgan, der Leber, jedoch auch aus der Reproduktionssphäre (Uterus – Sanguinaria) herausgehoben wird und sich in die Sinnes-Nerven-Region verlagert. Die Rechtsseitigkeit der Beschwerden weist im besonderen auf den Leberprozeß hin.

Sanguinaria canadensis e radice ferm 35b D5

(kanadische Blutwurz, Sanguinaria canadensis; Papaveraceae):

Sanguinaria zeichnet sich in der Pflanzenbildung dadurch aus, daß der unterirdisch kriechende, mächtige Wurzelstock der ausdauernden Staude den vegetativen Prozeß beherrscht. Aus ihm gehen übergangslos die die weißen, aufrechten Einzelblüten tragenden Stengel hervor. Es begegnen sich unmittelbar Blüten- und Wurzelprozeß. Dies kommt auch in der Alkaloidbildung, vor allem in der Wurzel, zum Ausdruck. Es kommt zu keiner eigentlichen Blattmetamorphose, die merkurielle Verwandlungskraft des Blattbereichs gegenüber den

Extremen ist eingeschränkt. Der Blattbereich, den wir wiederholt in Beziehung zum Gefäßsystem gebracht haben, ist ebenfalls an die Wurzel gebunden. Die einzeln stehenden, rot geaderten und mehrfach eingebuchteten Blätter gehen mit ihrem Blattstiel unmittelbar aus dem Wurzelstock hervor. Zunächst umgeben sie die Blütentriebe wie ein schützender Schaft. Die Formkräfte aus der Blütenregion können sich bei der kanadischen Blutwurz gegenüber den an die Erde und die Wurzel gebundenen vegetativen Kräften nicht durchsetzen. Der im zeitigen Frühjahr rasch verblühende Blütenkelch und auch das recht vergängliche Blatt „unterliegen" gegenüber dem von blutrotem Milchsaft durchsetzten Wurzelstock, welcher den Jahreslauf überdauert.

Im Arzneimittelbild kommt es zu Wucherungen, z.B. Nasenpolypen im Kopfbereich, aber auch Stoffwechselüberladungen des Kopfgefäßsystems, vor allem der anschwellenden Arterien, begleitet von verstärkten hellroten Blutungen aus dem Uterusbereich. Der Astralleib wird im „unteren" Menschen zu sehr frei, was auch ein Hinweis ist auf die Wirksamkeit des Präparates im Klimakterium (Hitzewallungen, nervöse Unruhe). Als alkaloidbildendes Milchsaftgewächs aus der Familie der Mohngewächse weist Sanguinaria auf eine verfrühte Begegnung des Pflanzenwesens mit dem Tierwesen hin. Auch die Rechtsseitigkeit des Beschwerdebildes, vergleichbar dem verwandten Chelidonium, gehört zum Typus. Dies ist stets ein Ausdruck für das Überwiegen freiwerdender ätherischer Kräfte aus dem Stoffwechsel-Leber-Bereich, vor allem, wenn sich die Krankheitszeichen im Kopfbereich abspielen. Die Sanguinaria-Migräne ist diesbezüglich von gastrointestinalen Symptomen begleitet, wie Appetitlosigkeit, Brennen und Hitzegefühl in der Magengegend, sowie Erbrechen.

Zusammenfassend können wir das Sanguinaria-Bild so charakterisieren, daß die stoffwechselhaften Blutskräfte vermehrt dem Kopfpol zustreben und es dort zu einem Blut- und Wärmestau kommt. Die im Stoffwechselgeschehen gebildete Wärme kann nicht in frei abstrahlende, energetische Wärme als Grundlage der Sinnes-Nerven-Tätigkeit umgewandelt werden. Sanguinaria kann hier in therapeutischer Weise das Wechselverhältnis zwischen Kopf- und Stoffwechselbereich harmonisieren.

Quarz cum Ferro sulfurico D5
(gemeinsame Verreibung von Bergkristall und Eisen(II)-)sulfat in besonderer Zubereitung):

Das Kieselpräparat aus zerkleinertem und verriebenem Bergkristall wendet sich an den Sinnesprozeß im Menschen; hier insbesondere nimmt es Bezug auf

die Sinnesorgantätigkeit im Kopfbereich. Der Quarz wirkt unmittelbar auf die Ich-Organisation, diese wird gestärkt. Der erschöpfte oder zu schwache Wärmeorganismus, der Träger der Formkräfte, wird zu erhöhter Tätigkeit im ganzen Menschen aufgerufen. Bei einer derartigen Formschwäche und Auskühlung ist das Präparat Sanguinaria comp. ebenfalls angezeigt.

In der Verbindung von Schwefel und Eisen kommt die Verlagerung des Stoffwechsel-Eiweiß-Prozesses in den mittleren, rhythmischen Bereich, vor allem in den Blutbereich, zum Ausdruck. Die im Gesunden vorliegende Gliederung in Nerven-, rhythmischen und Stoffwechselprozeß geht teilweise verloren. Das Blut wird stärker in den Stoffwechselprozeß einbezogen. Dem begegnet der Präparatebestandteil Ferrum sulfuricum, indem er den Blutsprozeß hinsichtlich der Strömung und Gefäßfüllung wieder in ausgeglichener Weise zwischen Stoffwechsel-, rhythmischem und über den Quarz auch zum Nervenpol vermittelt.

Die beiden mineralischen Substanzen und die Blutwurz ergänzen sich in dieser Hinsicht, indem Sanguinaria im akuten Fall rascher über den astralischen Leib eingreift, Ferrum sulfuricum und Quarz dagegen über das Aufrufen der Ich-Organisation der beschriebenen konstitutionellen Verschiebung im Wesensgliedergefüge begegnen.

Entstehung: Ärztekreis des Biologisch-Homöopathischen Krankenhauses, München-Höllriegelskreuth, Leitung Frau Dr. med. Margarethe Hauschka, 1948.

Darreichungsform

1. Injektionslösung
2. Globuli velati

Dosierung und Art der Anwendung

Soweit nicht anders verordnet:

1. Injektionslösung:
In akuten Fällen 2–3 mal täglich, bei Langzeitbehandlung 1–3 mal wöchentlich jeweils 1 ml subcutan in die Schulter-Nacken-Gegend injizieren.

2. Globuli velati:
In akuten Fällen bis zu 2-stündlich, bei Langzeitbehandlung 1 mal täglich jeweils 5–10 Globuli unter der Zunge zergehen lassen.

Indikationen
Zur Rückführung und Wiedereingliederung eines zu starken, in den Nerven-Sinnes-Bereich verlagerten, aus den Reproduktionsorganen und dem Leberbereich herausgehobenen Stoffwechselgeschehens, z.B.

1. Kopfkongestionen
2. Migräne
3. Betäubungsgefühl bei Hypertonie
4. Hitzewallungen

Sarothamnus comp.

Veranlassung zur Konzeption des Präparates war die ärztliche Beobachtung, daß infolge starker zivilisatorischer Belastungen in zunehmendem Maße Herzrhythmusstörungen auftreten. Ein Präparat, das diesen sehr allgemeinen Störungen gerecht werden sollte, mußte vor allem die Lockerungszustände aus dem Nierenzusammenhang berücksichtigen, welche häufig als Schockfolgen auftreten. Von diesem Gesichtspunkte aus wurde Sarothamnus zur Leitsubstanz der Heilmittelkomposition.

Sarothamnus ex herba ferm 33c D2
(Besenginster, Cytisus scoparius; Leguminosae):

Der Besenginster zeichnet sich durch ein auffallendes Zurücktreten der Blattbildung aus. Er trägt kleine, schmale, unbedeutende Blättchen, die leicht abfallen, entlang einem verzweigten, rutenförmigen Sproß. Im Frühsommer ist der ganze Strauch mit goldgelben, relativ großen Schmetterlingsblüten übersät, welche tief in den Sproßbereich herunterdringen. Die starke Durchlichtung und Durchluftung des ganzen mannshohen Strauches sowie die Alkaloidbildung sind Ausdruck einer betonten Durchastralisierung dieser Pflanze. Das Alkaloid Spartein wirkt vorwiegend auf das gesamte autonome Nervensystem einschließlich des Reizleitungssystems des Herzens.

Aus dieser Signatur geht die Beziehung zur Nierenorganisation hervor. Harnflut und Flüssigkeitsretention sind die Wirkungs- und Indikationsbereiche im Hinblick auf die Nierentätigkeit. Hier erinnert Sarothamnus etwas an die Bedeutung und die Nierenbeziehung des Ackerschachtelhalms. Der Kieselreichtum und der Kalkgehalt in der Asche sind Hinweise einerseits für die „Sinnestätigkeit" der Niere im Stoffwechselgebiet, andererseits für die pathologische Kalkausfällung im Nierenbereich bei und nach Schockereignissen. Der Kalkprozeß wird beherrscht, der – wie wiederholt dargestellt wurde – die Verbindung herstellt vom Astralischen zum Physischen über den Eiweißprozeß. So ist zu verstehen, daß Sarothamnus als Heilmittel dazu beiträgt, den Astralleib im Nierengebiet zu verankern, so daß die Rhythmusstörungen im Herzen überwunden werden. Vor allem scheint die Reizleitung im Hisschen Bündel durch den im Nierengebiet nicht genügend eingeordneten Astralleib gestört zu sein. Die Herzwirkung von Sarothamnus ist folglich sekundär. Primär wird der sich aus dem „unteren" Menschen verstärkt befreiende und das Herz in Richtung Tachyarrhythmie überwältigende Astralleib wieder vermehrt in die Nierenorganisation eingegliedert.

Aurum metallicum D14
(metallisches Gold):

Aurum in mittelhoher Potenz entfaltet seine Wirkung unmittelbar in der ätherischen Organisation des Herzens. Die Prinzipien Sal, Sulfur und Merkur sind im Gold gleichgewichtig tätig. Vor allem sind das Sulfur-Prinzip (Auflösung, Wärme) und das Sal-Prinzip (Verdichtung, Schwere) auf das engste miteinander verbunden. Dies ist der Typus der Goldwirksamkeit. Im Arzneimittelbild des Goldes in der Homöopathie zeigt sich, wie der ganze Kreislauf unter die Wirksamkeit des Herzens gerät: Hypertonie, Plethora und Polyglobulie entstehen. Die Belastung des Herzens durch das ungenügende Eingreifen von Ich und Astralleib im Nierenbereich wird bei der vorliegenden Indikation durch Aurum kompensiert.

Camphora D3
(Destillationsprodukt aus dem Holz des Kampferbaumes, Cinnamomum camphora; Lauraceae):

Die vermehrte Belastung des Herzens von der Nervenseite her durch Schockeinflüsse und Zivilisationsstreß entspricht dem Kampferbild. Im Kampfer wird der Wärmeprozeß extrem in die Sal-Situation übergeführt; es handelt sich bei dem Destillat um an der Luft sublimierende Kristalle, die einen Kühleffekt bewir-

ken. Im Arzneimittelbild wird Kampfer eingesetzt bei Lähmung der Muskulatur und des Stoffwechsels, andererseits bei Erregung des Zentralnervensystems. Dies entspricht einer überbetonten astralischen Tätigkeit. Die Ich-Organisation greift nicht genügend ein. In dem Kompositionspräparat Sarothamnus comp. überwindet Camphora die vermehrte Belastung des Herzens von der Nervenseite her durch Schockeinflüsse und Zivilisationsstreß.

Cactus ex herba ferm 33d D3
(Königin der Nacht, Selenicereus grandiflorus; Cactaceae):

Cactus grandiflorus kann, ähnlich wie Gold, als primäres Herzmittel bezeichnet werden, nämlich dann, wenn sich im Herzen selbst der Flüssigkeitsprozeß staut und gleichzeitig Wärme, die im Herzmuskelgewebe, vor allem des linken Herzens, frei wird, ebenfalls im Organ zurückgestaut erscheint. (Es ist aus der Physiologie bekannt, daß insbesondere im Bereich des linken Herzens, ähnlich wie in der Niere, bei der Herztätigkeit Wärme frei wird). Wir sehen diesen Vorgang im Zusammenhang mit der Ich-Organisation im Herzen, die sich in der physischen Wärme des Kieselprozesses bedient. Die am Abend aufblühende und zum Morgen bereits verblühende Königin der Nacht kann ein Hinweis sein für eine plötzliche „explosive" Entladung der extremen Wärme- und Flüssigkeitsstauung, welche in der menschlichen Pathologie anfallsweisen stenokardischen, aber auch arrhythmischen Episoden entspricht. Dies wäre ein Bild für die Indikation von Cactus als Herzmittel.

Zusammenfassung

Sarothamnus comp. ist somit ein Präparat, das das rhythmische Eingreifen und Lösen des Astralleibes in der Systole und Diastole harmonisiert durch Stärkung und Befestigung der astralischen Organisation im Nierenbereich (Sarothamnus); zugleich wird der Wärmeorganismus angeregt und vom Herzen in die Peripherie geleitet (Cactus, Aurum, Camphora). In der Praxis hat sich gezeigt, daß die antiarrhythmische Wirkung von Sarothamnus comp. durch zusätzliche Gabe des Organpräparates Fasciculus atrioventricularis in Tiefpotenz verstärkt werden kann.

Entstehung: WALA-Ärztekreis, Dr. med. Gustav Brunk, Leitung Frau Dr. med. Margarethe Hauschka, 1957.

Darreichungsform
1. Injektionslösung
2. Globuli velati

Indikationen
Harmonisierung des rhythmischen Wechsels zwischen Eingreifen und Lösen des Seelischen in der Systole und Diastole der Herztätigkeit durch Befestigung der Empfindungsorganisation im Nierenbereich, z.B.
1. Arrhythmie
1.1. Extrasystolie
(evtl. im Wechsel mit Aurum/Stibium/Hyoscyamus; Strophanthus comp. oder Primula comp.)
1.2. Vorhofflimmern

Scilla comp.

In dem Präparat Scilla comp. sollten drei Kräfteprinzipien zusammengeführt werden:
1. die Herztätigkeit selbst, und zwar insofern das Herz die Polarität Venosität/Arterialität in sich vereinigt (Adonis),
2. die Stoffwechselwirkung aus dem Leber-Pfortader-Bereich auf das Herz (Crataegus),
3. die Nierenwirkung im Bereich des arteriellen Systems, das Eingreifen des Wärmehaften in den Flüssigkeitsprozeß des Nierenmarkes (Scilla und Convallaria).

Adonis ex herba ferm 33d D2
(Adonisröschen, Adonis vernalis; Ranunculaceae):

Die Hahnenfußgewächse zeichnen sich durch eine fast unendlich große Vielfalt der Blattgestaltung und Blattmetamorphose aus. Sie leben im Merkuriell-Flüssigen. Bei Adonis ist nun in fast gleichmäßiger Betonung Wurzel-, Blatt- und Blütenprinzip entwickelt, jedoch so, daß es im Blattbereich zu einer intensiven Einwirkung der Licht- und Gestaltprozesse und damit zu einer äußerst feinen Auffiederung der Blätter kommt, vergleichbar der verwandten Pulsatilla. Die

gelbe, strahlende Blüte einerseits und die kräftige, mehrköpfige Wurzelstockbildung andererseits bilden die Pole. In der Mitte vereinigen sich beide Prinzipien.

Diese Signatur, auf das Herz übertragen, offenbart ein intensives Ineinandergreifen und Sich-Vereinigen von Licht-Luft- und wäßrigem Element. Beide sind gleich stark tätig. Im Herzen spielt sich ein vergleichbarer Vorgang ab: Das arterielle Blut, von Licht- und Luftkräften getragen, und das stoffwechselbezogene, im wesentlichen aus der Leber stammende Hohlvenenblut werden im Herzen innig vereinigt. Hier ist es bedeutsam, daß sich nicht nur in der Embryonalzeit venöses und arterielles Blut im Herzen mischen, sondern daß auch zeitlebens etwa 40% des Kapillarblutes beider Kammern und Vorhöfe durch die Foramina Thebesii in die Kammern direkt abströmt und zu etwa 60% über den Sinus venosus in den rechten Vorhof einmündet. Das Herz hat also einen intensiven Binnenkreislauf. Dies bedeutet die Vereinigung von venösem und arteriellem Prinzip. Das Adonisröschen vermag nun die Polarität von Arterialität und Venosität im Herzbereich aufrechtzuerhalten. Eine zu innige Vermischung, wie sie in der Embryonalzeit physiologisch ist, darf später nicht in demselben Maße weiterbestehen. Vor allem das Altersherz vermag unter Umständen die polaren Kräfte aus dem Leberbereich einerseits und dem Nierenbereich andererseits nicht zu kompensieren und auszubalancieren. Da ist Adonis angezeigt. Es kann in diesem Fall oft ähnlich wirken wie Strophanthus oder Digitalis, und zunächst ein toxisches Herzmittel vermeiden helfen.

Crataegus e foliis et fructibus ferm 33d D2
(Blätter und Früchte des ein- und zweigriffligen Weißdorns, Crataegus laevigata und monogyna; Rosaceae):

Wiederholt wurde darauf hingewiesen, daß die Rosaceen eine besondere Beziehung zum Blut und zur Blutbildung haben, so auch Crataegus zum Blut, Blutkreislauf und zur Blutdynamik. Im Weißdornbaum sind, ähnlich wie bei der Schlehe, Vitalität und Formkraft vereinigt. Der Baum vermag sich dem sehr starken Licht- und Wärmeprozeß der plötzlich einsetzenden Blüte zu widersetzen. Es kommt nicht zur Alkaloidbildung. Trotzdem ist der Eiweißprozeß in Blättern und Früchten auffallend: es kommt zum Auftreten von Eiweißabbauprodukten, zu flüchtigen Aminen, die den eigentümlichen Fischgeruch verursachen. Die starke Dornenbildung ist ein Hinweis für die tiefe Einwirkung des Lichtprozesses in den flüssig-ätherischen Aufbau der Äste und Zweige.

In dem Präparat Scilla comp. übernimmt Crataegus die Ausgleichsfunktion des Herzens gegenüber einem zu intensiven Andrang des Blutes aus dem Stoff-

wechselbereich über die untere Hohlvene. Charakteristisch ist dafür ein beschleunigter Puls, pektanginöse Beschwerden mit Beklemmungsgefühlen und ängstlich reizbarer Verstimmung sowie Erschöpfung. Hier kann Crataegus dem venösen Blutandrang auf das rechte Herz entgegenwirken und ihn kompensieren. Zugleich wirkt er erweiternd auf die linke Arteria coronaria, so daß man sagen kann, daß Crataegus zwar in erster Linie den venösen Anstrom zurückdrängt, andererseits jedoch auch durch die in ihm wirkenden starken Lichtkräfte dem zu starken arteriellen Anstrom entgegensteuert. Es kommt zum Ausgleich von Diastole und Systole.

Scilla e bulbo ferm 33b D3

(Meerzwiebel, Urginea maritima, Liliaceae):

Wiederholt wurde darauf hingewiesen, daß die Liliengewächse durch ihren besonderen Lebensprozeß in die Auseinandersetzung von Licht-Luft- und wäßrigem Geschehen einbezogen sind. Darauf beruht die Beziehung zur Nierenorganisation, und zwar zum „unteren, Lymphpol" der Niere, d.h. dem Bereich des Nierenmarkes, und der sich dort vollziehenden Ultrafiltratrückresorption und Lymphbildung. Die Meerzwiebel nimmt den Blütenprozeß in den Blattbereich herein und trägt diesen in Gestalt der großen, rosafarbenen Zwiebel bis an die Erdregion herunter. Es kommt zu einer Vereinigung von sulfurischem Blütenprinzip und merkuriellem Blattprinzip. Wenn in der Nierentätigkeit die Wärme-Blut-Kräfte, die im glomerulären Rindenbereich konzentriert sind, nachlassen und es zu einer Stauung von sulfurischer Wärme im Markbereich kommt, bedeutet dies für das Kreislaufgeschehen eine ungenügende Auseinandergliederung von Lymphprozeß und Blut-Wärme-Prozeß. Die Folge ist, daß auch im Zirkulationssystem durch die oben geschilderte einseitige Nierenfunktion Flüssigkeit, die in der Niere aus dem Kreislauf in Form des Ultrafiltrates abgesondert werden muß, im Kreislauf zurückgehalten wird. Die Meerzwiebel ist nun als Heilpflanze durch ihre Besonderheiten geeignet, diesen pathologischen Vereinheitlichungsvorgang im Blut zu überwinden, so daß über die in die Zirkulation eingefügte Nierentätigkeit die hier sich vollziehende Auseinandergliederung der oben geschilderten Flüssigkeitssysteme: Blut einerseits, Ultrafiltrat und Lymphbildung andererseits, erfolgen kann. Es kommt zu einer Anregung des herz- und nierenbezogenen Licht-Wärme-Prozesses. Substantiell kommt dies auch in der Bildung lichthafter, digitalisähnlicher Glykoside, wie z.B. Scillaren A und B, zum Ausdruck. Dies ist die therapeutische Wirkungsweise von Scilla e bulbo.

Convallaria e planta tota ferm 33c D3
(Maiglöckchen, Convallaria majalis; Liliaceae):

Das Präparat Scilla comp. wurde vervollständigt durch Convallaria majalis, da neben der Nierenwirkung von Scilla maritima die Nierenwirkung von Convallaria majalis ergänzend in Anspruch genommen werden sollte.

Während der Schwerpunkt der Scilla im Blatt-Zwiebel-Bereich liegt und sich hier die sulfurischen mit den wäßrigen und, wenn auch schwach, mit den tellurischen Kräften vereinigen, haben wir es bei Convallaria majalis mit einem Heraufdringen der kühlen Erd-Wurzel-Kräfte in den Sproß zu tun. Das horizontal kriechende, verzweigte, etwas sukkulente Rhizom offenbart eine Beziehung zum Chemismus und Flüssigkeitsprinzip. Die 2–3 elliptischen, zugespitzten, zunächst eingerollten Laubblätter weisen keine Blattmetamorphose auf und entspringen dem Rhizom neben dem kantigen Blütenstengel, der eine endständige Traube mit duftenden weißen, nickenden Glöckchen trägt. Man kann sehen, daß der Stengel in unmittelbarem Kontakt mit der Wurzel steht, ohne daß eine sich wandelnde blätterige Zone dazwischen geschoben ist, so daß in anderer Weise, als wir es bei der Meerzwiebel vorfanden, die Wärme-Licht-Bildung mit den irdisch-wäßrigen Kräften eng kommuniziert. Convallaria zieht einen Standort im Bereich kühler Buchenwaldlichtungen und auf feuchtem Grund vor. Sie bildet, wie das ihr verwandte Liliengewächs der Meerzwiebel, ein Glykosid aus, das dem Digitalis- und Strophanthus-Glykosid ähnlich ist. Beim Maiglöckchen reicht also das oben geschilderte tellurische Prinzip hinauf bis in die Stengel-Blatt-Blüten-Region, so daß sich die Heilmittel-Wirkung auf einen einseitigen Kälteprozeß im Nieren- und Blutbereich bezieht.

Was man gewöhnlich unter Herzinsuffizienz versteht, ist verursacht durch ein Nachlassen der Wärmebildung im gesamten Kreislauf. Dies macht sich in einer ungenügenden Aussonderung des Blutflüssigkeitsanteiles bemerkbar, der als Bindegewebsflüssigkeit aus dem arteriellen System in die Gewebe abgesondert wird. Ein Sonderfall dieser Plasma-Absonderung findet in der Ultrafiltratbildung der dafür spezialisierten Nieren statt. Convallaria hat den Bezug zu der menschlichen Niere, sie ist besonders für die hydropische „Herzinsuffizienz" geeignet und auch bei Nierensteinleiden gebräuchlich. Zusammen mit Scilla wirkt sie entwässernd bei „Herzwassersucht", die dadurch entsteht, daß die in der Blutzirkulation wirksamen physischen Kräfte dominieren. Convallaria majalis ist dann das Heilmittel, um der einseitigen Auskühlung im Blutbereich zu begegnen.

Zusammenfassend kann gesagt werden, daß Scilla comp. durch die Art der Zusammensetzung geeignet ist, bei der sogenannten Herzinsuffizienz eingesetzt zu werden, wenn die Polarisierung des Kreislaufes zwischen der venösen und arteriellen Seite vom Herzen nicht mehr ausgeglichen werden kann. Dem liegt eine Wärme- und damit Formschwäche des Herzens selbst zugrunde. Die Licht-Wärme-Kräfte einerseits und die chemischen und lebensätherischen Kräfte, d.h. das tellurische Kälteprinzip, andererseits können vom Herzen nicht integriert oder „amalgamiert" werden. Es kommt zur vorzeitigen Ausgliederung von Flüssigkeit aus dem Kreislaufsystem, zur Ödembildung.

Entstehung: Dr. med. Gustav Brunk, WALA-Ärztekreis, Leitung Frau Dr. med. Margarethe Hauschka, 1954.

Darreichungsform

1. Injektionslösung
2. Globuli velati

Indikationen

Harmonisierung des Zusammenspiels von Herz- und Nierenprozessen, besonders auf der Ebene des Verhältnisses der Licht-Wärme-Kräfte zu den zur Ausuferung neigenden Flüssigkeitsprozessen, z.B. bei

1. Herzinsuffizienz
2. Neigung zu Ödemen

Secale/Argentum

Das Präparat wurde aufgrund wiederholter Anfragen nach einem Medikament zur Behandlung bestimmter dysmenorrhoischer Beschwerden konzipiert. Dabei wurde davon ausgegangen, daß die Indikation, für die das Präparat gedacht war, auf eine relative Verselbständigung der Vorgänge des weiblichen Zyklus zurückzuführen ist. Dies bedeutet ein Auseinanderfallen bzw. eine Disharmonie zwischen den zyklischen Auf- und Abbauprozessen im Uterus und den Bewußtseinsvorgängen im Sinnes-Nerven-System des Kopfes und der Haut. Das

Krankheitsbild, für das Secale/Argentum gedacht ist, beruht folglich auf einer primären Schwäche in der Wärmeregulation im Bezug auf den „unteren" und „oberen" Menschen. Im Vordergrund steht bei den dysmenorrhoischen Beschwerden die Auskühlung im Ganzen. Die astralische Organisation verhält sich im „unteren" Menschen in den Reproduktionsorganen wie in einem Sinnesorgan, d.h. sie löst sich bis zu einem gewissen Grad aus der rhythmischen Organtätigkeit heraus. Am Gegenpol, im Nerven-Sinnes-Bereich, kommt es dann zu einem umgekehrten Verhalten: Die seelische Organisation greift zu intensiv in die im Nerven-Sinnes-Bereich untergeordnet vorhandenen Stoffwechselaufbautätigkeiten ein. Es kommt gleichsam zu einer relativen Umpolung des Seelischen im „oberen" und „unteren" Menschen. Das Präparat Secale/Argentum soll diesem Doppelprozeß: starke Stoffwechselfunktion im „oberen" Menschen, starker Sinnes-Nerven-Prozeß im „unteren" Menschen entgegenwirken.

Secale cornutum ferm 35b D5
(Mutterkorn, Claviceps purpurea; Clavicipitaceae):

Der Mutterkornpilz siedelt sich als braun-schwarzes Horn im Bereich der Ähren, vor allem des Roggens, an und ersetzt an seiner Stelle das sonnengereifte Korn. Das Mutterkorn hat zur kühlen Erde eine besondere Beziehung: Der Pilz überwintert im Erdboden. Hierin kommt seine besondere Vitalität zum Ausdruck, die auf der dem Pilz zugrunde liegenden lebensätherischen Kraft beruht.

Darin besteht die Verwandtschaft mit dem zweiten Präparatebestandteil, dem Silber. Argentum als „Mondenmetall" repräsentiert in seiner Metallnatur ebenfalls den Lebensäther, der hier jedoch in enger Verbindung mit dem chemischen Äther, d.h. dem Flüssigkeitsgeschehen, steht. Insofern sind Argentum als Metall und Secale cornutum als Pflanze verwandte Prozesse, die hier in einer Heilmittelkomposition ihre Wirkung gegenseitig verstärken.

Es ist davon auszugehen, daß sich durch wiederholte Schocks oder schon anlagemäßig die Wesensglieder astralische und Ich-Organisation aus der Reproduktionssphäre herauslösen. So ist die hysterische Veranlagung durch eine Unterentwicklung, ein Infantilbleiben des Uterus gekennzeichnet. Hier verhält sich das Organ etwa wie ein Sinnesorgan. Auch die ätherische Organisation ist dann mit dem physischen Organ nicht eng verbunden. Das Seelische wirkt von außen und verursacht dadurch die dysmenorrhoischen spastischen, kolikartigen Beschwerden. Die Secale-Alkaloide im Mutterkorn sind der Abdruck einer zu intensiven Verbindung astralischer Kräfte mit der lebensätherischen Grundlage des Pilzes. Es handelt sich um einen Pseudoblütenprozeß, der im Mutterkorn die

ätherischen, regenerativen Kräfte überwältigt. Es kommt zu einem der Nervenbildung verwandten Prozeß. Dies entspricht dem Verhalten des Astralischen im unterentwickelten Uterus insofern, als der „untere" Astralleib sich etwas von der Organgrundlage löst, wie es im Nerven-Sinnes-System physiologisch ist, und es folglich zu einer gesteigerten, schmerzhaften Wahrnehmung des Organes kommt. Der rhythmische Auf- und Abbau in Übereinstimmung mit dem 28tägigen Mondenzyklus ist nicht mehr gewährleistet. Nur das intensive Eingreifen der Ich-Organisation, d.h. der Wärme, kann auf die Dauer die zu lose Verbindung von seelischer und ätherischer Organisation im Uterus durch Wiederherstellung des rhythmischen Verbindens und Lösens im Organ überwinden.

Im oberen Menschen verbindet sich in einem gegenläufigen Prozeß das Seelisch-Ich-hafte zu intensiv mit der physisch-ätherischen Grundlage, es taucht in sie unter. Das Bewußtsein wird dadurch abgeschwächt, unkonturiert. Hier kann die therapeutische Gabe von Secale die höheren Wesensglieder wieder hin zum physiologisch klaren Bewußtsein befreien und anregen.

Auch das Antonius-Feuer der Secale-Vergiftung läßt sich aus dem Verständnis dieses Wesensgliederzusammenhanges erklären: Im arteriellen Gefäßbereich verbindet sich der Astralleib so stark mit dem Physischen, daß die Blutwärme wie ausgepresst und abgestrahlt wird. Subjektiv besteht eine brennende Hitzeempfindung bei völlig ausgekühltem physischem Organ; als klinischer Befund findet sich eine akute periphere arterielle Minderdurchblutung.

Argentum metallicum D7

(metallisches Silber):

Argentum entspricht in seiner besonderen Metallität dem physiologischen Verhalten der Wesensglieder im Nervensystem; d.h. die Bildeprozesse, die zum Silber geführt haben, sind als „Imponderabilien" aus der Metallsubstanz Silber herausgetreten. Zurückgeblieben ist die salhafte, reine physische und lebensätherische Kraft. Das Mondenhafte des Silbers liegt darin, daß es sich seiner Bildekräfte entledigt hat. Dadurch wird Silber zu einer im höchsten Maße spiegelnden und reproduzierenden Substanz. Das Mondenprinzip beruht darauf, daß sich Kräfte aus einer Ganzheit ablösen und sich dem primären Organ gegenüberstellen können. Da auch das Wärmeelement aus der Substanz entlassen ist, haben wir es mit einem „kalten", dem Tellurischen entsprechenden Prinzip im Silber zu tun. Reproduktion und Wiederholung zeigen sich auch im Silber bei der Entstehung der Liesegangschen Ringe.

Die Bedeutung der Silbertherapie bei hysteroiden Zuständen, die zumeist auf der Grundlage einer Unterentwicklung des Uterus auftreten, zeigt auch hier die bildemäßige Verwandtschaft: Aus der Uterusbildung wird vorzeitig Seelisches und auch ein Teil der ätherischen Organisation frei. Darauf beruhen dann einerseits die hysteroiden psychischen Erscheinungen, andererseits die dysmenorrhoischen Beschwerden auf der körperlichen Ebene. Eine rechtzeitige Silberbehandlung, möglichst vor der Pubertät, kann die Folgen der Organunterentwicklung korrigieren und die Organausreifung auch nachträglich anregen.

Zusammenfassung

Das Präparat Secale/Argentum fügt von der mineralischen (Argentum) und der vegetabilischen Seite (Secale cornutum) ein Prinzip zusammen, das wir beim Silber mit der Bildung und Betonung des Sinnes-Nerven-Prinzips in Verbindung gebracht haben, beim Mutterkorn mit einer Pseudo-Blütenbildung, wobei wir an Stelle des reifenden Getreidekornes eine durch die Mutterkornalkaloide geprägte Eiweißbildung, der Nervensubstanzbildung vergleichbar, vor uns haben. Der extreme Kälteprozeß, der sowohl dem pflanzlichen Bestandteil (Mutterkorn) als auch dem mineralischen Präparat (Argentum) zugrunde liegt, wird in zweierlei Weise überwunden:

1. Durch die Wirkung des Mutterkorns auf die astralische Organisation, die wieder in Bewegung kommt,
2. durch die Wirkung des Metalls auf die Ich-Organisation, die durch die Überwindung des in die Isolierung führenden kalten „Monden-Silber-Prozesses" den Rhythmus im Auf- und Abbaugeschehen des Uterus freigibt und das Organ durchwärmt. Dadurch wird das dysmenorrhoische Zustandsbild überwunden.

Entstehung: Dr. med. Heinz-Hartmut Vogel, WALA-Ärztekreis, 1963.

Darreichungsform

Injektionslösung

Dosierung und Art der Anwendung

Soweit nicht anders verordnet, in akuten Fällen 14 Tage vor den Menses 1 mal täglich, bei Langzeitbehandlung 1 mal wöchentlich jeweils 1 ml subcutan injizieren.

Indikationen
Überwindung einer „mondenhaften" Tendenz der Reproduktionsorgane zur Aussonderung und Auskühlung durch Wiederanschluß an die „sonnenhafte" Gesamt-Wärmeorganisation, z.B. bei

1. Amenorrhö
2. Dysmenorrhö
3. Migräne

Secale/Bleiglanz comp.

Secale/Bleiglanz comp. ist das ursprüngliche Kompositionspräparat, das dann bei den Präparaten Secale/Retina comp. und Galenit/Retina comp. Pate gestanden hat. Im letzteren Präparat ist Bleiglanz in D19 enthalten, in den übrigen Bleiglanz-Präparaten jedoch in D7. Das Ursprungspräparat Secale/Bleiglanz comp. war für die Behandlung von Gefäßverschlüssen verschiedener Genese gedacht, die unter der allgemeinen Diagnose „Claudicatio intermittens" zusammengefaßt werden. Die beiden ätiologisch wesentlichen Gesichtspunkte sind die diabetische Angiopathie und die primär arteriosklerotische Verengung der peripheren Gefäße, insbesondere der Beinarterien.

Betula e cortice, Decoctum D4
(Weißbirkenrindendekokt, Betula pendula; Betulaceae):

In der Birke spielt ein Doppelprozeß eine wesentliche Rolle, zum einen der starke Flüssigkeitsstrom von der Wurzel bis in die Peripherie mit einer zucker- und eiweißreichen Saftbildung, der im Blattbereich zu einer ungewöhnlichen Eiweißeinlagerung führt; zum anderen kommt es in der Birkenrinde zu weißen Salzablagerungen, welche an das Erscheinungsbild der reinen Holzasche erinnern. Ablagerungserkrankungen und ungenügende Ausscheidungen der Niere sind Indikationen für Birkenrinde.

Galenit D7
(Bleiglanz, natürliches Bleisulfid):

Der Bleiglanz spielt in dieser Komposition eine besondere Rolle aufgrund seiner Wirkung auf das Gefäßsystem. Das Blei ist einerseits eine sulfurische Substanz, es bewahrt die Wärmequalität in sich und führt sie in die Dichte und Schwere; andererseits kommt im Blei der sulfurische Prozeß zu einem Ende, so daß Blei auch zu den Salzbildnern gerechnet werden kann. Der Wärmeprozeß im Gefäßsystem wird abgelähmt, die Elastizität der Gefäßmuskulatur läßt nach, die Gefäße sklerosieren. In seiner Schwefelverbindung stellt das Blei die Beziehung zum Eiweißprozeß und zur ätherischen Organisation her. Die lipide Degeneration der Gefäßwände mit sekundärer Verkalkung entspricht dem Blei-Arzneimittelbild.

Nicotiana e foliis ferm 33b D5
(Blätter der Tabakpflanze, Nicotiana tabacum; Solanaceae):

Auf die Beziehung des Blattprinzips zum Gefäß- und Atmungssystem wurde wiederholt hingewiesen. Das Alkaloid Nikotin setzt die Gewebeatmung herab bis zur inneren Erstickung. Im Gefäßbreich selbst wirkt Nicotiana spasmenerzeugend und den Gefäßtonus erhöhend, schließlich dauerhaft gefäßverengend. Die Nicotiana-Wirkung bezieht sich auf die Nierengefäße, Augenhintergrundsgefäße, die Koronarien des Herzens und die Gefäße der Peripherie, insbesondere die der unteren Extremitäten.

Secale cornutum ferm 35b D5
(Mutterkorn, Claviceps purpurea; Clavicipitaceae:)

Das Mutterkorn repräsentiert einen „Mondenprozeß“, d.h. im organischen Geschehen kommt es zu einer relativen Verselbständigung des Lebensprozesses, insbesondere zu einem unmittelbaren, vertieften Eingreifen des Astralischen im lebensätherischen Geschehen. Secale cornutum repräsentiert die physische Kälte im Organischen. Unter der Secale-Wirkung wird der Wärmeorganismus in die Peripherie verdrängt. Es kommt zur Engstellung der peripheren Arteriolen bis hin zur Gangrän im Bild des Ergotismus gangraenosus, welcher im übrigen auch an die Raynaudsche Symptomatik erinnern kann.

Arteria poplitea Gl D7
(Kniekehlenschlagader):

Dieses Organpräparat stellt die Beziehung zum unmittelbar betroffenen Gefäßsystem her. Als tierisches Präparat wirkt es auf die ätherische Organisation. Diese wird aus ihrer Erstarrung befreit. Die höheren Wesensglieder können sich wieder in der Regeneration der Gefäße und ihrer elastischen Funktion, besonders im Bereich der unteren Extremität, betätigen.

Der mineralische Bleiglanz regt die Ich-Organisation zu erhöhter Tätigkeit an, das halb tierische Secale cornutum wirkt inbesondere auf die erkaltende ätherische Organisation, die pflanzlichen Präparate Betula und Nicotiana regen die astralische Organisation an, sich in den Organen (Arteria poplitea) atmend und die Auscheidung fördernd zu betätigen.

Zusammenfassend kann gesagt werden, daß das Präparat Secale/Bleiglanz comp. dann seine Wirksamkeit entfaltet, wenn der Wärmeorganismus im Gefäßbereich geschwächt ist, sei es durch eine diabetische Arteriopathie oder durch eine vorzeitige arteriosklerotische Degeneration. Die Elastizität in der Gefäßmuskulatur ist dann nicht mehr ausreichend gewährleistet. In beiden Fällen geht dem Organismus Wärme verloren, was besonders in der Kälteempfindlichkeit des Patienten zum Ausdruck kommt.

Entstehung: WALA-Ärztekreis, Dr. med. Johann-Matthias Bansa, Leitung Frau Dr. med. Margarethe Hauschka, 1953.

Darreichungsform

1. Injektionslösung
2. Globuli velati

Indikationen

Anregung der Wärme- und Ich-Organisation im arteriellen Gefäßbereich, besonders der Beine, bei Übertätigkeit des Astralleibes in diesem Gebiet, z.B.

1. Claudicatio intermittens
2. Gefäßspasmen bei Nikotinabusus
3. Raynaud-Syndrom
4. Parästhesien
5. beginnende arteriosklerotische Gangrän

Secale/Quarz

Es bestand der Wunsch nach einem Präparat zur Behandlung der Migräne, und zwar einer speziellen, schwer zu beeinflussenden Form, die nicht mit einer Kopfkongestion einhergeht, sondern auf einem konstitutionellen Wärmeverlust beruht. Dies wurde als eine ursprüngliche Schwäche der Ich-Organisation aufgefaßt, die dazu führen kann, daß die aus dem Stoffwechselbereich gebildete substantielle Wärme vorzeitig abgegeben wird, so daß eine innere Auskühlung vorliegt (extremes Bedürfnis nach äußerer Wärme, die jedoch das innere Frösteln nicht überwindet). Alle Sinne, auch die Haut, vor allem die Augen, sind überempfindlich, der ganze Mensch sensibel. Assimilation und Dissimilation sind gestört, d.h. die aufbauenden Stoffwechselvorgänge sind geschwächt, der Abbau und die Ausscheidungsprozesse überwiegen. Die Patienten sind eher mager, grazil, überwach. Insbesondere ist die Kopfregion kälte- und berührungsempfindlich, überwiegend gegenüber feuchter Kälte.

Rudolf Steiner spricht von der Ich-Organisation, die sich des Kieselorganismus im Physisch-Wärmehaften bedient. Im besonderen spielt sich der Kieselprozeß und damit die Umwandlung von Stoffwechselwärme in freie, dynamische Wärme im Bindegewebe ab. Man muß sich das Bindegewebe so vorstellen, daß es als verbindendes Element den ganzen Organismus durchzieht, auch die Nervenscheiden und die Glia. Es wirkt ebenfalls im Blut in Form der hier gelösten Bindegewebsgrundsubstanz (Mucopolysaccharide), d.h. als Fibrinogen.

Der Kopfschmerzcharakter, für den Quarz (Silicea) differentialtherapeutisch infrage kommt, zieht vom Nacken und Hinterkopf nach vorne zur Stirn, vorwiegend rechts. Die Migräneanfälle können regelmäßig wöchentlich auftreten, aber auch häufig im Zusammenhang mit dem weiblichen Zyklus (Secale).

Quarz D29

(Bergkristall, Kieselsäureanhydrit):

Der Quarz unterliegt dem Salprinzip, was darauf hinweist, daß die dynamischen Prozesse aus der kristallinen Substanz entlassen sind. Diese Substanzsignatur entspricht im Menschen dem Sinnes-Nerven-Geschehen. Auch hier werden ätherische Kräfte frei als Grundlage der Sinnes-Nerven-Tätigkeit. Wenn dieser Salprozeß zu stark wird, kommt es zu einem Wärmeverlust und zu den oben geschilderten Migränezuständen. Quarz ist das naturverwandte „Simile" eines solchen pathophysiologisch übersteigerten Sinnesgeschehens. Die Ich-Organisation wird durch den hoch potenzierten Kiesel angeregt, sich intensiver mit den

physiologischen Wärmeverhältnissen zu verbinden. Der Wärmeverlust wird verhindert und damit die pathologische Auskühlung des Organismus. Zu dem Bild gehört, daß auch die Niere in ihren Wärmeverhältnissen gestört ist, was daraus hervorgeht, daß es nach einem Migräneanfall häufig zur Harnflut kommt. Der Zusammenhang mit dem weiblichen Zyklus ist dann gegeben, wenn die Migräne vor oder zu Beginn einer Menses auftritt, und zwar im Zusammenhang mit extremer Kälte am ganzen Körper, häufig mit Parästhesien der Fingerkuppen und kaum zu befriedigendem Wärmebedürfnis, vor allem im Kopfbereich. Dieser Zusammenhang weist auf den zweiten Präparatebestandteil, Secale, hin.

Secale cornutum ferm 35b D5
(Mutterkorn, Claviceps purpurea; Clavicipitaceae):

Hier haben wir es, im Unterschied zum Quarz, mit einem Pilz, also einer pflanzlichen Bildung, zu tun. Das Mutterkorn setzt sich an die Stelle der heranreifenden „sonnenhaften" Getreidefrucht und repräsentiert einen „Mondenprozeß", d.h. im organischen Geschehen kommt es zu einer relativen Verselbständigung des Lebensprozesses. Dazu tritt ein unmittelbares, vertieftes Eingreifen des Astralischen in das lebensätherische Geschehen. Die Alkaloide im Mutterkorn sind der Niederschlag eines durch astralen Eingriff überwältigten Eiweißprozesses. Die Überwinterung der Pilzsporen im Boden kann ein Hinweis dafür sein, daß sich im Mutterkorn gerade lebensätherische (tellurische) Kräfte mit einseitigen astralischen Prozessen verbinden. Wir haben es folglich mit einer Substanzwirkung im Kälte-Nerven-Bereich des Organismus zu tun. Der Wärmeorganismus wird weitgehend verdrängt, der ganze Organismus unter dem Vergiftungsbild von Mutterkorn ausgekühlt, die peripheren Gefäße enggestellt bis hin zu Gefäßspasmen im Bereich der Finger. Bemerkenswert ist ein zunächst paradox erscheinendes Hitzegefühl mit Brennen; dieser Wärmeverlust lässt einen kalten Organismus zurück. Bezüglich des weiblichen Zyklus bedeutet dies ebenfalls eine Spastik durch Auskühlung, die sich beispielsweise in Gebärmutterkrämpfen äußern kann.

Zusammenfassend kann gesagt werden, daß das Präparat Secale/Quarz dann ein wesentliches Heilmittel ist, wenn eine Migräne sich entwickelt auf der Grundlage einer geschwächten Ich-Organisation und einem Dominieren des Seelisch-Astralen gegenüber dem ätherischen Organismus. Dieser wird zurückgedrängt. Es kommt zu einer unmittelbaren pathologischen Verbindung zwischen astrali-

scher und physischer Organisation. Ein so charakterisierter Migräneanfall kann durch intellektuelle Überbeanspruchung ausgelöst werden.

Entstehung: WALA-Ärztekreis, Dr. med. Heinz-Hartmut Vogel, 1954.

Darreichungsform
1. Injektionslösung
2. Globuli velati

Dosierung und Art der Anwendung
Soweit nicht anders verordnet:

1. Injektionslösung:
In akuten Fällen 2–3 mal täglich, bei Langzeitbehandlung 1 mal wöchentlich jeweils 1 ml subcutan injizieren, auch prophylaktisch.

2. Globuli velati:
In akuten Fällen 1 bis mehrmals täglich, bei Langzeitbehandlung 2–3 mal wöchentlich jeweils 5–10 Globuli unter der Zunge zergehen lassen.

Indikationen
Überwindung eines zu tief eingreifenden abbauenden Kälteprozesses in der Sinnes-Nerven-Organisation durch Anregung der Ich-Wärme-Organisation und des „Monden-Nerven-Prinzips" im Nervenaufbau, z.B.
1. Angiospasmen im Kopfbereich
2. Migräne
3. Zerebralsklerose

Secale/Retina comp.

Secale/Retina comp. entspricht in der Zusammensetzung dem ursprünglichen Präparat Secale/Bleiglanz comp., jedoch wurde anstelle von Arteria poplitea das Organpräparat Retina et Chorioidea eingefügt, um somit die Wirkung auf degenerative Gefäßerkrankungen im Bereich der Augengefäße zu lenken.

Betula e cortice, Decoctum D4 (Weißbirkenrindendekokt, Betula pendula; Betulaceae): **Galenit D7** (Bleiglanz, natürliches Bleisulfid): **Nicotiana e foliis ferm 33b D5** (Blätter der Tabakpflanze, Nicotiana tabacum; Solanaceae): **Secale cornutum ferm 35b D5** (Mutterkorn, Claviceps purpurea; Clavicipitaceae):	siehe Secale/ Bleiglanz comp.

Retina et Chorioidea Gl D7
(Netz- und Aderhaut):

Das Organpräparat der Netz- und Aderhaut soll als Zubereitung vom tierischen Organ die ätherische Organisation des Auges beleben. Vor allem die Secale-Wirkung wird durch Retina et Chorioidea im Bereich der erstarrten und ausgekühlten Lebensorganisation des Auges in Bewegung gebracht, so daß der Anschluß an die freie Tätigkeit des Astralleibes und der Ich-Organisation wieder hergestellt wird. Die zugrunde liegende Netzhautschädigung kann verschiedener Genese sein, je nachdem, ob es sich um eine erbliche Anlage, wie z.B. bei der Pigmentdegeneration, oder um einen arteriosklerotischen oder diabetischen Folgezustand handelt.

Secale/Retina comp. ist damit ein spezifisches Präparat bei chronischen, sklerosierenden Retinopathien bis hin zur Makula-Degeneration. Frau Dr. Zupič aus Zagreb hat im übrigen beim Altersdiabetes die Erfahrung gemacht, daß sich unter der Behandlung mit Secale/Bleiglanz comp. und Secale/Retina comp. die gesamte diabetische Stoffwechsellage besserte.

Entstehung: WALA-Ärztekreis, Dr. med. Klara Zupič, 1969.

Darreichungsform
1. Injektionslösung
2. Globuli velati

Indikationen
Zur Anregung der rhythmischen Prozesse im arteriellen Gefäßbereich und zur Vorbeugung einer weiter fortschreitenden Degeneration im Bereich des Augenhintergrundes, z.B.

1. Netzhaut-Degeneration
1.1. Retinopathia angiospastica
1.2. Retinopathia hypertonica
1.3. Retinopathia diabetica
1.4. Retinopathia pigmentosa
(evtl. im Wechsel mit Retina et Chorioidea Gl D6 und/oder Arnica e planta tota D12 und/oder Levisticum e rad. D6)

Senecio comp.
Senecio comp., Suppositorien

Senecio jacobaea ex herba ferm 33d D2
(Jakobs-Kreuzkraut, Senecio jacobaea; Compositae):

Das Jakobs-Kreuzkraut ist eine gelbblühende Komposite mit fiederlappigen, spinnwebig behaarten Blättern. Senecio ist ein Beispiel für die Aufnahme einer Substanz aus der Volksheilkunde in die durch die Geisteswissenschaft Rudolf Steiners erweiterte Medizin.

Seine Wirkung als Heilmittel bezieht sich vor allem auf den Uterus mit einer an Secale cornutum erinnerenden, die Muskulatur und die Gefäße zusammenziehenden Wirkung. So kommt es zur Blutstillung, jedoch auch zur Straffung des Uterus-Bindegewebes. Der Alkaloidgehalt (Senecionin) und die Glykoside sind zum einen ein Hinweis auf ein starke Astralisierung der Pflanze, zum anderen auch auf einen gesteigerten Lichtprozeß (Glykoside). Letzterer hat einen Wirkungszusammenhang mit der Nebennierenrinde. Die Wirkung auf das Urogenitalsystem mit Unterdrückung der Menses, Oligurie bis Anurie sind bereits toxische Erscheinungen. In homöopathischer Dosierung gegeben, wird der Astralleib aus einer zu starken Tätigkeit aus diesem Gebiet gelöst. Er kann dann seine rhythmisch eingeordnete Funktion wieder übernehmen.

Olivenit D5
(natürliches Kupferarsenit):

Die Verbindung von Kupfer und Arsen ist dann ein Heilmittel, wenn sich im Organismus Nerven- und Blut-Prozeß (venöses Blut) zu intensiv miteinander verbinden. Kupfer steht repräsentativ für die Wirksamkeit des Astralleibes im venösen Gebiet: Ausatmungsprobleme, Probleme der Wärmestauung und venöse Kongestionen sind Kupferindikationen. Der Uterus ist, im Vergleich zu anderen Organen, intensiv venös versorgt; der rhythmische Aufbau der Gebärmutterschleimhaut ist vor allem in der zweiten Zyklusphase begleitet von einer verstärkten Venosität. Mangelnde Durchgestaltung der Gebärmutter bis hin zur Gebärmuttersenkung können Ausdruck und Folge eines ungenügenden Gestaltungsprozesses sein, an dem der rhythmisch eingreifende Astralleib wesentlich beteiligt ist. Die Arsen-Komponente repräsentiert diesbezüglich den Nerven-Gestaltungs-Prozeß.

Wir haben damit in Olivenit ein Simile für einen ungenügenden rhythmischen Ausgleich zwischen Venosität und Ätherität einerseits sowie Atmung und Astralisierung andererseits. Die Gebärmutter verhält sich lethargisch. Die Indikation von arsenigsaurem Kupfer bei Nierenversagen bis hin zur Anurie kann die Wirkungsbreite von Olivenit ergänzen.

Spinacia e radice ferm D2
(Spinatwurzel, Spinacia oleracea; Chenopodiaceae):

Spinacia e radice soll in dem vorliegenden Präparat und bei der angegebenen Indikation den lethargischen Flüssigkeitsprozeß im Uterusbereich durch Anregung des Astralleibes beleben. Die Auswahl der Wurzel besagt, daß der nervlich-astrale Prozeß im Uterusorgan sich bei Erschlaffung des Ätherischen gleichsam verselbständigt. Das aktive Atmungsgeschehen in Spinacia (hoher Chlorophyllgehalt, Eisenprozeß) sowie reichlich Saponine sind Hinweise für die Fähigkeit, in besonderer Weise mit dem Ätherisch-Flüssigen umzugehen. In dem Präparat Senecio comp. soll die Spinatwurzel die Gestaltungskräfte in dem Uterusorgan aktivieren.

Stannum metallicum D7
(metallisches Zinn):

Stannum ist – neben Quarz – das metallische Bindegewebsmittel. Bindegewebserschlaffung, Austrocknung, Bänderschwäche und in bezug auf die Gebär-

muttersenkung bis zur Prolapsneigung sind das Indikationsgebiet von Stannum. Auch zirrhotische Veränderungen der Leber gehören zum Wirkungsbereich dieser Substanz. Als Metall wirkt es auf das merkuriale Geschehen und insbesondere auf die Ich-Tätigkeit. Die physikalisch-chemischen Eigenschaften von Stannum, die enge „Bandbreite“ der Elastizität des Metalls kann ein Hinweis sein für die Flüssigkeitsverneinung und Austrocknung im Bindegewebe. Somit rundet Stannum die Wirksamkeit von Senecio comp. als ein Mittel zur Überwindung der Formschwäche des Uterusorgans ab.

Zusammenfassung

Senecio comp. ist somit geeignet, die einseitige Wirkung von ätherisch-physischer Organisation auf die astralische Organisation dadurch zu ordnen, daß zum einen die Empfindungsorganisation aus ihrer zu starken Bindung an die ätherische Organisation gelöst (Senecio, Spinacia) und zum anderen durch Stärkung der Ich-Organisation (Olivenit, Stannum) das rhythmische Verhältnis der Wesensglieder zueinander im Bereich des Urogenitalsystems wiederhergestellt wird. Weitere wichtige Einzelmittel bei der Behandlung von Senkungsbeschwerden bis hin zur Inkontinenz sind Diaphragma pelvis Gl, Trigonum vesicae et Musculus sphincter Gl, Prunus spinosa e floribus et summitatibus und Causticum.

Entstehung: WALA-Ärztekreis, Frau Dr. med. Olga von Ungern-Sternberg, Dr. med. Heinz Wolf, Leitung Frau Dr. med. Margarethe Hauschka, 1961.

Darreichungsform

1. Injektionslösung
2. Globuli velati
3. Suppositorien

Dosierung und Art der Anwendung

Soweit nicht anders verordnet:

1. Injektionslösung:
2 mal wöchentlich bis 1 mal täglich jeweils 1 ml subcutan injizieren.

2. Globuli velati:
1–2 mal täglich jeweils 5–10 Globuli unter der Zunge zergehen lassen.

3. Suppositorien:
3 mal wöchentlich bis 1 mal täglich jeweils 1 Zäpfchen in den Mastdarm einführen.

Indikationen
Zur Harmonisierung der rhythmischen Tätigkeit des Empfindungsorganismus durch Lösung aus der zu starken Bindung an die Lebensorganisation und Stärkung der Ich-Organisation, besonders im Urogenitalbereich, z.B. bei
1. Bindegewebsschwäche
2. Senkungsbeschwerden
3. Rückenschmerzen nach Geburten
4. venösen Stauungen im Beckengebiet (eventuell im Wechsel mit Disci comp. cum Pulsatilla)
5. Harninkontinenz

Silicea colloidalis comp., Gelatum

Die Anwendung des Gelats abends auf die Fußsohle mit Wirkung über die Nacht weist auf die Absicht hin, die mit diesem Präparat verfolgt wurde: Es sollte eine Anregung der Ich-Organisation im Bereich der Füße bewirkt werden und damit eine Ablenkung ihrer Wirksamkeit aus dem Kopfbereich. Außerdem sollte das Präparat durch die Art seiner Zusammensetzung bei der Behandlung von nässenden Ekzemen, Mykosen und auch Sonnenstich unterstützend eingreifen können.

Silicea colloidalis (zu 2,5% enthalten)
(kolloidale, frisch gefällte Kieselsäure):

Erkenntnisse über die Wirksamkeit der Kieselsäure im menschlichen Organismus gründen sich auf Hinweise Rudolf Steiners, daß die Ich-Organisation über die Wärme ein feines „Kieselgerüst" im Physischen aufbaut. Über dieses wirkt das Ich im Organismus. Vor allem bewirkt es die Ordnung, Gliederung und das rhythmische Zusammenwirken der übrigen Wesensglieder.

Die besondere pharmazeutische Herstellung berücksichtigt den flüssig-kolloidalen Zwischenzustand der Kieselsäure. Sie wird wieder auf den amorph-kolloidalen Zustand, vergleichbar ihrer Entstehung, zurückgeführt und dadurch in ihrer Wirkungsqualität verstärkt.

Glycerol (3,8%)
(Glyzerin):

In diesem Präparat hat Glyzerin nicht nur die Bedeutung einer die Viskosität vermehrenden Trägersubstanz, sondern auch eine unmittelbare pharmazeutische Wirkung. Durch eine geringe Zugabe von hygroskopischem Glycerin soll die Sekretionsneigung der Drüsen vor allem im Bereich der Haut reduziert und die Kieselwirkung begünstigt werden. Die Flüssigkeitsbewegung gerade beim nässenden Ekzem kann auf diese Weise reguliert werden.

Limonis aetheroleum (1%)
(ätherisches Öl aus Zitronenschalen; Citrus medica; Rutaceae):

Citri aetheroleum wirkt als pflanzliche Substanz auf eine Übertätigkeit des Astralleibes. Dieser ordnet sich durch die Wirkung des ätherischen Zitronenöles als „Lichtträger" in die physisch-ätherische Grundlage des Gewebes ein. Reizzustände, allergische Prozesse werden dadurch abgeschwächt. Die Gewebeatmung des Astralleibes wird normalisiert.

Entstehung: Ärztekreis des Klinisch-Therapeutischen Instituts, Arlesheim, Leitung Frau Dr. med. Ita Wegman, 1932.

Darreichungsform
Gelatum

Dosierung und Art der Anwendung
Soweit nicht anders verordnet, mehrmals täglich auf die entsprechenden Hautpartien auftragen. Bei Kopfschmerz auch die Fußsohlen einreiben.

Gegenanzeigen: nicht bekannt
Nebenwirkungen: in seltenen Fällen können Hautrötungen auftreten.
Wechselwirkungen mit anderen Mitteln: nicht bekannt

Indikation

Zur Anregung der Ich-Organisation im Kieselprozeß der Bindegewebsgrundsubstanz, vor allem der Haut, z.B.

1.1. Dermatitis

1.2. Neurodermitis, Ekzem

2. Neigung zu Mykosen

3. Sonnenstich

4. Pruritus

5. als Adjuvans bei Migräne

Silicea comp.
Silicea comp., Suppositorien
Silicea comp., Suppositorien für Kinder

In der Klinik bestand das Bedürfnis nach einem Präparat zur allgemeinen Behandlung von Entzündungsprozessen im Bereich des Sinnes-NervenSystems, d.h. vor allem des Kopfes (Sinusitis, Otitis und entzündliche Affektionen im Zahn-Kiefer-Gebiet). Es wurde deshalb an erster Stelle Silicea (Quarz) gewählt, ergänzt durch Argentum nitricum. 1959 wurde noch Atropa Belladonna hinzugefügt unter Berücksichtigung der im Entzündungsgebiet oft ausgeprägten arteriellen Hyperämie.

Quarz D21

(Bergkristall, Kieselsäureanhydrid):

Quarz ist die im Bindegewebe wirksame Substanz. Der Kiesel vermittelt die im Stoffwechselbereich im Zusammenhang mit dem Kohlenstoffprozeß gebildete Wärme über den intermediären Stoffwechsel im interstitiellen Bindegewebe in Richtung Sinnes-Nerven-System. Die Stoffwechselwärme wird umgewandelt in freie Wärme, in freie „Energie“ zur Grundlage der Sinnes-Nerven-Tätigkeit, der Empfindung und des Bewußtseins. Quarz ist nach Rudolf Steiner über die Vermittlung der Wärme Träger der Ich-Organisation im physischen Leib.

Es sind folglich sowohl die degenerativen Prozesse im Bereich des lockeren interstitiellen Bindegewebes, als auch ein damit in Verbindung stehender Wärme- und Energieverlust, die der Quarzwirkung als Heilmittel zugänglich sind. So ist es zu verstehen, daß Quarz dann angezeigt ist, wenn das submuköse Bindegewebe und der hier wirksame Wärmeorganismus erstarrt und es zur chronischen Auskühlung kommt. Chronische Entzündungen sind dann der Versuch, die Wärmeumwandlung von der Stoffwechselwärme zur „Sinneswärme" wieder in größerem Umfang zu ermöglichen.

In der Mundhöhle finden wir zudem noch eine besondere Beziehung des Kiesels zum Periodontium und zur Knochenhaut, einer kieselverwandten häutigen Substanz, die sowohl gegenüber der Alveole des Kiefers als auch gegenüber dem Zahndentin eine formende und ernährend-aufbauende Funktion hat.

Argentum nitricum D20
(Silbernitrat):

Argentum nitricum wirkt als homöopathisierte Substanz, d.h. als Prozeß, auf die lebensätherische Organisation, insofern sie von der astralischen Organisation (Luftorganismus) abgelähmt wird. Argentum nitricum hat eine besondere Beziehung zum Flüssigkeits- und Ätherorganismus. Ist die ätherische Organisation in ihrer Tätigkeit beeinträchtigt, kann fremdes Leben sich ausbreiten. Dies ist die Voraussetzung und das Milieu für bakterielle Infektionen. Argentum nitricum in stofflicher Konzentration hat eine bakteriostatische Kraft und wird daher zu Konservierungszwecken eingesetzt. In homöopathischer Dosierung wird durch die Belebung des Ätherleibes im Zusammenhang mit einem geordneten Eingreifen der Ich-Organisation das betreffende Organ wieder in die Gesamtlebenstätigkeit des Organismus einbezogen. Lokale degenerative und entzündliche Prozesse werden überwunden. Außer den Unterleibsorganen sind bei Argentum nitricum Symptome in den Kopf- und Nervenorganen herausragend. Neben dem Gefühl einer Ausdehnung besteht Kopfschmerz mit Zittern und Konzentrationsschwäche. Der Kopf fühlt sich kühl an, paradoxerweise existiert ein subjektives Hitzegefühl, welches sich durch Druck und Kälteanwendung bessert. Man kann in diesem Beschwerdebild unmittelbar die Lockerung und „Abstrahlung" lebensätherischer Kräfte sehen, die durch die Heilmittelwirkung wieder in physiologischer Weise im Organgebiet befestigt werden.

Atropa belladonna ex herba ferm 33a D14
(Tollkirsche, Atropa belladonna; Solanaceae):

Der Indikation, für die das Präparat Silicea comp. entwickelt wurde, liegt außer einer Schwäche des Bindegewebes im Kopfbereich als Gegenwirkung eine zu intensive Arterialisation zugrunde. Die Ich-Tätigkeit versucht, über den Astralleib und das arterielle Blutgeschehen stärker im Bereich der lokalen ätherischen Erschöpfung bzw. der sekundären Übervitalisierung einzugreifen. Es kommt zur arteriellen Pulsation und Hyperämie im Entzündungsbereich und dem entsprechenden, parallel mit der Blutbewegung plötzlich an- und abschwellenden Schmerzbild. Die Belladonna-Hyperämie ist im Kopf ebenfalls besonders ausgeprägt.Durch die potenzierte Tollkirsche wird der arterielle Blutanstrom zurückgedämmt. Der Astralleib kann sich aus seiner zu intensiven Verbindung mit dem Blutanstrom herauslösen.

Zusammenfassung

Das Präparat Silicea comp. wirkt damit nicht nur auf das augenblickliche Schmerzgeschehen (arterieller Blutzustrom), sondern ist insofern ein ursächliches Therapeutikum, als durch den Quarz die Grundlage, d.h. die Matrix des Lebensprozesses, das lockere Bindegewebe, belebt wird. Stets ist es die Ich-Organisation, die die Ordnung der einseitig tätigen Wesensglieder Ätherleib und Astralleib wiederherzustellen vermag. Dies ist die Funktion von Silicea. Durch Argentum nitricum wird die zu enge Verbindung von Astralleib und Ätherleib gelöst. Das Verhältnis von ätherischer Organisation (Argentum) zu astralischer Organisation (Luftelement – Salpetersäureverbindung) wird gelockert. Es kommt wieder zu einer freieren Ein- und Ausatmungstätigkeit des Seelischen. Atropa belladonna wirkt auf das zu starke arterielle Blutgeschehen. Damit ist das Präparat Silicea comp. in besonderer Weise geeignet, degenerative *und* Entzündungsprozesse im Kopfbereich zur Ausheilung zu bringen.

Entstehung: Ärztekreis des Klinisch-Therapeutischen Instituts, Arlesheim, Leitung Frau Dr. Ita Wegman, 1935.

Darreichungsform

1. Injektionslösung
2. Globuli velati
3. Suppositorien

Dosierung und Art der Anwendung
Soweit nicht anders verordnet:

1. Injektionslösung:
In akuten Fällen 2–3 mal täglich, bei Langzeitbehandlung 2–3 mal wöchentlich, jeweils 1 ml subcutan injizieren.

2. Globuli:
In akuten Fällen bis zu 1–2 stündlich, bei Langzeitbehandlung 1 mal täglich, jeweils 5–10 Globuli unter der Zunge zergehen lassen.

3. Suppositorien:
1–2 mal täglich jeweils 1 Suppositorium in den Mastdarm einführen.

Indikationen
Harmonisierung des Verhältnisses von physisch-ätherischer Organisation einerseits zur astralischen Organisation andererseits durch Anregung der Ich-Organisation bei Übertätigkeit des Ätherischen im Kopfbereich, z.B.
1. Entzündliche und eitrige Prozesse, besonders im Kopfgebiet:
1.1. Pulpitis
1.2. Parodontitis
1.3. Zahnschmerzen (auch nach Extraktion)
1.4. Nebenhöhlenaffektionen
1.5. Otitis media
1.6. Mastoiditis
1.7. Iridozyklitis
1.8. Retinitis
2. Kopfgrippe
3. Meningismus

Skorodit comp.

Es wurde der Wunsch nach einem wirksamen Präparat bei Neigung zu Kreislaufkollaps und Hypotonie geäußert. Die Art der Zusammensetzung sollte auch zur Verwendung bei der vagen Diagnose „vegetative Dystonie“ mit Neigung zu rascher Erschöpfung, stark wechselndem Blutdruck und Wetterempfindlichkeit geeignet sein.

Skorodit D5
(natürliches Eisenarsenat):

Von Arsen ist die tonisierende Wirkung auf den Stoffwechsel bekannt. Es kann die Blutbildung anregen, auch auf das Muskelgewebe wird ein Reiz ausgeübt. Der Astralleib wird aus seiner Lethargie herausgeholt; er greift besser in die Stoffwechselprozesse ein. Bei Rudolf Steiner werden die Ausdrücke „arsenisieren" und „astralisieren" vielfach synonym gebraucht, um die Auswirkung des Arsens auf die Kräftigung des Astralleibes zu verdeutlichen. Der Arsenbildungsprozeß entspricht dem stofflichen Nervenbildungsprozeß und bewirkt pathologischerweise ein Übergreifen auf andere Organbereiche, einen Nervenbildungsprozeß am falschen Ort.

Die Eisenkomponente im Skorodit verstärkt das Eingreifen der Ich-Organisation im Blutprozeß bis herunter auf die irdische Ebene und ist dadurch bei Schwächezuständen und Blutarmut wirksam, so daß das arsenigsaure Salz sowohl den Astralleib als auch die Ich-Tätigkeit im Organismus verstärkt. Die Verbindung von Arsen und Eisen zum Salz entspricht einer engen, kurzschlußartigen Verbindung, wodurch das rhythmische Verhältnis von Bluts- zu Nerven-Prozeß gelähmt wird. Das Blut wird ausgekühlt, in seiner Beweglichkeit abgelähmt. Erschöpfung, verbunden mit nervöser Ruhelosigkeit, eventuell Atemnot treten auf. Die rhythmische Verbindung der höheren Wesensglieder und damit die Inkarnation im Blutsbereich wird durch Skorodit auf zweifache Weise gestärkt. Als metallisches Heilmittel kann es bei längerer Anwendung tiefgreifend und kräftigend bei den genannten Indikationen wirken.

Prunus spinosa e floribus et summitatibus ferm 33c D5
(Blüten und Triebspitzen des Schlehdorns, Prunus spinosa; Rosaceae):

Der Schlehdorn zeigt durch seine Blütenfülle, welche sich schon sehr früh im Jahr und noch vor der Blattentfaltung versprüht, einen wichtigen Aspekt seines Wesens: Eine heftige Astralität ergreift den Busch; diese Lichtwirkung erscheint später in der herben Säure der Früchte wieder, die der Glut der sommerlichen Wärme trotzen und erst durch die Einwirkung spätherbstlicher Nachtfröste reifen und Süße gewinnen.

In der Schlehe kommt es gleichzeitig zu einer intensiven Einwirkung der verhärtenden Tendenz der Erde, die auch der Stengelbildung verbunden bleibt. Es erfolgt die Bildung eines sehr harten Holzes und spitzer Dornen. Dies kann als ein dem Eisenprinzip verwandter Prozeß im Pflanzlichen gesehen werden. Hierin

kommt ein unmittelbares Aufeinanderwirken von Licht-Form- und Erden-Verdichtungs-Prozessen zum Ausdruck. Dieses Prinzip zeigt sich auch, wie oben erwähnt, im Heraustreiben der weißen Blüten, ehe es zur Blattbildung kommt. Das mittlere, merkurielle, wäßrige Prinzip wird zunächst übersprungen. In der Fruchtbildung zeigt sich ein ähnlicher Vorgang. Das Fruchtfleisch bleibt gallertig-fest – man kann darin die Wirksamkeit des chemischen Äthers erkennen – und reift erst zu einer gewissen Süße im Spätherbst durch die Einwirkung der Kälte. Über lange Zeit wird weitgehend bei der Fruchtbildung der Wärme-Zucker-Prozeß zurückgehalten. Die Frucht ist daher herb-säuerlich im Geschmack, dabei zusammenziehend und etwas die Mundschleimhaut anästhesierend.

Das Auseinanderfallen von Blatt-Flüssigkeits-Prinzip und Blüten-Licht-Wärme-Prinzip ist typisch für die Schlehe. In der späten Reifung der Schlehenfrucht einerseits und der sehr frühen, gleichsam vorzeitigen Blüte andererseits zeigt die Schlehe eine extreme Zurückhaltung des Wärmeprinzips. Hierin kann der Zusammenhang zur giftigen Cyan-Amygdalin-Bildung bei den Prunoideen gesehen werden, welche sich vor allem im Samen (bis 3%), aber in Spuren sogar in der Blüte findet.

Die therapeutische Bedeutung der Schlehe liegt darin, daß sie helfen kann, ein unrhythmisch gewordenes Verhältnis von seelisch-atmender Tätigkeit und strömenden Flüssigkeitsprozessen zu harmonisieren. Der Astralleib soll veranlaßt werden, sich wieder in gesunder Weise mit der ätherischen Organisation zu verbinden. Sie gleicht also ein zu intensives Aufeinanderwirken von Licht- und Atmungs-Tätigkeit einerseits und physischer Verhärtung innerhalb des Lebensprozesses andererseits aus, so daß der in der Schlehe zurückgedrängte Flüssigkeitsprozeß im Menschen zur Entfaltung kommen kann. Dies zeigt sich vor allem im Bereich der Haut, des Schleimhautbindegewebes und der Gefäße, diese werden tonisiert und ätherisiert. Es erfolgt weiter eine Anregung des Nieren-Nebennieren-Systems. In dem Präparat Skorodit comp. bewirkt die Zubereitung aus Blüten und Triebspitzen der Schlehe die Wiederherstellung der Elastizität und Spannkraft der Gefäße. Der Blutdruck wird leicht angehoben und vor allem stabilisiert. In höherer Potenzierung (etwa D12) wurde im übrigen eine gegenläufige, blutdrucksenkende Wirkung von Prunus beobachtet.

Veratrum e radice ferm 33c D3
(Weißer Germer, Veratrum album; Liliaceae):

Veratrum ist das Nieren-Kreislauf-Mittel bei rasch einsetzender Erschöpfung nach Schocks, Unfällen, Operationen. Wie bei allen Liliaceen besteht eine Bezie-

hung zum „unteren Nierenprozeß“, d.h. zum Eingreifen des Astralleibes als Lichtträger in die Flüssigkeitsprozesse des Nierenmarks und die hier sich abspielende Rücknahme des Primärharns in das interstitielle Gewebe und weiter in das abfließende Nierenblut und in die Lymphe.

Der weiße Germer zeigt in seinem Standort auf Urgestein in 1000 bis 2000 m Höhe eine deutliche Abhängigkeit vom umgebenden Licht. Der Blütenprozeß wird zunächst über lange Jahre zurückgehalten und die Pflanze lebt sich ganz im Blattbereich aus: Die Blätter sind ganzrandig, umfassen am Ansatz den Stengel und bilden in der Gesamtform eine nach oben geöffnete Schale. Darin kommt eine Tendenz zur Innenraumbildung zum Ausdruck als Geste des Astralischen, welche bereits an die Tierbildung erinnert. Der Sproß ist im übrigen gerne von Ameisen überlaufen, die Blätter trocknen von der Peripherie her schon früh im Jahr bräunlich ein. Substantiell entspricht dieser Astralisierung eine Eiweißvergiftung und Alkaloidbildung: Protoveratrin und andere Alkaloide reichern sich bis in die etwas dickliche, helle und verzweigte Wurzel an. – Schaut man sich die Blätter genauer an, so fällt auf, daß die Blattspreite zwischen den zahlreichen parallelen Blattnerven jeweils bauchig herunterhängt: Die schlaffe, durchhängende Blattfläche wird durch die dazwischen verlaufenden Rippen zusammengehalten und strukturiert. Diese Signatur weist deutlich auf einen betonten, tief in den Flüssigkeitsprozeß eintauchenden Licht- und Blüten-Wärme-Prozeß hin.

So dominiert im pathologischen Sinne der Flüssigkeits-Lymph-Prozeß der Niere dann, wenn sich bei Schockereignissen Ich und Astralleib aus dem Nierengebiet herauslösen. Es kommt zur Anurie, zur Nierenödembildung, zum Absinken des Blutdrucks, zum Kreislaufkollaps, zu Eiseskälte, verbunden mit kaltem Schweiß. Ungenügende Tonisierung des Kreislaufs entsprechend der Signatur der Blattgestalt bei häufig leptosomem Habitus, Blässe, Hypotonie, ungenügendem Turgor der Säfte, der Muskulatur, der Haut sind tendenziell Veratrum-Symptome. Was man unter „vegetativer Dystonie“ versteht, äußert sich im Kreislaufgeschehen im Sinne des Veratrum-Bildes. R. Steiner hat im übrigen Veratrum als einen pflanzlichen Arsenbildungsprozeß bezeichnet. Eisen- und Arsenprozeß sind in diesem Kompositionspräparat einmal in Form des mineralischen Skorodits, zum anderen in Form der Heilpflanzen Prunus und Veratrum enthalten.

Hypophysis Gl D7

(Hirnanhangsdrüse):

Als Organpräparat übt die Hypophyse eine starke Wirkung auf die ätherische Organisation aus. Die Gestaltung aus dem Flüssigen und damit die Tonisierung

der Gewebe bis hinein in das Gefäßsystem ist eine Hypophysenwirkung. Ausgehend von der Hirnanhangsdrüse und ihrer Wirkung auf das ganze endokrine Drüsensystem wird der gesamte ätherische Organismus tonisiert.

Camphora D3

(Destillationsprodukt aus dem Holz des Kampferbaumes, Cinnamomum camphora; Lauraceae):

Kampfer ist Bestandteil der ätherischen Öle zahlreicher Pflanzen, aber selbst kein eigentliches ätherisches Öl. Kampfer von Cinnamomum camphora wird aus dem „Kampferöl" gewonnen, das seinerseits als Produkt einer Wasserdampfdestillation aus dem zerkleinerten Holz des Kampferbaumes anfällt.

Der mächtige, bis 5 m dicke Kampferbaum ist heimisch in den Bergwäldern des Festlandes und der Inseln Südostasiens und wird daneben im Süden Nordamerikas, in Sizilien, Marokko, Ägypten, Ostafrika und Ceylon kultiviert. Der knorrige, lindenähnliche Baum weist auf eine starke Erdbeziehung hin. Der grünlichgelbe Blütenprozeß und auch die purpurschwarzen Früchte geraten unter die Herrschaft der Erden-Sal-Kräfte.

Im Sublimationsverfahren wird aus dem braungelben, ölig-wärmehaften, durch Destillation gewonnenen „Kampferöl" der kristallin-wächserne, salhafte, jedoch zugleich luftverwandte Kampfer abgetrennt. Das Sublimat bildet scharf schmeckende, brennende und kühlende Kristalle, die an der Luft schnell verdunsten. In dieser Sublimation liegt die übergangslose Salnatur, die den Kampfer zum Nerven-Kälte-Gift macht: Das Luftig-Astrale ist verbunden mit dem Tellurisch-Kristallinen.

Natürlicher Kampfer in niedriger Potenz wirkt als pflanzliches Produkt insbesondere auf den Astralleib, jedoch in seiner Beziehung zum Wärmeprozeß. Extreme Auskühlung und Versagen des Wärmeorganismus wird durch potenzierten Kampfer aufgehoben. In diesem Sinne ist auch seine kreislaufstabilisierende Wirksamkeit zu verstehen.

Zusammenfassung

Damit wirkt das Präparat durch die mineralische Substanz Skorodit auf die Ich-Organisation und den Wärmeprozeß ordnend ein, auf die astralische Organisation in differenzierter Weise durch Prunus, Veratrum und Kampfer und auf die ätherische Organisation durch das Organpräparat Hypophysis.

Entstehung: WALA-Ärztekreis, Dr. med. Heinz-Hartmut Vogel, 1964.

Darreichungsform
1. Injektionslösung
2. Globuli velati

Indikationen
Anregung des Zusammenwirkens der Wesensglieder im Bereich der Blut-Wärme-Zirkulation, z.B. bei
1. hypotonen Kreislaufregulationsstörungen
2. Erschöpfungszuständen
   (evtl. im Wechsel mit Meteoreisen/Phosphor/Quarz)
3. Rekonvaleszenz
4. Psychasthenie

Solum uliginosum comp.
Solum uliginosum comp., Unguentum, Oleum und Badezusatz

Auf dem Hintergrund der Arbeiten Dr. Rudolf Hauschkas zusammen mit Frau Dr. med. Ita Wegman in Arlesheim wurde ein Präparat entwickelt, das geeignet sein sollte, insbesondere bei Wetterfühligkeit und bei vegetativer Labilität in bezug auf Umwelteinflüsse empfindliche Reaktionen abzuschwächen, indem auf eine Verstärkung der Eigentätigkeit der ätherischen Organisation hingewirkt wird. Dieser pathologische Hintergrund wurde von Frau Dr. med Ruth Jensen in der WALA-Schrift „Die Behandlung der Wetterfühligkeit mit dem Präparat Solum uliginosum comp." ausführlich dargestellt. Die Autorin beschreibt an dieser Stelle weiterhin zahlreiche, von ihr mit diesem Präparat behandelte Krankheitsbilder, wie degenerative Wirbelsäulenerkrankungen, Metastasenschmerzen, Koronar- und Zerebralsklerose sowie Neigung zu Erkältungskrankheiten.

Extractum Soli uliginosi D11
(wäßriger Moorextrakt 1:5):

Moore verhindern tellurisch-kosmische Ein- und Ausstrahlungen an diesem Ort. Im Moor wird pflanzliches Leben „erstickt", mumifiziert. Das in der Pflanze

verstofflichte Sonnenlicht und die über die Assimilation der Kohlensäure gebundene Wärme werden bei den im Moor sich abspielenden Verwesungsvorgängen zunächst nicht bis zur Verkohlung mineralisiert, sondern auf einer Zwischenstufe festgehalten. Es kommt über eine lange Zeit nicht zu einer völligen Verwesung lebender Substanzen. Auf diesem Vorgang beruht die konservierend-isolierende Wirkung des Torfes, welche z.B. als Isolationsmaterial beim Hausbau bzw. bei der Anfertigung von Bekleidung genutzt wird. – Einem lehmhaltigen Boden zugesetzt, wirkt Torf durchluftend.

Verschiedene Stofflichkeiten weisen auf die Besonderheiten des Moores hin. Im Sumpfgas (Methan, CH_4) kommt ein in der Irrlichterscheinung sich äußerndes Hochsulfurisches zum Ausdruck, eine Kurzschluß-Verbindung von Wasserstoff („Feuerstoff" nach R. Hauschka) und Kohlenstoff („Erdenstoff" nach R. Hauschka). Die rhythmische Atmungsbewegung zwischen sich befreiender Wärme (Wasserstoff) und sich verdichtender Wärme (Kohlenstoff) ist blockiert.

Die ebenfalls im Moor auftretenden Huminsäuren sind ihrerseits Ausdruck einer Bindung der in der lebenden Pflanze wirksamen sulfurischen Vorgänge (Blütenprozeß). Extractum Soli uliginosi enthält also in sich noch sulfurische, stoffwechselhafte Qualitäten. Dies wird auch an der in einer bestimmten Tiefe auftretenden, fuchsroten, butterweichen Moorschicht sichtbar.

In allen Darreichungsformen von Solum uliginosum comp. ist Moorextrakt potenziert oder als wäßriger Auszug enthalten. Die Wirkung dieser auf dem Wege zum Mineralisieren befindlichen pflanzlichen Substanz auf die astralische und physische Sinnesorganisation vor allem der Haut ist so zu verstehen, daß die Eigentätigkeit der Hautsinne verstärkt wird. Dem Hautorgan wird über eine gestärkte Sinnestätigkeit die Wahrnehmung und vor allem die Abgrenzung gegenüber Außenwelteinflüssen wieder ermöglicht. Das Verhältnis von Innen- und Außenwelt wird rhythmisiert. Darauf beruht die günstige Wirkung auf die Symptome der Wetterfühligkeit. Man kann auch bei Folgezuständen von radioaktiver Bestrahlung an dieses Präparat denken.

Aesculus e semine ferm 34c D11 bzw. äthanolischer Auszug aus Aesculi semen (Roßkastanie, Aesculus hippocastanum; Hippocastanaceae):

Die dicken, runden Kapselfrüchte der Roßkastanie mit ihrer stachelig grünen Schale und den stärke- und bitterstoffreichen Kastanien zeigen im kleinen, was die breit ausladende, wuchskräftige Baumgestalt insgesamt ausdrückt: Aesculus hippocastanum bringt in ihrem Bildeprozeß im besonderen Ausmaß die chemisch-ätherischen Kräfte zur Ausbildung. Sie saugt reichlich Flüssigkeit aus dem

von ihr bevorzugten feuchten Standort auf, welche von ihr belebt und den zentrifugalen, ätherischen Kräften unterstellt wird. Flüssigkeit strömt reichlich in die Peripherie. Die fingerförmigen Blätter sind verkehrt eiförmig, d.h. nach außen hin aufgetrieben.

Im Menschen repräsentiert die Kastanie den Leber-Flüssigkeits-Prozeß. In der Peripherie aus dem Lebensprozeß herausfallende, ödematös sich ansammelnde Bindegewebsflüssigkeit wird wieder von der von der Leber ausgehenden, saugenden, chemisch-ätherischen Kraft aufgegriffen: Darauf beruht die entquellende Wirkung dieses Präparatebestandteiles.

Equisetum ex herba ferm 35b D11 bzw. äthanolischer Auszug aus Equisetum, Herba
(Ackerschachtelhalm, Equisetum arvense; Equisetaceae):

Im Gegensatz zu Aesculus spricht Equisetum den Nierenprozeß im menschlichen Organismus an. Equisetum, eine archaische Pflanze aus der Vorblütenzeit, hat durch ihren hohen Kieselgehalt (bis zu 70% SiO_2 in der Asche) eine Beziehung zur Ich-Organisation, jedoch so, daß zugleich die seelische Organisation durch die Pflanzenwirkung angeregt wird. Die Eigentätigkeit von Ich und Astralleib wird durch Equisetum verstärkt. Der zurückgehaltene Blütenprozeß, Ausdruck dafür ist der Gehalt an schwefelsaurem Kali, wirkt auf die ätherische Organisation, so daß der Ätherleib in seiner Beweglichkeit, vor allem in der Eiweißbildung, angeregt wird. Die Equisetum-Wirkung bezieht sich vor allem auf die Nierenorganisation, die als „meteorologisches Organ“ eine besondere Anfälligkeit auf atmosphärische Einflüsse zeigt. In bezug auf den rheumatischen Formenkreis kann der Schachtelhalm bei der Ausschwemmung von Ablagerungen helfen; der Flüssigkeitsstrom im Bindegewebe wird angeregt und entsprechend der Kiesel-Wirkung wieder in die richtigen Bahnen gelenkt.

Lavandulae aetheroleum (zu 5% enthalten)
(ätherisches Öl von Lavendelblüten, Lavandula angustifolia; Labiatae):

Das ätherische Lavendelöl, welches in Solum uliginosum comp., Oleum enthalten ist, hat eine besondere Beziehung zum Nervenprozeß und damit eine Wirkung auf den Astralleib, vor allem dann, wenn sich dieser zu stark mit der physischen Organisation verbindet. Daher rührt die beruhigende und schmerzlindernde Wirkung von Lavendelöl.

Entstehung: WALA-Ärztekreis, Frau Dr. med. Ruth Jensen, Dr. Rudolf Hauschka, Leitung Frau Dr. med. Margarethe Hauschka, 1960.

Darreichungsform

1. Injektionslösung (1 ml, 10 ml)
2. Globuli velati
3. Badezusatz
4. Öl
5. Salbe

Dosierung und Art der Anwendung

Soweit nicht anders verordnet:

1. Injektionslösung:
Ampullen mit 1 ml Injektionslösung 2–3 mal wöchentlich bis 1 mal täglich subcutan injizieren; bei Schmerzzuständen auch 10 ml entweder als Infiltration intramuskulär oder intravenös injizieren.

2. Globuli velati:
1–3 mal täglich jeweils 5–10, bei Schmerzzuständen bis zu 5 mal 30 Globuli unter der Zunge zergehen lassen.

3. Badezusatz:
1–3 mal wöchentlich etwa 2 Eßlöffel voll auf 1 Vollbad.

4. Öl:
1–2 mal täglich einreiben.

5. Salbe:
1–2 mal täglich lokal einreiben.

Indikationen

Aktivierung einer starren und ungenügend tätigen Lebensorganisation in der Peripherie des Körpers und Verstärkung der positiven Antwort des Organismus auf Umwelteinflüsse, z.B.

1. Wetterfühligkeit
2. Neuralgien
3. Myogelosen
4. Bandscheiben- und Gelenkerkrankungen
5. chronische Schmerzzustände anderer Art

Spongia/Aurum/Pulsatilla comp.

Die Rezeptur von Spongia/Aurum/Pulsatilla comp. wurde in Ergänzung zu dem Präparat Spongia comp. konzipiert. Spongia/Aurum/Pulsatilla comp. sollte ein Spezifikum werden für jene Erscheinungen im Klimakterium, die dadurch gekennzeichnet sind, daß sich der Astralleib und nachfolgend teilweise der Ätherleib aus den Reproduktionsorganen zurückziehen und diese sich infolgedessen in dreifacher Weise im Uterus, im Herzen und im Bereich der Schilddrüse stauen. Es kommt dann mehr oder weniger zu gleicher Zeit zur Myombildung, zur Herzkongestion und -vergrößerung und zur Schilddrüsenvergrößerung, zur Strumabildung.

Spongia tosta D9 (gerösteter Meerschwamm, Euspongia officinalis; Porifera); **Testa ovi D9** (Kalziumkarbonat aus der Eierschale); **Saccharum candidum D9** (Kandiszucker; kristalline Saccharose)	siehe Spongia comp.

Aurum metallicum D9
(metallisches Gold):

Aurum wurde in mittlerer Potenz hinzugefügt, um der ätherisch-astralen Kongestion und, damit im Zusammenhang, der Anschoppung von Blut und Gewebeflüssigkeit im Herzinterstitium zu begegnen. Das Aurum-Bild, wie es die Homöopathie kennt, entwickelt sich. Als Metall wirkt Aurum im merkurial-rhythmischen Bereich des Organismus und hier im besonderen im Bereich des Kreislaufs und des Herzens. Es wirkt auf die Ich-Tätigkeit, die die im „unteren Menschen" entgleisten Wesensglieder wieder im Sinne des Gesamtorganismus zu ordnen vermag.

Sepia Gl D7
(Sekret des Tintenbeutels vom Tintenfisch; Sepia officinalis):

Die im Klimakterium frei werdenden ätherischen Kräfte aus den Reproduktionsorganen, vor allem aus dem Uterus selbst, finden in dem tierischen Präparat

Sepia eine Art Gegenbild. Es kommt im weiblichen Organismus, wie auch in der Tierbildung der Sepia zu einer Polarisierung zwischen Stoffwechsel- und Reproduktionsorganbereich einerseits sowie Sinnesorganbereich andererseits. Die Mittebildung und damit die Gliederung in Oben, Unten und Rhythmisches System versagt, sowohl in der tierischen Organisation der Sepia als auch in der pathologischen Verschiebung der Wesensglieder in dem klimakterischen Bild, für das das Präparat gedacht ist. Die Schilddrüse und die hier tätigen lichthaften und astralen Kräfte versuchen, den Andrang aus dem unteren Menschen aufzufangen. Die Schilddrüse verstärkt ihre Tätigkeit. Es kommt kompensatorisch zur erhöhten Jodausschüttung und damit zu einer Überfunktion. Alle Symptome einer Thyreotoxikose können auftreten. Das Lymphsystem, als Träger der chemisch-ätherischen Kräfte, wird überwältigt. Die ätherische Organisation vermag die seelischen Kräfte nicht mehr voll in sich aufzunehmen. Es kommt zum Bild der Überwachheit, der Unruhe, der Betonung der Sinnesfunktionen, alles Erscheinungen, die mit dem Sepia-Bild zusammenhängen. Hitzewallungen und Schweiße auf der Grundlage der charakterisierten Stauungen werden im Arzneimittelbild beschrieben. In den Unterleibsorganen, aus denen sich die höheren Wesensglieder vorzeitig und übermäßig herauslösen, kommt es ebenfalls zu typischen Beschwerden: Ein Drängen der Geschlechtsorgane nach unten wird verspürt. Es treten die Tendenz zur Myombildung der Gebärmutter sowie verschiedene Blutungsstörungen (verminderte und verspätete Regelblutung, Zwischenblutungen) auf.

Pulsatilla e floribus ferm 33c D4
(Küchenschelle, Pulsatilla vulgaris; Ranunculaceae):

Während Sepia vor allem dann zur Wirksamkeit kommt, wenn ein Mißverhältnis zwischen dem astralischen Nervenprozeß und der ätherischen Organisation vorliegt, findet sich bei dem Pulsatilla-Bild die gegenläufige Tendenz, nämlich ein aus dem Rhythmischen System heraustretender venös-ätherischer Prozeß. Es fällt auch hier „Oben" und „Unten" auseinander. Die Beine werden schwer, es kommt zu venösen Stasen. Der Astralleib greift nicht mehr genügend atmend in den unteren Menschen, vor allem in das venöse Gebiet, ein. Es entwickelt sich neben dem Sepia-Bild unter Umständen gleichzeitig das venöse Pulsatilla-Bild. Auch hier haben wir es wiederum mit einem Versagen der Mitte zu tun, die sich ebenfalls, wie oben geschildert wurde, in der Herzregion verselbständigt und zur Ausbildung des Aurum-Bildes führt.

Zusammenfassung

Wir haben es im ganzen mit einer relativen Verselbständigung der Organbereiche Uterus, Herz, Schilddrüse zu tun, die sich der gestaltenden Kraft des Astralleibes entziehen. Dieser „vagabundiert" im rein seelischen Bereich und führt zu den psychischen klimakterischen Erscheinungen. Das Präparat Spongia/Aurum/Pulsatilla comp. kann nach seiner Zusammensetzung auf diese pathologische Trias therapeutisch einwirken.

Entstehung: Ärztekreis des Biologisch-Homöopathischen Krankenhauses, München-Höllriegelskreuth, Leitung Frau Dr. med. Margarethe Hauschka, 1948.

Darreichungsform

1. Injektionslösung
2. Globuli velati

Indikationen

Bei vorzeitiger und mit dem Klimakterium zusammenhängender Herauslösung und Verlagerung der in den Reproduktionsorganen tätigen Empfindungs- und Lebensorganisation in andere Organbereiche, z.B.

1. Klimakterische Störungen, insbesondere mit Schilddrüsenfunktionsstörung
2. Vegetative Dystonie bei Frauen
3. Funktionelle Amenorrhö und Oligomenorrhö (Trias: Myom, Dilatatio cordis, Struma)

Spongia comp.

Bei der Entwicklung der Rezeptur für Spongia comp. war vor allem an die juvenile Struma in der Pubertät gedacht. Sie beruht im allgemeinen auf einer Überforderung der Schilddrüse während der Umstellung des Organismus in der Zeit der Pubertät. Einerseits greift der Astralleib tiefer in die leiblichen Vorgänge des unteren Menschen ein, andererseits wird er im oberen Menschen freier. Durch Spongia soll die Jodumsetzung in der Schilddrüse und das stärkere Tätigwerden des Astralleibes an die Erfordernisse der Entwicklung des Organismus in dieser Zeit angepaßt werden. Auch in Jodmangelsituationen im späteren Lebensalter kann das Präparat Spongia comp. eine zusätzliche Hilfe sein.

Spongia tosta D5
(gerösteter Meerschwamm, Euspongia officinalis; Porifera):

Die Schwämme (Porifera) sind nach den Protozoen die nächsthöhere Stufe der sogenannten Metazoen. Sie stehen damit dem Pflanzenreich noch nahe. Die Vermehrung kann – neben der geschlechtlichen Vermehrung – auf vegetative Art durch Bildung von Knospen erfolgen, die jedoch vielfach mit dem Muttertier verwachsen bleiben. Erstmalig kommt es zu einer Innenraumbildung durch zwei „Keimblätter". Mit dem einen Pol sitzt der Schwamm am Untergrund fest, am anderen Pol befindet sich die Hauptöffnung, das Osculum. Die Hülle ist durch zahlreiche Poren unterbrochen. Das Wasser strömt durch die Poren ein und verläßt durch das Osculum den Organismus. Die Brücke zum Pflanzlichen hin wird bei Euspongia officinalis durch den Kiesel gebildet. Sowohl Kalk als auch Kiesel sind in Form mikroskopisch kleiner Kriställchen in ein eiweißhaltiges Gerüst aus Sponginfasern eingelagert. So nimmt der Badeschwamm eine Mittelstellung zwischen Kalk- und Kieselschwämmen mit ihrem jeweils makroskopischen Kristalleinlagerungen ein. Der Kiesel wurde wiederholt abgehandelt; er ist zunächst im Pflanzenreich, jedoch auch im Tier ein Gestaltbildner. Beim Tier jedoch und beim Menschen bleibt der Kiesel im merkurialen Geschehen „prozeßhaft-funktionell" im Lebensprozeß selbst tätig. Wenn wir in dem Präparat Spongia tosta auf den Kieselprozeß besonders achten, bedeutet dies, daß dieses „Halbtier" bereits auf dem Wege zur Sinnesorganbildung ist. Das ganze Lebewesen ist ein Sinnesorgan, das jedoch im merkuriellen Bereich den Flüssigkeitsprozeß durch die Einströmung der Meeresflüssigkeit über die Poren in sich aufnimmt. Der ganze Schwamm ist demnach ein Wahrnehmungswesen für die Meeresumgebung.

Eine ganz besondere Beziehung hat der „Badeschwamm" zum Jod. Das Sponginskelett enthält 0,4% bis 0,5% Brom und 0,5% bis 1,2% Jod und wird von hornartigen Eiweißfasern (Spongin) gebildet. Jod bildet in der Reihe der Halogene die unterste Stufe eines absteigenden Lichtprozesses, beginnend mit Fluor, über Chlor, Brom bis zum Jod. Fluor ist ein relativ leichtes Gas, Chlor ein schweres Gas, Brom eine Flüssigkeit, Jod eine feste Substanz. Der Lichtprozeß macht also eine Verdichtung bis zum physisch-festen Stoff hin durch; er kommt im Jod zum Ende. Insofern ist Jod ein Lichtsammler oder -verdichter.

Die Beziehung zum menschlichen Organismus ist beim Meerschwamm nun sowohl durch den Kiesel als auch durch den Jodprozeß gegeben. Der ganze Schwamm mutet wie eine tiergewordene Schilddrüse an. Die Schilddrüse ihrerseits vermittelt zwischen dem „oberen Menschen" und dem Eingreifen des Seelischen in den Stoffwechselbereich. Der in der Schilddrüse tätige, feine Jod-Prozeß

saugt gleichsam den Astralleib an, nimmt seine lichthafte Aktivität in sich auf und verwandelt sie insofern in Stoffwechselaktivität, als der ungeformte Aufbauprozeß an den Sinnes-Nerven-Prozeß des „oberen Menschen" angeschlossen wird. Der Lebensprozeß wird durch die Verbrennungstätigkeit des gesteigerten Grundumsatzes vermehrt an den physischen Leib herangeführt. Ohne diese Schilddrüsentätigkeit würde der Aufbau im unteren Menschen formlos bleiben müssen.

Eine Pathologie kann sich nach zwei Richtungen hin ausbilden. Zum einen kann dieser lichtastrale, über die Schilddrüse vermittelte Vorgang zu intensiv werden, es kommt zu dem Bild der Übertätigkeit der Schilddrüse, zur Überfunktion, eventuell zur Basedow-Erkrankung. In den meisten Fällen einer Übertätigkeit der Schilddrüse handelt es sich nach unserer Ansicht um einen unzureichenden Verdichtungsprozeß im Lichtstoffwechsel. Die Schilddrüse versucht, durch Steigerung der Jodbindung und Hormonbildung im spezifischen follikulären Drüsengewebe den oben geschilderten charakteristischen Schilddrüsenprozeß aufrechtzuerhalten. Spongia in vorsichtiger homöopathischer Dosierung nimmt hier der Schilddrüse den gesteigerten Jodprozeß ab. – Den Gegenpol im Krankhaften stellt die Hypothyreose bis hin zum Myxödem dar: Mangelnde Gestaltung tritt im Hautbindegewebsbereich auf. Wir haben es mit einem Rückfall der Bindegewebsflüssigkeit auf eine archaische Schleimstufe zu tun, die dann der Verhärtung verfällt. Die lichtastralischen Prozesse des „oberen Menschen" finden hier nicht den richtigen Anschluß an die Stoffwechselprozesse des „unteren Menschen", welche verlangsamen.

Zusammenfassend kann gesagt werden, daß Spongia geradezu das „Natursimile" ist für die Schilddrüsentätigkeit als Träger des im funktionellen Organischen bleibenden Astralleibes, der seinerseits sich des Lichtprozesses bedient und diesen begleitet. Die Schilddrüse vermittelt den Sinnesprozeß (Kiesel-Jod-Tätigkeit) im aufbauenden Stoffwechsel. Die Indikation von Spongia bezieht sich daher zunächst auf einen zu starken astralischen und Sinnesprozeß im Stoffwechselgeschehen. Dies führt zur Austrocknung des Gewebes, zur Flüssigkeitsabscheidung in Form von heißem Schweiß, zur Durchfallneigung und Verarmung des Körpers an Flüssigkeit. Der ganze Mensch nähert sich dem Nervengeschehen.

Die Indikation von Spongia bei Lymphknotenhypertrophie und auch beim Krupp wird aus dem Dargestellten verständlich. Beim Krupp-Husten wird nämlich eine Übertätigkeit des Astralleibes, die zur Austrocknung und zur Spastik im Bereich der Luftwege führen kann, über die Schilddrüse mit Hilfe des medizinischen Meerschwammes zurückgedrängt. Im Gegensatz dazu liegt bei einer Lymphadenopathie die ungenügende Astralisierung in diesem ätherischen

Bereich vor, so daß man dann mit tieferen Potenzen von Spongia wiederum über die Schilddrüse formstärkend einwirken kann.

Testa ovi D5

(Kalziumkarbonat aus der Eierschale):

In dem vorliegenden Präparatebestandteil wurde der kohlensaure Kalk nicht, wie sonst üblich, von der Austernschale entnommen, sondern aus der Hühnereierschale. Es handelt sich um die Kalkabsonderung bei der Reifung des Eies eines Vogelorganismus. Die Beziehung des Vogelwesens zur Schilddrüse kommt darin zum Ausdruck, daß der Vogelorganismus gleichsam unter der einseitigen Tätigkeit der Schilddrüsenfunktion steht. Der Vogel ist sozusagen physiologisch hyperthyreot. Die Abscheidung des kohlensauren Kalkes im Vogelei verhindert die vorzeitige Eiweißausformung und den Flüssigkeitsverlust im Eiweiß und Eidotter.

Das Problem der Strumaentstehung beruht darauf, daß sich Licht- und astralischer Prozeß nicht genügend mit dem in Aufbau befindlichen Stoffwechsel verbinden können. Die Schilddrüse ist der Vermittler. Der kohlensaure Kalk der Schale eines Vogeleies entspricht dem beschriebenen pathophysiologischen Vorgang in der Pubertät, in dem sich der Astralleib nicht genügend mit dem im starken Aufbau befindlichen Eiweißgeschehen verbinden kann. Der kohlensaure Kalk ist dann diejenige Substanz , die die Wirksamkeit des Seelischen im Eiweiß vermittelt, so daß das Eiweiß an der Bildung der Organstruktur teilnimmt.

Saccharum candidum D5

(Kandiszucker; kristalline Saccharose):

Der potenzierte Kandiszucker richtet einen Appell an die Ich-Tätigkeit, die bei der Organbildung und allen physiologischen Gleichgewichtsverhältnissen zwischen Stoffwechsel und Nervensystem die Mitte hält. Sie wird in diesem Präparat angeregt, ihre harmonisierende Wirkung im Ausgleichsgeschehen von Stoffwechselaufbau und Nerven-Sinnes-Tätigkeit (Abbau) wahrzunehmen.

Zusammenfassung

Durch seine Zusammensetzung ist das Präparat Spongia comp. geeignet, der Überforderung des spezifischen Schilddrüsengewebes und damit der Vergrößerung der Schilddrüse, insbesondere während der Pubertät, entgegenzuwirken.

Spongia entspricht als Naturprodukt im menschlichen Organismus einer Wucherung des physisch-ätherischen Schilddrüsengewebes. Auf der anderen Seite greift der Astralleib zu intensiv in den Sinnes-Nerven-Bereich ein mit dem Ergebnis gesteigerter Hormonbildung und erhöhten Stoffwechselabbaus (Calcium carbonicum e testa ovi). Beides wird durch die Ich-Organisation in ein Gleichgewicht gebracht (Saccharum candidum).

Entstehung: Ärztekreis des Biologisch-Homöopathischen Krankenhauses, München-Höllriegelskreuth, Leitung Frau Dr. med. Margarethe Hauschka, 1947.

Darreichungsform

1. Injektionslösung
2. Globuli velati

Indikationen

Bei physisch-ätherischer, gutartiger Wucherung sowie bindegewebiger Degeneration des Schilddrüsenparenchyms, bei Jodmangel und dabei zu intensivem Eingreifen der Empfindungsorganisation im Nerven-Sinnes-System, z.B. bei Struma (evtl. im Wechsel mit Colchicum comp.).

Strophanthus comp.

Strophanthus comp. wurde als Alternative zu dem in Arlesheim entstandenen Präparat Aurum/Stibium/Hyoscyamus entwickelt. Später kam noch das modifizierte Präparat Aurum/Strophanthus hinzu.

Die Komposition aus Strophanthus, Aurum und Stibium berücksichtigt die Überforderung des Herzens durch Zivilisationseinflüsse im allgemeinen, den Versagenszustand dieses Mitteorgans auf der Grundlage einer anhaltenden negativen Streßbelastung. Was heißt dies? Unter negativem Streß verstehen wir die von außen auf die Ich- und seelische Organisation eindringenden, unabwendbaren Anforderungen der Umwelt, wie sie der Leistungsbegriff der modernen Zivilisation mit sich bringt. Die in der Herzorganisation sich abspielenden rhythmischen Ausgleichsvorgänge zwischen innerer Persönlichkeitsverfassung und eigener Zielsetzung und den von außen auftretenden Leistungsanforderungen können nicht mehr in Übereinstimmung gebracht werden. Innere Anlie-

gen und äußere Anforderungen bewirken einen anhaltenden Zielkonflikt. Die Ausgleichskräfte des Herzens werden überfordert. Ergebnis ist eine Überbetonung der Linksherztätigkeit gegenüber der dann in den Hintergrund tretenden Rechtsherztätigkeit. Das linke Herz unterliegt bereits physiologisch einem intensiveren Eingreifen der astralischen Organisation und erfährt dadurch eine Betonung der Systole, das rechte Herz dagegen ist angeschlossen an das Vegetativum, den Stoffwechsel, die ätherische Organisation. Hiervon geht der diastolische Impuls aus. Gleichzeitig bedeutet Diastole und Betonung der Rechtsherztätigkeit Regeneration und Erholung für das Herzorgan. Wenn das linke Herz durch die geschilderten Umstände in seiner Tätigkeit einseitig und in krankhafter Weise gesteigert wird und die Rechtsherztätigkeit den Ausgleich nicht mehr bewirkt, kann es zum Zusammenbruch der Linksherztätigkeit kommen. Dies bedeutet Gefährdung des linken Herzens im Sinne des Myokardinfarktes. Eine Vorstufe ist eine Intensivierung des interstitiellen Flüssigkeitsgeschehens im linken Herzen. Es kommt zu Störungen und Stauungen bei der Bildung und Zirkulation von Bindegewebsflüssigkeit und Lymphe. Dieser Vorgang kann sich bis zur partiellen Ödembildung im Herzmuskel steigern. Es nähern sich dann die Verhältnisse im linken Herzen denen im rechten Herzen an. Die Spannung zwischen linkem und rechtem Herzen geht verloren. Das linke Herz beginnt sich so zu verhalten, wie es physiologisch für das rechte Herz ist. Diesem letzteren fortgeschrittenen Herzzustand entspricht die Wirksamkeit von Stibium.

Strophanthus kombé semine ferm 35b D4
(Samen von Strophanthus, Strophanthus kombé; Apocynaceae):

Strophanthus wirkt als Pflanze vor allem auf die astralische Organisation, und zwar dann, wenn diese zu intensiv im Herzen und im arteriellen Gefäßbereich tätig ist und zu einer Steigerung der systolischen Kontraktion und des arteriellen Gefäßtonus führt. Der Strophanthussamen ist als Träger von herz- und kreislaufwirksamen Glykosiden wie k-Strophanthin der astralischen Wirksamkeit und der lichtätherischen Kraft, die vom Nebennierensystem ihren Ausgang nimmt, verwandt.

Strophanthus kombé ist ein Schlinggewächs, welches sich im tropischen Urwald Afrikas und Asiens in langen, milchsaftführenden Lianen dem Licht entgegenrankt. Auf der Höhe der Baumkronen bildet er zahlreiche weiß- bis rosafarbene Blütenkelche aus. Eine Besonderheit weisen die Kronblätter auf, welche sich zuspitzen und in 10–20 cm lange bandartige Kronzipfel fortsetzen. Im Knospenstadium sind die Kronfortsätze schraubenförmig ineinander verdreht. Die

sich entwickelnde Frucht besteht in einer schlanken, braun-schwarzen Balgkapsel, die aufspringt und eine große Anzahl länglicher und mit einem eigenen Haarschopf versehener Samen entläßt. Die Samen haben einen eigenartigen, stark anhaltenden und bitteren Geschmack. Sie enthalten neben Strophanthin und anderen Glykosiden Cholin, verschiedene Nährstoffe und Enzyme und bis zu 35% fettes Öl. Diese beschriebene Pflanzengestalt zeigt in dem langen Auswachsen und spiraligen Verdrehen von Sproß und Kronzipfeln sowie in der Glykosidbildung eine starke Aufnahme und Auseinandersetzung mit den einwirkenden Lichtkräften. Eigentümlicherweise wird die Lichtwirksamkeit von Strophanthus nicht in einheitlicher Weise aufgenommen, denn es fehlt die eigene Aufrichtekraft. Die astrale Einwirkung konzentriert sich in extremer Weise im Samen und schlägt sich substantiell in der Glykosidbildung nieder. Die Verwandtschaft dieses Samenbildeprozesses zum Herzen bezieht sich auf das Myokard, vor allem des linken Herzens, welches in der Kontraktion in eine übersteigerte Verdichtung geführt wird.

An dieser Stelle kann die von Rudolf Steiner getroffene Unterscheidung von Frucht- und Samenentwicklung verständlich werden, indem das einströmende Kammerblut im Herzen vergleichsweise eine Tendenz zur Fruchtbildung zum Ausdruck bringt im Unterschied zur konzentrativen Samenbildungstendenz des Herzmuskels. Wird nun die systolische Tendenz im Herzmuskel in krankhafter Weise übersteigert, so kann die gesunde Ausgleichsfunktion zwischen linkem und rechtem Herzen versagen. Strophanthus in potenzierter Form nimmt diesem astralischen Impuls die Spitze, er wirkt lösend bei einem Überhandnehmen des systolischen Impulses. Es ist somit das Gesamtpräparat geeignet, vorbeugend bei drohenden Zivilisationsschäden des Herzens eingesetzt zu werden. Auch Bradykardien, welche durch ein einseitiges Überwiegen der aus dem „oberen Menschen“ vermittelten, verlangsamenden Impulse bedingt sind, gehören zum Anwendungsgebiet. Strophanthus hat sich weiter als kurzfristige Gabe bei Aufregung vor Examina oder Vorträgen gut bewährt.

Aurum metallicum D9
(metallisches Gold):

Aurum repräsentiert in seiner Herzwirksamkeit den muskelstarken, flüssigkeitsarmen linken Ventrikel, vor allem in seiner systolischen Phase. Im linken Herzen wird das Gesamtherz am meisten physisch. Gold trägt als Metall, wie es an anderer Stelle dargestellt wurde, die Kräfte der obersonnigen Planeten Wärme, Licht und chemische Kraft auf die physische Stufe herunter und vereinigt diese in

seiner edlen Metallität. Es ist unter den sieben Hauptmetallen das schwerste (spez. Gewicht 19,3 g/cm³).

Wesentliche Hinweise gehen auch aus dem homöopathischen Arzneimittelbild hervor: Eine Herzkongestion durch Anschoppung von arteriellem Blut und Quellung von Bindegewebsflüssigkeit, vor allem im linken Herzen, führt zu Herzinfarktgefährdung. Angina pectoris mit in den linken Arm ausstrahlenden Schmerzen tritt auf, dazu eine Tendenz zur Gefäßsklerose, vor allem der Aorta und der Koronarien. Eine wichtige weitere Goldwirksamkeit im organischen Geschehen besteht in einer Flüssigkeitskongestion der Gelenke, der Gelenkkapseln und der Synovia, in einer Degeneration des Knorpels. Wir weisen deshalb auf diesen Zusammenhang hin, weil die Aurum-Wirksamkeit sich auf das Grundbindegewebe, das Mesenchym und die Bindegewebsgrundsubstanz bezieht. Hier ist eine Brücke von Aurum zum Kiesel-Prozeß zu schlagen: Gediegenes Gold kommt im Urgestein vor. Insofern ist Gold als Metall dem Quarz verwandt. Die psychischen Symptome können ebenfalls ein Hinweis auf die genuine „Verwandtschaft" des Goldes zum Herzen sein. Der Aurum-Patient klagt über Schwere in der Herzgegend. Das Herz „hängt" in der Brust wie ein Stein, es zieht nach unten. Am Tage hat er eher ein Hochgefühl bis zum Übermut, bei Nacht dagegen tiefe Depression, Schwermut und Suizidgedanken.

Stibium metallicum D7
(Antimon):

Stibium kann man in einer gewissen Weise dem Gold polar gegenüberstellen: Es hat eine ausgesprochene Beziehung zum Flüssigkeitssystem, zum Eiweiß, zur „hydrogenoiden" Konstitution (nach Grauvogl). Während Aurum seine Wirksamkeit im linken Herzen entfaltet, die Linksherzfunktion verstärkt, bezieht sich die Antimonwirkung auf das lockere, muskelschwache rechte Herz mit seiner starken Durchfeuchtung und relativ weiten interstitiellen Bindegewebsräumen. Die homöopathische Indikation von Antimon bezieht sich daher insbesondere auf die Rechtsherztätigkeit, und zwar dann, wenn Gefahr droht, daß auch das linke Herz in seiner Spannung und seinem Tonus nachläßt und der interstitielle Flüssigkeitsprozeß im linken Herzen in pathologischer Weise verstärkt erscheint. Dann ist Antimon das Heilmittel: Der Blutdruck sinkt ab, die Diastole ist verstärkt, der allgemeine arterielle Gefäßtonus läßt nach. Es besteht die Gefahr des schweren Kreislaufversagens in Form eines Kollapses mit Schweißausbruch und Kältegefühl. Dies ist der Zustand, der nach einem Myokardinfarkt droht. Eine ähnliche kreislaufstabilisierende Wirkung zeigt das Antimon in sei-

ner Salzverbindung zu Tartarus stibiatus, welches bei der Pneumoniebehandlung eingesetzt wird, wenn es zu Kreislaufversagen und zu weiterer Flüssigkeitsansammlung in der Lunge kommt. – Die Polarität von Stibium und Aurum kann auch so angeschaut werden, daß das Antimon die Vereinigung der untersonnigen Planetenkräfte Kupfer, Quecksilber und Silber darstellt und die Körperflüssigkeit und das Eiweiß in einem noch kosmischen Zustand erhält, während das Gold die obersonnigen Planetenwirkungen Eisen, Zinn und Blei zusammenfaßt und damit aus dem Flüssigen heraus verfestigend, beschwerend und ins Irdische überführend wirkt.

Zusammenfassend ist zu sagen, daß das Präparat Strophanthus comp. ein wesentliches Prophylaktikum ist beim Zustand des Präinfarktes, d.h. bei chronischer Überforderung des Herzens durch Zivilisationseinflüsse und negativen Streß. Die astralische Organisation bemächtigt sich dann einseitig der rhythmisch wirkenden Herztätigkeit. Das linke Herz wird ständig überbetont, das rechte Herz kann den Ausgleich zwischen ätherischer Organisation (Rechtsherz) und astralischer Organisation (Linksherz) nicht mehr bewältigen. Die Ich-Tätigkeit muß wieder dazu aufgerufen werden, den Ausgleich zwischen rechtem und linkem Herzen zu leisten: Die Überwindung der beiden Gegensätzlichkeiten im Sinne von Polarität und Steigerung zu einer übergeordneten Ganzheit ist die Aufgabe dieses Ich-Organs.

Entstehung: WALA-Ärztekreis, Leitung Frau Dr. med. Margarethe Hauschka, 1954.

Darreichungsform

1. Injektionslösung
2. Globuli velati

Indikationen

Zur Stärkung der ordnenden Tätigkeit der Ich-Organisation bei Versagen des Ausgleichs zwischen rechtem und linkem Herzen, z.B. bei

1. Herz- und Kreislaufschwäche
2. Myokardschwäche im Zusammenhang mit Infektionskrankheiten, seelischer Erregung und Zivilisationsschäden
3. Endocarditis lenta

Strophanthus/Nicotiana comp.

Der Konzeption des Präparates Strophanthus/Nicotiana comp. liegt der Gesichtspunkt zugrunde, daß in der heutigen Zeit mit einer Zunahme von Gefäßsklerosen, insbesondere auch im Koronarbereich, zu rechnen ist. Das Schmerzbild auf der Grundlage einer Koronarsklerose und die damit im Zusammenhang stehende „Atemnot" durch verminderte Sauerstoffutilisation vor allem des linken Herzens bestimmten die Wahl der Substanzen. Strophanthus/Nicotiana comp. berücksichtigt vor allem die Zivilisationseinflüsse, welche heute in breitem Ausmaß die rhythmischen Herzkräfte und damit das „Gemüt" überwältigen. Das Herzorgan wird „überastralisiert", d.h. die seelischen Impressionen und die intellektuelle Überforderung unserer Zeit können von den Persönlichkeitskräften, deren Grundlage das Herzorgan darstellt, nicht mehr integriert und aufgefangen werden. Sie machen sich relativ selbständig. Betroffen ist insbesondere das linke Herz mit seinem Hauptgefäß, der Arteria coronaria sinistra. Es entwickelt sich die Tendenz zur Koronarsklerose. Dies bedeutet ein Auseinanderfallen von organischer Wärme und seelisch-geistiger Wärme im Herzbereich. Neben Strophanthus kommt als Heilmittel einerseits das Blei (Wärmestarre), andererseits Nicotiana tabacum (Gefäßspasmus) in Frage.

Strophanthus kombé e semine ferm 35b D5
(Strophanthus-Samen, Strophanthus kombé; Apocynaceae):

Zur Verarbeitung kommen die reifen, von den Grannen befreiten Strophanthussamen. Sie enthalten das Strophanthusöl und das wasserlösliche Strophanthus-Glykosid. Die Signatur dieser Pflanze kann einen Hinweis auf ihre Wirksamkeit geben. Bei den Strophanthusarten handelt es sich um Milchsaft führende Schlinggewächse (Lianen), die ihre lichthafte Aufrichtekraft nicht in der Gesamtpflanzengestalt zum Ausdruck bringen, sondern in den Samen herauftragen und in diesem die Glykosidbildung veranlassen. Das Strophanthus-Glykosid ist den durch die gesamte Natur hindurchgehenden Steroiden verwandt, insbesondere auch den Glucocorticoiden der Nebennierenrinde, welche vom Cholesterin aus aufgebaut werden. Strophanthin ist gleichsam „Substanz gewordenes Licht".

Die Lichtenergie offenbart sich in der pharmakologischen Wirkung des Strophanthins im Bereich des arteriellen Blutgefäßsystems, insbesondere des linken Herzens. Strophanthus ist also ein Beispiel für die von Rudolf Steiner geschilderte Beziehung von Pflanzensamen zum Herzorgan. Hier steigert er die Formkräfte in

der Herzkontraktion und die arterielle Durchblutung. In dem Präparat Strophanthus/Nicotiana comp. soll die niedrige Potenz von Strophanthus einer zu intensiven Lichttätigkeit insbesondere im Gefäßsystem des linken Herzens entgegenwirken. Es ist bekannt, daß lang anhaltende allopathische Strophanthingaben eine arterielle Gefäßsklerose begünstigen. Hohe Dosen Strophanthin (1/4 bis 1/2mg) setzen die zirkulierende Flüssigkeitsmenge im Kreislauf deutlich herab. Daran kann man die überformende, verhärtende Wirksamkeit von Strophanthus erkennen, welche durch den Homöopathisierungsprozeß überwunden wird. Bei bradykarden Zuständen können unter Umständen substantielle Strophanthingaben den Herzschlag weiter verlangsamen, wohingegen Potenzen ab D6 von Strophanthus kombé beschleunigend wirken.

Nicotiana e foliis ferm 33b D9
(Blätter der Tabakpflanze, Nicotiana tabacum; Solanaceae):

Nicotiana tabacum und das vor allem im Blattspitzenbereich sich konzentrierende Alkaloid Nikotin unterliegen einem verstärkten Eingreifen des Astralischen. Das Blattprinzip korrespondiert – im Unterschied zur Blüten- und Wurzelbildung – mit dem Gefäß- und Atmungssystem des menschlichen Organismus.

Nicotiana entfaltet ihre Wirksamkeit insbesondere im arteriellen Blutbereich, indem sie dort Spasmen erzeugt und den Gefäßtonus erhöht. Schließlich erfolgt eine Einengung des arteriellen Blutvolumens, der Wärmeorganismus zieht sich zusammen. Die auskühlende, verdichtende und die Kontraktion der Ringmuskulatur verstärkende Wirkung, welche Nicotiana tabacum speziell auf das arterielle Gefäßsystem ausübt, ist in der Pharmakologie bekannt. Der Wärmeorganismus im Blutgefäßbereich wird unter der toxischen Wirkung von Nikotin geschwächt. In mittlerer homöopathischer Potenzierung wird diesem Prozeß entgegengewirkt. Der Astralleib wird durch Nicotiana tabacum aus einer zu intensiven Verhaftung aus dem Blutgefäßbereich gelöst. Nicotiana tabacum wurde daher dem Präparat hinzugefügt, um die zu starke Wirksamkeit des Astralischen im Gefäßbereich zu überwinden.

Plumbum mellitum D14
(Blei mit Honig und Rohrzucker verarbeitet):

Das metallische Blei lähmt in seiner stofflichen Wirkung in der Bleivergiftung die Gefäßmuskulatur; es kommt zum Dauerspasmus in der Gefäßwand,

auch in der glatten Muskulatur des Darms. Das Krankheitsbild der Gefäßsklerose ist verbunden mit einem Wärmeverlust. Das rhythmische Eingreifen des Wärmeorganismus im Gefäßsystem wird nachhaltig verhindert. Die Auskühlung führt schließlich zur lipoiden und danach zur arteriosklerotischen Degeneration mit Kalkeinlagerung. Das Bild der Arteriosklerose ist somit ein Bild des pathologischen Bleiprozesses. Als Metall aktiviert das homöopathische Bleipräparat die Ich-Tätigkeit und vermittelt dadurch den Wiederanschluß an den lebendigen Wärmeprozeß des Gesamtorganismus.

Der mit dem Blei verarbeitete Bienenhonig soll den im Zucker wirksamen und durch die Potenzierung befreiten Wärmeprozeß zur Erscheinung bringen. Als halb pflanzliches, halb tierisches Produkt wirkt der potenzierte Bienenhonig auf die astralische und ätherische Organisation. Der Wärmeprozeß, der im Sinne der Blei- und Nicotiana-Wirkung erstarrt ist, wird wieder beweglich und dem Eingreifen der Ich-Organisation zugänglich. Der Bienenhonig hat eine unmittelbare Beziehung zum Blutzucker, und dieser wiederum ist Träger des im Blut wirksamen Wärmeprozesses, der seine inneren Formkräfte durch die Ich-Organisation vermittelt bekommt. Diese ist über den Kieselorganismus im Physischen wirksam. Damit ist der potenzierte Honig ein unmittelbarer Vermittler der Ich-Tätigkeit im Blut und folglich der Konsolidierung des Wärmeprozesses im Blut-Kreislauf-Geschehen.

Zusammenfassung

Strophanthus/Nicotiana comp. ist damit ein spezifisches Präparat zur Behandlung der Gefäßsklerose, insbesondere im Herzbereich. Die Therapie kann durch eine gleichzeitige Gabe von Arteria coronaria Gl D6 bis D8 unterstützt werden. Das Präparat hat dann eine ähnliche Bedeutung für die Behandlung der Koronarsklerose wie das Präparat Secale/Bleiglanz comp. für die Behandlung der Claudicatio intermittens der Beine.

Entstehung: WALA-Ärztekreis, Dr. med. Heinz-Hartmut Vogel, Leitung Frau Dr. med. Margarethe Hauschka, 1954.

Darreichungsform

1. Injektionslösung
2. Globuli velati

Dosierung und Art der Anwendung

Soweit nicht anders verordnet,

1. Injektionslösung:
2–3 mal wöchentlich bis 1 mal täglich jeweils 1 ml subcutan injizieren.

2. Globuli velati:
1–3 mal täglich, in akuten Fällen bis zu 2stündlich 5–10 Globuli unter der Zunge zergehen lassen.

Indikation

Zur Harmonisierung und Rhythmisierung einer im Herzgefäßbereich übermäßig eingreifenden Empfindungsorganisation, z.B.

1. Koronarsklerose (evtl. im Wechsel mit Cactus comp. II)
1.1. Angina pectoris
1.2. Stenokardien
2. Altersherz
3. Bradykardie

Symphytum comp.

Mit Symphytum comp. sollte ein umfassend wirksames Präparat zur Behandlung von Frakturen, Epikondylitiden, Periostitis und Tendopathien geschaffen werden. Als führender Bestandteil wurde die Beinwell-Wurzel gewählt.

Symphytum e radice ferm 34c D2

(Wurzel des Beinwells, Symphytum officinale; Boraginaceae):

Ebenso wie den Borretsch kann man auch Symphytum zu den „Kieselpflanzen" rechnen. Der Kieselprozeß greift bei den Rauhblattgewächsen tief in den Blattbereich ein, was in der starken Behaarung der Blätter zum Ausdruck kommt. Zugleich sind sowohl der Wurzel- als auch der Blattbereich wasserreich und mit reichlicher Schleimbildung versehen, die auf eine starke lebensätherische Wirksamkeit zurückzuführen ist. Die besondere Beziehung von Wurzel und Blatt weist auf die lebensätherische Organisation hin.

Damit wird die Brücke geschlagen zum Matrixgewebe des Organismus, d.h. zum mesenchymalen Bindegewebe und insbesondere zur Grundsubstanz. Auch diese hat schleimig-gallertigen Charakter und eine in ihrer Substanzbildung, z.B. durch die Mucopolysaccharide, besondere Beziehung zum pflanzlichen Zuckerprozeß. Die Wirkung von Symphytum ist folglich im Bereich der Lebensorganisation im Lebensäther und den entsprechenden Organen wie Knochen, Knochenhaut und Sehnen zu sehen. Beinwell fördert die Kallusbildung bei Knochenbrüchen und die Wundheilung. Der traumatisch oder entzündlich bedingte, von der starken Innervation der Knochenhaut ausgehende Schmerz wird durch seine Wirksamkeit gelindert. Die analgetische Wirkung und die Anregung der Knochenbildung kann durch die Zugabe des Organpräparates Periosteum Gl, z.B. in der D8, noch verstärkt werden.

Stannum metallicum D14
(metallisches Zinn):

Der Präparatebestandteil Stannum in mittlerer Potenz entfaltet seine Wirksamkeit ebenfalls im Bindegewebe, und zwar im besonderen in der Bindegewebsflüssigkeit. Stannum repräsentiert als Substanzprozeß die Lichtwirkung, jedoch unmittelbar im Flüssigen. Die Plastizität von Stannum in einem relativ engen Temperaturbereich weist auf seine inneren Strukturkräfte hin. Unterkühlung des Metalles führt zur Zinnpest und zum Zerfall; Überwärmung läßt das plastizierbare, weiche Metall auskristallisieren.

Austrocknungsprozesse im Bindegewebe, Erschlaffung der Bänder sind, so gesehen, Stannum-Prozesse. Als Präparatebestandteil in Symphytum comp. übernimmt Stannum die Wiederherstellung der Elastizität des Bindegewebes.

Allium cepa e bulbo ferm 34a D3
(Küchenzwiebel, Allium cepa; Liliaceae):

Durch Allium cepa in potenzierter Form soll – ähnlich wie wir es von Stannum geschildert haben – der Lichtprozeß im Flüssigkeitsgeschehen harmonisiert werden. So ist bei einer Periostitis, einer Sehnenscheidenentzündung, aber auch beim Morbus Sudeck die ätherische Organisation geschwächt. Entzündung ist dann der Versuch des Organismus, mit einem Abkühlungs- und Entvitalisierungsvorgang fertigzuwerden.

Allium cepa ist in ihrer Signatur dadurch ausgezeichnet, daß der Blattbereich in der Zwiebel eine besondere Beziehung eingeht zum Erdorganismus, wobei mit

dem Blütenprozeß das sulfurische Prinzip in den Zwiebelbereich hineingezogen wird. Dies ist auch substantiell an den sulfurischen Alliinen (Zwiebelölen) erkennbar, die die ganze Pflanze durchsetzen. Wir haben es folglich bei der Zwiebelbildung mit einer Konzentration und Vereinheitlichung von Blüten-, Wurzel- und Blattprinzip zu tun. Im lebenden Organismus müssen jedoch die Wesensglieder ätherische, astralische und Ich-Organisation rhythmisch ineinandergreifen. Durch Allium cepa werden ätherische Organisation (Blattprinzip), Ich-Organisation (Wärme-Sulfur-Blüten-Prinzip) und physische Organisation (Wurzelprinzip) in gleicher Weise angesprochen und aus ihrer im Entzündungs- und Verletzungsvorgang vereinheitlichten Wirksamkeit wieder herausgelöst. Die Entzündung, Formauflösung und wäßrige Schwellung werden durch Allium cepa überwunden. Auch bei neuralgischen Beschwerden und Phantomschmerz kann an eine Behandlung mit dem potenzierten Zwiebelpräparat gedacht werden.

Arnica e planta tota ferm 33c D5
(Arnika, Arnica montana; Compositae):

Arnika kann als Komposite mit ihrer Betonung des sulfurischen Wärmegeschehens im Blütenbereich zu den Kieselpflanzen gerechnet werden. Die feine Behaarung am Stengel weist auf diesen Kieselprozeß hin. Außerdem ist der Standort auf Urgestein, im sumpfigen Gebiet des Hochgebirges, ein Hinweis für die Beziehung zum Quarz und zum Licht. Durch Arnika als Präparatebestandteil wird der Kieselprozeß in der physischen Wärme und diese selbst angeregt. Der Astralleib kommt einerseits mit der Ich-Wärme-Tätigkeit wieder in Verbindung, andererseits greift der Arnika-Prozeß tief in das Stoffwechselgeschehen ein. Er entfaltet seine besondere Wirksamkeit zwischen Venosität, Bindegewebe und Nervengeschehen; diese drei Gebiete werden durch Arnika harmonisiert. In dem Präparat Symphytum comp. kommt damit der Arnika eine wesentliche therapeutische Bedeutung zu, wenn der Lebensprozeß (Lebensäther) von den höheren Wesensgliedern nicht mehr durchgestaltet wird.

Zusammenfassend kann gesagt werden, daß das Präparat Symphytum comp. bei den angegebenen Indikationen ein spezifisches und in seiner Zusammensetzung differenziert auf die Wesensglieder wirkendes Präparat ist. Das pathologische Verhältnis von physisch-ätherischer Organisation einerseits und Empfindungs- und Ich-Organisation andererseits soll harmonisiert werden. Dem dienen vor allen Dingen Stannum und die Kieselpflanzen Arnika und Symphy-

tum mit ihrer besonderen Beziehung zur Bindegewebsorganisation. Die pflanzlichen Präparatebestandteile wirken auf die astralische, das Metall Stannum auf die Ich-Organisation. Die entzündliche, ödematöse, formauflösende akute Schwellung und der degenerative Folgeprozeß, etwa im Sinn der Sudeckschen Dystrophie, werden angesprochen durch das rhythmische, ausgewogene Verhältnis von aufbauenden und abbauenden Prozessen, welches therapeutisch angestrebt wird. Wir haben mit Symphytum comp. zusammen mit den entsprechenden Organpräparaten auch therapeutische Erfolge bei Osteogenesis imperfecta gesehen.

Entstehung: WALA-Ärztekreis, Leitung Frau Dr. med. Margarethe Hauschka, 1959.

Darreichungsform

1. Injektionslösung
2. Globuli velati

Indikationen

Wiedereingliederung und Harmonisierung der pathologisch auseinandergefallenen Tätigkeit von physisch-ätherischer Organisation und Empfindungs- und Ich-Organisation, besonders im Bereich des Bindegewebes, z.B. bei

1. Frakturen
2. Periostitis
3. Epikondylitis, Tendovaginitis
4. Morbus Sudeck
   (eventuell zusätzlich äußerliche Behandlung mit Arnika-Salbe)

Tendo/Allium cepa comp.

Das Präparat Tendo/Allium cepa comp. basiert auf dem 1959 im WALA-Ärztekreis entwickelten Präparat Symphytum comp. Es enthält dieselben Grundbestandteile Stannum, Allium cepa, Arnica und Symphytum, jedoch teilweise in etwas höherer Potenzierung. Hinzugefügt wurden die Organpräparate Vaginae synoviales tendinum, Tendo und Periosteum. Dadurch wird das Anwendungsgebiet erweitert im Hinblick auf die Entzündung der Sehnenscheiden, des Sehnenansatzes selbst und der Knochenhaut. Damit ist das Präparat Tendo/Allium

cepa comp. für jene Erkrankungen geeignet, die im allgemeinen die Folge von Überanstrengungen im Bewegungsorganismus sind. Die Sehnenscheidenentzündung und die häufig damit in Verbindung stehenden Insertionstendopathien können außerordentlich hartnäckig sein und zum chronischen Verlauf neigen.

Symphytum e radice ferm 34c D5
(Wurzel vom Beinwell, Symphytum officinale; Boraginaceae);

Stannum metallicum D14
(metallisches Zinn);

Allium cepa e bulbo ferm 34a D7
(Küchenzwiebel, Allium cepa; Liliaceae);

Arnica e planta tota ferm 33c D5
(Arnika, Arnica montana; Compositae)

} siehe Symphytum comp.

Vaginae synoviales tendinum Gl D16
(Sehnenscheiden des Hand- und Sprunggelenkbereichs);

Tendo Gl D16
(Sehne);

Periosteum Gl D16
(Knochenhaut):

Die Organpräparate in mittelhohen Potenzen sollen die hier sich abspielende intensive Tätigkeit der ätherischen Organisation in der reaktiven Entzündung zurückdämmen. Die Wirkung der Organpräparate auf die ätherische Organisation wurde wiederholt erwähnt. Die mittelhohen Potenzen drängen die Tätigkeit der ätherischen Organisation in den entsprechenden Organgebieten zurück.

Während der Behandlung ist eine vorübergehende Ruhigstellung (zunächst nicht länger als 8 Tage) unbedingt angezeigt. Die Gliedmaße muß warm gehalten werden. Eine unmittelbare Unterdrückung der Entzündung etwa durch kühlende Umschläge ist zu vermeiden.

Zusammenfassung

Somit ist das Präparat Tendo/Allium cepa comp. geeignet, dann eingesetzt zu werden, wenn aufgrund von körperlicher Überanstrengung und nervlich-seelischer Überbeanspruchung im Bereich der gelenknahen, schon physiologischerweise zur „Sinnesorganbildung“ neigenden Sehnen die Gewebe zu sehr zu einem Zu-physisch-Werden neigen. In hartnäckigen chronischen Fällen kann zusätzlich das Nervenorganpräparat (z.B. Plexus brachialis Gl D8) sowie Formica und Amnion gegeben werden.

Entstehung: Dr. med. Heinz-Hartmut Vogel, Herr Dr. med. vet. Dietrich Wiendieck, WALA-Ärztekreis, 1971.

Darreichungsform

1. Injektionslösung
2. Globuli velati

Indikationen

Zur Vitalisierung der gelenknahen und zur chronischen Erkrankung neigenden Sehnengewebe, besonders bei Folgen von Überanstrengung, z.B.

1. akute Tendinitis
2. Tendovaginitis
3. Periostitis
4. Epikondylitis

Testes comp.

Neben dem Präparat Ovaria comp. wurde das Präparat Testes comp. konzipiert, um einer Unterentwicklung der Testes in der Vor- und nach Nachpubertät begegnen zu können. Auch wurde speziell an die Behandlung der Sterilität gedacht.

Apis regina Gl D5

(Zelle der Bienenkönigin mit Larve und Futtersaft):

Apis regina kommt dann in Frage, wenn bei der Unterentwicklung der Testes die regenerativen Kräfte, vor allem Lichtkräfte, nicht genügend in die organische Bildung eingreifen. Der ungenügende Descensus ist beispielsweise ein unvoll-

ständiger oder geschwächter Formprozeß, der vom „oberen Menschen", vor allem von der Hypophyse, ausgeht.

Apis regina repräsentiert in umfassender Weise die regenerativen Kräfte, und zwar mit Schwerpunkt im Licht-Wärme-Geschehen. Es liegt eben eine besondere Beziehung des Bienenwesens zum Licht vor. Wir können damit rechnen, daß Apis regina mit ihrer Wirkung auf das Stammhirn und den Hypothalamus die Astralisierung und Ätherisierung herunterträgt bis in die Ausbildung der Testes. Sie ist vor allem dann angezeigt, wenn es in der Zeit der Pubertät zu dem Bild der männlichen Gynäkomastie kommt. Die eindeutige Entscheidung für einen männlichen oder weiblichen Körperbau muß zu diesem Zeitpunkt getroffen werden. (Bei dem klinischen Bild der Gynäkomastie könnte man zusätzlich an die Gabe von Epididymis in Hochpotenz denken.)

Argentum metallicum D5
(metallisches Silber);

Testes Gl D7
(Hoden)

} siehe Testes/Argentum

Entstehung: WALA-Ärztekreis, Leitung Frau Dr. med. Margarethe Hauschka, 1955.

Darreichungsform
1. Injektionslösung
2. Globuli velati

Indikationen
Wiedereinbeziehung der zur frühzeitigen Degeneration neigenden männlichen Keimdrüsentätigkeit in die Gesamtlebensorganisation, insbesondere in den lebens- und wärmeätherischen Bereich, z.B. bei Keimdrüsenunterfunktion

Testes/Argentum

Testes Gl D7
(Hoden):

Testes regt als tierisches Organpräparat die ätherische Organisation an. In unmittelbarer Nachbarschaft zur Urnierenanlage entwickelt sich an der Hinter-

wand der primitiven Leibeshöhle von der Urogenitalfalte ausgehend die Keimdrüsenanlage der Testes. Die in diesem Stadium noch indifferente Anlage der Gonaden ist zweifachen Ursprungs. Die Urkeimzellen können bis in die frühesten Stadien der Zellteilung vor der Differenzierung der drei Keimblätter des Eies zurückverfolgt werden. Sie wandern dann über die Gegend des kaudalen Dottersackepithels entlang der Rückwand des Embryos in die eigentliche Gonadenanlage ein. Diese stammt vom Coelom her und ist damit mesenchymalen Ursprungs. Man unterscheidet einen mesenchymalen Kern, der sich allmählich vorwölbt, von dem umgebenden Keimepithel oder Coelomepithel. Mit der Einwanderung der Urkeimzellen in die indifferente Gonadenanlage werden diese von einer Schicht Keimepithelzellen umgeben, die sich bei der Frau zu Follikelzellen, beim Mann zu Stützzellen, genannt Sertoli-Zellen, ausdifferenzieren (vergleiche die Entwicklung des Ovars in Ovaria/Argentum).

Während die Ovarien Wärme- und Lichtkräfte in sich bewahren – sie verbleiben in der Bauchhöhle und werden dort gleichsam von der Körperwärme umhüllt –, machen die Testes einen Descensus durch und kommen so außerhalb der Bauchhöhle zu liegen. Diese „überschießende" Entwicklung ist im Zusammenhang mit der gesamten Entwicklung des männlichen Organismus zu sehen, der stärker der lebensätherischen Organisation unterliegt, d.h. „irdischer" wird, während sich der weibliche Organismus in der Ausdifferenzierung zurückhält. Er bleibt „kosmischer". Wärme- und lichtätherische Kräfte sind im Ovar organbildend tätig, während beim männlichen Organismus dieselben Kräfte in der Entwicklung der Testes frei werden. Man kann sagen, daß sich der männliche Ätherleib polar zum weiblichen verhält.

Auf die enge embryologische Beziehung zwischen Gonaden-, Nieren- und auch Nebennierenentwicklung wurde deshalb hingewiesen, weil daraus hervorgeht, daß das gesamte Urogenitalsystem in einem größeren Zusammenhang gesehen werden muß.

Argentum metallicum D5
(metallisches Silber):

Die pharmazeutische Kombination des Silbers mit Testes verstärkt die Verselbständigung und Ablösung ätherischer Kräfte aus dem Gesamtzusammenhang des Organismus. Es kommt zur Reproduktion des Ganzen aus der gemeinsamen Keimanlage, jedoch so, daß die Differenzierung und Vermehrung der Keimzellen in den Testes extrem gesteigert wird. Während im Ovar zwar auch etwa 400.000 Keime angelegt sind, jedoch nur etwa 600 zur Follikelreife kom-

men und etwa 400 befruchtungsfähig werden, kommt es bei der Spermiogenese zu einer zeitlebens erfolgenden millionenfachen Vermehrung. Die männliche Organisation zeigt darin eine einseitige Hinwendung zum „Erdenprinzip" und damit zum Nervenprozeß allgemein, während das Ovar und die Reifung der Follikel dazu polar im „kosmischen" Bereich des „unteren" Menschen verbleiben.

Das Silber hat bei der Entwicklung der Organe allgemein und der Gonaden im besonderen insofern eine Bedeutung, als es sich bei der Silberwirkung um einen morphologischen Verselbständigungsvorgang handelt, so daß Silber immer dann angezeigt ist, wenn sich ein solcher Prozeß der Verselbständigung mit einem vorzeitigen Abschluß der Organentwicklung zeigt. Der Silberprozeß kann also ein Organ aus dem Zusammenhang herauslösen und es dadurch zu einer relativen Selbständigkeit führen. Die Organgestaltung in diesem Sinn ist ein Silberprozeß.

Im Bezug auf die menschlichen Wesensglieder repräsentiert Argentum zum einen die Kräfte des Lebensäthers. Zum anderen regt es durch seine Metalleigenschaft die Ich-Tätigkeit an und veranlaßt diese, sich intensiver mit der Bildung des Organs Testes auseinanderzusetzen.

Zusammenfassung

Das Präparat Testes/Argentum ist somit geeignet, eine Schwäche im Bereich der Organentwicklung der männlichen Geschlechtsorgane, vor allem des Hodens, auszugleichen. Insbesondere kann man auch bei einem Maldescensus testis an diese Heilmittelkomposition denken.

Entstehung: Frau Dr. med. Margarethe Hauschka, Dr. med. Heinz-Hartmut Vogel, WALA-Ärztekreis, 1964.

Darreichungsform

1. Injektionslösung
2. Globuli velati

Indikationen

Stärkung der Lebensorganisation im Bereich der männlichen Keimdrüsentätigkeit mit Einbeziehung des Urogenitalsystems, z.B.

1. Keimdrüsenunterfunktion
2. Acne vulgaris

Thymus/Mercurius

Im Rahmen der Konzeption der Heilmittel-Kompositionen aus den innersekretorischen Drüsen und den „Planeten-Metallen" wurde, wie in der Einleitung beschrieben, auch das Präparat Thymus/Mercurius entwickelt. Es sollte damit die Thymusfunktion beeinflußt werden, und zwar während der Entwicklung bis zur Pubertät, jedoch auch darüber hinaus im späteren Leben. Nach der Pubertät kommt es zu einer Involution des Hauptanteiles der Thymusdrüse; trotzdem bleibt nach heutigen Erkenntnissen weiterhin eine Thymusfunktion im Zusammenhang mit dem Immunsystem bestehen.

Thymus (Glandula) Gl D7

(Thymusdrüse):

Bei der Entwicklung der Thymusdrüse aus einer ventralen Ausstülpung der dritten Schlundtasche, die wiederum eine Ausbuchtung des Kiemendarmes darstellt, zeigt sich der Ursprung des Thymus aus dem entodermalen Keimblatt. Damit ist bereits die Beziehung zum „unteren" Organismus, d.h. zur Substanzbildung, zum „Stoffpol" des Organismus, gegeben. – Bei der Bildung der Thymusdrüse kommt es zunächst zur Bildung einer Schlundtasche durch Annäherung von Ektoderm und Entoderm; die eigentliche Thymusdrüse entsteht dann aus dem Schlundtaschenentoderm und dem umgebenden mesenchymalen Blastem. Im weiteren Sinn haben wir es hier mit einer universellen Anlage der drei Keimblätter zu tun. Daraus kann geschlossen werden, daß der Thymus, ähnlich wie wir es bei der Epiphysenanlage sahen, ein sehr ursprüngliches, universelles, mesenchymales Organ ist, das jedoch ekto- und entodermale Bildeprozesse in sich enthält. Die Tatsache, daß man in der embryonalen und postnatalen Thymusdrüse Hämozyten, Myozyten und ausgereifte Erythrozyten, schließlich sogar Muskelfasern findet, ist ein Hinweis dafür, daß der Thymus Bildeprozesse aus der Wärme über die Blutbildung bis zu einer Organgestaltung ausdifferenziert, die auf der Stufe des mesenchymalen Synplasmodiums oder retikuloendothelialen Systems stehen bleiben.

Die enge Beziehung zum Lymphsystem weist auf die immunologische Bedeutung dieser Drüse hin. Sie hat die Fähigkeit der selbständigen Bildung von Lymphozyten und der Ausreifung unausgebildeter Lymphoblasten, auch wenn diese aus Milz, Lymphknoten oder sogar Knochenmark stammen. Die Thymusdrüse hat eine Schlüsselfunktion bei der Bewahrung der Eigengestalt. Bei den vielfältigen und spezialisierten Aufgaben, die den Lymphozyten als Immun-

kompetenz über den Thymus vermittelt werden, unterscheiden wir zwei Hauptgruppen von Lymphozyten. Die T-Lymphozyten sind Träger der zellulären Abwehr, während die B-Lymphozyten über die Antikörperproduktion zu Trägern der Gestalterhaltung und des „Erkennens" fremder Formprinzipien werden. Die Schwäche bei der Immunabwehr hängt somit mit der Funktionsuntüchtigkeit der Thymusdrüse zusammen. Die unter dem Einfluß der astralischen Organisation paarig angelegte Thymusdrüse verschmilzt nach ihrer absteigenden Wanderung zu einem medianen Organ. Es weist eine Läppchengliederung auf, in dem sich die lymphozytenreiche Rinde von einem helleren retikulären Mark unterscheidet. Der Kontakt der unteren Thymusabschnitte mit dem Herzbeutel und der Lunge macht die Thymusdrüse – in anderer Weise, als wir es von den Epithelkörperchen beschrieben – zu einem Mitteorgan. Es ist sogar so, daß Thymus und Herzbeutel aus einem gemeinsamen mesenchymalen Blastem hervorgehen.

Karl König ordnet den Thymus insbesondere dem chemischen Äther zu, jedoch auch mit Einschluß des Wärmeäthers. Er setzt gleichsam die Anfangssituation der Embryonalentwicklung zeitlebens fort. Das Versagen des Thymus ist gleichbedeutend mit dem Versagen des Immungeschehens. Demgegenüber bedeutet die Übertätigkeit des Thymus die allergisch-hyperergische Reaktion auf Fremdeinflüsse, vor allem auf Eiweiß. Die Bedeutung des Lymphsystems für den Lebensprozeß und die Rolle, die dabei die Lymphozyten im Blute spielen, beruht im Grunde auf der hier wirksamen ätherischen Organisation, insbesondere auf den chemisch-ätherischen Kräften. Sie sind dafür zuständig, daß es aus dem Flüssigen heraus zur Ausformung und Gestaltung der Organe im Zusammenhang mit dem Gesamtlebensleib kommt.

Während Epiphyse, Hypophyse und Glandula thyreoidea vom „oberen" Menschen aus die Formgestalt im Bildekräfteleib (Ätherleib) vermitteln und die vier Epithelkörperchen im Bereich der rhythmischen Organisation die „oberen" Bildekräfte in sich konzentrieren und damit den Übergang bilden in die „untere" Organisation, umfaßt die Thymusdrüse das universelle Zentrum des „unteren" Bildekräfteleibes im Zusammenhang mit dem Stoffwechsel und Substanzaufbau. In ihr finden die drei „oberen" Drüsenorgane den Ausgangspunkt für die folgenden Drüsenfunktionen des „unteren" Menschen; daher versteht sich ihre im ganzen Organismus grundlegende Bedeutung für die Gestalterhaltung und das Immunsystem. Eine pathologische Verselbständigung von Geweben der verschiedenen Organsysteme, wie Muskulatur, Magen und Darm, Leber, Niere wird von dem Thymus her überwunden. So ist es zu verstehen, daß der Thymus eine führende Rolle spielt bei den sogenannten Autoagressionserkrankungen, auch bei der Myasthenia gravis.

Mercurius vivus D14
(Quecksilber):

Die physikalischen Phänomene des Quecksilbers können Aufschluß geben über die diesem Metall zugrunde liegenden Prinzipien im Sinne der paracelsischen Medizin: Sal, Merkur, Sulfur. Als einziges Metall ist Mercurius unter normalen Umgebungstemperaturen flüssig. Es wird bei –39° C fest und geht schon bei +357° C in den dampfförmigen Zustand über. Als merkurielles Element vermittelt es einerseits zwischen der „salhaften" Tendenz, beim Ausschütten in zahllose selbständige Tröpfchen zu zerfallen und zwischen der „sulfurischen" Eigenschaft andererseits, bereits bei Zimmertemperatur zu verdunsten. Die extreme Oberflächenspannung – weitaus größer als die des Wassers – macht es geeignet, sich in der Fläche auszubereiten. Weiterhin kommt seine merkuriale Eigenschaft in der hohen Amalgamierfähigkeit zum Ausdruck, der Fähigkeit, andere Metalle, wie Gold, Silber, zu lösen.

In die Reihe der sieben Metalle fügt sich Mercurius zwischen Kupfer und Silber ein. Die entsprechenden Werte der Leitfähigkeit für Wärme und Elektrizität ergeben sich für das Quecksilber im festen Zustand bei –40° C. Den Gegenpol zum Quecksilber stellt das Stannum dar, das dem Lichtprozeß und der Ausformung der menschlichen Gestalt, ausgehend von der Bindegewebsflüssigkeit, entspricht. Das potenzierte Quecksilber dagegen hat eine Beziehung zum chemischen Äther und den im Flüssigen sich abspielenden Prozessen der Lymphe und des ganzen lymphatischen Systems.

Als Naturvorkommen findet sich Quecksilber hauptsächlich als Zinnober, eine rote Quecksilber-Schwefel-Verbindung (HgS). Die Schwefelkomponente bedeutet einen Brückenschlag zum Eiweiß. – Das Verdunsten des Quecksilbers bei gewöhnlicher Temperatur und das Verdampfen bereits bei 357° C sind Zeichen für die im Quecksilber, im Chemismus dieses Metalles immanent wirksamen Kräfte der Ausdehnung, d.h. des Lichtes und der Wärme.

Mit seiner vermittelnden merkurialen Funktion kann somit der Quecksilber-Prozeß die formenden Kräfte des „oberen" Menschen und die substanzbildenden Vorgänge des „unteren" Menschen miteinander verbinden und „amalgamieren". Besonders unter diesem Gesichtspunkt kann die Beziehung des Quecksilber-Prozesses zu den noch einheitlichen und ursprünglichen „embryonalen" Bildekräften des Thymus gesehen werden. Das Matrixgewebe, aus dem ja alle Organblasteme hervorgehen und aus dem in den blutbildenden Organen, vor allem Thymus, Knochenmark und Milz, die Stammzellen heranreifen, entspricht dem Wesen des Merkurs. Beide Bildetendenzen des retikuloendothelialen Matrix-

systems, sowohl die Vereinheitlichung im Synplasmodium als auch die Differenzierung in der Zellbildung, sind dann Merkurprozesse.

Zusammenfassung

Wenn diese Bildekräfte des Grundsystems und die in ihm wirksamen ätherischen Kräfte Wärme, Licht, Chemismus, Lebensäther z.B. in der Blutbildung versagen, kann Thymus/Mercurius ein Heilmittel sein. Es ist jedoch auch dann hilfreich, wenn die proliferativen und differenzierenden zellulären Prozesse zu früh einsetzen und es zu einem vorzeitigen Zerfall des Matrixgewebes kommt. Insofern kann Thymus/Mercurius auch ein „Basismittel" beim Tumorgeschehen und dessen Metastasierung sein. Wir sehen außerdem den Bezug zum Versagen des Immunsystems, wie z.B. bei Aids, wo es zu einem massiven formlosen Wuchern polyklonaler B-Lymphozyten und zum Auftreten vielkerniger Riesenzellen kommt, bis hin zum Lymphom und Kaposi-Sarkom. Bei diesem Auseinanderbrechen des ursprünglich-einheitlichen Matrixsystems mit Versagen der lymphatischen Immunabwehrfunktion halten wir aus den geschilderten Gründen das Präparat Thymus/Mercurius für sinnvoll und angezeigt.

Entstehung: Dr. med. Margarethe Hauschka, Dr. Rudolf Hauschka, Dr. med. Heinz-Hartmut Vogel, WALA-Ärztekreis, 1964.

Darreichungsform

1. Injektionslösung
2. Globuli velati

Indikationen

Stärkung des Matrix- und Immunsystems und Aktivierung des im Gebiet des Lymphsystems sich abspielenden Lebensprozesses, besonders bei einer relativen Verselbständigung der Lymphtätigkeit mit vermindertem Anschluß an die Blut-Wärme-Organisation, z.B. bei

1. Ernährungs- und Aufbaustörungen in der kindlichen Entwicklung (evtl. im Wechsel mit Hypophysis/Stannum und Organum quadruplex)
2. Autoimmunerkrankungen
3. Lymphome wie Hodgkin-Krankheit und andere Malignome
4. AIDS

Thyreoidea comp.

Der Rezeptur liegt der Gesichtspunkt zugrunde, daß bei einer Überfunktion der Schilddrüse, wie z.B. dem autoimmunologisch bedingten Morbus Basedow, ein nach oben drängender, sich aus der Aufbautätigkeit des Stoffwechsels lösender Astralleib zugrunde liegt. Es kommt zu einer Übertätigkeit des Astralleibes im Bereich der Schilddrüse. Korrespondierende Organe der Schilddrüse sind im „unteren Menschen" insbesondere das Nebennieren-Nieren-System. Aus diesem Gebiet löst sich der Astralleib. Es kommt zu einer Verschiebung der astralischen Tätigkeit aus der Nebennieren-Nieren-Tätigkeit in den oberen Menschen, in dem die Empfindungsorganisation in falscher Weise heftig verbrennend und abbauend tätig ist.

Glandula thyreoidea Gl D7
(Schilddrüse):

Das Organpräparat der Schilddrüse in tiefer Potenz soll regulierend auf die ätherische Schilddrüse wirken und diese in ihrer Eigentätigkeit stärken.

Atropa belladonna ex herba ferm 33a D14
(Tollkirsche, Atropa belladonna; Solanaceae):

Das Tollkirschenpräparat in mittelhoher Potenz übernimmt die Übertätigkeit des arteriellen Blutprozesses (verstärkte Sauerstoffatmung) und entlastet damit den Astralleib im Schilddrüsenbereich. Die Atmungs-Blut-Kräfte sollen wieder auf ihr physiologisches Maß im Nieren- und Stoffwechsel-Bereich zurückgeführt werden. Man beachte, daß zahlreiche Hyperthyreose-Symptome wie Hyperthermie, Tremor, Unruhe, kardiale Tachyarrhythmien auch Bestandteile des Belladonna-Arzneimittelbildes sind. Die verstärkte arterielle Erregbarkeit mit überstarker kataboler Stoffwechseltätigkeit wird also durch die Tollkirsche therapeutisch beeinflußt. Dies gilt auch für die hitzige psychische Übererregbarkeit und die Schlafstörungen.

Conchae D6
(Austernschalenkalk, Kalziumkarbonat von Ostrea edulis):

Der Muschelkalk in tiefer Potenz soll die zurückgestauten ätherischen Kräfte im Aufbau des Eiweißes, vor allem im Bereich des Lymphsystems, entlasten und

die hier tätigen Wesensglieder, vor allem wiederum den Astralleib, in Bewegung bringen. Die Ein- und Ausatmung des Seelischen im Lymph-Eiweiß-Geschehen soll normalisiert werden. Damit werden die chemischen Kräfte, die im Eiweißaufbau tätig sind, in ein richtiges Verhältnis zur Atmung, insbesondere zur Ausatmung (Kohlensäureausatmung) und zur freien Atemtätigkeit gebracht.

Chalkosin D5
(natürliches Kupfersulfid):

Die Kupfer-Schwefel-Verbindung setzt das über Conchae Ausgeführte fort im Hinblick auf das venöse Blutgeschehen. Auch hier ist der Astralleib übertätig. Man könnte sagen, das venöse Blut wird zu sehr einbezogen in die Art und Weise, wie der Astralleib im arteriellen Blut tätig ist. Der Kupfer-Prozeß spielt sich im venösen Bereich ab. Er verstärkt die Atmungstätigkeit des Astralleibes in diesem Bereich. Auch hier kommt es darauf an, daß das Seelische über den Atmungsvorgang im Blutbereich (venöses Blut) rhythmisch eingreift. Löst sich der Astralleib hier zu stark, dann kommt es zu einem vermehrten Abbau. Die Schwefelkomponente stellt die Verbindung zum Eiweißprozeß her. Der Schwefel als „sulfurische" Substanz verinnerlicht die Wärme im Eiweißaufbau. Die Wärme wird bei der Überfunktion der Schilddrüse, für die das Präparat gedacht ist, relativ frei als Begleiterscheinung eines gesteigerten Verbrennungsvorganges im Stoffwechsel. Es korrespondiert folglich der gesteigerte Schwefelprozeß mit der Erhöhung der besonderen Schilddrüsenfunktion, die mit dem Jod in Zusammenhang steht. Der Hyperthyreose liegt nach unserer Auffassung eine Störung der Empfindungsorganisation hinsichtlich ihres Eingreifens zwischen oberer und unterer Organisation zugrunde. Die therapeutische Wirkung von Chalkosin besteht nun darin, die astralische Organisation im unteren Menschen und damit auch im venösen Blutbereich wieder vermehrt zu aufbauender Tätigkeit und zur Bindung der Wärme anzuregen.

Zusammenfassung

Durch die Zusammensetzung des Präparates wird die gesteigerte Stoffwechseltätigkeit, d.h. die abbauende Überatmung über den Astralleib, auf ein gesundes Maß zurückgeführt. Dies geschieht in erster Linie über das pflanzliche Präparat Belladonna, in zweiter Linie über den tierischen Kalk Conchae, und schließlich über Chalkosin, das als Mineral eine besondere Wirkung auf die Ich-Tätigkeit ausübt und deren harmonisierende Wirkung im Stoffwechsel anregt.

Entstehung: WALA-Ärztekreis, Dr. med. Heinz-Hartmut Vogel, 1964.

Darreichungsform
1. Injektionslösung
2. Globuli velati

Indikationen
Wiederherstellung der rhythmischen Aufbautätigkeit des Empfindungsorganismus bei zu tiefem Eingreifen des Seelischen und damit unvermitteltem Aufeinandertreffen von Blut- und Atemprozeß mit gesteigerter Stoffwechseltätigkeit über die Schilddrüse, z.B. bei
Hyperthyreose, vor allem Morbus Basedow mit Erregungszuständen.

Thyreoidea/Ferrum

Glandula thyreoidea Gl D7
(Schilddrüse):

Die Rezeptur Thyreoidea/Ferrum geht auf das Verständnis der Schilddrüsenwirksamkeit und des Eisen-Prozesses zurück. Die Schilddrüse stellt nach Karl König in der Embryologie das inkretorische Organ der dritten Entwicklungsphase der gesamtätherischen Organisation dar. Der Entwicklungsimpuls vollzieht sich von der Peripherie der embryonalen Hüllen nach innen und unten über die Epiphyse (Wärmeorgan) und die Hypophyse (Lichtorgan) bis zur Thyreoidea (Klangäther). Diese vermittelt im besonderen das Eingreifen des Seelischen in die Flüssigkeitsprozesse des Stoffwechsels, in den Eiweißaufbau und -abbau des Organismus.

Die Entwicklung der Glandula thyreoidea setzt in der dritten Embryonalwoche am späteren Zungengrund zwischen zweiter und dritter Schlundtasche ein. Eine selten persistierende Verbindung zur Zungenanlage, der Ductus thyreoglossus, erinnert an den gemeinsamen Bildungsursprung des nach außen wirk-

sam werdenden Sprachmuskels Zunge und des nach innen in den Stoffwechsel von der Schilddrüse aus wirkenden „Klangäthers". In diese beiden polaren Richtungen sind der Astralleib und die Ich-Organisation tätig.

Die organbildende Mitwirkung der astralischen Organisation zeigt sich in der paarigen Drüsenanlage der Schilddrüse. Beide Seitenlappen sind durch einen Isthmus verbunden. Die Schilddrüse ist damit deutlich gegenüber der unipolaren Epiphyse und der bipolaren Hypophyse ein dreigliedriges Organ. – Die Thyreoidea geht vollständig aus dem Entoderm hervor. Sie ist damit dem „Stoffpol" des Organismus zugeordnet, allerdings steht sie außerdem durch ihre Entstehung im Blastem des Kiemendarms unter dem differenzierenden Einfluß des Nerven-Atmungs-Pols. Rudolf Steiner spricht bei der Schilddrüse vom „Gehirn" des Stoffwechsels.

Die Lage der Glandula thyreoidea vor dem Schildknorpel des Kehlkopfes beim Erwachsenen ist ein Ausdruck für die Zugehörigkeit der Schilddrüse zum Sprach-Atem-Organismus. Auch der Bildungsprozeß dieser Organe ist ein gemeinsamer: Im Zusammenhang mit der hormonellen Tätigkeit der Thyreoidea und der Parathyreoidea sproßt die Lungenanlage in Höhe der vierten Schlundtasche aus. Beim Grubenmolch kann durch Gabe von Schilddrüsenhormon die Umwandlung der Kiemen zur Lunge ausgelöst werden.

Weiter hat die Thyreoidea eine enge Beziehung zu den an ihrer Rückseite gelegenen Epithelkörperchen. Neben den „eigentlichen" Schilddrüsenhormonen Trijod- und Tetrajodthyronin produziert sie das Hormon Calcitonin, das als Gegenspieler des Parathormons den Kalkeinbau im Knochen fördert und den Blutkalziumspiegel senkt. Von der Schilddrüse wird vor allem Tetrajodthyronin (Thyroxin) freigesetzt, welches in der Körperperipherie verwandelt wird in das aktivere und kurzlebigere Trijodthyronin unter Abspaltung eines Jod-Bestandteiles. Jod ist gleichsam verdichtetes Licht, es kann als ein Vermittler für den Lichtprozeß im Menschen bis in die Zellatmung hinein gesehen werden, wo es eine regulative Funktion hat. Jod absorbiert Licht und vermag das Eingreifen der lichtätherischen und astralischen Kräfte vom „oberen" Menschen aus zu regulieren. In der Überproduktion des jodhaltigen Hormons kann eine Überrekation auf zu intensive Lichttätigkeit – ausgelöst durch die Hypophyse – gesehen werden.

Die Überfunktion der Schilddrüse einschließlich des autoimmunologisch bedingten Morbus Basedow weist also einen zu aktiven „freien" Sauerstoffprozeß mit gesteigertem Abbau im Stoffwechsel auf. Es kommt zu Abmagerung, Durchfallneigung, steigendem Gefäßtonus, Hypertonie, Übererregbarkeit des Nervensystems mit Tremor und Extrasystolie. Ein Bild ähnlich der Belladonna-Vergiftung steht vor uns.

Ferrum metallicum D9
(Eisen):

Der Präparatebestandteil Ferrum ergänzt den Sauerstoff-Prozeß der Schilddrüse von der Blutseite her. Das im Blut tätige Eisen wirkt in seiner Verbindung mit dem Eiweiß bis in die Zellatmung hinein: Das Warburgsche Atmungsferment oder die Zytochromoxidase enthält einen Eisen-Porphyrin-Ring und gehört zu den Redox-Systemen der mitochondrialen Atmungskette. Das Plasmaeisen (Serumeisenspiegel 60–170 µg/dl) vermittelt den Eisen-Prozeß als transferringebundenes Eisen zum Matrixgewebe des Knochenmarks und zur Bildung des Hämoglobins in den Stammzellen der roten Blutkörperchen. Das Eisen hat als einziges Metall einen an die physisch-tellurischen Verhältnisse angeschlossenen inneren Körperkreislauf: Bei ca. 5 g Gesamteisenbestand eines Erwachsenen besteht nur ein täglicher Eisenbedarf von etwa 1–3 mg. Dieser Eisenkreislauf entspricht der individualisierenden Kraft des geschlossenen Blutkreislaufs. Das Eisen ist nach Rudolf Steiner die einzige Substanz, die im Menschen die Qualität der äußeren Natur behält. Das Eisen bindet damit die universell-kosmischen Kräfte des Ich-Wesens an das uns in den Erdenzusammenhang stellende Blut. Diese Verbindung ist jedoch so, daß sich Wärme- und Lichtkräfte ichgemäß intensiv mit dem Chemismus des Blutes und dem Bluteiweiß auseinandersetzen. Dem entsprechen zwei Grundtendenzen des Eisens.

Einmal besteht eine Affinität zum Sauerstoff, den das Eisen in seiner unterschiedlichen Wertigkeit (2- und 3wertig) beweglich an sich zieht und wieder abgeben kann. Mit der wechselnden Sauerstoffbindung des Eisens und mit der im Eisen wirksamen chemischen Kraft hängt es zusammen, daß die höheren Wesensglieder, Ich und astralische Organisation, an den physischen Leib herangeführt werden. Intensive Eisentätigkeit bedeutet daher auch Vermittlung von Form- und Strukturkräften in sämtlichen Geweben, vor allem auch in den roten Blutkörperchen anhand des eisenhaltigen Hämoglobins. Der Zerfall der roten Blutkörperchen nach etwas mehr als 100 Tagen Lebensdauer hängt mit diesem intensiven Eisen-Prozeß zusammen.

In den Naturvorkommen des Eisens, vor allem Eisenkies, Schwefelkies (FeS_2), aber auch in den Oxiden Roteisenstein (Fe_2O_3), Magneteisenstein (Fe_3O_4) und dem Brauneisenstein ($Fe_2O_3 \cdot 3H_2O$), einem Eisenvorkommen, das schon an organische Verhältnisse im Zusammenhang mit dem Wasser erinnert, haben wir die beiden charakteristischen Eisen-Prozesse, wie sie auch im Menschen zur Wirksamkeit kommen: der intensive Sauerstoff-Eisen-Prozeß und die Beziehung des Eisens zum Eiweiß und damit zu den chemischen Kräften der Körpersäfte. Als

Spateisenstein ($FeCO_3$) hat sich der tellurische Eisenprozeß dem oben angeführten verdichtenden und mit dem Sauerstoff zusammen verirdischenden Naturvorgang entzogen. In der Eisen-Schwefel-Verbindung des Markasit offenbart das Eisen in der Natur seine kosmisch-strahlige Kraft. Als Eisenoxid im Hämatit zeigt sich dagegen die sphärische Kraft des Eisens in einer glatten, schaligen Bildung. Im Eisenkarbonat des Siderit vereinigt sich die zentripetale, strahlige und die sphärische, schalenbildende Kraft von Markasit und Hämatit im Zustandekommen von Spiralbildungen (Rudolf Hauschka). Die zentripetalen und die schalenbildenden, kosmischen Richtungskräfte der Eisenwirkung betreffen auch den Menschen, vor allem die im Blut wirksamen, dem Chemismus folgenden zentripetalen, inkarnierenden Prozesse, auf deren Grundlage sich die Wesensglieder Ich und Seelenorganismus im Eiweißgeschehen zu äußern vermögen. Insbesondere weist das Schwefeleisen, der in der Natur vorkommende Markasit und Pyrit, auf einen naturorganischen Vorgang hin, der sich im Menschen im Eiweiß-Eisen-Prozeß lebendig abspielt.

Zusammenfassung

Aus dieser Schilderung ergibt sich die Verwandtschaft des Eisenprozesses mit dem physiologischen Schilddrüsengeschehen. Die Sauerstoffatmung, ausgehend von Gewebsstoffwechsel und Bluteisen, führt die astralische und die Ich-Organisation herab auf die Ebene der Lebensprozesse des Eiweißes und verankert diese stärker im ätherisch-physischen Bereich. Sowohl das Schilddrüseneiweiß (Thyreoglobulin in den Follikeln) als auch das Globulin der Erythrozyten sind Ausdruck eines Verdichtungs- und Formprozesses in den Gewebesäften, vor allem im Blut. Man wird deshalb bei Anämien stets auf die Besonderheit der Schilddrüsentätigkeit zu achten haben.

Thyroidea/Ferrum wird dann zum Heilmittel, wenn sowohl die Schilddrüsentätigkeit als auch der arterielle Sauerstoffprozeß im Sinne des Eisengeschehens gesteigert sind. Das Organpräparat der Schilddrüse wirkt dann auf die ätherische Organisation im Schilddrüsenbereich so, daß dem einseitigen, abbauenden Atem-Licht-Jod-Prozeß entgegengewirkt wird. Das Eisen in potenzierter Form wirkt auf die Ich-Organisation und veranlaßt diese, sich im rhythmischen Bereich – auch der Schilddrüsen- und Atmungstätigkeit – stärker zu betätigen. Auf diese Weise kann ein Ausgleich geschaffen werden zwischen „oberer" Sinnes-Nerven-Atmung und „unterer" Stoffwechseltätigkeit.

Entstehung: Dr. med. Margarethe Hauschka, Dr. Rudolf Hauschka, Dr. med. Heinz-Hartmut Vogel, WALA-Ärztekreis, 1964.

Darreichungsform

1. Injektionslösung
2. Globuli velati

Indikationen

Harmonisierung einer zwischen Zentrum und Peripherie unausgeglichenen Blutbewegung in Verbindung mit einer unregelmäßigen Atmungstätigkeit und seelischer Labilität, z.B.

1. zur Begleitbehandlung bei Schilddrüsenfunktionsstörungen
2. zur Basistherapie bei Hyperthyreose

Thyreoidea/Thymus comp.

Der Symptomenkomplex der „neurovegetativen Dystonie" auf dem Hintergrund einer Hyperthyreose bis hin zum Morbus Basedow sollte in umfassender Weise therapeutisch beeinflußt werden, und zwar in den drei Kräftegebieten der ätherischen, astralischen und Ich-Organisation.

Die Organpräparate Glandula thyreoidea, Hypophysis und Thymus bilden die Basisbehandlung der dem Krankheitsbild zugrunde liegenden Einseitigkeit im Zusammenwirken der astralischen mit der ätherischen Organisation. Der „obere" Astralleib ist übermäßig tätig. Dies entspricht einer gesteigerten Funktion von Hypophysis und Glandula thyreoidea mit einer dadurch bedingten Kropfbildungstendenz. Die Tätigkeit des „unteren" Astralleibes und der ätherische Aufbau, dem vor allem der Thymus dient, ist gegenüber der Tätigkeit des „oberen" Astralleibes zu schwach. Im Ganzen handelt es sich also bei der angegebenen Indikation um ein Überwiegen der bewußtseinsbildenden „oberen" Kräfte und um eine Schwäche des vegetativen „unteren" Menschen.

Hypophysis Gl D21

(Hirnanhangsdrüse):

Das Präparat enthält das ganze Organ, d.h. Adenohypophysis und Neurohypophysis mit Zwischenlappen. Die Hypophyse wird mit ihrem ätherischen

Drüsenanteil und astralischen Nervenanteil als Fortsetzung der ursprünglichen Chordaanlage und deren embryonaler Induktionstätigkeit aufgefaßt. Die Chorda dorsalis ist anläßlich der Mesenchymeinstülpung das allererste Organ, das sich im menschlichen Keimling bildet. Nach vorne reicht die Chorda bis zum späteren Türkensattel. Ihre besondere Aufgabe liegt in der induktiven Tätigkeit, die sie auf andere Organbildungen, wie das Neuralrohr, ausübt. Dieser formative Impuls geht nach unserer Ansicht später auf die Hypophyse über. Der Hirnanhangsdrüse unterliegen Gestaltungsprozesse im Flüssigkeitsgeschehen des Organismus, d.h. sie beherrscht das Zusammenwirken von Seelischem und Ätherischem im organischen Prozeß. Eine Übertätigkeit der Hypophyse im Ganzen bedeutet Überformung und schließlich Unterdrückung ätherischer Bildeprozesse.

Glandula thyreoidea Gl D31
(Schilddrüse):

Während die Hypophyse insbesondere lichtätherische Kräfte in den Aufbau des Organismus hineinträgt, wird die Schilddrüse vom chemischen Äther beherrscht. Dieser, von Rudolf Steiner auch Klangäther genannt, steht dem Flüssigkeitsorganismus unmittelbar nahe. Das Eingreifen des Seelischen über die Schilddrüse in den Chemismus des Organismus einschließlich der Leber lenkt die Stoffwechselvorgänge und gestaltet sie über die Atmung so, daß ein Gleichgewicht entsteht zwischen Aufbau und Strukturierung. Eine Übertätigkeit der Schilddrüse bedeutet verstärkte Gewebesauerstoffatmung, Beschleunigung des Stoffwechselumbaues und damit verstärkten Abbau. Es kann sich das Bild der Hyperthyreose entwickeln mit Zittern, Nervosität, schnellem und unregelmäßigem Herzschlag sowie Diarrhö.

Für beide Präparatebestandteile, Glandula thyreoidea und Hypophysis, wurden deshalb höhere Potenzen gewählt, um eine Übertätigkeit dieser Organe zu mindern.

Thymus (Glandula) Gl D4
(Thymusdrüse):

Die Thymusdrüse soll die ätherische Organisation anschließen an die ihr zugrunde liegenden Lebensprozesse, einschließlich der Wärmeorganisation. Sie repräsentiert zeitlebens, vor allem jedoch in der Aufbauphase des Organismus bis

zur Pubertät, den mesenchymalen Ursprung des Organismus aus der Embryonalzeit. Daher spielt die Thymusdrüse in der Immunologie eine fundamentale Rolle. Sie stellt nach dem Verständnis von Karl König die Polarität der Schilddrüse im „unteren" Menschen dar und bildet dort das universelle Zentrum der Bildekräfte. In dem vorliegenden Präparat soll das Organpräparat Thymus die ursprüngliche Grundlage der ätherischen Organisation, das Mesenchym, beleben und die Wirksamkeit des Ätherleibes verstärken. Daraus erklärt sich die Verwendung einer tiefen Potenz.

Vespa crabro ex animale Gl D5
(Hornisse, ganzes Tier):

Auch dieses tierische Präparat soll auf die ätherische Organisation wirken, jedoch in ganz spezifischer Weise auf den Wärmeprozeß, der hier bis in den physischen Leib hinein übermäßig stoffgebunden tätig ist. Darauf beruht letzten Endes das Konstitutionsbild der vegetativen Schwäche und das Mißverhältnis von Nerven-Sinnes-Atmungs-Tätigkeit und physiologischer Aufbautätigkeit, ausgehend von der ätherischen Organisation im „unteren" Menschen. Die Nerventätigkeit beginnt auch im „unteren" Menschen zu dominieren und bewirkt einen vorzeitigen Abbau, der mit erhöhter Stoffwechseltätigkeit und Oxydation, d.h. Atmungstätigkeit, in diesem Bereich zusammenhängt.

Vespa crabro, die Hornisse, wird als ganzes Tier verarbeitet. Ihr Gift ist mit der Wirkung des Bienengiftes verwandt. In der Arzneimittelwirkung kann sie die Wärmeorganisation im physischen Bereich mobilisieren und beleben. Im Unterschied zu dem Licht-Wärme-Wesen der Biene, das das Jahr in dem geschlossenen Wärmeorganismus des Stockes überdauert, ist die Hornisse an die irdischen Lebensbedingungen gebunden. Die jung geschlüpfte Hornissenkönigin beginnt ihren Lebenslauf im Spätsommer mit dem Hochzeitsflug, welcher für das Hornissennest die jähe Auflösung seines bisherigen sozialen Zusammenhaltes bedeutet. Die Larven werden nicht weiter gepflegt, die ausgewachsenen Hornissen verlassen einzeln und orientierungslos den Bau, in den sie nie mehr zurückkehren. Nach der Befruchtung der Hornissenkönigin zerstreut sich also das ganze Hornissenvolk, verläßt den Stock und geht als Einzelwesen an den physischen Gegebenheiten der kälteren Jahreszeit zugrunde. Wesentlich erscheint die Tatsache, daß die befruchtete Königin, ebenfalls isoliert von ihrem ehemaligen Volk, auf sich selbst gestellt, in Mauerritzen oder hohlen Baumstämmen überwintert, um mit dem Erwachen des Frühjahrs, zunächst alleine, dann unterstützt durch die nach

und nach ausschlüpfenden Hornissen den typischen Hornissenbau aufbaut, der hauptsächlich aus zerkleinerten, mit Speichel durchsetzten frischen Rindenanteilen besteht. Im Vergleich zur Biene wird also die Annäherung an die irdischen Lebensbedingungen und die Tendenz zur Zersplitterung und Isolation deutlich.

Die Bedeutung von Vespa crabro in dem vorliegenden Präparat beruht also auf einer pathologischen Veränderung des Wärmeorganismus, der zu sehr an die physische Organisation gebunden erscheint und den Anschluß an den ausgleichenden Blut-Wärme-Prozeß als Vermittler zwischen dem „oberen" und „unteren" Menschen verliert. Der intensive, jedoch zur Bindegewebssklerose führende Stoffwechsel, wie er vor allem der Hyperthyreose und dem Morbus Basedow zugrunde liegt, soll in die rhythmische Organisation zurückgeführt werden. Der sich im Physischen verselbständigende Wärmeorganismus, der gesteigerte Stoffumbau sind ein Vespa crabro-Bild, bis hin zur „Überindividualisierung" auch der Psyche in dem vorliegenden Krankheitsbild.

Die folgenden Bestandteile Melissa und Lycopus virginicus sind beide pflanzlicher Natur. Sie sollen unmittelbar auf die seelische Organisation wirken, und zwar durch ihre für die Familie der Labiaten typischen Eigenschaften.

Melissa ex herba ferm 33c D3
(Melisse, Melissa officinalis; Labiatae):

Die Lippenblütler bevorzugen allgemein sonnig-warme Standorte, wie den Mittelmeerraum. Sie binden die kosmischen Wärmekräfte in der Bildung mannigfaltiger ätherischer Öle. So besitzen sie in erster Linie eine Wirkung auf den menschlichen Wärmeorganismus.

Die Zitronenmelisse verströmt ein mild erfrischendes und beruhigendes ätherisches Öl aus ihren Blättern in den Umkreis. Im Gegensatz zu den oft zusammengezogenen und zugespitzten Blattformen der feurigen Labiaten wie Rosmarin oder Thymian breitet sich die Melisse in einer zartgrünen, breit in die Fläche gehenden Blattfülle aus. Der feingewellte Rand und die rhythmische Anordnung der kreuzgegenständigen Blätter verdeutlichen ihre Betonung des Blatt-Flüssigkeits-Bereichs. Dabei durchdringen die blüten- und wärmeartigen ätherischen Öle und die nektarreichen, blattachselständigen Blüten den Blattbereich.

Auf die menschliche Organisation bezogen heißt dies, daß im Flüssigkeitsgeschehen des Blutes, vor allem im venösen System, aber auch im Lymphbereich, das Wärme-Luft-Prinzip besonders tätig ist. Auf die Indikation des Gesamtpräpa-

rates bezogen, bedeutet es, daß Wärme-, Licht- und Lufttätigkeit an die Flüssigkeitsprozesse stärker gebunden sind, als dies im gesunden Organismus der Fall ist. Wärmeprozeß und Atmungstätigkeit sind einseitig im Blut-Lymph-System wirksam. Die „Ausatmung" ist reduziert, die „Einatmung" verstärkt. Wärme bleibt im Physischen gebunden. Die Umwandlung der Stoffwechselwärme in freie ätherische Wärme als Grundlage der Sinnes-Nerven-Prozesse ist zu gering. Dies entspricht dem Bild der Melisse, die krampflösend im Unterleib, ausgleichend und besänftigend auf die Herzfunktion sowie beruhigend auf die Seelenverfassung wirkt.

Lycopus virginicus e planta tota ferm 33d D2
(virginischer Wolfstrapp, Lycopus virginicus; Labiatae):

Die Signatur von Lycopus virginicus kann ebenfalls ein Hinweis sein für die Wirksamkeit des Wärme-Blüten-Licht-Prozesses im Blattbereich. Die weißrötlichen, kleinen Blütenkronen sind in Scheinquirlen stufenweise in den Blattachseln angeordnet. Die kreuzgegenständigen Blätter sind kleiner als die der Melisse; sie sind gezähnt, vorne zugespitzt und von einer dunkleren grünen, oft purpur überlaufenen Farbe.

Auf die menschliche Organisation übertragen, bedeutet dies eine intensive Verbindung des Wärmeprinzips mit dem rhythmischen Gefäß-Blut-Bereich. Wenn sich der Wärmeorganismus im Rhythmischen System verselbständigt, seine Vermittlertätigkeit zwischen dem „oberen" und „unteren" Menschen nicht erfüllt, dann kommt es zu Erscheinungen, wie sie zum Basedow-Bild gehören: Hitzeempfindung, teils im Ganzen, teils in der Herzregion; Tachykardie; Wärmestauung im Blutsystem. Von daher kann man verstehen, daß Lycopus virginicus ein „Herzmittel" ist, indem es gleichsam das „Natursimile" darstellt für ein im Herzen sich zu tief verankerndes Wärmegeschehen – vergleichbar der Blütenanordnung beim Wolfstrapp: Die Blüten treten nicht am Ende einer Blattmetamorphose auf, sondern greifen tief in den gefärbten Blatt-Stengel-Bereich ein.

Das Auftreten von Lycopus an strömenden Gewässern zeigt die Beziehung dieser Pflanze zum flüssigen Element. Die Bildung ätherischer Öle, wie sie den Labiaten eigen ist, tritt in den Hintergrund, dafür besteht ein verstärktes Auftreten von Bitter- und Gerbstoffen, außerdem von Glykosiden als Ausdruck der starken Lichtwirkung.

Die beiden Mineralien Cuprum sulfuricum und Arsenicum album sind so gewählt, daß durch sie das Wesensgliederverhältnis im „unteren" und „oberen"

Menschen berücksichtigt wird. Die rhythmische Organisation vermag in dem Krankheitsprozeß, für den das Präparat Thyreoidea/Thymus comp. gedacht ist, ihre vermittelnde und verwandelnde Aufgabe nicht zu erfüllen. Als mineralische Substanzen sollen Cuprum sulfuricum und Arsenicum album die Ich-Organisation, die das Rhythmische System beherrscht, zur Wirksamkeit aufrufen.

Cuprum sulfuricum D5
(Kupfer(II)-sulfat):

Das Kupfer entfaltet seine prozessuale Wirksamkeit vor allem im venösen Bereich, indem es, an Eiweiß gebunden, die seelische Organisation sowie Licht und Wärme im aufbauenden Stoffwechsel zur Wirksamkeit bringt. Kupfer ist das Atmungsmetall der Mollusken. Interessant ist auch das Überwiegen des Kupferspiegels während der Embryonalzeit beim Embryo und bei der Schwangeren, entsprechend der gesteigerten Venosität. Bei der vorliegenden Indikation kommt es, wie bereits geschildert, zu einem Auseinanderfallen der Wesensglieder Ich und seelische Organisation im Stoffwechsel-Blut-Bereich (Kupfer) und Nervenbereich (Arsenicum album). Durch Cuprum sulfuricum soll nun die Atemtätigkeit und Wärmebildung, vor allem im venösen System, veranlaßt werden, sich rhythmisch aus dem Stoffwechselprozeß zu lösen. Die Schwefelverbindung betont den Kupfer-Prozeß im Stoffwechsel durch die vermittelnde Funktion des Schwefels zum Eiweiß. Durch Cuprum sulfuricum in homöopathischer Dosierung wird die einseitige Stoffwechselbindung der astralischen Organisation und der Ich-Tätigkeit im „unteren“ Menschen gleichsam befreit. Die Kohlensäureausatmung wird angeregt; die im Physischen gestaute Wärme kommt in Bewegung. So kann die krampflösende und entspannende Wirkung des blauen Kupfersulfates verstanden werden.

Nun kommt es darauf an, daß im „oberen“ Menschen, d.h. im Bereich der freien seelischen Tätigkeit der Atmung und des Nervenprozesses, die höheren Wesensglieder ebenfalls aus dem Bereich des Blutes zurücktreten und ihre Tätigkeit auf das Nerven-Sinnes-System selbst beschränken. Der Arsen-Prozeß greift bei der vorliegenden Indikation zu stark in die „untere“ Organisation ein. Die mittlere rhythmische Organisation, vor allem das Herz und das Verhältnis von arteriellem zu venösem System, wird durch den zu starken Arsen-Nerven-Prozeß eingeschränkt. Sie ist zu schwach, um die unmittelbar sich begegnenden Kräfte des „unteren“ und „oberen“ Menschen in ein richtiges harmonisches Verhältnis zu bringen. Durch ein Begrenzen der Kupfertätigkeit im „unteren“ Menschen und

der Arsentätigkeit im „oberen“ Menschen wird die mittlere Organisation frei. Da mit beiden Substanzen die Ich-Organisation angesprochen wird, kann diese sich im Ganzen besser entfalten. Die Mitte wird gestärkt.

Arsenicum album D5
(Arsenik, Arsen(III)-oxid):

Die Arsensubstanz kann zusammengefaßt als das „Natursimile“ für das Seelische bezeichnet werden. Was im Menschen der Astralleib bewirkt und die Bewußtseinsgrundlage, nämlich die Nervensubstanz, bildet, ist in der Natur das Arsen. Wichtig ist die Flüssigkeitsverneinung des grauen, ausgetrockneten Arsens. Beim Erwärmen vermeidet das metallische Arsen die flüssige Phase und geht unmittelbar in den gasförmigen Zustand über (Sublimation). Darin kommt seine Luftverwandtschaft zum Ausdruck, die es in Beziehung zur astralischen Organisation bringt.

In der Arsen-Pathologie tritt in Hohlorganen an die Stelle der Wirksamkeit des Empfindungsorganismus physische Luft. Neben nervlich bedingten Reizzuständen im Verdauungstrakt gehört zum Arsen-Bild eine trockene, schuppende, ekzematös veränderte Haut und Asthma bronchiale.

Das Eingreifen des Seelischen in die Flüssigkeitsprozesse wird vermittelt durch das Schilddrüsenorgan. Es ist interessant, daß die Schilddrüse von allen Organen, mit Ausnahme des embryonalen Dotters, am meisten Arsen enthält. Damit vermittelt der Arsen-Prozeß in der Schilddrüse zum einen die Atmung in Richtung auf das Nervensystem, zum anderen das unmittelbare Eingreifen des Nervenprozesses in den physischen Bereich unter Umgehung des Flüssigkeitssystems. Arsen ist ein erfolgreiches Mittel bei der gesteigerten Oxydation der Hyperthyreose. In der Pathologie der Schilddrüse, vor allem beim Morbus Basedow, jedoch auch bei der allgemeinen vegetativen Schwäche der Ich-Organisation, wird die rhythmische und die wärmeätherische Organisation überwältigt. Das Seelische trifft unmittelbar auf den physischen Substanzaufbau.

Im Zusammenhang mit Cuprum sulfuricum wurde dargestellt, daß der rhythmische Ausgleich zwischen Substanzaufbau und dem hier tätigen „unteren“ Astralleib (Kupfer-Sulfur-Prozeß) sowie dem im „oberen“ Menschen tätigen, relativ freien und in der Atmung wirkenden Astralleib geschwächt ist. Es verselbständigen sich die im Physisch-Stofflichen tätigen Prozesse gegenüber den im „oberen“ Menschen im Sinnes-Nerven-Bereich tätigen gestaltenden Prozessen (Arsen-Prozeß). Die relativ starke Verbindung, die das Seelische im Nerven-

system mit dem Physischen eingeht, greift über die rhythmische, mittlere Organisation hinaus bis in die Stoffwechsel-Gliedmaßen-Region. Dies führt zu einer Schwächung des Ätherischen und zum Bild der sogenannten vegetativen Dystonie, jedoch auch zu dem Bild der Übertätigkeit des Atmungsprozesses im Funktionsbereich der Schilddrüse (Basedow). Die rhythmische Organisation kann diesen polarisierten, auseinandergefallenen Doppelprozeß nicht mehr in Einklang bringen. Damit ist Arsenicum album ein geeignetes Heilmittel, um die „Nerventätigkeit" und Überatmung im Schilddrüsen-Funktionsbereich zu entlasten und diese auf ihr ursprüngliches Gebiet, das Nervensystem selbst, zurückzuführen.

Auf der anderen Seite wird durch Cuprum sulfuricum der im „unteren" Menschen wie gelähmt erscheinende Astralleib befreit und in seine rhythmische Atmungsfunktion zurückgeführt. Dabei wird die Ausatmung gefördert.

Zusammenfassung

Wir haben in dem Präparat Thyreoidea/Thymus comp. ein umfassend wirksames Heilmittel zur Behandlung der ätherischen Lebensschwäche mit der Begleiterscheinung einer Übertätigkeit der Schilddrüse. Es greift die seelische Organisation über den Bereich des Nervensystems hinaus und bewirkt einen zu intensiven Abbau, d.h. es kommt zu einem gesteigerten Sauerstoffverbrauch und damit zur verstärkten Verbrennung im „mittleren" und „unteren" Menschen (Arsen). Andererseits wird der „untere" Mensch, d.h. der im Stoffaufbau wirkende Astralleib, hier abgelähmt. Durch Cuprum sulfuricum wird die Bindung des Seelischen an den physischen Stoffwechsel gelöst. Es kommt wieder zur freien rhythmischen Atmung zwischen Stoffwechsel- und Nervensystem.

Die Organpräparate Glandula thyreoidea, Hypophysis und Thymus sollen die ätherische Organisation und die in ihr tätige seelische Organisation dadurch neu ordnen, daß die in den „oberen" Drüsenorganen Hypophysis und Glandula thyreoidea zu intensiv und frei wirksamen ätherischen Kräfte (Lichtäther – Hypophysis; chemischer Äther – Schilddrüse) auf ihr gesundes Maß zurückgeführt werden. Der Thymus übernimmt die Mittekräfte des Ätherleibes und stabilisiert hier das Wärmegeschehen im ätherisch-physischen Bereich.

Die Heilpflanzen Melissa und Lycopus virginicus wirken so auf die astralische Organisation, daß im Bereich des Gefäßsystems und des Herzens das Seelische und die Atmung und darüber hinaus der Wärmeprozeß im Rhythmischen System gefestigt werden.

Entstehung: WALA-Ärztekreis, Dr. med. Heinrich Kupfermann, Leitung Frau Dr. med. Margarethe Hauschka, 1959.

Darreichungsform
1. Injektionslösung
2. Globuli velati

Indikationen
Zum Ausgleich einer übermäßigen Tätigkeit der Sinnes-Nerven-Funktionen bei einer vom Blut-Stoffwechsel-System ausgehenden Schwäche des vegetativen Aufbaus über die Vermittlung der Schilddrüsentätigkeit, z.B. bei
1. Schwäche der vegetativen Aufbaufunktion
2. neurovegetative Dystonie
3. Durchfälle bei Morbus Basedow

Tormentilla comp.

Tormentilla e radice ferm 34d D2
(Blutwurz, Potentilla erecta; Rosaceae):

Die Signatur von Potentilla erecta weist durch den etwa fingerdicken, horizontal verlaufenden Wurzelstock, von dem aus feine Würzelchen in den Boden dringen, auf die Beziehung zum Flüssigkeitsorganismus der Leber hin. Dafür spricht auch der hohe Gerbstoffgehalt und die bis in die kräftig rote Wurzel herunterreichenden „Blütensubstanzen", nämlich ätherisches Öl und auch Harz. Wie bei allen Rosengewächsen besteht eine besondere Beziehung zum Blut und zu den im Blut wirkenden Formkräften. Von diesen Strukturkräften spricht im übrigen auch das in der Tormentillawurzel enthaltene Kalziumoxalat. Auch die Tatsache, daß die kleinen, erstaunlicherweise viergeteilten gelben Blüten sich deutlich über die stufenweise angeordneten Blätter auf biegsamen Stengeln erheben, zeigt eine gewisse Trennung von Blüten-, Blatt- und Wurzelprozeß. Der Wurzelstock dominiert. Dorthin ist die Vitalität der Pflanze konzentriert.

Die Wirksamkeit ist entsprechend auf das Blutgeschehen gerichtet, und zwar insofern, als ein zu starker auflösender Blüten-Sulfur-Prozeß im Blut durch das formstabilisierende Wurzel-Prinzip bis zur Gerinnungsfähigkeit hin kompensiert

wird. In diesem Zusammenhang ist es interessant, daß innerhalb der zur Blutgerinnung führenden Kaskadenreaktion das Blutkalzium eine wichtige Rolle spielt zur Aktivierung und Umwandlung der meisten Gerinnungsfaktoren. Die Gerbstoffe sind, wo sie auftreten, Ausdruck eines astralen Luftprozesses, der sich intensiv mit dem flüssigen und wärmehaften Geschehen, hier im Blutbereich, verbindet. Die Blutwurz kommt deshalb auch in einer tiefen Potenz in dem Präparat zur Anwendung. Die formgebende und straffende Wirkung setzt sich vom Blutbereich aus auf die Schleimhäute des Unterleibs fort. Neben inneren Blutungen hilft Potentilla auch bei Entzündungen im Bereich des Darmes, die mit Durchfällen einhergehen.

Cochlearia ex herba ferm 33b D2
(Löffelkraut, Cochlearia officinalis; Cruciferae):

Die Signatur der Pflanze weist, ähnlich wie wir es von Tormentilla geschildert haben, ebenfalls auf eine besondere Beziehung zum Flüssigkeitsbereich hin. Die hellgrünen, saftigen und winterharten löffelförmigen Blätter stehen rosettenartig in Bodennähe, sie gehen unmittelbar aus dem relativ kräftigen Wurzelstock hervor. Das Stengelprinzip ist betont: Die Blattspreiten stehen auf langen, biegsamen Blattstengeln. Ähnlich ist es bei dem weißen, süß duftenden Blütenstand, der sich auch, wie es bei der Tormentilla beschrieben wurde, auf biegsamem Stengel über wenigen, achselständigen Blättchen mit geringer Blattmetamorphose erhebt. Auch darin kommt ein gewisses Auseinanderfallen von Blüten-, Blatt- und Wurzelprinzip zum Ausdruck, jedoch mit Betonung des Wurzel-, Blatt- und Stengelprinzips. Dies bedeutet, daß Lichtkräfte (Stengelbildung), chemische Kräfte (kräftige Blattspreiten, wenig durchgebildete Blattform) und ein starker Sal-Prozeß (kräftiges Rhizom auf salzig-feuchtem Standort) die Pflanze charakterisieren.

Ein beträchtlicher Gehalt an Butylsenföl weist darauf hin, daß sich das sulfurische Prinzip mit dem Blattchemismus und dem Sal-Prinzip der Wurzel intensiv verbindet. Die Schwefelkomponente ist für die Wirksamkeit ein wesentlich bestimmendes Prinzip. Durch sie wird ein zu träger eiweißbildender Prozeß beschleunigt. Es soll der Wärmeprozeß in der Eiweißbildung des Blutes so angesprochen werden, daß die Gerinnungssubstanzen zwischen Sal und Sulfur im richtigen Gleichgewicht gehalten werden. Blutungen sind Schwächezeichen im Hinblick auf das ungenügende Eingreifen von Formkräften, die im Organismus mit der Atmung, der Psyche (Astralleib) und dem bis ins Blut hineinwirkenden „Nervenprozeß" zusammenhängen. Durch die Mitwirkung von Cochlearia wird

der Astralleib gleichsam herausgefordert, sich im Ätherisch-Flüssigen stärker zu betätigen. Der hohe Gehalt an Vitamin C zeigt zugleich die intensive Lichtbeziehung an. Eine Organbeziehung besteht weiter zum Urogenitalsystem, zur Ausscheidungsschwäche der Nieren mit Wassersucht und zu dysmenorrhoischen Erscheinungen. In dem Präparat Tormentilla comp. übernimmt Cochlearia als pflanzliche Substanz insbesondere die Beziehung zur Tätigkeit des Astralleibes im Blutbereich. So erklärt sich die blutstillende Wirkung des Löffelkrautes.

Stibium metallicum D5
(Antimon):

Stibium nimmt unter den Metallen eine Sonderstellung ein. Es verhält sich bei der Erwärmung, ähnlich wie das Wasser zwischen 0 und +4° C so, daß es sich zusammenzieht und bei der Erkaltung ausdehnt. Es verhält sich des weiteren diamagnetisch, d.h. abweisend gegenüber dem Magnetismus: Stibiumnadeln stellen sich quer zur Nord-Süd-Richtung. Von Rudolf Steiner wird Stibium so geschildert, daß es seine kosmische Natur bewahrt und gleichsam die Wirksamkeit der Metalle Silber, Kupfer und Quecksilber in sich vereint. Im Arzneimittelbild verhindert Stibium die Blutgerinnung. Das Blut bleibt dann zu „kosmisch“, sozusagen unindividuell, unirdisch. So ist zu verstehen, daß Stibium in potenzierter Form die Gegenwirkung im Organismus hervorruft und die Blutstillung fördert. Aufgrund seiner besonderen Eigenschaften und auch als Metall hat es eine Beziehung zur Ich-Tätigkeit; diese wird im Blut-Eiweiß-Aufbau verstärkt. Das Eiweiß wird geformt im Sinne der Ich-Organisation und in die Bereitschaft zur Verfestigung und Gerinnung im Falle von Verletzungen gebracht.

Zusammenfassend ist zu sagen, daß das Präparat Tormentilla comp. sich in besonderer Weise eignet zur Behandlung von Blutungsneigung, speziell bei Blutungen aus dem Magen-Darm-Bereich sowie bei Myomblutungen und dysmenorrhoischen Blutungen. Die pflanzlichen Bestandteile aktivieren das Eingreifen des Seelischen, jedes in seiner besonderen Weise; der Empfindungsorganismus wird im Blut „befestigt“. Das Antimon (Stibium) regt die Ich-Organisation an, sich im flüssig-ätherischen Bereich stärker zu betätigen. Das zu „kosmisch“ bleibende Blut mit ungenügender Gerinnungsfähigkeit wird durch Antimon und dessen Wirkung auf die Ich-Tätigkeit im Eiweißgeschehen des Blutes an die physische und Wärmeorganisation angeschlossen.

Entstehung: Ärztekreis des Biologisch-Homöopathischen Krankenhauses, München-Höllriegelskreuth, Leitung Frau Dr. med. Margarethe Hauschka, 1947/48.

Darreichungsform
1. Injektionslösung
2. Globuli velati

Indikationen
Befestigung des Empfindungsorganismus im flüssigen Blut und Anschluß des zu „kosmisch" bleibenden Blutes mit ungenügender Gerinnungsfähigkeit an die im Blut-Eiweiß-Geschehen gestaltend wirkende Ich-Tätigkeit, z.B.
1. Blutungen aller Art:
1.1. Menorrhagien (evtl. im Wechsel mit Berberis/Urtica urens)
1.2. Nasenbluten
1.3. Magen- und Darmblutungen
1.4. Colitis ulcerosa
1.5. Verletzungen

Triticum comp. I
Triticum II

Herr Dr. Starke vom Heilpädagogischen Institut in Bingenheim wünschte ein Präparat zur Behandlung seelenpflegebedürftiger Kinder. Er ging von dem Fall aus, daß eine Schädigung der organischen Hirnsubstanz vorliegt, die verschiedene Ursachen haben kann, wie zum Beispiel hypoxische Geburtsschädigung oder auch Zustand nach Enzephalitis.

Hirnstamm Gl D7(I)
(Hirnstamm):

Dr. Starke ging davon aus, daß vor allem mit dem Hirnstamm als dem Althirn der nervliche Spiegelapparat des gesamten Vegetativums geschädigt ist und einer

Belebung bedarf. Dies sollte durch das Organpräparat Hirnstamm in tieferer Potenz möglich sein. Im Hirnstamm hat sich die gesamte ätherische Organisation ein räumlich-physisches Organ geschaffen, durch das in hochdifferenzierter Weise alle Lebensfunktionen sinnesorganhaft noch einmal zusammengefaßt werden. Wir verstehen die Gehirnbildung im Sinne einer „Mondenbildung“. Es handelt sich nämlich hierbei um eine Aussonderung und damit Gegenüberstellung der intentionalen Lebensfunktionen des Organismus in einem eigenen Organ. Die Abschnürung und Isolierung des Medullarrohres in der Embryonalzeit führt zur Ausbildung einer Enklave im Nervenpol des Organismus. Die organische Bildung kommt dort zu einem frühzeitigen Abschluß unter Freisetzung der dort wirksamen Lebensbildekräfte, die damit für die bewußte und unbewußte Vorstellungstätigkeit verfügbar werden.

Triticum e fructibus germinatum ferm 33d D19(I)
(gekeimter Weizen, Triticum aestivum; Gramineae);

Triticum e fructibus ferm 35b D3(II)
(Weizenfrüchte, Triticum aestivum; Gramineae):

Die Gräser und unter ihnen der Weizen sind dadurch ausgezeichnet, daß der Kieselprozeß in besonderer Weise ihre Morphologie und Physiologie beherrscht. Dies kommt in der Grannenbildung zum Ausdruck, die an physisch gewordene Lichtstrahlen erinnern kann. Die Halme sind reich an Kiesel, welcher ihnen eine große Elastizität verleiht. Das lineare, rhythmisch von Knoten gegliederte Stengelprinzip dominiert insgesamt, indem sich die schmalen, zugespitzten, scharfrandigen Blätter ganz dem Stengel-Licht-Prozeß unterordnen. Im Samen wird das gesamte vegetative Leben der Getreidepflanze zurückgenommen. Es zieht sich zurück, und es bleibt im Korn ein stoffliches „Chaos“ bestehen. Jedoch ist der Keim in den Randschichten umgeben von der Spelze, die sich aus dem den Gramineen eigenen Kieselprozeß herausbildet. Diese Randschicht schließt das keimende Korn wieder an die Peripheriekräfte an. Für Triticum comp. I wird gerade das keimende Weizenkorn zum Heilmittel verarbeitet. Eine besondere Rolle spielt bei der Keimung Magnesium phosphoricum als Träger des lebenden Prozesses. Beide Substanzen, Magnesiumphosphat und Kiesel, vermitteln die kosmische Lichteinwirkung. Es werden im keimenden Korn aus der Stärkesubstanz, einem umgestalteten, verdichteten Zuckerelement, Wärme- und Lichtkräfte freigesetzt, die ihrerseits die Verbindung zum Umkreis wieder aufnehmen.

In der Hirnsubstanz spielen sich vergleichbare Prozesse ab, d.h. auch hier wird die substantielle Grundlage gleichsam chaotisiert und ätherische Kräfte, chemische Energie sowie Licht und Wärme freigesetzt als Grundlage der Sinneswahrnehmung und Vorstellungstätigkeit.

So ist es zu verstehen, daß das keimende Weizenkorn zusammen mit dem Organpräparat des Hirnstammes belebend auf dieses Organ und seine Funktionen wirkt. Wesentlich erscheint die Tatsache, daß die Gramineen, die Getreideformen im besonderen und schließlich das Zuckerrohr, über den Kieselprozeß die Kohlehydrat-Zucker-Bildung auf einen gewissen Höhepunkt bringen. Substanz gewordene Wärme und Licht manifestieren sich im Stärke- und Kieselgeschehen der Gramineen. Um diesen Prozeß jedoch handelt es sich, der im Nervensystem belebt werden soll. Dies ist der therapeutische Sinn des Präparates Triticum comp. I. Es soll in der organischen Grundlage des Nervensystems (Stammhirn) das Eingreifen der Wesensglieder seelische und Ich-Organisation begünstigen.

Für das Präparat Triticum II wird allein der Weizen im ungekeimten Zustand, Triticum e fruct. ferm 35b, verarbeitet. Das Samenkorn in seinem verschlossenen Sal-Zustand wirkt hier besonders auf Verdichtungs- und Verhärtungsprozesse in dem Sinne, daß die Wärme im Nervensystem wieder in Bewegung und zur Entfaltung gebracht wird.

Entstehung: Dr. med. Gotthard Starke, WALA-Ärztekreis, 1954.

Darreichungsform

1. Injektionslösung
2. Globuli velati

Indikationen

Zur Anregung einer besseren Eingliederung der seelisch-geistigen Kräfte in das organische Aufbaugeschehen bei Vorschäden im Hirnstammbereich, z.B. bei

1.1. Rascher Ermüdbarkeit beim Denken

1.2. Denkschwäche bis zu leichter Idiotie

1.3. Konzentrationsschwäche nach Apoplexie

2. als Adjuvans bei multipler Sklerose

3. Enzephalitis und Folgezustände (im Wechsel mit Cerebrum comp. A cum Auro comp., Cerebrum comp. B cum Auro comp. oder Apis regina comp.)

Unguentum rosatum

In der Klinik wurde eine Salbe benötigt bei Aufliegen, zur Dekubitusbehandlung, bei Zustand der Haut nach Röntgenbestrahlung und bei verschiedenen, vor allem trockenen Hautausschlägen. Dazu wurde ein Präparat geschaffen, dessen Hauptbestandteile kolloidale Kieselsäure und natürliches ätherisches Rosenöl sind.

Rosae aetheroleum (zu 0,05% enthalten)
(ätherisches Öl aus den Blütenblättern von Rosen-Arten; Rosaceae):

Das Rosenöl ist eines der allgemein verträglichen, kaum zu allergischen Reaktionen Anlaß gebenden ätherischen Öle. Es kühlt nicht aus, wie etwa Pfefferminzöl, Kampferöl oder Eukalyptusöl, sondern durchwärmt, ohne einen Entzündungsreiz zu setzen. Zugleich hat es eine geringe bakterizide Wirkung, wie sie den stark wirkenden ätherischen Ölen, z.B. Thymianöl, eigen ist. Der Typus der Rosengewächse zeichnet sich durch eine Beziehung zum Blut aus. In dem Präparat Unguentum rosatum harmonisiert das ätherische Rosenöl die Durchwärmung der Haut, ausgehend von einer Anregung des Wärmeprozesses im Blut selbst. Das Rosenöl hat damit eine unmittelbare Wirkung auf die Ich-Organisation und den Astralleib im Blutbereich.

Geranii aetheroleum (0,25%)
(ätherisches Öl aus Blättern von Geranium- und Pelargonium-Arten; Geraniaceae):

Für dieses ätherische Öl werden Geranium und Pelargonium verwendet. Der Wärme-Licht-Prozeß dringt in Form des duftenden ätherischen Öles in den Stengel vor und färbt die Blätter teilweise oder ganz rötlich-purpurn. Die Signatur der handförmigen Blätter zeigt die starke Gliederung und Durchluftung. Der Duft von Blättern und Blüten ist erfrischend und erinnert vielfach an den Duft der Rose. Die ätherischen Öle der Rose und der Geranie wirken in milder Weise der Entzündungsbereitschaft der Haut entgegen. Es kommt zur rascheren Abheilung von oberflächlichen und äußeren Verletzungen der Epidermis; einer flächenhaften Schädigung der Epidermis wird entgegengewirkt. Das Corium wird in seiner physiologischen Reizbeantwortung angeregt.

Silicea colloidalis (1%)
(frisch gefällte kolloidale Kieselsäure):

Die Kieselsäure wirkt, äußerlich über die Haut angewandt, wie eine homöopathische Potenz belebend auf das Hautbindegewebe. Sie regt die hier wirksame Ich-Organisation an und stärkt damit die Formkräfte der geschädigten Haut.

In dem Präparat Unguentum rosatum ist Kieselsäure in kolloidaler Form zusammen mit milden ätherischen Ölen in eine fettende Salbengrundlage eingearbeitet; dadurch hat die Salbe eine gut pflegende Eigenschaft. In Silicea coll. comp., Gelatum ist Silicea colloidalis dagegen in stärkerer Konzentration mit ätherischem Zitronenöl in eine Gelgrundlage eingearbeitet: Dadurch entsteht eine stärker durchformende, anregende, aber bei vorgeschädigter Haut unter Umständen auch reizende Wirkung, welche z.B. bei Pilzbefall gute Ergebnisse erzielen kann.

Entstehung: Ärztekreis des Biologisch-Homöopathischen Krankenhauses, München-Höllriegelskreuth, Leitung Frau Dr. med. Margarethe Hauschka, 1948.

Darreichungsform
Salbe

Dosierung und Art der Anwendung
Soweit nicht anders verordnet:
mehrmals täglich auf die entsprechenden Hautpartien auftragen und über Nacht abdecken.

Gegenanzeigen: nicht bekannt
Nebenwirkungen: in seltenen Fällen allergische Hautreaktionen auf ätherische Öle
Wechselwirkungen mit anderen Mitteln: nicht bekannt

Indikation
Zur Stärkung der gegenüber der Innen- und Außenwelt abgrenzenden Funktion der Haut und zur Anregung der Tätigkeit der Ich-Organisation über den Kieselprozeß in diesem Organ, z.B.
1. Dermatitis
2. Neurodermitis
3. trockenes Ekzem

4. Neigung zu Mykosen
5. Röntgenschäden der Haut
6. Fissuren
7. Dekubitus
8. Pruritus
9. zur Säuglingspflege

Urtica comp.

Durch die Art der Zusammensetzung aus einer pflanzlichen, einer mineralischen und einer tierischen Substanz ist Urtica comp. geeignet, einen allergisch-hyperergischen Prozeß, d.h. die Ausuferung des immunologischen Geschehens, umfassend zu ordnen und wieder auf ein gesundes Maß zurückzuführen. Die Heilmittelkomposition entfaltet ihre Wirkung in spezifischer Weise im Bindegewebe der Haut, im submukösen Bindegewebe des Magens, Darms und schließlich in den Organüberzügen der inneren Organe. Die drei Bestandteile greifen tief in das differenzierte Flüssigkeitsgeschehen des Mesenchyms ein.

Urtica urens ex herba ferm 33c D2
(kleine Brennessel, Urtica urens; Urticaceae):

Urtica urens repräsentiert in umfassender Weise den dreigliedrigen Organismus nach Sinnes-Nerven-System, rhythmischem Blutsystem und aufbauendem Stoffwechsel-Lymph-System. Ihre besondere Beziehung zum Eiweiß und die Gliederung in Kiesel-Prozeß (Nervensystem), Eisen-Prozeß (Blutsystem) und Schwefel-Prozeß (Stoffwechselsystem) ahmen den dreigliedrigen Menschen nach. Das Eiweiß in der Pflanze stellt das verbindende Element dar, jedoch neigt es zum raschen Zerfall. Wenn die kleine Brennnessel geerntet ist, kommt es sehr rasch zum Eiweißzerfall, zur jauchigen Zersetzung: Der Schwefel wird frei. In der lebenden Pflanze spielt sich tendenziell etwas ähnliches wie in der Eiweißgiftbildung ab. Das Brennesselgift hat Verwandtschaft zum Bienengift, also zu einem Eiweißgift; vor allem hat man Histamine nachgewiesen, die bei der Berührung mit der Haut die Quaddelbildung, d.h. die Flüssigkeitsanschoppung und Wärmestauung hervorrufen. Die besondere therapeutische Wirkung auf den Organismus beruht weiter auf dem starken, den Brennhaaren innewohnenden Kiesel-

prozeß, der die Ich-Organisation, die sich des Kieselprozesses bedient, stärkt. Dem ist die antiallergische, das mesenchymale Matrixgewebe in seiner Eigentätigkeit kräftigende Wirkung der Urtica urens zuzuschreiben. Als pflanzlicher Bestandteil wirkt Urtica urens im besonderen auf die astralische Organisation. Diese wird in den physiologischen und rhythmischen Atemprozeß zurückgeführt. Entsprechend der Ähnlichkeitsregel wirkt die Brennessel vor allem bei akuten, urtikariellen, allergischen Dermatitiden, besonders auch bei der Kontaktallergie.

Stannum metallicum D9
(metallisches Zinn):

In potenzierter Form hat Stannum eine spezifische Wirkung auf die Bindegewebsflüssigkeit der Organe, in unserem Präparat insbesondere auf das Bindegewebe der Haut. Der sich in der Ödembildung verselbständigende Bindegewebsflüssigkeitsprozeß, der sich nicht in die Flüssigkeitsbewegung aus dem Blut in das Bindegewebe und aus dem Bindegewebe in das Blut zurück einordnet, wird durch potenziertes Zinn beherrscht. Stannum ist kieselverwandt. Es hat eine besondere Beziehung zum Lichtprozeß im Organismus, vor allem vermittelt es zwischen Flüssigkeitsverlust und ödematöser Quellung. Im Arzneimittelbild kommt es zur Austrocknung des Bindegewebes. Als Metall wirkt es auf die Ich-Tätigkeit; diese wird in ihrer harmonisierenden Funktion im Wärmegeschehen des Organismus aufgerufen.

Conchae D6
(Austernschalenkalk, Kalziumkarbonat von Ostrea edulis):

Der Lymphprozeß, der sich ebenfalls beim allergischen Geschehen verselbständigt und über die Gewebequellung zur Lymphknotenvergrößerung führt, wird durch Calcium carbonicum auf sein natürliches Maß zurückgeführt.

Zusammenfassung

Urtica comp. ist sowohl bei übermäßiger Eiweißquellung, z.B. im Hautbindegewebe, als auch bei Austrocknung des Bindegewebes ein Heilmittel. Der ätherische Organismus und damit das Immunsystem wird an die Tätigkeit der Empfindungs- und Ich-Organisation angeschlossen und in sich stabilisiert.

Entstehung: WALA-Ärztekreis, Leitung Frau Dr. med. Margarethe Hauschka, 1951.

Darreichungsform
1. Injektionslösung
2. Globuli velati

Indikationen
Anregung des rhythmischen Ausgleiches der das Immunsystem tragenden Lebensorganisation mit der Tätigkeit der Empfindungs- und Ich-Organisation bei exsudativer und allergischer Diathese der Haut, z.B.
1. Ekzeme aufgrund von Stoffwechselstörungen
2. Allergische Dermatitiden
3. Pruritus

Valeriana comp.

Das Präparat Valeriana comp. hat bis auf den Hafer dieselben Bestandteile wie Avena comp., jedoch ist in Valeriana comp. Valeriana e radice in D2 enthalten.

Sulfur und Phosphorus (jeweils D24)
(Schwefel und gelber Phosphor):

Die Arzneimittelbestandteile Sulfur und Phosphor gehen auf Rezepturen des Klinisch-Therapeutischen Instituts (Ita Wegman-Klinik, Arlesheim) zurück. Die gleichzeitige Gabe von Sulfur und Phosphor scheint widersprüchlich zu sein, jedoch stehen beide Substanzen in einem polaren Verhältnis zueinander. Sulfur verinnerlicht die Wärme, Phosphor gibt sie ab. Sulfur ist eine sulfurische, die Imponderabilien in sich bewahrende Substanz, Phosphor eine Sal-Substanz, die ihre Imponderabilien, vor allem Wärme und Licht, abgibt.

Auf den Organismus übertragen bedeutet dies, daß der Sulfur die höheren Wesensglieder im Stoffwechselbereich bindet, der Phosphor sie im Nervenbereich freiläßt. Beide Prozesse können, wenn sie beeinträchtigt sind, zu Schlafstörungen führen. Durch den Sulfur ist die Loslösung der höheren Wesensglieder im Schlaf erschwert, durch den Phosphor wird der Mensch überwach. So kann

man die gleichzeitige Gabe von Sulfur und Phosphor in homöopathischer Form als schlaffördernde Substanzen verstehen.

Valeriana e radice ferm 33c D2

(Baldrian, Valeriana officinalis; Valerianaceae):

Baldrian ist dann angezeigt, wenn sich im Stoffwechselbereich die ätherische Organisation lockert und ausdehnt und über das Nervensystem die Wesensglieder Astralleib und Ich-Organisation in eine Art Zwischenzustand zwischen Schlafen und Wachen überführt. Die beiden höheren Wesensglieder können sich nur ungenügend aus dem Nervensystem befreien. Traum- und Trugbilder entstehen, die dem Cannabis-Bild ähnlich sind. Dieser Zustand wird durch Baldrianwurzel in potenzierter Form zurückgedrängt.

Von der Gestalt her erinnert Valeriana zunächst an die Umbelliferen. Aus dem hellen, aromatisch duftenden Wurzelstock erhebt sich ein kantiger, innen hohler und an der Basis rot gefärbter Stengel. Das tief in die Pflanze eindringende Wärme- und Licht-Element wird hier sichtbar, welches sich auch in den formenreichen, gefiederten Blättern ausdrückt. Der zart rosafarbene, eine Trugdolde ausbildende Blütenstand nimmt im Aufblühen einen stark durchlufteten kugelförmigen Raum ein – eine weitere Signatur der im Vordergrund stehenden Wärme- und Licht-Wirksamkeit.

In diesem Bild finden wir den Zusammenhang zu der Nierenwirksamkeit. Ein betäubender, süßlich-herber Duft durchzieht die ganze Pflanze; er hat eine hypnotische, jedoch auch analeptische Wirkung. Die Verwendung von Baldrian als Carminativum auf den oberen Magen- und Darmbereich erinnert ebenfalls an die Nierenwirksamkeit der Umbelliferen Anis, Fenchel und Kümmel. Auf den Zusammenhang des Nierenorgans mit dem Geruchssinn wurde wiederholt hingewiesen: Es tritt eine bis zur Überempfindlichkeit gesteigerte Geruchswahrnehmung auf. Charakteristisch ist, daß Baldrian sowohl auf steinigem, gebirgigem Boden als auch in ruhigen, feuchten Wiesengründen mit Vorliebe an Wasserläufen gedeiht. Diese Vielfalt und Beweglichkeit bezüglich des Standortes gehört zum Wesen dieser Pflanze und ist Ausdruck ihrer Anpassungsfähigkeit, was sich ebenfalls in der Vielgestaltigkeit der Blätter zeigt.

Im Gegensatz zur biologisch-dynamischen Landwirtschaft, welche die Blüte zum Präparat verwendet, wird zum Heilmittel die Wurzel des Baldrian verarbeitet. Diese enthält neben Valepotriaten Alkaloide und ätherisches Öl. Aus einem kugelförmigen, „zentralen“, weißen Wurzelstock entspringen zahlreiche Wurzelausläufer, die sich nach allen Seiten hin fein verästeln als Ausdruck der Ausein-

andersetzung der Luft-Wärme-Kräfte mit dem Erdenelement. Diese dringen durch den hohlen Stengel bis zur Wurzelbildung vor. Es kommuniziert also unmittelbar das astralische Luft-Element mit dem Erden-Element; dies ist eine Signatur, die wir im Menschen im Nervenbereich kräftemäßig wiederfinden, daher rührt die Nieren-Nerven-Beziehung des Baldrians. Im Nervensystem wirkt der Astralleib physiologischerweise unmittelbar auf die physische Organisation, das Ätherische herausdrängend. Die Indikationen von Baldrian sind Einschlafstörungen mit Gliederzuckungen, ein Gefühl des Schwebens, auch in Verbindung mit Blähsucht. Es besteht Empfindlichkeit gegenüber Sonneneinwirkung, ein weiteres Nierensymptom. Diese Symptome sowie die Ideenflucht sind Ausdruck einer astralischen „Lockerung" in der Niere und im Herzen, wodurch es zu den genannten, hysterisch-nervösen Zuständen im oberen Menschen und in der Herzregion kommt.

Conchae D6

(Austernschalenkalk, Kalziumkarbonat von Ostrea edulis):

Die beruhigende Wirkung von Conchae beruht darauf, daß sich vielfach die ätherische Organisation über den Lymphprozeß beim Einschlafen lockert und ausdehnt, ähnlich wie wir es vom Baldrian-Bild geschildert haben. Es entsteht auch hier ein Zwischenzustand zwischen Wachen und Schlafen. Calcium carbonicum der Austernschale fördert die Ausatmung der Kohlensäure und führt das quellende Ätherische auf ein gesundes Maß zurück.

Zusammenfassung

Der im Nierengebiet nicht genügend eingeordnete Empfindungsorganismus wird durch das Präparat Valeriana comp. in die rhythmische und Atmungsorganisation der Niere wieder eingegliedert. Dadurch wird der Überwachheit im Sinnes-Nerven-System entgegengewirkt (Valeriana und Conchae). Die Ich-Organisation wird aus ihrer einseitigen, bewußtseinsfördernden Aktivität im Nervensystem abgelöst (Phosphor) und veranlaßt, im Stoffwechselbereich vermehrt aufbauend tätig zu werden (Sulfur).

Entstehung: Ärztekreis des Biologisch-Homöopathischen Krankenhauses, München-Höllriegelskreuth, Leitung Frau Dr. med. Margarethe Hauschka, 1948.

Darreichungsformen

1. Injektionslösung
2. Globuli velati

Indikationen

Harmonisierung der polaren Wirkung der Ich- und Empfindungs-Organisation zwischen Nerven-Sinnes-System und Nieren-Stoffwechsel-Tätigkeit, z.B. bei

1. Einschlafstörungen (abendliche Gabe)
2. Unruhezuständen

Veratrum comp.

Es sollte ein Präparat entstehen für die Konstitutionsbehandlung mit den Leitsymptomen rasche Erschöpfbarkeit, Kollapsneigung, nervöse Überempfindlichkeit und Wetterfühligkeit, d.h. Symptome, die man früher unter der Diagnose „vegetative Dystonie" zusammengefaßt hat. Der weiße Germer oder Veratrum, der dem Präparat den Namen gegeben hat, lenkt die Wirksamkeit des Gesamtpräparates auf das Nieren- und Kreislaufsystem hin.

Veratrum e radice ferm 33c D3

(Weißer Germer, Veratrum album; Liliaceae):

Zum Heilmittel wird der kräftige Wurzelstock des weißen Germers verarbeitet. Er enthält Alkaloide wie Protoveratrin und Germerin. Die Pflanze wirkt als Vertreterin der Liliengewächse auf den Flüssigkeits-Lymph-Pol, d.h. auf den Kältepol der Niere.

Bei der jungen Pflanze wird der Blütenprozeß lange Zeit – etwa 10 Jahre bis zur ersten Blüte – im gestauten, knollig dicken, mit der Zwiebel anderer Liliaceen vergleichbaren Rhizom zurückgehalten, um dann wie explosionsartig auf

schnurgeradem Sproß als Blütenrispe emporzuschießen. Diese Rispe ist recht dicht mit grünlich-weißen, wenig duftenden und sechszähligen Blütensternen besetzt. Die Blätter, zum Teil noch sitzend mit dem Sproß verbunden, sind, wie es für die Monokotyledonen typisch ist, streng parallelnervig längsgerippt und weisen, ebenso wie die extreme Stauung des plötzlich sich lösenden Blühvorganges, deutlich auf einen sehr betonten, tief in den Flüssigkeitsprozeß eintauchenden Licht- und Blüten-Wärme-Prozeß hin. Dafür spricht auch der mit dem Blattbereich sich noch durchdringende Blütenstand. Die genannten Alkaloide sind, wie auch bei den Solanaceen, Ausdruck eines sehr stark in den Flüssigkeitsprozeß eingreifenden astralen Blütengeschehens: Das Eiweiß wird zum Gift. Der Standort auf gebirgigem Urgestein, oft in feuchten Mulden, zeigt weiterhin die starke Abhängigkeit von dem in der Höhenluft intensiven umgebenden Lichtprozeß, welcher den Flüssigkeitsprozeß durchstrahlt.

Auf die Nierenbeziehung der Liliaceen, insbesondere von Veratrum, wurde bereits hingewiesen. So dominiert im pathologischen Sinne der Flüssigkeits-Lymph-Prozeß der Niere dann, wenn sich bei Schockereignissen Ich und Astralleib aus dem Nierengebiet herauslösen. Es kommt zur Anurie, zur Nierenödembildung, zum Absinken des Blutdrucks, zum Kreislaufkollaps, zu Eiseskälte mit kaltem Schweiß. Ungenügende Tonisierung des Kreislaufs und des Vegetativums bei häufig leptosomem Habitus, Blässe, Hypotonie, ungenügendem Turgor der Säfte, der Muskulatur, der Haut sind tendenziell Veratrum-Symptome. Auch Krampfzustände mit Durchfällen und Dysmenorrhö, sogar Gemütssymptome, wie übersteigerte Erregung wechselnd mit Niedergeschlagenheit, können sich anschließen. Was man unter „vegetativer Dystonie“ versteht, äußert sich im Kreislaufgeschehen im Sinne des Veratrum-Bildes.

Cuprum sulfuricum D5
(Kupfer(II)-sulfat):

Während Veratrum seine Wirkung auf die astralische Organisation ausübt, haben wir es bei Cuprum sulfuricum, einer mineralischen Verbindung, mit der Wirkung auf die Ich-Organisation zu tun. Das Kupfer entfaltet seine Wirksamkeit im venösen Bereich. Im menschlichen Organismus ist die Leber das kupferreichste Organ. Cuprum ist das Atmungsmetall bei Mollusken, d.h. bei Lymphtieren, und vermittelt das Licht- und Wärmegeschehen (Astralleib und Ich-Tätigkeit) im Stoffwechselbereich, insbesondere im Venensystem, z.B. bei ungenügender Ausatmung von Kohlensäure. So ist Cuprum beispielsweise bei Ausatmungs-

schwäche bis hin zum Status asthmaticus wirksam. Die Schwefelverbindung von Kupfer betont die sulfurische Komponente durch die Beziehung zum Eiweiß; das Seelische wird einerseits zu tief in den Eiweißprozeß einbezogen, andererseits im „oberen Menschen" zu stark von der organischen Grundlage gelockert. Diese Lockerung spielt sich vor allem im Nierenbereich ab, wodurch es zu Schwindelneigung, zu Krämpfen kommt. Daher ist Kupfer im weiten Sinn als spasmolytisches Heilmittel bekannt.

Cinis Avenae cum Magnesio phosphorico D5
(Asche von gekeimten Haferkörnern mit Magnesiummonohydrogenphosphat):

Bei diesem Bestandteil handelt es sich um eine Vermischung der Asche des angekeimten Hafers mit einem Zusatz von Magnesium phosphoricum. Magnesium phosphoricum regt als mineralische Substanz die Ich-Tätigkeit an, und zwar insbesondere im Hinblick auf den lichtätherischen Prozeß, der in einseitig verstärkter Tätigkeit abbauend, bindegewebsverhärtend, die Struktur eines Organs überbetonend, wirksam ist. Beide Substanzen, Magnesium und Phosphor, unterliegen vorwiegend dem Sal-Prozeß: Magnesium befreit in seiner Wirksamkeit den Licht-Wärme-Prozeß und dies in heftigem, blitzartigem Vorgang, so daß ein äußerst heller Lichtblitz bei der Oxidation von Magnesium erscheint. Phosphor gibt sowohl seine innere Wärmepotenz als auch seine Lichtkräfte langsamer an die Peripherie ab. Er vermittelt das Eingreifen des Ich-Wärme-Prinzips.

Magnesium phosphoricum greift in den Zuckerstoffwechsel, in die Muskulatur, auch in die muskuläre Gefäßwandung der arteriellen Gefäße ein. Die bei der Muskelkontraktion frei werdende Wärme aus dem Zuckerstoffwechsel ist eine Ich-Funktion. Die Tonisierung der Muskulatur, in unserem Präparat im besonderen der arteriellen Gefäßmuskulatur, wird durch Magnesium phosphoricum gestärkt.

Hafer als Graminee zeigt eine besondere Aktivität im Blüten-Wärme-Bereich und ist gegenüber den übrigen Getreidearten im Samen besonders eiweißreich. Der Zucker- und Eiweiß-Prozeß sind im Hafer in gleicher Weise am Aufbau der Pflanze tätig. Das Licht-Luft-Element ist im besonderen im lockeren, aufgefiederten Blüten- und Samenstand zu erfahren. Auf diesem Hintergrund ist die starke, auch reizende Wirkung auf die Nierenorganisation zu verstehen. Es ist bekannt, daß der Hafer, im Übermaß verzehrt, die Niere belastet. Die Haferwirkung auf die Niere kann sich bis zu einer Nierenentzündung steigern; Erregungszustände können die Folge sein. Besonders bekannt ist die Nierenreizung und Myoglobin-

urie durch Haferüberfütterung bei den nierenempfindlichen Pferden. Zu den geschilderten Zucker- und Eiweiß-Prozessen tritt bei dieser Getreidepflanze ein intensiver Kieselprozeß, welcher der sich fast in Luft, Licht und Wärme verstrahlenden Gestalt die notwendige Elastizität und Standfestigkeit verleiht.

In der Haferasche findet sich unter anderem Phosphat, was zeigt, daß im keimenden Hafer der Phosphatprozeß wirksam ist. Phosphat setzt verzögert Licht und Wärme frei, so daß die Wesensglieder Ich-Organisation und Astralleib eingreifen können. Die Haferasche enthält des weiteren Eisen und Magnesium. Die Eisenkomponente spielt bei der Chlorophyllbildung die Rolle eines Katalysators. Sie erschließt im vegetativen Aufbau der Pflanze die Aufnahme des auf die Pflanze einströmenden Lichtes. Es kommt zur Chlorophyllbildung unter Eingliederung von Magnesium.

Alle homöopathisierten Aschen wirken auf die Atmung, so daß wir mit Cinis avenae cum Magnesio phosphorico den Nieren-Atem-Prozeß anregen, insbesondere dadurch, daß Ich-Organisation und Astralleib sich besser mit der Nierentätigkeit verbinden.

Stibium metallicum D5
(Antimon):

Stibium stellt als Metall die Verbindung zwischen der Ich-Tätigkeit und dem ganzen Lymphsystem, d.h. auch dem den Lymphstrom aufnehmenden Blut, her. Stibium kann man, wie Mercurius, zu den Substanzen rechnen, die sich im besonderen im Lymphbereich auswirken. Die Auskühlung des Organismus im Zusammenhang mit Erschöpfungszuständen und der Neigung zum Kreislaufkollaps kann durch Antimon verhindert werden. Das Eingreifen der Ich-Organisation im Lymph-Blut-System wird durch Antimon gefördert.

Atropa belladonna ex herba ferm 33a D2
(Tollkirsche, Atropa belladonna; Solanaceae):

Atropa belladonna wirkt aus dem arteriellen Blutbereich heraus in die Peripherie. Eine Übertätigkeit des arteriellen Blutprozesses im Sinnesbereich, vor allem in Verbindung mit einer gesteigerten Schilddrüsenfunktion, ist sehr häufig das Gesamtbild, zu dem die Belladonna-Wirksamkeit als Simile gehört. Auskühlung der Füße mit Hitzegefühl und Blutandrang im Kopfbereich wechseln mit der oben beschriebenen Gefäßerschlaffung und Kollapsneigung. Atropa belladonna in tiefer Potenz soll dazu beitragen, den Astralleib besser im Blutsystem zu konso-

lidieren. Bei Hyperthyreose und Belladonna-Empfindlichkeit sollte Veratrum comp. aufgrund der tiefen Potenzierung von Atropa belladonna vorsichtig und einschleichend dosiert werden.

Chamomilla e radice ferm 33c D2
(Wurzel der echten Kamille, Chamomilla recutita; Compositae):

Übersensibilität aus einem Mißverhältnis von Nervengeschehen zu Nierenprozeß ist der Wirkungsbereich von Chamomilla. Auch das arterielle Blut ist, ähnlich wie wir es vom Bild des Eisens kennen, besonders empfindlich, erregbar; es kommt einmal zum Blutandrang in der Peripherie, dann zu kollapsähnlichen Erscheinungen. Die Krampfbereitschaft ist erhöht, die Empfindlichkeit der Sinne gesteigert. Auch Chamomilla fügt sich in das Gesamtbild der Labilität zwischen Vagotonie und Sympathikotonie mit Betonung des vagotonen Hintergrundes der Konstitution.

Zusammenfassung

Das Präparat Veratrum comp. regt durch seine Wirkung die astralische (Veratrum) und die Ich-Organisation (Cuprum sulfuricum) an, sich vor allem im Nierengebiet stärker zu betätigen. Die Lethargie der „oberen" Wesensglieder wird durch eine Harmonisierung mit der ätherischen Organisation im Nierengebiet überwunden. Somit bezieht sich das Präparat in erster Linie auf die Harmonisierung der Wesensgliederverbindung im Nierenbereich.

Entstehung: WALA-Ärztekreis, Leitung Frau Dr. med. Margarethe Hauschka, 1955.

Darreichungsform

Injektionslösung
Globuli velati

Indikationen

Anregung von Empfindungs- und Ich-Organisation zu einem intensiveren, die Lethargie der Lebensorganisation überwindenden Eingreifen im Nierenbereich, z.B.

1. Vegetative Dystonie, besonders mit Kreislauf-Regulationsstörungen
2. Überempfindlichkeit im Gebiet des Plexus solaris (zusammen mit Kupfer-Salbe, rot als Salbenlappen auf den Oberbauch)

Vesica fellea/Ferrum I und II (früher: Vesica fellea/Ferrum D4/8 und D15/20)[79]

Im Rahmen dessen, was unter den allgemeinen Gesichtspunkten in der Einleitung zu den Organ-Metall-Kombinationen geschildert wurde, ist auch das Präparat Vesica fellea/Ferrum entstanden.

Ferrum metallicum D7 bzw. D19
(metallisches Eisen):

Es wurde davon ausgegangen, daß der Eisen-Prozeß, und zwar auf der Grundlage von Ferrum metallicum, in der Gallefunktion zu einem Ende kommt. Der Untergang der roten Blutkörperchen nach 100–120 Tagen Lebensdauer beginnt in der Milz durch Trennung des Eisens vom roten Blutfarbstoff und anschließende oxydative Spaltung des Porphyrinringes und setzt sich in der Bilirubinabsonderung der Leber-Galle fort. Für einen Moment erscheint das vom Hämoglobin losgelöste Eisen frei aufstrahlend in seiner Wirksamkeit, bevor es wieder durch die Fähigkeit des retikuloendothelialen Systems in seine Blut- und Gewebespeicherform gebunden wird. Damit wird ein Prozeß freigesetzt, der an das Eisen gebunden war: Es werden jene Kräfte freigegeben, die sich im Zusammenhang mit dem Eisen auch mit dem Blutgeschehen, vor allem des arteriellen Systems, verbunden haben. Es handelt sich um die im Blut wirksame Tätigkeit von astralischer und Ich-Organisation; Wärmeprozeß und Atmung greifen über den Eisenprozeß in die Blutbildung ein. Es ist eine im Blut sich abspielende „Inkarnationsbewegung" der sogenannten höheren Wesensglieder. Diese mit dem Eisenprozeß verbundenen Persönlichkeitskräfte leuchten als Gegenwirkung zum Absterben des roten Blutes und zur Galleabsonderung wie befreit im innerseelischen Bereich des Menschen auf.

Vesica fellea Gl D5 bzw. D16
(Gallenblase):

Im Zusammenhang mit der Gallebildung kommt es mit der Absonderungs- und Ausscheidungsfunktion zur Möglichkeit der freien Willens- und Atmungs-

---

[79]) Zur Deklaration der Potenzhöhe der Bestandteile siehe Einleitung S. 62

tätigkeit. Die Willensbildung hängt mit der Gallebildung als einem gemeinsamen polaren Geschehen zusammen. Schwäche der in diesem Sinne verstandenen Gallebildung und Gallentätigkeit bedeutet gleichzeitig im organischen Bereich eine Schwäche der Motilität der Gallenblase, der abführenden Gallenwege, bis zum Übergang des Choledochus in das Duodenum. Dies ist die organische Seite einer Dyskinesie. Die psychische Seite äußert sich in einer möglichen Lethargie der Willensbildung. Eine Erschlaffung der Gallenblase selbst soll durch das Präparat Vesica fellea/Ferrum D4/8 therapeutisch über eine Stärkung des Lebenskräftegefüges beeinflußt werden. Die Wirkung des Organpräparates auf die ätherische Organisation wurde wiederholt beschrieben. Ferrum ruft die im Bereich der Gallebildung wirksame Ich-Organisation zu einer stärkeren Aktivität auf. Es sollte dadurch ein Doppelprozeß begünstigt werden: verstärkter Gallenfluß einerseits und aktivierte freie Willensbildung andererseits.

Vesica fellea/Ferrum D15/20 soll dagegen durch die mittelhohe Potenz von Vesica fellea und die höhere Potenz von Ferrum auf einen zu intensiven Gallebildungsprozeß wirken. Dies ist der Fall bei subakuter Cholezystitis. Prinzipiell gilt auch hier, was über Vesica fellea/Ferrum D4/8 gesagt wurde, jedoch mit dem Unterschied, daß die hohen Potenzen einem zu intensiven Eigenprozeß der Gallenblase, d.h. einer Entzündungstendenz entgegenwirken sollen. – Die Gallenblase ist einem Sinnesorgan für den Blutprozeß vergleichbar. Das zu Ende kommende, physisch werdende Blut gibt seine ätherischen Kräfte frei; dies entspricht einem Sinnesprozeß. Die hochgradige Empfindlichkeit der Gallenblase bei Reizzuständen weist in diese Richtung. Wenn die Gallenblase einseitig dem Stoffwechselgeschehen angenähert wird, ist dies ein pathologischer Vorgang. Dem soll das Präparat Vesica fellea/Ferrum D15/20 begegnen. Die Gallenblase ist durch eine vorwiegend arterielle Blutversorgung mit einer Erhöhung der Temperatur im Inneren gekennzeichnet. Diese schon physiologischerweise vorhandene Entzündungsneigung prädisponiert zu dem übersteigerten Stoffwechsel exothermer Art in der hier gemeinten Krankheitssituation, welche mit einer vermehrten sinnesorganhaften Empfindlichkeit verbunden ist.

Entstehung: Dr. med. Margarethe Hauschka, Dr. med. Heinz-Hartmut Vogel, WALA-Ärztekreis, 1975.

Darreichungsform

Injektionslösung

Indikationen
Wiederherstellung des Gleichgewichtes zwischen degenerativer, abbauender und entzündlich-vegetativer Tätigkeit im Gallenblasenbereich, z.B.
Vesica fellea/Ferrum D4/8:
1. Chronische Cholezystopathie:
   Cholelithiasis, Cholezystatonie
2. Dyskinesie der Gallenblase

Vesica fellea/Ferum D15/20:
Akute und subalente Cholezystitis (im Wechsel mit Echuacea/Argentum)

Viscum/Bryonia comp.

Es sollte ein Präparat zur begleitenden bzw. ergänzenden Therapie bei Leberkarzinom entwickelt werden. Der wesentliche Gesichtspunkt war, daß der Flüssigkeitsorganismus, der von der Leber beherrscht werden sollte, entgleist und sich verselbständigt. Die ätherische Organisation ist zu schwach, um den von der Leber zu organisierenden und zu verlebendigenden Flüssigkeitsprozeß zu halten. Es kommt zum Aszites. Die Präparatebestandteile beziehen sich auf den Bindegewebsflüssigkeitsprozeß in der Leber selbst und vor allem im Bereich des Peritonäums. Die Peritonäalüberzüge der Bauchorgane sind – neben dem Hauptorgan Leber – nicht in der Lage, die Formkräfte im Bereich des Coeloms aufrecht zu erhalten, d.h. die gegenseitige Wahrnehmung der Organe aus dem übergeordneten Wärmesystem der Ich-Organisation ist zu schwach. Neben der Metastasierung von malignen Tumoren in der Leber selbst kommt es vielfach zur Metastasierung im Bereich des Peritonäums.

Peritonaeum Gl D5
(Bauchfell):

Dieses Organpräparat richtet die Heilmittelwirkung vor allem auf den Bereich des die Bauchhöhle viszeral und parietal auskleidenden Bauchfells, welches bezüglich seines von starken Kieselkräften durchzogenen Lebenskräftegefüges angeregt wird. Als tierisches Präparat wirkt es auf die ätherische Organisation, deren lethargischer Zustand überwunden werden soll. Das Organpräparat

Peritonaeum kann als organisches Kieselpräparat bezeichnet werden. Alle Organüberzüge, Faszien und die serösen Häute wie das Peritonäum, die Pleura und die Meningen, sind nach anthroposophisch-menschenkundlicher Anschauung insbesondere Träger des Kieselprozesses und damit der Ich-Organisation.

Viscum album (Mali) e planta tota ferm D2
(Mistel vom Apfelbaum, Viscum album; Loranthaceae):

Die Apfelbaummistel wurde gewählt, da ihre Wirkung sich in besonderer Weise auf die vegetativen Prozesse, auf die ätherische Organisation der unteren Organe bezieht, d.h. auf die Stoffwechselorgane einschließlich der Leber sowie der Reproduktionsorgane. In der durch Anthroposophie erweiterten Medizin wird die Apfelmistel vor allem beim tumorerkrankten weiblichen Organismus angewandt. Sie scheint ebenfalls besonders geeignet zu sein, bei Tumorbefall der Leber eingesetzt zu werden.

Bryonia e radice ferm 33b D3
(Zaunrübe, Bryonia cretica ssp. dioica; Cucurbitaceae):

Die Zaunrübenwurzel wurde dem Präparat hinzugefügt, um den entgleisten Flüssigkeitsprozeß der Leber gleichsam nach dem „Simileprinzip" auf sein gesundes Maß zurückzuführen. Die Bryoniawurzel zeichnet sich unter den Kürbisgewächsen durch eine ungewöhnliche, flüssigkeitsreiche Wurzelstockbildung aus; demgegenüber treten die Organe der Blüten- und Fruchtbildung weitgehend zurück. Der Blüten- und Fruchtprozeß ist in die mächtige Wurzelbildung verlagert. Was sich bei den „normalen" Kürbisgewächsen in typischer Weise an Flüssigkeit in den Früchten anreichert, ist bei Bryonia in die Wurzel verlagert.

Das Wurzelprinzip wird auch dann in der durch Anthroposophie erweiterten Medizin als Heilmittel angewandt, wenn es zu einer Art „Kopfbildung" kommt in Organen, die, wie die Leber, dem Stoffwechsel dienen. Der Sinnes-Nerven-Prozeß an falscher Stelle – hier in der Leber – soll durch die Bryoniawurzel überwunden werden. Es entspricht nach dieser Auffassung die Bryoniawurzel dem pathologischen Sinnes-Nerven-Prozeß, der sich als Malignom, als primärer Lebertumor oder als Tumormetastasen in der Leber abspielt. Das Austreten des Flüssigkeitsgeschehens aus dem organischen Lebensprozeß und seine Ansammlung im Interstitium der Gewebe und darüber hinaus in den großen, serös ausgekleideten Körperhöhlen ist ein Bryonia-Bild. Bei unserem Präparat handelt es sich speziell um ein pathologisches Transsudat in Form von Aszites in der Perito-

näalhöhle. Es soll durch Bryonia die Beherrschung des Flüssigkeitsgeschehens, ausgehend von der Leber, angeregt werden. Als Pflanze wirkt Bryonia auf die astralische Organisation, die sich aus dem Flüssigkeitsprozeß, wenn er sich pathologisch ausbreitet, zurückzieht. Die Durchatmung der Flüssigkeit und damit die Resorption und Ausscheidung des Aszites kann dann durch Bryonia wieder in Gang gesetzt werden.

Stannum metallicum D9

(metallisches Zinn):

Stannum soll als Metall die Ich-Organisation im Organischen, vor allem im Wärmegeschehen, anregen. Stannum kann dann als Präparatebestandteil eingesetzt werden, wenn der Flüssigkeitsorganismus in der Leber selber nicht mehr durchwärmt und durchgestaltet wird. Die Transsudatbildung, das Auftreten von Flüssigkeit außerhalb der Organe in den Organhöhlen kann ein Stannum-Prozeß sein, wenn, wie bei der Metastasierung der Leber, das hier physiologisch sich abspielende intensive Flüssigkeitsgeschehen nicht mehr in den Lebensprozeß integriert wird. Der Flüssigkeitsprozeß der Leber stagniert, „sklerotisiert". Dies ist ein Stannum-Prozeß.

Das Metall Stannum selbst zeigt seine eigentümliche Beziehung zum flüssigen Zustand insofern, als es nur in einem relativ engen Temperaturbereich weich, schmiedbar, plastisch ist. Bei Auskühlung, beginnend bei 13 ° C, zerfällt Stannum allmählich zu einem spröd-trockenen Pulver (Zinnpest), bei Erwärmung auf über 160 °C nimmt es zunächst einen spröd-kristallinen Charakter an. Es läßt sich dann pulverisieren. Erst danach wird es flüssig (232 °C). Diese Tatsache zeigt, daß Stannum auf der einen Seite die Plastizität in sich trägt, zum anderen jedoch gleichzeitig zum Kristallinen neigt, was sich sowohl beim Auskühlen als auch beim Erwärmen über bestimmte Temperaturen hinaus zeigt. Dies ist der dem Zinn immanente Lichtprozeß, der sich in der kristallinen Struktur und in der „Austrocknung" bemerkbar macht. Die physikalische Signatur des Stannum kann ein Verständnis vermitteln für die therapeutische Wirkung im Flüssigkeitsgeschehen des Bindegewebes, insbesondere der Leber.

Zusammenfassung

Das Präparat Viscum/Bryonia comp. ist durch seine Bestandteile geeignet, dann eingesetzt zu werden, wenn im Stoffwechselbereich, insbesondere in der Leber, darüber hinaus in der Bauchhöhle das Flüssigkeitsgeschehen nicht mehr

von der ätherischen Organisation beherrscht wird. Dies ist insbesondere der Fall beim Leberkarzinom. Auch die fortgeschrittene Leberzirrhose mit Bauchwassersucht kommt hier in Betracht.

Entstehung: Frau Dr. med. Margarethe Hauschka, Dr. med. Heinz-Hartmut Vogel, WALA-Ärztekreis, 1977.

Darreichungsform
1. Injektionslösung
2. Globuli velati

Indikationen
Wiedereingliederung von Astralleib und Ich-Organisation in den sich verselbständigenden Flüssigkeitsprozeß in der Leber selbst und im Bauchraum, z.B. bei Aszites – insbesondere bei Lebermetastasen (im Wechsel mit Hepar/Stannum D4/10).

Viscum comp.

Dem Präparat Viscum comp. liegt der Gesichtspunkt zugrunde, daß die ätherische Organisation vorzeitig erlahmt und es vor allem im arteriellen Gefäßbereich und darüber hinaus im Hirnstammbereich (Diencephalon) zu einer vorzeitigen Involution und Degeneration kommt. Unter diesem Aspekt wird auch die Hypertonie (maligner Hochdruck) zu den degenerativen Erkrankungen des arteriellen Systems gerechnet.

Viscum album (Populi) e planta tota ferm D5
(Mistel von der Pappel, Viscum album; Loranthaceae):

Die Pappelmistel wurde gewählt, weil man davon ausging, daß der Säftestrom der Pappel die Lebensgrundlage der Mistel bildet, und diese wiederum eine

Verwandtschaftsbeziehung aufweist zu degenerativen Lebensprozessen im Bereich des Bindegewebes des menschlichen Organismus. Das arterielle System unterliegt der Sklerosierung. Die Ausgliederung des Wärmeorganismus im Bereich des arteriellen Systems und darüber hinaus im zentralen Nervensystem, besonders im Stammhirn, ist dann ein Indikationsfeld für die Wirksamkeit von Viscum Populi.

Die Pappeln, einschließlich der hier verwendeten Silberpappel, haben eine besondere Beziehung zum Wasser und scheiden in ihrer Rinde u.a. Salicinverbindungen ab. Die Pappelgewächse sowie die Weiden im allgemeinen haben die Fähigkeit, an kühlen, feuchten Standorten wie an Bachufern dadurch den Lebensprozeß aufrechtzuerhalten, daß der Blüten-Wärme-Prozeß bis in die Rinden-Wurzel-Region in Form von Harzen und Salicylaten bzw. Glykosiden heruntergetragen wird. Die Aromatisierung der Rinden ist dafür ein Ausdruck. Wenn die Mistel diesen Aromatisierungsprozeß in sich aufnimmt, ist sie in der Lage, den Auskühlungseffekt besonders im Bindegewebe der Gefäße und im Bereich des Gehirns (Mikroglia und Pia mater) zu überwinden. Dies ist die Bedeutung der Pappelmistel in dem Präparat Viscum comp.

Viscum album selbst spielt innerhalb der Pflanzenwelt durch ihre dem Jahreslauf entgegengesetzten Vegetationsperioden (Blühen im Spätwinter, Reifung der Früchte im Tiefwinter) eine besondere Rolle. Sie ist als Pflanze gegenüber Heliotropie und Geotropie, d.h. gegenüber Sonnen- und Erdenkräften autonom, bildet Chlorophyll im Schatten, das bis in den Senker vordringt, und steht in ihrer Gesamtvegetation und in ihrem dichotomen Wachstumsverhalten auf der Stufe des Keimblattstadiums. Im ganzen ist die Mistel eine jugendliche, sulfurische Pflanze; sie bildet in ihrem leimartigen Gewebesaft und im Schleim der Beeren eine dem Bindegewebe des Menschen auch chemisch-stofflich verwandte Substanz (Eiweiß-Zucker-Mucopolysaccharide), die im besonderen auf das lockere Bindegewebe des menschlichen Organismus wirkt.

Die Mistelwirkung beruht folglich im besonderen auf ihrer Eigentendenz, ihren Lebensprozeß zu verselbständigen, zu autonomisieren. Vergleichbare Vorgänge im menschlichen Organismus sind dann der therapeutischen Mistelwirkung zugänglich. Die Ausgliederung eines Organprozesses aus der Ganzheit des der Ich-Organisation unterliegenden Wärmeorganismus ist dann ein dem Mistelprinzip verwandter pathologischer Vorgang. Degenerative involutive Vorgänge bis hin zum Karzinom sind somit der Misteltherapie zugänglich. Diese Degeneration betrifft auch vorwiegend das arterielle Gefäßsystem (arterielle Hypertonie) bis hinein in die Koronarien (Koronarsklerose) und das zentrale Nervensystem (Apoplexie, Epilepsie).

Atropa belladonna e radice ferm 33b D11
(Tollkirschenwurzel, Atropa belladonna; Solanaceae):

Die Wahl der Belladonna-Wurzel ist dadurch begründet, daß bei Belladonna der sulfurische Blütenprozeß in „pathologischer Weise" bis in die Wurzel vordringt. Es kommt zur Alkaloidbildung, die stets ein Ausdruck eines gleichsam das Pflanzenprinzip überwältigenden „tierhaften" Blütenprozesses ist. In der durch Anthroposophie erweiterten Medizin werden die Pflanzenwurzel-Präparate dann gewählt, wenn eine Wirkung auf das Nervensystem beabsichtigt ist. Der Blütenprozeß der Pflanze wird dem Stoffwechsel und dem Regenerationssystem zugeordnet. Hier sind die sulfurischen Wärmeprozesse an das Substanzgeschehen selbst gebunden. Das Blatt-Stengel-Prinzip entspricht dem Gefäßbereich, dem Rhythmischen System und der Atmung, die Wurzel, das der Erde zugewandte Pflanzenorgan, dem Sinnes-Nerven-System. Dieses steht dem Sal-Prinzip nahe, das mit Absonderung von Substanzen, die aus dem Lebensprozeß ausgeschieden werden müssen, zusammenhängt. Das Nervensystem ist ein Organ, das aus dem aufbauenden Lebensprozeß weitgehend ausgegliedert ist und dadurch ein Spiegelapparat zum übrigen Organismus sein kann.

Die Dynamik der Belladonna-Wirkung geht vom Blutsystem selbst aus und ist auf das Sinnes-Nerven-System hin gerichtet. Es kommt zur Verlagerung des Blut-Wärme-Geschehens in die Peripherie, die Haut, und vor allem in die Sinnesorgane und das Gehirn. Der Kopf wird heiß, der übrige Organismus kühlt aus. Von der Atropinwirkung sind die pathologischen Erscheinungen der Vagus-Lähmung bekannt. Damit hängt der erhöhte Gefäßtonus bis hin zur arteriellen Hypertonie zusammen. Die Wirkung auf das Gehirn beruht ebenfalls auf einer Steigerung der Arterialisation und einer erhöhten Sauerstofftätigkeit. Dies bedeutet verstärkten Abbau.

Belladonna e rad. ist deshalb auch geeignet, beim Morbus Parkinson (Schüttellähmung) eingesetzt zu werden. Auch diese Erkrankung beruht auf einer einseitigen, auf das Stammhirn übergreifenden astralischen, d.h. psychischen Tätigkeit. Man hat deshalb mit Recht den Morbus Parkinson auch als „Gehirnsklerose" bezeichnet. Bei dieser Indikation ist eine ergänzende Therapie durch das Organpräparat Hirnstamm Gl bzw. Regio substantiae nigrae Gl in D6 oder D8 sinnvoll.

Entstehung: WALA-Ärztekreis, Leitung Frau Dr. med. Margarethe Hauschka, 1954.

Darreichungsform
1. Injektionslösung
2. Globuli velati

Indikationen

Auflösung einer ätherischen Starre durch Anregung des Wärmeprozesses und Lösung eines zu starken degenerativen Eingreifens der Empfindungsorganisation im Bereich der arteriellen Gefäße und des Hirnstamms, z.B. bei

1. Hypertonie
2. Altersherz
3. anginösen Beschwerden
4. Plethora
5. Apoplexie
6. epileptiformen Zuständen und Epilepsie
   (evtl. im Wechsel mit Arnica/Aurum D6/10)

Viscum/Crataegus

Die Präparatezusammensetzung aus Viscum Tiliae und Crataegus e fol. et fruct. in homöopathisierter Form sollte insofern zunächst die Herztätigkeit und darüber hinaus den Kreislauf in seiner besonderen rhythmischen und harmonisierenden Tätigkeit verstärken, als es bei der Indikation, für die das Präparat gedacht war, vor allem zum verstärkten astralischen und damit Nervengeschehen im Bereich des Herzens selbst und im gesamten Kreislauf kommt. Das arterielle Gefäßsystem des Herzens und des Kreislaufs erfährt eine zu intensive Tonisierung und dies führt schließlich, wenn dieser Prozeß über Jahre besteht, zu einer von der Innenwand ausgehenden Sklerosierung. Dieser Degenerations- und Verhärtungsvorgang ist für die Mistel-Wirkung empfänglich.

Auf der anderen Seite kommt es im Bereich des Blutes selbst, vor allem der Hohlvenen, die sich ins rechte Herz ergießen und insbesondere unter dem Einfluß der ätherischen Organisation stehen, zu einem verstärkten Anstrom dadurch, daß die astralische Organisation im flüssigkeitsreichen und ohnehin tonusschwachen rechten Herzen nicht mehr genug gestaltend und durchatmend tätig ist. Es kann also ein Doppelprozeß vorliegen: im linken Herzen und im arteriellen Gefäßsystem verstärkter Wandtonus, im rechten Herzen eine Form- und Gestaltschwäche. Dadurch kommt es zu einer Senkung des bereits physiologi-

scherweise niedrigeren Muskeltonus des rechten Herzens, und zu einer Sensibilisierung des Herzens bei der Diastole. Die Folgen sind eine Beschleunigung der Herztätigkeit, Beklemmungsgefühl, pektanginöse Beschwerden – alles Anzeichen, die eine Indikation für den potenzierten Weißdorn darstellen. Wir haben es also mit einem gesteigerten Gefäßtonus im linken Herzen und im arteriellen Gefäßbereich zu tun, andererseits mit einem verstärkten venösen Blutandrang zum rechten Herzen. Dieser pathologische Doppelprozeß ist das Indikationsgebiet für Viscum/Crataegus.

Viscum album (Tiliae) e planta tota ferm D5
(Mistel von der Linde, Viscum album; Loranthaceae):

Die Mistel hat ganz allgemein unabhängig vom Wirtsbaum ihre Wirkung im Bereich des mesenchymalen und lockeren Bindegewebes des Organismus. Hier wirkt sie proliferativ, d.h. zellbildend und -erneuernd, vor allem auf dem Gebiet der Leukozyten, Lymphozyten und Granulozyten. Jedoch soll die Mistel auch an der Reifung und Bildung von Histiozyten und Plasmazellen mitwirken. Begleitend gehört zu ihrer Wirksamkeit eine Aktivierung des Wärmeorganismus dahingehend, daß die Basistemperatur sich um mehrere Zehntelgrade erhöht. Temperaturen bis 38°C und darüber sind Zeichen für einen latenten Entzündungsprozeß, der durch die Mistel aktiviert werden kann.

In bezug auf die Wirkung der Mistel in Viscum/Crataegus ist zu sagen, daß das lockere Bindegewebe generell, und im besonderen in dem vorliegenden Präparat das Bindegewebe innerhalb des Herzmuskels und der arteriellen Gefäße, in seinen vitalen Funktionen belebt wird. Der Bindegewebsflüssigkeitsprozeß wird gesteigert, die Durchwärmung intensiviert. Diese Gefäßwirkung ist bei der vorliegenden Indikation wesentlich. So kann Viscum album prophylaktisch und therapeutisch bei Hypertonie, vor allem bei blassem Hochdruck, eingesetzt werden.

Die Mistel von der Linde (Viscum Tiliae) wurde gewählt, weil die Linde sich auszeichnet durch reichlichen Bast in der Rinde – ein Hinweis für den starken auf- und absteigenden Flüssigkeitsstrom – und durch eine Aromatisierung der zur Johannizeit sich öffnenden Blüten mit den in der Volksheilkunde bekannten besonderen Wirkungen auf die Niere. Die Blüten wirken auch diaphoretisch und krampflösend, so daß Lindenblüten auch bei Epilepsie eingesetzt wurden. Die Lindenmistel wurde wohl wegen dieser besonderen Möglichkeiten bevorzugt bei der Behandlung von Lungentumoren eingesetzt (Professor Gorbatz, Lungen-

chirurgische Klinik der Universität Heidelberg, Rohrbach). Dabei wurde die Wirkung der Lindenmistel auf den Atmungsorganismus berücksichtigt. Die Lunge als „tellurisches“ Organ, die in besonderer Weise der Auskühlung unterliegt, was das Auftreten von Tumoren und die Metastasierung begünstigt, kann das besondere Indikationsgebiet für Viscum Tiliae sein.

Crataegus e foliis et fructibus ferm 33d D2
(Blätter und Früchte des ein- und zweigriffeligen Weißdorns, Crataegus monogyna und laevigata; Rosaceae):

Die Signatur von Crataegus und seine besondere Kräfteorganisation wurde in dem Kompositionspräparat Adonis comp. ausführlich beschrieben. Dort wurde darauf hingewiesen, daß der Blatt-Stengel-Bereich von Crataegus vom Blütenpol her einerseits und vom Wurzelpol her andererseits wie durchdrungen und überwältigt erscheint. Von „oben“, vom Blütenprozeß her wirken die Licht-Wärme-Kräfte tief in den Blattbereich hinein bis zur Dornenbildung. Von der Wurzel her werden die verhärtenden Kräfte ebenfalls in die Mitte heraufgetragen. Aus den das Holz verhärtenden, austrocknenden und aus den zuspitzend, verkürzend formenden Kräften entsteht die Dornenbildung.

Die Bedeutung der Wirksamkeit von Crataegus beruht auf der Beziehung der Rosaceen zum Blut, zur Blutbildung und zur Blutdynamik. Oben wurde geschildert, daß es dadurch zu pektanginösen Beschwerden, Herzdruck und Herzschmerz bei Pulsbeschleunigung kommt, daß der Bluteinstrom in das rechte Herz vom Hohlvenenblut her über das physiologische Maß hinaus verstärkt ist. Dies beruht darauf, daß das Herz in seinen Formkräften nachläßt, was sich im besonderen im an sich muskelschwachen rechten Herzen und einer verstärkten Diastole bemerkbar macht. Die oben geschilderte Viscum-Wirkung soll der Verhärtungstendenz im Herzmuskelbindegewebe, jedoch auch im Bereich der Herzkranzgefäße und darüber hinaus im arteriellen System entgegenwirken. Der arterielle Prozeß ist also pathologisch intensiviert, gleichzeitig ist aber auch der venöse Anstrom zum Herzen gesteigert. Diesem pathologischen Doppelprozeß soll das Präparat Viscum/Crataegus entgegenwirken. Die Crataegus-Wirkung in Urtinktur besteht in einer Verstärkung des venösen Blutanstroms zum Herzen. In potenzierter Form stellt Crataegus sich diesem verstärkten Blutanstrom entgegen. Das rechte Herz insbesondere wird entlastet. Gleichzeitig kommt es zu einer Dilatation der Koronararterien. Darauf beruht die schmerzlindernde und das Herz entlastende Crataegus-Wirkung.

Zusammenfassung

Viscum/Crataegus ist somit ein Präparat zur Behandlung pektanginöser Beschwerden sowohl, wenn gleichzeitig eine Hypertonie und eine Koronarsklerose besteht als auch dann, wenn einer allgemeinen Tonussteigerung im arteriellen System entgegengewirkt werden soll. Zu den Anwendungsgebieten rechnen wir auch die maligne und besonders die renale Hypertonie.

Entstehung: WALA-Ärztekreis, Leitung Frau Dr. med. Margarethe Hauschka, 1954.

Darreichungsform

1. Injektionslösung
2. Globuli velati

Indikationen

Harmonisierung des rhythmischen Gleichgewichtes zwischen der venösen Blut- und Stoffwechselseite und der arteriellen Seite des Herz-Kreislauf-Geschehens, z.B. bei

1. Herzstörungen bei Hypertonie
2. Altersherz
3. Koronarsklerose
4. Nephrosklerose, arteriosklerotische Schrumpfniere (evtl. im Wechsel mit Aurum/Equisetum D10/15 und Equisetum/Formica)

Viscum/Echinacea

Viscum album (Mali) e planta tota ferm D1

(Mistel vom Apfelbaum, Viscum album; Loranthaceae):

Die Vereinigung von Viscum und Echinacea in einem Präparat sollte die besondere Wirkung beider Heilpflanzen auf das lockere Bindegewebe zusammenfassen. Die Indikation: Involutionserscheinungen, vorzeitige Alterung des Bindegewebes, Bindegewebssklerose mit Wärmeverlust sind biologisch-organische Folgen einer tiefen Störung der Wärmebildung und Wärmeumwandlung im Matrixgewebe, d.h. im Bindegewebsorganismus des Körpers. Sie bereiten gleichzeitig das pathologische Terrain für die maligne Entartung und stellen die Indika-

tion für eine Mistelbehandlung dar. Die Mistel ist die „Krebsheilpflanze" in der anthroposophisch erweiterten Medizin. Sie kann sogar bei bestehender maligner Erkrankung mit Chemotherapie und/oder Bestrahlung dazu eingesetzt werden, die Folgezustände dieser aggressiven Behandlung wie Abwehrschwäche, Unterdrückung der Blutneubildung und Gewebeverhärtung und -atrophie zu lindern. Auch werden die genannten Behandlungsmaßnahmen hinsichtlich ihrer Nebenwirkungen durch eine begleitende Misteltherapie vom Patienten besser ertragen.

Echinacea e planta tota ferm 33c D1
(blaßblütiger Sonnenhut; Echinacea pallida; Compositae):

Die rosafarbene Echinacea pallida, ebenso Echinacea purpurea und angustifolia, erinnern in der Blütenbildung und im Charakter der leicht herabhängenden, peripheren Zungenblütenblätter, an eine große Arnika. Zur Signatur gehört vor allem die deutliche Tendenz zur Pfahlwurzelbildung einerseits und der blattlose, rauhe, im oberen Teil hohle Stengel mit einem im Zentrum „igelartig" hervorstehenden Blütenkopf andererseits. Der behaarte Stengel sowie die rauh behaarten, linealischen, widerstandsfähigen Blätter sind Ausdruck einer starken Abwehr der Lichteinwirkung (Kieselprozeß). Die Pfahlwurzelbildung offenbart ebenfalls die sich versammelnde, vereinheitlichende Formkraft der kosmischen Umkreiswirkung, der sich der in der Echinacea wirksame Kieselprozeß öffnet.

Im menschlichen Organismus zeigt der Sonnenhut eine besondere Wirkung auf das lockere Bindegewebe, d.h. auf das gesamte Immunsystem des Organismus. Echinacea wirkt in Urtinktur und in tiefen Potenzen proliferativ auf das Immungeschehen, vor allem auf eine Steigerung der Leukozytenausschwemmung. Diese spezifische Wirkung kann zurückgeführt werden auf den der Echinacea immanenten Kiesel- und Licht-Prozeß. Wärmefreisetzung wird angeregt, so daß nach Injektionen, vor allem am Abend, mit einer geringen Temperaturerhöhung zu rechnen ist.

Wir können somit von der Echinacea sagen, daß sie die Viscum-Wirkung verstärkt, jedoch so, daß sie, im Unterschied zu Viscum album, sowohl die kosmischen als auch die tellurischen Kräfte in sich vereint und damit den Anschluß herstellt zu den physisch-stofflichen Vorgängen im Organismus, ebenso zu dem inneren Wärmeorganismus, der sich im Blut individualisiert. Man könnte sagen, Echinacea hat eine umfassendere Wirkung auf den Wärmeprozeß im Menschen als die Mistel. Diese ist geradezu ein Spezifikum für jene pathologisch-organischen Vorgänge, die sich tendenziell aus dem einheitlichen Zusammenhang des

Organismus lösen wollen. Sondertendenzen bis hin zum Karzinom sind das therapeutische Gebiet der Mistel. So ergänzen sich beide Präparatebestandteile im Hinblick auf die Wiedereingliederung sich isolierender Organprozesse (Viscum) bei gleichzeitiger Verstärkung des Gesamtwärmeorganismus im physischen und im ätherischen Bereich (Echinacea).

Entstehung: Dr. med. Heinz-Hartmut Vogel, WALA-Ärztekreis, 1965.

Darreichungsform
1. Injektionslösung
2. Globuli velati

Indikationen
Aktivierung des Flüssigkeitsaustausches im interstitiellen Matrixsystem der Organe und Überwindung einer Wärmestarre durch Anregung der Wärmebildung und -freigabe, z.B. bei
1. Involutionserscheinungen
2. allgemeiner Resistenzschwäche
3. malignen Erkrankungen
4. Strahlenschäden
5. Leukopenie

Wund- und Brandgel

In Ergänzung zur Brandessenz bestand der Wunsch nach einem Salbenpräparat mit vergleichbarer Wirkung, das sich für die unmittelbare Hilfeleistung eignet. In die Salbengrundlage, die lindernde Pflanzenschleime enthält, werden die Auszüge von Arnika, Brennessel, Ringelblume, Thuja und Beinwell eingearbeitet. Wund- und Brandgel beinhaltet zusätzlich kolloidales Silber, das die regenerationsanregende Wirkung von Thuja und Symphytum verstärkt.

Äthanolischer Auszug aus Arnica, Flores (1,5%)	siehe Brandessenz
Äthanolischer Auszug aus Urtica urens, Herba (4,5%)	
Äthanolischer Auszug aus Calendula, Flores (1%)	
Äthanolischer Auszug aus Thuja, Summitates (1%)	
Äthanolischer Auszug aus Symphytum, Herba (1%)	

Cantharis ex animale Gl D5 (1%)
(Spanische Fliege; Lytta vesicatoria)

Die Spanische Fliege verursacht in substantieller Gabe an der Haut eine akutentzündliche Reizung mit Blasenbildung. In potenzierter Form ist sie das Simile für Verbrennungserscheinungen an der äußeren Haut. Es hat sich bei der Verbrennungsbehandlung bewährt, zusätzlich innerlich Cantharis Gl z.B. in der D8 zu geben

Argentum colloidale D5 (1%)
(kolloidales Silber)

Argentum colloidale ist ein mit Eiweißstoffen als Schutzkolloiden fein verteiltes Silber, das zur äußeren Anwendung geeignet ist. Als Metall greift Argentum in die „merkuriale" Tätigkeit der Haut ein, d.h. der Übergang von Aufbau und Abbau und umgekehrt wird gestärkt. Im besonderen hat Argentum eine Beziehung zum ätherischen Organismus und zum Lebensäther. Ätherische Erschöpfung und vorzeitiger Abschluß des Aufbauprozesses werden durch Argentum-Gaben in homöopathischer Dosierung durch Anregung des Gegenprozesses im therapeutischen Sinne beeinflußt.

Entstehung: Dr. med Heinz-Hartmut Vogel 1969.

Darreichungsform
Gelat

Dosierung und Art der Anwendung
Soweit nicht anderes verordnet:
bei Brandwunden Gel sofort messerrückendick auftragen und mit verdünnter Brandessenz feuchthalten. Bei sonstigen Wunden, wie z.B. Schürfwunden, Gel auftragen und eintrocknen lassen.

Gegenanzeigen: Arnika-Überempfindlichkeit
Nebenwirkungen: Bei Arnika- oder der sehr seltenen Urtica-Überempfindlichkeit können örtlich allergische Reaktionen auftreten.
Wechselwirkungen mit anderen Mitteln: nicht bekannt.

Indikationen

Wiederaufbau eines gestörten Hautbildungsprozesses, besonders infolge zu starker Licht- und Wärmeeinwirkung, durch Eingliederung der Auflösungstendenzen in eine geordnete Aufbaubildung der Haut, z.B.

1.1. Verbrennungen und Verbrühungen 1. und 2. Grades
1.2. Sonnenbrand
1.3. allergisch-hyperergische Dermatosen
1.4. frische flächenhafte Hautverletzungen
1.5. Verätzungen
2. Insektenstiche
3. Schlecht heilende Geschwüre
4. Dekubitus

ANHANG

BESONDERE EINZELMITTEL DER WALA

Carbo Equiseti D3, D6, D15

(Kohle des Schachtelhalmes, Equisetum arvense; Equisetaceae):

Bei der Verkohlung handelt es sich um einen Erstickungs- und Verschwelungsvorgang, der in größerem Ausmaß in den Kohlenmeilern Anwendung findet. Dort wird durch Zwischen- und Außenschichten von Erde der Luftsauerstoff ferngehalten. Es kommt zum Austritt von Wasserdampf und Methan. Der pharmazeutische Verkohlungsprozeß geht nicht so weit wie die Veraschung, in der ein Großteil des vorher lebendigen Kohlenstoffgerüstes der Pflanze in Form von Kohlendioxid ausgetrieben wird und es zur Bildung von Aschenoxyden kommt. Der Carbo-Bildevorgang ist ein sulfurischer Prozeß, indem unter Verdichtung die Sulfur-Qualität der Pflanze festgehalten und eingeprägt wird. Bei der Schachtelhalmkohle wird im besonderen der Carbo-Prozeß an den Equisetum-Kiesel-Prozeß herangeführt. Wir betrachten Carbo Equiseti als eine Substanz, die noch die lebendige Bezüglichkeit zu der Pflanze in sich trägt, indem sie den noch nicht ganz vom Wasser befreiten Kiesel mit der an Imponderabilien reichen Kohle vereinigt.

Therapeutisch kann Carbo Equiseti eingesetzt werden, um die zwischen Sal und Sulfur bewegliche, merkuriale, atmende Mitte in der Niere anzuregen und zu beleben. Wir unterscheiden in der Niere die Rinden- von der Markfunktion. In der Nierenrinde wird der rasche, hocharterialisierte Blutstrom in den Gefäßknäueln der Glomeruli „in die Enge getrieben“ und gestaut, es kommt zur Befreiung von Wasser (Ultrafiltrat), von Licht und Wärmekräften. Im Gegensatz dazu ist die Rückresorption und die Marktätigkeit insgesamt eine einscheidende, aufbauende Funktion. In der gesunden Niere besteht ein Gleichgewicht zwischen verinnerlichendem Mark und nach außen führender Rindentätigkeit. Carbo Equiseti harmonisiert in diesem Sinne die frei schwingende Atmung zwischen Kohlenstoff-Mark-Prozeß und Kiesel-Rinden-Prozeß. Diese Substanz ist therapeutisch hilfreich beim nephrotischen Syndrom und einer von Hypertonie begleiteten Niereninsuffizienz. Dabei ist es interessant, daß die im Symptom der Atemnot und des Lufthungers sich äußernde Nierenasphyxie ihr Simile findet in einer durch Erstickung zubereiteten Heilmittel-Substanz.

Carbo Visci Mali D20
(Kohle aus der Mistel des Apfelbaumes, Viscum album (Mali); Loranthaceae):

Der pharmazeutische Verkohlungsvorgang ist ein künstlich durch das Feuer beschleunigter und herbeigeführter Pflanzensterbeprozeß; die Pflanze wird auf die erdenhafte Stufe heruntergeführt, indem – ganz im Gegensatz zur Veraschung – die pflanzeneigene sulfurische Qualität der Kohle-Substanz eingeprägt wird. Beim Verbrennen der Kohle veräußert sich diese sulfurische Eigenschaft wieder in Rauch, Dampf, Licht und Wärme.

Carbo Visci Mali stellt also eine sulfurische Form der Apfelmistel dar, in der die im Mistelschleim enthaltene Eiweißqualität noch gesteigert ist. Sie kann zur Krebsbehandlung und beim Glaukom herangezogen werden.

Harpagophytum e radice ferm 35b D3, D6, D12, D30
(Harpagophytum procumbens, Teufelskralle; Pedaliaceae):

Die Teufelskralle ist vor allem in den Steppengebieten Süd- und Südwestafrikas beheimatet. Aus der Wurzel entspringen niederliegende, horizontal wachsende Triebe mit gegenständigen, am Rand tief eingebuchteten Blättern. Die Blüten sind trichterförmig, rot-violett und bis 6 cm lang. Namengebend waren die flachen Kapselfrüchte, deren armartig verlängerte Flügel mit Widerhaken versehen sind (harpagos = Enterhaken). Diese krallen sich z.B. in die Wolle von Schafen ein und werden so über weite Strecken verbreitet. Die Pflanze besitzt eine pfahlartige Haupt- und mehrere horizontal wachsende Seitenwurzeln. Seiten- oder Speicherwurzeln sind etwa 0,5 cm dick und reichen bis in ca. 2 m Tiefe. Sie bilden in unregelmäßigen Abständen längliche, knollenartige Auftreibungen, deren gelblich-weißes Fruchtfleisch in frischem Zustand sehr zart ist und bitter schmeckt. Nur die Knollen werden zum Heilmittel verarbeitet. Die Gestalt der Pflanze zeigt also kein deutliches geo- bzw. heliotropes Wachstum, sondern oberirdischer Stengel und Speicherwurzeln breiten sich horizontal aus. Dieses wie auch die wässrigen Speicherknollen und der bittere Geschmack deuten auf eine Beziehung zur Leberorganisation hin. Die unterirdische Ausprägung von Stengel-Wurzel-Prinzip und Knollenbildung ist Ausdruck einer Verlagerung der sonst an der oberirdischen Pflanze sich abspielenden Metamorphose zwischen Knoten (Zusammenziehung) und Blattbildung (Ausdehnung). Der vegetative Pflanzenbildevorgang ist in den Bereich der Erde und Kühle verlagert. Darüber hinaus dringt der Wärme-Licht-Prozeß bis in die Stofflichkeit der Wurzel und führt dort zur Bildung von Glykosiden (Harpagosid, Harpagid, Procumbid).

In der traditionellen südwestafrikanischen Medizin wird Harpagophytum u.a. bei rheumatischen Erkrankungen, Arthritiden und Erkrankungen des Leber-Galle-Systems gegeben. Die klassische Homöopathie betont die Entzündung größerer Gelenke, besonders der Hüften, Lenden- und Brustwirbelsäule. Bewegung und Wetterwechsel von Trockenem zu Feuchtem verschlimmern. Ruhe und Liegen bessern die Symptomatik.

Die Signatur der Pflanze zeigt im Wurzelbereich die Auseinandersetzung zwischen Licht- und chemischem Äther. Das Licht wirkt linear, überformend, die dünnen Sekundärwurzeln bildend. Der Chemismus führt zur Anschwellung und Knollenbildung. Das Zusammenspiel der beiden Kräfte wirkt unrhythmisch, stockend; es fließt nicht.

Hier hat man die Brücke zur Erkrankung des Bewegungsmenschen, bei dem der sensible Übergang vom aus der strömenden Blutwärme heraus gebildeten Muskel über die schon starrere Sehne zur Knochenhaut besonders empfänglich für Stockungen, z.B. in Form von Rheumaknötchen, ist. Die Gelenke selbst erinnern durch ihre in dem bradytrophen Knorpelstoffwechsel zurückgenommene Vitalität bereits an Sinnesorgane. Bei übersteigertem Kälteprozeß kann Harpagophytum hier hilfreich sein. Praktisch hat sich uns Harpagophytum u.a. bei primär chronischer, deformierender Polyarthritis, bei Morbus Bechterew und Arthrosis deformans im entzündlichen Stadium bewährt.

Neem-Essenz *(nicht mehr im WALA-Programm)*
(Äthanolischer Auszug aus Azadirachta indica, folium, Blätter des Neem-Baumes, Antelea azadirachta; Meliaceae):

Der im südlichen Himalaya, in Indien und Birma weit verbreitete Neem-Baum wurde von Frau Elisabeth Sigmund, der Begründerin der Dr. Hauschka-Kosmetik, anläßlich ihrer indischen Studienreise in die Rezepturen der Haar- und Nagelpflege-Präparate und in das Gesichtsöl eingefügt. Weiter wurde 1973 ein Tonikum aus den Neem-Blättern in den Heilmittelschatz der WALA aufgenommen: Die Neem-Essenz wird in Form von Einreibungen der Kopfhaut zur Festigung des Haarbodens eingesetzt.

Der Zedrachbaum gehört zu der Familie der Meliaceen, das sind tropische Holzpflanzen, die z.B. das Mahagoniholz liefern. Er genoß von jeher als Tempelbaum hohes Ansehen und wurde als Krankheitsschutz vor die Häuser gepflanzt; seine Zweige wurden für Neujahrsriten und Frühjahrskuren verwendet. Heute

umsäumt der schattenspendende 'indische Flieder' viele Alleen und Felder. Der Neem-Baum ist anspruchslos und schnellwüchsig, er grünt im tropisch heißen Klima, erfrischt die Luft seiner Umgebung und hält Insekten fern, verträgt allerdings keine stauende Nässe. Aus den ölhaltigen Samen wird das Azadirachtin, ein wirksames und umweltschonendes Insektizid hergestellt, welches Heuschrecken, Moskitos, Würmer und mehr als 200 andere Insekten abschreckt bzw. am Wachstum und der Fortpflanzung hindert (für Warmblütler und viele Nützlinge ist Azadirachtin ungiftig). Allopathisch wird eine antimikrobielle und spermizide Wirkung beschrieben.

Der bis 12 m hohe 'Paradiesbaum' hat hinter seiner hellgrauen, längsgefurchten Borke ein rötliches Holz. Die bis 50 cm langen, eschenähnlichen, doppelt gefiederten und in der Peripherie etwas gezähnten Blätter bilden ein lockeres, ausladendes Laubwerk. Zahlreiche fliederähnlich duftende Blütenrispen sitzen blattachselständig. Die Einzelblütchen sind fünfzählig, mit einer rotvioletten Staubblattröhre, sie entwickeln sich zu kirschgroßen, goldgelben Steinfrüchten mit holzigem, mehrkantigem Kern.

Alle Pflanzenteile (Wurzel, Rinde, Blätter, Blüten, Früchte, Samen) finden in der Ayurveda-Medizin breite Anwendung für die verschiedensten Indikationen (bis hin zur Behandlung des Diabetes mellitus), sie werden vor allem wegen ihrer kühlenden, formenden und trocknenden Eigenschaften eingesetzt.

Von den Neem-Blättern wird beschrieben, daß sie neben Eiweißen, Calcium, Vitamin A und Eisen besonders Bitterstoffe und Schwefel enthalten. Sie haben eine milde antiseptische Wirkung und werden zur Pflege von Haut, Haaren und Nägeln, Zahnfleisch und Zähnen vielfach verwendet, so zum Beispiel regelmäßig gekaut. Auch zu therapeutischen Zwecken werden Neemblätter eingesetzt, und zwar sowohl bei Entvitalisierung und überstarkem Nerven-Sinnes-Prozeß in Haut und Hautanhangsgebilden (wie Haarausfall, Schuppen, Kopfläusen, Nagelmykosen, chronischen Parodontopathien und Ekzemen) als auch bei übersteigertem Stoffwechselprozeß (wie bei unreiner Haut und Akne, bei akuten Nagelbettentzündungen und schlecht heilenden Wunden). Der Neembaum kann somit nicht als ein spezifisches Heilmittel für eine bestimmte umschriebene Indikation angesehen werden. In seinem harmonischen Verhältnis zu den Elementen Wärme, Luft, Wasser und Erde stellt er vielmehr ein die Grundfunktionen des Organismus allgemein regulierendes Heilmittel dar, das sowohl einseitig verstärkte Nerven- wie auch Stoffwechselprozesse an der Haut und den von ihr abstammenden Organen zu regulieren vermag. So wird seine umfassende, therapeutisch ausgleichende und hygienische Wirkungsweise verständlich.

Papaver rhoeas-Essenz
(Äthanolischer Auszug aus den frischen Blüten der Klatschmohns, Papaver rhoeas; Papaveraceae):

Papaver rhoeas ist eine einjährige, Milchsaft führende Pflanze. Sie hat eine weißliche, dünne, wenig ästige Pfahlwurzel. Der Stengel ist rund und steif. Die Blätter sind mattgrün, länglich, mit einfachen, spitzen, gezahnten Fiederlappen. Sie tragen, wie die übrigen grünen Teile des Klatschmohns – reichlich borstige Haare. Die Blütenknospen sind zunächst hängend, im Aufblühen nickend, Blüte und Frucht stehen dann senkrecht. Die beiden Kelchblätter fallen im Aufblühen ab, die vier zunächst zerknitterten, scharlachroten und fettglänzenden Blütenblätter entfalten sich. In der Blüte findet sich kein Nektar, wohl aber reichlich Blütenstaub, der eine Vielzahl von Insekten lockt.

Die Pflanze bevorzugt trockene, luftig-lichte Standorte. Nässe behagt ihr nicht. Steht sie auf sehr feuchtem Boden, so nimmt die Behaarung mehr und mehr ab, so daß die Blätter schließlich ganz kahl und nur noch an den Nerven mit einzelnen langen Haaren versehen sind.

Neben der so ins Auge stechenden Blüte wirkt die übrige Pflanze sparrig und überformt. Aber auch die Blüte strotzt nicht vor Vitalität. Die großen glänzenden Blütenblätter, die den Betrachter mit einer gewissen „Dekadenz“ fesseln, fallen rasch ab. Ein überstarker seelischer Prozeß scheint sich der Pflanze bemächtigen zu wollen.

Interessant ist in diesem Zusammenhang ein Vergleich mit dem Schlafmohn, Papaver somniferum. Ein blühendes Schlafmohnfeld bietet mit seinem bläulich-grünen, wie mit einem weißen Hauch überzogenen Laub und den düsteren, weißlichen Blüten einen schwermütigen Anblick, der den Betrachter in eine „mondenhaft träumerische“ Stimmung versetzt. Der Milchsaft, der das Alkaloid Opium enthält, verliert sich beim Ausreifen der Pflanze. Die Samen sind frei von Gift.

Der Klatschmohn bildet kein Gift. Er scheint sich, wie Rudolf Steiner dies in einem anderen Zusammenhang erwähnt, im Erröten der Blüten gegen ein von außen eingreifendes Astralisches zur Wehr zu setzen.

Der Blütenprozeß führt zur Ausbildung einer oberständigen Samenkapsel. Man hat es hier im Blütenbereich, der Beziehungen zum Stoffwechsel-Gliedmaßen-Menschen hat, mit einer „Kopfbildetendenz“ zu tun. Dies ist ein entscheidendes Signum für Papaver rhoeas.

Als Milchsaftgewächs zeigt der Klatschmohn eine besondere Beziehung zum Chemismus des menschlichen Organismus, der sein Zentrum im Leberstoff-

wechsel hat. Dieser zieht die höheren Wesensglieder Astralleib und Ich-Organisation in sich herein und verbindet sie mit der von außen zugeführten Substanz. Aber auch Darm- und Gallenbereich sowie die Niere werden durch den Klatschmohn angesprochen. Papaver rhoeas ist also dann indiziert, wenn im Unbewußten des Stoffwechsel-Gliedmaßen-Menschen eine „Kopfbildetendenz" mit vermehrter Bewußtseinstätigkeit auftritt. Dies zeigt sich in verstärkter Motilität der glatten Muskulatur, etwa bei Magen-, Darm-, Gallen-, Blasen- und Harnleiter-Koliken oder auch bei spastischer Obstipation. Seelisch kann man Erregungszustände und Schlaflosigkeit beobachten.

Die Wirkung der Essenz über die Haut ist eine mehr generelle und entspricht der einer höheren Potenz.

Opal D8, D12, D15, D20, D30
Achatwasser D8, D12, D30

Der Kiesel nimmt in der durch Rudolf Steiner angeregten Erneuerung der Heilkunst eine zentrale Stellung ein. Er hat die Aufgabe, Träger der über die Wärme vermittelten Ich-Organisation zu sein. Die Grundlage hierzu bildet die den Organismus durchziehende, alle Organe miteinander verbindende mesenchymale Grundsubstanz. Durch den Kieselprozeß wird die vom Stoffwechsel gebildete Wärme in „Wärme, die den Bewußtseinsvorgängen zugrunde liegt", umgewandelt.

Im menschlichen Organismus und in der Natur liegt der Kiesel in unterschiedlicher Form vor. In Haut, Sinnesorganen und Nerven ist die durch den Kieselprozeß angeregte Formgestaltung zu einem gewissen Abschluß gekommen. Die Hornschicht der Epidermis stirbt ab, die Sinnesorgane und Nerven nehmen sich in ihrer sulfurischen Stoffwechselaktivität soweit zurück, daß selbstlose Wahrnehmung der Umwelt und Eigenbewußtsein möglich werden. Im Krankheitsfall zeigt sich die Tendenz zur Überformung, Auskühlung, zu übermäßiger Wachheit, Empfindsamkeit und zurückgedrängter Vitalität. Hier ist der Kiesel in seiner kristallinen Form als Bergkristall angezeigt. Durch Gaben homöopathisch potenzierten Quarzes wird die Ich-Organisation angeregt, das überstarke Physisch-mineralisch-Werden des Kiesels zu überwinden und ihn zur Ausscheidung zu bringen.

Der Opal ist eine Form des Kiesels, die noch nicht vollständig in die Schwere des Mineralischen ausgefallen ist, sondern als Kolloid einen gallertig-amorphen Zustand zwischen Wässrigem und Festem einnimmt. Im Gegensatz zum geometrisch geformten, kühlen, durchsichtigen Bergkristall hat der Opal die imponde-

rablen Kräfte noch nicht vollständig entlassen. Er entsteht häufig aus vulkanischem Ursprung. So bestehen die Kieselablagerungen der Geysire verschiedener Vulkangebiete großenteils aus Opalsubstanz. Die Nähe zu Wärme und Leben zeigt sich in der Plastizität des Opals. Stellt man eine hohe Opalscheibe senkrecht auf, so wird sie mit der Zeit an ihrem unteren Ende dicker. Außerdem „atmet" der Opal Wasser. Der Wassergehalt kann zwischen etwa 10% und 30% schwanken. Das lebendige Farbenspiel der Edelopale hängt eng mit dem Wassergehalt zusammen. Langes Austrocknen führt zu ihrem allmählichen Verblassen.

In der Bindegewebsgrundsubstanz, welche wie ein zweiter, noch halb flüssiger Mensch alle Organe umspült, ist die Kieselsäure zusammen mit den Schleimzuckern für den halbfesten, kolloidalen Zustand verantwortlich, in dem die zwischenzellige Flüssigkeit gehalten wird. In diesem nicht festen und nicht flüssigen, sondern gallertigen, beweglichen, kolloidalen Zustand spielen sich die Lebensvorgänge ab. Der Kiesel im Mesenchym ermöglicht nicht eine wachbewußte Wahrnehmung wie in den Sinnesorganen; es ist aber doch eine feine, unbewußte Wahrnehmungstätigkeit, welche sich zwischen den einzelnen Organen fortwährend abspielt. Rudolf Steiner spricht von der „gegenseitigen Wahrnehmung der Organe", welche für die Einbindung der differenzierten Organe in die Ganzheit des Organismus und damit für die Gesundheit des Menschen die Grundlage bildet. Hier findet sich ein Zusammenhang zu dem in der modernen Medizin so stark hervorgehobenen Immunsystem. Ist diese gegenseitige Wahrnehmung der Organe untereinander gestört, kann es zu autoaggressiven Erkrankungen kommen. Lebendiges Gewebe wird verfestigt, fibrosiert. Neben den Kollagenosen, dem Morbus Crohn, der chronischen Pankreatitis, der fibrösen Mastopathie, dem Glaukom und bestimmten Gelenkaffektionen kann man auch an Bindegewebsverhärtungen und an mit Verwachsungen einhergehende postoperative Narbenbildungen denken. Dies wären Anwendungsmöglichkeiten für die verflüssigende, verlebendigende Heilkraft des potenzierten Opals.

Beim Achatwasser, das man gelegentlich in Kristalldrusen findet, hat sich ein mit Kiesel angereichertes Wäßriges in einen flüssigen und einen abgesetzten, oft farbigen, kristallinen Zustand getrennt. Dieser Vorgang erscheint wie eine Klärung, die das entstandene Achatwasser der Sinneslymphe vergleichbar macht. Beim Menschen kann man bei der Entstehung des Liquor cerebrospinalis oder der Ultrafiltratbildung in der Niere aus dem kolloidalen Blut an einen ähnlichen Trennungsvorgang denken. Ein vergleichbarer Vorgang spielt sich in der Embryonalentwicklung bei der Entstehung von Amnion und Keimling ab. Einsatzmöglichkeiten für das Achatwasser könnten u.a. sein: im Rahmen der Meningitis-Behandlung, bei Neigung zu Nierensteinen, bei Fruchtwassermangel.

Poterium e radice ferm 35b 2%, D2
(dorniger Becherstrauch, Poterium spinosum; Rosaceae):

Der dornige Becherstrauch, eine Pflanze aus der Familie der Rosengewächse, gedeiht im Mittelmeerraum. Dort wird die Abkochung der Wurzelrinde volksheilkundlich verwendet. Man hat beobachtet, daß Beduinen, die an erhöhten Blutzuckerwerten litten, hierdurch auf Dauer symptomfrei wurden.

Poterium spinosum ist ein 30–60 cm hoher Strauch. Er hat lange, stark verästelte, bis zu 1 cm dicke Wurzeln, die außen rot-braun, innen lichtbraun bis graubraun sind. Das Holz ist sehr hart. Seine Hauptzweige wachsen entlang dem Boden. Die Seitenzweige enden in dichotomisch verzweigten Dornen, die jeweils in einem Winkel von 120 Grad zueinander stehen, so daß aus der Anordnung der Dornen eine Art unvollständiges Wabengerüst entsteht. Die Blätter sind unpaarig gefiedert, haben stumpf-eiförmige, gezähnte Blättchen mit fast kahler Ober- und filzig behaarter Unterseite. Die Pflanze wächst auf steinigen, trockenen Böden bis zu einer Höhe von 700 m. Am besten gedeiht sie in einer Zone mit jährlichen Niederschlagsmengen um 300 mm. In der Signatur von Poterium spinosum zeigt sich die überstarke Wirksamkeit des Lichtäthers. Dieser ist hier strukturierend, verhärtend, abbauend tätig. Es entsteht das sehr harte Holz und die ausgeprägte Dornbildung.

Der Diabetiker ist, laut Rudolf Steiner, nicht in der Lage, mit seiner Ich-Organisation den Zucker ausreichend in den Stoffwechsel einzugliedern. Das Ich lebt in der Wärme, und die Auseinandersetzung mit dem Zucker ist hier ein Problem des Umgangs mit der Wärme. Man kann bei einem Teil der Diabetiker beobachten, wie der Nerven-Sinnes-Pol (Lichtäther) überstark im Organismus tätig ist. Das kann auf der Bewußtseinsebene zu einer starken Intellektualität führen. Schreitet dieser entvitalisierende, den Ich-Bluts-Prozeß überwältigende Vorgang fort, so entstehen Organdefekte. Es sind interessanterweise neben den Nerven in Form der Neuropathie vor allem die Augen und Nieren, die eine ausgeprägte Beziehung zum Astralischen haben, von den Folgeerkrankungen betroffen.

Die Wirkung von Poterium spinosum scheint über eine Stimulierung der Insulin sezernierenden ß-Zellen des Pankreas zu gehen. Man wird daher beim insulinabhängigen TypI-Diabetes nicht auf Insulingaben verzichten können. Es hat sich aber gezeigt, daß z.B. bei jugendlichen Diabetikern durch die zusätzliche Behandlung mit Poterium e rad. und Taraxacum e rad. (autumnale und vernale, siehe dort) eine deutlich stabilere Stoffwechseleinstellung und in einigen Fällen eine Reduktion der Insulindosis möglich ist. Beim Altersdiabetes

kann, in Verbindung mit hygienischen Maßnahmen wie einem geordneten Tagesrhythmus, ausreichend Bewegung und Diät, eventuell ganz auf Sulfonylharnstoffe verzichtet werden.

Sansevieria ex herba ferm 33c D4, D6, D8, D12, D30
(Sansevieria trifasciata, Bogenhanf; Tracenaceae):

Die Anregung, das Kraut der Sansevierien zu einem Heilmittel zu verarbeiten, geht auf Frau Dr.med. Magdalene Gunst aus Frankfurt zurück. Sie beobachtete bei sich selbst, daß durch das Einatmen des Honigduftes der Blüten des Bogenhanfes ihr durch einen katarrhalischen Infekt benommener und drückender Kopf wieder frei wurde.

Die Sansevierien bilden mit den Drachenblutbäumen und den Jucca-Palmen die Unterfamilie der Tracenoideae in der Familie der Liliengewächse. Aus der Sansevieria cylindrica werden dauerhafte Textilfasern oder auch Fasern für Schiffstaue gewonnen, die Fasern der Sansevieria trifasciata wurden auch zur Herstellung von Bogensehnen benutzt. Heimisch sind die Sansevierien im tropischen Afrika; sie sind sukkulente Pflanzen mit oft anomalem sekundärem Dickenwachstum. Sansevieria trifasciata wird hier häufig als Zimmerpflanze kultiviert und ist aufgrund ihrer anspruchslosen und langlebigen Art sowie ihrer starken Wachstums- und Vermehrungskraft beliebt.

Aus einem dicken Rhizom entspringen die 30–100 cm langen, linear lanzettlichen Blätter in Rosettenform. Auffällig ist, daß die Blätter unten dicklich-sukkulent sind und mit Schuppen versehen; nach oben spitzen sie sich zu und laufen in einen kleinen Dorn aus. Die Farbe ist dunkelgrün glänzend mit einer weißgrünen Querbänderung. Die Blätter sind von zahlreichen dünnen, harten, längs verlaufenden Fasern durchsetzt. Bei gleichbleibender Wärme bildet sich im Frühjahr eine lange Blütenrispe aus. Die weißen, sechszähligen (und damit lilienverwandten) Blütenblätter sind von langen, weißen Staubgefäßen gekrönt. Am Ansatz der Knospe bzw. Blüte findet sich oft ein betäubend süß und jasminähnlich duftender Honigtropfen, dessen Geruch bei zu intensivem Einatmen Kopfschmerz erzeugen kann.

Bei der Verarbeitung der Pflanze fällt die wäßrig-glitschige Konsistenz und die Schaumbildung beim Stoßen in der Reibeschale auf. Chemisch wurden organische Säuren und ein hämolytisches Saponin identifiziert. Dadurch ist auch die Giftigkeit der Sansevieria bedingt: Sie erzeugt Übelkeit, Erbrechen und Blutzersetzung. Nager, welche zuviel von ihren Blättern verzehren, sterben daran.

Die sukkulent-wäßrig gestaute und von zähen Fasern durchzogene Blattbasis kann ein Bild für einen ähnlichen Prozeß im Menschen darstellen, in welchem im mittleren mesenchymalen Bereich eine Lymphstauung mit nachfolgender Verhärtung stattfindet. Frau Dr. Gunst hat mit dem Präparat hauptsächlich auch eine lymphentstauende Wirkung beobachtet, welche sie – entsprechend den Potenzhöhen – folgendermaßen differenzierte:

D4: Lymphstauungen des Brustraumes bei und nach Pleuritis und Pneumonie; bei Asthma und chronischer Bronchitis

D8: Lymphstauungen des Bauchraumes, besonders in der Ileozökalgegend bei chronischer Appendizitis und zur Vorbereitung der Appendektomie

D12: Stauung und Schwellung bei chronischen Gelenkaffektionen (Rheuma), besonders der unteren Extremitäten

Taraxacum e radice (autumnale)/ (vernale) ferm 34c D3, D6
(Löwenzahn, Herbst- bzw. Frühlingswurzel; Compositae):

Der Löwenzahn ist eine krautige, in allen Teilen weißen Milchsaft enthaltende Pflanze. Die ausdauernde, oft mehrköpfige Pfahlwurzel ist fleischig, 20–40 cm lang und an ihrem oberen Ende bis 2 cm dick. Geschmack und Inhaltsstoffe der Wurzel ändern sich im Jahreslauf. Im Frühjahr vor der Blüte ist ein süßlicher, bitter-salziger Geschmack vorherrschend. Stofflich findet man zu dieser Zeit bis zu 20% einfache Zucker wie Saccharose und Glukose. Im Herbst nach der Blüte ist der Geschmack hauptsächlich bitter. Die Wurzel besteht dann etwa zu 40% ihres Gewichtes aus dem Polysaccharid Inulin. Alle Laubblätter sind in einer grundständigen Rosette angeordnet. In der Pflanzenasche findet man 6% Kieselsäure, 40% Kaliumoxyd, 8% Magnesiumoxyd, außerdem Spuren von Kupfer und Zink.

Der Gedanke, den Löwenzahn neben einer Fülle anderer Indikationen auch für die mit Leberstörungen verbundenen Erkrankungen des Zuckerstoffwechsels zu verwenden, wird bereits in der Volksmedizin erwähnt. Der Löwenzahn hat eine ausgeprägte Beziehung zum chemischen Äther und damit zur Lebertätigkeit. An der äußeren Form kann man dies daran sehen, daß die Pflanze den Raum wie aus einem Punkt, in dem Wurzel, Blätter und Stengel entspringen, ergreift. Das entspricht der vereinheitlichenden Tendenz der Leber, die zudem in ihrem lebendigen Flüssigkeitsstrom an den Milchsaft des Löwenzahns erinnert. Der Chemismus der Wurzel wird entscheidend vom Auf- und Abbau der Zucker

geprägt. Das im Herbst gespeicherte Inulin, welches als Speicherstoff mit dem menschlichen Glykogen vergleichbar ist, wird allmählich aus dem Zucker der Frühjahrswurzel aufgebaut. Über den Winter findet ein Zuckerabbauprozeß statt. Dieser gegenläufige Prozeß zwischen Herbst und Frühjahr entspricht dem Tag-Nacht-Rhythmus der Leber, deren pflanzenhafter Kalium-Prozeß in der Nacht das Glykogen aufbaut, welches am Tage unter Mitwirkung des Magnesium-Prozesses wieder in Zucker zurückverwandelt wird. Der hohe Kalium- und Magnesiumgehalt des Löwenzahns weisen auf verwandte Prozesse hin. Tritt nun eine Schwächung im Bereich der Leber, und damit des chemischen Äthers, auf, wie das beim natürlichen Alterungsprozeß des Menschen oder – mehr akut – bei Erkrankungen der Leberorganisation möglich ist, so kann der Zucker vom Organismus nicht mehr richtig benutzt werden. Der chronisch oder akut verlaufende Erkaltungsprozeß läßt die Leber fester, „wurzelhafter" werden. Die lebendig strömende Bildung und Entbildung des Zuckers wird stockend, so daß die im Zuckerstoffwechsel tätige Ich-Wärme-Organisation nicht mehr richtig in den Organismus eingreifen kann und eine Zuckerkrankheit auftritt.

Neben der Neigung zu Unter- bzw. Überzuckerung zeigt sich dies in ausgesprochenen Erschöpfungszuständen. Hier ist es therapeutisch angezeigt, den rhythmischen Zuckerprozeß anzuregen. Dabei können Glykogenbildung und Glykolyse durch abwechselnde Gaben der Herbst- und Frühjahrswurzel wieder reguliert werden. Taraxacum e radice (autumnale) bessert diesbezüglich hypoglykämische, Taraxacum e radice (vernale) hyperglykämische Zustände.

Als Begleittherapie eignen sich Poterium spinosum und auch Magnesium phosphoricum. Magnesium ist an der Umwandlung des Glykogens in Zucker beteiligt. Es erleichtert das Ergreifen der im Zucker gebundenen Wärme. An Belladonna kann gedacht werden, wenn der Krankheitsprozeß zur Gefäßversteifung mit Hypertonie führt. Für die Mittelwahl sollte hier die Ausprägung des individuell oft recht verschiedenen Krankheitsbildes entscheidend sein.

Tulipa e planta tota ferm 33a D6

(Tulipa gesneriana, Tulpe; Liliaceae):

Unsere heutigen Tulpen stammen vermutlich von Arten ab, die ihre Verbreitung von Kleinasien bis Persien hatten. Um 1550 wurden erste Exemplare über die Türkei nach Mitteleuropa gebracht.

Die Tulpe ist ein ausdauerndes Zwiebelgewächs. Die Zwiebeln werden aus dicht zusammenliegenden fleischigen Niederblättern gebildet. Der unver-

zweigte Blütenstengel trägt eine große endständige, in der Urform gelbfarbene Blüte. Kelchblätter fehlen. Die Laubblätter sind breit-linealisch bis lanzettlich und zeigen keine Gestaltmetamorphose.

Die Tulpe erweckt durch ihren saftigen, nicht ausziselierten Habitus den Eindruck eines eher schlichten Wesens. Durch die Zwiebelbildung ist sie weitgehend von Umwelteinflüssen unabhängig, kann ihre eigene Art voll darleben. Sie erscheint früh im Jahr, wächst rasch und vergeht ebenso schnell. Es ist ein kurzer, vor allem in der Farbigkeit intensiver Frühjahrsimpuls. Die Pflanze wirkt in ihrem Aufbau klar und harmonisch. Wurzel-Zwiebel-Bereich, Stengel, Blatt und Blüte sind deutlich voneinander abgesetzt.

Neben der Samenbildung gibt es die Möglichkeit der vegetativen Vermehrung. Diese erfolgt durch unterirdische, zwiebeltragende Ausläufer. Die neue Zwiebel steht durch einen Kanal, der Ausläufer und zugehörigen Blattstiel durchzieht, mit der äußeren Luft in Verbindung. Interessant ist, daß man in den Zwiebelschuppen der Tulpe – im Gegensatz etwa zur Narzisse oder Küchenzwiebel – kein Calciumoxalat findet. Dafür gibt es hier in wechselnder Konzentration die sogenannten Tuliposide. Es handelt sich hierbei um Ester von Glukose mit Methylen-Hydroxybuttersäuren. Diese können u.U. nach wiederholtem Kontakt ekzematöse Hautveränderungen hervorrufen. So spricht sich auch auf der stofflichen Ebene das Wesen der Tulpe aus. Man findet ein besonderes Verhältnis des luft-licht-haften zum wäßrigen Element. Die Beziehung zum Irdisch-Verfestigenden ist nicht so ausgeprägt (Zwiebelbildung, fehlendes Calciumoxalat).

Ein dem Tulpenwesen entsprechendes Lebensalter beim Menschen könnte die frühe Kindheit sein. In dieser Zeit herrschen Wachstumsimpulse vor, die ihren Ursprung – wie auch in der Embryologie deutlich zu sehen ist – im Kopfbereich haben. Seele und Körper werden erst ausdifferenziert. Bei der Tulpe entspricht die Blüte, besonders im Knospenstadium, von der Form her einer Kopfbildetendenz. In Kleinkinderzeichnungen werden Menschen zunächst als 'Kopffüßler' dargestellt (Männlein mit großen Köpfen und daran anhängenden Gliedmaßen), Blumen sehen oft tulpenartig aus.

Therapeutisch kann die Tulpe dann als „Vorbild“ hilfreich sein, wenn Licht-Astralisches zu stark in den Lebensbereich eingreift. Lebendig Gegliedertes fällt auseinander und ein „Kopfig-Sinneshaftes“ beherrscht die Organfunktionen. Dies kann z.B. nach Schleudertraumen im Bereich der Halswirbelsäule zutreffen. Weitere Indikationen, bei denen sich Tulipa bewährt hat, sind: Erschöpfungszustände, Lendenwirbelsäulenbeschwerden, Knochenschmerzen bei metastasiertem Karzinom und Asthma.

Valeriana ferm cum Zinco D3, D4, D20
(Valeriana officinalis; Valerianaceae; Baldrian-Auszug in Gegenwart von metallischem Zink):

Baldrian ist dann angezeigt, wenn sich im Stoffwechselbereich die ätherische Organisation lockert und ausdehnt und über das Nervensystem die Wesensglieder Astralleib und Ich-Organisation in eine Art Zwischenzustand zwischen Schlafen und Wachen überführt. Die beiden höheren Wesensglieder können sich nur ungenügend aus dem Nervensystem befreien. Traum- und Trugbilder entstehen, die dem Cannabis-Bild ähnlich sind. Dieser Zustand wird durch Baldrianwurzel in potenzierter Form zurückgedrängt.

Die Signatur der Baldrianpflanze weist auf ein unmittelbares Ineinandergreifen von Luft-Wärme-Element und Erdenelement hin (siehe die Monographie von Valeriana comp.). Für das vorliegende Präparat wird die Baldrianwurzel verarbeitet, die eine Wirksamkeitsbeziehung zum Sinnes-Nerven-System hat. Die Indikationen von Baldrian sind Einschlafstörungen mit Gliederzucken, ein Gefühl des Schwebens, auch in Verbindung mit Blähsucht. Es besteht Empfindlichkeit gegenüber Sonneneinstrahlung, ein weiteres Nierensymptom. Diese Symptome sowie eine Ideenflucht sind Ausdruck einer astralischen Lockerung in der Niere und im Herzen.

Aus der Einordnung des Zinks in das periodische System der Elemente* kann geschlossen werden, daß Zink den eisenverwandten Elementen nahesteht und deren Wirksamkeit ergänzt.

In seiner physiologischen Bedeutung kann Zink – bei aller Verwandtschaft – dem Eisen polar gegenübergestellt werden: Während Eisen – wie Zink – eine große Affinität zum Sauerstoff besitzt, aktiviert Eisen die Oxydation und damit die fermentativ-katalytische Verbrennung im Stoffwechselgeschehen. Zink dagegen stärkt die Reduktion und hemmt damit die Verbrennungsvorgänge. Man könnte, auf das Vegetativum übertragen, Eisen als Förderer der Sympathikotonie bezeichnen, Zink dagegen als Förderer der Vagotonie. So wirkt Eisen auf die Schilddrüse aktivierend, Zink hemmend. Eisen fördert und steigert die Sauerstoff-Atmungs-Tätigkeit, Zink reduziert die Atmung. Bezüglich des Säure-Basen-Gleichgewichts neigt Zink zur basischen Seite und regt die intrazelluläre Glykogenbildung an mit der Tendenz im Vergiftungsbild zur Hypoglykämie und zum endothermen Stoffwechsel (Leber). Es ist somit verständlich, daß die ß-Zellen

---

* *Siehe die kleingedruckten Anmerkungen am Schluß dieser Monographie*

(Insulinbildner) im Pankreas reichlich Zink enthalten. Vom Insulin geht die Verwandlung des Zuckers in Glykogen aus. Es kommt bei Zinkintoxikation zur Hypoglykämie.

Weitere Hinweise zum Verständnis der geschilderten biologischen Wirkungen von Zink ergeben sich aus seinen chemisch-physikalischen Eigenschaften: Zink ist leicht schmelzbar, siedet bereits bei 906°C (Schmelzpunkt 419°C, spezifisches Gewicht 7,1 g/cm^3). Es geht in den gasförmigen Zustand über, ist dann außerordentlich brennbar. Daraus kann geschlossen werden, daß Zink über eine hohe innere Wärmequalität verfügt. Es hat sulfurischen Charakter. Ganz anders oder sogar polar verhält sich Eisen: Reines Eisen schmilzt erst bei ca. 1530°C, zum Verdampfen benötigt es extrem hohe Temperaturen (3000°C spezifisches Gewicht: 7,9 g/cm^3).

Dagegen weist Zink besondere merkurielle Qualitäten auf, die es dem Cadmium und vor allem Quecksilber verwandt erscheinen lassen: Zink ist bei 100–150°C extrem dehnbar. Darin liegt seine hohe Verformbarkeit. Jedoch wird Zink bei 200°C (ähnlich wie Zinn bei 160°C) spröde und pulverisierbar. Es verbrennt an der Luft mit hell leuchtender, blau-grüner Flamme zu ZnO. Die grünblaue Flammenerscheinung kann an die Kupferflamme erinnern (Kupfer steht im periodischen System ebenfalls dem Zink nahe). Mit Kohlensäure bilden Zinkionen einen gallertigen Niederschlag von Zinkkarbonat, ein Hinweis auf die Nähe der Zinkwirksamkeit zu der ätherischen Organisation.

Eine sehr merkwürdige Eigenschaft des Zinks zeigt das Zinksulfid (natürliches Vorkommen als Zinkblende), wenn ihm Spuren von Schwermetallen (0,01% ≙ D4) beigemengt sind. Kratzt man im Dunkeln an diesem Mineral (Sidotsche Blende), so leuchtet es auf. Zinksulfid vermag aber auch unsichtbare Strahlung sichtbar zu machen. So fluoresziert es gelb, wenn man es mit UV-Strahlung, Elektronenstrahlung oder radioaktiver Strahlung beleuchtet. Deshalb dient es in allen Elektronenmikroskopen zur Herstellung des Leuchtschirmes. Das eigenartigste Phänomen ist jedoch, daß man Zinksulfid mit gewöhnlichem Licht „aufladen" kann. Man kann dies an den mit Zinksulfid beschichteten Leuchtziffern einer Uhr demonstrieren: Legt man sie eine Weile ans Licht (z.B. einer Lampe), so leuchten die Ziffern im Dunkeln intensiv und lange nach. Ein größerer Zinksulfidschirm kann so intensiv leuchten, daß man in seinem Schein längere Zeit in einem sonst dunklen Raum lesen kann.Die geschilderten Phänomene weisen auf den inneren Lichtcharakter des Zinks hin.*

---

* *Der Hinweis auf die geschilderten Lichtphänomene und die Mineralogie des Zinks verdankt der Verfasser dem Arzt Markus Sommer*

Mineralogisch interessant ist der Hemimorphit, das Zinkkieselerz (Zn_4 [$(OH)_2/Si_2O_7$]$\cdot H_2O$), das in klaren Strahlen kristallisiert (in der Form gelegentlich ähnlich dem Antimonit). An diese Zink-Kiesel-Verbindung sollte man therapeutisch denken, wenn es sich darum handelt, die Zinkwirksamkeit im Grundsystem des Organismus anzuregen. Stellen wir noch einmal Eisen und Zink einander gegenüber: In den Naturvorkommen sind sich Eisen und Zink ähnlich: Beide kommen vorwiegend in der Schwefel-Verbindung als Eisenkies (FeS_2) bzw. als Zinkblende (ZnS) vor. Ein wesentlicher Unterschied besteht nun darin, daß Eisen im Gegensatz zum Zink in der Oxydform beständig ist (Roteisenstein (Fe_2O_3), Magneteisenstein (Fe_3O_4) und Brauneisenstein (FeOOH). Gemeinsam ist das Vorkommen als Kohlensäuresalz: als Spateisenstein ($FeCO_3$) bzw. als Zinkspat ($ZnCO_3$ – Galmei). Vor allem das Verhältnis zum Sauerstoff, der sich mit dem Eisen in der Natur fest verbindet, offenbart den Atmungs- und Verbrennungscharakter des Eisens gegenüber Zink. Zink bleibt dem Schwefel als sulfurische Substanz in der Zinkblende fest verbunden bzw. der Kohlensäure im Zinkspat. Alleine aus dieser Tatsache kann geschlossen werden, daß sich das Eisen stark mit der Atmung verbindet, Zink dagegen mit den sulfurischen Prozessen und damit dem Substanzaufbau. In dieselbe Richtung weist die Neigung des Eisens zum sauren Milieu, des Zinks zum basischen. Die Stoffwechselverbrennung wird durch Eisen angeregt (Sympathikuswirkung), durch Zink herabgesetzt (Vaguswirkung). Interessant ist nun, daß wir zwar Zink intrazellulär finden, jedoch überwiegend in den weißen Blutzellen*, während das Eisen vorherrscht in den Erythrozyten. So beeinflußt Zink u.a. maßgeblich die Lymphozytenproliferation, induziert die Blastogenese der B-Lymphozyten und stimuliert die Antikörperbildung. Die weißen Blutkörperchen stehen dem Stoffwechsel nahe, die roten Blutkörperchen der Atmung. Gemeinsam ist jedoch ihre unmittelbare Beziehung zur Wärmeregulation bis hinein in die Bildung der roten Blutkörperchen und den Aufbau des Hämoglobins. Sowohl die bei hyperchromer Anämie auftretende Erhöhung der Eisen- und Zinkwerte als auch die bei hypochromer Anämie auftretende Verminderung der Eisen- und Zinkwerte weisen auf einen gemeinsamen Prozeß im Blut hin, auf die Ich-Wärme-Tätigkeit. Dies jedoch so, daß bei Zink die merkuriellen Qualitäten im Lebensprozeß selbst zur Geltung kommen, beim Eisen die merkuriellen Qualitäten im Atemprozeß. Die Verwandlung des Wärmepotentials aus dem Stoffwechsel in die Sinnes-Nerven-Tätigkeit und umgekehrt aus der Sinnes-Nerven-Tätigkeit in den Stoffwechsel wird in der Pathologie des

* *A. Menke: „Immunstimulierende Wirkung einer oralen Zinktherapie", erschienen in „Vitaminspur" Nr. 8, S. 130–135 (1993), Hippokrates Verlag GmbH, Stuttgart 1993*

Eisens und des Zinks nicht ausreichend geleistet. Die „Überatmung" im Eisenprozeß und die „Unteratmung" beim pathologischen Zinkprozeß kommt in den Arzneimittelbildern zum Ausdruck. Will man die Polarität auf einen Nenner bringen, so wird durch den Eisenprozeß die Atmung und die Psyche, d.h. die Emotionalität, gesteigert, der Abbau und die Freisetzung von Wärme erhöht (Schilddrüsenüberfunktion), während beim Zink der gesamte vegetative Organismus einseitig in die Substanzbildung einmündet (Inselzink, Glykogenbildung, Hypoglykämie). Im Zink-Arzneimittelbild kommt es zum Absinken des Blutdruckes, zur extrem vagotonen Stoffwechsellage, kaltem Schweiß, Unruhe (vor allem nachts), Gliederzucken, Einschlafstörungen. Typisch ist, daß Umhergehen den Zustand erleichtern kann. Der Organismus kühlt aus, es können Zustände auftreten, die an die Arzneimittelbilder von Veratrum oder Arsen erinnern.

Die Stellung des Zinks (Zn) im Periodischen System der Elemente *

Die Einordnung des Elementes Zink in das periodische System (siehe Skizze) kann ein Hinweis sein auf die besonderen Qualitäten dieses für die Aufrechterhaltung der Lebensprozesse in Pflanze, Tier und Mensch wichtigen Metalles. Bindel und Blickle ordnen die Elemente des periodischen Systems unter dem Gesichtspunkt ihrer Atomgewichte bzw. ihrer Schwere und Dichte. Die Elemente werden dadurch in Großperioden der Verdichtung und Entdichtung gegliedert: Es entstehen auf diese Weise 4 Doppelperioden: jeweils eine absteigende, in die Verdichtung führende Teilperiode und eine aufsteigende, entdichtende Teilperiode. Das gesamte System wird eingeordnet in 4 Doppelperioden: Ib: Wasserstoff – H; IIa: tiefster Punkt Kohlenstoff – C; IIb: tiefster Punkt Silicium – Si; IIIa: tiefster Punkt Kobalt – Co; IIIb: tiefster Punkt Rhodium – Rh; Periode IVa unterbricht den Verdichtungsrhythmus, anstelle einer weiteren Verdichtung im bisherigen Rhythmus treten die Lanthanidenmetalle (seltene Erden) auf. Der tiefste Punkt wird auf dem Niveau von Kobalt (Co), Rhodium (Rh) mit Iridium (Ir) erreicht. Die Verdichtungsstufe und Schwere von Zink entspricht der Gruppe Chrom, Zink, Molybdän, Cadmium, Wolfram, Quecksilber und schließlich Uran. Eine engere Beziehung besteht zwischen Zink, Cadmium und Quecksilber. In der Periode IIIa ist Zink gegenüber Chrom (absteigende Linie) auf gleicher Stufe in der aufsteigenden Linie angeordnet. Auf Chrom folgt in der weiteren Verdichtungslinie Mangan, Eisen, Kobalt am tiefsten Punkt, dann in der aufsteigenden Linie Nickel, Kupfer, Zink.

---

* *E. Bindel und A. Blickle: „Zahlengesetze in der Stoffeswelt und in der Erdenentwicklung", erstmalig erschienen in „Beiträge zur Substanzforschung", Band 1, 1952, Hybernia-Verlag, Dornach, Basel und Stuttgart (Hrsg. Dr. Günther Wachsmuth)*

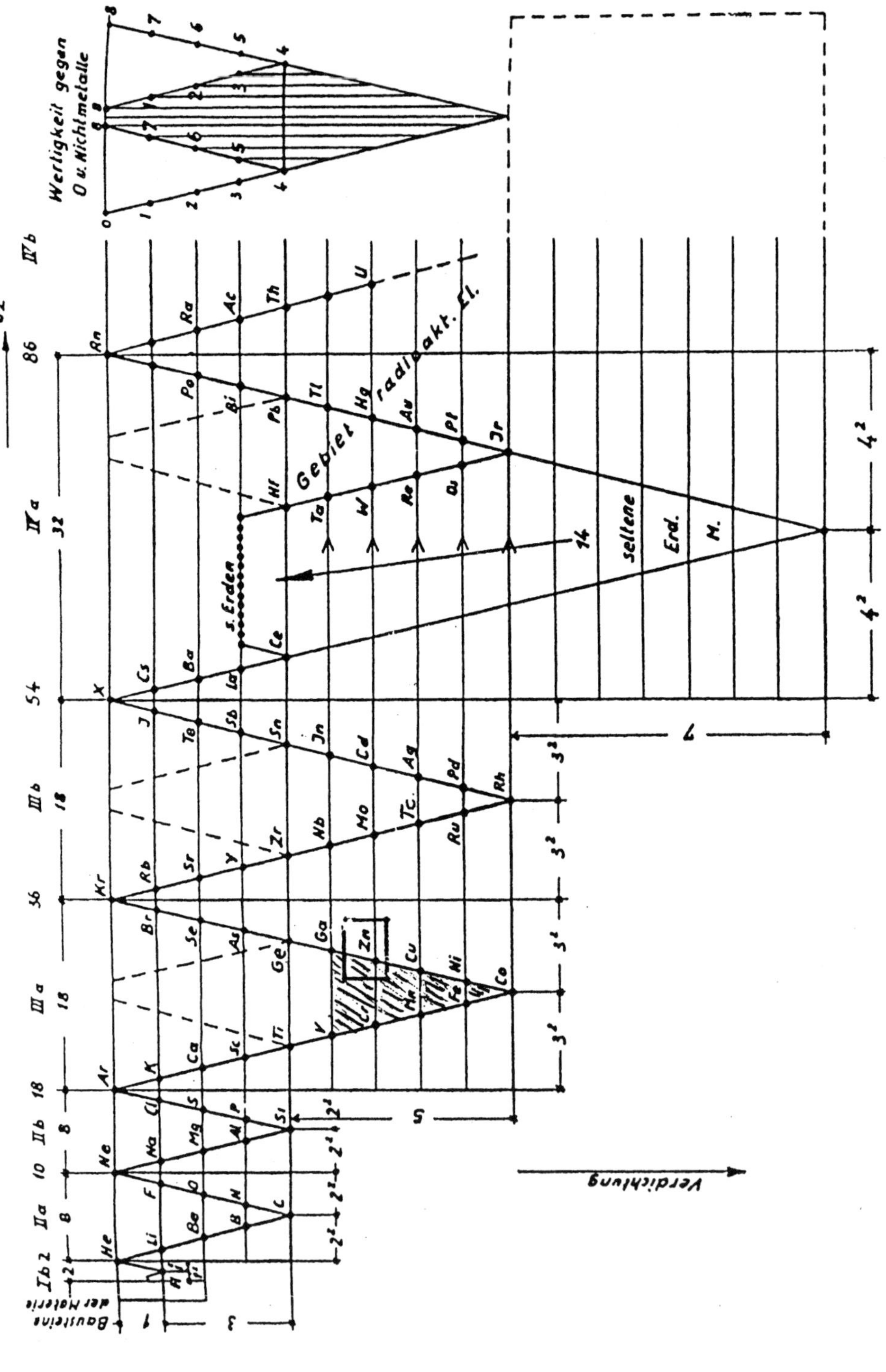
Wertigkeit gegen O u. Nichtmetalle
OZ
Gebiet radioakt. El.
s. Erden
seltene Erd. M.
Verdichtung
Bausteine der Materie

Das Präparat Valeriana cum Zinco, das bei bestimmten Einschlafstörungen zum Einsatz kommt, ist dann angezeigt, wenn unter der Zinkwirkung das Zentralnervensystem nicht ausreichend ätherisiert ist. Der ganze Organismus unterliegt dann einer einseitig vagotonen Gesamtstoffwechsellage. Die Wesensglieder Ich- und seelische Organisation können nicht in den Stoffwechsel untertauchen. Erregungszustände, nächtliche Unruhe, Gliederzucken und Auskühlung bis hin zum kalten Schwitzen sind die wesentlichen Erscheinungen, die zu dem Arzneimittel Valeriana cum Zinco führen.

Zusammenfassung

Die beiden geschilderten Substanzen Baldrianwurzel und Zink und ihre psychosomatische Wirkung bei Einschlafstörungen beruhen auf einer Dissoziation, d.h. einem Auseinanderweichen von Sinnes-Nerven-Geschehen (Baldrian) einerseits und Substanzaufbau im Stoffwechselbereich (Zincum) andererseits. Die rhythmische Mitte zwischen gesteigerter Sinnes-Nerven-Tätigkeit (Baldrian) und Substanzaufbau (Zink) andererseits ist geschwächt. Durch die Potenzierung eines in Gegenwart von Zink hergestellten Baldrian-Auszuges werden beide gegenpolaren Prozesse zugunsten einer Verstärkung der rhythmischen Mitte zurückgedrängt.

Vicia faba e semine ferm 35b D30

(getrocknete Samen der Sau- oder Pferdebohne; Vicia faba; Leguminosae):

Vicia faba wurde von Dr.med. H.–H. Vogel eingeführt zur Basisbehandlung der Parkinson–Krankheit.

Die dicke Bohne stellte in der Zeit vor Columbus ein nährstoffreiches Hauptnahrungsmittel dar. So wurde sie z.B. um 3000 vor Christus in Südwestasien (auch in China), Kleinasien und Ägypten angebaut. Heute wird sie fast auf der ganzen Welt kultiviert. Der Genuß von Puffbohnen war in alter Zeit in bestimmten Situationen, wie z.B. in Perioden der Trauer, angeraten, wohingegen er Priestern und Philosophen verboten war.

Die Saubohne bevorzugt einen tief bearbeiteten, nährstoffreichen, fruchtbaren Boden. Sie ist einjährig, ihr fleischiger Stengel wächst bis 60 cm hoch und trägt bläulich-grüne, gefiederte Blätter. 2–4 Schmetterlingsblüten sind in Trauben angeordnet, ihre Krone ist weiß, auf dem Flügel weisen sie einen dunklen Fleck auf. Die Hülsenfrüchte sind zunächst aufrecht, anschließend hängend, und schwellen durch das Wachstum der 2–5 seitlich abgeflachten,

braun-gelben, mit einem länglichen Nabel versehenen Samen allmählich an. Neben Mineralstoffen (Phosphor, Calcium, etwas Eisen) enthalten die getrockneten Bohnen reichlich Faserstoffe (58%), geringe Mengen an Kohlehydraten (1,5%) und vor allem reichlich Proteine (22%). Die Samenreserveproteine der Bohne (z.B. bestimmte Globuline = Legumine) sind heute chemisch genau untersucht. Diese Eiweiß-Substanzen machen die ernährungsphysiologische und therapeutische Besonderheit von Vicia faba aus. Unter den Glykoproteinen enthalten viele Fabaceen Lektine, diese bedingen auch die Giftigkeit der rohen Gartenbohne. Als Aminosäurederivat wurde speziell in der Vicia faba L-Dopa entdeckt (8% in der Trockensubstanz). L-Dihydroxyphenylalanin könnte aus Vicia faba in technischer Weise gewonnen werden, allerdings ist seit 1989 die chemische Synthese von L-Dopa möglich und auch bevorzugt. L-Dopa gehört zu den sekundären Pflanzenstoffen und ist beteiligt an der Braunfärbung der Schoten beim Trocknen.

Diätetisch wird Vicia faba aufgrund ihres Eiweiß-Nährstoffgehaltes eingesetzt, z.B. bei stillenden Müttern und Kindern. Es ist auch bekannt, daß die Resorption der Nahrungsfette und Zucker verzögert wird, so daß sie gelegentlich bei Arteriosklerose und Diabetes mellitus eingesetzt wird. Angeblich verbessere sie das Sehvermögen, wirke harntreibend, krampflösend und sedativ. In stofflicher Konzentration gegeben, kann allerdings die Niere durch den Eiweißgehalt belastet werden, so daß Vicia faba nicht bei Nierenschwäche gegeben werden soll, auch nicht bei Magenschleimhautentzündung und chronischem Durchfall, da dadurch Blähungen entstehen und die Diarrhoe verschlimmert wird. Auch kann es zu Allergien kommen. – Vicia faba in D6 wird von einigen anthroposophischen Ärzten, einen Hinweis Rudolf Steiners an Kurt Magerstädt befolgend, 6 Wochen vor dem Partus zur Geburtsvorbereitung gegeben. Auch hier steht sicherlich die nährende Wirkung im Vordergrund, die dazu beiträgt, die Reifung des Kindes vor der Geburt zu vollenden und auch die erhöhte Eiweiß-Stoffwechselbelastung, die sich aufgrund der Ausscheidungen des Kindes für den mütterlichen Organismus und besonders die Niere ergibt, zu bewältigen.

Im menschlichen Organismus ist die Niere das eigentliche eiweißempfindliche Organ. Durch die Nierentätigkeit bekommt das von der Leber vorbereitete ätherische Eiweiß einen astralischen Einschlag, es wird individualisiert. Die Niere ist selbst ein nervlich empfindliches Organ; indem durch ihre Tätigkeit originäres Licht im Stoffwechsel erzeugt wird, findet der Übergang vom Stoffwechsel in die Nerventätigkeit statt.– In höherer Potenzierung gegeben, regt Vicia faba die Katabiose der Nervensubstanz an, aus der sich in hohem Maße Licht, Leben und Wärme befreien als Grundlage für das wache Tagesbewußtsein.

An den Synapsen entsteht durch die Freisetzung der Nerventransmitter und die elektrischen Begleiterscheinungen ein sinnliches und untersinnliches Phänomen, welches sich im Übersinnlichen in einem Lichtphänomen beschreiben läßt und das Eingreifen des Seelisch–Geistigen ermöglicht. Bei der Parkinson–Erkrankung findet eine Degeneration der dopaminergen Neurone in der Substantia nigra statt, die schulmedizinisch substituiert wird mit Levodopa, eventuell in Kombination mit Dopadecarboxylasehemmern. Man kann sagen, daß die Substantia nigra im subkortikalen Bereich dazu beiträgt, daß eine intentionale Bewegung flüssig und geschmeidig ausgeführt werden kann. Vicia faba ist eine nervensubstanzverwandte Pflanzensubstanz, in der sich Licht bis hin zu einer spezifischen eiweißartigen Substanz verdichtet hat, die im menschlichen Organismus vom Nervensystem aus regulatorisch auf die Bewegung wirken kann.

Änderungen/Streichungen im WALA-Sortiment

Band 1	Alter Präparatename	Neuer Präparatename	Streichungen
S. 63	Aconit Nervenöl	Aconit Schmerzöl	
S. 76	Aconitum comp. Ohrentropfen	Aconit Ohrentropfen	
S. 83	Agropyron comp.	Agropyron Inject Agropyron Globuli velati	
S. 104			Ananassa comp. Ananassa comp., Unguentum
S. 110	Apis Belladonna	Apis Belladonna Inject Apis Belladonna Globuli velati	
S. 143	A: Arnica/Plumbum comp. A Globuli velati B: Arnica/Plumbum comp. B Globuli velati	A: Arnica/Hypophysis/ Plumbum comp. A Globuli velati B: Arnica/Epiphysis/ Plumbum comp. B Globuli velati	
S. 154	Atropa belladonna e fructibus, Einzeldosis-Augentropfen	Belladonna e fructibus Augentropfen	
S. 154	Atropa belladonna ex herba, Einzeldosis-Augentropfen	Belladonna ex herba Augentropfen	
S. 178	Aurum/Valeriana comp.	Aurum Valeriana Inject Aurum Valeriana Globuli velati	
S. 182	Avena comp.	Avena/Conchae comp. Avena comp.	
S. 194			Berberis e fructibus comp. Flüssige Verdünnung zur Injektion
S. 212			Berberis/Sabal comp.
S. 238	Bolus alba comp. N, Pulver	Bolus alba comp. Pulver	

Band 1	Alter Präparatename	Neuer Präparatename	Streichungen
S. 253	Bronchi/Plantago comp.	Bronchi Plantago Inject Bronchi Plantago Globuli velati	
S. 267			Cactus comp. I
S. 273	Calcium carbonicum/ Cortex Quercus	Calcium Quercus Inject Calcium Quercus Inject 10 Calcium Quercus Globuli velati	
S. 277	Cantharis comp.	Cantharis Blasen Inject Cantharis Blasen Globuli velati	
S. 296	Carum carvi comp., Suppositorien	Carum carvi Zäpfchen	
S. 296	Carum carvi comp., Suppositorien für Kinder	Carum carvi Kinder-zäpfchen	
S. 296		Carum carvi comp. Säuglingszäpfchen (angepasste Rezeptur)	
S. 310			Cerebrum comp. A cum Auro comp. Flüssige Verdünnung zur Injektion, Cerebrum comp. B cum Auro comp. Flüssige Verdünnung zur Injektion
S. 315	Chelidonium/Berberis comp., Kapseln	Chelidonium Kapseln	
S. 321	Chelidonium comp., Einzeldosis-Augentropfen	Chelidonium comp. Augentropfen	
S. 327			Chrysosplenium comp.
S. 334			Cineraria-Einzeldosis-Augentropfen

Band 1	Alter Präparatename	Neuer Präparatename	Streichungen
S. 351	Cornea/Levisticum comp., Einzeldosis-Augentropfen	Cornea Levisticum comp. Augentropfen	
S. 395	Echinacea comp., Essenz	Echinacea Mund- und Rachenspray	
S. 398	Echinacea e planta tota, Einzeldosis-Augentropfen	Echinacea Augentropfen	
S. 402	Echinacea/Quarz comp., Einzeldosis-Augentropfen	Echinacea Quarz comp. Augentropfen	
S. 421			Eucalyptus comp. Flüssige Verdünnung zur Injektion
S. 423	Euphrasia-Einzeldosis-Augentropfen	Euphrasia Augentropfen	
S. 438	Gentiana comp.	Gentiana Magen Inject Gentiana Magen Globuli velati	
S. 453			Helleborus/Alumen comp.
S. 471	Hornerz/Corpus vitreum comp., Einzeldosis-Augentropfen	Hornerz Corpus vitreum comp. Augentropfen	
S. 479	Iris bovis comp., Einzeldosis-Augentropfen	Iris Lens comp. Augentropfen	

Band 2	Alter Präparatename	Neuer Präparatename	Streichungen
S. 490			Kalium sulfuratum-Badezusatz
S. 492	Keloid-Gel	Narben Gel	
S. 495			Kieselnahrung mit Pollen
S. 508	Lens cristallina/Viscum comp. cum Stanno	Lens Viscum comp. Inject Lens Viscum comp. Globuli velati	
S. 508	Lens cristallina/Viscum comp. cum Stanno, Einzeldosis-Augentropfen	Lens Viscum comp. Augentropfen	
S. 521			Lilium lancifolium comp.
S. 539	Majorana comp., Gelatum	Majorana Vaginalgel	
S. 548			Medulla comp.
S. 561	Mercurialis-Einzeldosis-Augentropfen	Mercurialis Augentropfen	
S. 563	Mercurialis-Heilsalbe	Mercurialis Salbe	
S. 568	Meteoreisen/ Phosphor/Quarz	Meteoreisen Inject Meteoreisen Globuli velati	
S. 574	Mundbalsam-Gelee	Mundbalsam Gel	
S. 580	Nasenbalsam mild	Nasenbalsam für Kinder	
S. 583	Nervennahrung auf Honiggrundlage	Nerven- und Aufbaunahrung (modifizierte Rezeptur)	
S. 589	Nervus opticus comp., Einzeldosis-Augentropfen	Nervus opticus comp. Augentropfen	
S. 618			Pandanus comp.

Band 2	Alter Präparatename	Neuer Präparatename	Streichungen
S. 629	Passiflora/Avena comp., Suppositorien	Passiflora Zäpfchen	
S. 629	Passiflora/Avena comp., Suppositorien für Kinder	Passiflora Kinderzäpfchen	
S. 644			Petasites comp. cum Quercu
S. 644			Petasites comp. cum Veronica
S. 649			Phytolacca comp.
S. 683	Pulmonium Hustensaft	Plantago Hustensaft	
S. 696	Quercus comp., Unguentum	Quercus Salbe	
S. 732			Rosmarinus comp.
S. 738			Sabal/Solidago comp.
S. 758			Sanguinaria comp.
S. 782	Silicea colloidalis comp., Gelatum	Silicea colloidalis comp. Hautgel	
S. 786	Skorodit comp.	Skorodit Kreislauf Inject Skorodit Kreislauf Globuli velati	
S. 792	Solum uliginosum comp.	Solum Inject Sulum Inject 10 Solum Globuli velati	
S. 792	Solum uliginosum comp., Unguentum	Solum Salbe	
S. 792	Solum uliginosum comp., Oleum	Solum Öl	
S. 792	Solum uliginosum comp., Badezusatz	Solum Badezusatz	
S. 840			Triticum II
S. 843	Unguentum rosatum	Rosatum Heilsalbe	

Band 2	Alter Präparatename	Neuer Präparatename	Streichungen
S. 847	Valeriana comp.	Valeriana/Conchae comp. Valeriana comp.	
S. 866			Viscum/Echinacea Flüssige Verdünnung zur Injektion
		Einzelmittel	
S. 871			Carbo Equiseti D3, D6, D15
S. 872			Carbo Visci Mali D20
S. 872			Harpagophytum e radice ferm 35b D3, D6, D12, D30
S. 873			Neem-Essenz
S. 875			Papaver rhoeas-Essenz
S. 878			Poterium e radice ferm 35b 2%, D2
S. 879			Sanseviera ex herba ferm 33c D4, D6, D8, D12, D30
S. 883			Valeriana ferm cum Zinco D3, D4, D20
S. 888			Vicia faba e semine ferm 35b D30

Register der Kompositionspräparate

Register der Substanzen

M

N

T

U

V

W

Z

Register der Indikationen

B

C

D

F

G

H

I

J

K

L

M

N

O

P

Q

R

S

T

U

V

W

Z

Zur Nomenklatur der Heilsubstanzen

- Neue Namensteile *kursiv*
- Frühere, weggefallene Namensteile [in Klammern]

A

Abies *alba* e summitatibus ferm 33d

[Abrotanum ex herba ferm 33c] = *Artemisia* abrotanum ex herba ferm 33c

[Absinthii herba; wässriger Auszug] = *Artemisiae* absinthii herba, wässriger Auszug

Aconitum *napellus* e tubere ferm 33c

Acorus calamus e rhizoma ferm 33d = [Calamus e rhizoma ferm 33d]

Aesculus *hippocastanum* e semine ferm 34c

[Aesculus, Cortex (Decoct.)] = Aesculus *hippocastanum e cortice, Decoctum LA 10%*

[Aesculus, Semen; äthanolischer Auszug] = Aesculi *hippocastani* semen, äthanolischer Auszug

[Agaricus e planta tota ferm 33b] = *Amanita muscaria* e planta tota ferm 33b

Agropyron *repens* e radice ferm 33c

Allium cepa [e bulbo] ferm 34a

Amanita muscaria e planta tota ferm 33b = [Agaricus e planta tota ferm 33b]

Anagallis *arvensis* e planta tota ferm 33b

Ananas[sa] *comosus* e fructibus ferm 33a

Angelica archangelica e radice ferm 33c = [Archangelica e radice ferm 33c]

[Anisum e fructibus, Infusum] = *Pimpinella* anisum e fructibus, Infusum

Anthyllis *vulneraria* ex herba *LA 20%* = [Anthyllis, Herba rec. (7,5%); äthanolischer Auszug]

Anus *bovis* Gl

Apis *mellifica* ex animale *toto* Gl

[Archangelica e radice ferm 33c] = *Angelica* archangelica e radice ferm 33c

Arctium lappa *e* radice *W 5%* = [Lappae radix; Ölauszug]

Arnica *montana* e planta tota ferm 33c

[Arnicae flores; Ölauszug] = Arnica *montana* e floribus *W 5%*

Artemisia abrotanum ex herba ferm 33c = [Abrotanum ex herba ferm 33c]

Artemisiae absinthii herba, wässriger Auszug = [Absinthii herba; wässriger Auszug]

Arteria poplitea *bovis* Gl

Articulatio interphalangea *bovis* Gl

Articulatio subtalaris *bovis* Gl

Articulatio talocruralis *bovis* Gl

Avena *sativa* e planta tota ferm 33c

Avena *sativa,* Herba rec. - wässriger Auszug mit Zucker

B

[Bambusa e nodo ferm] = *Phyllostachis viridiglaucescens* e nodo ferm

Bellis perennis ex herba *LA 20%* = [Bellis perennis, Herba rec.; äthanolischer Auszug]

Berberis *vulgaris* e fructibus ferm 33c

Berberis *vulgaris* ex herba cum radice ferm = [Berberis e planta tota ferm]

Berberis *vulgaris* e radice ferm 33d

Berberis *vulgaris* e radice W 10% = [Berberidis radix; Ölauszug]

Betula *pendula* e cortice ferm 33e

Betula *pendula* e cortice *sicc.,* Decoctum

Betula *pendula,* Folium rec. - wässriger Auszug mit Zucker

Betula *pendula/pubescens* e foliis W5% = [Betulae foliae; Ölauszug]

Bindegewebe *bovis* Gl

[Bolus alba] = *Kaolinum ponderosum*

Borago *officinalis* e foliis ferm 34b

Borago *officinalis* ex herba LA 20% = [Borago, Herba rec.; äthanolischer Auszug]

Bronchi *bovis* Gl

[Bryophyllum e foliis ferm 33b] = *Kalanchoe daigremontiana/pinnata* e foliis ferm 33b

C

[Cactus ex herba ferm 33d] = *Selenicereus grandiflorus* ex herba ferm 33d

Cajeputi aetheroleum *rectificatum*

[Calami rhizoma] = *Acori* calami rhizoma

[Calamus e rhizoma ferm 33d] = *Acorus* calamus e rhizoma ferm 33d

Calcium carbonicum e testa *ovorum*

Calendula *officinalis* e floribus LA 20% = [Calendula, Flo(re)s; äthanolischer Auszug]

Calendula *officinalis,* Flos rec. - äthanolischer Auszug = [Calendula, Flo(re)s; äthanolischer Auszug]

Calendula *officinalis* ex herba ferm 33c

Carbo Equiseti *arvensis*

Carbo Visci *albi* (Mali)

[Carduus benedictus ex herba ferm 33d] = *Cnicus* benedictus ex herba ferm 33d

[Carduus marianus e fructibus ferm 36] = *Silybum* marianum e fructibus ferm 36

Cartilago articularis *bovis* Gl

Cerebellum *bovis* Gl

Chamomilla *recutita* e planta tota ferm 33c

Chamomilla *recutita* e radice ferm 33c

Chelidonium *majus* e floribus ferm 34b

Chelidonium *majus* ex herba cum radice ferm

[China e cortice ferm 35b] = *Cinchona succirubra* e cortice ferm 35b

Chrysosplenium *alternifolium* e planta tota ferm 33b

Cichorium *intybus* e planta tota ferm 33c

Cinchona succirubra e cortice ferm 35b = [China e cortice ferm 35b]

Cineraria *maritima* ex herba ferm 33c

Cinis *e fructibus* Avenae *sativae* cum Magnesio phosphorico

Citrullus colocynthis e fructibus ferm 33a = [Colocynthis e fructibus ferm 33a]

Citrus *limon* e fructibus ferm 33c

Cnicus benedictus ex herba ferm 33d = [Carduus benedictus ex herba ferm 33d]

Cochlearia *officinalis* ex herba ferm 33b

Colchicum *autumnale* e planta tota ferm 34c

[Colocynthis e fructibus ferm 33a] = *Citrullus* colocynthis e fructibus ferm 33a

Conjunctiva *bovis* Gl

Convallaria *majalis* e planta tota ferm 33c

Cor *bovis* Gl

Cornea *bovis* Gl

Corpora quadrigemina *bovis* Gl

Corpus vitreum *bovis* Gl

Crataegus *laevigata/monogyna* e foliis et fructibus ferm 33d

Crataegus *laevigata/monogyna*, Fructus rec. - wässriger Auszug mit Zucker

Cutis (feti *bovis*) Gl

Cutis (feti feminini) *bovis* Gl

Cydonia *oblonga* e fructibus ferm 33b

Cytisus *scoparius* ex herba ferm 33c = [Sarothamnus ex herba ferm 33c]

D

Disci intervertebrales *bovis* (cervicales, thoracici et lumbales) Gl

Drosera *rotundifolia/intermedia/anglica* e planta tota ferm 33c

Dryopteris filix-mas e radice ferm 33c = [Filix mas e radice ferm 33c]

Ductus thoracicus *bovis* Gl

Duodenum *suis* Gl

E

Echinacea *pallida* ex herba LA 20% = [Echinacea, Herba; äthanolischer Auszug]

Echinacea *pallida*, Herba rec. - äthanolischer Auszug = [Echinacea, Herba; äthanolischer Auszug]

Echinacea *pallida* e planta tota ferm 33c

Echinacea *pallida* e radice ferm 33d

Endometrium *bovis* Gl

Epiphysis *bovis* Gl

Equisetum *arvense* ex herba ferm 35b

Equisetum *arvense* ex herba LA 20% = [Equisetum, Herba; äthanolischer Auszug]

Eucalyptus *globulus* e foliis ferm 33d

F

Fel *tauri* Gl

[Filix mas e radice ferm 33c] = *Dryopteris* filix-mas e radice ferm 33c

Formica *rufa* ex animale *toto* Gl

Fragariae *vescae* folium

Fragaria *vesca*, Fructus rec. - wässriger Auszug mit Zucker

[Frangula e cortice ferm 33e] = *Rhamnus* frangula e cortice ferm 33e

Fumaria *officinalis* ex herba ferm 33c

Funiculus umbilicalis *bovis* Gl

G

Gelsemium *sempervirens e rhizoma* ferm 35b = [Gelsemium e radice ferm 35b]

Gentiana *lutea* e radice, Decoctum

Gentianae *luteae* radix - wässriger Auszug

Gingiva *bovis* Gl

Glandula suprarenalis dextra *bovis* Gl

Glandula suprarenalis sinistra *bovis* Gl

Glandula thyreoidea *bovis* Gl

Glandulae parathyreoideae *bovis* Gl

Glandulae suprarenales *bovis* Gl

[Gnaphalium leontopodium e planta tota ferm 36] = Leontopodium *alpinum* e planta tota ferm 36

H

Hamamelis *virginiana* e cortice ferm 33e

Hamamelis *virginiana* e foliis ferm 33d

Harpagophytum *procumbens* e radice ferm 35b

Hepar *bovis* Gl

Hirnstamm *bovis* Gl

Humulus *lupulus* ex herba et fructibus ferm 34d

Humulus *lupulus*, Herba et Fructus rec. - wässriger Auszug mit Zucker

Hydrastis *canadensis* e *rhizoma* ferm = [Hydrastis e radice ferm]

Hyoscyamus *niger* ex herba ferm 33d

Hypericum *perforatum* ex herba ferm 33c

Hypericum *perforatum*, Herba rec. - Öl-Auszug

Hypophysis *bovis* Gl

I

[Ignatia e semine ferm 35b] = *Strychnos* ignatii e semine ferm 35b

Iris *bovis* Gl

J

Juglans *regia* e foliis et fructibus ferm 33c

Juniperi *communis* fructus - wässriger Auszug mit Zucker

Juniperus *communis* e fructibus ferm 35a

K

Kalanchoe daigremontiana/pinnata e foliis ferm 33b = [Bryophyllum e foliis ferm 33b]

Kalium carbonicum e cinere Fagi *silvaticae*

Kaolinum ponderosum = [Bolus alba]

L

Labyrinthus *bovis* Gl

[Lappae radix; Ölauszug] = *Arctium* lappa e radice *W 5%*

Larynx *bovis* Gl

Lens cristallina *bovis* Gl

Leontopodium alpinum e planta tota ferm 36 = [Gnaphalium leontopodium e planta tota ferm 36]

Levisticum *officinale* e radice ferm 33c

Levisticum *officinale* e radice W 5% = [Levistici radix; Ölauszug]

Lien *bovis* Gl

Lilium *lancifolium* ex herba 33c = [Lilium tigrinum ex herba ferm 33c]

Lycopodium *clavatum* e planta tota ferm 33e

M

[Majorana ex herba ferm 33c] = *Origanum* majorana ex herba ferm 33c

[Majoranae herba; Ölauszug] = *Origanum* majorana *ex* herba *W 5%*

Malva e *floribus W 5%* = [Malvae flos; Ölauszug]

Mamma *bovis* Gl

Mandibula (feti *bovis*) Gl

Maxilla (feti *bovis*) Gl

Medulla oblongata *bovis* Gl

Medulla spinalis (tota) *bovis* Gl

Melissa *officinalis* ex herba ferm 33c

Melissa *officinalis ex* herba *W 5%* = [Melissae herba; Ölauszug]

Membrana sinuum paranasalium *bovis* Gl

Menthae *piperitae* aetheroleum

Mesenchym *bovis* Gl

Myocardium *bovis* Gl

N

Nervus ischiadicus *bovis* Gl

Nervus laryngeus recurrens *bovis* Gl

Nervus laryngeus superior *bovis* Gl

Nervus oculomotorius *bovis* Gl

Nervus ophthalmicus *bovis* Gl

Nervus opticus *bovis* Gl

Nervus statoacusticus *bovis* Gl

Nervus vagus *bovis* Gl

Nicotiana *tabacum* e foliis ferm 33b

[Nux vomica e semine ferm 35b] = *Strychnos* nux-vomica e semine ferm 35b

O

Onopordum *acanthium* e floribus ferm 33c

Origanum majorana ex herba ferm 33c = [Majorana ex herba ferm 33c]

Origanum majorana ex herba *W 5%* = [Majoranae herba; Ölauszug]

Ovaria *bovis* Gl

Oxalis *acetosella* e planta tota ferm 34b

Oxalidis *acetosellae* herba

P

Paeonia *officinalis* e radice ferm 33c

Pancreas *suis* Gl

Pandanus *utilis* e radice aeria ferm 33c

Parametrium *bovis* Gl

Pars fetalis (Placenta *bovis*) Gl

Passiflora *caerulea* ex herba ferm 33c

Passiflora *caerulea,* Herba rec. - wässriger Auszug mit Zucker

Periodontium *bovis* Gl

Periosteum *bovis* Gl

Peritonaeum *bovis* Gl

Petasites *hybridus* e radice ferm 33c

Phyllitis scolopendrium e foliis ferm = [Scolopendrium e foliis ferm]

Phyllostachis viridiglaucescens e nodo ferm = [Bambusa e nodo ferm]

Phytolacca *americana* e radice ferm 33c

Picea *abies,* Summitates rec. - wässriger Auszug

Pimpinella anisum e fructibus, Infusum = [Anisum e fructibus, Infusum]

Piper *nigrum* e fructibus ferm 35b

Piperis *nigri* fructus - wässriger Auszug

Plantago *lanceolata* e foliis ferm 34c

Plantago *lanceolata,* Folium rec. - wässriger Auszug

Polygonatum *odoratum* e radice ferm 33d

Potentilla tormentilla e radice ferm 34d = [Tormentilla e radice ferm 34d]

[Poterium e radice ferm 35b] = *Sacropoterium spinosum* e radice ferm 35b

Primula *veris* e floribus ferm 33c

Primula *veris* e floribus W 5% = [Primula, Flores; Ölauszug]

Prostata *bovis* Gl

Prunus spinosa *e floribus W 5%* = [Pruni spinosae flos; Ölauszug]

Prunus spinosa, Fructus *recens*

Pudendum femininum *bovis* Gl

Pulmo *bovis* Gl

Pulsatilla *vulgaris* e floribus ferm 33c

Q

Quercus *robur/petraea* e cortice cum Calcio carbonico (Ø=D6)

Quercus *robur/petraea* e cortice, Decoctum

R

Renes *bovis* Gl

Retina et Chorioidea *bovis* Gl

Rhamnus frangula e cortice ferm 33e = [Frangula e cortice ferm 33e]

[Rhus toxicodendron e foliis ferm 33d] = Toxicodendron *quercifolium* e foliis ferm 33d

Robinia *pseudoacacia* e cortice ferm 33e

Rosa e *floribus* ferm cum Ferro

Rosmarinus *officinalis* ex herba ferm 33d

Ruta *graveolens* ex herba ferm 33c

S

[Sabal serrulata e fructibus ferm 35b] = *Serenoa repens* e fructibus ferm 35b

Sacropoterium spinosum e radice ferm 35b = [Poterium e radice ferm 35b]

Salix *alba ssp.* vitellina e cortice et foliis ferm 33d

Salix *viminalis/purpurea/alba ssp. vitellina* e cortice et foliis ferm = [Salix e cortice et foliis ferm]

Salvia *officinalis* e foliis ferm 33d

Sambucus *nigra* e medulla ferm 35a

Sambucus *nigra* ex umbella ferm 33c

Sambucus *nigra* ex umbella *W 5%* = [Sambuci umbella; Ölauszug]

Sansevieria *trifasciata* ex herba ferm 33c

[Sarothamnus ex herba ferm 33c] = *Cytisus scoparius* ex herba ferm 33c

[Scilla e bulbo ferm 33b] = *Urginea maritima var. rubra* e bulbo ferm 33b

[Scolopendrium e foliis ferm] = *Phyllitis* scolopendrium e foliis ferm

Secale cornutum e *sklerotio* ferm 35b

Selenicereus grandiflorus ex herba ferm 33d = [Cactus ex herba ferm 33d]

Sepia *officinalis e volumine bursae rec.* Gl = [Sepia (e secreto) Gl]

Serenoa repens e fructibus ferm 35b = [Sabal serrulata e fructibus ferm 35b]

Silybum marianum e fructibus ferm 36 = [Carduus marianus e fructibus ferm 36]

Solidago virgaurea *ex* herba *LA 20%* = [Solidago virgaurea, Herba recens; äthanolischer Auszug]

Spinacia *oleracea* e radice ferm

Spiraea *ulmaria* ex herba ferm 34c

Spongia [tosta]

Strychnos ignatii e semine ferm 35b = [Ignatia e semine ferm 35b]

Strychnos nux-vomica e semine ferm 35b = [Nux vomica e semine ferm 35b]

Symphytum *officinale* e radice ferm 34c

Symphytum *officinale* ex herba LA 20% = [Symphytum, Herba recens; äthanolischer Auszug]

T

Taraxacum *officinale* e planta tota ferm 34c

Taraxacum *officinale* e radice (autumnale) ferm 34c

Taraxacum *officinale* e radice (vernale) ferm 34c

Tendo *bovis* Gl

Testa *ovorum*

Testes *bovis* Gl

Thalamus *bovis* Gl

Thuja *occidentalis* e summitatibus ferm 33e

Thuja *occidentalis* e summitatibus *LA 20%* = [Thuja, Summitates rec., äthanolischer Auszug]

Thymus *bovis* (Glandula) Gl

Tilia *platyphyllos/cordata* e floribus *W 5%* = [Tiliae flos; Ölauszug]

Tonsillae palatinae *bovis* Gl

[Tormentilla e radice ferm 34d] = *Potentilla* tormentilla e radice ferm 34d

Toxicodendron *quercifolium* e foliis ferm 33d = [Rhus toxicodendron e foliis ferm 33d]

Triticum *aestivum* e fructibus ferm 35b

Triticum *aestivum* e fructibus germinatum ferm 33d

Tropaeolum *majus* ex herba ferm 33b

Tropaeolum *majus* ex herba *LA 20%* = [Tropaeolum, Herba recens; äthanolischer Auszug]

Tuba uterina *bovis* Gl

Tulipa *silvestris* e planta tota ferm 33a

Tunica mucosa nasi *bovis* Gl

U

Urginea maritima var. rubra e bulbo ferm 33b = [Scilla e bulbo ferm 33b]

Uterus *bovis* Gl

V

Vaginae synoviales tendinum *bovis* Gl

Valeriana *officinalis* e radice ferm 33c

Valeriana *officinalis,* Radix rec. - wässriger Auszug

Valeriana *officinalis* ferm cum Zinco

Veratrum *album* e radice ferm 33c

Vesica fellea *bovis* Gl

Vesica urinaria *bovis* Gl

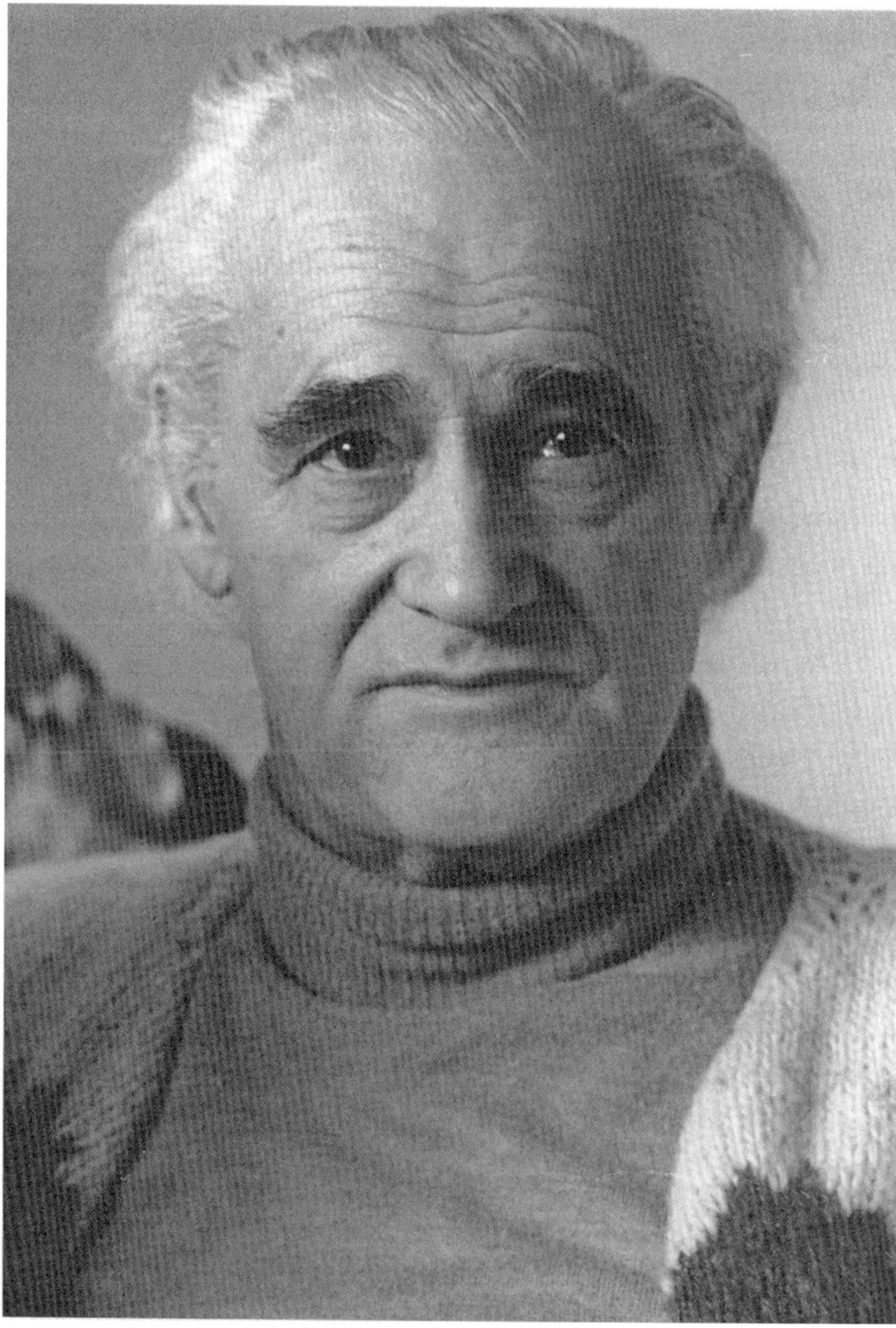

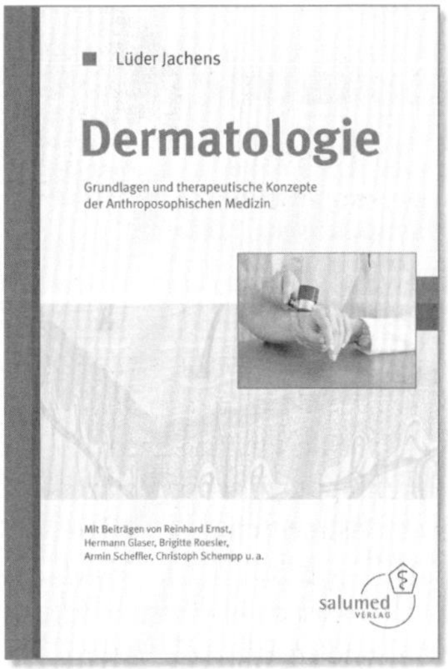

528 Seiten · gebunden · 78 €
ISBN: 978-3-928914-28-4

L Ü D E R   J A C H E N S

Dermatologie

Grundlagen und therapeutische Konzepte der Anthroposophischen Medizin

Die Phänomene der gesunden und kranken Haut beleuchtet dieses Fachbuch der Dermatologie. Als Praxis- und Lehrbuch ermöglicht es einen schnellen Zugriff auf Therapieangebote sowie vertiefendes Grundlagenwissen. Sowohl für die Anamnese als auch für die Therapie bietet es konkrete Informationen in Verbindung von konventionellen und komplementärmedizinischen Ansätzen. Zu wichtigen Krankheitsbildern wie Neurodermitis, Psoriasis oder dem malignen Melanom werden Erscheinungsbild, Persönlichkeitsmerkmale, menschenkundlich begründete Diagnose, Ursachen und Maßnahmen der Prophylaxe sowie der internen und externen Therapie dargestellt. Daneben erläutert das Buch Charakter und Wirkung dermatologischer Heilmittel in der Anthroposophischen Medizin. Einzelthemen wie die Phytotherapie in der Dermatologie und die anthroposophische Wundbehandlung ergänzen das umfassende Fachbuch.

Autor:
Dr. med. Lüder Jachens, niedergelassener Arzt für Haut- und Geschlechtskrankheiten, Allergologie, Naturheilverfahren und Anthroposophische Medizin (GAÄD)

Mit Beiträgen von Hermann Glaser, Dr. med. Brigitte Roesler, Dr. Armin Scheffler, Prof. Dr. med. Christoph Schempp u. a.

c/o Gemeinschaftskrankenhaus Havelhöhe
Kladower Damm 221 · 14089 Berlin
Tel. +49(0)30/364 313 85 · Fax +49(0)30/364 325 89

salumed VERLAG